《黄帝内经》和《本草纲目》中的

食物养生全典

《健康大讲堂》编委会 主编

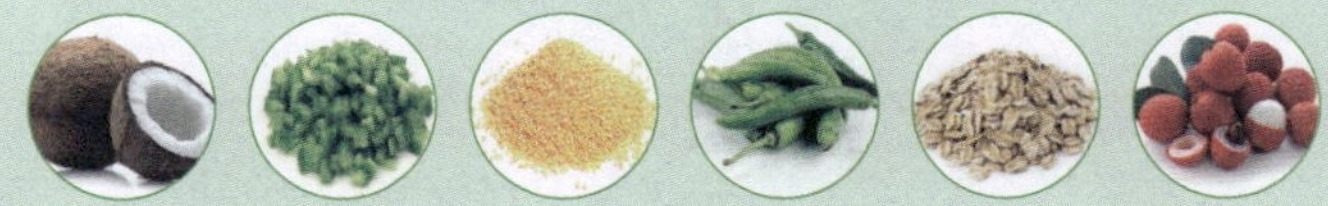

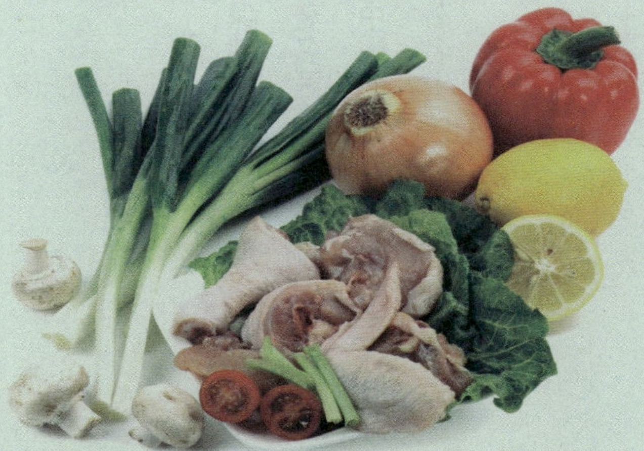

黑龙江科学技术出版社
HEILONGJIANG SCIENCE AND TECHNOLOGY PRESS

《健康大讲堂》编委会成员

JIAN KANG DA JIANG TANG

序言 Preface

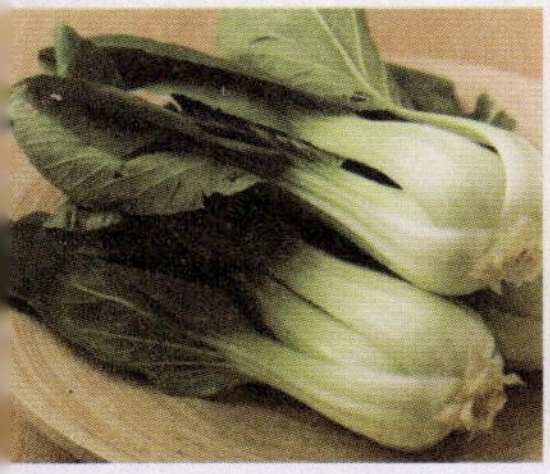
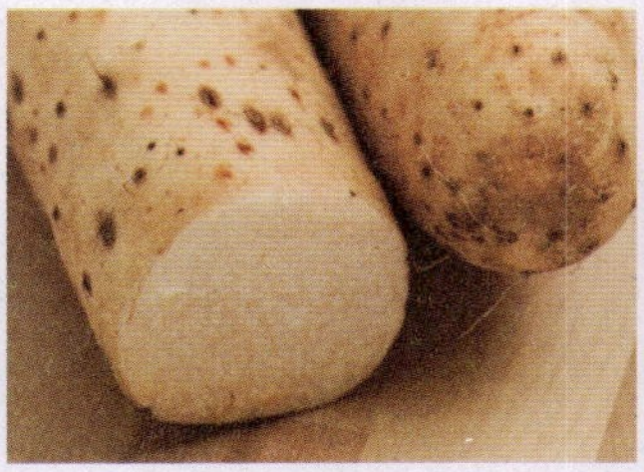
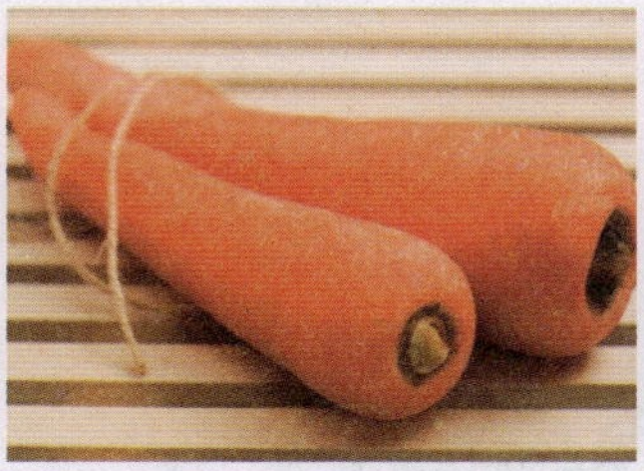
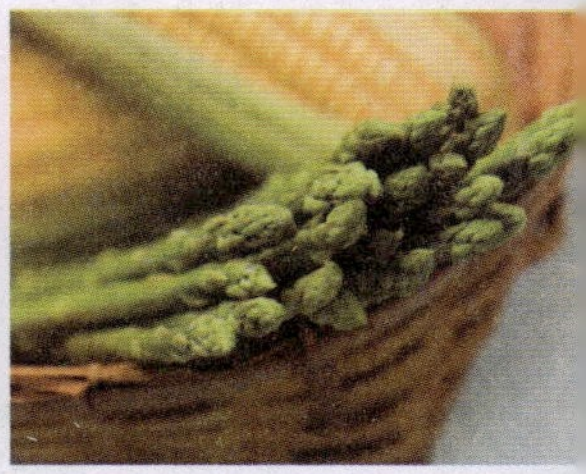

食物是摄取营养、维持人体生命活动必不可少的物资，也是生气、血、津液的重要来源。民以食为天，食物的健康关系着每一个人的身体健康和疾病的转归。我国医学典籍《黄帝内经》一书中提出“五谷为养，五果为助，五畜为益，五菜为充”，所以说食物是关系性命之事，不可不重视。

中医的精髓在于“未病先防”,所谓“上工治未病，中工治已病”就是现代医学强调的预防医学观念。健康意识逐渐增强的现代人对调理养生极为重视，而人们也逐渐意识到食物与身体健康有着直接的相关性，并且懂得利用药膳养生达到“预防胜于治疗”的目的。

本书第一章详细地介绍了我国中医宝典《黄帝内经》中的食物养生知识，在这一部分，我们可以全面地了解食物的“四性”“五味”，“人体所需的六大类食物”“饮食有节的养生原则”“不同体质人的饮食养生”等相关内容。

本书在第二章“日常养生食物”中，将食物分为“蔬菜类”“肉禽类”“水产类”“菌菇类”“粮豆类”“蛋奶类”“水果类”“干果类”“调料类”“饮品类”共十大类，并分别进行了举例，对每一种食物的性味归经、功效、适宜人群、不宜人群、相宜食物、相克食物等作了详细的介绍，并且均推荐了养生食疗方。

本书在第三章“常见病症的食物治疗”中，按照“内科疾病”“外科、骨科疾病”“妇科疾病”“男科疾病”“儿童疾病”“五官科疾病”“癌症”等七大类共一百多种常见疾病进行了详细的分类介绍，并对每一种疾病的致病原因、临床表现、病症类型、宜吃食物、慎食食物、相关常识等内容作了深入浅出的讲解，而且重点还推荐了疾病防治养生食疗方。

希望通过本书，能让广大读者对健康饮食与养生食疗有全方面的了解，无论养病，还是调理保健，此书都是家庭必备的、不可缺少的!

《健康大讲堂》编委会

目录

Content

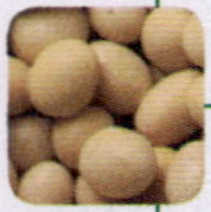

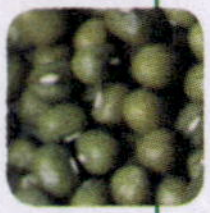

第一章 《黄帝内经》中的食物养生常识

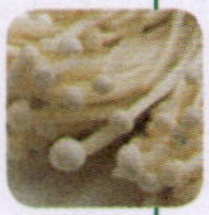

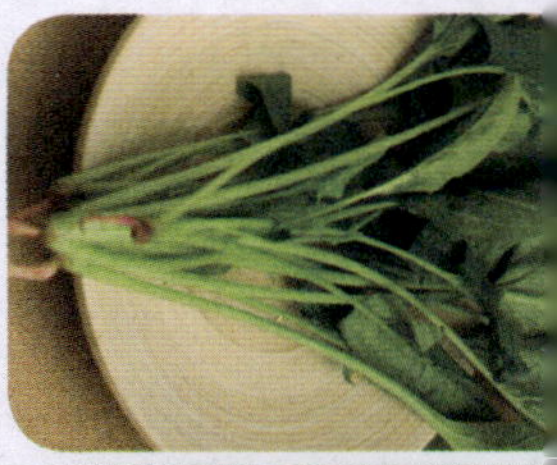

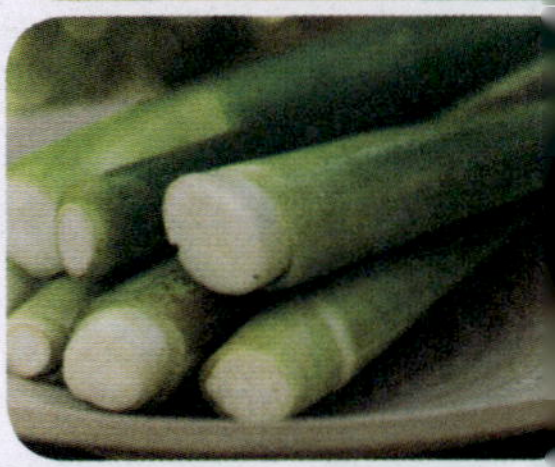

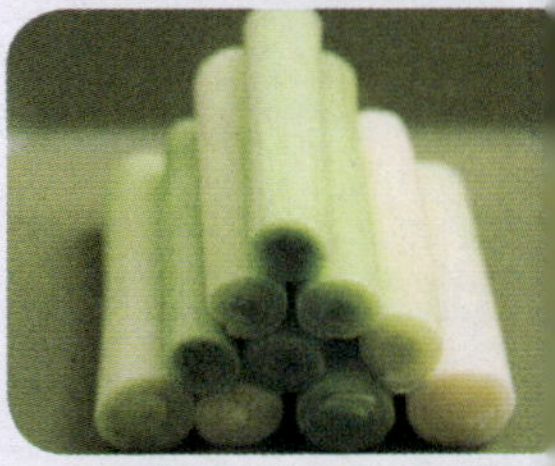

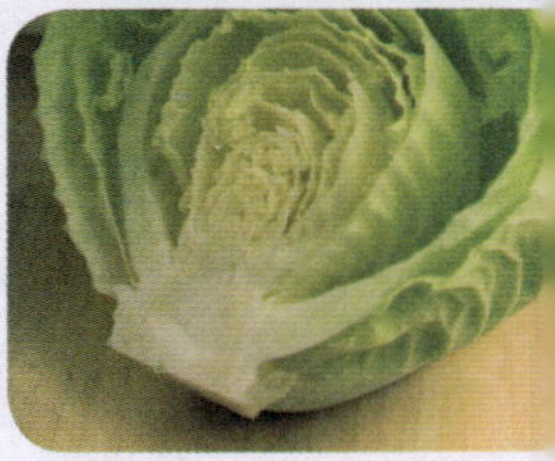

第二章 日常养生食物

蔬菜类

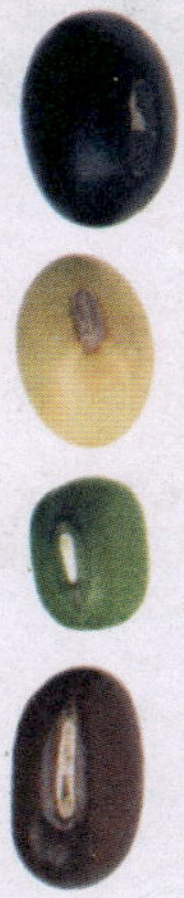

肉禽类

水产类

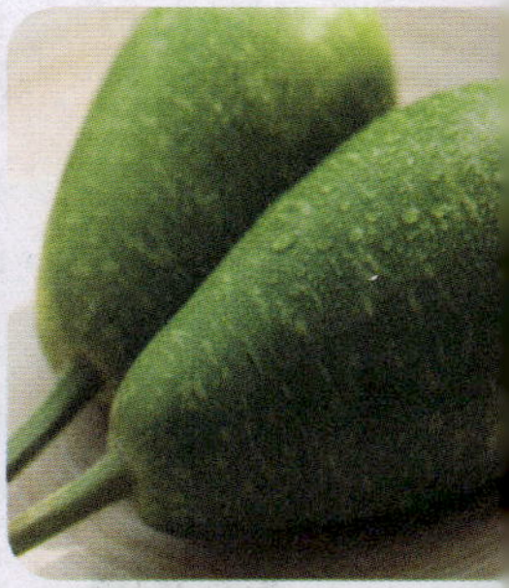

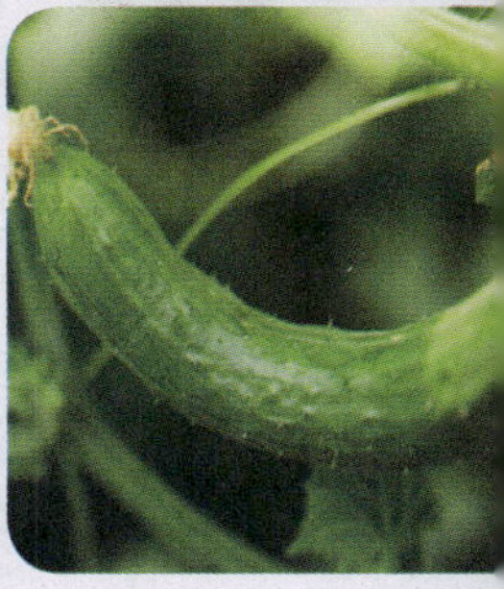

目录

Content

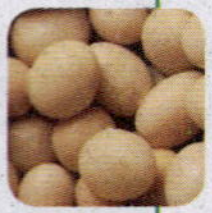
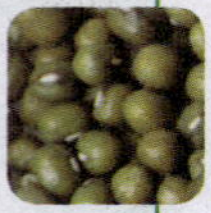
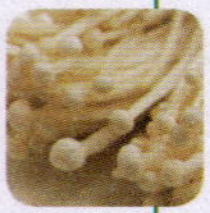

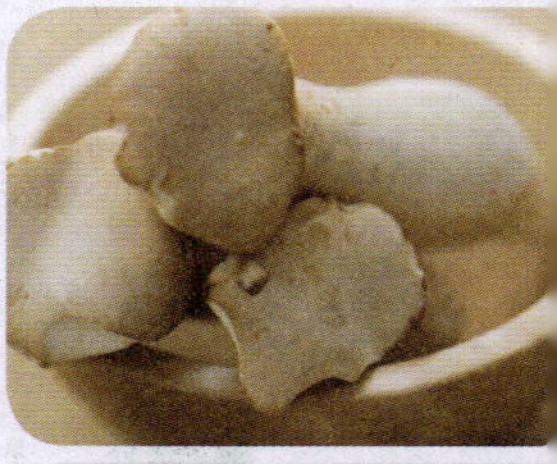
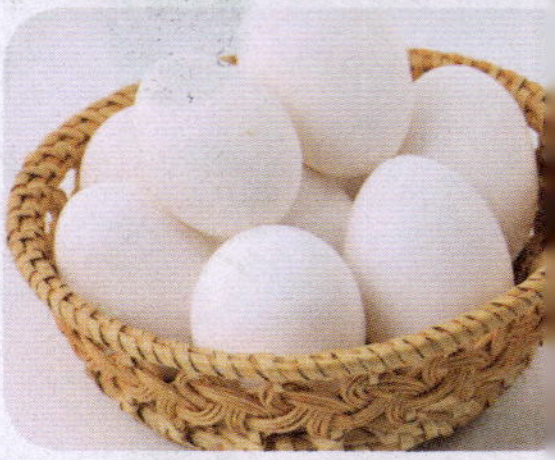
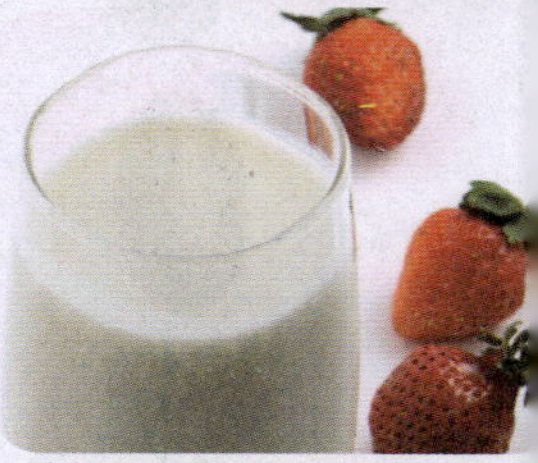
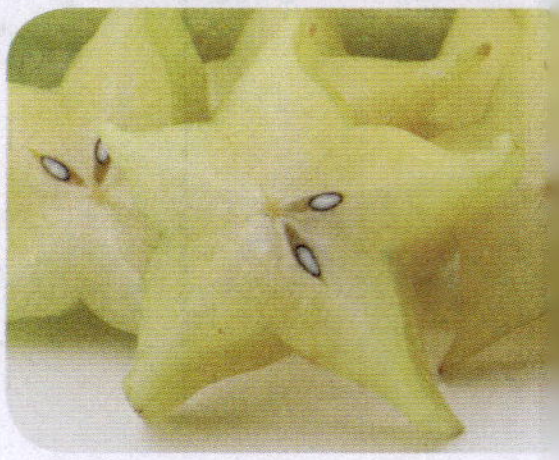

干果类

调料类

饮品类

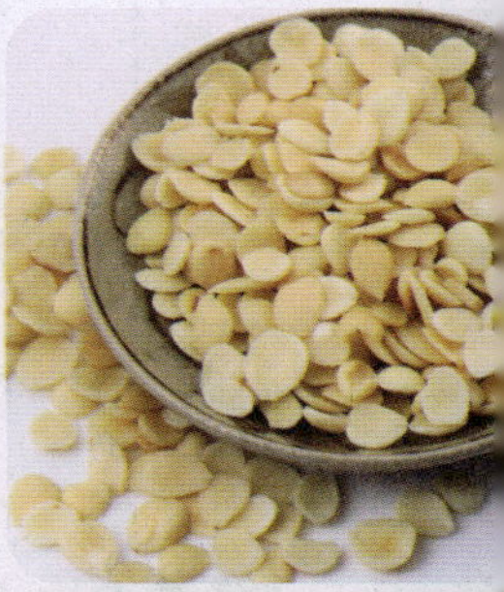

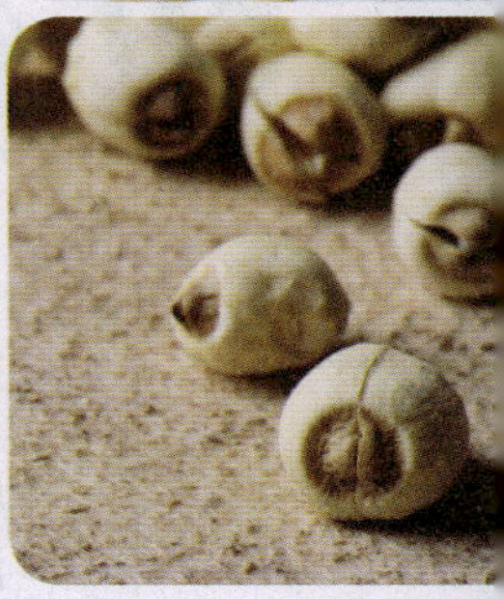

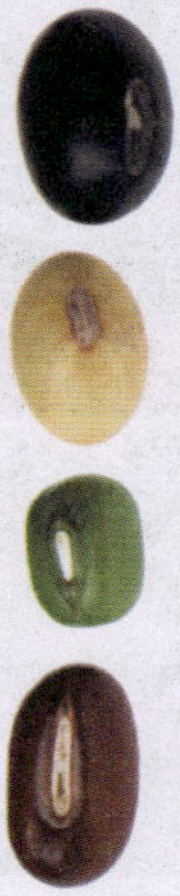

目录
Content

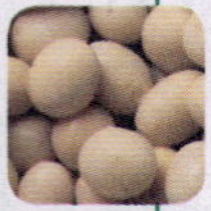

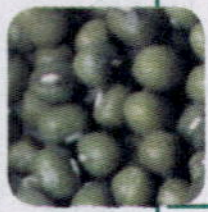

第三章 常见病症的食物治疗

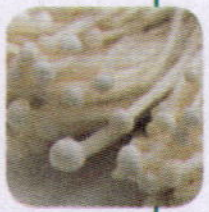

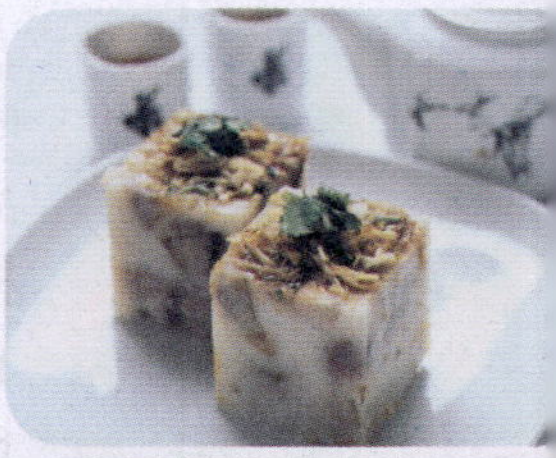

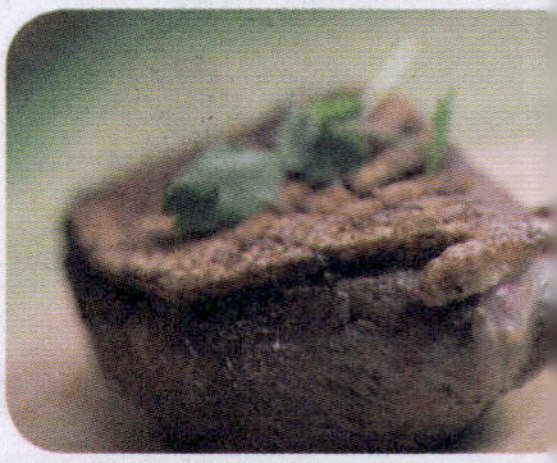

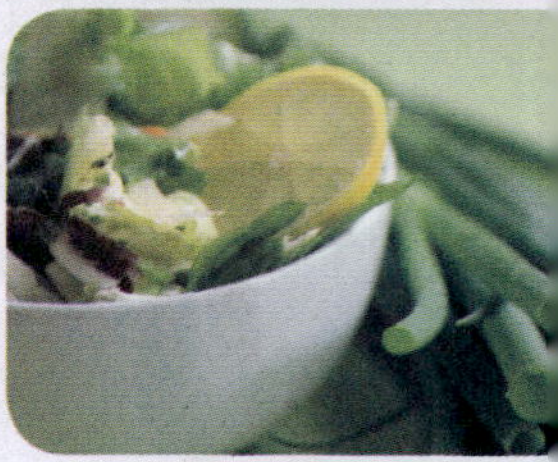

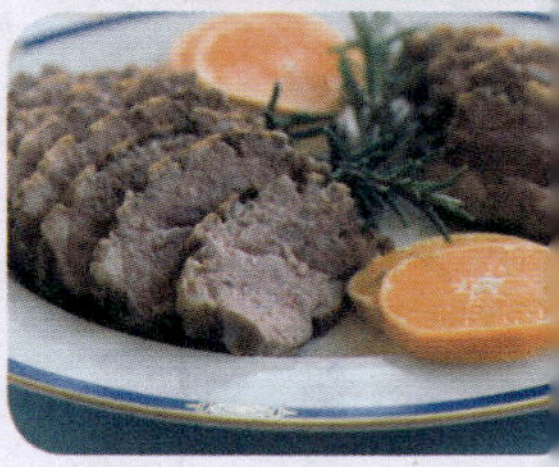

妇科疾病

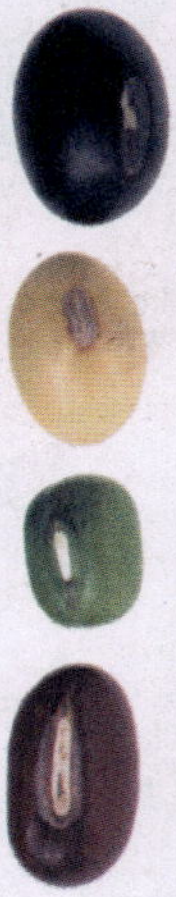

男科疾病

儿童疾病

五官科疾病

癌症

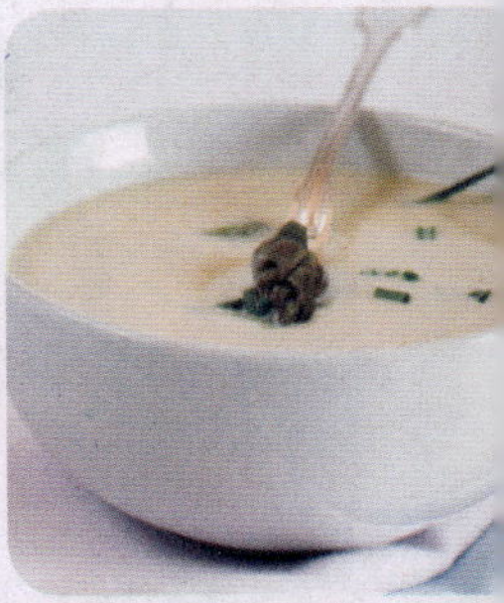

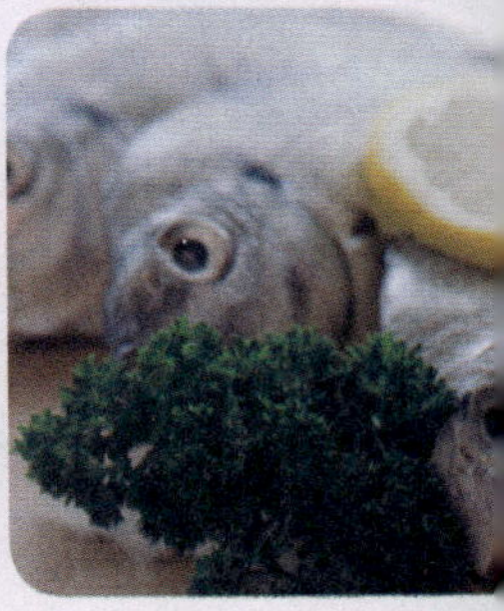

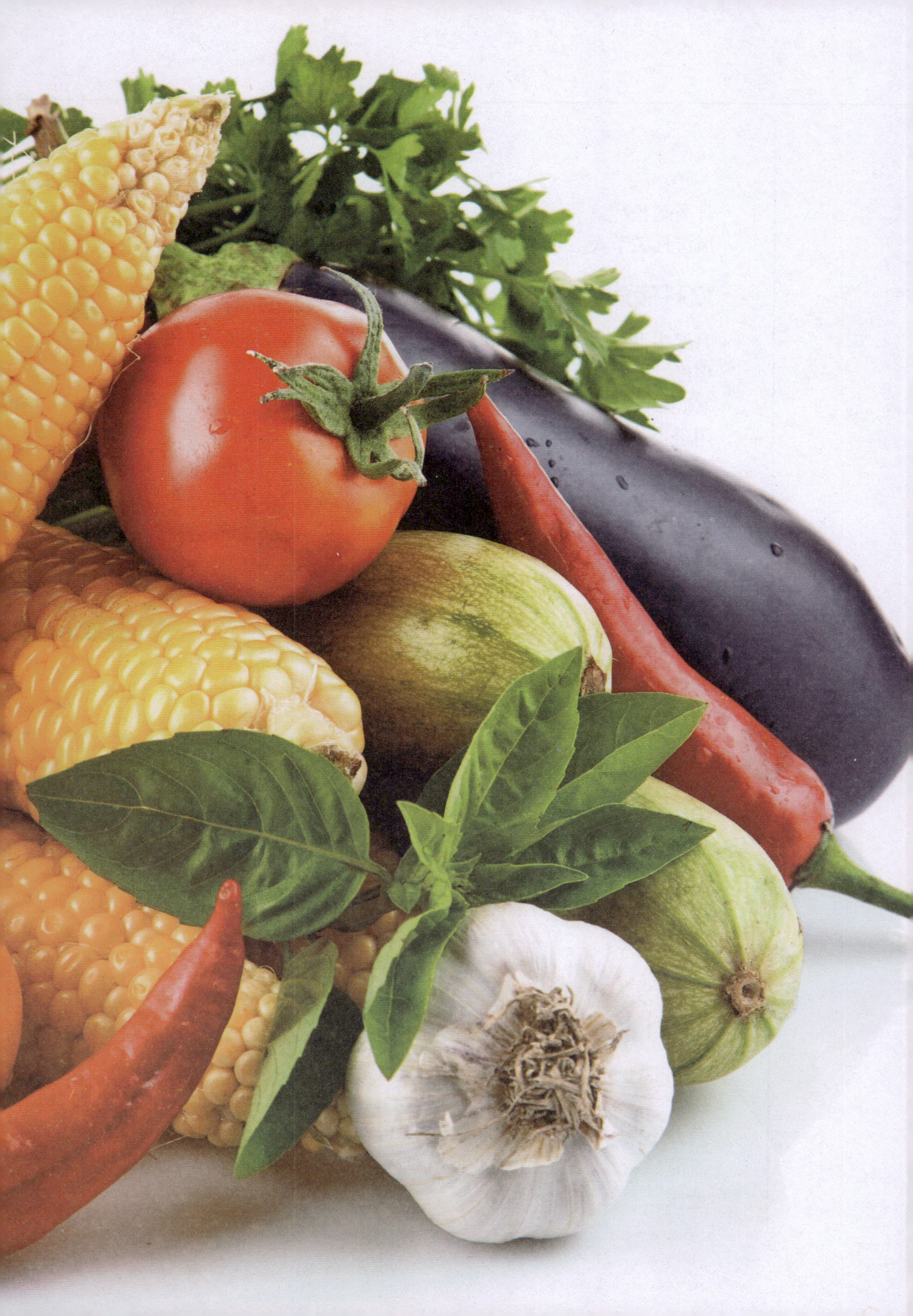

第一章

《黄帝内经》中的食物养生常识

●《黄帝内经》是我国现存最早的一部医学经典著作，不仅奠定了中医理论基础，而且对我国饮食保健学发展也有深远的影响。

饮食养生，就是按照中医养生的理论，调整饮食结构，注意饮食宜忌，改变不良的饮食习惯，建立科学的生活方式，合理地摄取食物，以促进健康，增强体质，颐养天年的养生方法。

本章对《黄帝内经》饮食营养论、食物的“四性与五味”、人体所需的六大类食物、六大营养元素、四季养生宜忌等作了深入浅出的阐述，通过以上的说明让读者可以更加了解食物养生知识。

《黄帝内经》中的饮食营养论

饮食是摄取营养、维持人体生命活动必不可少的物资，也是生气、血、津液的重要来源。民以食为天，饮食的健康关系着每一个人的身体健康和疾病的转归。《黄帝内经》作为我国最重要的医学经典，确立了我国传统饮食养生理论体系，也影响了传统饮食养生保健的发展。书中提出“药食同源”说，以及“五谷为养，五果为助，五畜为益，五菜为充”的饮食养生调配原则。所以说饮食是关系性命之事，不可不重视。

《黄帝内经》作为中国传统医学的经典著作，它不仅奠定了中国传统医学发展的理论基础，作为中国传统医学的重要组成部分，它也确立了中国传统饮食营养学理论体系的框架，为中国传统饮食营养学的发展奠定了基础。

《素问·六节脏象论》所说“天食人以五气，地食人以五味”。所谓“地食人以五味”，即是指饮食营养之“五味”。其中，“五味入口，藏于肠胃，味有所藏，以养五气，气合而生，津液相成，神乃自生”；“真气者，所受于天，与谷气并而充身者也”等，强调了饮食五味、谷气、水谷之精气是人体赖以生存的物质基础。“故谷不入，半日则气衰，一日则气少矣”（《灵枢·五味》）；“平人不食饮七日而死者，水谷精气津液皆尽故也”（《灵枢·平人绝谷》）。故曰“人以水谷为本，故人绝水谷则死”。

饮食是摄取营养、维持人体生命活动必不可少的物资，也是生气、血、津液的重要来源，《黄帝内经》极重视饮食调养，中国食养历史悠久，《黄帝内经》对食养和食疗有较为系统的论述，其中饮食有节、五味调和等观点对后世的饮食养生应用起到了奠基的作用。

现代科学认为，饮食是人类赖以生存的基础，是生命活动必备的物质条件之一。人们每天摄取食物，是为了提取身体所必需的营养物质和营养元素。《黄帝内经》中说“神者，水谷之精气也”，意思即是维持生命的活力来源于饮食水谷化生的营养精微物质。

人体的气血、津液等生命物质都是由饮食五味所不断化生的，这些营养物质的获得要求我们每天必须摄取不同的食物，所以《黄帝内经》又有“五谷为养，五果

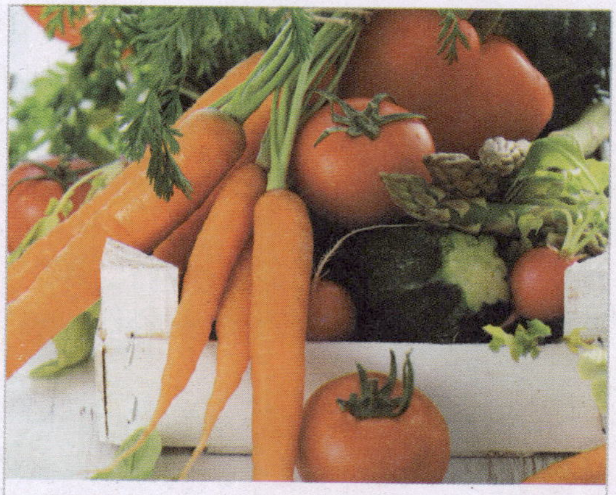

◎饮食是人类赖以生存的基础，是生命活动必备的物质条件之一。

为助，五畜为益，五菜为充”的说法。

“得谷者昌，失谷者亡”，这句话精辟地说明了饮食是生命和健康的重要保障。《灵枢·五味》曰：“故谷不入，半日则气衰，一日则气少矣。”《灵枢·平人绝谷》又说“人以谷为本，故人绝水谷而死”，这足以说明五谷对人体的重要性。只有饮食进入人体内才会让生气充盈，生气充盈才会让气血旺盛，血气旺盛才会让筋骨坚强。

而人们在日常生活中要讲究养生，就必先做到饮食合理，切勿让补益身体的食物成为危害我们身体健康的“罪魁祸首”。人以饮食为生，饮食的根本目的是为了养生保健，做到气足、精充、神旺，要做到性味平和、营养平衡，并能帮助预防疾病；不合理的饮食，性味失和、营养失衡，并会诱发和导致疾病。

要想真正吃得饱、吃得好，吃出健康、吃出长寿，就必须贯彻《黄帝内经》的养生思想，按照《黄帝内经》的饮食养生法则，在日常饮食上做到合理饮食、科学地摄取食物养分，如此，才能长久地护卫生命，达到我们所期盼的永葆健康长寿、永无病痛之忧的目的。

1.《黄帝内经》中的“药食同源”说

在《黄帝内经》中记载的汤液醪醴、生铁洛饮、泽泻饮、乌鲗骨藘茹丸、兰草汤等13个药方中，早有将稻米、雀卵、菱角、秫米、鲍鱼汁等食物当作药物来食用的先例。这十三方剂有10首属于内服方，其中6首属于食疗方，尤以乌贼骨丸属最为典型的食疗方。该方剂中的食材有茜草、乌贼骨、麻雀卵、鲍鱼等，将前三者共研为丸，“饮以鲍鱼汁”，既是美味佳肴，又是治病良方，可“利肠中及伤肝也”。

据《黄帝内经》记载，食物与药物一样，都有寒、热、温、凉之性和辛、甘、酸、苦、咸之味，《素问·六元正纪大论》中也提到“食宜同法”，还有“容色见上下左右，各在其要。其色见浅者，汤液主治，十日已……其见大深者，醪酒主治，百

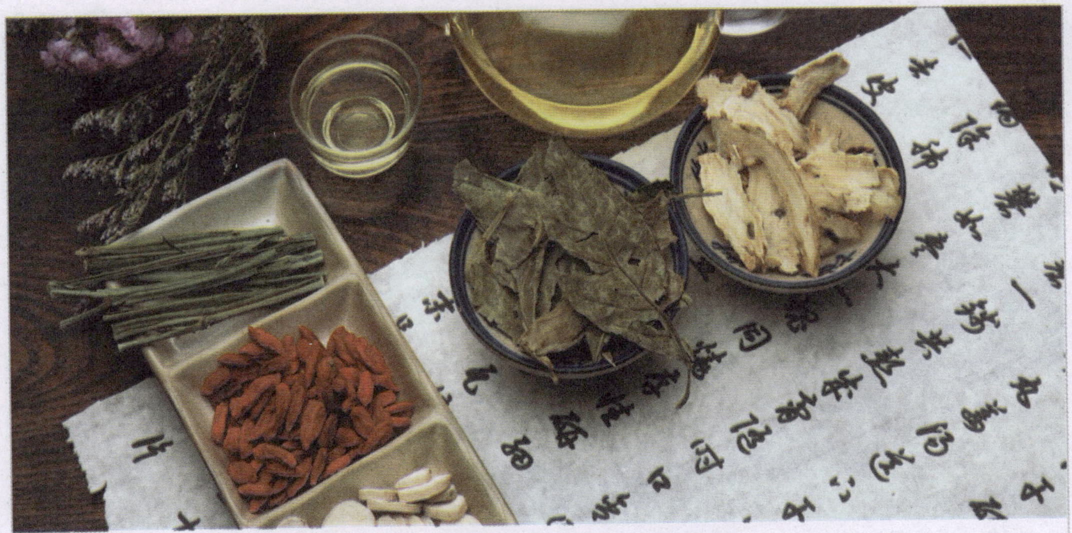

◎人以饮食为生，饮食的根本目的是为了养生保健，使人气足、精充、神旺。

日已”，“病生于不仁，治之以按摩、醪酒”等记载，这些记载说明食物不仅能养人性命，还能起到与药物一样的治病作用。

此外，《黄帝内经》中还有“谷肉果菜，食养尽之”以及“药以祛之，食以随之”的论述，充分体现了“寓疗以食”、“食中求疗”的思想，且众多中药既是药物又是食物，故古人又将其称为“食物本草”，人们餐桌上常见的食物如姜、葱、蒜、椒、枣、芍药、莲子、红豆、羊肉、玫瑰花、茴香、陈皮、薏米、薤白、杏仁、桑葚、龙眼肉、蜂蜜等，都是中医治病中常用的药物，药用价值与食用价值都很高。

总之，中药与食物均来源于天然产物；食物不仅能提供人类生存所必需的营养成分，而且与药物一样具有疗病的作用，二者同源。

2.古代人的“膳食金字塔”

“五谷为养”：五谷即稻、黍、稷、麦、菽，“五谷为养”即以粳米、小豆、麦、大豆、黄黍等谷物作为养育人体的主食，作为维持生命机体的基本食物。

现代社会所指的五谷往往是泛指，人们将粮食统称为“五谷杂粮”（包括谷类、豆类、薯类以及其他杂粮）,其中小米最被国人推崇，小米属热性，黄色，最补脾胃，早晨食用好。同时，米属凉性，尤其适合在傍晚食用，可以多吃一些。而面属热性，最补心气，冬种夏收，夏季食用最好。另外，各种豆类比较适合在冬季食用。在腊八那天，传统民俗要熬腊八粥，粥中就加入了芸豆、红豆等各种豆类，这也是非常顺应天时的。

五谷的营养成分主要是糖类，其次是蛋白质，且其中的脂肪含量低，是人体所必需的碳水化合物与能量的主要来源。

“五果为助”：五果即桃、李、杏、栗、枣，“五果为助”即以桃、李、杏、栗、枣

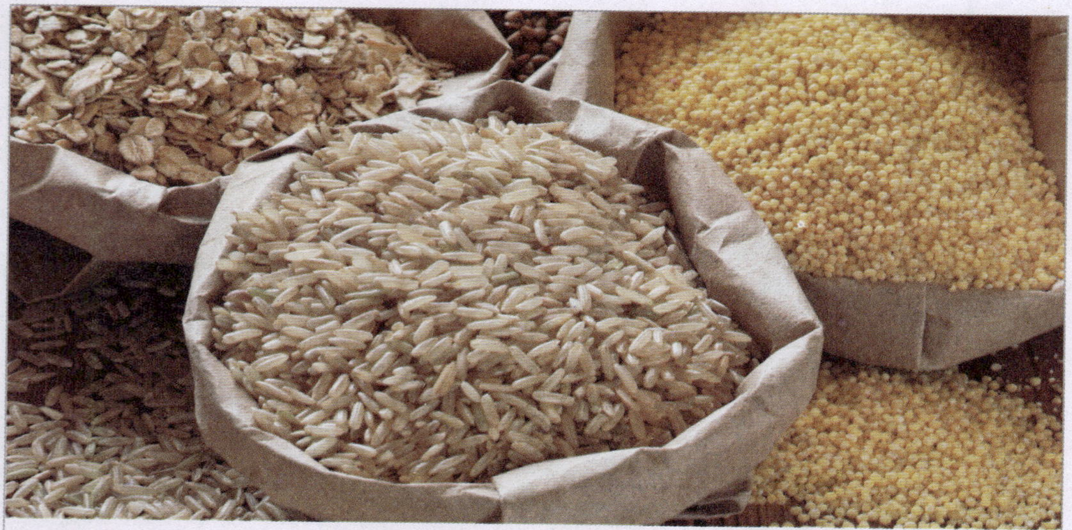

◎现代社会所指的五谷往往是泛指，人们将粮食统称为“五谷杂粮”。

等多种鲜果、干果、坚果等作为生命机体的辅助营养。水果中蕴含着丰富的维生素、微量元素和食物纤维，还含有一部分植物蛋白质，为人体维持正常功能所必需的营养物质。此外，五果应尽量生吃，才能保证其中的维生素等营养成分不因烹饪而受到破坏。有些水果若饭后食用，还能帮助消化。故五果是平衡饮食中不可缺少的辅助食品。

“五畜为益”：五畜即牛、羊、豕、犬、鸡，“五畜为益”即指以牛、羊、豕、犬、鸡之类的动物性食物作为生命机体的营养补益。

肉类含高蛋白、高脂肪、高能量，还有丰富的氨基酸，是人体修补组织与增强抗病能力的重要营养物质。成人食用一些肉类，可以大补精血， 而对于肠胃较弱的老人来说，由于各种肉类不易于消化，可以在吃肉的同时小酌一些淡酒，并在烹饪的过程中加入葱、姜、蒜等，以帮助肠胃更好地消化、吸收。但对于发育不完全的小孩子来说，是不适合摄入过多肉类的，因为吃肉太多，可引发代谢性酸中毒，加重内脏负担。

“五菜为充”：五菜即葵、韭、薤、藿、葱，“五菜为充”即以葵、韭、薤、藿、葱等蔬菜作为生命机体的营养补充。蔬菜类食物富含多种微量元素、维生素、纤维素等，是不可缺少的辅助食品，具有增强食欲、帮助消化和补充营养的作用，又有防便秘、降血脂、降血糖和防肠癌的作用。

《黄帝内经》论五味

帝曰：善。余闻气合而有形，因变以正名。天地之运，阴阳之化，其于万物孰少孰多，可得闻乎？岐伯曰：悉哉问也，天至广，不可度，地至大，不可量。大神灵问，请陈其方。草生五色，五色之变，不可胜视，草生五味，五味之美不可胜极，嗜欲不同，各有所通。天食人以五气，地食人以五味。五气入鼻，藏于心肺，上使五色修明，音声能彰；五味入口，藏于肠胃，味有所藏，以养五气，气和而生，津液相成，神乃自生。

——《黄帝内经·素问·六节藏象论》

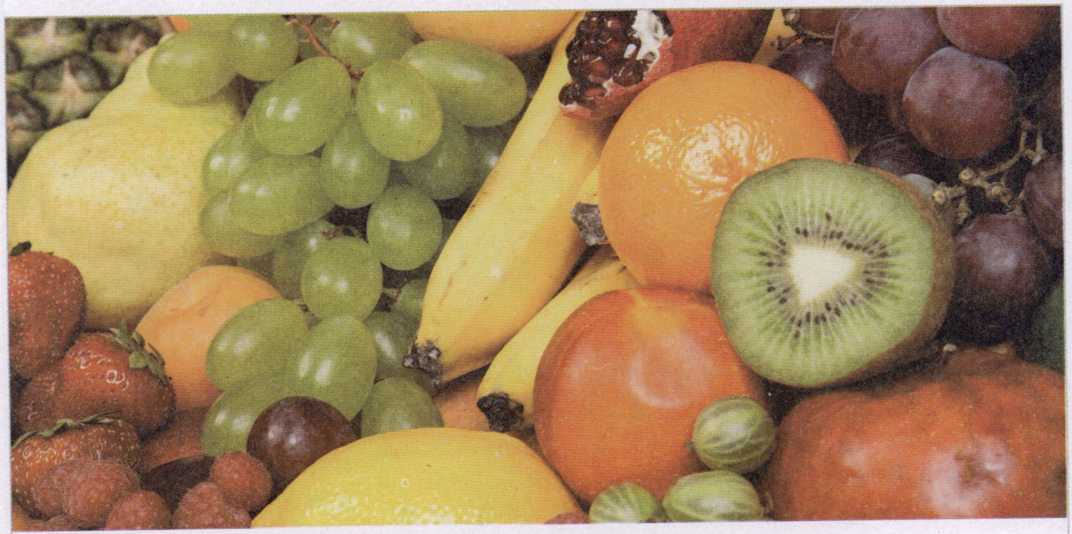

◎水果富含维生素、纤维素、糖类和有机酸等物质，可助消化，平衡饮食。

《黄帝内经》中食物的四性与五味

中药有四气、五味和归经之说，中医认为食物同中药一样，也有性味与归经之说。食物的性味指的是“寒、热、温、凉”四性和“酸、苦、甘、辛、咸”五味，食物的归经指的是不同食物对五脏六腑产生不同的滋养和治疗作用。了解食物的四性、五味、归经对合理膳食具有极重要的参考价值。

1.食物的四性

食物的四性是指食物具有寒、凉、温、热四种不同的性质，连同不寒不热的平性，故食物的四性又称为食物的五性。

中医素有“热则寒之，寒则热之”的说法，意思是治疗热证的药物多属寒性或凉性，治疗寒证的药物大多属温性或热性，即《神农本草经》“疗寒以热药，疗热以寒药”之义。食物的四气具有不同的功用，如温热食物具有温凉散寒、壮阳暖胃的作用，寒凉的食物具有清热泻火、滋阴生津的作用，平性食物多具有健脾、和胃、调补的作用。其中平性的食物，无偏盛之

食物的四性与功用

四性	功效	代表食物	疾病主治
温热	温补散寒、壮阳暖胃	羊肉、鹿肉、辣椒、生葱、生姜、韭菜、肉桂、胡椒、荔枝、龙眼、核桃仁、大蒜、南瓜、鲢鱼、鳝鱼、虾、海参	适宜寒证或阳气不足的人食用。因寒凉引起腹痛、泻下的病人，宜食生姜、大蒜、花椒，以缓解病人寒性
寒凉	清热泻火、滋阴生津	绿豆、芹菜、菊花、木瓜、枸杞子、柿子、梨、香蕉、甘蔗、芒果、枇杷、荸荠、菱角、冬瓜、南瓜、黄瓜、苦瓜、丝瓜、西瓜、白萝卜、金银花、淡豆豉、鸭肉、海藻、螺蛳、螃蟹	适宜热证或阳气旺盛的人食用。有发热、口渴、尿黄等热性病症状的人宜吃西瓜、苦瓜、黄瓜、香蕉，能帮助减轻身体热性
平性	具有保健补益作用	李子、葡萄、白果、花生、莲子、百合、榛子、洋葱、黄花菜、黑芝麻、扁豆、黄豆、马铃薯、豇豆、结球甘蓝（包菜）、胡萝卜、大头菜、鲤鱼、黄鱼、海蜇、猪蹄、猪肉、牛肉、鹅肉、鹌鹑蛋、鸡蛋、鸽子蛋、蜂蜜、牛奶	可作为日常保健食品与营养补充，也适宜大病初愈的人食用

弊，也少有禁忌，但温热、寒凉两种性质的食物，因其作用恰好相反，所以正常人不宜过多食用。而舌红、口干的阴虚内热之人，应忌吃温热性的食物，舌淡苔白、肢冷怕热的阳气虚而偏寒的人，应忌吃寒凉性的食物。

食物的温热寒凉属性也要因人、因时、因地而异，只有灵活运用，才能维持人体内部的阴阳平衡，使生命健康运转。因人而异进行食补尤为重要。一般来说，体力劳动者因为经常晒太阳，体内热气较多，需多进补寒凉食物以滋阴降火，办公室一族待在温度适宜的室内，极少出汗，吃寒凉的食物可能伤身。因此，搞清食物的寒热属性才能真正补对，吃好强身。

2.食物的五味

所谓五味，即是指食物的辛、甘、酸、苦、咸五种味道。据《灵枢·五味》记载："五谷：粳米甘，麻酸，大豆咸，麦苦，黄黍辛。五果：枣甘，李酸，栗咸，杏苦，桃辛。五畜：牛甘，犬酸，猪咸，羊苦，鸡辛。五菜：葵甘，韭酸，藿咸，薤苦，葱辛。"食物的五味与药物的五味一样各有其作用，正如《素问·至真要大论》所述："气味辛甘发散为阳，酸苦涌泻为阴；咸味涌泻为阴，淡味渗泄为阳。"具体如下：

酸味食物有收敛、固涩等作用。如碧桃干味酸能收敛止汗，可治自汗、盗汗等病症；石榴皮味酸能涩肠止泻；醋、乌梅味酸能治疗胆管蛔虫等病症。

苦味食物具有清热、泻火的作用。如莲子心味苦能泻火、安神，常用来治疗心火旺导致的失眠、烦躁等症状；茶叶味苦能提神、止泻、解渴、利尿、轻身。

食物的五味属性和功能

五味	脏腑归经	功效	代表食物	疾病主治
辛	肺、大肠	发散、行气、行血、健胃	生姜、芫荽（香菜）、陈皮、薤白、胡椒、辣椒	风寒感冒、胃痛、腹痛、痛经、风寒湿痹
甘	脾、胃	滋养、补脾、缓急、润燥	山药、红枣、粳米、鸡肉、饴糖、甘草	气虚、血虚、阴虚、阳虚、拘急腹痛
酸	肝、胆	收敛、固涩	乌梅、酸石榴、李子、金樱子	遗精、久泻、久咳、久喘、多汗、虚汗、尿频
苦	心、小肠	清热、泄降、燥湿、健胃	苦瓜、陈皮、鱼腥草、桔梗	热病烦渴、中暑、目赤、疮疡疖肿、气逆
咸	肾、膀胱	软坚、润下、补肾	海带、海蜇、鸭肉、乌贼鱼	瘰疬、痰咳、痞块、大便燥结、热病津伤、燥咳

甘味的食物具有调养滋补、缓解痉挛的作用。如红枣味甜能补血、养心神；蜂蜜、饴糖味甜且都是滋补养人的好东西，蜂蜜能润肺、润肠，饴糖能健中气、解痉挛。

辛味的食物具有发散风寒、行气止痛的作用。如葱姜味辛能散风寒、治感冒；胡椒味辛能祛寒止痛；茴香味辛能理气，治疗疝痛。

咸味的食物具有软坚散结、滋阴潜降的作用。如海蜇味咸能软坚化痰；海带、海藻味咸能消瘿散结气，是常用来治疗甲状腺肿大的良药。此外，晨起喝一杯淡盐水，对治疗习惯性便秘很有帮助。

饮食五味是人体阴精产生的来源，《素问・生气通天论》说“阴之所生，本在五味”，意思即为饮食的甘辛酸苦咸催生出人体阴精。饮食的五味还与人体五脏的生理功能有着密切的关系，且对人体产生的作用各不相同，即《素问・至真要大论》所谓“五味入胃，各归所喜。故酸先入肝，苦先入心，甘先入脾，辛先入肺，咸先入肾”。

只有了解饮食五味与五脏的对应关系，才能指导我们养成正确的饮食习惯，做到有原则的调整，让养生保健事半功倍。不过，辛酸味也好，苦甘咸也罢，只有均衡摄入才能滋养身体。如果五味过甚，就需要我们身体内的中气来调和，这便是火气，火气来则需水灭，人体需用津液取火，津液少了阴精必然亏损，疾病便不请自来了。所以，吃任何东西都要做到节制，不要因个人喜好而过分摄入，要每种味道都摄入一点，这样才能保证生命活动所需。

3.食物的归经

食物的归经是指不同的食物对五脏六腑会产生不同的滋养与治疗作用。《素问・宣明五气篇》说：“五味所入，酸入肝，辛入肺，苦入心，咸入肾，甘入脾。”

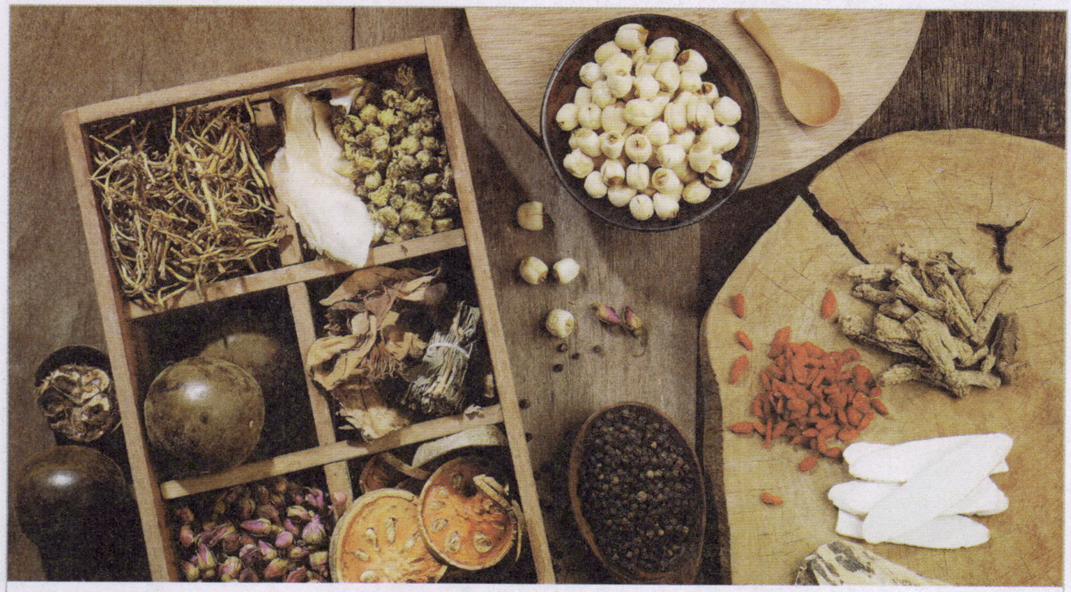

◎吃任何东西都要做到节制，不要因个人喜好而过分摄入。

这就是说，食物消化后，酸味为肝胆所吸收，苦味为心脏、小肠所吸收，甜味为脾、胃所吸收，辣味为肺、大肠所吸收，咸味为肾脏、膀胱所吸收，各种不同性质的食物进入人体后，分别成为各个器官的营养。《灵枢·五味论》就说：“酸走筋，多食之令人癃；咸走血，多食之令人渴；辛走气，多食之令人洞心；苦走骨，多食之令人变呕；甘走肉，多食之令人心。”《素问·至真要大论》说“夫五味入胃，各归所喜……物化之常也”。食物的五味与归经有着密切的联系，“酸入肝，苦入心，辛入肺，咸入肾，甘入脾”。具体来说：

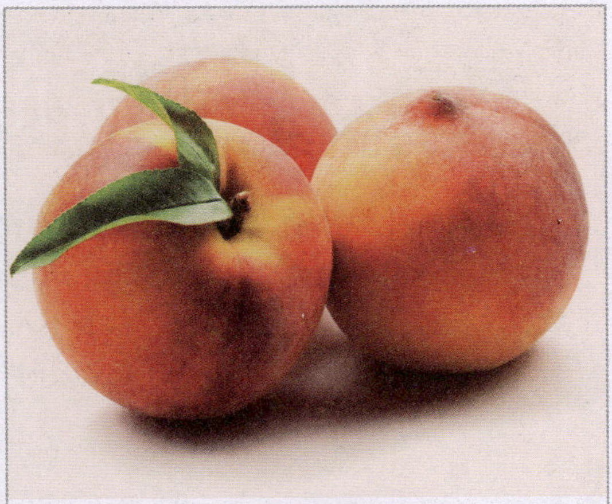

◎酸味归胆经，中医上常用酸味食物如桃子来治疗出虚汗、泄泻、小便频多。

酸味归胆经，中医上常用酸味食物（如乌梅、橘子、西红柿、酸奶、醋、柠檬、山楂、菠萝、芒果、猕猴桃、青杏、青苹果、酸枣、话梅、樱桃、杨梅、石榴、马齿苋、赤豆、橄榄、杏、枇杷、桃子等）来治疗出虚汗、泄泻、小便频多、滑精、咳嗽经久不止及各种出血病。

苦味的食物归心经，中医上常用苦味的食物（如苦瓜、芹菜、苦荞、莴笋叶、苦菜、苦笋、黄瓜、柑橘、蒲公英、绿茶、苦杏仁、白果、桃仁、莲子、百合、可可、苦菊、仙人掌等）来治疗心火上炎或移热小肠证。

辛味的食物归肺经，中医上常用辛味发散性食物（如葱、姜、大蒜、香菜、洋葱、芹菜、辣椒、花椒、茴香、桂皮、豆鼓、韭菜、萝卜、酒等）来治疗表证、肺气不宣咳嗽等症状。

咸味的食物归肾经，中医上常用咸味的食物（如昆布、海藻、盐、紫菜、海虾、海蟹、海蜇、猪肉等）来治疗肝肾不足、消耗性疾病如甲亢、糖尿病等病症。

甘味的食物归脾经，中医上常用甘味的食物[如红枣、蜂王浆、山药、莲藕、茄子、蕹菜、番茄、茭白、萝卜、丝瓜、洋葱、笋、土豆、菠菜、荠菜、黄花菜、南瓜、芋头、扁豆、豌豆、胡萝卜、白菜、芹菜、冬瓜（淡）、黄瓜、豇豆、肉桂、豆腐、黑大豆、绿豆、赤小豆、玉米（淡）、大麦等]来治疗贫血、体弱等症状。

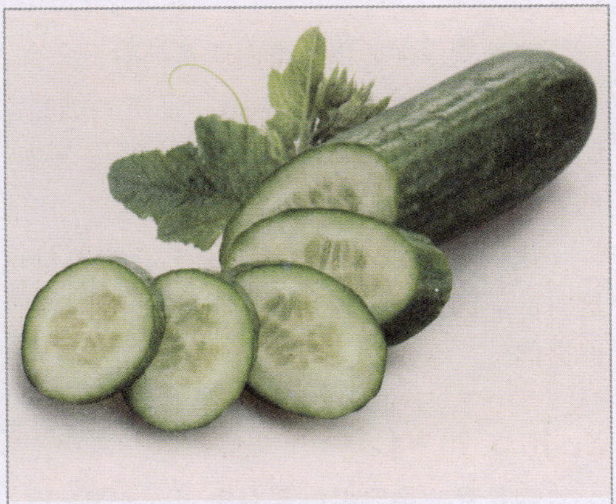

◎甘味的食物归脾经，中医上常用甘味的食物来治疗贫血、体弱等症状。

人体所需的六大类食物

人体的生命活动，每时每刻都在不停地运行着，它的营养物质，也在逐渐地消耗着，要想保证我们的生命活动正常地进行，就需要不断地补充各种养料——水和食物，《灵枢·五味》：中也有“故谷不入，半日则气衰，一日则气少矣”之记载，充分说明饮食不可过饥，营养物质需要及时补充，才能使人体正气旺盛。

我们需要的营养素不但是种类繁多，且每种所需要的多寡也不尽相同，而每种食物中所含营养素的种类及分量又都完全不同，如何由食物中获得这些营养呢?首先我们将食物依其类别分为六大类：

1.谷根茎

营养素：主要提供糖类及一部分蛋白质。若选择全谷类，则含B族维生素及丰富纤维素。

食物来源：米饭、面食、面条、面包、馒头、胡萝卜、生姜、马铃薯、山药、莲藕、芋头、胡萝卜、南瓜、芹菜、黄豆芽、苋菜、菠菜、红薯、土豆、红豆、绿豆、黑豆等。

建议量：每人每天3～6碗，因每个人体型及活动量不同，所需热量也不一样，故可依个人的需要量增减。

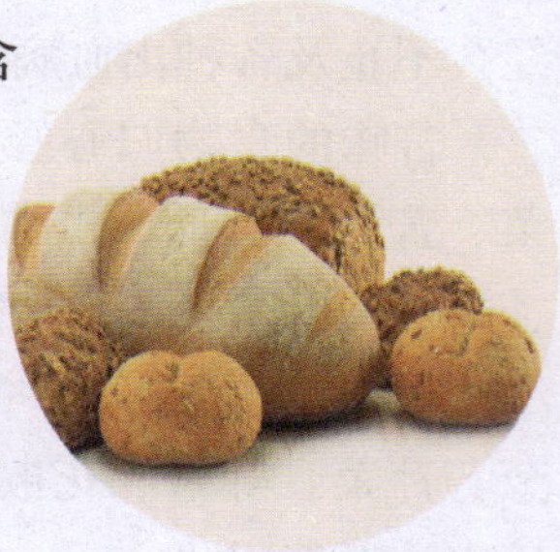

◎谷根茎主要提供糖类及一部分蛋白质。

2.奶类

营养素：主要提供蛋白质及钙质。

食物来源：牛奶、羊奶、豆奶、奶酪、原料奶、巴氏灭菌奶、超高温灭菌奶（简称UHA奶）、酸奶、奶粉、炼乳、黄油、冰激凌、雪糕、干酪、发酵乳等。

建议量：对6岁以上人群而言，当每日饮奶量超过300毫升。这对保证钙摄入十分有利，于青少年、孕妇、乳母和老年人尤其值得提倡。

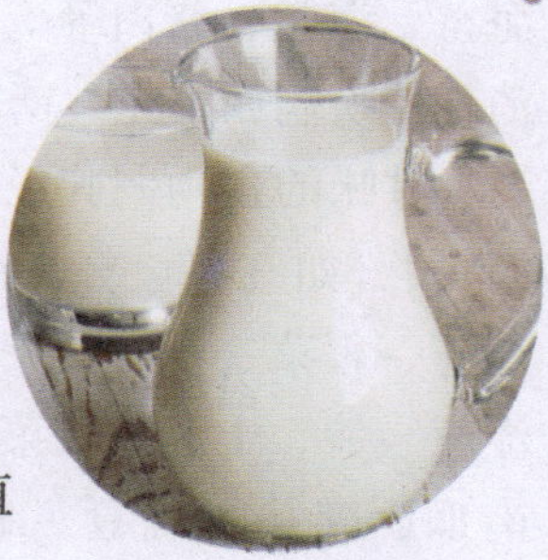

◎奶类主要提供蛋白质及钙质。

3.蛋豆鱼肉类

营养素：主要提供蛋白质。

食物来源：鸡蛋、鸭蛋、鹅蛋、鸽蛋、鹌鹑蛋、绿豆、黑豆、红豆、白扁豆、黄豆、豆腐、豆浆、豆皮、豆干、草鱼、鲈鱼、鲫鱼、黑鱼、黄鱼、桂花鱼、章鱼、墨鱼、鱿鱼、草鱼、鳕鱼、带鱼、鳗鱼、鲇鱼、福寿鱼、螃蟹、海参、海蜇等。

建议量：每人每天4份。每份相当于蛋1个，或豆腐1块，或鱼类50克，或肉类50克。

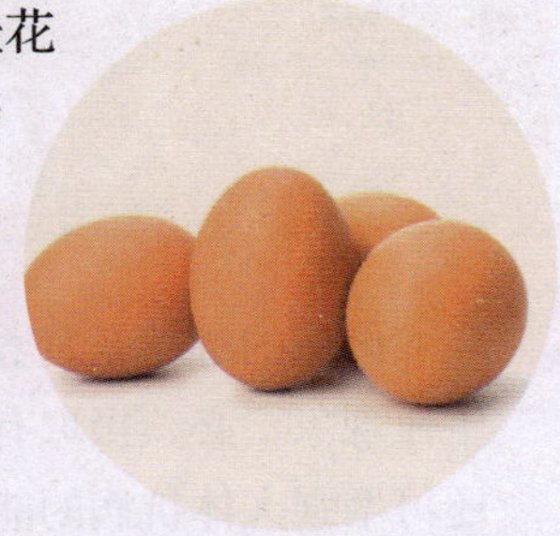

◎蛋豆鱼类主要是提供蛋白质。

4.蔬菜类

营养素：主要提供维生素、矿物质及膳食纤维。通常深绿色、深黄色的蔬菜含维生素及矿物质的量比浅色蔬菜多。

食物来源：种类繁多的蔬菜，例如油菜、小白菜、芥菜、菜心、菠菜、芹菜、黄花菜、花菜、西蓝花、包菜、莴笋、洋葱、竹笋、苋菜、西红柿、茄子、竹笋、莲藕、冬瓜、南瓜、苦瓜等。

建议量：每人每天3碟，其中至少1碟为深绿色或深黄色蔬菜。1碟的分量约100克，3碟即300克。

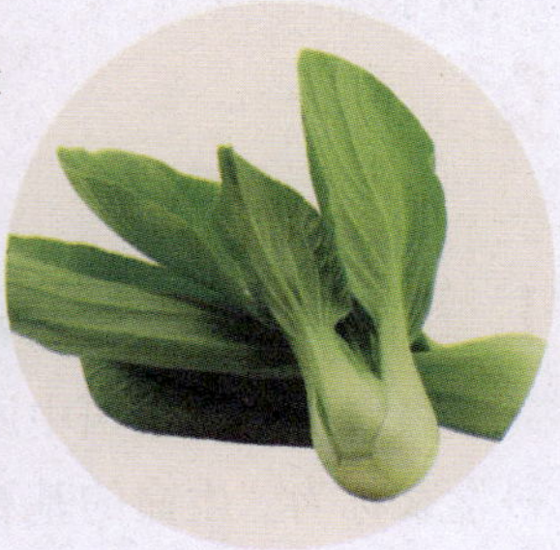

◎蔬菜类主要提供维生素、矿物质及膳食纤维。

5.水果类

营养素：主要提供维生素、矿物质及部分糖类。

食物来源：水果种类繁多，例如番石榴、苹果、橙子、柠檬、芒果、西瓜、桃子、草莓、葡萄、香蕉、苹果、梨、猕猴桃、哈密瓜、木瓜、菠萝、樱桃、石榴、火龙果、李子、荔枝、榴莲、柚子、甜瓜、桑葚等。

建议量：每人每天2个，最好有一个是枸橼类的水果。水果与蔬菜都提供维生素及矿物质，但其所含的维生素及矿物质的种类并不相同，所以不可互相取代或省略其中一项。

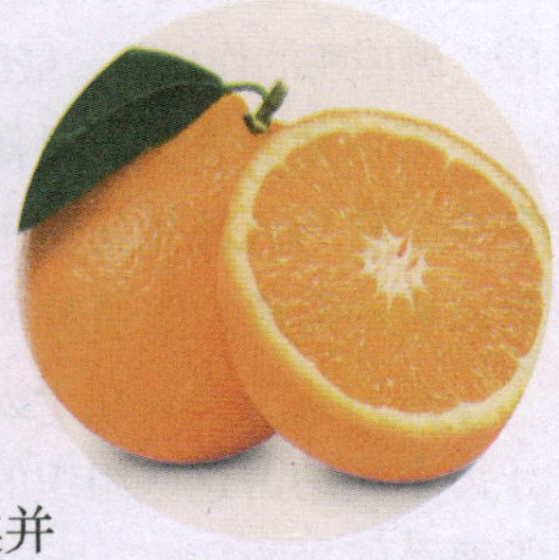

◎水果类主要提供维生素、矿物质及部分糖类。

6.油脂类

营养素：主要提供脂质。

食物来源：烹调用油，有色拉油、花生油、大豆油等。

建议量：根据中国营养学会建议，一个人一天的食用油摄入量不宜超过25克，这个25克，不但包括自家烧菜所用的食用油，还包括食用肉类等食品所摄入的油脂。

由这六大类食物中，广泛地选择各种食物，依照建议的分量摄食，则可达到健康成人每天所需的热量及营养。每种食物中所含的营养素种类及分量不同，必须广泛地摄取六大类食物中的各种食物，以达到身体中各种营养素及热量的需要量。

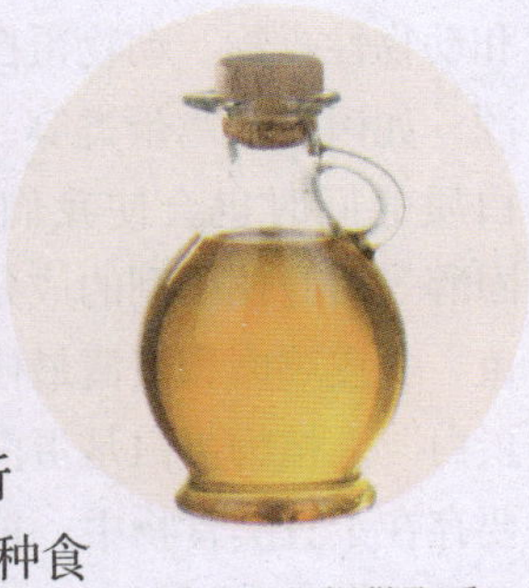

◎油脂类主要提供脂质。

人体所需的六大营养素

健康的继续是营养，营养的继续是生命。不论男女老幼，皆为生而食，为了延续生命现象，必须摄取有益于身体健康的食物。食物，不仅维持人体正常的生命活动，还可增强人体抗病的能力。而这些食物当中所含的营养成分多种多样，人体对其的需求又有所不同，而人体所需的营养素不下百种，所以我们对人体所需的营养元素应有所了解。

1.蛋白质——生命的物质基础

蛋白质在希腊语中原意是“最重要的物质”，它由20多种氨基酸按不同序列组成，被科学家称为“生命的基石”。人体内几乎所有化学反应都需要蛋白质的帮助，蛋白质是人体生长发育必不可少的营养素，是生命的物质基础。

蛋白质是一类生物大分子，是组成一切细胞和组织的重要成分，是一切生命活动的主要物质基础。大量研究表明，几乎全部的生命过程及所有细胞活动都离不开蛋白质。蛋白质可以在酸、碱或酶的作用下，最终水解为其基本组成单位——氨基酸，参与人体多种代谢反应。

蛋白质的含量，是衡量食物营养水平的重要标准，世界各国把每人每天摄入蛋白质的多少，作为人民生活水平高低的标准之一。蛋白质能维持机体的正常代谢，补充人体组织蛋白质的消耗，增强对疾病的抵抗力。因此，蛋白质对人体健康十分重要。

蛋白质主要存在于人体肌肉组织中，其余存在于血液、皮肤、软组织、毛发、骨骼及牙齿中，约占这些组织的1/3。成年人体重的16.3%是蛋白质，蛋白质产热供给量约占人体需要总能量的10%。所以成人每日需要摄入70~80克的蛋白质，而发育期的青少年则需摄入80~90克。

膳食中蛋白质来源不外是植物性食物和动物性食物。动物蛋白是蛋白质的主要来源，如肉类及禽蛋类等，这些食物在提供蛋白质的同时也会使我们食入饱和脂肪和胆固醇等对身体不利的成分。因此选用瘦肉、鱼、去皮鸡肉和蛋清最佳，它们称为“优质蛋白”。植物蛋白是蛋白质的另一来源，主要存在于豆类食物中，植物蛋白含饱和脂肪及胆固醇都很低，同时含有大量膳食纤维，

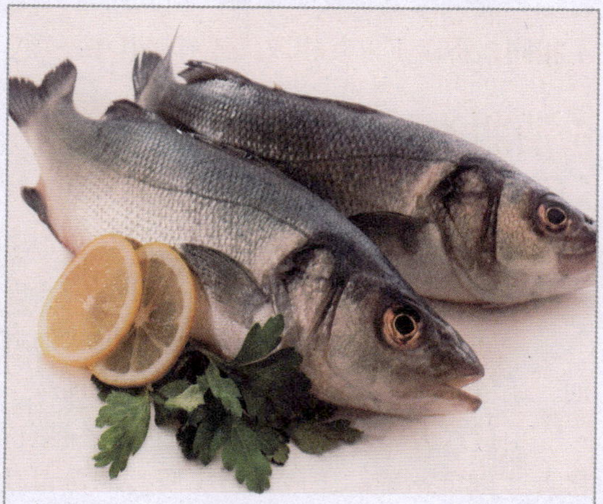

◎蛋白质能维持机体的正常代谢，补充人体组织蛋白质的消耗，增强对疾病的抵抗力。

而且物美价廉，适合糖尿病患者食用。

如果蛋白质长时间地摄入不足，正常代谢和生长发育便会无法进行，轻者发生疾病，重者甚至可以导致死亡。蛋白质在体内的多种生理功能可归纳为3方面：

（1）构成和修补人体组织

蛋白质是构成细胞、组织和器官的主要材料。婴幼儿、儿童和青少年的生长发育都离不开蛋白质。即使成年人的身体组织也在不断地分解和合成，进行蛋白质更新。例如，小肠黏膜细胞每1～2天即更新1次，血液红细胞每120天更新1次，头发和指甲也在不断新陈代谢。身体受伤后的修复也需要蛋白质。

（2）调节身体功能

在体内新陈代谢过程中起催化作用的酶，调节生长、代谢的各种激素以及有免疫功能的抗体都是由蛋白质构成的。此外，蛋白质对维持体内酸碱平衡和水分的正常分布也都有重要作用。

（3）供给能量

虽然蛋白质的主要功能不是供给能量，但当食物中蛋白质的氨基酸组成和比例不符合人体的需要，或摄入蛋白质过多，超过身体合成蛋白质的需要时，多余的食物蛋白质就会被当作能量来源，氧化分解并释放出热能。此外，在正常代谢过程中，陈旧破损的组织和细胞中的蛋白质也会分解释放出能量。每克蛋白质可产生16.7千焦热量。

蛋白质的供给量与膳食蛋白质的质量有关。如果蛋白质主要来自奶、蛋等食品，则成年人不分男女均为每日每千克体重0.75克。中国膳食以植物性食物为主，蛋白质质量较差，供给量需要定为每日每千克体重1.0～1.2克。蛋白质供给量也可用占总能量摄入的百分比来表示。在能量摄入得到满足的情况下，由蛋白质提供的能量在成年人应占总能量的10%～12%，生长发育中的青少年则应占14%。

2.脂肪——热量的来源

脂肪是人体重要的组成部分，它分为类脂和中性脂肪。类脂包括磷脂和胆固醇，中性脂肪又称三酰甘油，广泛存在于皮下、腹腔、脏器周围及肌肉间隙中。脂肪约占人体体重的13%，女性高于男性。脂肪是重要的营养物质，是食物的一个基本构成部分。脂肪的产热量占人体需要总能量的16%～20%，所产生的热能在所有营养素中是最多的。

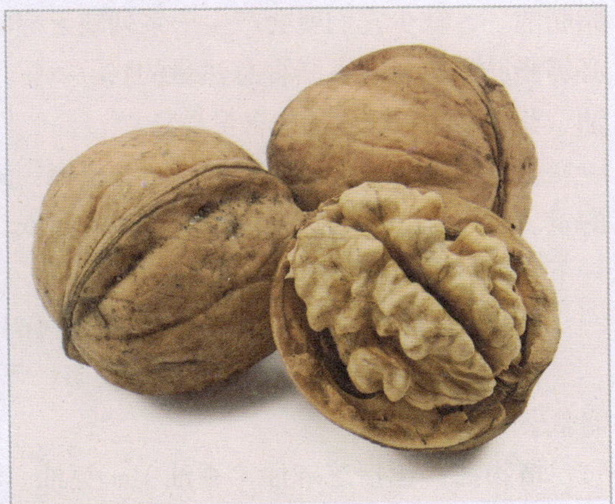

◎脂肪多是从牛奶、蛋黄、植物种子（如花生、黄豆、芝麻、核桃等食品）中摄取。

脂肪多是从牛奶、蛋黄、植物种子（如花生、黄豆、芝麻、核桃等食品）中摄取。脂肪对人体的作用主要有7个方面：

（1）供给人体热量

脂肪在人体内氧化后变成二氧化碳和水，释放出热量。由脂肪所产生的热量约为等量的蛋白质或碳水化合物的2.2倍。由此可见脂肪是身体内热量的重要来源。

（2）构成身体组织和生物活性物质

脂肪是构成身体细胞的重要成分之一，尤其是脑神经，肝脏、肾脏等重要器官中含有很多脂肪。脂肪在体内还构成身体组织和生物活性物质，如细胞膜的主要成分，形成磷脂、糖脂等。

（3）调节生理功能

因为脂肪不是良好的导热体，所以皮下的脂肪组织构成是保护身体的隔离层，能防止体温的发散。所以脂肪有保持体温的作用。脂肪还可以为身体储存“燃料”作为备用，吃进脂肪以后，一时消耗不完的部分可以存在体内，等身体需要热量时再利用。此外，脂肪还有保护内脏器官，滋润皮肤和防震作用。

（4）溶解营养素

有些不溶于水而只溶于脂类的营养素，只有在脂肪存在时才能被人体吸收利用。

（5）供给必需脂肪酸

人体所需的必需脂肪酸是靠食物脂肪提供的。它主要用于磷脂的合成，是所有细胞结构的重要组成部分；保持皮肤微血管正常通透性，以及对精子形成，前列腺素的合成方面的作用等，都是必需脂肪酸的重要功能。

（6）调节体温和保护内脏器官

脂肪大部分贮存在皮下，用于调节体温，保护对温度敏感的组织，防止热能散失。脂肪分布填充在各内脏器官间隙中，可使其免受震动和机械损伤，并维持皮肤的生长发育。

（7）增加饱腹感

脂肪酸的种类很多，可分饱和、单不饱和与多不饱和脂肪酸三大类。多不饱和脂肪酸中的亚油酸、亚麻酸和花生四烯酸在动物和人体内不能合成，必须取自食物，故称“必需脂肪酸”，缺少它们就会产生一系列缺乏症状，如生长迟缓、皮炎等。营养学家们提出，必需脂肪酸热量应占膳食总热量的1%～3%。这些脂肪酸在豆油、玉米油、棉籽油、芝麻油、葵花子油、花生油中含量最高。

衡量油脂营养价值的高低有两个指标：一是含不饱和脂肪酸的量；二是含必需脂肪酸的量。当然，维生素的含量，消化率的高低，贮存性能等等都应作全面考虑。下面简单谈一下几种常用油脂的营养价值：

鱼肝油：含不饱和脂肪酸量最高，并含有丰富的维生素A和维生素D，但不能用于烹调。

猪油：含饱和脂肪酸和胆固醇较多，不含维生素A和维生素D。消化率也比植物油略低。

植物油：包括芝麻油（香油）、豆油、花生油、菜籽油、玉米油、葵花籽油、茶油等。含有较多必需不饱和脂肪酸，可降低血中胆固醇，减少动脉硬化发生的危险性。

那么应该把握脂肪摄入量，而且不同年龄段的人每日所需的脂肪是不一样的。

3.碳水化合物——生命活动的主要能源

碳水化合物又称糖类，是由碳、氢和氧三种元素组成，由于它所含的氢氧的比例为2:1，和水一样，故称为碳水化合物。它是人体能量的主要能源，对维持身体的健康有明显的作用，是为人体提供热能的三种主要的营养素中最廉价的营养素。

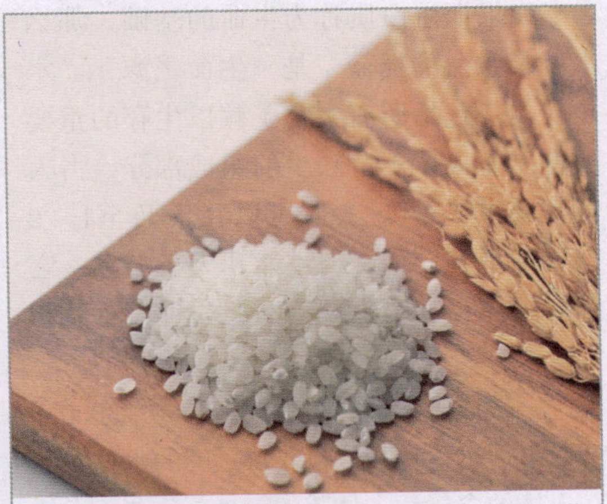
◎碳水化合物的主要食物来源有：谷物、蔗糖、蔬菜、水果、坚果等。

碳水化合物的主要食物来源有：蔗糖、谷物（如水稻、小麦、玉米、大麦、燕麦、高粱等）、水果（如甘蔗、甜瓜、西瓜、香蕉、葡萄等）、坚果、蔬菜（如胡萝卜、红薯等）。碳水化合物对人体的作用主要有五个方面：

（1）供给能量

碳水化合物是供给人体能量的最主要、最经济的来源。它在体内可迅速氧化，及时提供能量。1克碳水化合物可产生16.7千焦能量。脑组织、心肌和骨骼肌的活动需要靠碳水化合物提供能量。

（2）构成一些重要生理物质

碳水化合物是细胞膜的糖蛋白、神经组织的糖脂以及传递遗传信息的脱氧核糖核酸（DNA）的重要组成成分。

（3）节约蛋白质

食物中碳水化合物不足，机体不得不动用蛋白质来满足机体活动所需的能量，这将影响机体用蛋白质进行合成新的蛋白质和组织更新。因此，完全不吃主食，只吃肉类是不适宜的，因肉类中含碳水化合物很少，这样机体组织将用蛋白质产热，对机体没有好处。所以减肥病人或糖尿病患者最少摄入的碳水化合物不要低于150克主食。

（4）抗酮作用

脂肪代谢过程中必须有碳水化合物存在才能完全氧化而不产生酮体。酮体是酸性物质，血液中酮体浓度过高会发生酸中毒。

（5）有保肝解毒作用

碳水化合物可给肝脏提供足够的糖原，糖原可以免受一些有害物质的损害。肝脏内糖原较多时，对某些化学毒物如酒精、四氯化碳、砷等的解毒能力就强，对细菌感染引起的毒血素的解毒能力也强。

4.水——生命之源

如果把蛋白质称为生命的基础，那么水就是生命的摇篮，是“生命之源”。水是人类（包括所有生物）赖以生存的重要条件，是人体不可缺少的组成部分，占人体体重的2/3。人体可以几天乃至1~2个星期不进食物，但不能几天不喝水，它维持人体正常的生理活动，与生命息息相关。

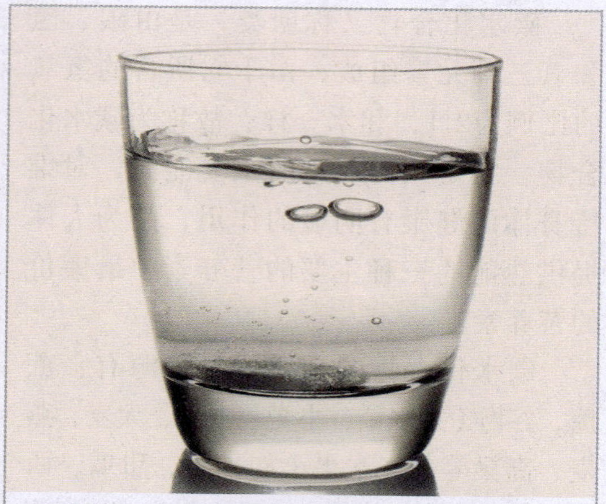
◎如果把蛋白质称为生命的基础，那么水就是生命的摇篮，是“生命之源”。

一般成年人每日需水量为2000~3000毫升，可通过食物和饮料获得足够的水分。水在人体的含量约占体重的60%，分布于人体各组织、器官和体液中，并由皮肤及大小便排出体外，从而使体内的水分得以维持平衡。水在人体中的生理作用主要有：

（1）帮助消化

我们日常所吃的食物，须经牙齿的咀嚼和唾液的润湿，经食道到肠胃，才能完全消化而被吸收，这些过程都需要水分来帮助。如果缺少了水，消化功能便无法完成。

（2）排泄废物

食物经消化和吸收以后所剩余的残渣废物，必须经由汗、呼吸和大小便来排出体外，排泄方法虽有不同，都需水分帮助才能顺利进行。

（3）润滑关节

人体的关节如果没有润滑液，骨与骨之间发生摩擦就会不灵活，水就是关节润滑液的来源。

（4）维持细胞

人体是由无数的细胞组成，这些细胞的成分大部分是水，只有水才能维持皮肤的新陈代谢。

（5）淋巴和血液

运送养分、排泄废物以及循环工作，都是依靠水来推动，人体各部分的活动和每一个器官的新陈代谢，也需要水来维持。

医学专家综合人体的需要，认为人一天平均摄取2.5升水是适当的。人体所需的水分，首先从饮水获得，其次才从食物中获得。当摄入充足的水后，血液、淋巴液的循环才会显现良好状态。这样，既可保证供给身体所需的营养物质，又能够溶解废物，并能消除毒素，进而增进内脏功能，皮肤也会滋润、光滑。这对年轻人和小孩的健康是必需的，对老年人也尤为重要。因此，平时要注意适时地补充水分，不要等口渴了才去喝水，避免发生脱水。否则身体经常性地、持续地缺乏水分，新陈代谢就无法顺利进行，身体的功能也会逐渐衰退。

5.维生素——维持生命的元素

维生素是一种维持人体生命健康所必需的低分子有机化合物。如果我们把人类的身体比作汽车的引擎，那么维生素就是一种润滑油。这类物质在体内既不是构成人体组织的原料，也不是能量的来源，但是对体内物质代谢却起着重要的调节作用。维生素除参与人体最基本的新陈代谢活动外，还具有增强机体、消炎和解毒的功能，可提高人体抵抗疾病的能力。因此，没有维生素就没有人体的生命活动。

维生素是个庞大的家族，就目前所知的维生素就有几十种，大致可分为脂溶性和水溶性两大类。脂溶性包括维生素A、维生素D、维生素E、维生素K；水溶性包括B族维生素和维生素C，以及许多“类维生素”。对人体影响最大的主要有维生素A、B族维生素、维生素C、维生素D四类，另外还有维生素E、维生素K、维生素P等。

（1）维生素A

维生素A也叫胡萝卜素，主要作用是促进人体生长，增强对传染病的抵抗力。它可以维持上皮细胞的健康，预防夜盲症、干性眼炎、结膜硬化、皮肤干燥、蛔虫和生长迟缓、发育不良等症状。含维生素A的食物有鱼肝油、动物肝、牛奶、菠菜、西红柿、胡萝卜等。

（2）B族维生素

B族维生素也有很多种类，但与人体关系密切的有维生素B_1（硫胺素）、维生素B_2（核黄素）、维生素B_6（吡哆醇）和维生素B_{12}（钴胺）。

维生素B_1可以促进食欲、帮助消化、维持神经健康，促进生长和增强抗病能力。它能防止消化不良、便秘、脚气病、神经炎和各种神经痛。含维生素B_1的食物有米糠、花生米、核桃、蚕豆、酵母片。

维生素B_2也能维持神经、消化器官和视觉器官的健康，并为生长发育所必需。人体缺少了它，会产生口角溃烂、唇炎、舌炎和眼内干燥、角膜炎等症状。含维生素B_2丰富的食物有干酵母、动物肝、蛋黄、卷心菜、菠菜和萝卜。

维生素B_6能促进氨基酸和脂肪的代谢作用。人体缺了它会产生贫血、肌肉无力和粉刺等。含维生素B_6丰富的食物有酵母、肝、蛋、牛奶、豆类、花生等。

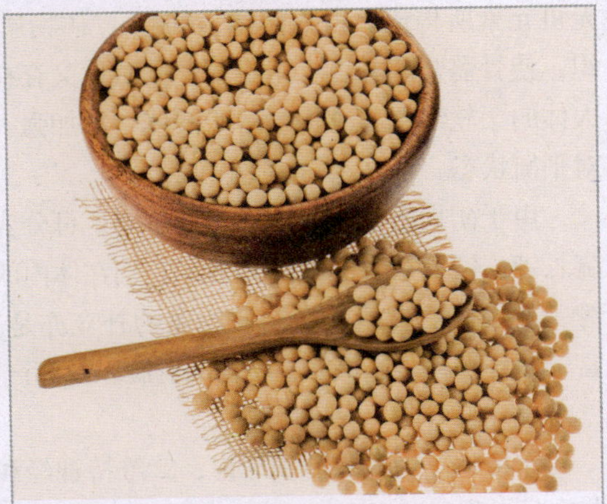

◎含维生素B_6丰富的食物有酵母、肝、蛋、牛奶、豆类、花生等。

维生素B_{12}又称抗恶性贫血维生素，缺乏这种维生素会引起慢性腹泻、癞皮病等。含维生素B_{12}丰富的食物有动物的肝脏、奶、肉、蛋、鱼等，植物中一般不含。

（3）维生素C

维生素C，也叫抗坏血酸。其主要作用是维持人体细胞间联组织的正常功能，能促进人体生长。人体缺乏它时，会引起齿骨不固、血管脆弱、发育不良，严重时会出现皮下出血，口腔和消化器官黏膜出血和坏血病。含维生素C丰富的食物有柠檬、橘子、菠菜、西红柿、茶叶等。

（4）维生素D

维生素D的主要作用是增进人体的钙化，促使齿、骨正常发育。人体缺乏维生素D时，儿童会出现佝偻病，成人会患软骨病、齿质生长不良。含维生素D的食物有鱼肝油、蛋黄、动物肝、牛奶等。

（5）维生素E

维生素E也叫生育酚。它能辅助脑下垂腺分泌，促进卵巢黄体激素，是安胎助产、促进生殖能力的重要物质。缺乏维生素E会出现不孕、早产和肌肉萎缩、疼痛等症状。含这类维生素的食物有各种植物油、花生、莴笋、蛋黄、牛奶等。

（6）维生素K

维生素K也叫凝血维生素。它是人体肝脏制造凝血物质所必需的。人体缺了它，凝血时间会延长并容易产生皮下出血。含这种维生素的食物有卷心菜、菠菜、西红柿和其他绿叶蔬菜。

（7）维生素P

维生素P也叫柠檬皮精，主要功能是能与蛋白质化合生成酵素，具有促进细胞复原、增强微血管的抵抗力。缺乏这种维生素会产生皮下出血、鼻出血及其他微血管出血的症状。含维生素P的食物有柠檬、橘子和蔬菜等。

（8）叶酸

叶酸的最主要作用是能形成新的红细胞。含叶酸的食物主要是绿色蔬菜、新鲜水果、动物肝脏及豆类、谷物。

6.矿物质——强大的营养阵营

矿物质又称为无机盐，种类繁多，对人体的作用几乎涵盖机体所需的各个方面。它由无机元素所构成，占人体体重的4%。矿物质在人体中具有多方面的功能。它构造人体组织，使骨骼坚硬并可支持身体。同时，又存在于细胞、血液、神经、肌肉等组织中，构成人体的柔软组织。矿物质溶于液体，可加强人体的各项生理功能活动，使人体得以维持相对平衡状态。

由于矿物质在人体内的含量不同，可分为常量元素和微量元素。常量元素有钙、磷、硫、钾、钠、氯、镁七种元素，它们在体内的含量较多。微量元素有铁、铜、锌、碘、硒等，在人体的含量较少。矿物质的补充亦是来源于日常的膳食中。其食物来源也异常丰富，如各种蔬菜、果品、动物的肝脏以及海产品等。

（1）钙

作用：①构成骨骼和牙齿；②维持神经和肌肉活动；③促进体内某些酶的活性；④参与血凝过程和激素分泌过程，维持体内酸碱平衡及细胞内胶质的稳定。

来源：①奶与奶制品；②虾皮、海带；③豆和豆制品；④各种瓜子、芝麻酱和蔬菜等。

（2）磷

作用：①构成骨骼、牙齿及软组织；②调节能量释放；③构成生命物质；④构成酶；⑤参与物质活化；⑥调节酸碱平衡。

来源：来源广泛，一般都能满足需要，但是不同人的吸收会不一样。

（3）铁

作用：①构成血红蛋白、肌红蛋白、细胞色素及某些呼吸酶，参与体内氧和二氧化碳的运转、交换和组织的呼吸过程；②参与脂类在血液中的运转；③参与药物在肝脏中的解毒过程。

来源：动物肝脏、血类、畜禽肉类、鱼类。

（4）碘

作用：参与甲状腺素的合成，从而促进和调节代谢及生长发育。

来源：海带、紫菜、淡菜、海参等。

（5）锌

作用：①构成或激活酶；②促进生长发育与组织再生；③促进食欲；④促进维生素的代谢；⑤参与免疫过程。

来源：①牡蛎、畜禽的肉及肝脏、蛋、鱼等；②豆类、谷类。

（6）硒

作用：①保护生物膜，维持细胞的正常功能；②解除重金属中毒；③保护心血管，维护心肌健康；④促进生长；⑤保护视觉器官；⑥抗肿瘤。

来源：动物肝、肾脏，肉类及海产品。

（7）铜

作用：①参与铁代谢；②参与蛋白质交联；③参与超氧化物转化，从而保护细胞免受超氧离子的毒害；④维持中枢神经系统正常功能等。

来源：①动物肝、肾脏，鱼，牡蛎；②坚果、豆类。

（8）锰

作用：①参与脂类、碳水化合物的代谢；②参与蛋白质、核酸的合成。

来源：坚果、茶叶、豆类、原粮（也叫“自然粮”，一般是指未经加工的带有皮壳的粮食等）。

（9）铬

作用：①能使葡萄糖转变成脂肪；②降低血清胆固醇，提高高密度胆固醇。

来源：肉类、原粮、豆类、啤酒、酵母和动物肝脏等。

（10）钴

作用：①帮助人体制造红细胞。钴能够刺激人体骨髓的造血系统，帮助红细胞的形成；②有助于促进胆固醇的代谢，增强机体的耐力，在一定条件下还可以促进肌肉的生成，消耗多余的脂肪。

来源：①肉类、动物肝脏；②薯类、绿色蔬菜、菌类、发酵的豆制品等。

四季饮食养生

中医养生的最高境界，就是顺应天时、地利，最后达到人和。《黄帝内经》认为天人合一，人的生命与天地自然相同，人的活动也应该顺应天时之变，按照四季的不同来调身养形，此乃"寿命之本"。万物春生、夏长、秋收、冬藏，人的活动也应顺时而变，采用春养生、夏养长、秋养收、冬养藏的方法，以自然之道，养自然之生，取得天人合一。

1.春季养"生"

春三月，此谓发陈，天地俱生，万物以荣。夜卧早起，广步于庭，被发缓形，以使志生。生而勿杀，予而勿夺，赏而勿罚，此春气之应，养生之道也。逆之则伤肝，夏为寒变，奉长者少。

——《素问·四气调神大论篇》

春三月是指立春、雨水、惊蛰、春分、清明、谷雨六个节气。春天从冬天过来，冬天属阴，春天属阳，也可以说春天是从阴到阳的过渡阶段，是阳气开始发动的时候。到了春天，万物复苏，百花齐放，这就是"发陈"。"天地俱生"，天地之气都一起发生了，因此春天最大一个特征就是"生"。

春季阴消阳长，人体阳气与自然界相应，向上向外流发，各种生理功能逐渐活跃，新陈代谢日趋旺盛。在春天温暖的气候里，人的活动量日渐增加，血液循环因而相应增强，

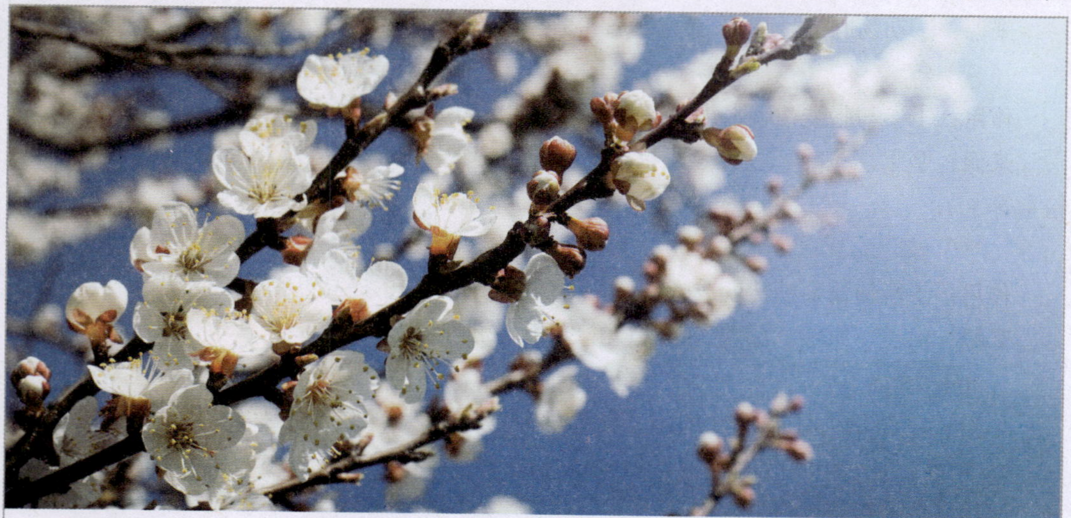

◎春季阴消阳长，人体阳气与自然界相应，向上向外流发，各种生理功能逐渐活跃，新陈代谢日趋旺盛。

人体的皮肤腠理由致密开始变得疏松，体内的阳气开始向外宣发，气血渐渐趋向于体表，脉象也由冬天的沉脉渐渐变成浮或弦，就像大自然的冰冻融化、河道通畅、树木新生、抽枝发芽一样。但是春季气候多变，气温时高时低，暖和时，人体气血趋于体表，而当天气寒冷的时候，又流回内脏，春季气血运行的波动较大，机体要适应由寒转暖的变化，频繁地调节，所以，阴阳也就处于不稳定的状态，如果调适不当，是很容易生病的。

另外春季也是一个多风的季节。风对人体所起的作用就是促进散热，而且风速越大，散热的作用也就越大，这样一来人体就会觉得寒冷。这个季节人最容易得病。《黄帝内经》曾明确指出“虚邪贼风，避之有时”，意思是，对于能使人致病的风邪要能够及时地躲避它，这一点在春季尤其重要。《黄帝内经》里还说“风者，百病之始也”，意思是许多疾病的发生，常常与风邪相关联。

中医认为，风邪侵入体内，可产生下述病理变化。

一是伤入肺部：如伤风感冒中常见头痛、鼻阻、多涕、咽喉痛痒等病症。

二是风邪善行数变：风变化无定，往往上下窜扰，故病变范围广，或稽留于皮毛，或游走于经脉之中，逆于上，可直达巅顶，犯于下，可侵及腰膝胫腓等处，所以《黄帝内经》里称：“风者，善行而数变。”

三是风胜则动：所谓风胜则动，即古人见空气流动成风，因此推论风邪致病，病症以动为特征，如抽搐、痉挛、颤动、蠕动，甚至脚弓反张。

四是兼杂为病：即风邪常与其他邪气相兼并侵犯人体，不仅如此，中医还认为风还可以与体内之病理产物痰结合而成风痰，风痰犯上又可引起种种病症。

（1）春季食物养生方法

春属木，其气温，通于肝，风邪当令，为四季之首。春天万物复苏、万象更新，人体生理功能新陈代谢也是最活跃的时期。这个时期由于风邪当令，人体易为风邪所伤，人体的抗病能力比较低，如果维生素、膳食纤维等摄入不足，不少人会出现口舌生疮、牙龈肿痛、大便秘结等内热上火症状。

根据春温阳气生发、肠胃积滞较重、肝阳易亢以及春季瘟疫易于流行的特点，应逐步调整食物结构，减少高脂肪膳食，增加植物性食物，注意摄入水果和蔬菜。饮食应以辛温、甘甜、清淡为主，使人体能抗拒风寒、风湿之邪的侵袭，健脾益气，减少患病的可能。

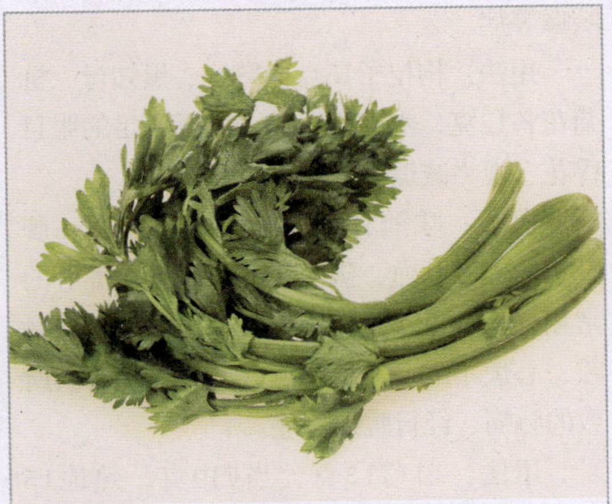

◎春季饮食应逐步调整食物结构，减少高脂肪膳食，增加植物性食物，注意摄入水果和蔬菜。

春季养生，尤其要注重肝脏的保养。我们只要知道春季是肝炎的高发季节，就可以明白春季养肝的重要性了。因此，春季不要吃温热类食物及辛辣类调味品，以免助热动火，触发肝阳上亢。春季正是肝气升发的时候，此时的饮食宜减酸，增辛辣味，助肾补肺，安养胃气，顺养肝气。食品可选择芹菜、豆豉、葱、香菜、花生、鸡、猪肉、鱼、牛肉等，灵活地进行配方选膳。另外，还可选择一些药膳以进行食补，其原则是助肾补肺，安养胃气，同时顺应肝气的升发。

春季新陈代谢旺盛，饮食宜甘而温，富含营养，以健脾扶阳为食养原则。忌过于酸涩，宜清淡可口，忌油腻生冷，尤其不宜多进大辛大热之品如参、茸、附子、烈酒等，以免助热生火。春季还宜多吃含蛋白质、矿物质、B族维生素丰富的食品，特别是各种黄色蔬菜。此外还应注意不可过早贪吃冷饮，以免伤胃损阳。

春季饮食宜清淡、新鲜、易消化，青菜、胡萝卜、马兰头、芹菜、小白菜、荸荠等食物是最佳的选择。尽可能少吃油腻的肉类食品，以便于肠道的消化吸收；适量多吃一些葱、姜、蒜等辛味食物，它们具有祛湿、避秽浊、促进血液循环、兴奋大脑中枢的作用。同时，还可用生薏米30克、扁豆20克、淮山药10克煮粥吃，或用木棉花20克、赤小豆15克煎茶喝。采取上述方法，对消除春困能起到较好的效果。

（2）春季常用中草药

益气补虚药

人参：人参为补气的首选之药，其性平，味甘微苦，归肺、脾经，能大补元气、补肺益脾、生津安神。年老力衰、头晕眼花、久病体弱、手术后体虚、失血过多等气虚、阳虚者通常用生晒参；若兼有肢冷畏寒等阳虚情形者可用红参；若见口干咽燥、头晕耳鸣、大便秘结者，可用西洋参。

用法：生晒参每日1~2克嚼服或研粉吞服，此法可用于抗衰老；若患有高脂血症可每日口服红参粉2.7克。

养肝补肾药

枸杞子：味甘，性平，归肝、肾经。能滋肝补肾，益精明目，固髓健骨，适用于肝肾阴虚所致的遗精阳痿、腰膝酸软、头昏耳鸣、消渴、神经衰弱，以及肺肾不足所致的虚劳咳嗽等症。

用法：枸杞子15克，熟地、黑知母、杭菊花各12克，水煎服，用于肝肾不足的眼目昏花、视力减退等症。

白芍：味酸甘苦，性微寒，入肝、脾经。能养肝补血，敛阴止痛，是补血养肝的常用药材，可用于肝阳上亢引起的头晕目眩、心烦不眠、易怒易燥、肝气不足及其所致的胁痛、经行腹痛等症。

用法：白芍15克，当归9克，熟地15克，川芎6克，用水煎服，每日一剂，用于补血养肝。

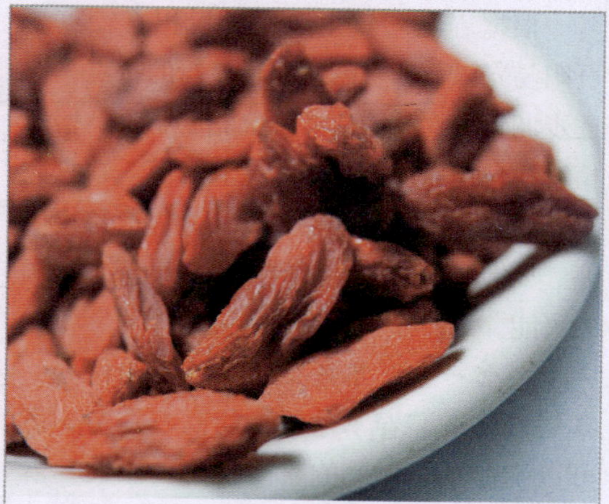

◎枸杞子味甘，性平，归肝、肾经。有滋肝补肾、益精明目、固髓健骨的功效。

祛风除湿药

防风：味辛甘，性温，归膀胱、肝、脾经，具有发表散风、胜湿止痛、止痉止泻的功效，常用于治疗风、寒、湿等外邪侵袭所致的感冒、关节疼痛等症。

用法：防风35克，黄芪7.5克，白术12克，水煎服，用于自汗，表虚易感冒。

白术：味苦甘，性温，归脾、胃经，有补脾益气、燥湿利水、固表止汗的功能，常用于脾胃虚弱、消化不良、痰饮晕眩、排尿不利、疲乏无力、虚胀泄泻、水肿、自汗、孕妇胎动不安等症，是补脾益气、除湿的重要药材。

用法：将生白术捣碎后加入水和食糖，放在锅上蒸汁，每天用9克，分次口服，可用于治疗小儿流涎。

薏米：味甘淡，性微寒，归脾、胃、肺经，有利水渗湿、健脾除痹、清热排脓的功效，常用于排尿不利、水肿、脚气、脾虚泄泻、风湿痹痛、经脉挛急、肺痈、肠痈等病症。

用法：薏米50克，百合10克，加水适量共煮，加入糖或蜂蜜调食，连服1～3个月，可用于扁平疣、雀斑、痤疮、湿疹的治疗。

（3）春季常见病的防治

流感

春天冷暖骤然变化，使人免疫力与防御功能下降。北风呼啸产生的噪音不但对人中枢神经造成极不利的影响，而且大风导致气候干燥，使人口唇干裂、鼻咽黏膜干燥、呼吸道抵抗力下降，这时“冬眠”后开始滋生繁殖的细菌、病毒等致病微生物便会乘机肆虐，所以春天最易导致流感、流行性脑脊髓膜炎、腮腺炎以及猩红热、水痘、风疹等病的发生与流行。

防病要领：要注意室内空气流通，保持周围环境的清洁，定期对室内空气进行消毒。生活要有规律，不要过于劳累，应保证每天睡眠在10小时左右。饮食应该多样化，注意保证摄入的营养均衡，不要偏食，多食新鲜蔬菜水果以及足量蛋白质食物，多饮白开水，促进体内毒素的排出。适当加强体育锻炼，多做户外活动，多晒太阳，可提高机体对气候变化的适应性。

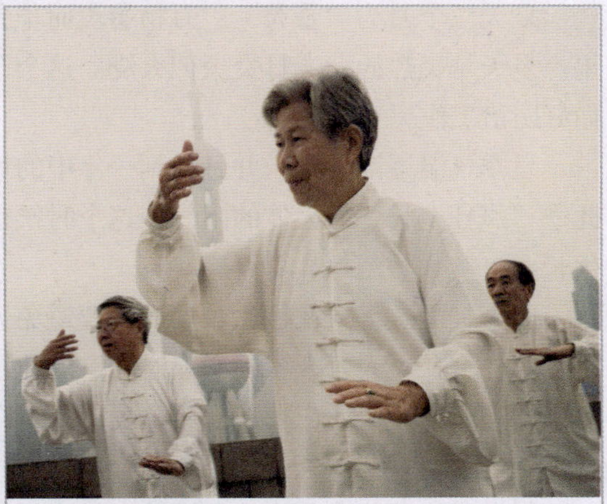
◎适当加强体育锻炼，多做户外活动，多晒太阳，可提高机体对气候变化的适应性。

春季皮炎

随着气温升高，各种春季皮炎的发病率呈上升趋势。据专家介绍，春季皮炎是一种光感性皮肤病，主要致病原因是皮肤对阳光中的紫外线过敏。

防病要领：适当外涂防晒剂，以保护皮肤免受各种波段的紫外线和可见光的损伤；不要用含光感物质较多的化妆品；多吃含维生素A的食物及新鲜蔬菜和水果，油菜、菠菜、莴苣、无花果等尽量少吃或不吃；洗脸时尽量不用热水、碱性肥皂和粗糙毛巾。

上火

春天虽然气候适宜，但风多雨少，人体内的水分容易通过出汗、呼吸而大量丢失。加上天气变化反复无常，不能保持人体新陈代谢的平衡和稳定，导致生理功能失调，出现咽喉干燥疼痛、嘴唇干裂、大便干燥等“上火”症状。

防病要领：要防“上火”，首先要生活有规律，注意劳逸结合，适当休息；多吃蔬菜、水果，忌吃辛辣食物；多饮水，促进体内“致热物质”从尿、汗中排出；必要时可在医生指导下服用牛黄上清丸、三黄片、青果丸等清火药物。

哮喘

春暖花开，繁花似锦的多风天气，空气中飘浮着各种花粉颗粒、杨柳絮、尘埃、尘螨、真菌等，因此对过敏性体质之人最容易诱发过敏反应，引起过敏性皮炎、过敏性鼻炎、哮喘，以及荨麻疹等。过敏性体质，尤其有上述病史者，要时刻注意远离过敏源。

防病要领：一些生活细节必须注意，比如衣服、床上用品最好不用羽绒或蚕丝，因为一些哮喘病人对于动物羽毛、蚕丝过敏；注意哮喘发作是否与食物有关，如虾、牛奶、桃子等，应当引起注意；慎用或忌用某些可能诱发哮喘的药物，如阿司匹林、消炎痛等；减少吸入花粉的机会，日间或午后少外出；不用地毯，每周将被套、床单、枕巾、衣服等用热水（50℃以上）洗1次；室内湿度保持在50%以下。

2.夏季养“长”

夏三月，此谓蕃秀，天地气交，万物华实。夜卧早起，无厌于日，使志无怒，使华英成秀，使气得泄，若所爱在外，此夏气之应，养长之道也。逆之则伤心，秋为痎疟。奉收者，冬至重病。

——《素问·四气调神大论篇》

夏天三个月为“蕃秀”。万物蕃茂而华秀。天地之气开始上下交合，树木万物开花结果。夏天是炎热的，赤日炎炎似火烧。这个季节里人容易浮躁，容易发生肠胃疾病，需要做好防治工作。

夏季气温逐渐升高，并且达到一年中的最高峰，而且夏季雨量丰沛，大多数植物都在此季“疯狂生长”，人体的阳气在这个时候也较为旺盛，因此夏季养生要注意顺应阳气的生长。

因天气炎热，人往往比较烦躁，要避免天气给自己带来的负面影响，就要把酷暑高温拒之门外。在夏天，人容易心火过旺，因此饮食应清淡，尽量少吃油腻食物；在流汗后，不仅要补充水分，还应补充盐分；夏季易中毒，所以要注意饮食卫生，并且不要食用变质食物。

夏季天气炎热，要注意劳逸结合，应尽量避免在烈日或持续高温下工作，注意午休，早睡早起。睡觉时不要贪凉，最好不开电扇，不露天睡眠。

中暑是夏季的常见病，人们可以用多吃防暑食物、保证睡眠等方法来避暑。另外，还要注意预防支气管哮喘、腹泻、肺气肿、慢性支气管炎等疾病。

运动要避过高温时间，清晨和黄昏是最好的锻炼时间。其次，运动时间不宜过长，强度不宜过大，散步、太极拳是夏季的理想运动方式。在运动后，不要饮用大量的凉开水，也不要用冷水冲澡。

此外，在夏季要抓住治冬病的好时机。许多冬季常发生的疾病或因体质阳虚而发生的病症，可通过在夏天增强人体抵抗力，减少发病概率。冬病夏治是抓住了夏季阳气最盛、冬季阴盛阳衰的特点。久咳、哮喘、痹症、泄泻等疾病用冬病夏治的方法治疗效果较好，常用的方法有针灸和进补。

（1）夏季食物养生法

夏属火，其气热，通于心，暑邪当令。这一时期，天气炎热，耗气伤津，体弱者易为暑邪所伤而致中暑；人体脾胃功能此时也趋于减弱，食欲普遍降低，若饮食不节，贪凉饮冷，易致脾阳损伤，会出现腹痛、腹泻、食物中毒等脾胃及肠道疾病；又夏季湿邪当令，最易侵犯脾胃，令人患暑湿病症；夏季人体代谢旺盛，营养消耗过多，随汗还会丢失大量的水分、无机盐、水溶性维生素等。总的来说夏季适宜进食清热解暑、益气生津、清暑利湿的食物，具体如下。

清热解暑食物：如西瓜、绿豆、甘蔗、猪瘦肉、黄瓜、金银花、菊花、苦瓜等，可食用绿豆莲子粥、苦瓜瘦肉粥等药膳以清心泻火祛暑热。

益气生津食物：如山药、芦根、西红柿、苹果、葡萄、菠萝、乌梅、鸭肉、咸鸭蛋等，可食用芦根粥来清热除烦、生津止呕。

清热利湿食物：如薏米、冬瓜、赤小豆等，可食用荷叶冬瓜汤来清热解暑、利尿除湿。

清热食物：冬瓜、绿豆芽、小白菜、苦瓜、茅根、荸荠、西红柿、豆腐、菱角、莲藕、蜂蜜、瘦肉、木耳、老鸭肉等。

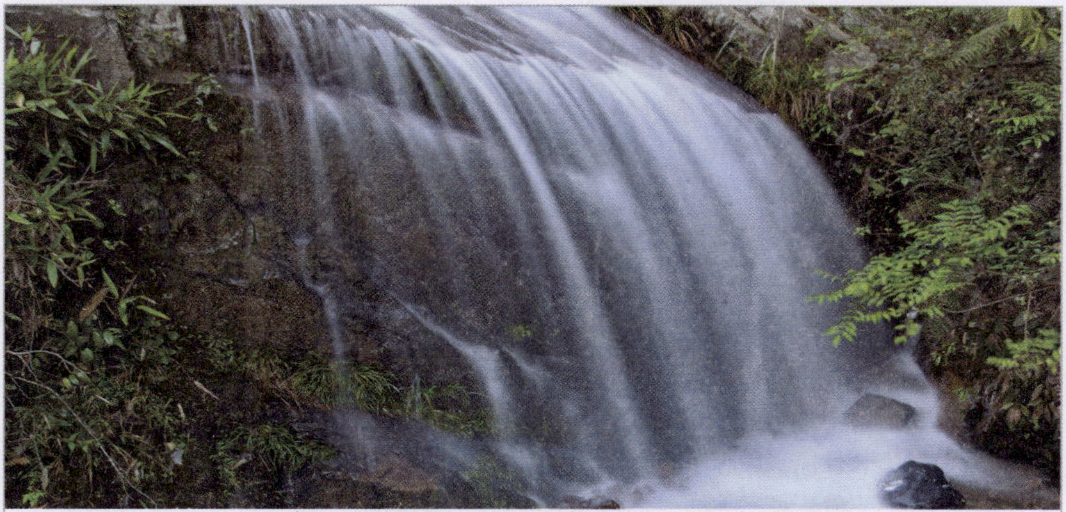

◎因天气炎热，人往往比较烦躁，要避免天气给自己带来的负面影响，就要把酷暑高温拒之门外。

在夏之后还有一个长夏，长夏指立秋到秋分的时段，是秋老虎最横行的时节，我国南方在这个时段常常炎热又多雨，是湿病最多见的一个季节。长夏季节饮食应以清热祛湿、健脾和中为主，在日常生活中宜吃的食物如下。

健脾祛湿的食物：薏米、冬瓜、芡实、赤小豆等。

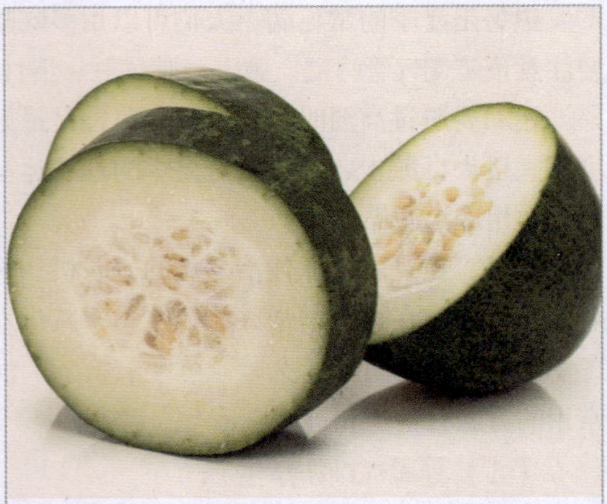
◎长夏季节饮食应以清热祛湿、健脾和中为主，日常生活中宜吃健脾祛湿的食物。

此外无论是夏季还是长夏季节，都应忌食辛辣、热性食物，以防耗伤阴液而生内热，而且不易进食肥甘厚味，以免损伤脾胃，更不宜过食生冷、贪食冰镇饮料以免损伤脾阳。夏季食物易腐烂变质，一定要注意饮食卫生，蔬菜水果一定要洗净。

（2）夏季常用中药

健脾除湿药

藿香、佩兰：二药气味芳香、味辛，藿香性微温，佩兰性平，皆归脾、胃经，有解暑化湿、理气和胃作用，两药除湿而不燥热，最适合于夏季的暑湿之症。常用于治疗暑湿引起的疲倦乏力、胸闷、腹胀、大便不爽或吐泻等症。

用法：藿香、佩兰各10克，水煎，分2～3次服，可用于治疗暑湿感冒、腹泻等病症。

荷叶：鲜荷叶味苦，性平，归肝、脾、胃经，有清热祛暑、解毒散瘀、健脾升阳的功效，常用于治疗中暑头胀，身上出痱子。

用法：大米100～150克，煮粥，待粥熟后，用洗净的鲜荷叶1张，将有绿茸面向下放粥内，浸闷10分钟即食，是夏季解暑佳品。

茯苓：味甘、淡，性平，归心、肺、脾、肾经，有利水渗湿、健脾补中、宁心安神的功效，可用于治疗脾虚少食、大便溏薄、水肿、排尿不利、心神不宁、失眠等症。

用法：茯苓15克，白术10克，太子参12克，水煎服，可用于治疗夏季脾虚、饮食减少、大便溏薄。

解暑清热药

金银花：味甘，性寒，归肺、心、胃、大肠经，有疏散风热、清热解毒的功效，常用于夏季风热感冒、痈肿疔疮、咽喉肿痛、丹毒、热血毒痢等病症的治疗，也善解暑热。

用法：用金银花60克，用适量开水直接泡茶频饮，可用于消暑和预防感冒。

薄荷：味辛，性凉，归肺、肝经，有疏散风热、清利头目、透疹的功效，可用于治疗夏季风热感冒、头痛鼻塞、咽喉肿痛、目赤、风疹、麻疹等。

用法：薄荷10克，荷叶15克，金银花20克，煎水服，用于一般消暑以及暑热感冒引起的发热、出汗或无汗、喜冷饮。

菊花：味苦，性微寒，有疏风清热、清肝明目、解毒消痈的功效，可治疗风热感冒、头痛、目赤、高血压眩晕等症。

用法：金银花、菊花各10克，泡开水代茶频饮，可用于治疗暑热心烦生疮。

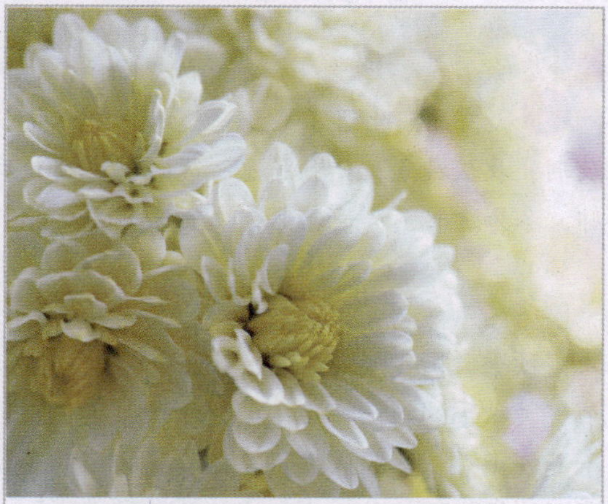

◎菊花味苦，性微寒，有疏风清热、清肝明目、解毒消痈的功效。

（3）夏季常见病防治

中暑

发现自己和其他人有先兆中暑和轻症中暑表现时，首先要做的是迅速撤离引起中暑的高温环境，选择阴凉通风的地方休息，并多饮用一些含盐分的清凉饮料。还可以在额部、颞部涂抹清凉油、风油精等，或服用人丹、十滴水、藿香正气水等中药。如果出现血压降低、虚脱时应立即平卧，及时上医院静脉滴注盐水。

对于重症中暑者，除了立即把中暑者从高温环境中转移至阴凉通风处外，还应该迅速将其送至医院，同时采取综合措施进行救治。若远离医院，应让病人脱离高温环境，用湿床单或湿衣服包裹病人并给强力风扇送风，以增加蒸发散热。若病人出现发抖症状，应减缓冷却过程，因为发抖可增加核心体温。注意，应每10分钟测1次体温，不允许体温降至38.3℃，以免继续降温而导致低体温。

急性肠胃炎

夏季是急性肠胃炎的高发季节，这种病多是由于进食了含有病原菌及其毒素的食物，或饮食不当，或食用过量的有刺激性的不易消化的食物而引起的胃肠道黏膜的急性炎症性改变。其主要表现为恶心、呕吐、腹泻、腹痛、发热，严重者可致脱水、休克等。急性肠胃炎重在预防，要做到在日常生活中不吃腐败或不新鲜的家禽、水产海鲜，隔餐食物要充分加热，养成饭前饭后洗手的习惯，注意锻炼身体，提高抗病能力。对于患有急性肠胃炎的人要注意多休息，饮食应该以流质食物为主，食物要冷热适宜、少量多餐，宜少量多次口服补充盐液。

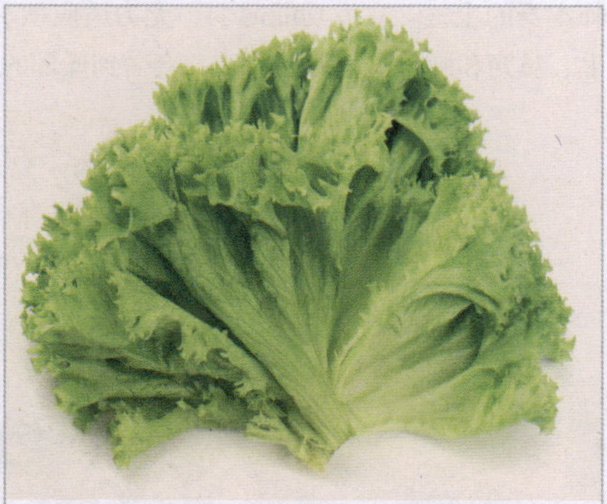

◎夏季是急性肠胃炎的高发季节，要注意饮食，多吃新鲜蔬菜和水果等食物。

3.秋季养"收"

秋三月，此谓容平，天气以急，地气以明。早卧早起，与鸡俱兴；使志安宁，以缓秋刑；收敛神气，使秋气平；无外其志，使肺气清，此秋气之应，养收之道也。逆之则伤肺，冬为飧泄，奉藏者少。

——《素问·四气调神大论篇》

秋季，指我国农历七、八、九三个月，包括立秋、处暑、白露、秋分、寒露、霜降6个节气。秋季的气候特点主要是干燥，人们常以"秋高气爽"、"风高物燥"来形容它。由于天气肃杀，这时候人们常常会觉得口鼻干燥、渴饮不止、皮肤干裂，甚至大便干结等。所以人们常把初秋的燥气比喻为"秋老虎"，其意思是指燥气易伤人。中医学认为，从性质来分，燥气可有温燥与凉燥之别。初秋之气，由于禀受了夏季炎热气候的余气，刚烈肃杀，形如老虎咬人之凶猛，故称之为温燥；深秋之气，由于接近寒冷的冬季，寒意加深，则称为凉燥。至于进行高温作业的人们，由于出汗太多，引致体内津液严重损耗，则不分季节均可出现，属于中医"内燥"之列。

秋季的主气是"燥"，在人体内，肺属燥金，其气应秋。秋高气爽，空气清新，有利于肺主气、司呼吸之功能；但到秋分以后燥气过盛，与风相合形成风燥之邪，必首先侵袭肺所主的皮毛和鼻窍。若肺的宣发正常，就能很快作出应答，将卫气宣发输布至皮肤、鼻窍，使皮肤、毛发滋润，腠理致密，鼻窍通利，则无论何种燥邪均不能进入体内，使人们可以顺利地度过秋季。假如秋燥之气太盛，超过了人体的防御能力，或虽燥邪不盛，而肺本身的主气、宣发功能薄弱，无力适应秋季的气候变化，无力抵御外邪，则肺所主的皮毛、鼻窍和肺自身就首当其冲，会受到燥邪的危害而产生一系列的病变。

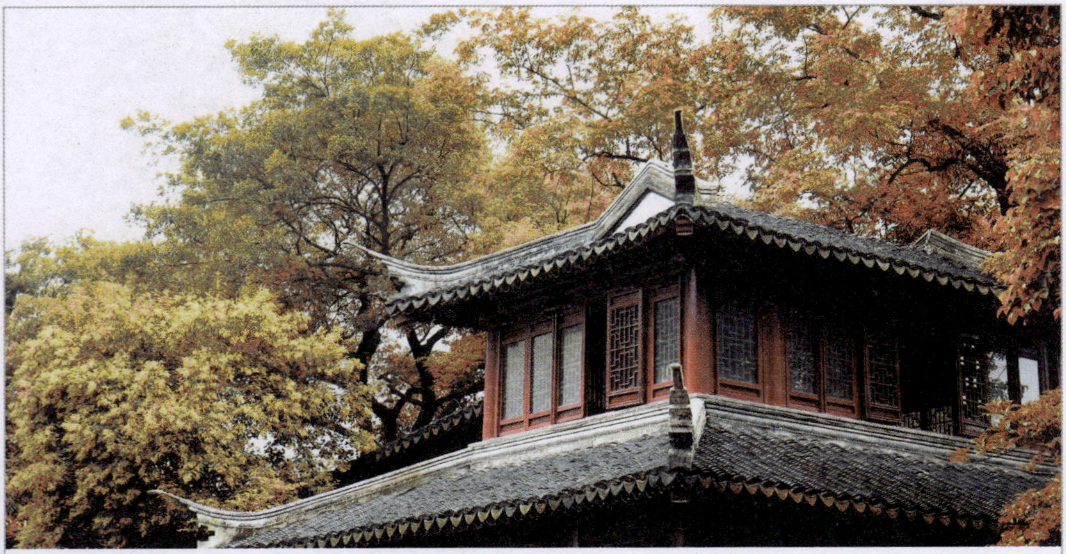

◎秋季的主气是"燥"。秋高气爽，空气清新，有利于肺主气、司呼吸之功能。

燥邪为病，有外燥、内燥之分：外燥是自然界燥邪从鼻窍、皮毛而入，常从肺卫开始，但有温燥、凉燥之别；内燥多由汗下太过，或精血内夺，或年老液亏，以致机体阴津枯涸所致。燥邪为病的主要病理特点是：一是燥易伤肺，因肺喜清肃濡润，主呼吸而与大气相通，外合毛皮，故外界燥邪极易伤肺和肺所主之地。二是燥胜则干，在自然界可出现田地龟裂，禾苗枯槁，树叶焦黄；在人体，燥邪耗伤津液，也会出现一派干涸之象，如鼻干、喉干、咽干、口干、舌干、皮肤干燥皲裂，大便干燥、艰涩，等等。故无论外燥、内燥，一旦发病，均可出现上述津枯液干之象。当然，内燥不限于肺，其他脏器的阴亏液竭，亦可形成内燥之证。

由于秋季气候变化复杂，不但多见其主气“燥”所引起的各种病症，还可见长夏湿邪为患所致的多种疾病，且为冬季常见的慢性病种下了病根，所以秋季饮食养生就须针对天地变化特征、人体生理病理特点而选择相应的饮食。

（1）秋季食物养生法

秋季在饮食调养方面，首先要按照《黄帝内经》提出的“秋冬养阴”的原则，也就是说，要多吃些滋阴润燥的食物，以防秋燥伤阴。

首先要多食用些新鲜的水果蔬菜滋阴养肺、润燥生津，以达到秋季养生保健的目的。秋季大量上市的许多新鲜水果和蔬菜，富含人体所需的多种营养物质，不仅具有滋阴养肺、润燥生津之功效，而且能治疗与肺有关的疾病，是秋季养生保健的最佳食品。

以下介绍几种常见的润燥果蔬。

梨：性寒、味甘，有润肺、消痰、止咳、降火、清心等功用，适用于秋燥或热病伤阴所致的干咳、口渴、便秘，以及内热所致的烦渴、咳喘、痰黄等。梨肉香甜可口，肥嫩多汁，有清热解毒、润肺生津、止咳化痰等功效，生食、榨汁、炖煮或熬膏梨，对肺热咳嗽、麻疹及老年咳嗽、支气管炎等症都有较好的治疗效果。若与荸荠、蜂蜜、甘蔗等榨汁同服，效果更佳。

葡萄：葡萄营养丰富，酸甜可口，具有补肝肾、益气血、生津液、利排尿等功效。生食能滋阴除烦；捣汁加热蜜浓煎成膏，开水冲服，治疗烦热口渴尤佳。经常食用，对神经衰弱和过度疲劳均有补益。葡萄制干后，铁和糖的含量相对增加，是儿童、妇女和体弱贫血者的滋补佳品。

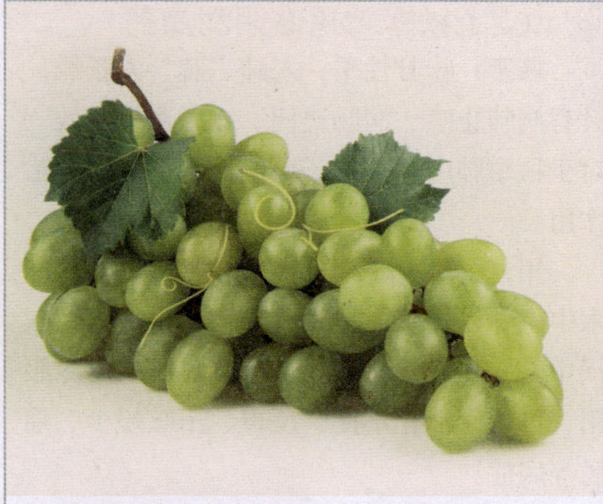
◎葡萄营养丰富，酸甜可口，具有补肝肾、益气血、生津液、利排尿等功效。

红枣：红枣能养胃和脾、益气生津，有润心肺、调营卫、滋脾土、补五脏、疗肠澼、治虚损等功效。中医常用其治疗小儿秋痢、妇女脏燥、肺虚咳嗽、烦闷不眠等症，是一味用途广泛的滋补良药。

石榴：石榴性温味甘酸，有生津液、止烦渴作用。凡津液不足、口燥咽干、烦渴不休者，可作食疗佳品。石榴捣汁或煎汤饮，能清热解毒、润肺止咳、杀虫止痢，可治疗小儿疳积、久泻久痢等。

柑橘：柑橘性凉，味甘酸，有生津止咳、润肺化痰、醒酒利尿等功效，适用于身体虚弱、热病后津液不足、口渴、伤酒烦渴等症，榨汁或蜜煎，治疗肺热咳嗽尤佳。

甘蔗：蔗汁性平味甘，为解热、生津、润燥、滋养之佳品，能助脾和中、消痰镇咳、治噎止呕，有“天生复脉汤”之美称。中医常把其作清凉生津剂，用于治疗口干舌燥、津液不足、大便燥结、高热烦渴等症。

柿子：柿子有润肺止咳、清热生津、化痰软坚之功效。鲜柿生食，对肺痨咳嗽、虚热肺痿、咳嗽痰多、虚劳咯血等症有良效。红软熟柿，可治疗热病烦渴，口干唇烂、心中烦热、热痢等症。

此外，秋季“进补”并不等于“滥补”，对于如何进补，该补些什么，需要遵循以下四大原则。

进补前先调理脾胃：进补前可食用具有补脾益气、醒脾开胃消食功效的食品，如粳米、籼米、薏米、熟藕、栗子、山药、扁豆、牛肉、鸡肉、兔肉、牛肚、猪肚、葡萄、红枣、胡萝卜、马铃薯、香菇等。与之相配的中药有银耳、春砂、陈皮、胡椒、土茯苓、扁豆、山药、莲子、薏米等。多吃粗粮和多纤维的食物也有利于健胃。

滋阴润燥食品进补要适当：对于平时体质瘦弱、虚火重、容易情绪激动、长期吸烟的人，推荐进补这类食品，如银耳、燕窝、芝麻、藕、菠菜、乌骨鸡、猪肺、蜂蜜等。

避免补药服用过量：任何补药服用过量都有害。例如，过量服用参茸类补品，可引起腹胀，不思饮食；过量服用维生素C，可致恶心、呕吐和腹泻；过多进食脂类、糖类等物质，容易诱发心脑血管疾病、癌症等。

不宜以药代食：中医认为“药食同源”，药补不如食补，五谷杂粮都是佳品。例如多吃荠菜可治疗高血压病；多吃萝卜可健胃消食，顺气宽胸，化痰止咳；多吃山药能补脾胃。日常食用的核桃、花生、红枣、扁豆、藕等也都是进补的佳品。

（2）秋季常用滋阴润燥药

蜂蜜：味甘性平，入肺、脾、大肠经，具有润肺止咳、润肠通便、缓急毒等功效，对于秋季肺虚燥咳或肠燥便秘有很好的调治作用。

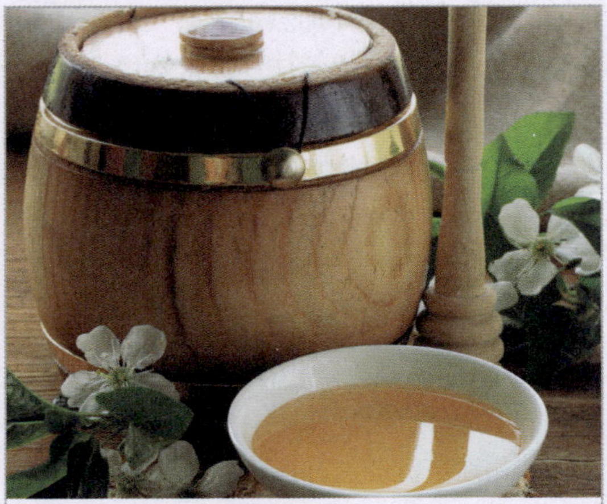

◎蜂蜜有润肠通便的功效。秋季可经常食用蜂蜜，能起到治疗肺虚燥咳或肠燥便秘的作用。

用法：将鲜萝卜洗净，切块，放入沸水中煮熟，捞出，控干，晾晒半日，再放入锅中与150克蜂蜜用小火煮沸调匀，待冷服用，可用于消化不良、反胃、干咳痰少、痛风等病症。

天冬：味甘、性微寒，入肺、肾经，有养阴清热、润燥止咳、滋补肾阴的作用，可防治秋季温燥伤肺、干咳无痰、口渴咽干等症状。

用法：天门冬30克，大米50克，煮粥食用，可用于发热头痛、口鼻干燥、咽痛等症。

玉竹：味甘，性平，归肺、胃经，有养阴润燥、生津止咳的功效，适用于肺胃阴虚的干咳少痰、口燥咽干，以及热病心烦、口渴、大便秘结等症。

用法：玉竹、生石膏各15克，麦冬、沙参各9克，水煎服，可用于胃热口干。

川贝母：味甘性凉，入肺经，有润肺化痰止咳的功效，可用于秋燥干咳或肺虚久咳、痰中带血等症。

用法：川贝母15克研成末，和冰糖20克一起放入碗内，加150毫升水，隔水炖煮20分钟即可。早晚各服一次，连服3～5天，可用于秋季干咳无痰、咽喉肿痛。

（3）秋季常见病防治

秋冬季节是脑血管病的高发季节，特别是已经患有高血压病、糖尿病、动脉硬化等病的人更增加了突发脑血管病的危险性。据统计，50%以上的卒中发生在秋冬季节。为什么秋冬季节脑血管病多发呢？一是秋冬时节气温气流等气象要素变化剧烈，气温偏低，人体受到寒冷刺激后，会导致交感神经兴奋，全身毛细血管收缩，使心、脑负荷加重引起血压升高，脑部缺血缺氧加速了血栓的形成。二是秋冬时节气候干燥，人体消耗水分多，容易造成体内缺水。缺水后，血液黏稠，血流减慢，还会因血容量不足造成缺血性脑卒中。三是老年人对外界环境变化适应性差，也很容易成为脑卒中的诱发因素。因此，老年人在气候多变的秋冬季节一定要提高警惕。

预防脑血管病，应做到以下四点。

第一，对于高血压病、心脏病、糖尿病、短暂性脑缺血发作、动脉硬化等病的老年患者应该在医生指导下进行正规科学的治疗。

第二，科学安排生活，注意劳逸结合，避免情绪波动，如生气、激动、焦虑、悲伤、恐惧、惊吓等。

第三，改变不良生活方式，增加户外活动和体育锻炼，如爬楼梯、散步等。调整饮食结构，做到不吸烟，不饮酒，不吃脂肪含量高的动物食品，饮食应做到清、淡、熟、软。

第四，一旦发生言语不清，一侧肢体麻木、无力，突然发生视力下降、失明，剧烈头痛、眩晕等症状，要及时到医院检查、诊断、治疗。

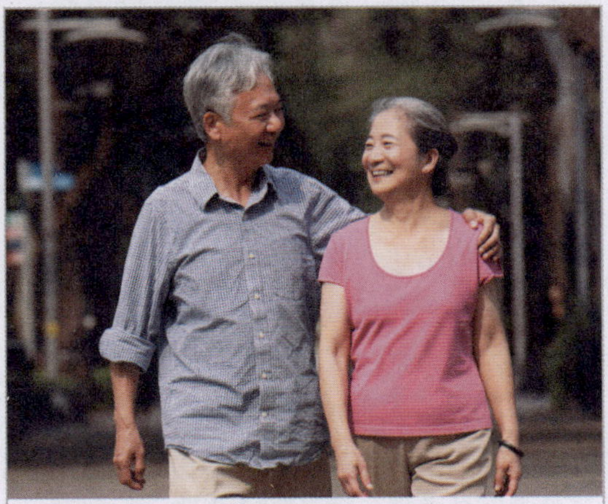

◎预防脑血管病应该增加户外活动和体育锻炼；还应保持情绪平稳，不宜发怒、激动。

4.冬季养“藏”

冬三月，此谓闭藏。水冰地坼，无扰乎阳。早卧晚起，必待日光；使志若伏若匿，若有私意，若已有得；去寒就温，无泄皮肤，使气亟夺，此冬气之应，养藏之道也。逆之则伤肾，春为痿厥，奉生者少。

——《素问·四气调神大论篇》

冬天的三个月，是生机潜伏，万物蛰藏的时令。这段时间，水寒成冰，大地龟裂，人应该早睡晚起，待到日光照耀时起床才好，不要轻易地扰动阳气，妄事操劳，要使神志深藏于内，安静自若。要躲避寒冷，求取温暖，不要使皮肤开泄而令阳气不断地损失，这是适应冬季的气候而保养人体闭藏功能的方法。

冬属水，其气寒，通于肾，寒邪当令，易伤阳气。冬季气温寒冷，人体血管收缩，血液循环变慢，免疫力下降，易诱发或加重许多慢性病。这一时期，人体阳气偏虚，阴寒偏盛，阴精内藏，脾胃功能较为强健，故冬季饮食养生宜温补助阳，补肾益精。同时冬季人体阳气收敛潜藏，容易吸收营养成分，是一年中最有利于进补和治愈虚劳、慢性衰弱病症的季节。

这个时候，人体的生理功能趋于潜藏沉静之态，饮食养生应突出两个方面：一是注意通过膳食摄入高热量食物，提高耐寒能力；二是预防维生素缺乏症，因冬季新鲜水果、蔬菜较少，更应注意适量进补。总之体现四高：即高蛋白、高脂肪、高热量、高维生素。膳食多用热性的食物，有助于保护人体的阳气。

（1）冬季食物养生法

冬季是匿藏精气的时节。由于气候寒消化吸收功能相对较强，为了适应机体的需要，必须多吃富含糖、脂肪、蛋白质和维生素的食物。适当进补不但能提高机体的抗病能力，还可把滋补品中的有效成分储存在体内，为明年开春乃至全年的健康打下基础。中医认为，冬令进补以立冬至立春前这段时间最为适宜。俗语有话“冬令进补，开春打虎”“三九补一冬，来年无病痛”，立冬以后直至立春以前开始“进补”，是中医提倡的养生之道。

冬令时节，要想增强体质，养生保健，不妨煲一些营养保健粥，既可以解馋，又能滋补身体，还有一定的防病治病功效。

牛乳粥：先将粳米100克煮粥，待粥将熟时，加入新鲜牛奶再煮片刻，早餐食用。这种粥有补虚损、润五脏之功效。

鸡汁粥：取1.5～2.0千克母鸡一只，

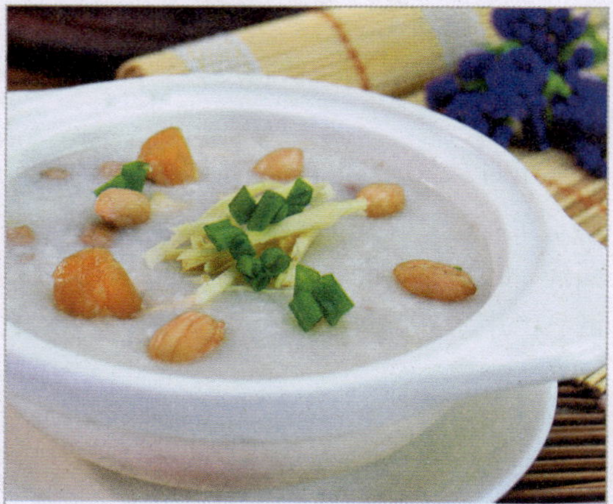

◎冬季增强人体免疫力可经常食用一些保健粥，不仅能解馋，还可以滋补身体，起到增强体质的作用。

洗净后，除去鸡油浓煎鸡汁，以原汁鸡汤分次同粳米100克煮粥。先用旺火煮沸，再用微火煮到粥稠。该粥有滋养五脏、补益气血之功效，适用于年老体弱、气血亏损引起的衰弱病症。

鲫鱼粥：将鲫鱼1～2尾装入纱布袋先熬汤，再和糯米100～150克同煮成粥。该粥有通阳利水、和胃理肠之功效，尤其适宜病后体弱、食欲不佳者食用。

甜浆粥：取新鲜豆浆适量同粳米100～150克煮粥，粥熟后加冰糖少许，再煮沸即可。早晚温热服食。这种粥有健脾养胃、润肺补虚之功效，适用于体虚消瘦、血管硬化、久咳、便燥等症。

板栗粥：取板栗15个，去壳与糯米煮粥而食。栗子性甘微温，具有补肾健脾、强身壮骨、养胃平肝、活血化瘀之功效。

龙眼粥：取龙眼肉30克，粳米100克，同煮成粥。该粥具有大补气血、安神养心的作用，且补而不腻，易于消化吸收，实为冬令滋补佳品。

莲子粥：取莲子15克，红糖10克，糯米50克，将莲子粉、红糖与糯米一同入锅，加水约500毫升，先用旺火烧开，再转用文火熬煮至黏稠。每日早晚空腹温服，具有补脾止泻、益肾固精、养心安神的功效，适用于冠心病、高血压病、脾虚泄泻、肾虚不固、心悸、虚烦、失眠等症。

但是冬季进补是有讲究的，不是人人都需要进补，也不是单纯吃补品、服补药就可以达到健身壮体的目的的。冬季进补不当会适得其反。

在冬季滋补中，最易走入误区的，一是补得太多。“不该补的人乱补”是冬令进补中一个最大的误区。对体质比较好、能正常进食的年轻人来说，不提倡进补；建议年老体弱者以及亚健康人群可以适当进补。中医将人体分为9种不同的体质，不少人在进补前，还搞不清自己是什么体质，就乱吃一气。还有，一提到进补，就是羊肉，或者只补红枣、核桃，或是只吃一种膏方，这样很容易造成体内营养失衡。

儿童不能盲目进补。某些虚弱的小儿服用滋补药的确能起到增强体质、提高抗病能力的作用，但滋补药的对象应该是有虚症的儿童。进补不一定要吃昂贵的药材或保健品，对孩子来说，一日三餐的科学合理搭配更重要。对容易感冒、咳嗽的儿童，可用黄芪、百合、核桃仁和甜杏仁熬粥，有补气益肺的作用。对于厌食的儿童，可用山药、粳米等熬粥，有健脾开胃的作用；食用鸽子粥、虾米有强身健肾的作用。此外，儿童在冬季应适量吃些硬壳类食品，如核桃、松子等，有益智健脑的作用。

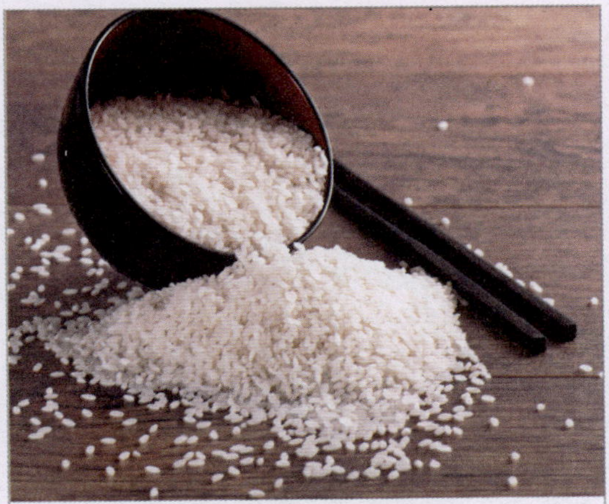

◎冬季进补要有讲究，应多吃谷物类食物，而不是单纯吃补品、服补药就可以达到健身壮体的目的。

（2）冬季常用中药

补气药

甘草：味甘，性平，入脾、胃、心、肺经，炙用可以补中益气，适用于气虚倦怠、少气乏力、心悸心慌等症，生用可以清热解毒，适用于疮痈肿痛、喉痛肿痛。

用法：生甘草30克，水煎2次，分上、下午两次分服，可用于血小板减少性紫癜。

红枣：味甘，微温，入脾、胃经，有补中益气、养血安神的功效，适用于气虚倦怠乏力、脏燥等症。

用法：红枣10枚，甘草9克，浮小麦30克，用水煎服，可用于妇女精神忧郁。

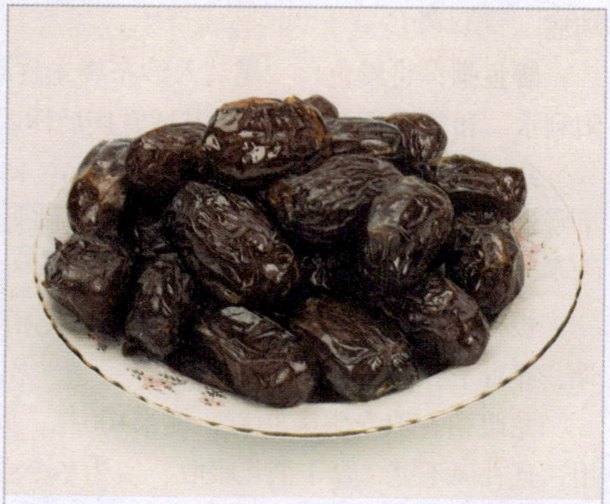
◎冬季吃枣营养多。红枣有补中益气、养血安神的功效，适用于气虚倦怠乏力、脏燥等症。

养血药

龙眼肉：味甘，性温，入心、脾经，能补气血、益心脾，既能补营养不足，又能补脾胃之气，用于倦怠无力、失眠健忘、头昏心悸等气虚血弱症。

用法：龙眼14个，生姜3片，加水煎服，可用于脾虚泄泻。

阿胶：味甘，性平，归肺、肝、肾经，有补血、止血、滋阴、润肺之功，可用于血虚萎黄、眩晕心悸、经少经闭、吐血、咯血、便血等症，以及热病伤阴、阴虚咳嗽等症。

用法：用阿胶、三七、蒲黄炭、川贝、党参等研成细粉，口服，可用于支气管扩张，但此药消化不良者不宜用。

当归：味甘、辛，性温，入肝、心、脾经，有补血、活血化瘀、调经、润肠通便的功效，常用于萎黄、心悸、眩晕等血虚症。

用法：当归生药烘干研成粉，每次4.5克，每日3次，可用于上消化道出血。

（3）冬季常见病防治

冻疮

冬天随着气温骤降，手脚、耳郭等人体血液的末梢部分因静脉回流不畅，容易引发冻疮。这让很多人非常头疼，虽然算不上什么病，但当手脚痒得难受时，可能连觉都睡不好。

要减少冻疮的发生或不长冻疮，唯有做好预防，否则冻疮可能会在一夜之间说长就长。特别是天气突然变冷的时候，最易发生冻伤，因此要注意保暖，尤其是往年发生过冻疮的部位。

在冬季，可以尝试冷热水交替洗手、脸、脚的方法，这样可以锻炼血管的收缩和扩张功能，改善血液循环，增强耐寒能力，对防止冻疮有很大作用。

另外，我们还可以从明年开始坚持用冷水洗手、洗脸，这样可促进该部位的血液循环，提高抗寒能力，但是一定要记得从天气比较暖和的时候开始，在寒冷的季节贸然用冷水洗脸洗手等，是容易着凉的。平时可以多做些局部按摩，主要是易发部位手部、脚、腿和耳朵。同时，利用每天洗手、脸、脚的间隙，轻轻揉擦皮肤，至微热为止，以促进血液循环。建议外出戴手套，天气特别冷的时候及时添加围巾、口罩、耳罩等。一定要保证脚暖和，要穿上厚袜子以及保暖的鞋子，但不宜过紧过小。另外，要为自己准备一副宽大舒适、渗汗能力较强的鞋垫以保持足底的干燥，避免局部受压。对于爱穿长筒靴的女性来说，由于长筒靴包裹腿部过紧，易引起下肢静脉血管血流不畅，很容易长冻疮。因此建议女性冬季尽量减少穿着长筒靴的时间，靴子不要包裹过紧，可以适当放大些码数。坚持体育锻炼，可改善周身血液循环，提高抗寒能力及机体的抵抗力，是预防冻疮的最好方法，例如跳舞、跳绳、踢毽子等都是不错的选择。同时加强营养，在冬季体质虚寒的人可以适当喝羊肉汤御寒。

肺心病

每当严寒降临，肺心病患者就要遭受严重的威胁。肺心病即慢性肺源性心脏病的简称，是指肺组织或肺动脉系统的原发病变，使肺动脉压力增高，右心负荷加重而造成右心室肥大，最后发生右心功能不全的一种继发性心脏病。

本病除原有肺胸疾病的各种症状如长期性咳嗽、咯痰或哮喘外，主要是逐步出现乏力、呼吸困难等症状，并可有心前区疼痛和不同程度的紫绀缺氧现象。

肺心病进一步发展会导致心力衰竭，早期症状与呼吸衰竭非常相似，但以后出现心悸气短、恶心呕吐，呼吸困难及紫绀明显加重，并伴有尿少、水肿及腹水等现象。

大多数肺心病经过积极地治疗，咳嗽等一些症状都能基本消失，并从此进入缓和期。但这种病症很容易反复，尤其在冬天，肺心病病人极易发生肺部感染，这样就加重了肺心的负担。所以冬天对于肺心病人来说，是一个关键的时期，要防止呼吸道感染的发生，以此来防止肺心病的复发。

另外在肺心病缓解期还可服用一些药膳防止复发：

可选杏仁、胡桃肉、黑豆各60克，将三者一同研成末，加少许蜂蜜调匀，每次用药3克，每天3次。

选薏仁、红小豆、白扁豆各60克，一同煮成粥，每天服3次。

选黑芝麻15克，生姜15克，瓜蒌12克。水煎服，日服1剂。

选牛肺150～200克切块，糯米适量。文火焖熟，起锅时加入生姜汁10～15毫升，拌匀调味服用。

选苏子12克，粳米100克，冰糖少许。先将苏子洗净，捣碎，与粳米、冰糖、冬虫夏草同入锅内，加水适量，先用武火煮沸，再用文火煮，每日分早晚两次温服。

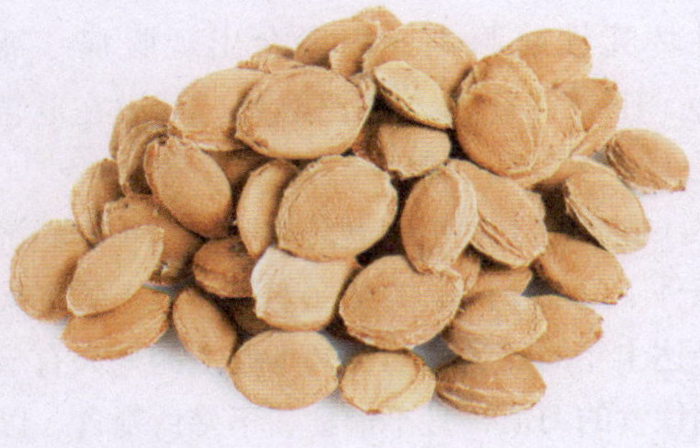

◎严寒时节，肺心病患者会遭受到严重威胁。肺心病患者在缓解期可以服用一些药膳来缓解病情。

"食饮有节"的养生法则

饮食，是生民之天、活人之本，是人体气血精津化生之源。人生一世，日图三餐，夜图一宿。如何把握好一日三餐?《黄帝内经》对饮食养生所提出的最为重要的要求是"上古之人，其知道者，法于阴阳，和于术数，食饮有节，起居有常"。饮食有节包括四方面的要求，即饮食数量应节制，饮食寒温要适宜，肥甘酒不宜过度，膳食结构要合理。只有同时做到这四项，才能达到饮食均衡、合理的基本要求。

1.饮食数量要节制

(1)饭吃八分饱，到老肠胃好

饮食适量即进食不宜太少，也不宜太多，要恰到好处，饥饱适中，如《素问·五常政大论》中所谓"谷肉果菜，食养尽之，无使过之，伤其正也"。饮食适量才能保证脾胃对饮食的消化、吸收、输布、储存的正常运作；饮食一旦过度，脾胃超负荷运作，就会产生诸多疾病，尤其是若过量情况长期发生，就会常常使人脘腹胀满、嗳腐吞酸、腹痛呕吐、泻下臭秽。关于饮食过量的害处，明代敖英在《东谷赘言》中总结为："多食之人有五患，一者大便数，二者小便数，三者扰睡眠，四者身重不堪修养，五者多患食不消化。"

现代医学研究表明，饮食过量不但会增加肠胃负担，引起消化系统疾病，还会导致其他多种衍生疾病。而饮食过量最直接的后果是造成体内能量过剩，多余的能量就会转变为脂肪，堆积在腹部、心脏等脏器上，便会诱发高血压病、冠心病、动脉硬化等心血管疾病，还会致使胰岛素分泌减少，进而产生糖尿病。此外，暴饮暴食若与饮食过度同时，会使十二指肠黏膜充血，十二指肠乳头水肿，胆管口痉挛，发生急性坏死性胰腺炎，患者会出现腹痛、恶心、呕吐等症状，甚至猝死，其潜在危害之大，不得不引起我们警惕。

据世界卫生组织老龄委专家对不同经济条件下的25个国家的1250名百岁以上的老人长达十年的研究表明，70%以上的老人有节制饮食的习惯，且不偏食、不暴饮暴食、以摄取清淡和低热膳食为主。由此可见，在食物极其丰盛多样的今天，节制饮食会带来延年益寿的效果。

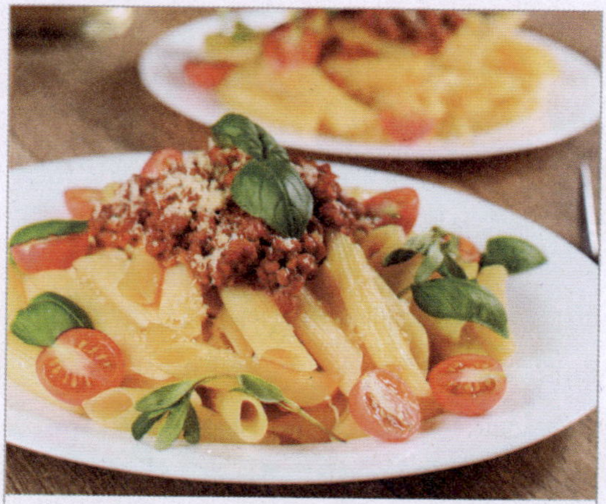
◎饮食适量即进食不宜太少，也不宜太多，要恰到好处，饥饱适中。

适当地节食、合理地控制食量，对现代人养生保健十分重要。那么，究竟达到何种程度算是饥饱适度呢？我国民间有“饭吃八成饱，到老肠胃好”的说法，这有一定的科学道理；此外“量腹节所受”，是指要根据自己平时的饭量来决定每餐吃多少。“凡食之道，无饥无饱……是之谓五脏之葆。”所以做到“无饥无饱”，就是进食适量的一把标尺。

（2）不时，不食

饮食有节除了要求饮食适量，还强调饮食的时间，圣人孔子就说过“不时，不食”，意思是不到该吃饭的时候，就不要吃东西，《尚书》也指出“食哉惟时”，意思便是说我们每餐进食都应在固定的时间。一日三餐，食之有时，这样肠胃才能适应这种进食规律，保证消化、吸收正常进行，脾胃活动时能够协调配合、有张有弛，消化食物时才更有效率。

“按需进食”，是适应生理、心理和环境变化而采取的一种饮食方式，即想吃时就吃一点，不想多吃就少吃一点。比如，午睡过久的人，常常在晚餐时不想进食，此时最好的方式，就是缓缓，等有了食欲再吃。当然，按需进食绝不提倡“随心所欲”地吃，而是于外适应变化的环境，于内适应变化的需要，使饮食活动更符合内在规律。

总之，食贵有节，不要因为某些食物对自己有好处，喜爱吃，则饥饱无度。要知道，进食太多，则损伤肠胃，进食无度，后果堪忧。懂得养生之人，必先每日定时定量而食，通晓细水长流的道理，这样才能对身体起到补益作用。如《养生避忌》中所讲的“善养生者，先饥而后食，食勿令饱；先渴而后饮，饮勿令过；食欲数而少，不欲顿而多”，才能对身体起到裨益作用。

（3）喝水也要有节制

除了食物要节制，饮水同样需要做到节制。

水是人体必需的六大营养元素之一，人时刻都离不开水，即俗语说的“民以食为天，食以水为本”。此外，水还是人体内的溶剂，又是人体体温的重要调节剂，其对人体的重要性甚至超过食物。研究表明，在饥饿状态或因病长期不能进食时，就算体内储存的糖类与脂肪完全消耗尽，蛋白质失去一半，人类仍可勉强维持生命；而当体内失水达20%时，生命便会垂危；若断水，人活不到一周，足见水对人体维持生命的重要性。水是血液、淋巴液、消化液、脑脊液共同的营养物质，饮水能增加血容量，促进排泄，使尿量增多，让新陈代谢的废弃物随尿排出体外。一旦缺水或失水过量，便会导致消化液减少，人体对食物的消化、吸收效率也会降低，随之而来便会出现食欲下降，精神不

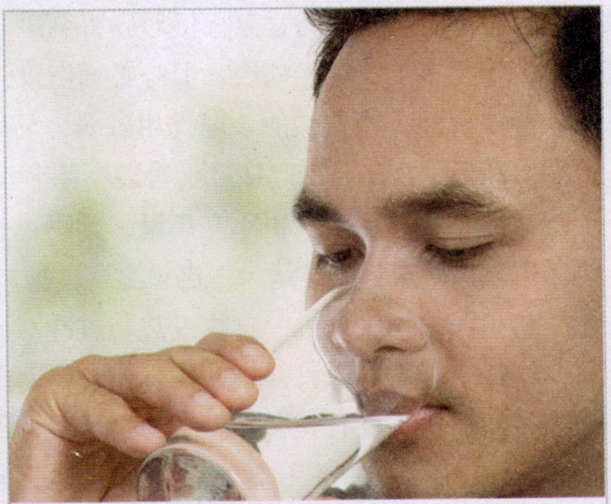

◎水是人体必需的六大营养元素之一，人时刻都离不开水。但喝水也应有节制。

振，工作无力，常常疲劳。

虽然水对人本来说是如此的重要，但是饮水也要适量。人体每天对水分的摄入量由饮食、气候、劳动等诸多因素决定，要因时因地因人而异。但是总的来说，饮水要做到适量，即与饮食适量一样达到不多不少的标准。因为过量饮水害处多多，不但会稀释胃液，减弱消化能力，增加肾脏负担，还会引起全身水肿。人体对水的需求及代谢有着复杂的调节功能，口渴的感觉便是身体对水分需求最重要的信号，所以，如果不渴，就不要下意识地刻意多喝水，这样反而无益。不但会稀释胃液，减弱消化能力，增加肾脏负担，还会引起全身水肿。

饮水也有学问，要做到“六忌”“三提倡”：一忌喝生水，二忌水太烫，三忌喝水太快、太猛，四忌过量饮水，五忌饭前喝水太多，六忌睡前喝水太多；一提倡晨起喝一杯水，能够清洗肠胃，刺激肠胃活动，提高消化功能；二提倡运动喝淡盐水，能补充因出汗而流失掉的盐分，增强体力；三提倡病中多喝开水，不仅可以补充因生病而消耗掉的水分，还能帮助排除体内的细菌病毒。

2.饮食寒温要适宜

因人体要维持恒温，所以饮食宜温食，与人体适应最宜。《灵枢·师传》中说：“食饮者，热无灼灼，寒无沧沧，寒温中适，故气将持，乃不致邪僻也。”饮食只有做到寒温适中，才能帮助脾胃消化吸收，元气才能得以保存，疾病才不会入侵体内。

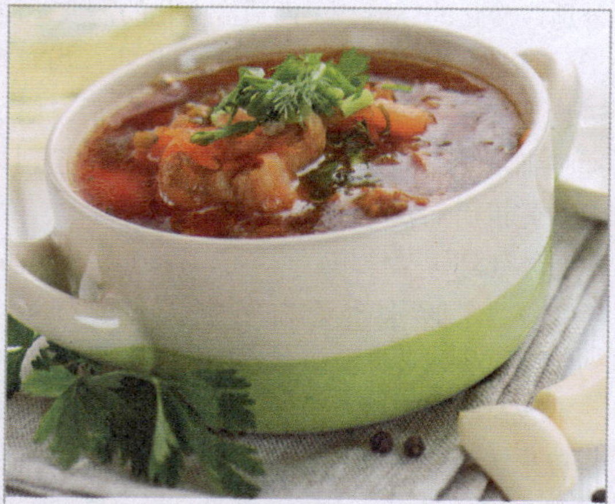

◎食物过热和过冷都对人体不宜。过热容易伤阴血，过冷容易伤脾胃。所以饮食要温食。

过食寒凉、贪食生冷瓜果，日久则损伤脾胃阳气，导致脾胃虚弱，寒湿内生，从而诱发腹痛、泄泻病。夏日人们常常会食冷无度，各种冰激凌、冰糕、冷饮、冻西瓜、冰啤酒，虽能解暑救一时之急，但对肠胃刺激极大，吃得多了，嘴巴痛快，但势必损伤胃阳，冲淡胃液，使胃酸的杀菌作用减弱，易诱发各种胃病。此外，女性偏食生冷，则可造成寒湿滞于胞宫，易引起痛经、月经不调等病。

与此相对的，进食也不宜高温，食物过热会带来口腔、唇舌、食管的损伤，对肠胃的刺激也较大。现代医学认为，进食温度过高，可能诱发食管癌。

从中医的角度来说，食物过热与过冷对人体都不宜，过热易伤阴血，过寒易伤肺胃之气。饮食太过生冷最易得病，所以饮食要寒温适当，宜温热熟软，因为温热熟软的食物最易被人体消化，且有健胃养脾之功，《寿世保元》中就说“凡以饮食，无论四时，常令温暖，夏月伏阴在内，暖食尤宜……饮温暖而戒寒凉，食细软而远生硬”。

3.肥甘厚味与饮酒应节制

（1）肥甘厚味不宜多食

饮食要清淡，不宜厚味，一方面说的是人不宜吃太多动物性食物及油腻油炸、烟熏食物，另一方面，是指饮食口味宜清淡不宜过咸、过甜。所以，“肥甘厚味”既是指动物性食品及油炸、烟熏类食品，又指一切口味过重，太咸、太甜的食品。

对于食肥甘厚味的危害，古代记载颇多，《素问·生气通天论》指出：“膏粱之变，足生大丁。”意思是说食肥甘厚味食物会引起痈疽疮疡等疾病。《素问·奇病论》认为消渴：“此肥美之所发也。此人必数食甘美而多肥也，肥者令人内热，甘者令人中满，故其气上溢，转为消渴。”这里的消渴从狭义上理解，就是今天的糖尿病。经常过食油腻、煎烧、辛辣之物，长久则助湿生痰、助热生风、诱发疾病。

据现代医学研究表明，动物性食品及油炸类、烟熏类食品都含有较高的胆固醇，当人食入的胆固醇超过人体的需要时，胆固醇就沉积在血管壁上，动脉硬化、高血压病等便由此而生。所以一些含胆固醇极高的动物脑髓宜少吃，尤其不能经常吃，过量吃。

盐是人类维持生存必不可少的物质，也是饮食中不可缺少的调味料；盐直接影响着人体细胞内外水分的流通，关系到人体水液和电解质的平衡。缺少盐，心脏的正常波动就会受到影响，肌肉就会发生抽搐拘挛，会引起胃部不适造成消化不良。

若人体长期缺乏盐就会感觉到浑身无力。但人体进食盐的数量要有度，太多就会加重心脏和肾脏的负担，导致疾病发生，高盐食物还会导致血浆葡萄糖浓度升高，对糖尿病病人非常不利。

与盐一样，糖不仅可作为食物，也是重要的调味料，它是人体能量的重要供给源，被称为“人体的主要燃料”，足见糖在人们生活中的重要性。但在富贵病急剧增长的近年来，过量食糖成为摧毁人体健康的主要杀手，长期大量吃糖不仅会导致维生素缺乏、缺钙、缺钾等营养不足，还会引起体内环境失调，诱发多种慢性疾病，糖尿病、脑血管系统疾病、肥胖症的高发都与人们长期过量食糖存在着密切关系。

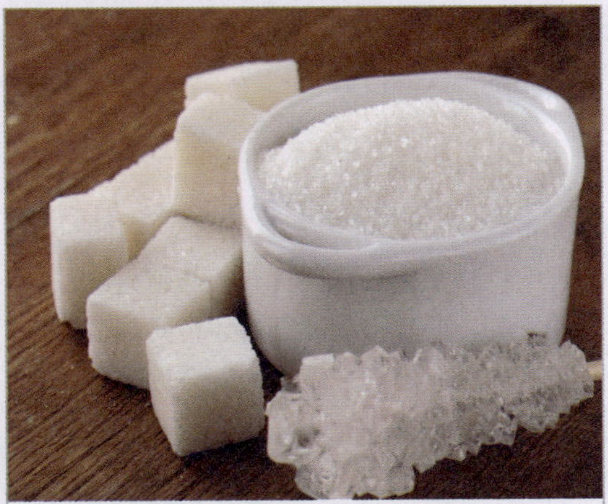

◎糖是人体能量的重要来源，但是要控制血糖增高，必须对蔗糖或含糖量高的甜食摄入严格加以限制。

人体摄入糖的途径主要是淀粉类食物，主要由淀粉经消化转化为人体所需的葡萄糖，所以要控制血糖增高，必须先控制淀粉类食物的摄入量，对于蔗糖或含糖量高的甜食，应严格加以限制。

（2）适度饮酒，怡情益身

中医讲，酒为水谷之气，性热，味辛、甘，具有畅通血脉、祛风散寒、消冷积、促消化、舒筋骨的作用。中医提倡人适量饮酒，以强心提神、通经活络、活血化瘀。这种说法也被现代医学所验证，适量饮酒不仅可以兴奋神经、解除疲劳，让人有暖和舒畅的感觉，还能减少心脏负担，预防心血管疾病。此外，适量饮酒还可以刺激胃黏膜，促进消化、增进食欲，一些带有药性成分的药酒，还有治病强身的功效。美国的一项调查研究发现，每日饮少量的酒，大约可使70%的冠心病病人减少死亡的危险。

酒对人体健康有益，但重在适量，一旦过量则后患无穷，《本草备要》中就指出："过饮则伤神耗血，损胃炼精，动火生痰，发怒助欲，致生湿热诸病。"关于饮酒过度的危害，医学界普遍认为有如下几点：

一是饮酒过多，会使大脑皮质处于不正常的兴奋或麻痹状态，人会失去控制。

二是经常饮用大量烈酒，会频繁刺激胃黏膜，引发食管炎、胃炎和胃溃疡，特别是食管癌、胃癌、肝癌，嗜酒是其致病原因之一。

三是长期饮酒会带来危害生命的连锁反应，饮酒会造成蛋白质和维生素的缺乏，还会影响胆汁的正常排出，诱发胆囊炎，长期过量饮酒者对抗生素敏感性差，因此患传染病时比一般人更难治疗。

那么，喝多少酒才算适量呢？各人应根据自己的实际情况而定，一般以感觉身体温暖、精神振作为度，或者只饮到自己酒量的20%足矣，而不是自不量力，喝到迷迷糊糊、舌头使唤不动的程度，那时已经算是过量了。

科学饮酒需遵循一定的规则：

首先是宜挑选酒精含量低的优质酒，如葡萄酒、啤酒；其次是要有规律、有节制地饮用，贵在少量、适量。

再次喝酒要慢饮，切忌一饮而尽或者连续喝，最后就是饮酒要适时，俗语讲"酒落饥肠容易醉"，意思是人不宜在空腹时喝酒。那么喝酒最宜在何时呢？一般宜选在晚餐之时，小酌慢饮最恰当。

4.膳食结构要合理

古代人十分讲究膳食平衡，他们认为合理的饮食结构是合理营养的基础，没有合理的营养，要想得到健康的体格就是空谈，《黄帝内经》中有"五谷为养，五果为助，五畜为益，五菜为充，气味合而服之，以补精益气"的说法，指的便是人的饮食应该做到多样化。

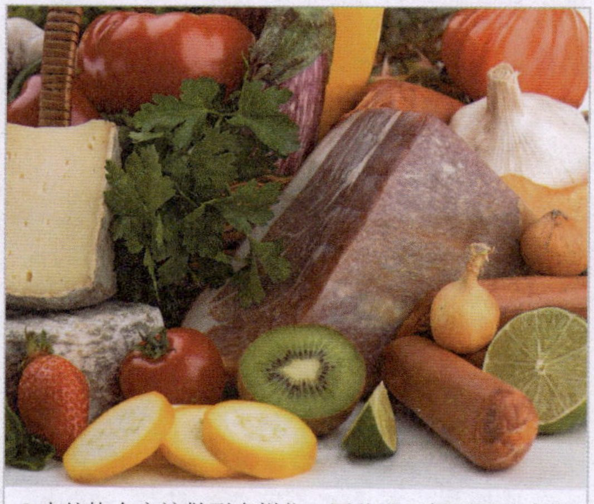

◎人的饮食应该做到多样化，因此必须把不同的食物搭配起来食用。

人类所需要的营养素，无法从自然界中任何一种单一的食物中获取，所以我们必须把不同的食物搭配起来食用。食物均衡搭配、种类齐全、数量充足、比例适当，才能使各种营养元素在人体内处在一种平衡的状态下，再由它们相互影响、相互作用，形成有次序的连锁联系，使生命活动得以维持。

人体一天的饮食必须要包含主食、副食。主食除了米饭，最好常有面点可以替换，甚至玉米、薯类也可以，副食则除了要有鱼肉禽蛋之外，还要保证豆制品与蔬菜的摄入及充足的奶类和水果。

（1）五大膳食为健康加油

现代人提倡膳食平衡原则，需要注意三点：一是多样，二是平衡，三是适度。总的原则以《黄帝内经》中的“五谷为养，五畜为益，五果为助，五菜为充”为基础。其中主要涵盖下列五大类。

第一类——谷类及薯类（最主要的一类）：谷类包括米、面、杂粮，薯类包括马铃薯、甘薯、木薯等，主要提供碳水化合物、蛋白质、膳食纤维及大量的B族维生素等，处于膳食结构的第一层，也是最底层，所占的比重也最大。

第二类——动物性食物：包括肉、禽、鱼、奶、蛋、贝等，主要提供蛋白质、脂肪、矿物质、维生素A和B族维生素。其中蛋白质是促进人体正常生理功能发育的重要物质，也是合成人体细胞、组织、各种酶、激素的重要物质，不但供给人体能量，还能调节机体各项生理功能。而脂肪是能量的主要来源，有利于机体对维生素的吸收，促进人的神经系统的发育。

第三类——豆类及其制品：包括大豆及其他豆类，豆类食物中含大量的优质蛋白质、不饱和脂肪酸、钙及维生素等。儿童、青少年常吃这类食物可以提高骨密度，降低钙的丢失速度，从而延缓其骨质的老化。

第四类——蔬菜水果类：包括鲜豆、根茎、叶菜、瓜类和各种水果等，蔬菜主要提供膳食纤维、矿物质、维生素C和胡萝卜素，对保持心血管健康、增强抗病能力、减少儿童发生干眼病及预防某些癌症，起着十分重要的作用。

第五类——纯能量食物：包括动植物油、淀粉、食用糖和酒类，主要提供能量，处于膳食结构的顶端，营养专家建议控制摄取量，每日摄入量不超过25克。

（2）遵循科学的黄金分割法

现代饮食学提倡平衡膳食应采用0.618的黄金分割比例，即主食6，副食4；粗粮6，细粮4；植物性食物6，动物性食物4。

主食6，副食4：在许多现代人的饮食观念里，少吃主食，多食副食，把饮食重点放在菜上而不是饭上，是一种既能控制体重又能获得丰富营养的做法，但从科学的角度来看，长期这样下去对健康非常不利。因为，碳水化合物是我们身体所需的主要基础原料，在合理的饮食中，人一天所需的总能量50%～60%来自碳水化合物，而米饭及面食的主要成分是碳水化合物，如果我们长期坚

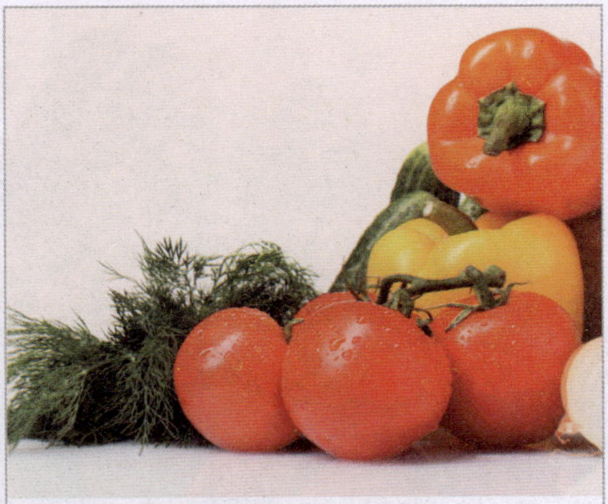

◎现代人提倡膳食平衡原则，需要注意三点：一是多样，二是平衡，三是适度。

持只吃菜不吃饭，那就不能摄取足够的碳水化合物来满足人体的需求，长此以往，营养不良及各种疾病就会不请自来。

粗粮6，细粮4：我们日常食用的大米、白面都是“细粮”，而玉米面、小米、高粱米等则被称为“粗粮”或“杂粮”。相对于以前人们只吃“细粮”不问“杂粮”的饮食习惯，现在很多人把吃“粗粮”当作一种时尚，认为粗粮不仅口感好、营养高，还对牙齿、面部肌肉有益。这种说法固然很对，但粗粮也不能偏食，因为粗粮中往往含有极丰富的食物纤维，而食物纤维摄入过多会阻碍人体对其他营养的吸收。

“食粗吃杂”要视不同人群而定。以25～30岁的人群为例，过量食用粗粮会影响人体对蛋白质、无机盐特别是某些微量元素的吸收，甚至会影响人体的生殖能力；对于这一年龄阶段的男性来说，饮食中应含有丰富的锌、硒，而长期进食高纤维食物，会使人体的蛋白质补充受阻，脂肪摄入量大减，甚至会导致微量元素缺乏，以致心脏、骨骼以及人体造血功能发育缓慢，人体免疫能力也会随之降低。

根据联合国粮农组织颁布的纤维食品指导大纲，人体每日饮食的纤维含量以30～50克为标准量。研究还证实，日常饮食以粗粮6、细粮4的比例最为合理。

植物性食物6，动物性食物4：植物性食物主要指水果、蔬菜、粮食、豆类等，动物性食物以鸡、鸭、鱼、肉、蛋、奶为主。

现代人越来越清楚地意识到“大鱼大肉”的饮食习惯对健康非常有害，于是吃素成为一种越来越流行的饮食时尚。以植物性食物为主的膳食最为有利于健康，也最能预防和控制慢性疾病，但是物极必反，如果杜绝动物性食品的摄入对健康不利。合理的饮食习惯应该是：多吃粮食、蔬菜，少吃鸡鸭鱼，提供以植物食物为主、动物食物为辅的膳食结构。如果长期单纯食素，人体内掌管食物消化的酶系统功能就会逐渐遭受破坏，且人体所需的脂肪、蛋白质、维生素、微量元素无法得到全面供给，最后就会导致百病缠身。科学研究表明，植物性食物6，动物性食物4是非常有利于人体的搭配比例，对人体健康非常有利。

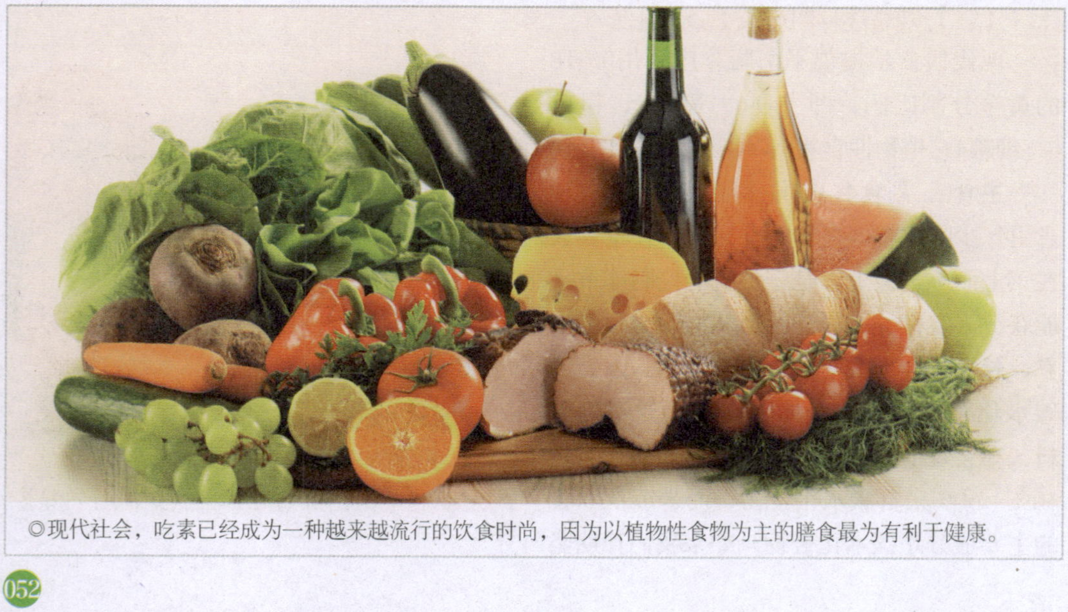

◎现代社会，吃素已经成为一种越来越流行的饮食时尚，因为以植物性食物为主的膳食最为有利于健康。

“因时因地因人”择食

每个地区因气候、地理的不同都生长着不同的食物，要想保持健康，所吃的食物始终要与自身的身体素质、所处的环境、季节保持一种平衡。俗语说：“药补不如食补”，但食补并非人人都可用，也不是随时随地皆可施。中医认为食物有温、热、寒、凉、平之分，各自又有不同的功效，只有将食物的温热寒凉因人、因时、因地灵活运用，才能使人体在任何时候都能做到阴阳平衡，百病不生。

1.因时择食

中医理论认为，人与自然是一个有机整体，季节变迁，人体脏腑也会与之发生对应变化，所以，饮食要顺应节气变化规律，这样才能维持人体的阴阳平衡，才能起到防病养生的作用。《黄帝内经》作为我国古代最重要的医药典籍对饮食与四季的关系有充分的论述，《素问·阴阳应象大论》中就提到：“春，在味为酸；夏，在味为苦；秋，在味为辛；冬在味为咸；长夏，在味为甘。”这也成为指导古人根据四时气候选择不同食物的重要准则。此外，四时饮食的种类及寒热性质也要遵循四季的变化，做到如《素问·六元正纪大论》中所说的“用寒远寒，用凉远凉，用温远温，用热远热”“热无犯热，寒无犯寒”“无失天信，无逆气宜”，只有不违反天气时令，不违反六气宜忌，按照一年四季寒热温凉有别，食补顺应习时而调整，选择科学、冷静、求实的食补方法，才能保一年四季健康顺遂。

（1）四季之中的饮食养生法则

中医讲，春天阳气上升，人体生理功能会随着气温的上升而发生变化，脏腑所需要的供血量增加，就会导致脑部供氧与供血相对减少，人就容易出现困乏的状况。不过春困并非不可解，中医记载解乏可“以葱、蒜、韭、蓼、蒿、芥，杂和而食”，这些食物多是辛辣本草，不仅可以刺激精神，还能够解春困。此外，春季万物复苏，风为春季主气，而风多袭肝，故饮食应以平肝熄风为主，食宜甘温，可在食物中加入柴胡、佛手、郁金、杭菊、薄荷等疏肝理气中药配之。春季进补应选用性质平和的食物，

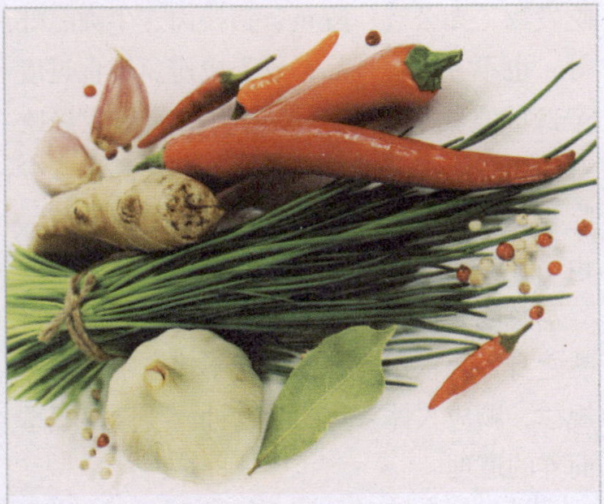
◎春季吃韭菜、辣椒、蒜等辛辣食物，不仅可以刺激精神，还可以解春困。

即食物要不太偏寒，也不太偏热。这是因为严寒刚过，身体对外界温度的调整尚处在适应阶段，食物不宜过寒、过热以免造成身体功能紊乱，而像薏米、赤小豆、莲子、山药、豆浆、橘子、百合、苹果等食物都是性质平和同时兼有祛湿健脾功效的食品，宜在春季食用。

夏季气候潮湿多雨，暑热难耐，而热多伤阴、耗气，最宜伤脾胃，故夏季食物应以补气养阴、清热祛暑为主，宜吃清凉甘润的冬瓜、苦瓜、黄瓜、豆芽、生菜、菊花、芦根、绿豆等。炎热的夏季最易致心火上炎，故夏季宜以苦寒泻火，补肝养心为主。肝欲酸，故宜选用酸味、苦味的食品，如山楂、杨梅、葡萄、橄榄、柠檬、枇杷、西红柿、莴苣、醋、茶叶等。此外，长夏为夏秋之交，此时天热下降，地湿上蒸，湿气为一年之中最盛，故长夏宜多食丝瓜、冬瓜、茯苓、藿香、薏米、莲子、山药、扁豆等渗水利湿、健脾食物。

秋季气温转凉，同时也是一年之中天气最干燥的季节，此时出现口渴、肌肤缺水、浑身干燥、鼻干皆由干燥引起，而燥能伤津，所以秋季宜适量多食水果及养阴润燥的雪梨、柿子、沙参、麦冬等。秋季还宜养肺，核桃、松子、梨子、苹果、柿子、荸荠、枇杷、杏仁都具有很好的滋阴润肺功效。此外，秋季也宜吃滋补作用较好的甲鱼、鳝鱼、泥鳅、燕窝、龙眼、鸡、鸡蛋、猪瘦肉、鲫鱼、海参等食物。在深秋天气骤降之时可适量饮酒，以驱寒保暖。

冬季阴寒最甚，适宜温补，饮食以中医“寒者热之”为原则，可适量吃附子羊肉汤、当归羊肉汤等补阳御寒的食物。正所谓“三九补一冬，来年无病痛”，冬季是一年中进补的最佳季节。此时宜多食甘温滋养食物，如牛肉、羊肉、公鸡、韭菜、牛奶、核桃、虾、龙眼、荔枝、红枣等，乌龟、木耳、海参、鱿鱼也是很好的添补食物。此外，由于冬季应补肾，中医又讲“黑入肾”，所以冬季宜多吃黑色食品，如黑大米、黑芝麻、黑大豆、木耳等。

在饮食宜忌上，春季要做到不吃或少吃发物，如公鸡、鲤鱼、猪头肉、牛肉、虾等，也不宜多食补品；夏季应避免进食过度辛辣的食物，以免耗液伤阴；秋季应忌吃辣椒、生葱等辛辣食品，炒、炸之品也宜少吃；冬季应避免吃寒凉性食物如梨、甘蔗，也不宜喝冷饮。

总的来说，四季饮食要以自然之道养自然之身，要食用当季食材，不违背季节寒热规律，顺应人体寒热的生物钟，要懂得顺季而养的道理。

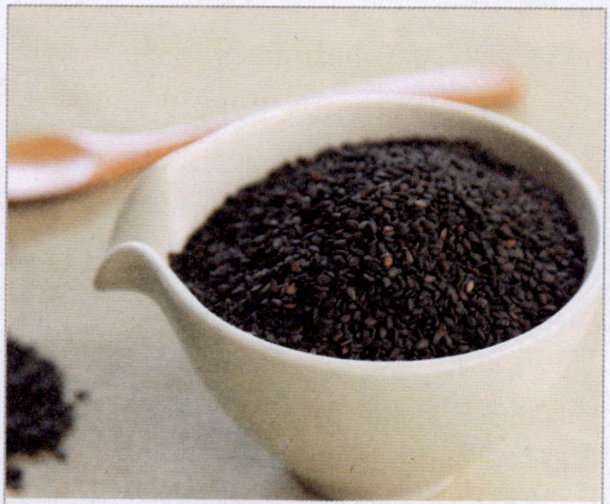
◎四季饮食要以自然之道养自然之身。要充分注意饮食规律与食物搭配。

（2）一日之中的饮食法则

饮食除了要遵循四季寒热变化规律，一天之中也应有相应的法则。古人有“早餐好、午餐饱，晚餐少”的明训，清代马齐在其《陆地仙经》中也说过“早饭淡而早，午饭厚而饱，晚饭须要少，若能常如此，无病直到老”。对一日饮食的要求，《黄帝内经》则主要从人体阴阳盛衰的变化角度出发，如《素问·生气通天论》云：“阳气者，一日而主外，平旦人气生，日中而阳气隆，日西而阳气已虚，气门乃闭。是故暮而收拒，无扰筋骨，无见雾露，反此三时，形乃困薄。”意思即白天阳气旺盛，食量需多，晚上阳衰阴盛，以少食为宜。

一日进食三餐是人们几千年来所形成的饮食习惯，一旦打破这种规律，消化、吸收功能有节奏地进行活动，脾胃有张有弛地协调配合等功能都将丧失，所以一日三餐做到定时定量，食物才可以在机体内有条不紊地被消化、吸收，并输布全身。

定时我们已有所了解，那这个定量的标准又用什么来衡量呢？现代营养学研究证实，一日三餐的食量分配比例应该是3∶4∶3，即如果一天摄入粮食的量是500克的话，应该做到早晚各150克、中午200克为合理搭配。

早餐宜好

早餐不能随意凑合，宜摄入高热量的食物，不仅餐量上要占全天的30%～40%，在稀饭、馒头、咸菜之外，还要摄入足量的高蛋白质食物。有人研究表明，每天早餐进食8368千焦的能量，对体重的影响并不大，同样的能量若放在晚餐上，体重就会明显地增加，这不仅说明了早餐对人体的重要性，它提供了维持全天工作、学习的热量，而且也从另一方面佐证了早餐比晚餐重要的观点。

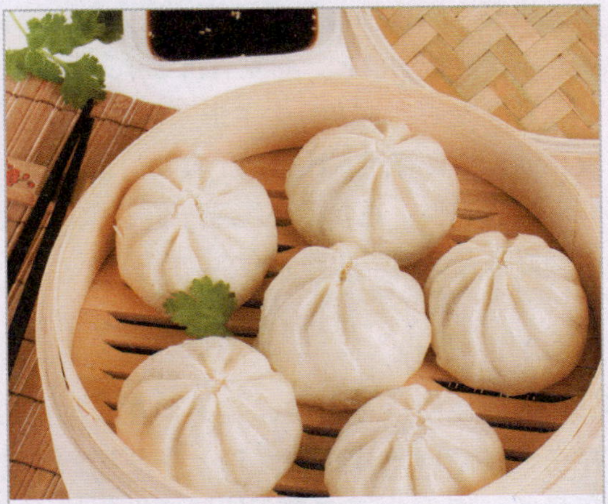

◎早餐应吃好。不能随便吃，也不能不吃。早餐宜摄入高热量的食物。

午餐宜饱

午餐要摄入以糖类（如米饭、面食等）为主的足量食物，在饭量上占全天的40%～50%。人体下午的体温会略高于清晨，下午不仅要继续学习和工作，也要释放比上午更多的能量，所以午餐一定要进食充足。

晚餐须少

晚餐古人提倡少食，甚至有“过午不食”的说法。古人根据《黄帝内经》阳气盛衰的理论，参照前人之说，主张晚饭少吃、不吃夜食。正如《千金要方·道林养性》所说“人不得夜食”，《千金翼方》中所说“夜饱损一日之寿”。所以，晚餐以清淡为佳，宜多吃富含维生素C和纤维素的蔬菜，饭量宜控制在全天的20%～30%。

饮食宜少

一日三餐的饮食总量究竟多少才合适？在这个问题上，古人提倡少食，少食而多餐，反对饱食及暴饮暴食。

晋代葛洪《抱朴子·极言》中说：“不欲极饥而食，食不过饱；不欲极渴而饮，饮不过多。”梁代陶弘景《养性延命录》中说：“当少饮食，饮食多则气逆，百脉闭，百脉闭则气不行，气不行则生病。”至于食量的标准，古人亦有论述，《医学入门·茹淡论阴火论按语》中说：“恒言吃得三碗，只吃两碗”，即在感到饱足的基础上，酌情减少。

现代医学研究表明，多食可致肥胖，肥胖易使人患冠心病、高血压病等多种疾病，连续长期饱食会使人未老先衰，并诱发胆结石、胆囊炎、糖尿病等疾病。

少食多餐

少食多餐不仅不会使人过胖，而且还能减少应饱食而诱发的各种疾病，还可减少心脏病的发病率。《抱朴子》中就有说到“食欲数而少，不欲顿而多”“凡食过则结积聚，饮过则成痰脾”。少食多餐，不仅能解决食量大无法饱足的难题，还能避免应食之太多或暴饮暴食而造成的消化功能减弱、消化不良、肠胃炎，甚至急性胰腺炎等疾病。

病宜少食

病中由于脾胃运化功能减弱，故宜少食养胃，以帮助元气的恢复。《食包绅言·饮食绅言》中说：“四百四种病，宿食为根本，凡当得病，宜先减食。”

（3）进餐中的注意事项

进餐宜缓：细嚼慢咽可使唾液大量分泌，唾液中所含的淀粉酶、溶菌酶以及抗体等物质，不仅能帮助消化，而且有抗毒杀菌作用，又可减轻胃、胆、胰腺等器官的负担。

食宜专心：古人养生主张“食不语”“食勿大言”，进食要专心致志，这样不但可激发食欲，纳食香甜，还有助于食物消化。

进食宜悦：进食的环境要宁静、整洁，进食的气氛要轻松愉悦。《寿世保元》中说：“脾好声音，闻声即动而磨食。”

2.因地择食

地域性的饮食习惯，是人们在长期的自然适应过程中形成的，有其合理性的一面存在，《素问·异法方宜论》中便记载了东、西、南、北、中五个地域所发生的不同疾病，这些疾病的产生与环境、饮食有着密不可分的关系，因古人的认识有限，其中的描述虽有其局限性，但是所指出的环境对饮食习惯的制约与影响却有其现实意义。

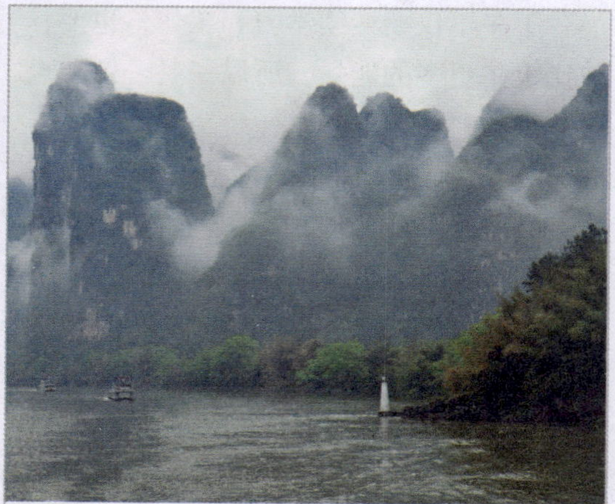

◎地域性的饮食习惯，是人们在长期的自然适应过程中形成的。疾病的发生常常与地域性有关联。

东方，潮湿、炎热，饮食以甘淡清补为主，宜用清淡、除湿植物食疗。

西方，气候寒冷，尤其是西北，地势较高，气候寒冷且多燥寒，宜用辛润食物食疗，可选用银耳百合羹、猪肺粥等。

南方，炎热、多雨、潮湿，尤以沿海地区最为炎热潮湿，宜用健脾祛湿、清热生津的寒凉性食物，这类食物多具有滋阴、清热、泻火、凉血、解毒的作用，代表性的食物有西瓜、甜瓜、香蕉、甘蔗、芒果、枇杷、苹果、梨、柿子、黄瓜、苦瓜、冬瓜、白萝卜、芹菜、海藻、海带、螃蟹等。食疗可选用山药粥、薏米粥、扁豆粥、莲子粥、苦瓜黄豆汤等。

北方，严寒、少雨、干燥，宜多食温补、滋润之品，宜用温热性补阳食物，这些食物多具有温经、助阳、活血、通络、散寒的作用，代表性的热性食物有辣椒、花椒、芥子、鳟鱼等，代表性的温性食物有樱桃、荔枝、龙眼、红枣、核桃仁、大蒜、南瓜、生姜、韭菜、小茴香、虾、海参、鸡肉、羊肉、鹿肉、火腿、鹅蛋等。食疗可选用附子羊肉汤、当归生姜羊肉汤等能助阳御寒的药膳。

3.因人择食

所谓因人择食，笼统的说法即食物要因人而异，这是因为不同的人有年龄、体质、劳动强度差异、性别的不同，所以必须做到饮食差异化。

（1）不同年龄的饮食要求

胎儿期：是指从受孕到分娩的时期，由于胎儿的营养主要由母体提供，所以胎儿期孕妇的营养要求与产妇的膳食营养要求一致。总的来说，孕产妇的饮食要清淡、富含营养，要杜绝生冷、燥热、辛辣、油腻食物的摄入。具体到不同的阶段又各有不同的重点，孕早期，以新鲜蔬果为佳，妊娠4～7月宜食富含蛋白质、钙、磷的食品，而磷多存在于黄豆、鸡肉、羊肉中，钙含于蛋黄、乳类食品中，鱼类蛋白质含量丰富，这都是适于这一阶段进补的食品。孕晚期应多吃优质蛋白，注意动物蛋白与植物蛋白的搭配食用。

新生儿期：宜用母乳，尤其是从出生到满月的婴幼儿，母乳中不仅含有孩子必需的各种营养素，还有较多的抗体，吃母乳能让孩子体质更佳。

婴儿期：多指满月到周岁的宝宝，同样最适宜母乳喂养，对于缺乳、少乳的妈妈，可选择牛奶与奶粉喂养孩子，给宝宝添加的辅食一定要精致、精细、搅碎，如蛋黄、水果泥、碎肉等，避免对孩子弱小肠胃造成刺激与伤害。

幼儿期：指孩子1～3岁的成长时期，食物要求细、烂、软，一定不能吃油腻食物、刺激性食物，添加的辅食应该由流质到半流质再到固体，要遵循由细到粗的规律。

儿童期：指孩子3～12岁的成长阶段，饮食上要做到营养高、食物精细，要让孩子全面消化吸收，同时这个阶段也是培养孩子良好饮食习惯的最佳时期，父母们要避免孩

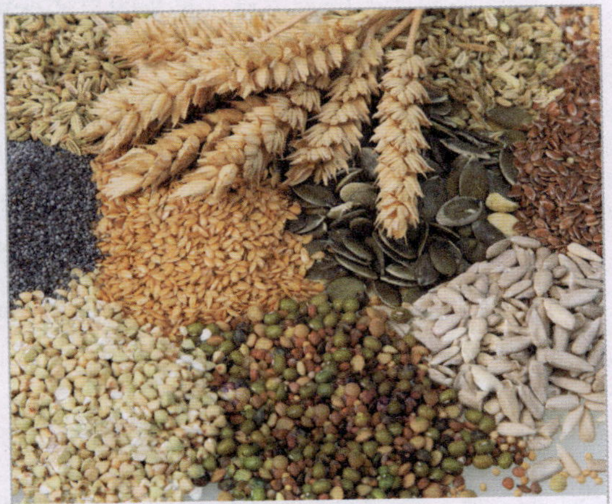

◎摄入食物要因人而异，因为人有年龄、体质、劳动强度差异、性别的不同，所以必须做到饮食差异化。

子挑食、偏食、厌食或者暴饮暴食等诸多不良习惯的养成。

青少年时期：指孩子从12岁至成人的过渡阶段，这个时期青少年生长发育极快，代谢极其旺盛，对营养的需求空前强烈，必须让他们全面、充足地摄取营养，而且要特别注意蛋白质和能量的补充，要均衡摄入适量脂肪，饭量要保证足够。

青壮年时期：一般认为，一个正常的成年人每天每千克体重需要蛋白质1克、脂肪0.5～1.0克、糖类30~40克，并要均衡摄入各种矿物质、维生素，此外在劳动量加大的日子，还要摄入高能量、高蛋白的食物。

老年人：由于钙、铁、锌等营养物质的流失，老年人日常饮食必须保证这些营养元素的含量。钙每人每天的摄入量是0.6克，铁每天的摄入量是12毫克，锌的摄入量为15毫克。此外，由于体内的新陈代谢主要以分解代谢为主，为补充消耗每天每千克体重需保证1克蛋白质的摄入，在主食上要保证米、面、杂粮的混合食用，要在一餐中混食，以提高主食中蛋白质的吸收率。

（2）不同劳动者的饮食要求

除了不同年龄阶段、不同体质对饮食有所要求外，不同类型的劳动者对饮食的要求也不同。

体力劳动者：据研究调查表明，轻体力劳动者每千克体重每日消耗125.52~146.44焦能量，中等程度的体力劳动者每千克体重每日消耗146.44~167.36焦能量，重体力劳动者每千克体重每日消耗167.36焦能量以上。所以在饮食上，首先要保证足够能量的供给，必须注重膳食的合理搭配，保证饭菜的多样化，并提高饭量，以满足体力劳动者身体对热量的需求，还要注重添加营养丰富的水果和副食。

脑力劳动者：据调查研究，脑力劳动者脑消耗的能量占全身总消耗量的20%，而核桃、芝麻、金针菇、蜂蜜、花生、豆制品、松子、栗子都是具有健脑补脑功效的食品，脑力工作者益多食用。其次，富含钙、铁、磷、胡萝卜素、维生素的蔬菜也应多食。此外，鉴于脑力劳动者活动量不大，因此含糖与脂肪的食物应控制摄入，以免导致肥胖。

（3）根据性别施食

性别所造成的饮食差异，最为明显的体现在女性身上。由于女性受经、带、胎、产等多种生理特点的影响，所以在饮食上相比男性要注意更多。

如在经期前后，饮食宜温忌寒凉酸冷，若恣意进食生冷酸凉，则痛经、闭经等疾病就会产生。此外，若在经期前后过食辛辣也会生热动血，导致经量增多或经期延长。妊娠期间，要加强营养补益，但不可偏嗜食，因为偏嗜易导致母体与胎儿都得不到充足的营养供给并诱发多种疾病。此外，一般认为产前宜清淡，古人有“产前一盆火，饮食不宜暖”的说法，而分娩后由于气血多虚，需用血肉之品补气生血，并宜温补，古人也有“产后一块冰，寒物用当心”的说法，意思就是产后产妇体质多虚寒，应该避免寒凉食品摄入。

（4）不同体质的饮食要求

所谓体质，是指每个人受到先天遗传及后天环境的相互影响，而产生的不同阶段的如寒、热、虚、实等特性。中医用药与食物养生特别重视个体的差异，包括个人体质或所患疾病的属性，在临床用药上各有不同。

中医所称的“辨证施治”，简单地讲，就是依据个人体质或病症在不同阶段的症状表现，通过望、闻、问、切四诊，对搜集到的各种诊查结果予以归纳、分类成各种证型，再按照证型属性，选择适合的中药来治疗，以对症下药，获得疗效。对于不同体质的阴阳差异，饮食也应加以区别选择。

根据自己的体质选择食物与药物

体质类型		体征表象	适宜食物性味	可用食物
寒		怕冷畏风，有疲倦感，脸色白或苍白，手足易冷，容易腹泻或软便，喜欢热饮	温热性食物	适量食用辣味食物，散寒且刺激内分泌，尤其是性腺；多吃一些芳香食物，比如桂花、香菜、香葱等；适宜食用温性的水果，如李子、樱桃、荔枝等
热		怕热，易口干舌燥、烦躁动怒，易便秘，面色红赤，舌质	寒凉性食物	人参须、西洋参、决明子、苦茶、菊花、薄荷、仙草、绿豆、薏米、大麦、小麦、小米、杨桃、香蕉、奇异果、草莓、梨子、葡萄柚、樱桃、绿茶等
实		常觉燥热，便秘，口干口苦，易犯口臭，呼吸音粗，讲话声音洪亮，舌苔偏厚	凉性食物	人参须、西洋参、决明子、苦茶、菊花、薄荷、仙草、绿豆、薏米、大麦、小麦、小米、杨桃、香蕉、猕猴桃、草莓、梨子、葡萄柚、樱桃、绿茶等
虚	气虚	少气懒言，面色白，精神萎靡，易倦怠，便软，自汗，畏风，抵抗力差，易感冒	升阳益气食物	粳米、糯米、小米、黄米、大麦、山药、红枣
	血虚	体力差，容易头晕目眩，唇、甲、眼睑色淡，面白无华，皮肤干燥	养血益气食物	桑葚、松子、木耳、羊肝、海参
	阴虚	口干舌燥，手足心热，烦躁盗汗	宜用滋阴清热、凉润食物，有热象但不能单用寒性食物	芝麻、糯米、蜂蜜、乳品、甘蔗、蔬菜、水果、豆腐、鱼类
	阳虚	胃寒肢冷，腹泻便溏，排尿清长，腹痛绵绵，喜暖喜按	温阳散寒食物	姜、韭菜、小茴香、樱桃、荔枝、龙眼、杏、石榴、栗子、红枣、核桃仁、大蒜、南瓜、生葱、鳝鱼、鲢鱼、淡菜、虾、海参、鸡肉、羊肉、鹿肉

饮食不当是百病产生的根源

现代社会，食物的品种繁多，营养各不相同，为了保持健康我们要摄入多方面的营养。我们都知道“病从口入”这句话，意思是很多疾病都是由入口的食物不当所引起的。我们每天都要摄取充足的食物来提供生命活动所需的能量，如果这些食物本身是不健康、不干净的东西，就会对我们的身体造成伤害，再加上不健康的饮食习惯，日积月累，不当影响就会渐次累积，疾病也就会由此引发。

1.饮食失当

李东垣在《脾胃论》中指出：“饮食五味，常则养人，异则为邪。”《素问·生气通天论》指出：“阴之所生，本在五味，阴之五宫，伤在五味”。饮食五味，本可养人精气，但一旦失当就会危害人体健康。以盐和糖来说，下表将形象揭示合理摄入与过量食用带来的两种完全不同的结果。

2.饮食结构不合理

现代人饮食存在的最大问题，就是饮食结构不合理，如过食猪肉、谷物量少、大豆和奶制品匮乏、碳酸饮料泛滥、不吃早餐等都属饮食结构不合理的内容。

	盐	糖
合理摄入之益处	不仅是重要的调味品，也是维持人体正常发育必不可少的物质	可作食物，亦可作配料，能增进食欲
	合理摄入能调节体内水分，维持细胞内外渗透压，参与胃酸形成	合成B族维生素，促进肠道蠕动，防治便秘，给肠道内微生物提供能量
	维持机体内酸碱度平衡和体液的正常循环	产生热量，使人体保持温暖
过量摄入之危害	饮食过咸易使人罹患高血压，还可加重心脏负担，引发心力衰竭	过量摄入会导致缺乏维生素、缺钙、缺钾，并诱发肥胖
	患肾炎、肝硬化的人，会因食物过咸而加重水肿症状	长期大量食用，易引起人体内环境失调，诱发多种慢性病
	患糖尿病的人应特别限制食盐摄入量	多食易使血液趋向酸性，会减弱免疫系统防御功能
正确适用量	成人每天食用量不宜超过5克	成人每天控制在16克之内

据调查统计，在我国有3.2%的人从来不吃早餐，40%的人不吃杂粮，16%的人不吃薯类食物，而喜爱油炸食品的比例却高达54%，猪肉居民食用率为94%，青少年饮用碳酸饮料的比率是34%……这些不合理的饮食习惯是导致各种疾病的罪魁祸首。

谈到饮食健康，大家都知道一个非常健康的概念，就是平衡膳食。从营养科学的角度上来说，平衡膳食保证了营养需求与膳食供给之间的平衡状态，并为人体提供充足的能量、蛋白质、脂肪、碳水化合物以及充足的矿物质、维生素和适量的纤维素，且保证各营养素之间处在一种适宜的比例当中。其次，平衡膳食不仅能满足人体对营养的各种需求，还能预防各种疾病。

而平衡膳食要求人们广泛食用多种食物，这多种食物必须包括以下五大类物质：谷类及薯类、动物性食物、豆类及其制品、蔬菜水果类、纯热能食物。医学营养专家建议我们在日常饮食中除了主食一定要吃之外，还一定要比副食吃得多，要多吃粗粮、蔬菜和水果，不要总是大鱼大肉，每天吃一个鸡蛋、一瓶250毫升的牛奶、500克的蔬菜，并增加大豆的摄入量以及提高蛋白质的摄入量，且要做到每星期吃一次鱼，这样才能保证营养的均衡摄入。

3.饥饱无度与寒热无度

中医认为，饮食水谷是人体气血生化之源，人若长期处于饥饿状态则易导致气血生化缺乏源头，长期如此会使气血亏损，疾病产生。此外，若长期摄食不足也会导致气血生化动力不足，就会导致人体正气衰弱，抵抗力也会随之下降。正如《灵枢·五味》所说的“谷不入，半日则气衰，一日则气少矣”。

与此相对的是，若饮食过量，超过了机体的消化能力，就会使脾胃受到损伤，即《素问·痹论》中所谓的“饮食自倍，肠胃乃伤”。此外，若长期饮食过量，还会病上加病，导致其他疾病的产生。

所以，要想真正做到饮食合理健康，首当其冲的就要做到拒绝过饥过饱这种极端情况的发生，做到饮食定量、适度，如《饮膳正要》中所说的“先饥而食，食勿令饱。先渴而饮，饮勿令过。食欲数而少，不欲顿而多”。

其次，不同的饮食对人体有不同的补益作用，不同的食物又有寒热、温凉的性质，若过分偏嗜寒或热物，则会导致人体阴阳失调，并发生某些病变。总的来说，最健康的饮食温度应该是“不凉也不热”，要做到寒温适度，既不太热也不过凉，才能为脾胃纳运水谷提供必要的条件。

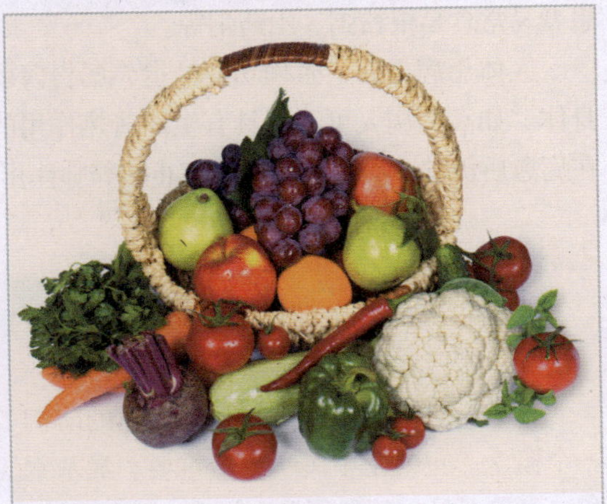

◎饮食要合理，就必须做到饮食定量、适度，不可暴饮暴食。

辨病而食的原则

中医素有“虚则补之，实则泻之，热则寒之，寒则热之”的说法。即不同的病需用不同的药，实即“实证”，虚即“虚证”，同一脏器出现不同的虚实病症，就要用不同的治法。如肝实应先泻心火，若肝虚则应先补生肝的肾。《素问》中也提到“形不足者，温之以气，精不足者，补之以味”。食疗保健与治病一样，应根据疾病性质施食，要分辨清楚疾病所在、性质如何，才能对症选择五味以调和疾病。

1.根据疾病性质而食

如食滞不化，可选用槟榔粥、山楂神曲粥、莱菔粥等食物来食疗；若痰湿阻肺，则宜选用橘皮粥、冬瓜薏米粥来化痰润肺；若水湿为患，宜选用冬瓜皮蚕豆粥、赤小豆炖鲤鱼来化湿渗水。对外感内寒者，可选用葱白饮、姜糖苏叶饮、葱豉黄酒汤等；对外感风热者可选用桑菊薄荷饮、薄荷芦根饮、菊花饮等。

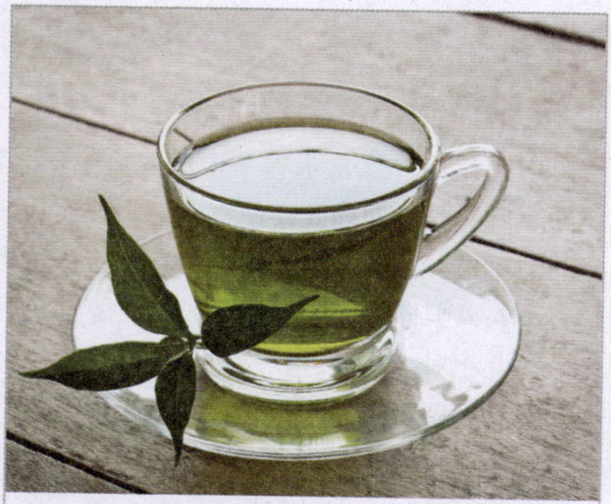
◎外感内寒者宜多饮茶。不同的茶饮有不同的功效，可对症选择不同的茶饮。

对于某些慢性病，如高血压病，可选用芹菜粥、决明子茶、木耳粥，高血脂患者则宜食何首乌粥、泽泻粥、玉米粉粥；糖尿病患者易常食葛根粉粥、山药粥等。

人体患病之后，生理功能减退，肠胃薄弱，消化功能减弱，此时最宜选择米粥来调养身体。如高热病人可选用具有生津清热作用的蔗浆粥、芦根粥、石斛粥；热邪蕴肺的病人在病愈后仍觉口渴的可食用具有止咳养肺作用的雪梨羹、天花粉粥、沙参粥等。

2.根据正气耗损情况而食

我国古代的养生理论都非常注重人体内气的保养，所谓“正气内存，邪不可干”。“治疗未病”，应首先从调养正气入手。

正气，指人体内的元气，即人体的防御、抵抗和再生的功能，是与邪气相对而提出的一个概念。正气是中医学中最重要、最基本的概念之一，它是指人体的功能活动（包括脏腑、经络、气血等功能）和抗病、康复能力而言，通常简称为“正”。

虚，是指正气不足，是指当机体的气血津液和经络脏腑等生理功能较弱，抗病能力低下，机体正气与疾病难以相持，邪气强于正气，而出现的很激烈的病理反应。临床上可出现一系列虚弱、衰退和不足的征候，即所称的虚证，如神疲体倦、面容憔悴、心悸气短、自汗盗汗、五心烦热、畏寒肢冷、脉虚无力等。

不同虚证的食补方法

	病征特点	进补原则	宜吃食物
阴虚者	病人出现津液耗损、口干舌燥、舌红少苔的症状	应多食滋阴生津食品	绿茶、藕汁、荸荠、梨、枇杷、绿豆、西瓜、芦笋、茅根、杏仁、无花果、蜂蜜、海参、鲫鱼
消瘦者	病人出现身体消瘦、营养不良、面色暗黄等症状	应多吃高蛋白质食物	奶类食品、动物肝脏、骨髓、猪脚、瘦肉、鱼类、鹌鹑、红枣、龙眼、赤豆、蘑菇、红枣、核桃
脾虚者	病人出现食欲不振、消化不良、便溏等症	可食用健脾食物	薏米、山药、山楂、芡实、红枣、葵花子、核桃、银鱼、泥鳅、黄花鱼、草鱼
气血亏损者	病人出现气血亏损、体力明显下降的症状	可适量多食补血食物	山药、红枣、龙眼、核桃、莲子、瘦肉、鱼类、鸡蛋及奶制品

3.根据患病脏腑的病变而食

对于不同的脏腑病症，应采用不同的食疗方法，《灵枢·五味》便指出：“脾病者，宜食粳米饭、牛肉、枣、葵；心病者，宜食麦、羊肉、杏、薤白；肾病者，宜食大豆黄卷、猪肉、粟、藿；肝病者，宜食麻、犬肉、李、韭；肺病者，宜食黄黍、鸡肉、桃、葱。”《素问·脏气法时论》也指出“肝苦急，急食甘以缓之”“心苦缓，急食酸以收之”“脾苦湿，急食苦以燥之”“肺苦气上逆，急食苦以泄之”“肾苦燥，急食辛以润之”。

各脏腑由于生理结构不同，所具备的生理功能也不相同，所以需要的营养物质也不同，加上食物所含营养成分不同，进入人体后与各脏腑的亲和力不同，对脏腑的作用也不同。所以选择膳食，要先了解患病部位器官相对应的营养需求，采用不同的食补方法。

（1）心血管疾病患者的进食原则

心血管疾病，又称为循环系统疾病。循环系统指人体内运送血液的器官和组织，主要包括心脏、血管，常见的心血管疾病可以细分为急性和慢性，一般都是与动脉硬化有关。这些疾病都有着相似的病因、病发过程及治疗方法，常见的病症有高脂血症、动脉硬化、冠心病。

心血管疾病的发生与食物结构密切相关，要着手防治这类病症，就得从饮食结构入手，例如采取低脂肪、高纤维素的膳食结构。低脂肪的食物不仅能防止肥胖症的发生，对心脏健康也十分有益，而高纤维食品不仅可以刺激肠道蠕动，还能降低血液中的胆固醇含量。

之所以说心血管疾病的发病原因与饮食结构关系密切，是因为人们摄入的膳食中含有大量高脂肪、高胆固醇的成分，过量的脂肪在血管壁内沉积，易形成动脉粥样硬化。如果脂肪沉积在为心脏供应营养的冠状动脉内，血管就会变窄，供应心脏的营养与氧气就会变少，心脏负担就会加重，久之血管阻塞，心脏失去活力，各种心血管疾病就会产生。

针对这种发病原理，这类病人在日常生活中就应避免多食富含饱和脂肪和肥腻的食物，养成以蔬菜、水果、谷类、瘦肉和鱼类为主的膳食习惯，多食豆制品、海洋鱼类和鸡肉等禽类瘦肉，玉米、高粱、小米、大麦、荞麦等淀粉类食物和食物纤维丰富的水果、蔬菜。而烟酒、咖啡、蛋黄、动物内脏以及胆固醇含量高的食物都应被列入禁吃食物。

心血管疾病患者在做到低脂饮食的同时，还要做到控制糖的摄入量，因为糖极易在体内转化为脂肪而存积。此外，这类病人也不宜长期食素，因素食易造成营养缺乏，会使人体内胆固醇含量增高。

（2）肺病患者的进食原则

《素问·脏气法时论》中说："肺病者，喘咳逆气，肩背痛，汗出……虚则少气，不能报息，耳聋，嗌干。"肺病的常见症状有咳嗽、哮喘、咯痰等，是由多种病症引起的炎症，易受自然环境的变化而反复发作。

肺炎常伴有高热，机体消耗甚大，故应提供高能量，进食高蛋白且易于消化的食物，可适当多吃水果，以增加水分和维生素，其中维生素C能增强人体抵抗力，维生素A对保护呼吸道黏膜有利。其次，肺病患者宜多吃具有宣肺理气功效的食品，如橘子、枇杷、梨、鱼腥草、萝卜、丝瓜等，尽量多饮水，吃易消化或半流质的食物，以利湿化痰液，及时排

五脏五味补泻原则

肝	肝苦急，急食甘以缓之（甘草）。以酸泻之（赤芍药）。实则泻之（甘草）。肝欲散，急食辛以散之（川芎），以辛补之（细辛）。虚则补其母肾（地黄、黄檗）
心	心苦缓，急食酸以收之（五味子）。以甘泻之（甘草、参、芪）。实则泻其子脾（甘草）。心欲软，急食咸以软之（芒硝）。以咸补之（泽泻）。虚则补其母肝（生姜）
脾	脾苦湿，急食苦以燥之（白术）。以苦泻之（黄连）。实则泻其子肺（桑白皮）。脾欲缓，急食甘以缓之（炙甘草）。以甘补之（人参）。虚则补其母心（炒盐）
肺	肺苦气逆，急食苦以泻之（诃子）。以辛泻之（桑白皮）。实则泻其子肾（泽泻）。肺欲收，急食酸以收之（白芍药）。以酸补之（五味子）。虚则补其母脾（五味子）
肾	肾苦燥，急食辛以润之（黄檗、知母）。以咸泻之（泽泻）。实则泻其子肝（芍药）。肾欲坚，急食苦以坚之（知母）。以苦补之（黄檗）。虚则补其母肺（五味子）

痰。忌生冷的食物，因为生冷的食物对脾阳和肺阳具有遏制的作用，易生痰滋湿，加重咳嗽、心悸、气喘等病情。忌烟酒，慎用辛辣刺激性食品，以避免产生过度的咳嗽。对肺病患者来说，乳制品和甜食应该少吃，以减少肺里的黏液分泌。

（3）胃病患者的进食原则

胃病，实际上是许多病的统称。它们有相似的症状，如上腹胃脘部不适、疼痛、饭后饱胀、嗳气、返酸，甚至恶心、呕吐，等等，临床上常见的胃病有急性胃炎、慢性胃炎、胃溃疡、十二指肠溃疡、胃息肉、胃结石等。胃病的症状可轻可重，常伴有消化不良及腹部不适与疼痛。

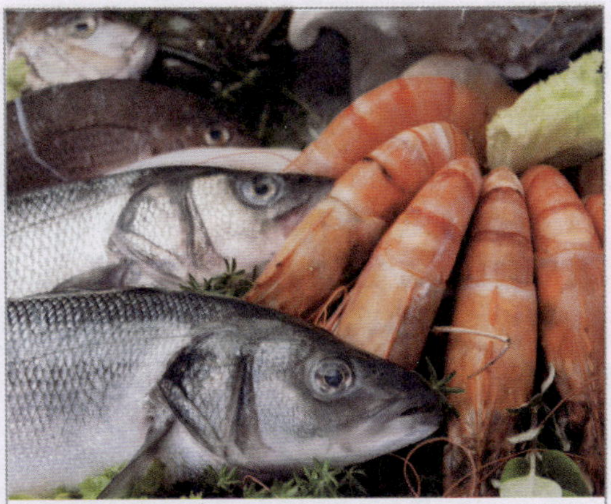
◎胃病患者应经常食用鱼、肉等食物，因为这些食物容易消化。

在饮食上，胃病患者最应做到的是饮食规律。研究表明，有规律地进餐，定时定量，可形成条件反射，有助于消化腺的分泌，更利于消化。此外，三餐定时定量，避免过饥或过饱，饮食的温度以“不烫不凉”为度，养成细嚼慢咽的习惯都有利于病情的缓解与改善。

脾胃病的患者应食用含渣少、易咀嚼、易消化的食物，应优先进食牛奶、鱼、肉、黄绿色蔬菜、蛋类、水果、牛奶制品、西红柿等等食品，要多吃维生素C含量丰富的蔬菜和水果。拒绝过冷、过热、过硬、过甜、过酸的食物，少吃或不吃腌制、油炸食物，不用或少用刺激性调味品，忌饮浓茶、咖啡。对于腹泻病人来说，应减少脂肪的摄入量。

对于便秘患者来说，应注意多吃膳食纤维含量丰富的蔬菜，如芹菜、韭菜、白菜、萝卜等，因为膳食纤维是刺激肠胃蠕动最好的助推器，能增加排便的次数，让粪便当中的致癌物及有毒物质随秽物一起排出体外。

（4）肝病患者的进食原则

肝病是指发生在肝脏的病变，其危害极大，应以预防为主。中医认为，体质下降、饮酒、食积、郁闷、过食肥甘厚味等，都可能引起肝功能发生改变。

对于肝病患者来说，要做到不暴食、不偏食，饮食搭配合理，营养吸收全面，饮食结构上做到少油、少脂、少糖，宜多吃豆制品、奶制品、青菜、水果，对鸡鸭鱼肉做到不多食，腌熏烤炸等食物能不吃尽量不吃，不偏爱高脂肪、高蛋白食物，不吸烟、不喝酒，注重米、面、蔬菜、水果等植物食品的摄入。

对于肝病发作的人，若腹痛突出的，可选用小米、黑大豆、荞麦做主食，百合、木耳做副食，另外将香油、醋适量加入所食菜肴中，能起到很好的止痛效果。若腹胀发作明显，可选择大麦、黑大豆、赤小豆、绿豆、豌豆做主食，百合、白糖、冰糖作为副食，能很好地改善腹胀症状。

（5）肾病患者的饮食原则

中医认为，肾病是由外邪侵袭，或劳欲过度，久病耗伤精气等所致。《脉经》卷六注："此病，其色黑，其气虚弱，吸吸少气，两耳若聋，腰痛，时时失精，饮食减少，膝以下清。"

中医认为治疗肾病应辨证施治，对不同病症采用补肾填精、滋阴温阳、补肾纳气、通阳行水等法。《千金方》曾说："大凡水肿病难治，瘥后特须慎口味，否则复水，水肿病人多嗜食不兼，所以此病难愈也。"

由此可见，肾病患者不宜吃寒凉生冷、肥腻黏滞之品，以免再伤脾肾之阳。生活中，肾炎病人要低盐饮食，因为《黄帝内经》认为过食咸则伤肾，这与现代医学的见解相同。其次，肾病患者宜食清淡而有利尿作用的食物，如蚕豆、赤小豆、冬瓜、西瓜、荠菜、乌鱼等，多食新鲜蔬菜和水果；忌食咸腐、辛辣、刺激性强的食物和海腥发物，如咸菜、咸蛋、酱菜、腐乳、鹅、公鸡、猪头肉、海鲜等。

4.根据病情而食

所谓根据病情而食的原则，主要指两个方面，一是根据不同症状的病症而选择膳食，二是根据同一病症所处的不同阶段而选择膳食。对于不同的病症，应辨证施治，这是中医最核心的思想。对于不同病症的不同治法，《黄帝内经》中有系统的论述，如《素问·至真要大论》认为"热淫于内，治以咸寒，佐以甘苦，以酸收之，以苦发之"，"寒淫所胜，平以辛热，佐以甘苦"。《素问·阴阳应象大论》曰："形不足者，温之以气；精不足者，补之以味。"

（1）根据不同病症病情施食

发热者：在药物治疗基础上，中医常指导人们用姜来发汗，治疗感冒，另发热者宜吃冷冻西瓜来生津、退热。

烦渴、咽干者：可选用小麦、大米、粳米、黑大豆、糯米、绿豆等作为主食，副食可选择萝卜、菠菜、苦瓜、冬瓜、甘蔗、冰糖、菱角等。

消化不良者：可选用黑大豆、大麦作为主食，选择白菜、荸荠、藕等作为副食。对于呕吐、反胃者，可选用小米、糯米、绿豆、白扁豆作为主食，选择生姜、乌梅、甘蔗作为副食。

便秘者：宜选用香油、白芝麻、白菜、萝卜、百合来食疗。

尿黄、排尿不利者：可选用小米、小麦、赤小豆、绿豆、扁豆作为主食，选用白菜、萝卜、莴苣、西瓜、甘蔗作为副食。

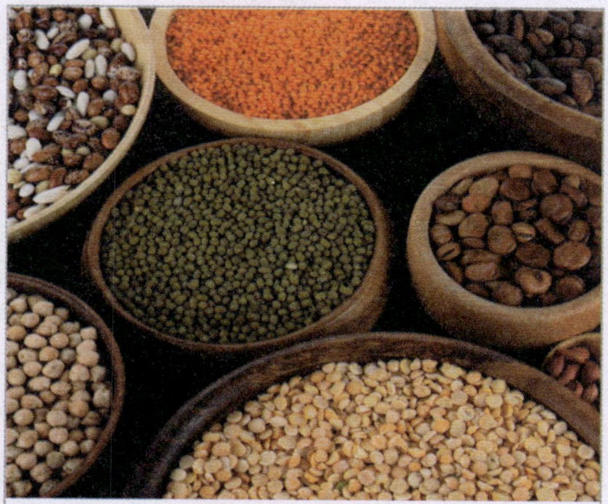
◎应根据不同的病症来选择不同的膳食，因病情而择食。

（2）根据疾病初期、中期和晚期病情施食

初期：当患者处于疾病初期时，正气未衰，邪气渐盛，为防止邪气发展，治病当以攻邪为主，采用清热解毒、化痰、活血化瘀、软坚散结等治疗手段，食物宜选用清淡的新鲜蔬菜，如胡萝卜、苋菜、菠菜、韭菜、芹菜、芦笋、花菜、南瓜、西蓝花等。

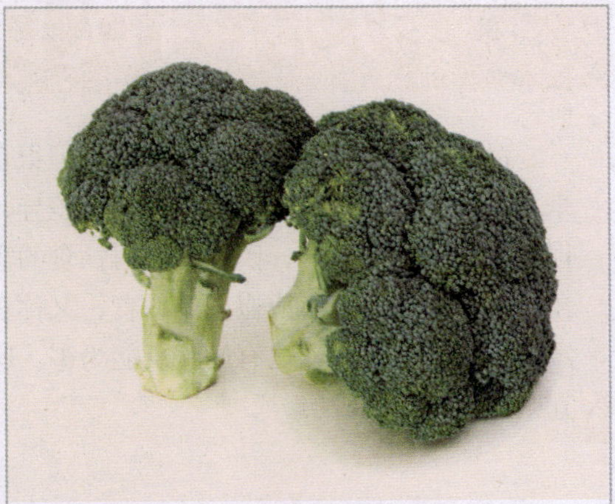

◎要因病情而食，同时也要根据疾病的不同时期来合理选择饮食。

中期：当病人处于患病中期时，正气渐衰，邪气已盛，此时要在祛邪的同时，辅用益气、养血、滋阴、助阳等法，饮食应清淡，以温补为主，如气虚者食用红枣、莲子，血虚者食用花生、核桃，阴虚者食用猕猴桃、芦笋，阳虚者食用刀豆、生姜等。

末期：疾病末期，邪气已占据主导地位，正气衰弱至极，虚损至极，食疗上应以滋补为主，可采用猕猴桃、红枣、香菇、猴头菇、海带、银耳、牛奶等大补之品。

病中饮食直接影响着疾病的治疗和康复，患者饮食要在营养均衡的基础上，做到尽量丰富，每天最好喝一杯牛奶，吃1个鸡蛋和50克瘦肉，也可以用鱼或豆制品代替。多食新鲜蔬菜，因为蔬菜可帮助吸收蛋白质、糖类和脂肪。病中之人每天至少还要吃1～3个富含维生素C的水果。

此外，患病之人还应注意病后的膳食，防止“食复”。所谓食复，是指病后因饮食不当而导致疾病复发，基于此，病人应做到以下几点。

一是要适量忌口，要避免食用与病性相反，不利于健康的食物。最好能做到饮食有节、合理、卫生，饮食寒温适宜，清淡又营养丰富，易于消化，戒除偏食以及吸烟、饮酒等导致“食复”的不良饮食习惯。

二是大病之后，正气尚弱，要注意脾胃功能的调理恢复。脾胃功能的恢复对整个机体正气的恢复极为重要，因为它决定了身体气血津液的生化功能。如温病之后，食用寒凉、辛辣之物，则伤胃动脾，会致使病情反复，若常用清凉、甘润之品或芳香、醒脾的植物，或进食一些清补的汤类，则脾胃功能可得到很好的恢复，机体也能尽快地恢复健康。

《黄帝内经》说未病

道者，圣人行之，愚者佩之。从阴阳则生，逆之则死，从之则治，逆之则乱，反顺为逆，是谓内格，是故圣人不治已病治未病，不治已乱治未乱，此之谓也。夫病已成而后药之，乱已成而后治之，譬犹渴而穿井，斗而铸锥，不亦晚乎！

——《素问·四气调神大论》

疾病与饮食的禁忌原则

品尝天下美味是很多人的梦想，但很多时候往往因为我们自身的原因，给身体带来不良后果。不同的食物在性味上有差异，尽管每种食物都有其可食性和营养功能，但因为人体状况各异，因而人们对饮食的需求与避忌也不同。饮食禁忌就是从养生的角度研究不同的人所应避忌的饮食，又称食忌或忌口。“医圣”张仲景说：“凡饮食滋味，以养于生，食之有妨，反能为害。所食之味，有与病相宜，有与身为害，若得宜则益体，害则成疾。”

1.常见病症饮食禁忌

了解疾病对饮食要求的禁忌非常重要：一方面是为了保护胃气，另一方面也是为了防止因饮食不当而加重病情或减少服药的药力。

一般说来，在服药期间对于生冷、黏腻、辛辣、不易消化及有特殊性刺激的食物都应予以避免或节制，具体还应视病情的需要和处方中药物的性味来定。如寒性病症不宜食生冷瓜果、油腻食物；热性病症不宜食辛辣、温燥的食物；有咳嗽症状的人不能吃过甜、过咸、过油腻的食物，也不要吃辣椒，并要避免烟酒。疮痈中毒、皮肤瘙痒者不宜吃鱼、蛤、牛、羊等腥膻食物……

我国医学对饮食与疾病已积累很多经验，如张仲景在《金匮要略》中就提出了一些病症的饮食禁忌原则：虚寒病症禁忌寒凉滑泄的食物，实热病症禁忌温补燥涩的食物，外感病症禁忌收敛固涩的食物，内伤病症禁忌辛燥发散的食物……同时，还针对病症列举一些能恶化病情、引发旧疾的食品，如疮疡、斑疹禁发物，鼓胀病禁盐酱。此外，现代医学认为糖尿病患者禁食富含糖类的食物，慢性胃肠道病患者禁忌过于刺激的饮食，如辣椒、生葱、生蒜、咖啡、浓茶等，以及特别难消化的食品，如黏食、油炸食品。

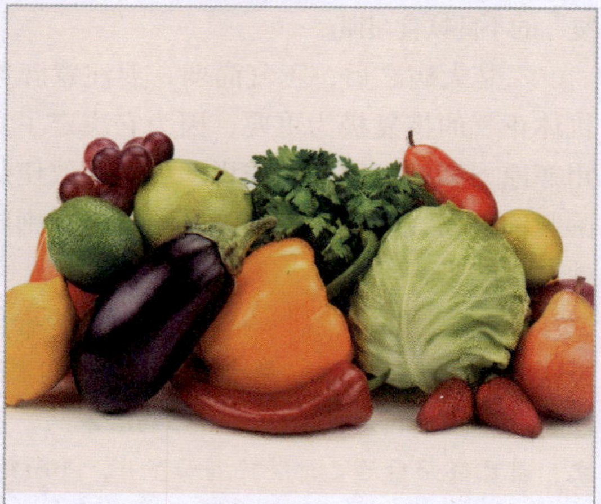
◎在服药期间要合理安排膳食，避免选择生冷、辛辣的食物。

综合祖国医学对饮食与疾病的禁忌所累积的经验，各类常见病症的饮食宜忌大致如下。

发热病人：忌吃辛辣、油腻食物，如姜、椒、肥肉、酒类等。

久病之人：忌吃猪头肉、母猪肉、鹅肉、鱼腥类。

胃脘胀满、呕吐、恶心：不宜多吃甜食，如饴糖、砂糖、甘蔗糖。

疮痈肿毒病人：忌吃羊肉、蟹、虾以及辛辣、刺激性食物。

贫血患者：忌吃辛辣、刺激性强的食物。

有出血现象的人：忌吃辛辣食物。

咳嗽痰多患者：忌吃酸涩食物，如杨梅、石榴、樱桃、梅、杏、李、山楂、木瓜等。

痢疾初愈：忌饱食及吃甘甜、滑利、生冷、瓜果、动物血等。

大便稀薄者：不宜常吃肥肉。

热性病者：忌吃公鸡。

脾胃虚寒者：不宜吃柿子。

内热较盛者：忌多吃荔枝。

高血压病患者：忌吃产气及性热的食物，如红薯、萝卜等。

糖尿病患者：忌吃易使血糖升高的食物，如蜂蜜、果酱、土豆、红薯、粉条、板栗、热茶等。

胆结石患者：忌吃高胆固醇和高脂肪的食物，如牛髓、羊髓等。

肝炎患者：忌吃富含脂肪、甜腻的食物，如猪肝、肥肉、鱼子及甜点。

肥胖症患者：忌吃高能量食物，如薯片、罐头、巧克力、奶油等。

2.发物与饮食五味禁忌

“发物”指患有某种疾病的人在此期间进食某些不宜食用的、易诱发疾病的食物。按性能一般可分为六类：

一是发热之物，如薤、姜、花椒、大蒜、羊肉、狗肉、黄鳝、泥鳅等。

二是发风之物，如虾、螃蟹、带鱼、黄鱼、鲳鱼、蚌肉、椿芽等。

三是发湿之物，如饴糖、糯米、米酒等。

四是发冷积之物，如梨、柿及各种生冷之品。

五为发动血之物，如辣椒、胡椒等。

六为发滞气之物，如土豆、莲子、芡实及各类豆制品。

“忌口”即在服用中药期间，为保证其药效，禁食某些能降低药物功效并发生副作用的食物，俗称为“食忌”或“忌口”。

“发物”致病与人体的体质、遗传、季节、年龄、食后受凉或发怒等多种因素有关。形体虚寒、大便溏薄、胃痛喜温、四肢发冷者当忌西瓜、雪梨、香蕉等凉性食物；面红目赤、发热口渴、失眠心烦、痔疮下血者当忌生姜、胡椒、白酒、大蒜等热性食物；患有荨麻疹、各种皮炎、湿疹、酒渣鼻、痤疮的人，一切具有刺激性的食物都可能成为“发物”，需忌口。有的哮喘病人，平时可以无顾忌地随便吃喝，而在哮喘发作期间，蛋、牛奶、鱼和虾等高蛋白物质却会成为加重病情的“发物”，需要忌口。贫血病人服用铁剂时，以及病人服镇静、催眠等药物的前后，都不宜喝茶，更不能用茶水送服这些药物。

不同体质人的饮食养生

中医学根据临床上的症候表现、脉象、舌苔将人的体质分为阴虚体质、阳虚体质、气虚体质、血虚体质等九种。日常生活中，我们常常具有两种或两种以上的复合体质。体质不同，饮食养生的方法也不同。饮食养生成功的关键之一，就是应根据个人体质，采取相应的食补方法调理体质之偏。

中医体质理论渊源于《黄帝内经》，《灵枢·寿夭刚柔》即有“人之生也，有刚有柔，有弱有强，有短有长，有阴有阳”之论。在中医理论指导下，根据不同的体质，采用相应的养生方法和措施，纠正其体质上之偏，达到益寿延年的目的，这就叫体质养生法。在《黄帝内经·灵枢·阴阳二十五人》中根据人的形体、肤色、认识能力、情感反应、意志强弱、性格静躁以及对季节气候的适应能力等方面的差异，将人的体质分为了木、火、土、金、水五大类型，每一类型又依其肤色、体型、禀赋、态度以及对自然界的适应能力等细分为五类。这25种不同特质的型态，因为分别受五行偏盛的影响，所以产生特有的体质，同时也会有某一方面较弱而容易致病的现象。这也说明了每一个人，均有其先天特有的体质，及禀赋的差异性，治病用药也因此必须要因人制宜，同一种病发生在不同体质的人身上，就有可能会有不同的病情转变，其结果也往往相差甚远。

现代中医常用的体质分类法着眼于阴阳气血的虚实盛衰，把人体分为正常体质和不良体质两大类。中医理论认为，凡体力强壮、面色润泽、睡眠饮食均佳、二便通调、脉象正常、无明显气血偏盛偏衰的为正常体质，又称为平和体质；反之，有明显阴虚、阳虚、气虚、血虚、痰湿、血瘀等倾向的均属于不良体质。辨体而食，就是根据不同体质类型，针对其体质特征采取相应的饮食养生方法，通过调理来改善体质，调整功能状态，并结合体质进行防病抗病、抗老防衰。

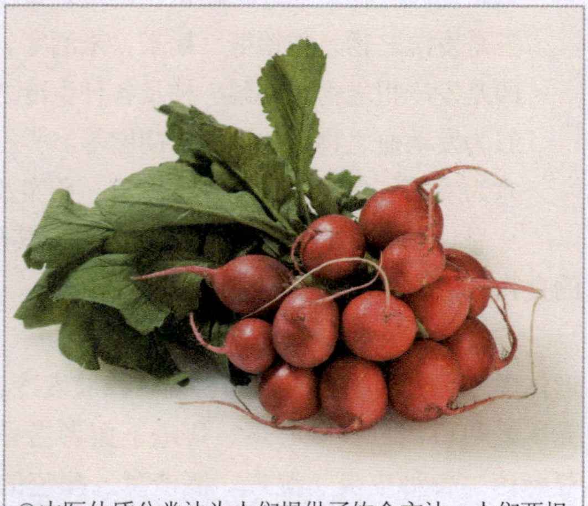

◎中医体质分类法为人们提供了饮食方法。人们要根据不同的体质来合理选择膳食。

1.平和体质：身心健，要维护

（1）平和体质人的特征

总体特征：阴阳气血调和，以体态适中、面色红润、精力充沛等为主要特征。

形体特征：体形匀称健壮。

常见表现：面色、肤色润泽，头发稠密有光泽，目光有神，鼻色明润，嗅觉通利，唇色红润，不易疲劳，精力充沛，耐受寒热，睡眠良好，胃纳佳，二便正常，舌色淡红，苔薄白，脉和缓有力。

心理特征：性格随和开朗。

发病倾向：平素患病较少。

对外界环境适应能力：对自然环境和社会环境适应能力较强。

（2）平和体质人的饮食调养

食养原则：“谨和五味”，顺应四时阴阳以维持阴阳平衡，酌量选食具有缓补阴阳作用的食物，以增强体质。

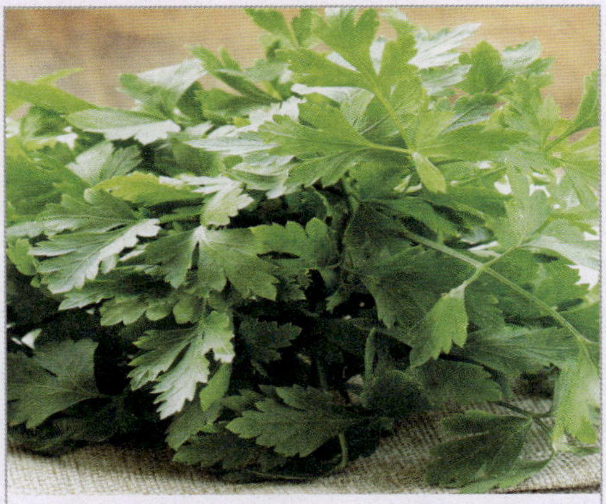

◎夏季宜多食辛味助肺以制心，且饮食宜清淡而不宜食肥甘厚味。

调养方法：平和体质的人春季阳气初生，宜食辛甘之品以发散，而不宜食酸收之味。宜食韭菜、香菜、豆豉、萝卜、红枣、猪肉等。夏季心火当令，宜多食辛味助肺以制心，且饮食宜清淡而不宜食肥甘厚味。宜食菠菜、黄瓜、丝瓜、冬瓜、桃、李、绿豆、鸡肉、鸭肉等。秋季干燥易伤津液，宜食性润之品以生津液，而不宜食辛散之品。宜食银耳、杏、梨、白扁豆、蚕豆、鸭肉、猪肉等。冬季阳气衰微，故宜食温补之品以保护阳气，而不宜食寒凉之品。宜食大白菜、板栗、红枣、黑豆、刀豆、羊肉等。

另外，南瓜蒸百合是平和体质者的佳品。准备南瓜250克，百合100克，罐装红樱桃1粒，白糖、盐、蜂蜜各适量。将南瓜切成菱形块，百合洗净；南瓜、百合装盘，撒上调料，装饰红樱桃，上笼蒸熟即可。

2.气虚体质：正气虚，要固本

（1）气虚体质人的特征

总体特征：元气不足，以疲乏、气短、自汗等气虚表现为主要特征。

形体特征：肌肉松软不实。

常见表现：平素语音低弱，气短懒言，容易疲乏，精神不振，易出汗，舌淡红，舌边有齿痕，脉弱。

心理特征：性格内向，不喜冒险。

发病倾向：易患感冒、内脏下垂等病；病后康复缓慢。

对外界环境适应能力：不耐受风、寒、暑、湿邪。

（2）气虚体质人的饮食调养

食养原则：补气养气、益气健脾。

调养方法：气虚体质的人宜吃性平偏温的、具有补益作用的食品。比如果品类有红枣、葡萄干、苹果、龙眼肉、橙子等。蔬菜类有白扁豆、红薯、淮山药、莲子、白果、芡实、南瓜、包菜、胡萝卜、土豆、山药、莲藕（生者甘寒，清热凉血；熟者甘温，健脾益气）、香菇等。肉食类有鸡肉、猪肚、牛肉、羊肉、鹌鹑、鹌鹑蛋等。水产类有淡水鱼、泥鳅、鳝鱼等。调味类有麦芽糖、蜂蜜等。谷物类有糯米、小米、黄豆制品等。

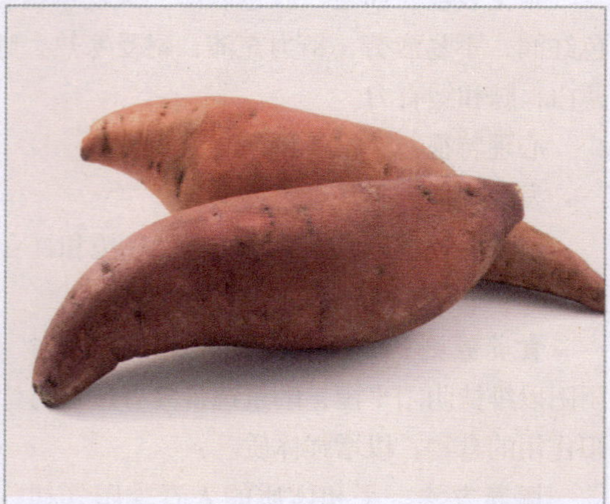

◎气虚体质者应该多吃红薯等具有补益作用的食物。同时要切忌大补。

气虚体质者的补益要缓缓而补，不能峻补、蛮补、呆补。峻补是指用大剂量的、药效较猛的补益方药救治气血将脱的危重疾病，比如参附汤、独参汤等。蛮补就是不问寒热虚实乱补，只要是保健品、补品买来就吃。呆补就是补益还算对路，但是完全不考虑脾胃是否受得了，一味进补，其结果往往是补得脾胃呆滞，补益作用还没表现出来，脾胃就先给积滞住了，肚子开始胀了，连食欲也补没了。气虚的人最好不要吃山楂、佛手柑、槟榔、大蒜、苤蓝、萝卜缨、香菜、大头菜、胡椒、荜拨、紫苏叶、薄荷、荷叶；不吃或少吃荞麦、柚子、柑、金橘、金橘饼、橙子、荸荠、生萝卜、芥菜、砂仁、菊花。

3.阳虚体质：热量低，要温阳

（1）阳虚体质人的特征

总体特征：阳气不足，以畏寒怕冷、手足不温等虚寒表现为主要特征。

形体特征：肌肉松软不实。

常见表现：平素畏冷，手足不温，喜热饮食，精神不振，舌淡胖嫩，脉沉迟。

心理特征：性格多沉静、内向。

发病倾向：易患痰饮、肿胀、泄泻等病；感邪易从寒化。

对外界环境适应能力：耐夏不耐冬；易感风、寒、湿邪。

（2）阳虚体质人的饮食调养

食养原则：益阳驱寒、温补脾肾。

调养方法：第一，少吃或不吃生冷、冰冻之品。寒性明显的食品对阳虚体质的人影响较大。饮品方面有冰镇饮料、冰镇果汁和新鲜椰子汁；新鲜水果和蔬菜方面有柑橘、柚子、香蕉、西瓜、甜瓜、火龙果、荸荠、梨子、柿子、枇杷、甘蔗、苦瓜、黄瓜、丝瓜、芹菜、竹笋；其他还有绿豆、绿茶、海带、紫菜、田螺、螃蟹等。如果嘴馋很想吃上述食物，一要量少；二是可以配温热食物；三是蔬菜尽量不要凉拌生吃，最好在开水中焯一焯或者炖、蒸、煮。

第二，减少食盐的摄入。阳虚体质多盐饮食很容易引起肥胖、肿胀、排尿不利、高血压病。

第三，阳虚体质的人可多食温热之性的食物。果品类有荔枝、榴莲、樱桃以及龙眼肉、板栗、红枣、核桃、腰果、松子等。干果中最典型的就是核桃，可以温肾阳，最适合腰膝酸软、夜尿多的人。蔬菜类包含生姜、韭菜、辣椒、南瓜、胡萝卜、山药、黄豆芽等，山药以河南出的铁棍山药最好。阳虚、气虚体质者秋冬季经常喝些山药、板栗、红枣、糯米粥，不仅暖身暖胃，还能补阳气。肉食类有羊肉、牛肉、鹿肉、鸡肉等。羊肉性温顺、柔和，补阳、补气又补血。在煲羊肉汤的时候，里边可以放一些当归、白芍，吃起来又补阳气又补血。一到冬天就手脚冷麻的人，可以喝当归生姜羊肉汤。狗肉性烈、刚燥，阳虚的人，不宜多吃。水产类宜食的有虾、鳝鱼、海参、鲍鱼、淡菜等。有两道很好吃的菜——韭菜炒虾仁和韭菜炒核桃，可以改善阳虚体质，尤其适合男性。调料类有麦芽糖、红茶、花椒、姜、茴香、桂皮等。冬季用花椒、生姜、茴香、桂皮等炖肉食较好。

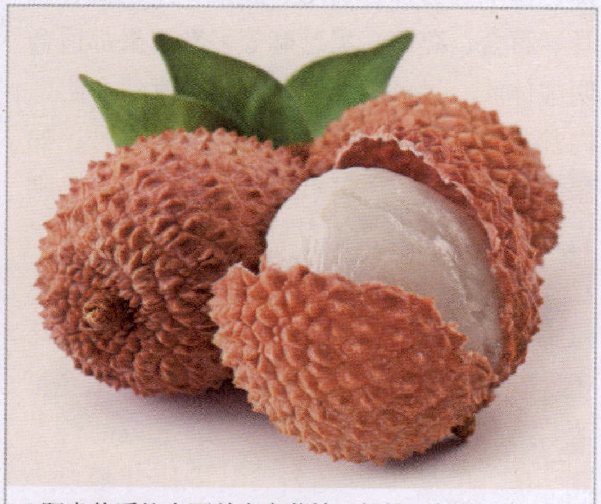

◎阳虚体质的人可以多食荔枝、核桃、板栗、松子等温热的食物。

第四，可以适当调整烹调方式。在体质出现较为明显的寒热虚实偏颇时，最好选择焖、蒸、炖、煮的烹调方法。这些方法能够保证食物的天然冲和之味，也就是鲜味，还能够平抑食物的寒热之性。

4.阴虚体质：津液亏，要养阴

（1）阴虚体质人的特征

总体特征：阴液亏少，以口燥咽干、手足心热等虚热表现为主要特征。

形体特征：体形偏瘦。

常见表现：手足心热，口燥咽干，鼻微干，喜冷饮，大便干燥，舌红少津，脉细数。

心理特征：性情急躁，外向好动，活泼。

发病倾向：易患虚劳、失精、不寐等病；感邪易从热化。

对外界环境适应能力：耐冬不耐夏；不耐受暑、热、燥邪。

（2）阴虚体质人的饮食调养

食养原则：补阴清热，滋养肝肾。

调养方法：适合阴虚体质的食物有很多。酸甘可化阴，甘寒可清热，用于阴虚体质比较对路。比如石榴、葡萄、枸杞子、柠檬、苹果、梨子、柑橘、香蕉、枇杷、杨桃、桑葚、罗汉果、西瓜、荸荠、甘蔗、冬瓜、丝瓜、苦瓜、黄瓜、菠菜、生莲藕、银耳、百合、燕窝、黑芝麻等多数水果都适合阴虚体质。另外，新鲜莲藕也非常适合阴虚内热的人，可以在夏天的时候榨汁喝；如果藕稍微老一点，质地粉，补脾胃效果则更好。

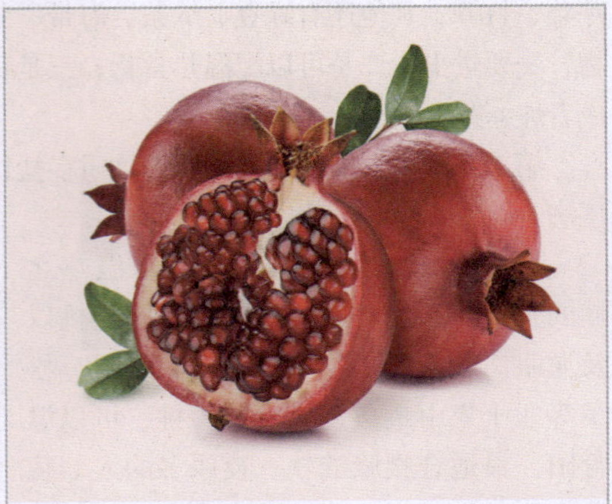

◎阴虚体质者应多吃石榴等补阴清热、滋养肝肾的食物。

阴虚体质宜吃肉质精细的动物优质蛋白，如很新鲜的猪肉、兔肉、鸭肉、乌鱼、蚌肉、牡蛎、海参、小银鱼、鲍鱼、淡菜等。肉类可以红烧、焖、蒸、炖、煮、煲，尽量少放调料，保持原汁原味。食物如经过煎炸、烧烤或放花椒、八角、桂皮等一起食用，敏感的人一吃就上火。

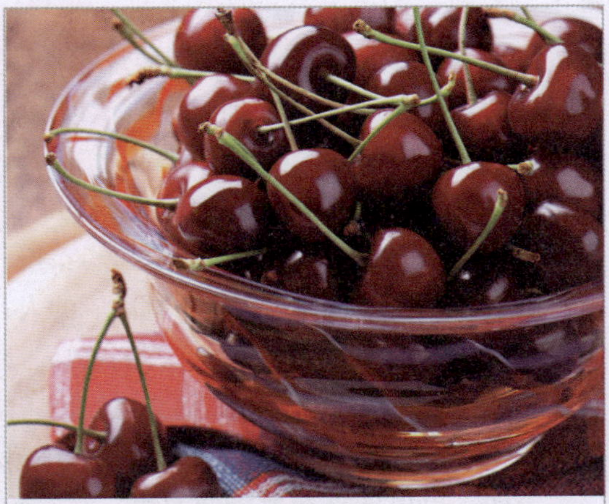

◎阴虚体质者不宜经常食用樱桃等温燥、辛辣、香浓的食物。

温燥的、辛辣的、香浓的食物都伤阴。比如花椒、茴香、桂皮、五香粉、味精、辣椒、葱、姜、蒜、韭菜、虾仁、荔枝、龙眼、核桃、樱桃、杏、羊肉等。这些食物阴虚体质的人并非绝对不能食，但是要尽量少吃。在炎热、干燥容易上火的天气最好是不吃。

5.湿热体质：内热重，要清利

（1）湿热体质人的特征

总体特征：湿热内蕴，以面垢油光、口苦、苔黄腻等湿热表现为主要特征。

形体特征：形体中等或偏瘦。

常见表现：面垢油光，易生痤疮，口苦口干，身重困倦，大便黏滞不畅或燥结，排尿短黄，男性易阴囊潮湿，女性易带下增多，舌质偏红，苔黄腻，脉滑数。

心理特征：容易心烦急躁。

发病倾向：易患疮疖、黄疸、热淋等病。

对外界环境适应能力：对夏末秋初湿热气候，湿重或气温偏高环境较难适应。

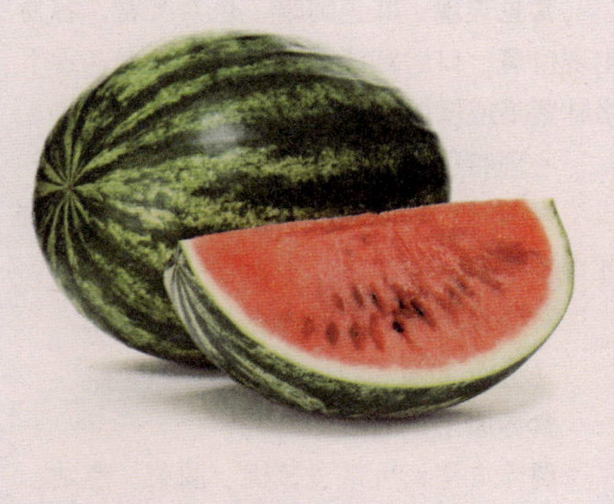

◎湿热体质者可以多吃西瓜等食物，饮食宜清淡，以温食为主。

（2）湿热体质人的饮食调养

食养原则：宜清淡，少甜食，以温食为主。

调养方法：少吃甜食，口味清淡。湿热体质者要少吃甜食、辛辣刺激的食物，少喝酒。比较适合湿热体质的食物，如绿豆、苦瓜、丝瓜、菜瓜、芹菜、荠菜、芥蓝、竹笋、紫菜、海带、四季豆、赤小豆、薏米、西瓜、兔肉、鸭肉、田螺等；不宜食用麦冬、燕窝、银耳、阿胶、蜂蜜、麦芽糖等滋补食物。

6.痰湿体质：多肥胖，要运化

（1）痰湿体质人的特征

总体特征：痰湿凝聚，以形体肥胖、腹部肥满、口黏苔腻等痰湿表现为主要特征。

形体特征：体形肥胖，腹部肥满松软。

常见表现：面部皮肤油脂较多，多汗且黏，胸闷，痰多，口黏腻或甜，喜食肥甘甜黏，苔腻，脉滑。

心理特征：性格偏温和、稳重，多善于忍耐。

发病倾向：易患消渴、卒中、胸痹等病。

对外界环境适应能力：对梅雨季节及湿重环境适应能力差。

（2）痰湿体质人的饮食调养

食养原则：化痰除湿。

调养方法：少食肥甘厚味，酒类也不宜多饮，且食勿过饱，宜多吃蔬菜、水果，尤其是一些具有健脾利湿、化痰祛痰功效的食物，如白萝卜、紫菜、海蜇、洋葱、枇杷、白果、红枣、扁豆、薏米、赤小豆、蚕豆、包菜等，还可常食加入了陈皮、白术、党参、砂仁、苍术、茯苓等健脾祛湿的中草药所烹饪的药膳。

7.血瘀体质：有瘀滞，要疏通

（1）血瘀体质人的特征

总体特征：血行不畅，以肤色晦暗、舌质紫黯等血瘀表现为主要特征。

形体特征：胖瘦均见。

常见表现：肤色晦暗，色素沉着，容易出现瘀斑，口唇黯淡，舌暗或有瘀点，舌下络脉紫暗或增粗，脉涩。

心理特征：易烦，健忘。

发病倾向：易患症瘕及痛证、血证等。

对外界环境适应能力：不耐受寒邪。

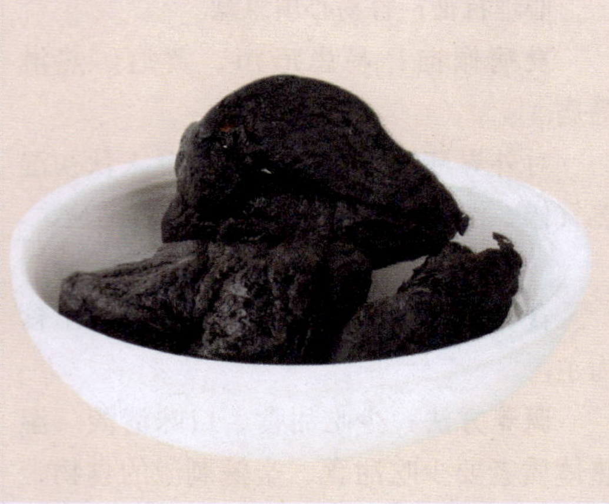

◎血瘀体质者应多吃活血化瘀的食物、药材等。比如在粥中加入活血养血的药材。

（2）血瘀体质人的饮食调养

食养原则：活血化瘀。

调养方法：可常食核桃、油菜、慈姑、黑大豆等具有活血祛瘀的食物，山楂粥、花生粥亦可常食，或食用加入了地黄、丹参、川芎、当归、五加皮、地榆、续断、茺蔚子等活血养血中草药烹饪的药膳。可少量饮用具有活血化瘀功效的药酒，醋可常吃。血瘀体质的人不宜吃收涩、寒凉、冰冻的东西。

8.气郁体质：情志结，防抑郁

（1）气郁体质人的特征

总体特征：气机郁滞，以神情抑郁、忧虑脆弱等气郁表现为主要特征。

形体特征：形体瘦者为多。

常见表现：神情抑郁，情感脆弱，烦闷不乐，舌淡红，苔薄白，脉弦。

心理特征：性格内向不稳定、敏感多虑。

发病倾向：易患脏躁、梅核气、百合病及郁证等。

对外界环境适应能力：对精神刺激适应能力较差；不适应阴雨天气。

（2）气郁体质人的饮食调养

食养原则：疏肝理气、行气解郁。

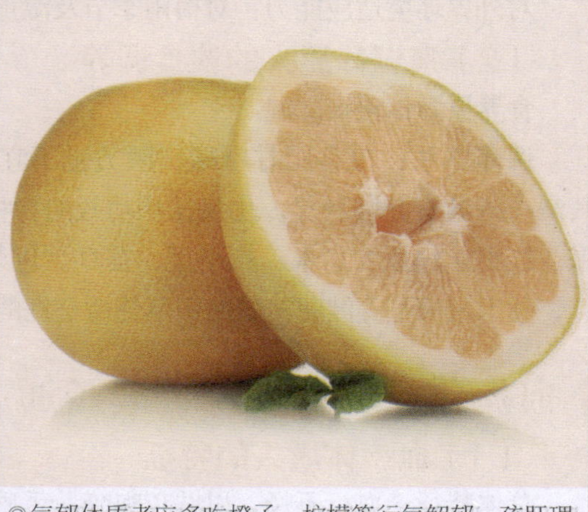

◎气郁体质者应多吃橙子、柠檬等行气解郁、疏肝理气的食物。

调养方法：气郁的人应多吃一些行气解郁的食物，如佛手、柠檬、橙子、柑皮、香橼、荞麦、韭菜、大蒜、高粱、豌豆等，以及一些活气的食物，如桃仁、油菜、黑大豆等，醋也可多吃一些，山楂粥、花生粥也颇为相宜。忌食辛辣、咖啡、浓茶等刺激品，少食肥甘厚味的食物。

另外，气郁体质的人比较适合食用橘子、柚子、陈皮、洋葱、丝瓜、包菜、香菜、萝卜、槟榔、玫瑰花、茉莉花等食物，而龙眼、红枣、葡萄干、蛋黄等可以补肝血。

气郁的人也会上火，在清热的时候一定要小心，不能太凉，尤其是女性。气郁体质的人也可以少量饮酒，但是不能过度。

9.特禀体质：常过敏，要调护

（1）特禀体质人的特征

总体特征：先天失常，以生理缺陷、过敏反应等为主要特征。

形体特征：过敏体质者一般无特殊；先天禀赋异常者或有畸形，或有生理缺陷。

常见表现：过敏体质者常见哮喘、风团、咽痒、鼻塞、喷嚏等症状；患遗传性疾病者有垂直遗传、先天性、家族性特征；患胎传性疾病者具有母体影响胎儿个体生长发育及相关疾病特征。

心理特征：随禀质不同情况各异。

发病倾向：过敏体质者易患哮喘、荨麻疹、花粉症及药物过敏等，遗传性疾病如血友病、先天愚型等，胎传性疾病如五迟（立迟、行迟、发迟、齿迟和语迟）、五软（头软、项软、手足软、肌肉软、口软）、解颅、胎惊等。

对外界环境适应能力：适应能力差，如过敏体质者对易致过敏季节适应能力差，易引发宿疾。

（2）特禀体质人的饮食调养

食养原则：防过敏，饮食宜清淡。

调养方法：特禀体质者是一类体质特殊的人群。过敏体质的人，有的即使不感冒也经常鼻塞、打喷嚏、流鼻涕，容易患哮喘，容易对药物、食物、气味、花粉、季节过敏。有的皮肤容易起荨麻疹，皮肤常因过敏出现紫红色瘀点、瘀斑，皮肤常一抓就红，并出现抓痕。所以，在饮食方面就应该清淡、均衡，粗细搭配适当，荤素配置合理，多吃一些益气固表的食物。益气固表的药中最好的是人参，虽然贵点，但也是最有效果的。还有防风、黄芪。此外，山药、太子参也有益气的作用。

在食物方面可以适当地多吃一些糯米、羊肚、燕麦、红枣、燕窝，还有被称为“水中人参”的泥鳅。少食荞麦（含致敏物质荞麦荧光素）、蚕豆、白扁豆、牛肉、鲤鱼、虾、蟹、茄子、酒、辣椒、浓茶、咖啡等辛辣之品，及腥膻发物和含致敏物质的食物。

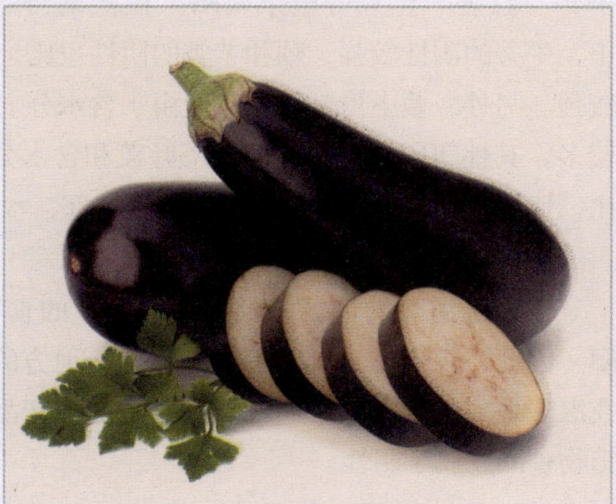

◎特禀体质者饮食应清淡，要防止过敏食物的摄入。应避免茄子等含过敏物质的食物。

饮食养生小常识

人体的生命活动，每时每刻都在不停地运行着，它的营养物质，也在逐渐地消耗着，要想保证我们的生命活动正常的进行，就需要不断的补充各种养料——水和食物。食物是摄取营养、维持人体生命活动必不可少的物资，也是生气、血、津液的重要来源。人们的日常生活离不开每日三餐，如何合理地调配饮食，使之更有利于人体健康、滋补养生，是人们所关注的问题。那么在我们日常饮食中，我们应该注意哪些问题呢？就让我们一起来了解一下。

1.食物如何分阴阳

在中国古代医学家的观念中：自然界的任何事物都是分阴阳的，食物当然也是如此。食物的阴阳属性可以从以下几点来判断。

（1）辨味道

具有苦、辛味的生姜、紫苏、韭菜、大蒜、葱类、猪肝等属阳，咸味的鱼类、蛤类、海藻类则偏属阴性。

（2）看形状

根和茎叶相比属阳，茎叶属阴。因此，牛蒡、红薯、土豆等根菜属阳。在根菜当中，牛蒡的阴性较强，藕和芋类的阴性也比较强。另外，萝卜虽是根菜，但由于含水分较多，其性属阴。白菜、菠菜等叶菜和含水分较多的黄瓜、茄子、西红柿等果菜与根菜相比，皆属阴。不过，卷心菜由于靠近根部，水分较少，在叶菜当中，却偏于阳性。

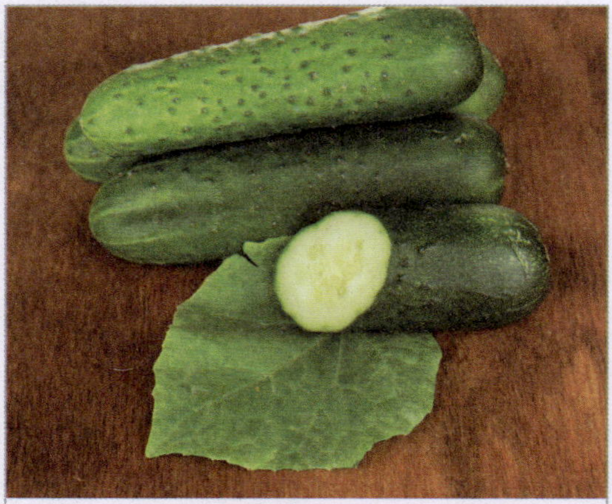

◎黄瓜属于果菜类，其所含水分较多，与根菜相比，属于阴性食物。

（3）看生长环境

生产于温暖的地区、及塑料大棚中的食物属阴，这些场所以外的地方生产的食物属阳。因此，像土豆、大豆等生长在寒冷地方的食物属于阳性，而香蕉、西瓜、甘蔗等生长在温暖地方的食物属于阴性。海洋中的海产品属于阳性，而陆地上产的肉类食品及普通的植物食品，属于阴性。

（4）看季节

食物的盛产期在冬季还是在夏季决定了其阴阳属性。比如盛产于夏季的西瓜、西红柿、茄子等食物与盛产于冬季的胡萝卜和藕相比较，当然应属阴性。

2.如何根据体质选择阴阳食物

人的体质也是分阴阳的，我们摄取的食物应该与体质相契合，达到阴阳调和的目的，这样才能在获得食物中充足阴阳的同时，保持平和，改善体质，获得健康。

看体质挑选食物也要遵循几个原则：

（1）阴阳互补原则

一般来说，体质属于阳性的人，应该多吃阴性食物；而体质为阴性的人，则必须多摄取阳性食物，这样才能使身体达到阴阳和谐的状态。

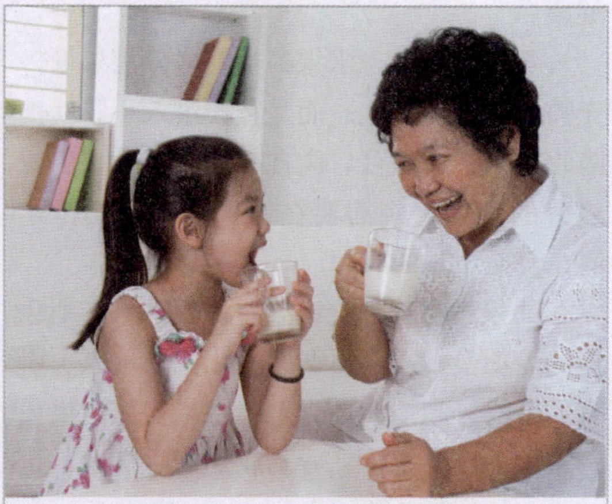

◎老人与小孩的年龄、体质都不同，应分别选择不同的食物。

（2）变化原则

饮食应该随着季节、性别、年龄、工作特性、机体的个别差异而不断变化。比如，如果你居住在热带气候区，那么在炎热的夏季，要尽可能进食阴性食物；而与此相反，北方居民则需要多摄入一些阳性食物。随着年龄的增长，当在机体内冷的能量开始积聚的时候，就应该转向阳性饮食。

（3）当地原则

尽量选择你所处的气候带生长的食品，因为在不同地带生活的人所适合的消化酶是不一样的。一般来说，人体内的消化酶，比较适合消化生长于当地气候和土壤的食物。而其他的一些酶可能没有或者其数量比较少，这就是为什么很多人到了别的地方会水土不服的原因。

3.一日三餐应该怎么吃

早餐：早餐要摄入至少500毫升水，既可以帮助消化，又可以为身体补充水分，排除废物，降低血液黏稠度。食物应当容易消化，营养丰富又不过于油腻。特别要注意食物不宜太凉，因为凉食物会降低肠胃的消化能力。另外，早餐与中餐以间隔4～5小时为好。

午餐：午餐是人一天最主要的一顿，占热量摄入的40%以上，所以老人常说午餐要吃饱。宜吃蛋白质和胆碱含量高的肉类，鱼类，禽蛋和大豆制品等食物。因为这类食物中的油脂高蛋白可使血液中酪氨酸增加，使头脑保持敏锐，对理解和记忆功能有重要作用。

晚餐：晚餐要少吃，晚餐如果吃得太饱，可引起血胆固醇增加，会刺激制造低密度和极低密度脂蛋白，成为诱发动脉硬化和冠心病的一大原因。晚餐应选择含纤维和碳水化合物多的食物。晚餐时应有两种以上的蔬菜，适当吃些粗粮。可以少量吃一些鱼类。晚餐的时间最好安排在晚上18点左右，尽量不要超过晚上8点。晚上8点之后最好不要再吃任何东西，饮水除外。并且，晚餐后四个小时内不要就寝，这样可使晚上吃的食物充分消化。

4.正确的用餐顺序是怎样的

吃饭也要讲究先来后到的顺序，主食、蔬菜、水果、汤等，只有吃对顺序才能吃出健康。

各类食物中，水果的主要成分是果糖，无需通过胃来消化，而是直接进入小肠就被吸收。米饭、面食、肉食等淀粉及含蛋白质成分的食物，则需要在胃里停留一两个小时，甚至更长的时间。

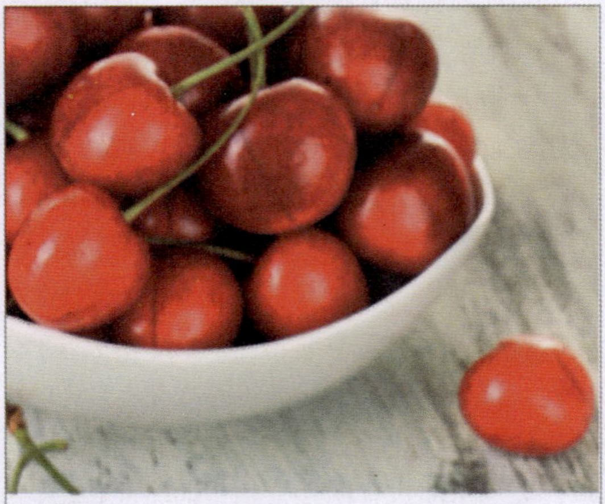
◎樱桃应在进食汤、青菜、饭、肉后30分钟以后吃，才有益于身体健康。

如果进餐时先吃饭菜、再吃水果，消化慢的淀粉蛋白质会阻塞着消化快的水果；所有的食物一起搅和在胃里，水果在体内摄氏三十六七度高温下，容易腐烂产生毒素，这就是身体病痛的原因之一。

至于饭后马上吃甜点或水果，最大害处是会中断、阻碍体内的消化过程，胃内食物容易腐烂，被细菌分解成酒精及醋一类的东西，产生胃气，形成肠胃疾病。

饭后喝汤的最大问题在于冲淡食物消化所需要的胃酸。所以，吃饭时最忌一边吃饭、一边喝汤，或是以汤泡饭或是吃过饭后，再来一大碗汤。这都容易阻碍正常消化。

正确的进餐顺序应为：汤、青菜、饭、肉，半小时后再吃水果。

5.吃饭时为什么要细嚼慢咽

中医自古提倡吃饭时要细嚼慢咽，如《千金要方》：“食当熟嚼。”《养生庸言》：“不论粥饭点心，皆宜嚼得极细咽下。”《千金翼方》主张“食无大言”。细嚼慢咽除可以促进对食物的消化和吸收外，另外还有不少好处。

（1）保护肠胃

细嚼慢咽可以使唾液分泌量增加，唾液里的蛋白质进到胃里以后，可以在胃里反应，生成一种蛋白膜，对胃起到保护作用。所以，吃饭时细嚼慢咽的人，一般不易得消化道溃疡病。

（2）防治牙病

细嚼慢咽能充分调节口腔的生理功能。细嚼可以促使牙龈表面角质变化，加速血液循环，提高牙龈的抗病能力。由于食物在口腔中反复咀嚼，牙齿表面便受到唾液的反复冲洗，增强了牙面的自洁作用，有助于防治牙病。

（3）美容减肥

细嚼促进了面部的肌肉活动，改善了局部的血液循环，提高了肌肤代谢活动，从而使面部皱纹减少，面色红润。细嚼慢咽还可以避免进食过多的食物，有利于节食减肥。

（4）防癌助寿

人体的唾液腺在分泌唾液的同时，还分泌一种腮腺激素，这种腮腺激素可被机体重新吸收进入血液，它具有抵抗机体组织老化的作用。而细嚼慢咽可以刺激唾液的分泌，在唾液分泌量增加的同时，腮腺激素的分泌与吸收也增加，从而起到延缓身体衰老的作用。另外，唾液中的氧化酶和过氧化物酶能消除某些致癌物质的毒性，起到防癌作用。

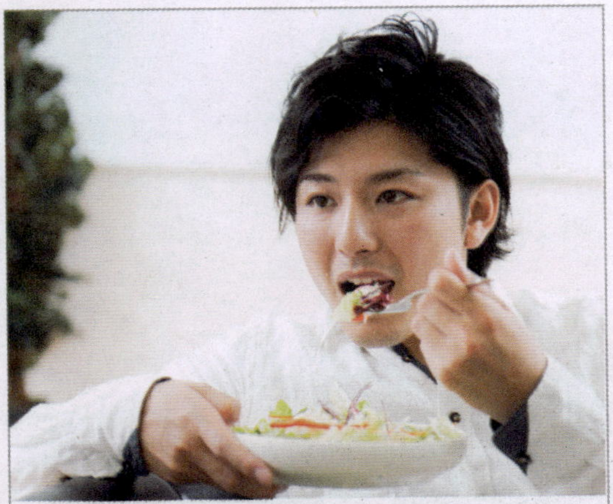

◎吃饭时应细嚼慢咽，可促进食物的消化吸收并且可以防癌助寿。

6.为什么吃半饱最健康

虽然过饥过饱都可以导致疾病的发生，但《黄帝内经》更侧重于饮食过饱对人体健康的影响。因为摄入食物过多，胃肠道消化食物就会耗费大量的气血，人体其他组织反而会营养不良，很多人都有餐后容易困倦的体验，这是大脑血液供应不足的表现。

《黄帝内经》说“饮食自倍，肠胃乃伤”，就是饮食超过了自己适合的需要量伤害了肠胃。在临床上由于暴饮暴食而引起的胃病并不少见，如胃脘胀满、疼痛、消化不良、腹泻等，日久则会导致胃炎、肠炎以及慢性肠道病变。

饮食中营养过剩，导致体内蛋白质、脂肪摄入过多，是一种变相的多食。人体不能充分代谢与利用这些营养物质，就会变为痰、湿等病邪损伤脏腑，从而引起疾病。《黄帝内经》说：“膏粱之变，足生大疔，受如持虚。”膏是指油腻的食物，梁是指精美的食物，两者相合表示过食肥美油腻的食物，不仅可以使人变生疔疮类疾病，而且这种体质容易招致任何疾病，罹患疾病就像拿着空罐子装东西一样容易。过多肥甘食物，容易引起的另外一种损伤是产生大量代谢产物及粪便，这些废物产生的浊气、毒素，会损害人体脏腑、经络、气血，加速人体脏器的衰老、面容的损伤。

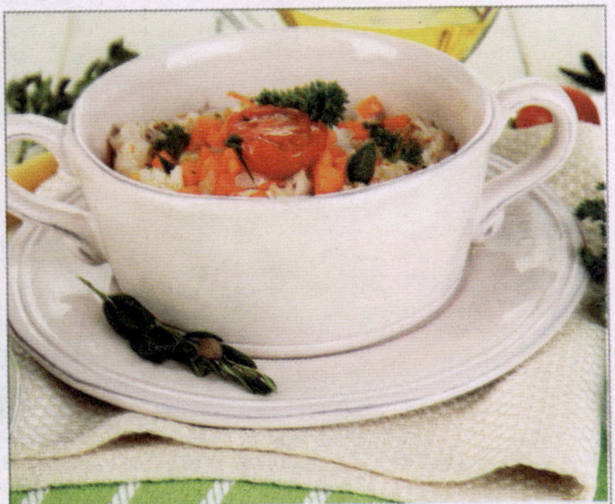

◎吃饭吃半饱，对人体脏腑、经络、气血有益，且使人更加长寿。

其实，古人早就发现，适度的减少食量，对身体的健康、长寿都是有益的。谚语说得好：“吃饭省一口，活到九十九。”

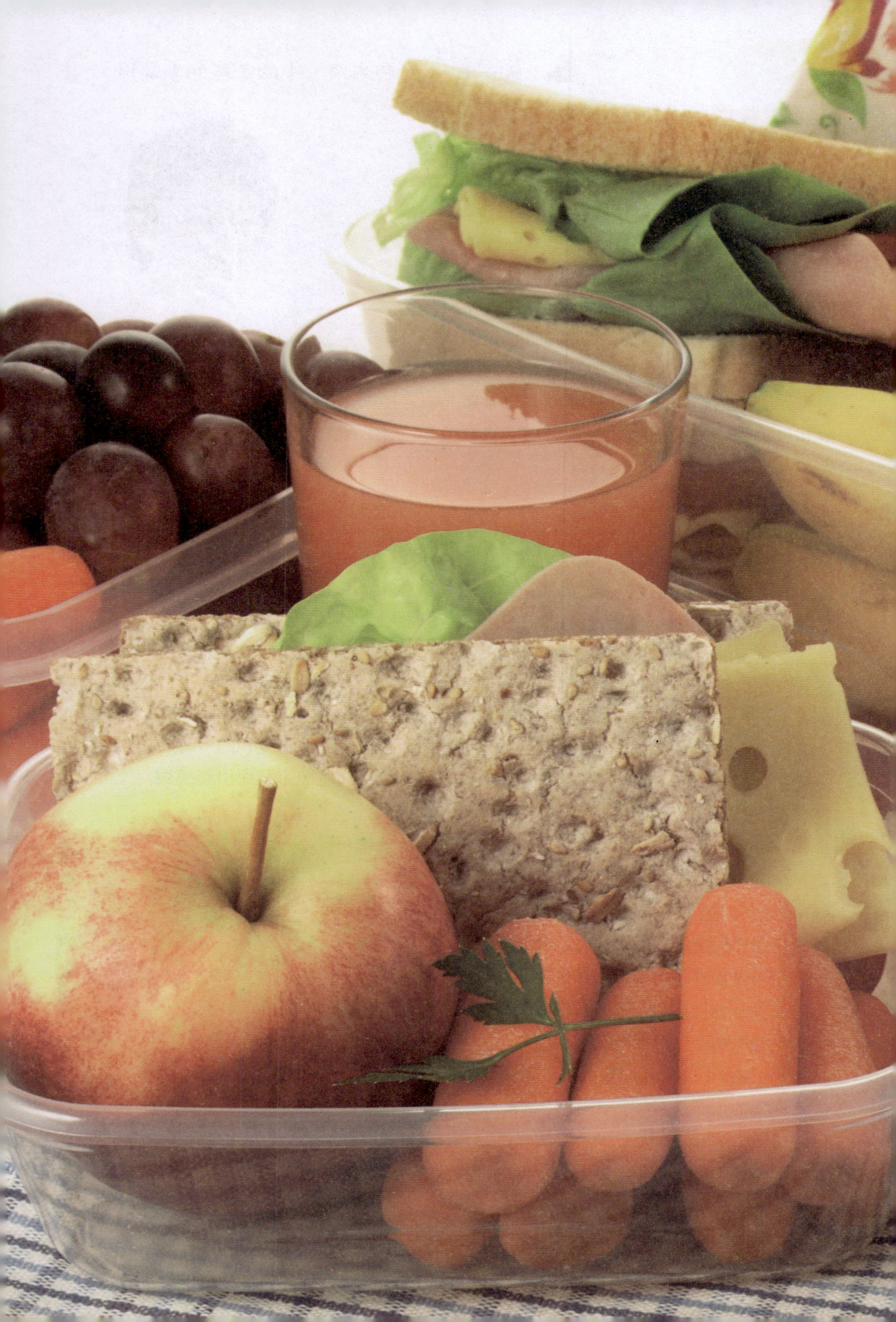

第二章

日常养生食物

●食物是摄取营养、维持人体生命活动必不可少的物质，也是气、血、津液的重要来源。健康的继续是营养，营养的继续是生命。不论男女老幼，皆为生而食，为了延续生命现象，必须摄取有益于身体健康的食物。

本章对“蔬菜类”“肉禽类”“水产类”“菌菇类”“粮豆类”“蛋奶类”“水果类”“干果类”“调料类”“饮品类”中包含的食材进行了详尽的说明，让我们可以更好的了解关于食物的一些学问。

蔬菜类

白菜

Bai Cai

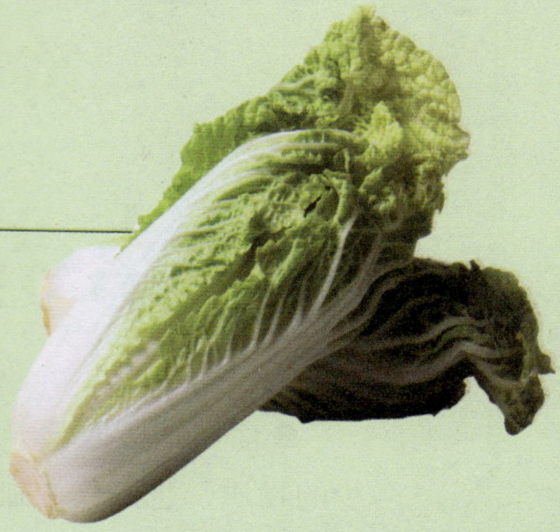

【别名】大白菜、黄芽菜、黄矮菜、菘。
【性味归经】性平，味苦、辛、甘。归肠、胃经。
【适用量】每次约100克。
【营养成分】含蛋白质、脂肪、多种维生素、粗纤维、钙、磷、铁、锌等。
【适宜人群】脾胃气虚者、大小便不利者、维生素缺乏者。
【不宜人群】胃寒者、腹泻者、肺热咳嗽者。

保健功效

1.增强免疫力

白菜中所含的粗纤维非常丰富，不仅能促进肠壁蠕动，稀释肠道毒素，常食还可以增强人体抗病能力，并且还可以降低胆固醇。

2.护肤养颜

白菜含有丰富的维生素C，常食可以起到很好的护肤养颜的效果。

3.促进发育

白菜中所含的锌也高于肉类和蛋类，有促进幼儿生长发育的作用。

4.防癌抗癌

白菜众所含膳食纤维较多，可预防结肠癌。白菜中还含有微量元素硒及钼，可抑制人体内亚硝酸胺的生成、吸收，这两种重要物质具有防癌和抗癌作用。

5.润肠

白菜含有丰富的粗纤维，不但能起到润肠、促进排毒的作用又刺激肠胃蠕动，促进大便排泄，帮助消化。

温馨提示

①切白菜时，宜顺丝切，这样切出来的白菜烹饪时容易熟。
②白菜宜用大火快炒，否则营养容易流失。
③白菜的做法有很多，常见的有熘、炝、烧、炒、拌、腌等。
④不宜食用腐烂的白菜：白菜的叶子中含有较多的硝酸盐，腐烂后其含量会明显增高。一旦大量进食，经肠道细菌作用，会还原成亚硝酸盐而发生中毒。

小百科

◎白菜原产于我国北方，是十字花科芸薹属叶用蔬菜，为我国原产和特产蔬菜，是人们经常食用的重要蔬菜之一。19世纪传入日本、欧美各国。

相宜食物搭配及功效

猪肉

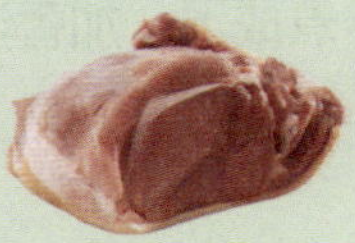

补充营养、通便

猪肝

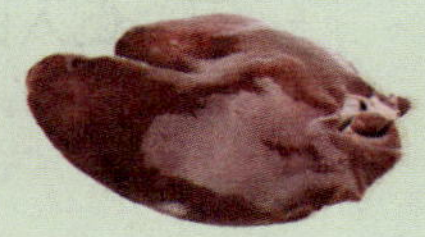

保肝护肾

鲤鱼

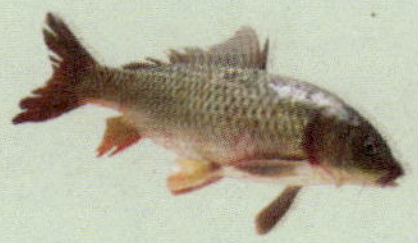

改善妊娠水肿

虾仁

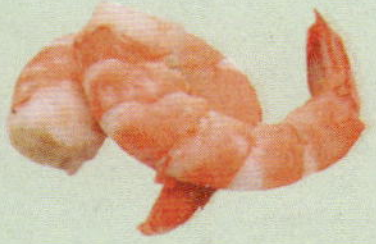

防止牙龈出血

黄豆

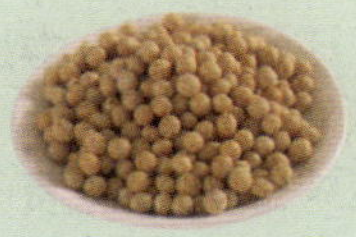

防止乳腺癌

牛肉

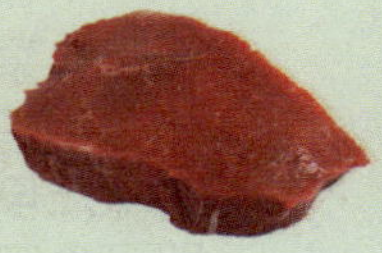

健胃消食

海带

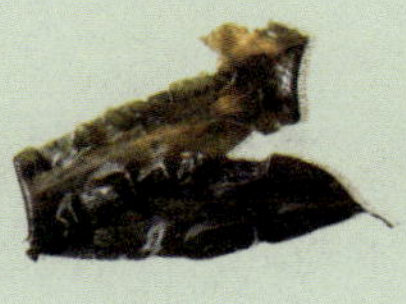

防止碘不足

青椒

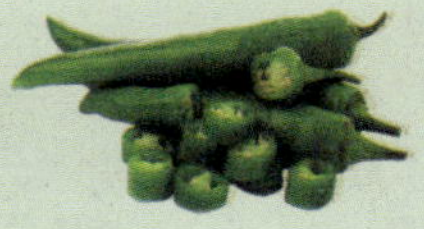

促进消化

相克食物搭配及后果

兔肉

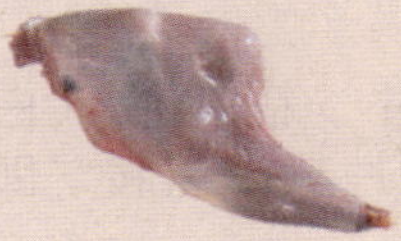

呕吐或腹泻

黄瓜

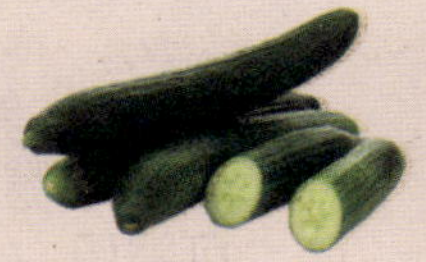

降低营养价值

羊肝

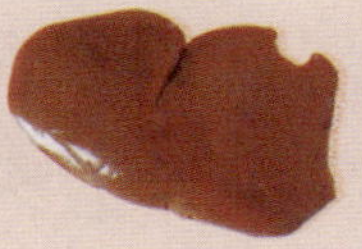

破坏维生素C

鳝鱼

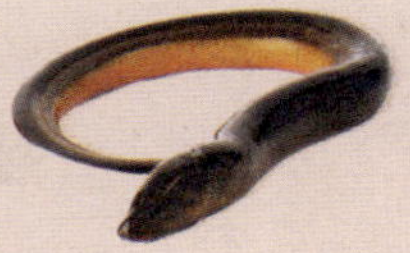

引起中毒

甘草

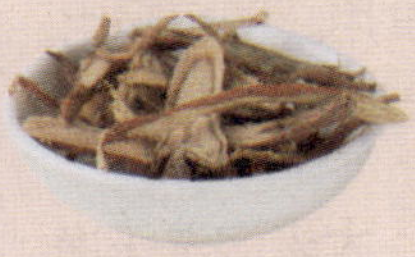

引起身体不适

白术

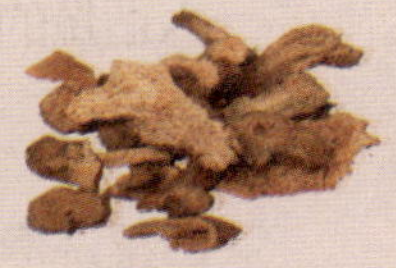

引起身体不适

山竹

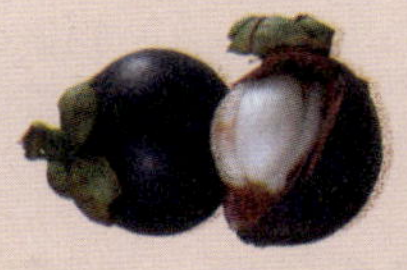

身体不适

选购指南

◎挑选白菜时，应该挑选包得紧实、新鲜、无虫害的白菜；不宜选购腐烂的、黄叶的白菜。

保存窍门

◎若室内温度在0℃以上，可在白菜叶上套上塑料袋，口不用扎，根朝下戳在地上，可存放一周。

推荐养生食疗方

功效	材料	做法
防治便秘、烦渴	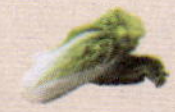 白菜200克 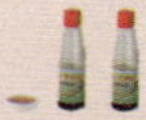 香油少许	将白菜洗净，切碎；锅中水烧开，倒入白菜碎煮成汤，加香油即可食用。
防治百日咳	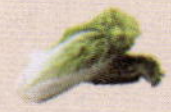 白菜100克 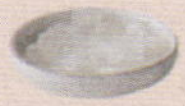 冰糖30克	白菜洗净切片；锅中倒入白菜、冰糖加水煎服，即可服用。
防治秋冬肺燥咳嗽	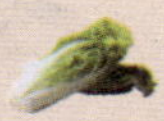 娃娃菜400克 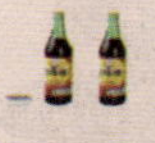 陈醋50克 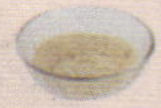 鸡精适量	将娃娃菜洗净，改刀，入水中焯熟；用鸡精、陈醋等调成味汁；将味汁倒在娃娃菜上进行腌渍，即可食用。
治木薯中毒	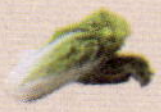 白菜200克 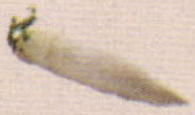 白萝卜100克 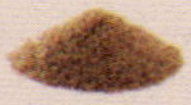 红糖15克	白菜、白萝卜均洗净，切碎捣烂绞汁，加红糖适量，即可服用。
防治感冒	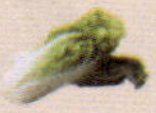 白菜100克 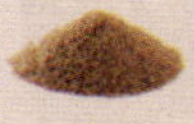 红糖30克 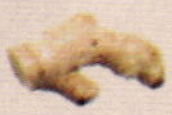 生姜3片	白菜洗净切片；锅中放入白菜、红糖、姜片加水煎服，即可服用。
治胃及十二指肠溃疡	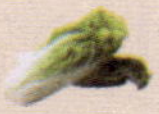 白菜250克 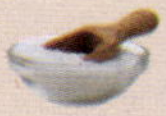 盐3克 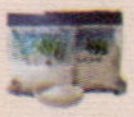 白糖3克	白菜洗净切丝，用少量盐拌腌10分钟；用洁净纱布绞取汁液，加入适量的白糖食用。即可服用。
防治咽炎声嘶、病后食少	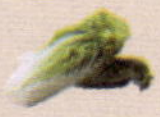 白菜100克 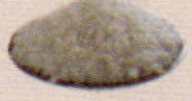 大米80克 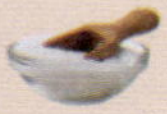 盐3克	白菜洗净切碎；大米淘洗干净；锅中加适量水，倒入白菜和大米熬煮成粥，用盐调味即可食用。
防治咳嗽	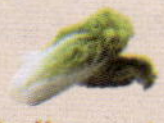 白菜100克 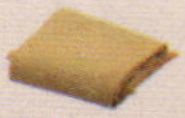 豆腐皮50克 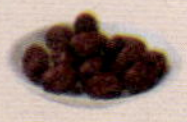 红枣10个 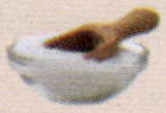 盐少许	白菜、豆腐皮均洗净切丝；红枣1洗净备用；将白菜、豆腐皮、红枣一起放入锅内加清水煮汤。最后用盐调味佐餐食用。

小白菜

Xiao Bai Cai

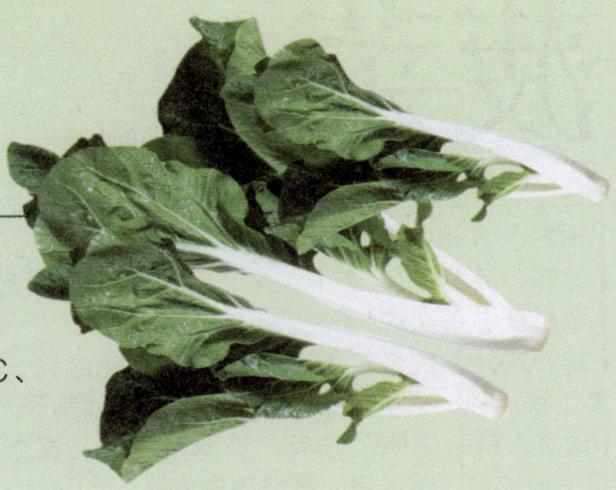

【别名】不结球白菜、青菜。

【性味归经】性温，味甘。归肺、胃、大肠经。

【适用量】每次约70克。

【营养成分】维生素A、B族维生素、维生素C、钾、硒。

【适宜人群】一般人均可食用。

【不宜人群】脾胃虚寒、大便溏薄者。

小百科

◎小白菜属十字花科蔬菜，是一种普遍栽培的大众化蔬菜。其品种多、生长期短、适应性广，高产易种，可全年生长与供应。小白菜原产我国，栽培历史悠久。

保健功效

1.增强免疫力

小白菜含钙量高，有助于增强机体免疫力。

2.抗衰老

小白菜中含有胡萝卜素和维生素C，能防止皮肤粗糙及色素沉着，延缓衰老。

相宜食物搭配及功效

虾皮

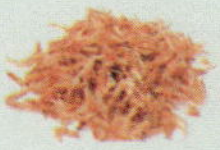

营养全面

芝麻

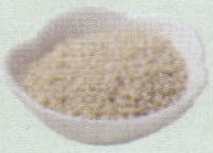

增强免疫力

猪肉

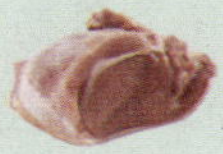

增强体质

相克食物搭配及后果

兔肉

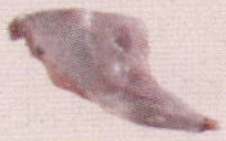

引起腹泻和呕吐

醋

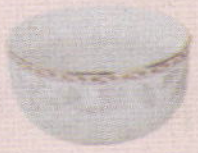

营养流失

黄瓜

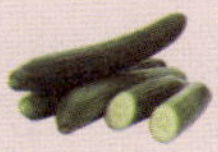

破坏维生素C

推荐养生食疗方

清肺止咳，养阴生津

材料

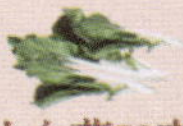

小白菜50克

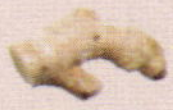

姜丝10克

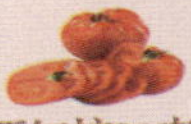

西红柿20克

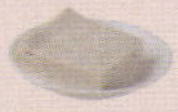

豆腐200克

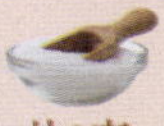

盐3克

做法

豆腐洗净切块；西红柿洗净切块；小白菜洗净切碎。油热炒香姜丝，倒入西红柿和豆腐翻炒，再加水煮片刻，放入小白菜煮沸，加盐调味即可。

强身健体

材料

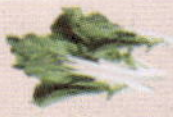

小白菜200克

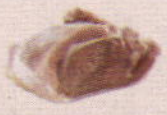

猪肉100克

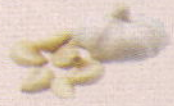

蒜末5克

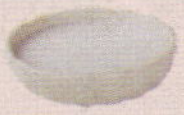

水淀粉10克

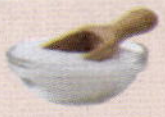

盐3克

做法

小白菜洗净后焯水，沥干；猪肉洗净切片；锅中油烧热，放入蒜末爆香；加入肉片稍炒，加入小白菜炒至熟，用水淀粉勾芡，加盐调味即成。

菠菜

Bo Cai

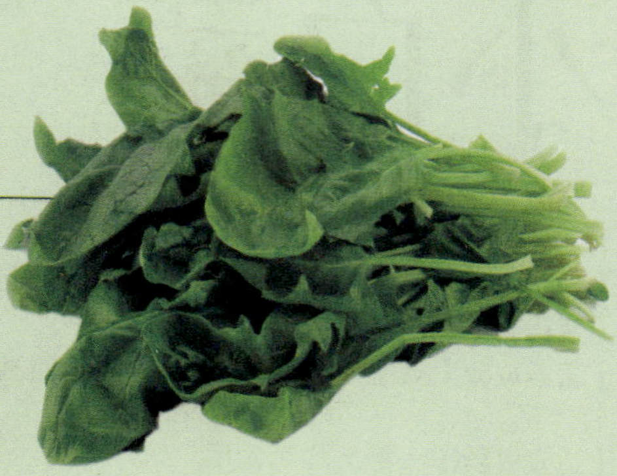

【别名】赤根菜、鹦鹉菜、波斯菜、菠棱菜。
【性味归经】性凉，味甘、辛。无毒。归肠、胃经。
【适用量】每次约100克。
【营养成分】含蛋白质、脂肪、碳水化合物、维生素、铁、钾、胡萝卜素、叶酸、草酸、磷脂等。
【适宜人群】电脑工作者、糖尿病患者、高血压患者、便秘者、贫血者、坏血病患者等。
【不宜人群】肾炎患者、肾结石患者、脾虚便溏者。

保健功效

1.增强免疫力

菠菜中所含的胡萝卜素可以在人体内转化成维生素A，不仅能维护正常视力和上皮细胞的健康，还能增强预防传染病的能力，促进儿童生长发育。

2.通肠导便

菠菜含有大量粗纤维，能肠道蠕动，利于排便，且能促进胰腺分泌，有助消化。对于痔疮、慢性胰腺炎、便秘、肛裂等病症有治疗作用。

3.延缓衰老

菠菜中的含有氟-生齐酚、6-羟甲基蝶陡二酮及微量元素等物质，能促进人体新陈代谢，有延缓衰老的作用。

4.治疗贫血

菠菜中含有丰富的铁质，对缺铁性贫血有较好的辅助治疗作用。

5.预防口角炎、夜盲症

菠菜所含丰富的维生素和类胡萝卜素，如叶黄素、玉米黄质和β-胡萝卜素等，则有助于预防口角炎、夜盲症，及减少视网膜退化的危险。

6.预防骨质酥松

菠菜所富含的维生素K对预防人体骨质疏松还有积极作用。

温馨提示

①菠菜去涩二法。一是热油旺火快速煸炒，至菜熟即起锅；二是先行焯水，水沸下锅，再沸捞出，用冷水冲一下，然后再起油锅炒至全熟，涩味即可除去。

②低温贮存菠菜营养高。将菠菜放在冰箱里冷藏起来是个好办法，实验证明：低温可以很大程度地减少菠菜中营养物质的流失。

③煮菠菜的技巧。煮菠菜等到菜叶绿时，加少许盐，这样菜叶就不易变黄。

④菠菜如何焯水。将整根菠菜放入5倍菠菜量的开水中，5秒后将菠菜捞出即可。

小百科

◎菠菜属藜科菠菜属一年生或两年生草本。、菠菜主根发达，肉质根红色，味甜可食。菠菜属耐寒性蔬菜，长日照植物。

相宜食物搭配及功效

猪肝

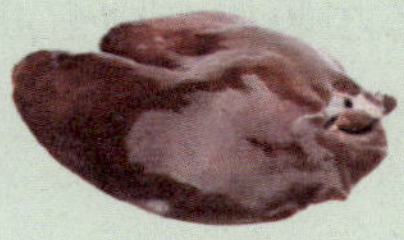

提供丰富的营养

胡萝卜

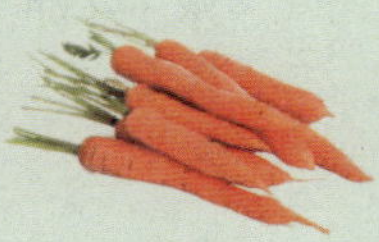

保持心血管畅通

鸡血

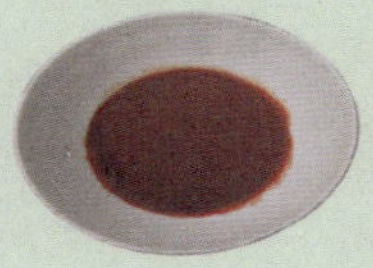

保肝护肾

鸡蛋

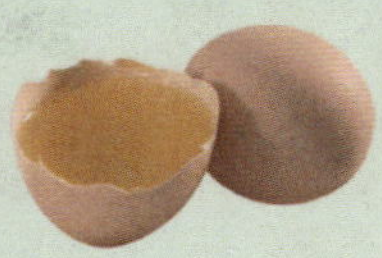

预防贫血、营养不良

花生

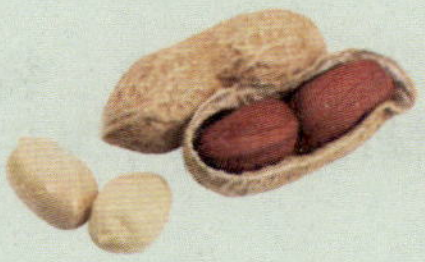

美白皮肤

粉丝

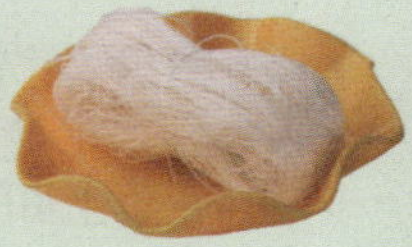

养血润燥和滋补肝肾

羊肝

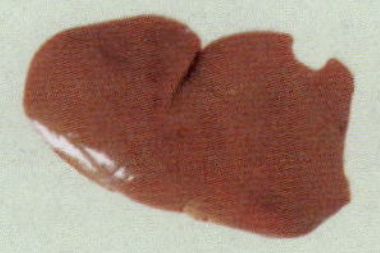

恢复活力

香油

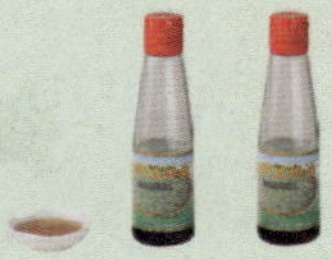

通便

相克食物搭配及后果

牛肉

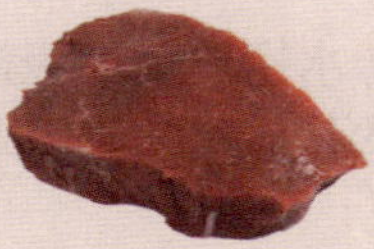

降低营养价值

大豆

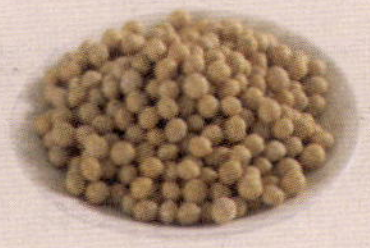

损害牙齿

鳝鱼

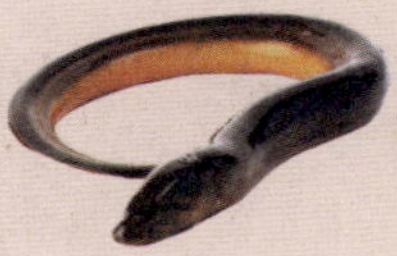

导致腹泻

黄瓜

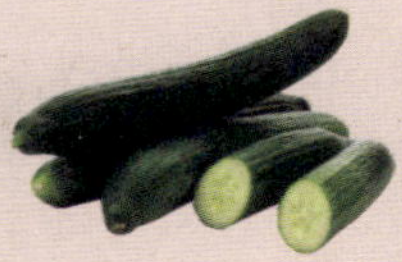

破坏维生素E

核桃

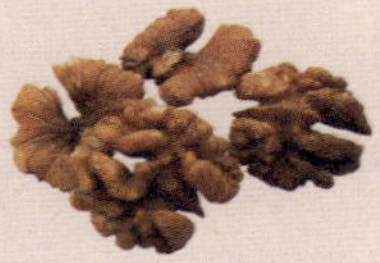

引起结石

奶酪

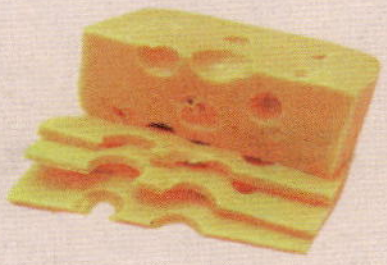

引起结石

韭菜

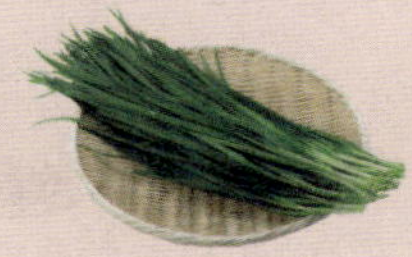

引起腹泻

虾皮

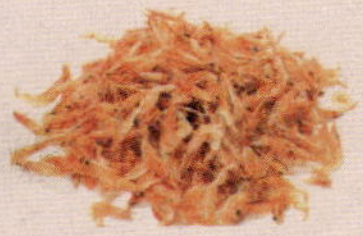

引起结石

选购指南

◎选购菠菜时，宜选择个大、叶柄粗、叶片肥大的菠菜。最好不要选择色泽暗淡、叶子软塌、不鲜嫩的菠菜。

保存窍门

◎贮藏前要去除烂叶、黄叶。将整捆菠菜叶朝下根上存放在潮湿的土里，不要让太阳曝晒，可存放三四天叶绿不黄。

推荐养生食疗方

功效	材料	做法
治便秘	菠菜100克、香油适量	将菠菜及其根部洗净，入锅中焯水3分钟，再捞起装盘，用香油拌食。
治大便秘结	菠菜200克、粳米150克	菠菜、粳米均洗净；放入锅中加适量水煎煮，煮熟即可服用。
补血养颜	菠菜400克、盐3克、鸡精1克	将菠菜洗净，切段，焯熟，装盘；将盐、鸡精调成味汁，淋在菠菜上即可。
排毒瘦身	菠菜400克、粉丝100克、盐适量	菠菜洗净，焯水，装盘，粉丝煮熟，沥干水分；将菠菜和粉丝加盐充分拌匀即可。
防癌抗癌	鲜菠菜300克、盐适量、鸡精适量	将菠菜洗净，焯水捞出；将菠菜装入盘中，调入盐、鸡精拌匀即可食用。
治贫血	菠菜50克、红枣50克、粳米100克	将粳米、红枣均洗净加水熬成粥，再加入洗净的菠菜煮沸，即可出锅。
治便血、坏血病	菠菜250克、猪血250克、料酒10克、胡椒粉3克、盐2克	先将猪血煸炒，烹入料酒，至水干时加入盐、胡椒粉、菠菜煮沸后，即可食用。
治疗视力模糊	菠菜100克、羊肝100克、盐3克、鸡精3克、香油5克	菠菜洗净切段，羊肝洗净切片；锅中加适量水煮沸，放入羊肝煮熟再加入菠菜，调入盐、鸡精、香油调味即可食用。

生菜

Sheng Cai

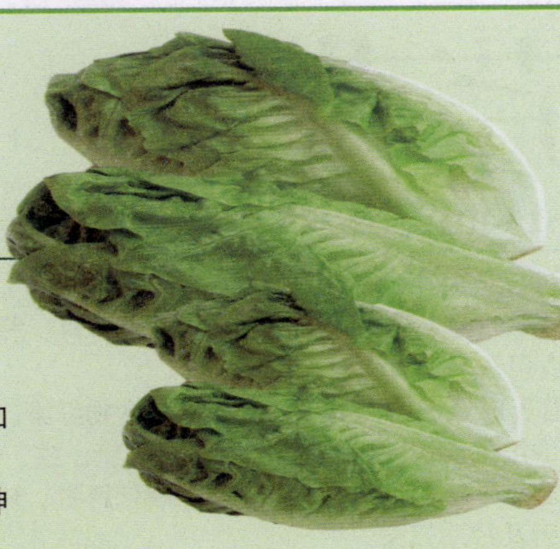

【别名】叶用莴笋、鹅仔菜、莴仔菜。
【性味归经】性凉，味甘。
【适用量】每次约100克。
【营养成分】含糖类、蛋白质、膳食纤维、莴苣素和丰富的矿物质。
【适宜人群】胃病患者、肥胖者、高胆固醇患者、神经衰弱者、肝胆病患者、维生素C缺乏者。
【不宜人群】尿频者、胃寒者。

小百科

◎生菜原产欧洲地中海沿岸，由野生种驯化而来。生菜味甘甜微苦，颜色翠绿，口感脆嫩清香，有球形的包心生菜和叶片皱褶的奶油生菜（花叶生菜）两大类。

保健功效

1.减肥瘦身

生菜中膳食纤维和维生素C较多，有消除多余脂肪作用。

2.降胆固醇

生菜叶中有莴苣素，能降脂、降固醇。

相宜食物搭配及功效

兔肉	鸡蛋	猪肝	豆腐
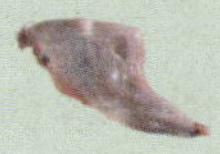	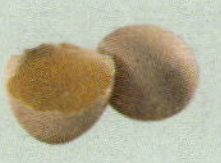	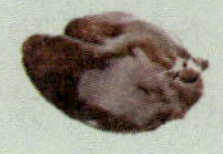	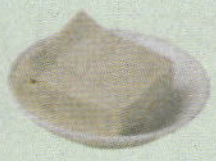
促进消化和吸收	滋阴润燥	补充全面营养	减肥健美

相克食物搭配及后果

醋	蜂蜜
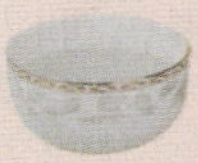	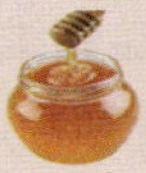
破坏营养物质	导致腹泻

推荐养生食疗方

降血脂、降血压	材料	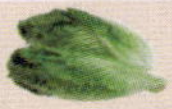 生菜400克 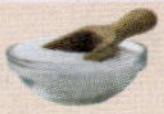 盐3克 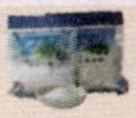 糖3克 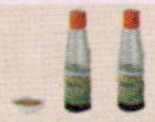 香油适量
	做法	把生菜清洗干净。锅中注水，加盐、糖；水沸后放生菜，焯熟后，压干水分倒盘里。锅中放油，加蒜末炒一炒，加入调味料，淋香油即可。
杀菌、消炎和降血糖	材料	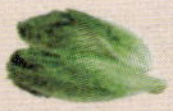 生菜450克 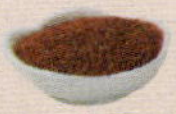 辣椒粉5克 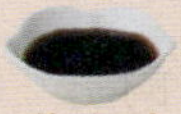 酱油3克 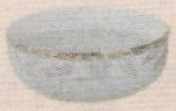 米醋3克 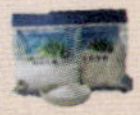 白糖适量
	做法	先将辣椒粉、酱油、米醋和白糖拌匀；再把生菜洗净，捞出后沥干；把生菜拌匀即可。

芹菜

Qin Cai

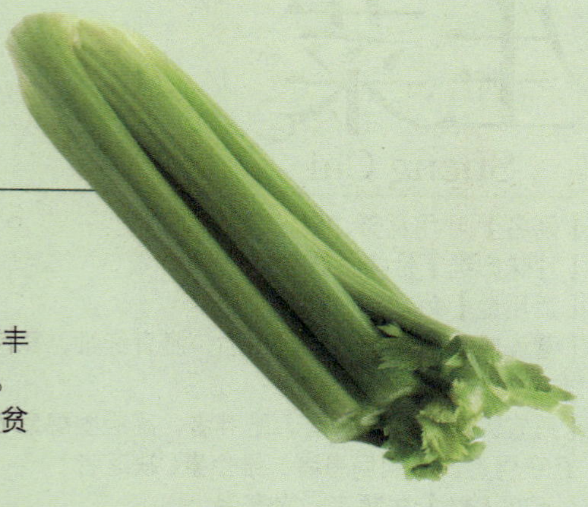

【别名】蒲芹、香芹。
【性味归经】性凉，味甘、辛。归肺、胃、肝经。
【适用量】每次约100克。
【营养成分】含蛋白质、甘露醇、食物纤维、含有丰富的维生素A、维生素C、维生素P、钙、铁、磷等。
【适宜人群】高血压患者、动脉硬化患者、缺铁性贫血者及经期妇女。
【不宜人群】脾胃虚寒者、肠滑不固者。

保健功效

1.降低血压

芹菜中的芹菜素对人体有很好的降压作用。

2.醒酒保胃

芹菜属于高纤维食物，可以加快胃部的消化和排除，然后通过芹菜的利尿功能，把胃部的酒精通过尿液排出体外，以此缓解胃部的压力，起到醒酒保胃的效果。

3.净化血液

芹菜中含有丰富的无机盐和维生素，可以促进体内废物的排泄，以及净化血液。

4.利尿消肿

芹菜含有利尿有效成分，消除体内水钠潴留，利尿消肿。

5.清热解毒

春季气候干燥，人们往往感到口干舌燥气喘心烦，身体不适，常吃些芹菜有助于清热解毒，去病强身。肝火过旺，皮肤粗糙及经常失眠、头疼的人可适当多吃些。

6.防治贫血

芹菜含铁量较高，对缺铁性贫血患者有很好的防治作用。

温馨提示

①烹饪时先将芹菜放沸水中焯烫，焯水后马上过凉，除了可以使成菜颜色翠绿，还可以减少炒菜的时间，从而减少油脂对蔬菜“入侵”的时间。

②芹菜叶中所含的胡萝卜素和维生素C比茎多，因此吃时不要把能吃的嫩叶扔掉。

③芹菜拌蜂蜜洁面乳在芹菜汁中加入蜂蜜后，涂抹到脸上，能令容颜清爽嫩滑，能起到很好的清洁肌肤疗效。

④男性多吃芹菜会抑制睾丸酮的生成，从而有杀精作用，会减少精子数量。

小百科

◎芹菜属伞形科植物，有水芹、旱芹两种，其功能相近，药用以旱芹为佳。旱芹香气较浓，又名“香芹”，亦称“药芹”。芹菜有“厨房里的药物”之称。

相宜食物搭配及功效

西红柿

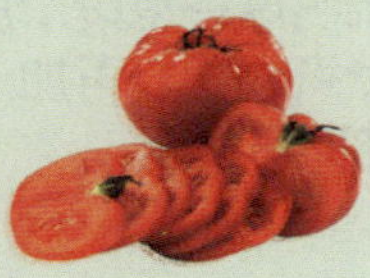

降低血压

牛肉

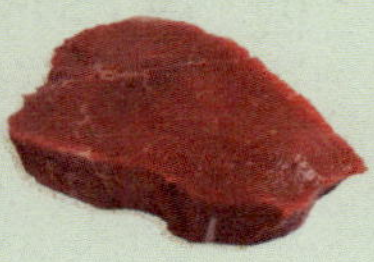

增强免疫力

羊肉

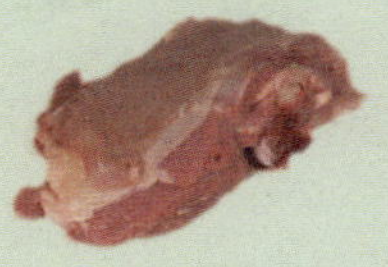

强身健体

核桃

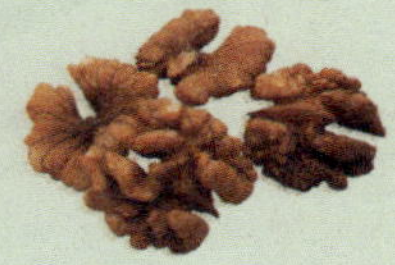

美容养颜和抗衰老

虾

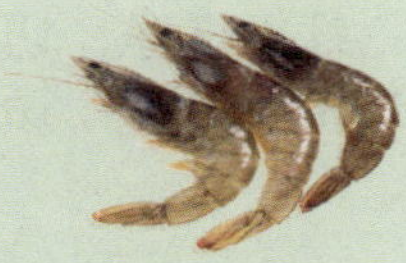

增强免疫力

莲藕

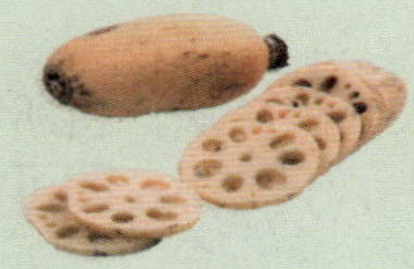

调理经血

花生

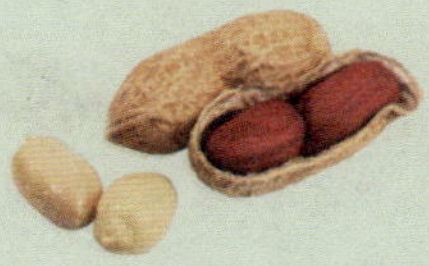

抗衰老

茭白

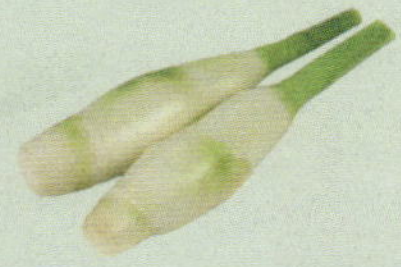

降低血压

相克食物搭配及后果

醋

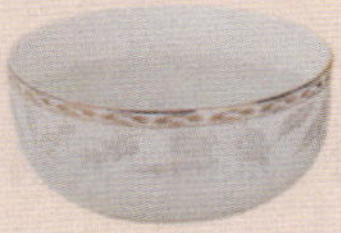

损坏牙齿

黄瓜

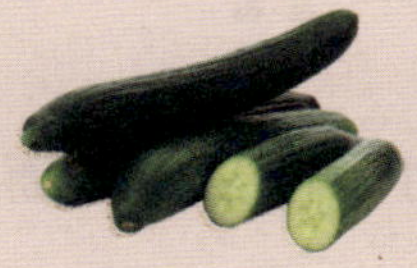

破坏维生素C

南瓜

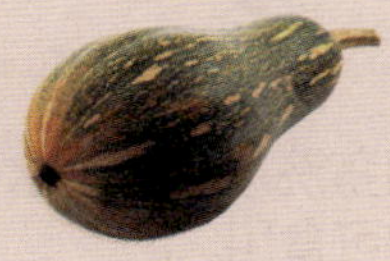

腹胀、腹泻

兔肉

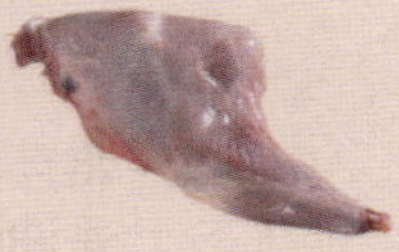

引起脱发

蛤蜊

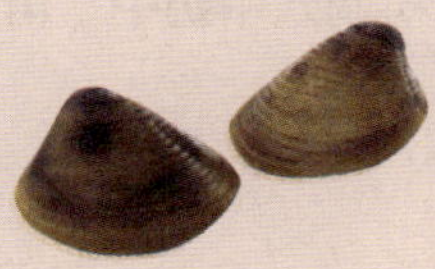

导致腹泻

螃蟹

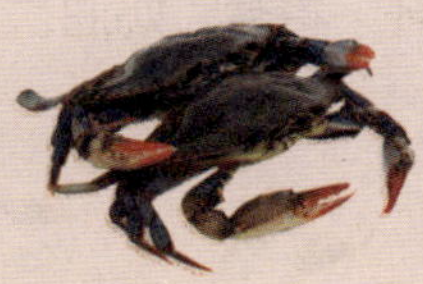

导致腹泻

鸡肉

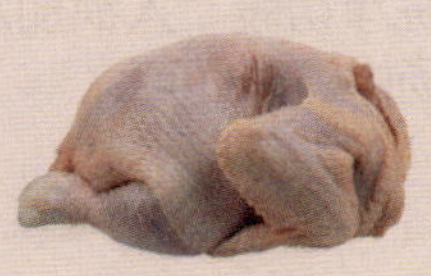

伤元气

选购指南

◎要选择色泽鲜绿、叶柄厚、茎部稍呈圆形、内侧微向内凹的芹菜；不宜选择色泽暗黄、有烂叶的芹菜。

保存窍门

◎用保鲜膜将茎叶包严，根部朝下，竖直放入清水盆中，水没过芹菜根部5厘米，可保持芹菜一周内不老不蔫。

推荐养生食疗方

治水肿

材料：芹菜80克、粳米100克、葱白15克

做法：芹菜去叶洗净切段，葱白洗净切段，锅中倒油烧热爆香葱段，加适量水、粳米熬煮成粥，再加入芹菜煮熟，调味即可食用。

提神健脑

材料：西芹250克、核桃仁200克、红椒50克

做法：将核桃仁洗净，西芹、红椒洗净切块。将所有入沸水中焯水、装盘。

养心润肺

材料：西芹250克、百合100克、红椒30克

做法：将西芹、百合、红椒洗净、切块。将所有原材料放入水中，捞出。即可食用。

降低血压

材料：西芹350克、盐适量、红椒20克

做法：将西芹、红椒洗净，切块；将所有材料放入锅中翻炒至熟；加入调味料即可。

降血压、降血脂

材料：芹菜500克、盐适量、鸡精适量、香油适量

做法：将芹菜叶留茎洗净，入沸水中焯水至软，捞起切断，装盘，加盐、鸡精、香油调味即可食用。

降血糖

材料：芹菜200克、奶油70毫升、牛奶200毫升、面粉适量、盐适量

做法：芹菜去叶洗净切段，入锅加水煮开，将盐、奶油、及面粉调入牛奶中，再倒入芹菜汤中煮开即可。

治大便燥结

材料：芹菜300克、豆腐干350克、葱白适量、姜末适量、盐适量、鸡精适量

做法：芹菜洗净切段，豆腐干洗净切丝，葱白洗净切段；锅中油烧热，倒入姜末和葱白炒香，再倒入芹菜段和豆腐干同炒，调入盐和鸡精调味即可出锅。

保护肝肾

材料：西芹200克、胡萝卜适量、腐竹适量、花生仁适量、蚝油适量、醋适量、盐适量

做法：将所有原材料收拾干净，入沸水锅中至熟，沥干水分，装盘。加入适量的蚝油、醋及盐搅拌均匀。

油菜

You Cai

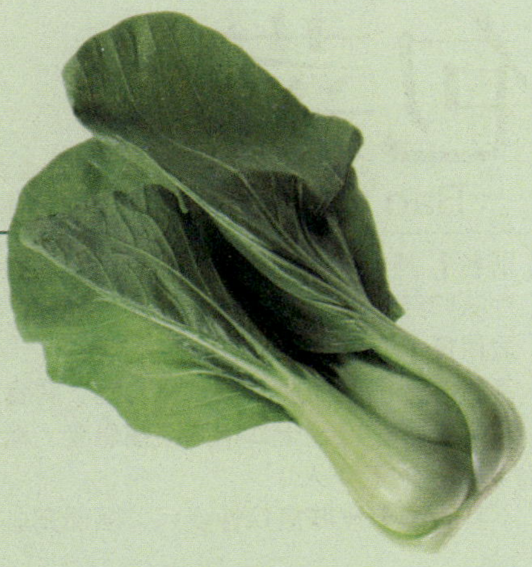

【别名】芸薹、青江菜、上海青、油白菜、苦菜。
【性味归经】性温，味辛。无毒。归肝、肺、脾经。
【适用量】每次约150克。
【营养成分】蛋白质、脂肪、碳水化合物、维生素、钙、磷、铁、B族维生素、维生素C、维生素B_3等。
【适宜人群】口腔溃疡者，口角湿白者，齿龈出血、牙齿松动者，瘀血腹痛者，癌症患者。
【不宜人群】孕早期妇女，疥疮者，狐臭者。

小百科

◎油菜为十字花科芸薹属草本植物青菜的幼株茎叶。油菜品种很多，主要有直立生长的油菜、凹地生长的塌棵菜、乌塌菜，以肥嫩花共为特征的紫菜苔和青菜苔。

保健功效

1.防癌抗癌

油菜中富含的胡萝卜素，可预防癌症。

2.排毒瘦身

油菜中的膳食纤维，能调理肠道功能，有排毒瘦身的功效。

相宜食物搭配及功效

木耳

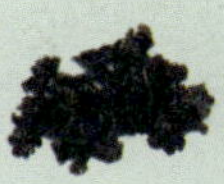

平衡营养

豆腐

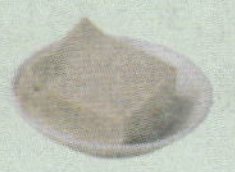

清肺止咳

蘑菇

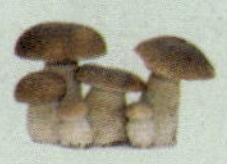

抗衰老

相克食物搭配及后果

螃蟹

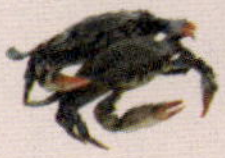

引起中毒

黄瓜

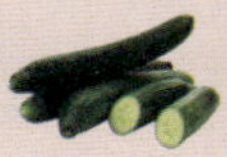

破坏维生素C

南瓜

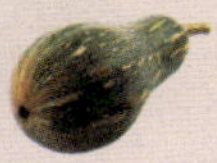

降低营养

推荐养生食疗方

降低血脂、防癌抗癌

材料：

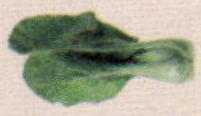

油菜500克

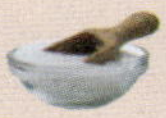

盐适量

做法：将油菜洗净切成长段。锅烧热，下菜油，旺火烧至七成热时，下油菜旺火煸炒，酌加盐，菜熟后起锅装盘即可。

降脂抗衰、排毒瘦身

材料：

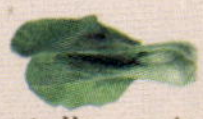

油菜500克

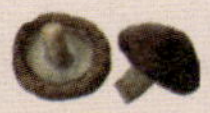

香菇8朵

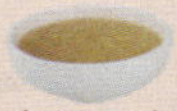

高汤10克

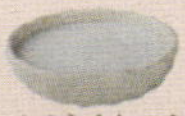

水淀粉8克

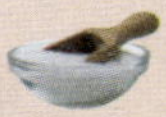

盐3克

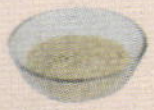

鸡精3克

做法：油菜洗净切段，香菇浸软去蒂一切两半。炒锅入油先放入香菇炒香，再放入油菜、盐、鸡精，加入高汤加盖焖2分钟，淋水淀粉勾芡装盘即可。

包菜

Bao Cai

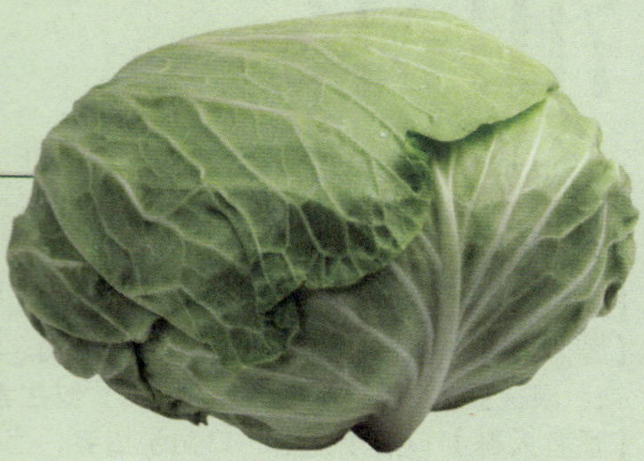

【别名】圆白菜、卷心菜、结球甘蓝、莲花白。
【性味归经】性平，味甘。无毒。归脾、胃经。
【适用量】每次约100克。
【营养成分】蛋白质、碳水化合物、膳食纤维。
【适宜人群】胃及十二指肠溃疡患者、糖尿病患者、容易骨折的老年人。
【不宜人群】皮肤瘙痒性疾病、咽部充血患者。

小百科

◎包菜是十字花科、芸苔属植物，为甘蓝的变种。两年生草本，被粉霜。矮且粗壮一年生茎肉质，不分枝，绿色或灰绿色。起源于地中海沿岸，16世纪传入中国。

温馨提示

◎食用包菜时，有一种特殊的气味，去除的方法是在烹调时加些韭菜和大葱，用甜面酱代替辣椒酱，经这样处理，菜可变得清香爽口。

推荐养生食疗方

	材料	做法
治胃溃疡	包菜适量	包菜适量，洗净；将包菜捣烂绞汁，稍微加温，即可服用。
治腹胀	包菜适量	包菜洗净，切条；将切好的包菜放入锅中；加入适量的水煎煮；煮熟即可服用。
治高血压	包菜150克、芹菜150克、苹果150克、柠檬汁适量	先将包菜、芹菜洗净切段，苹果洗净不去皮切块，一起放入果汁机内，榨取原汁，加入柠檬汁拌匀服用。
治食欲不振	包菜100克、西红柿1个、柠檬30克、食盐3克	将包菜、西红柿洗净，柠檬去皮，一起放入果汁机中加冷开水适量榨汁，再加食盐少许，即可饮用。

相宜食物搭配及功效

西红柿

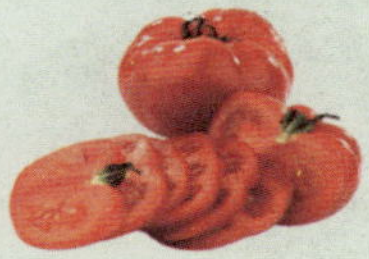

益气生津

木耳

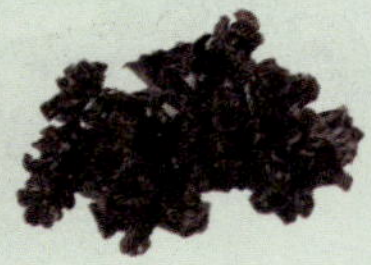

健胃补脑

猪肉

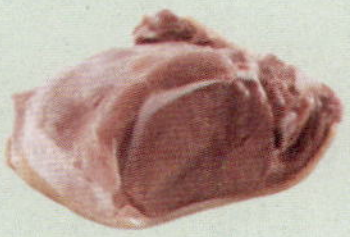

补充营养，通便

鲤鱼

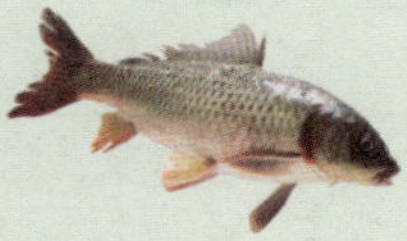

改善妊娠水肿

青椒

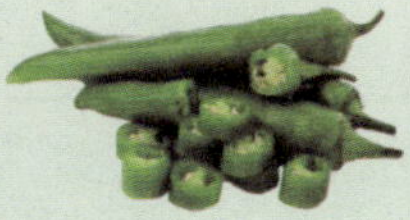

帮助消化

海带

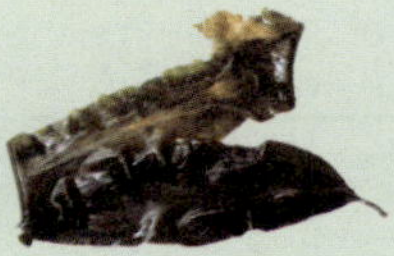

防止碘不足

芹菜

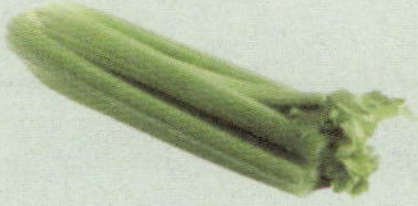

降低血压

干辣椒

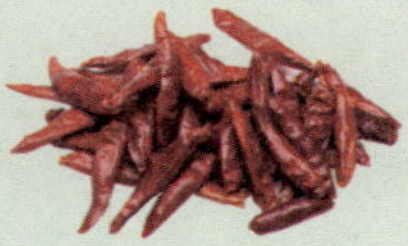

开胃消食

相克食物搭配及后果

黄瓜

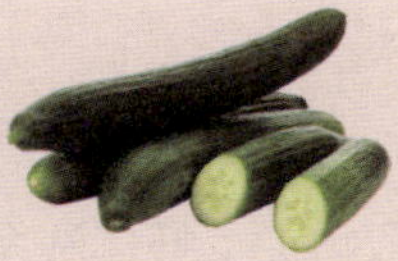

降低营养价值

动物肝脏

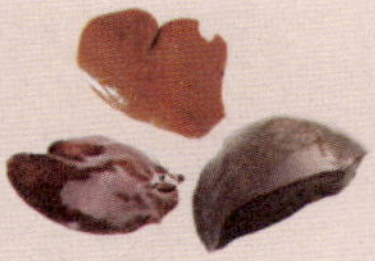

损失营养成分

兔肉

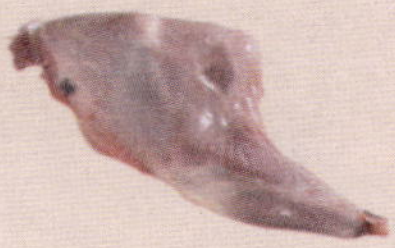

引起腹泻或呕吐

保健功效

1.治疗溃疡

包菜有溃疡愈合因子维生素U，对溃疡有很好的治疗作用，是胃溃疡患者的有效食品。

2.补血养颜

包菜富含叶酸，叶酸属于维生素B的复合体，它对巨幼细胞贫血和胎儿畸形有很好的预防作用，所以，怀孕的妇女、贫血患者应当多吃些卷心菜，它是妇女的重要美容品。

3.排毒瘦身

包菜含有的热量和脂肪很低，但是维生素、膳食纤维和微量元素的含量却很高，能促进我们肠胃的蠕动，快速排出身体多余的垃圾，起到瘦身减肥的效果。

4.杀死白细胞

包菜含有丰富的异硫氰酸丙酯衍生体，可以杀死体内导致白血病的异常细胞。

苋菜

Xian Cai

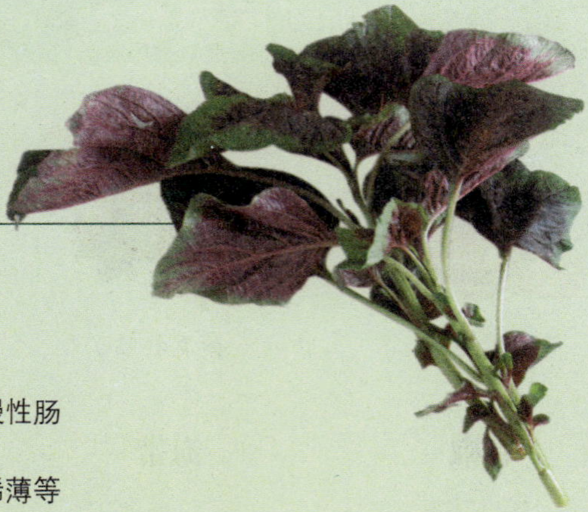

【别名】长寿菜、刺苋菜、野苋菜、雁来红。
【性味归经】性凉，味微甘。归肺、大肠经。
【适用量】每次约80～100克。
【营养成分】铁、钙、维生素K。
【适宜人群】老人、儿童、女性、减肥者、急慢性肠炎患者、痢疾患者、大便秘结者、临产孕妇。
【不宜人群】消化不良者、腹满、肠鸣、大便稀薄等脾胃虚寒者。

小百科

◎苋菜为苋科植物苋的幼苗及嫩叶茎，原产热带地区，中国南方各地普遍栽培。苋菜的叶呈卵形或棱形，菜叶有绿色或紫红色。

温馨提示

◎要选择叶无萎蔫的新鲜苋菜。苋菜可以用保鲜膜封好置于冰箱中保存2~3天。烹调时间不宜过长。

推荐养生食疗方

补虚助长

材料

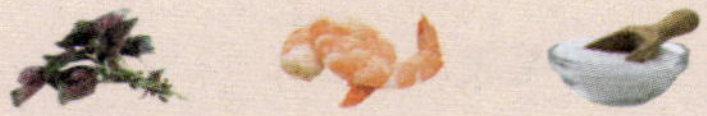

苋菜300克　虾仁20克　盐适量

做法

苋菜洗净，择取嫩尖；虾仁洗净剁碎。锅置火上，加油烧热，先下苋菜翻炒几下，再入虾仁炒熟，最后加入少许盐即可出锅。

食欲不振、饮食不香

材料

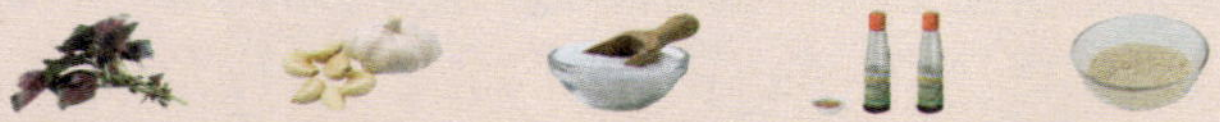

苋菜450克　大蒜5克　盐3克　香油3克　鸡精2克

做法

苋菜洗净，放沸水焯烫捞出放入盘内；大蒜捣成泥。将盐、香油、鸡精与大蒜、苋菜拌匀即可。

清热解毒、生津润燥

材料

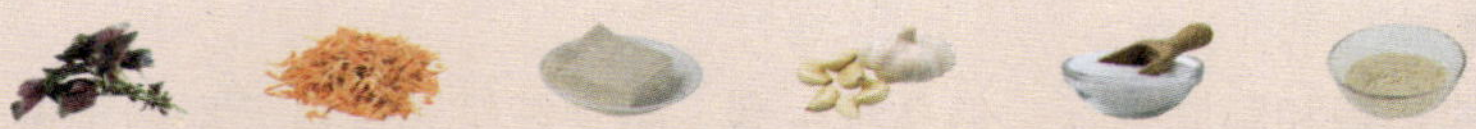

苋菜400克　水发海米20克　豆腐250克　蒜10克　盐3克　鸡精3克

做法

苋菜焯一下，沥干水分；水发海米切末；豆腐切小块；蒜捣成泥。锅置火上，加油烧热后下蒜泥煸香，再下海米和豆腐块，用少许盐焖1分钟，再加水和适量盐。将汤烧开，下苋菜滚几下即离火装碗，调入鸡精即可。

相宜食物搭配及功效

猪肝

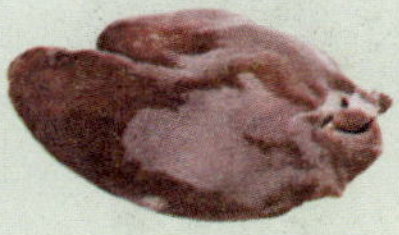

增强免疫力

猪肉

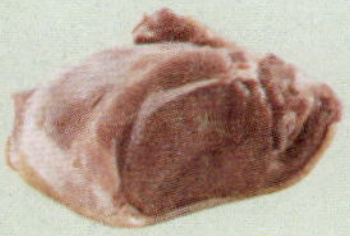

治疗慢性尿道疾病

鸡蛋

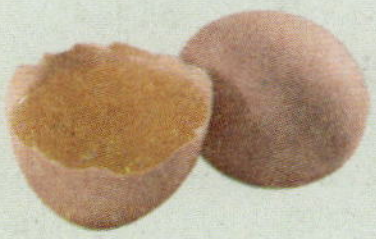

滋阴润燥

虾仁

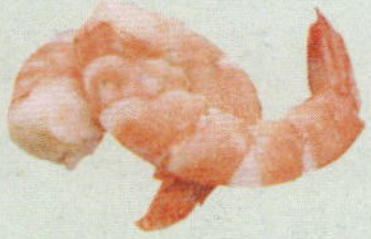

补虚助长

皮蛋

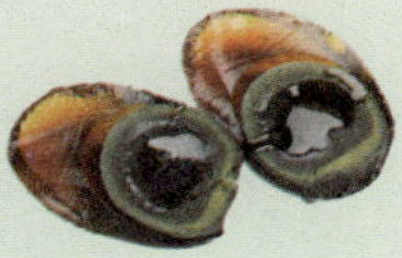

清热解毒

蕹菜

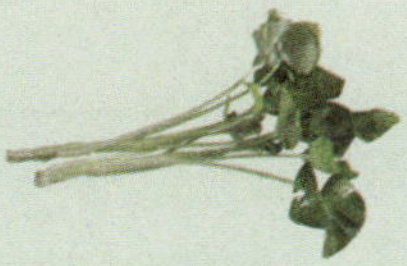

利尿除湿

粳米

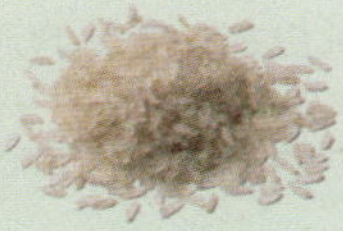

清热止痢

相克食物搭配及后果

菠菜

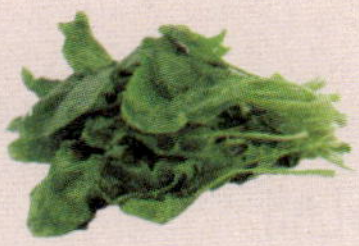

降低营养价值

牛奶

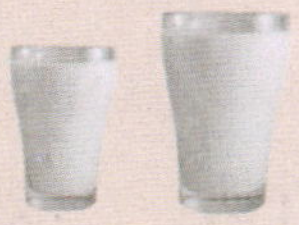

影响钙的吸收

酸奶

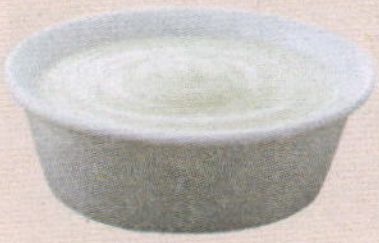

影响消化吸收

保健功效

1.明目利咽、清热解毒

苋菜性凉味甘，长于清热利湿、凉血散瘀、清肝解毒，对于湿热所致的赤白痢疾及肝火上炎所致的目赤目痛、咽喉红肿不利等，均有一定的辅助治疗作用。

2.促进造血功能

苋菜含有丰富的铁、钙和维生素K，可以促进凝血，增加人体的血红蛋白含量并提高携氧能力，促进造血等功能。苋菜还能维持正常的心肌活动，防止肌肉痉挛。

3.促进儿童生长发育

苋菜含有高浓度赖氨酸，可补充谷物氨基酸组成的缺陷，适宜婴幼儿和青少年食用。苋菜叶铁的含量是菠菜的1倍，钙的含量则是3倍，且不含草酸，所含铁、钙很容易被人体吸收利用，对牙齿和骨骼的生长可起到促进作用。

空心菜

Kong Xin Cai

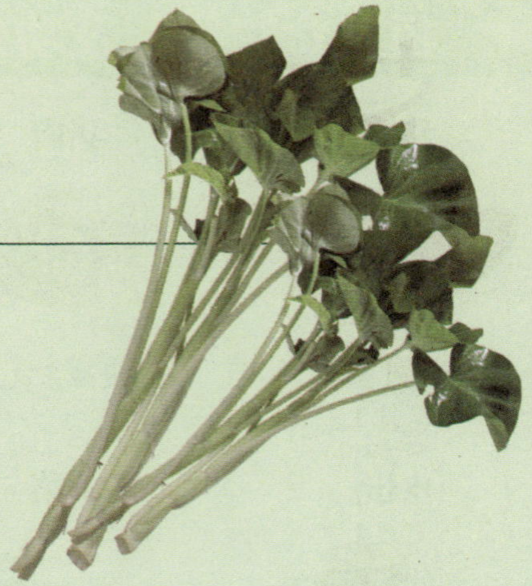

【别名】藤藤菜、通心菜、无心菜、竹叶菜。

【性味归经】性寒，味甘。归肝、心，大小肠经。

【适用量】每次约50克。

【营养成分】蛋白质、脂肪、糖类、无机盐、菸酸、胡罗卜素、维生素B_1、维生素B_2、维生素C等。

【适宜人群】高血压、头痛、糖尿病、鼻血、便秘、淋浊、痔疮、痈肿等患者。

【不宜人群】体质虚弱、脾胃虚寒、大便溏泄者。

小百科

◎空心菜为蔓性草本植物，全株光滑，地下无块根。其梗中心为空，故称“空心菜”。其叶互生，椭圆状卵形或长三角形，开白色喇叭状花，也有紫红色或粉红色。

保健功效

1.清热解毒

空心菜中的粗纤维有助于排除毒素。

2.瘦身减肥

空心菜中含有大量的纤维素，可以增进肠道蠕动，加速排便。

相宜食物搭配及功效

尖椒

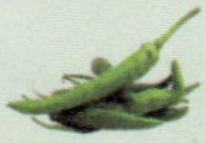

解毒降压

白萝卜

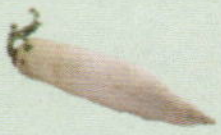

治肺热咳嗽

鸡蛋

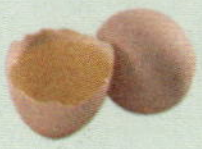

滋阴养心

相克食物搭配及后果

牛奶

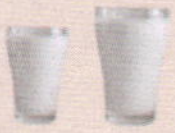

影响钙质吸收

酸奶

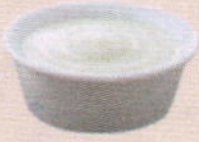

影响钙质吸收

乳酪

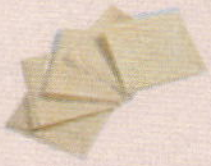

影响钙质吸收

推荐养生食疗方

清热解毒、增强免疫力

材料

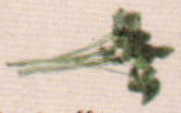

空心菜350克

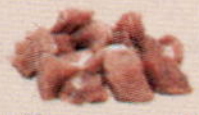

猪瘦肉200克

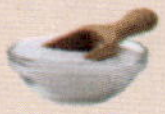

盐1克

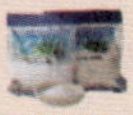

白砂糖3克

做法 将空心菜洗净；把瘦猪肉洗净切成末。炒锅内放油，加入肉末煸炒；加入盐、糖，略炒后放入空心菜翻炒片刻即可。

排毒瘦身、防癌抗癌

材料

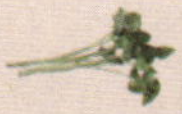

空心菜250克

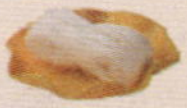

粉丝适量

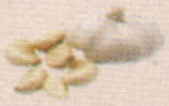

蒜泥适量

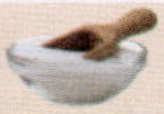

盐适量

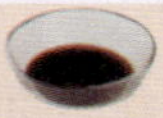

生抽适量

做法 将空心菜洗净，粉丝用温水泡一下，分别切成寸段；将蒜泥放入碗中加入盐、生抽等调制均匀，倒入盘子拌匀。

芥蓝

Jie Lan

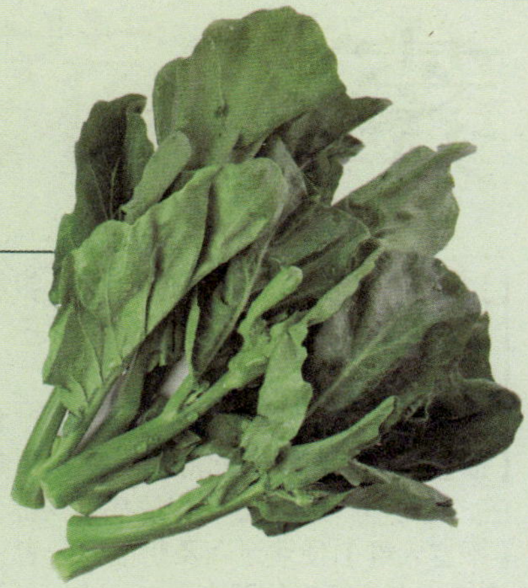

【别名】白花芥蓝。
【性味归经】性平，味甘。归肝、胃经。
【适用量】每餐100克。
【营养成分】含有丰富的维生素C，还含有钙、镁、磷、钾、纤维素、糖类等。
【适宜人群】食欲不振、便秘、高胆固醇患者。
【不宜人群】脾胃虚寒者不宜多食。

小百科

◎芥蓝为十字花科芸苔属甘蓝类两年生草本植物。其栽培历史悠久，起源于我国的南方。芥蓝的菜苔柔嫩、鲜脆、清甜、味鲜美，可炒食、汤食，或作配菜。

保健功效

1.开胃消食

芥蓝中含有有机碱，带有苦味，能增加食欲，还有助于消化。

2.增强免疫

芥蓝能起到增强人体免疫力的功效。

相宜食物搭配及功效

西红柿

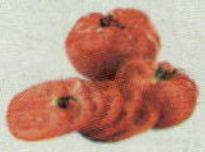

防癌

山药

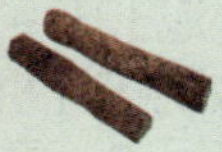

消暑

白菜薹

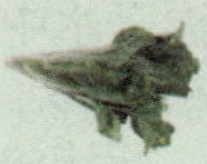

抗癌

相克食物搭配及后果

牛肝

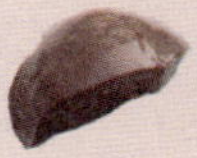

降低维生素C功效

三七

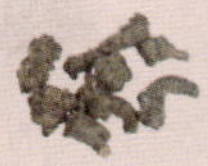

影响药效

推荐养生食疗方

开胃消食

材料：

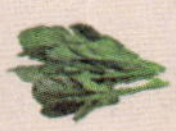

芥蓝150克

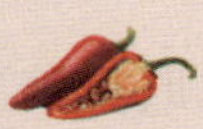

红椒15克

做法：芥蓝洗净，去叶留茎，刨去皮，切成细丝；红椒去柄和籽，切丝。锅里放水烧开，下芥蓝丝焯15秒捞起，下冰水过凉后滤水。

增强免疫力、排毒瘦身

材料：

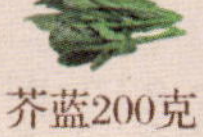

芥蓝200克

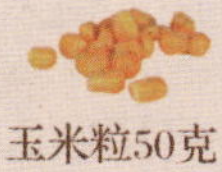

玉米粒50克

红椒5克

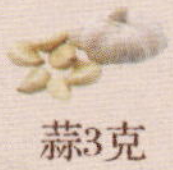

蒜3克

做法：将芥蓝洗净切小块；玉米粒洗净备用；红椒洗净切小丁；蒜洗净切片。放入切好的蒜爆香，大火倒入芥蓝翻炒，翻炒几下倒入玉米粒，翻炒至熟。

荠菜

Ji Cai

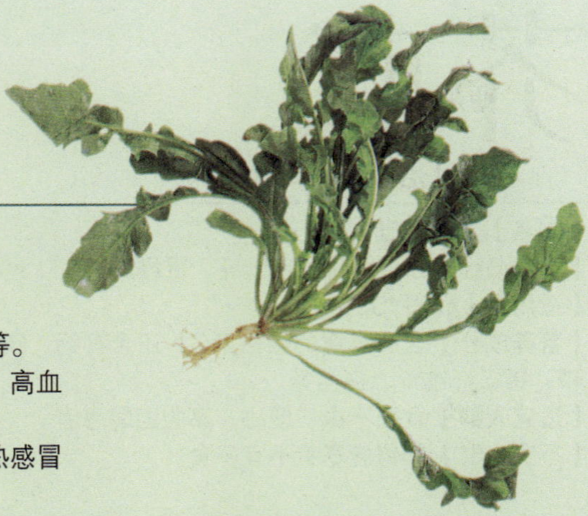

【别名】水菜、护生草、清明草、银丝芥。
【性味归经】性凉，味甘、淡。归肝、胃经。
【适用量】每次约50克。
【营养成分】维生素A、B族维生素、维生素C等。
【适宜人群】痢疾、水肿、淋病、便血、血崩、高血压、冠心病、肥胖症、糖尿病等病症患者。
【不宜人群】便清泄泻及阴虚火旺者，疮疡、热感冒等病症者，素日体弱者。

小百科

◎荠菜为十字花科植物荠菜的幼嫩叶，属一年或两年生草本植物，是一种人们喜爱的可食用野菜，遍布全世界。其营养价值很高，食用方法多种多样。

温馨提示

①最好选择叶无萎蔫、无虫蛀的新鲜荠菜。
②荠菜比较鲜嫩，不宜炒制过久，以免影响口感。

推荐养生食疗方

清热解毒、利湿	材料	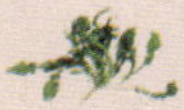 荠菜500克 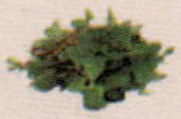 马齿苋500克	做法	把鲜马齿苋、鲜荠菜去杂洗净，在温开水中浸泡30分钟，取出后连根切碎，放到榨汁机中，榨成汁。把汁放在锅内，煮沸即可。
补虚健脾、明目	材料	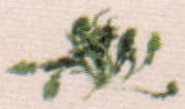 鲜荠菜90克 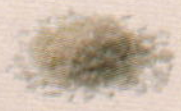 粳米100克	做法	将鲜荠菜洗干净，切成2厘米长的节；将粳米洗干净，放入锅内，加水适量，把荠菜放入锅内，用文火熬煮至粥成即可。
清肝、明目	材料	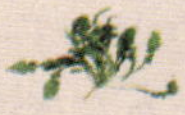 荠菜120克 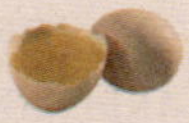 鸡蛋1～2个 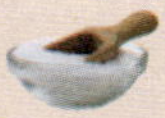 盐适量	做法	取荠菜120克，洗净切段，与鸡蛋1～2个调匀（可加食盐少许），用食油适量于锅中煎沸后，倒入煎熟。
清心祛暑、泻肝	材料	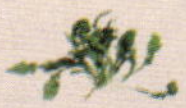 荠菜50克 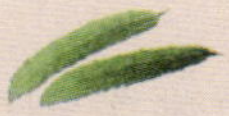 鲜苦瓜200克 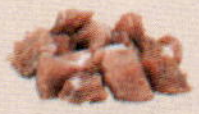 猪瘦肉100克	做法	将猪瘦肉洗净切成片；苦瓜洗净去瓤切片；荠菜去根洗净。荠菜加水适量，煮30分钟，捞出，再入苦瓜、瘦肉煮熟，调味。

相宜食物搭配及功效

粳米

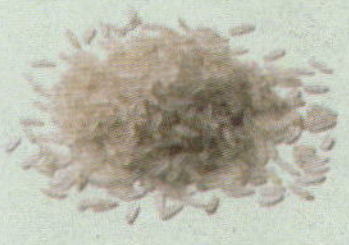

健脾养胃

黄鱼

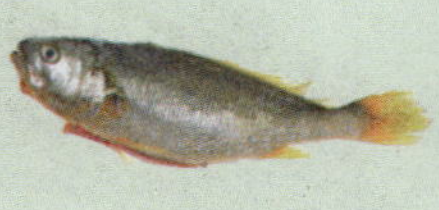

利尿止血

豆腐

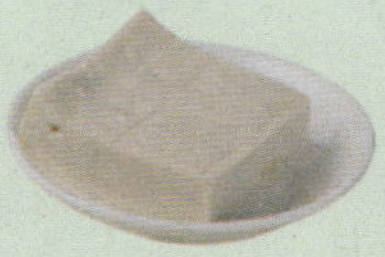

降压止血

马齿苋

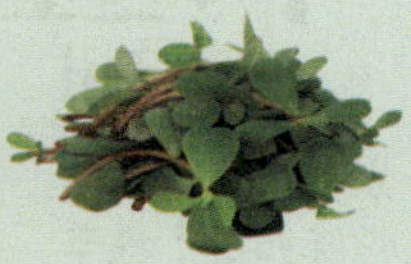

清热凉血

猪肉

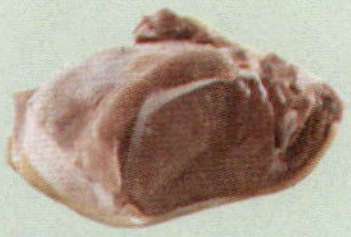

健脾养胃、护肾

鸡蛋

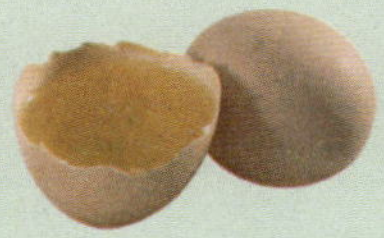

缓解眩晕头痛

芝麻

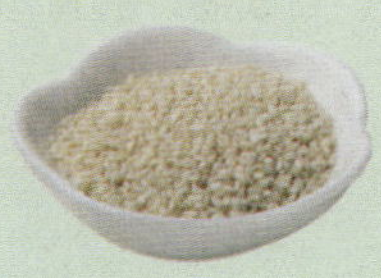

清热解毒

相克食物搭配及后果

山楂

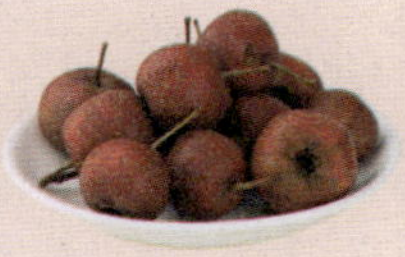

引起腹泻

鲫鱼

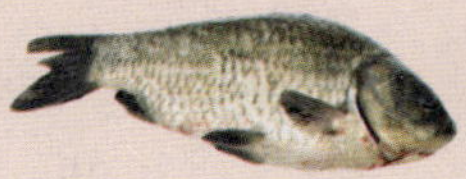

发水肿

螃蟹

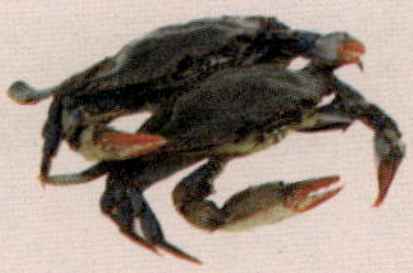

易中毒

鸭梨

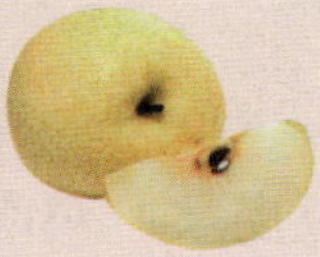

引发呕吐

保健功效

1.止血作用

荠菜所含的荠菜酸是有效的止血成分，能缩短出血及凝血时间，所以荠菜对于各种出血病症，如内伤出血、便血、产后子宫出血、消化道溃疡出血等有明显的止血作用。

2.降压、降胆固醇

荠菜可使胃肠道清洁，降低人体中的胆固醇含量，同时还可降压。

3.预防泌尿系统疾病

荠菜全草的有效成分能使气管与小肠平滑肌收缩，对溃疡有很强的抑制作用，并能加速应激性溃疡的愈合，能辅助治疗泌尿系统的泌尿结石、肾炎水肿等病。

4.能明目乌发

荠菜含有丰富的胡萝卜素，因胡萝卜素为维生素A原，能明目，所以是治疗干眼病、夜盲症的良好食物。

菜薹

Cai Tai

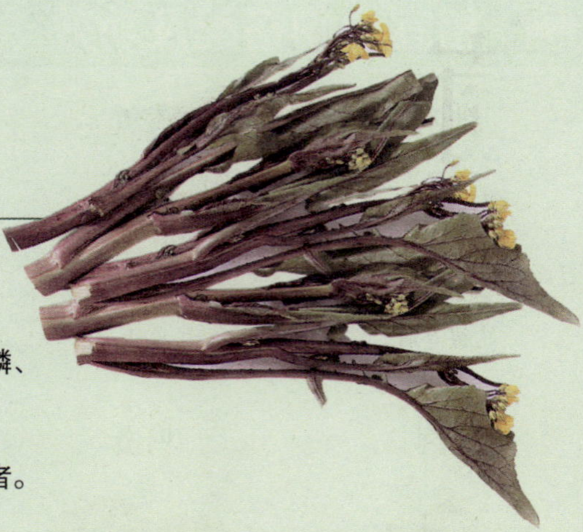

【别名】菜心。
【性味归经】性辛、凉，味甘。
【适用量】每餐约80克。
【营养成分】蛋白质、脂肪、碳水化合物、钙、磷、铁、胡萝卜素、维生素B_2、维生素C等。
【适宜人群】女性、儿童等。
【不宜人群】麻疹后、疮疥、目疾者、脾胃虚寒者。

小百科

◎菜薹是十字花科芸苔属中以花薹为产品的变种，1~2年生草本植物，主要类型是菜心。菜薹原产我国，是特产菜的一种，起源于中国南部。

保健功效

1.护肤养颜

菜薹含粗纤维、维生素C，可护肤养颜。

2.解毒消肿

菜薹含有吲哚三甲醛等对人体有利于解毒消肿。

相宜食物搭配及功效

豆皮

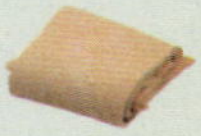

促进代谢

鸡肉

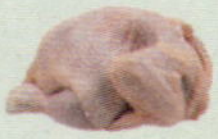

活血调经

相克食物搭配及后果

醋

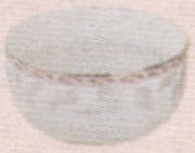

破坏营养价值

碱

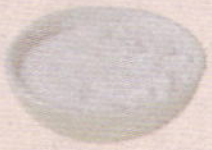

破坏维生素C

推荐养生食疗方

补肾壮阳

材料

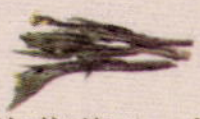
紫菜薹700克

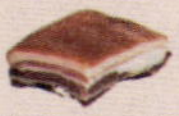
腊肉200克

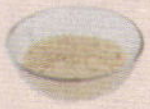
鸡精1克

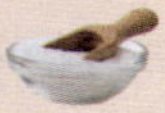
盐5克

做法 将紫菜薹掐成均匀的段，洗净；腊肉切成薄片。炒姜末稍煸后，放入腊肉；将菜薹入油锅中加盐、鸡精，煸炒至断生，放入腊肉合炒入味即可。

消肿解毒

材料

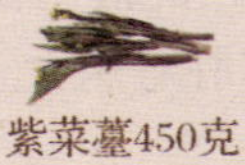
紫菜薹450克

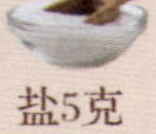
盐5克

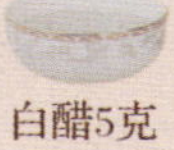
白醋5克

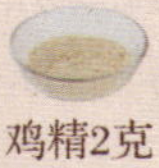
鸡精2克

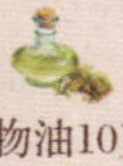
植物油10克

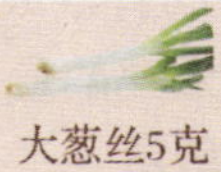
大葱丝5克

做法 将紫菜薹洗净切段；炒锅下植物油，放入姜末、葱丝炒香；加入紫菜薹段、盐翻炒，滴入白醋，放入鸡精翻炒均匀即可。

茼蒿

Tong Hao

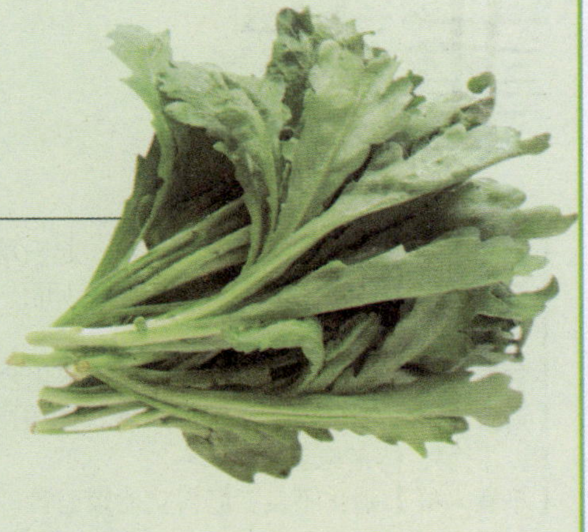

【别名】蓬蒿、菊花菜、蒿菜、同蒿菜、艾菜。
【性味归经】性温，味甘、涩。归肝、肾经。
【适用量】每次约50克。
【营养成分】维生素A、β-胡萝卜素、食物纤维、维生素C、多种氨基酸、脂肪、蛋白质等营养成分。
【适宜人群】咳嗽痰多、肠胃不和、记忆力减退、习惯性便秘患者。
【不宜人群】胃虚腹泻者。

小百科

◎茼蒿即蓬蒿。一年生或两年生草本植物，叶互生，长形羽状分裂，花黄色或白色，瘦果棱，高二三尺，茎叶嫩时可食，亦可入药。亦称“蓬蒿”。

保健功效

1.开胃消食
茼蒿中含有特殊香味的挥发油，有助于宽中理气，消食开胃。
2.提神醒脑
茼蒿有助于养心安神、提神健脑。

相宜食物搭配及功效

鸡蛋	蜂蜜	猪心	粳米
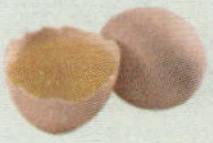	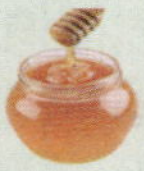	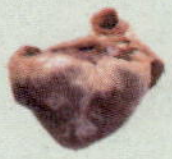	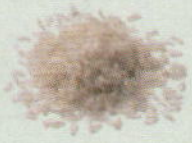
帮助吸收维生素A	润肺止咳	开胃消食	健脾养胃

相克食物搭配及后果

醋	胡萝卜	西瓜	牛肝
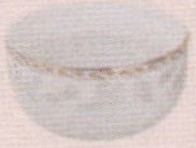	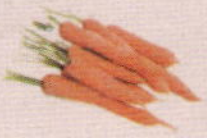		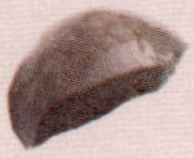
降低营养价值	破坏维生素C	引起腹泻	降低食疗功效

推荐养生食疗方

养心润肺

材料

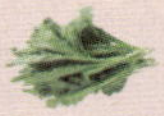 茼蒿500克
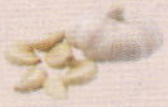 蒜蓉10克
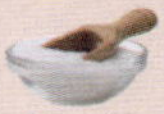 盐3克
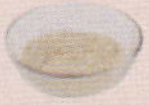 鸡精适量

做法 将茼蒿洗净，切段。油锅烧热，放入蒜蓉爆香，倒入茼蒿快速翻炒至熟。最后调入盐和鸡精调味，出锅装盘即可。

开胃消食

材料

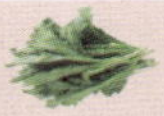 茼蒿300克
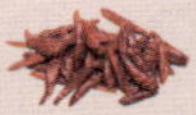 干红椒20克
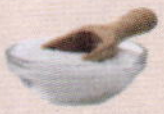 盐3克
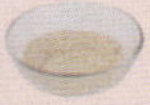 鸡精2克

做法 干红椒洗净，切段，入油锅稍炸后取出；茼蒿洗净，入沸水中焯水后捞出，沥干水分。将茼蒿与干红椒同拌，调入盐、鸡精拌匀。

韭菜

Jiu Cai

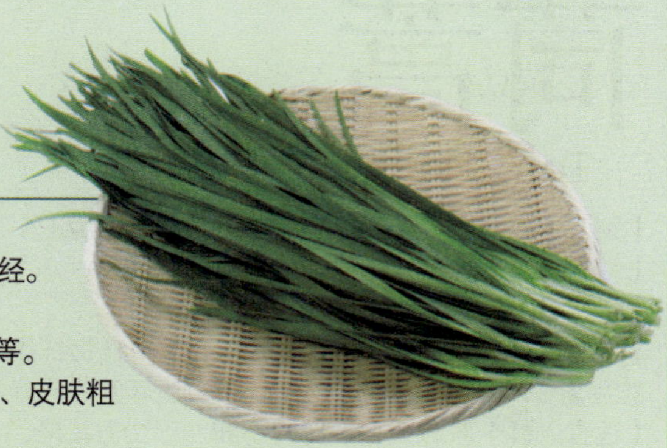

【别名】韭、丰本、扁菜、懒人菜、起阳草。

【性味归经】性温，味甘、辛。无毒。归肝、肾经。

【适用量】每次约100克。

【营养成分】蛋白质、膳食纤维、碳水化合物等。

【适宜人群】夜盲症、干眼病患者，体质虚寒、皮肤粗糙、便秘、痔疮患者。

【不宜人群】消化不良、肠胃功能较弱者，胃病患者。

小百科

◎韭菜属于百合科多年生宿根蔬菜，适应性强，抗寒耐热，全国各地到处都有栽培。南方不少地区可常年生产，北方冬季地上部分虽然枯死，地下部进入休眠，春天表土解冻后萌发生长。

温馨提示

◎韭菜按叶片宽窄来分，有宽叶韭和窄叶韭。宽叶韭嫩相，香味清淡；窄叶韭卖相不如宽叶韭，但口感香味浓郁。真正喜欢吃韭菜的人，当以窄叶韭为首选。

推荐养生食疗方

	材料	做法
治便秘	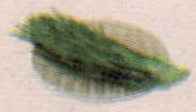 韭菜400克 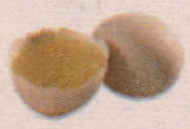 鸡蛋200克	韭菜洗净切小段，入锅中焯熟，鸡蛋打入碗中搅拌均匀，将鸡蛋煎成蛋皮，起锅，蛋皮切丝，倒入韭菜中一起加盐等拌匀。
治反胃	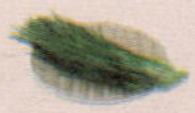 韭菜汁100克 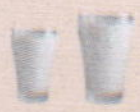 牛乳1杯 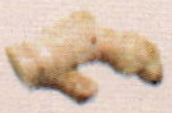 姜汁20克	韭菜汁100克，牛乳1杯，姜汁20克，将上述材料同拌匀，温服。
治妊娠呕吐	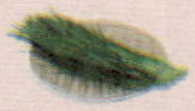 韭菜汁50毫升 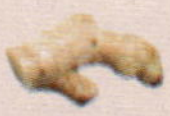 姜汁10毫升 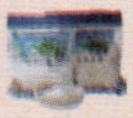 白糖少许	将韭菜汁和姜汁加白糖调匀，口服。
治遗尿、盗汗	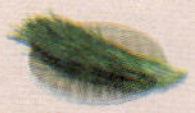 韭菜300克 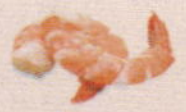 虾仁100克 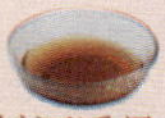 料酒适量 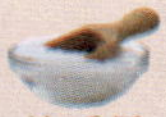 盐适量	将韭菜洗净切段，虾仁收拾干净；锅中加油烧热，倒入韭菜和虾仁翻炒片刻，调入料酒和盐再翻炒至入味即可出锅。

相宜食物搭配及功效

黄豆芽

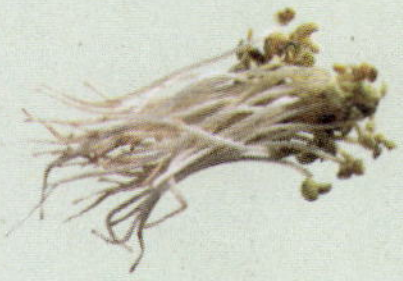

排毒瘦身

豆腐

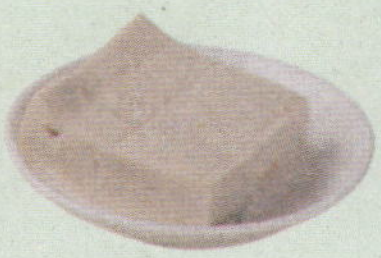

治疗便秘

鸡蛋

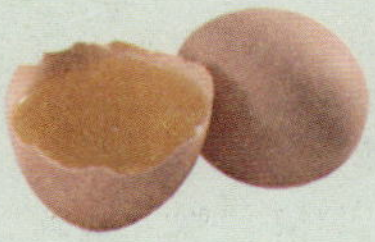

补肾、止痛

绿豆芽

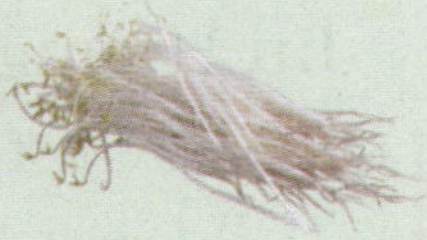

通便补虚

鲫鱼

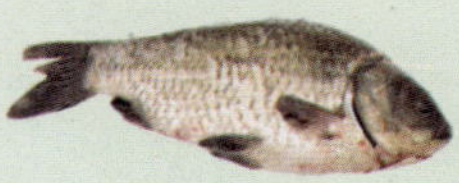

润肠止泻

虾

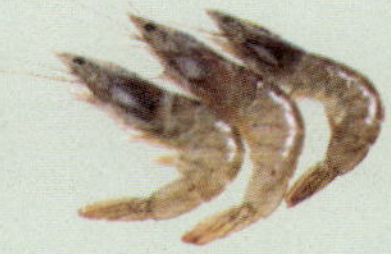

补肾壮阳

猪肝

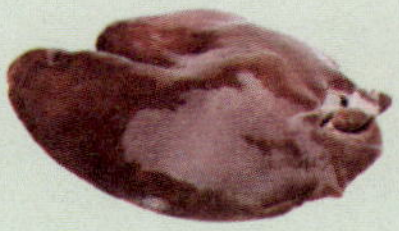

杀菌、助消化

蘑菇

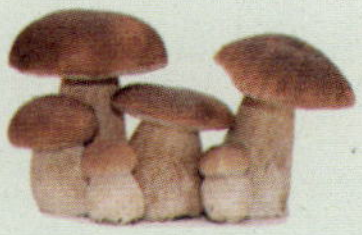

通便解毒

相克食物搭配及后果

蜂蜜

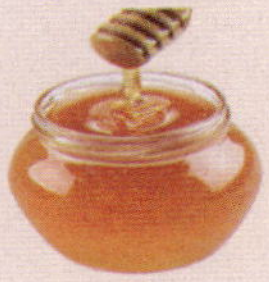

导致腹泻

菠菜

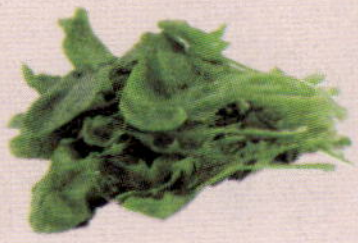

引起腹泻

白酒

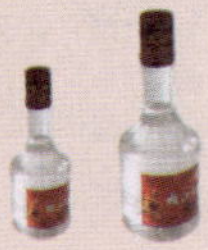

容易上火

牛奶

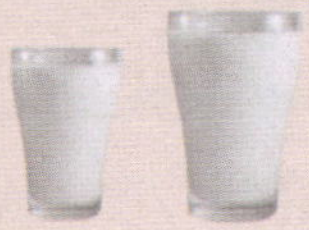

影响钙的吸收

保健功效

1.开胃消食

韭菜含有挥发性精油及硫化物等特殊成分，散发出一种独特的辛香气味，有助于疏调肝气，增进食欲，增强消化功能。

2.增强免疫

韭菜的独特辛香味是其所含的硫化物形成的，这些硫化物有一定的杀菌消炎作用，有助于人体提高自身免疫力。

3.散瘀活血

韭菜的辛辣气味有散瘀活血、行气导滞作用，适用于跌打损伤、胸痛等症。

4.治疗便秘

韭菜含有大量维生素和粗纤维，能增进胃肠蠕动，治疗便秘，预防肠癌。

韭黄

Jiu Huang

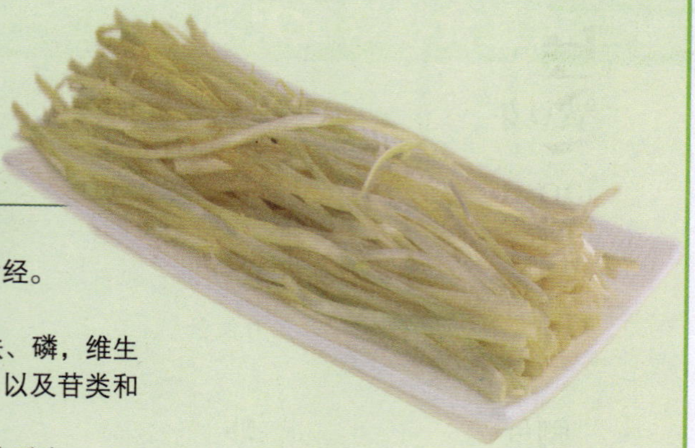

【别名】韭芽、黄韭芽、黄韭、韭菜白。

【性味归经】性温，味甘。归肝、胃、肾经。

【适用量】每餐50克。

【营养成分】蛋白质、糖，矿物质钙、铁、磷，维生素A、维生素B_2、维生素C和维生素B_3，以及苷类和苦味质等。

【适宜人群】便秘、母乳不足者及寒性体质者。

【不宜人群】阴虚内热及目疾之人。

小百科

◎韭黄为韭菜经软化栽培变黄的品种。韭菜隔绝光线，完全在黑暗中生长，因无阳光供给，不能产生光合作用、合成叶绿素，就会变成黄色，称之为“韭黄”。

保健功效

1.保肝护肾

韭黄含有挥发性精油及硫化物等特殊成分，有助于疏调肝气。

2.排毒瘦身

韭黄中的膳食纤维能加快新陈代谢。

相宜食物搭配及功效

鲜虾

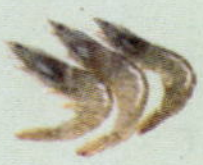

壮阳

豆腐

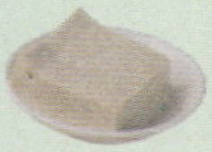

对心血管疾病有效

平菇

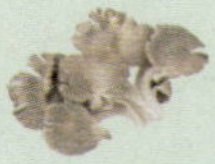

增进食欲

相克食物搭配及后果

蜂蜜

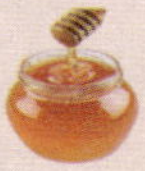

功效相悖

菠菜

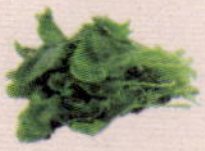

影响消化

推荐养生食疗方

排毒瘦身

材料：

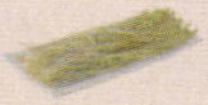

韭黄250克

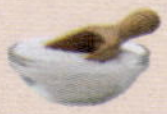

盐3克

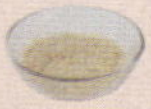

鸡精2克

做法：将韭黄洗净，切成段。锅放火上，加油烧热后，放入韭黄急速煸炒。随即加入盐、鸡精炒匀即可。

保肝护肾

材料：

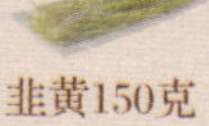

韭黄150克

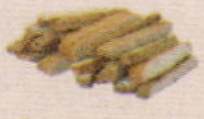

香干120克

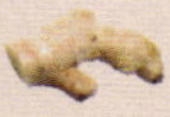

姜适量

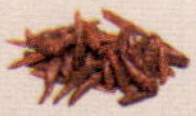

干辣椒适量

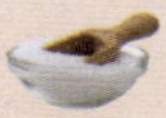

盐适量

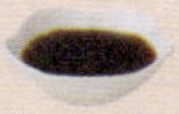

酱油适量

做法：香干洗净；韭黄切小段；姜切成小片。将香干倒入锅中，加酱油等、炒出香味后，将底油烧热，放入姜片、干红椒，放入韭菜，炒熟，倒入香干。

茭白

Jiao Bai

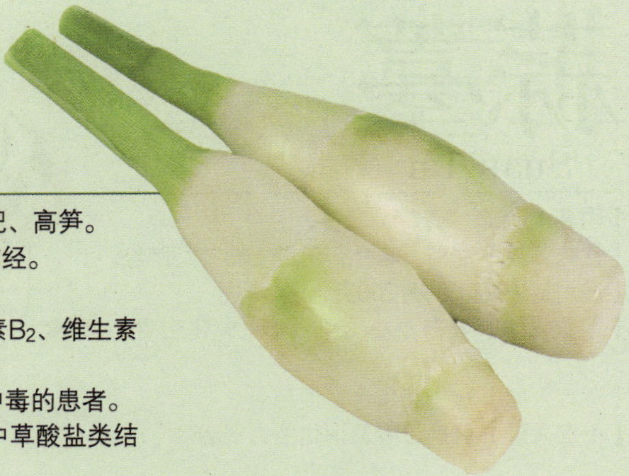

【别名】出隧、绿节、菰菜、茭笋、茭粑、高笋。
【性味归经】性寒，味甘。归肝、脾、肺经。
【适用量】每次约50克。
【营养成分】蛋白质、维生素B_1、维生素B_2、维生素E、胡萝卜素和矿物质等。
【适宜人群】高血压、饮酒过量和酒精中毒的患者。
【不宜人群】肾脏疾病、尿路结石或尿中草酸盐类结晶较多者。

小百科

◎茭白的保鲜：选择不老不嫩的茭白，带2～3张壳，去鞘后盛放在大水缸或水池中，放满清水后压上石块，将茭白浸入水中，经常换水，保持缸、池中水的清洁。

保健功效

1.排毒瘦身

茭白热量低、水分高，能排毒瘦身。

2.延长寿命

茭白中的维生素C可以促进氨基酸中酪氨酸和色氨酸的代谢，延长机体寿命。

相宜食物搭配及功效

鸡蛋	猪蹄	猪肝	芹菜
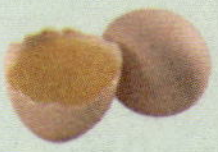	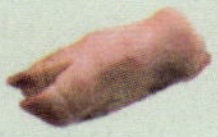	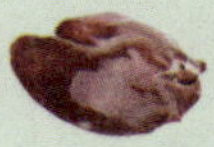	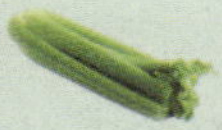
美容养颜	有催乳作用	保肝护肾	降低血压

相克食物搭配及后果

豆腐	蜂蜜	西红柿
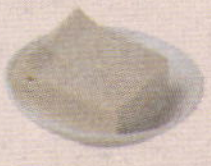	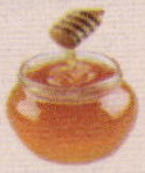	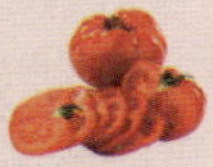
容易得结石	引发痼疾	清热解毒降压

推荐养生食疗方

养心润肺

材料

茭白300克

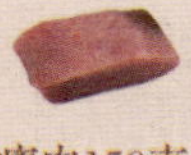
瘦肉150克

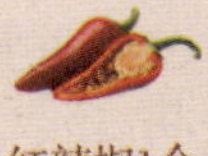
红辣椒1个

做法 茭白切薄片；瘦肉切片；红辣椒切片。肉片用淀粉、生抽腌渍。油烧热，将肉片炒后加入茭白、红辣椒即可。

排毒瘦身

材料

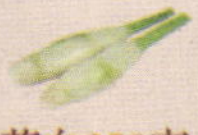
茭白250克

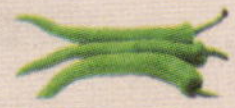
辣椒50克

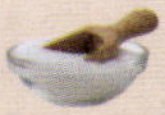
盐5克

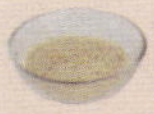
鸡精1克

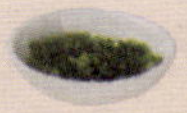
葱花5克

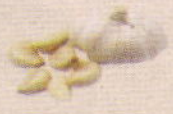
蒜蓉5克

做法 茭白洗净后切细丝；辣椒洗净切条。锅中水烧开，入茭白丝稍焯后捞出。烧油，入蒜蓉、葱花等爆香后加入茭白丝一起拌炒，熟后调盐、鸡精。

蒜薹

Suan Tai

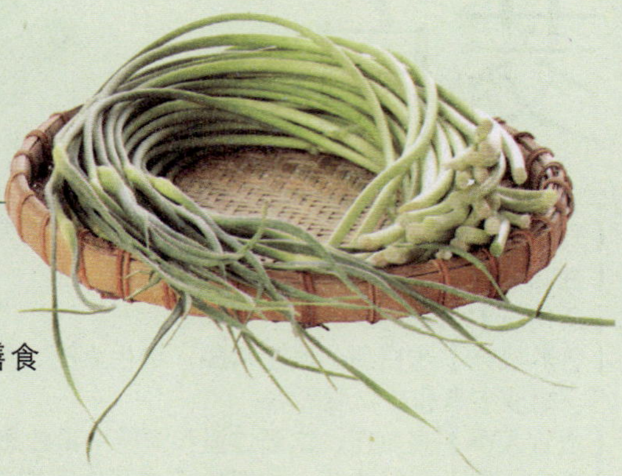

【别名】蒜毫、青蒜、蒜苗。
【性味归经】性平，味甘，无毒。归肺、脾经。
【适用量】每次约为200克。
【营养成分】蛋白质、脂肪、碳水化合物、膳食纤维。
【适宜人群】冠心病患者、便秘者。
【不宜人群】肝病患者及消化能力弱者。

小百科

◎蒜薹是大蒜的花茎。蒜薹的辛辣味比大蒜要轻，加之它所具有的蒜香能增加菜肴的香味，因此更易被人们所接受。其常被作为蔬菜烹制，不可少的配菜。

温馨提示

◎挑选蒜薹时应挑选深绿色、整齐、圆润的，用拇指和食指掐一下蒜薹的根部如果很容易就掐断了，那么是很新鲜的。

推荐养生食疗方

增强机体抵抗力

材料：蒜薹250克、鸭胗50克、料酒适量、蒜蓉酱适量、干辣椒适量、葱花适量、盐适量

做法：鸭胗去筋、膜，放入加有料酒、葱的沸水中煮30分钟，捞出放凉后切片。蒜薹洗净切段。起油锅，放入干辣椒、蒜蓉酱炒香，下蒜薹煸炒后倒入切片的鸭胗，加盐调味后炒匀即可。

预防动脉硬化

材料：蒜薹3～4根、金针菇250克、油10克、盐5克、生抽10克、蚝油5克

做法：金针菇洗净放到开水中焯熟，过纯净水捞出凉凉。蒜薹洗净，切成小段，焯水备用。将除油之外的配料混合成一碗调味汁，倒入热油，淋到金针菇和蒜薹上，拌匀即可。

防癌抗癌

材料：蒜薹200克、五花肉300克、辣椒2个、酒1大匙、酱油1大匙、糖半茶匙、盐半茶匙

做法：五花肉洗净，切成薄片，拌入除盐以外的调味料略腌；蒜薹择洗干净，切小段；辣椒去籽，切粗丝。锅内加油烧热，放入肉片大火爆炒，至肉色变白时盛出。用两大匙油炒蒜薹，并加盐，放入辣椒丝同炒即可。

相宜食物搭配及功效

莴笋

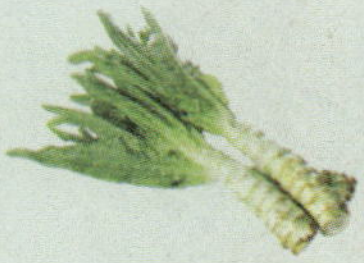

预防高血压

香干

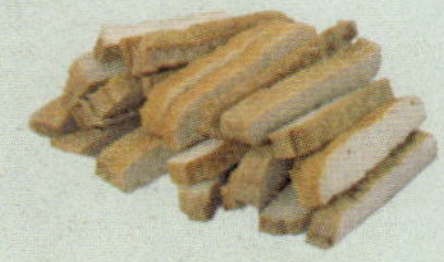

平衡营养

虾仁

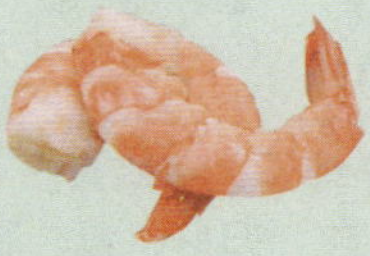

美容养颜

生菜

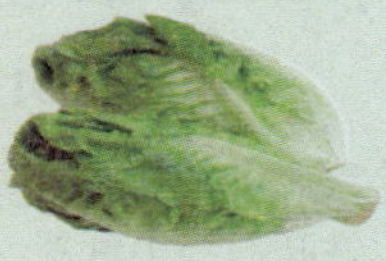

消炎杀菌

木耳

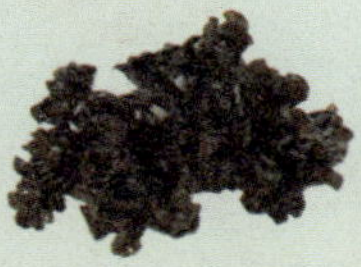

补益脾胃

小龙虾

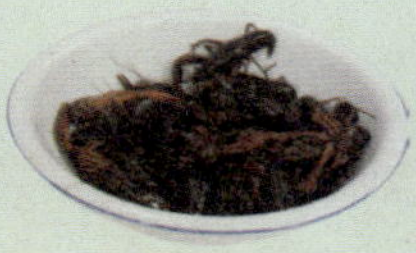

开胃

豆腐

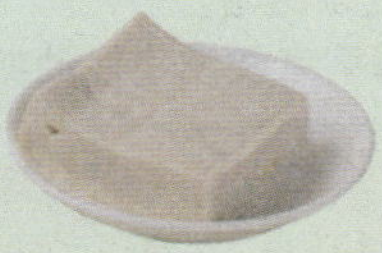

增强免疫力

相克食物搭配及后果

蜂蜜

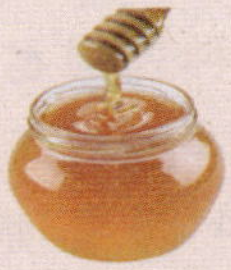

易伤眼睛

大葱

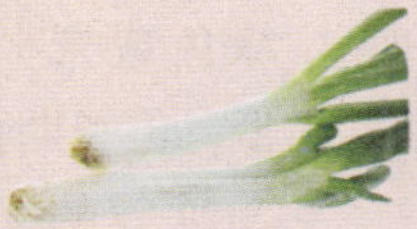

伤胃

地黄

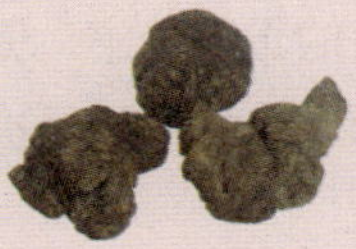

降低药效

何首乌

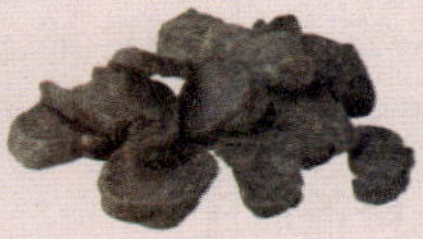

影响药效

保健功效

1.抗炎灭菌作用

蒜薹含有蒜辣素，对病原菌和寄生虫都有良好的杀灭作用，被称为“土里长出的阿莫西林”，可以起到预防流感、防止伤口感染和驱虫的功效。蒜薹中所含的大蒜素、大蒜新素，具有明显的抗炎灭菌作用，尤其对上呼吸道感染、消化道感染等有疗效。

2.通便防痔

蒜薹外皮含有丰富的纤维素，可刺激大肠排便，调治便秘。多食用蒜薹，能预防痔疮的发生，降低痔疮的复发次数，并对轻中度痔疮有一定的治疗效果。

3.预防动脉硬化

蒜薹中含有丰富的维生素C，具有明显的降血脂及预防冠心病和动脉硬化的作用，并可防止血栓的形成。

西红柿

Xi Hong Shi

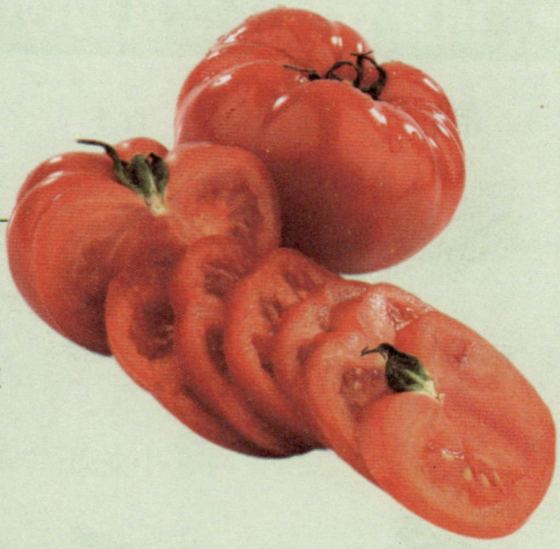

【别名】番茄、番李子、洋柿子、毛蜡果。
【性味归经】性凉，味甘、酸。归肝、胃、肺经。
【适用量】每次约200克。
【营养成分】富含有机碱、番茄碱和维生素A、B族维生素、维生素C及钙、镁、钾、钠、磷、铁等矿物质。
【适宜人群】习惯性牙龈出血、贫血、高血压、急慢性肝炎、肾炎、夜盲症和近视眼者。
【不宜人群】急性肠炎、菌痢者及溃疡活动期病人。

保健功效

1.开胃消食

西红柿中含有苹果酸，有助于人体胃液对脂肪及蛋白质的消化，因此有开胃消食的功效。

2.美容养颜

西红柿含胡萝卜素和维生素A、维生素C、维生素B_3等，维生素B_3能维持胃液的正常分泌，促进红血球的形成，有利于保持血管壁的弹性和保护皮肤。

3.降低血压

西红柿中的维生素C，有清热解毒、降低血压之功效，对高血压患者有良好的辅助治疗作用。

4.降低血脂

所含维生素C、芦丁、西红柿红素及果酸，可降低血胆固醇，预防动脉粥样硬化及冠心病。

5.预防脑血栓

从西红柿籽周围黄色果冻状的汁液中分离出来了一种被称为P_3的物质，具有抗血小板凝聚的功效，可以防止脑血栓的发生。

6.预防白内障

西红柿中所含维生素A、维生素C，可预防白内障，还对夜盲症有一定防治效果；西红柿红素具有抑制脂质过氧化的作用，能防止自由基的破坏，抑制视网膜黄斑变性，维护视力。

温馨提示

①剥西红柿皮时把开水浇在西红柿上，或者把西红柿放入开水里焯一下，皮就能很容易被剥掉了。

②催熟的西红柿通体全红，手感很硬，外观呈多面体，掰开一看籽呈绿色或未长籽，这种药虽毒性较低，但长期食用对人体有害。

③越硬的西红柿植物激素使用越多。买回来的西红柿要放两三天，等它自然变软，因为这时不利于健康的催红素也已得到释放。

④西红柿当中有害物质超标了，其顶部会有像桃子似的凸起的部分，凸起的部分是显示其中过量激素的标志。

小百科

◎西红柿在秘鲁和墨西哥，最初称之为“狼桃”。果实营养丰富，具特殊风味。可以生食、煮食、加工制成番茄酱、汁或整果罐藏。

相宜食物搭配及功效

芹菜

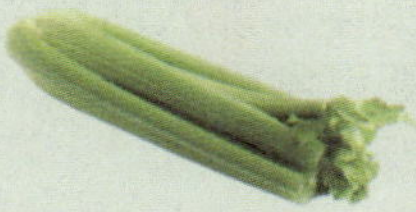

降压、健胃消食

蜂蜜

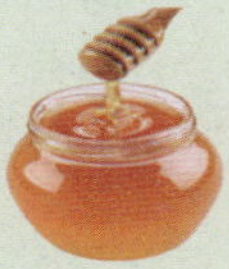

补血养颜

鸡蛋

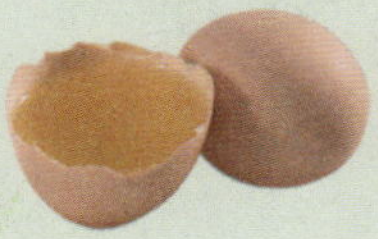

抗衰防老

山楂

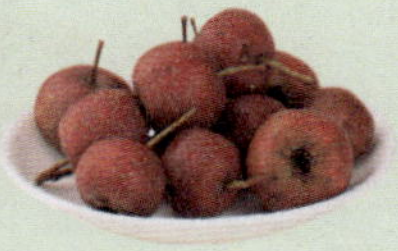

降低血压

酸奶

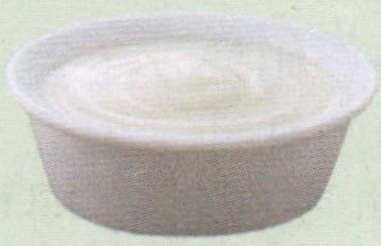

补虚降脂

花菜

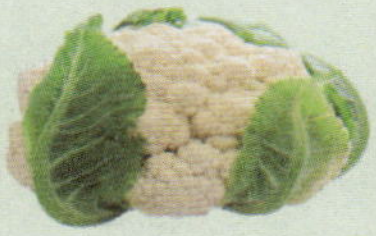

预防心血管疾病

马铃薯

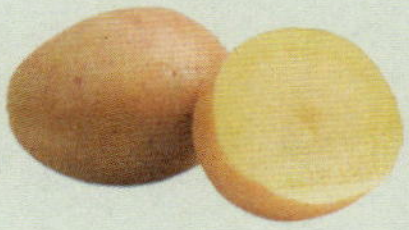

治溃疡

西瓜

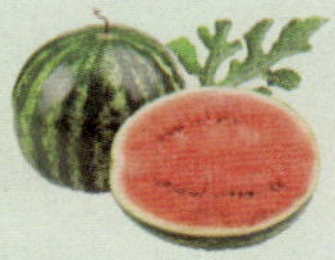

退热

相克食物搭配及后果

南瓜

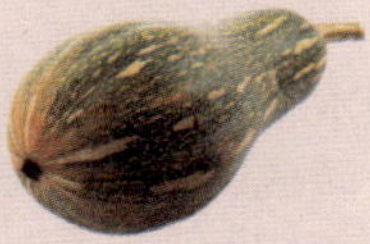

降低营养

红薯

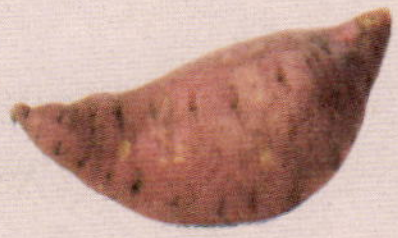

引起呕吐、腹痛腹泻

猕猴桃

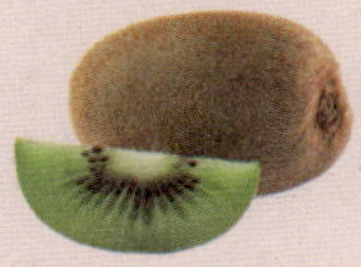

降低营养价值

鱼肉

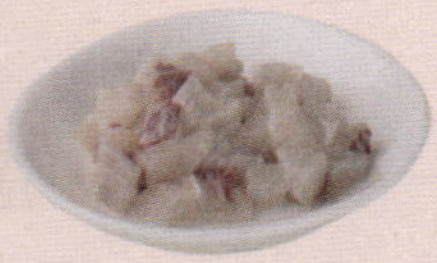

抑制营养成分的吸收

虾

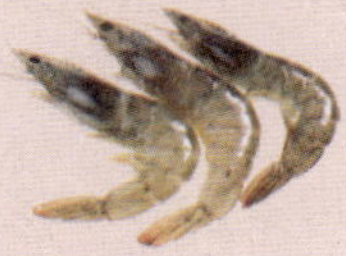

产生剧毒

螃蟹

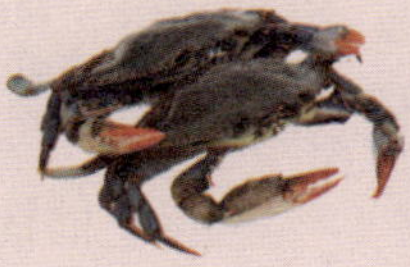

引起腹痛、腹泻

青瓜

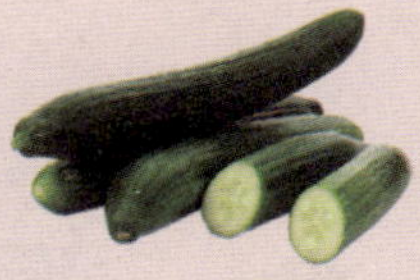

破坏维生素C

选购指南

◎要选颜色粉红，而且蒂的部位一定要圆润，如果蒂部再带着淡淡的青色，就是最沙最甜的了。

保存窍门

◎放入食品袋中，扎紧口，放在阴凉通风处，每隔一天打开口袋透透气，擦干水珠后再扎紧。

推荐养生食疗方

治夜盲症	材料：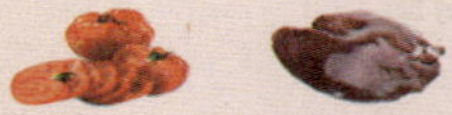 西红柿300克　猪肝100克	做法：将西红柿、猪肝均洗净切片；将两者一同放入锅中；加入适量的水煎煮，煮熟即可食用。
退高热	材料：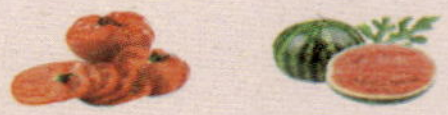 西红柿300克　西瓜300克	做法：将西红柿洗净、切块，西瓜切块；将切好的西红柿、西瓜一同放入榨汁机中榨汁，即可服用。
治溃疡	材料：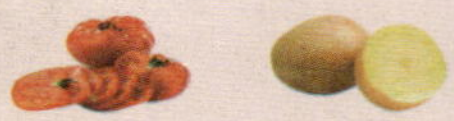 西红柿1个　土豆1个	做法：将西红柿洗净、切块，土豆切片；将切好的西红柿、土豆一同放入榨汁机中榨汁，即可服用。
防中暑	材料：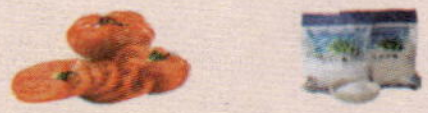 西红柿200克　糖少许	做法：将西红柿洗净，切片；将西红柿放入锅中，加水煎煮，放入白糖，即可饮用。
开胃消食	材料：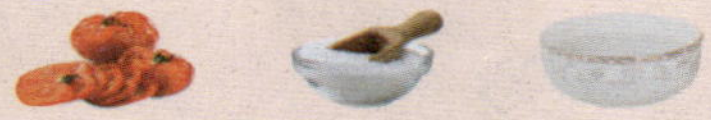 西红柿1个　盐适量　醋适量	做法：西红柿切条，焯水，成盘；将调味料倒入小碗中，调成味汁；将味汁倒入准备好的材料中拌匀即可。
治食欲不振	材料：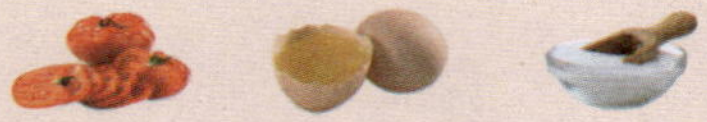 西红柿2个　鸡蛋1个　盐少许	做法：西红柿洗净切小块，鸡蛋打入碗中搅拌均匀，油锅烧热倒入鸡蛋炒熟，加入西红柿同炒片刻，加盐调味即可。
治贫血	材料：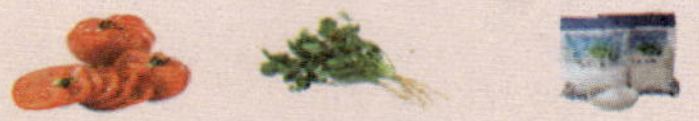 西红柿3个　香菜适量　白糖15克	做法：西红柿切片，香菜洗净；将切好的西红柿摆在盘中，把白糖均匀的撒在西红柿上，用香菜点缀即可。
治肝炎	材料：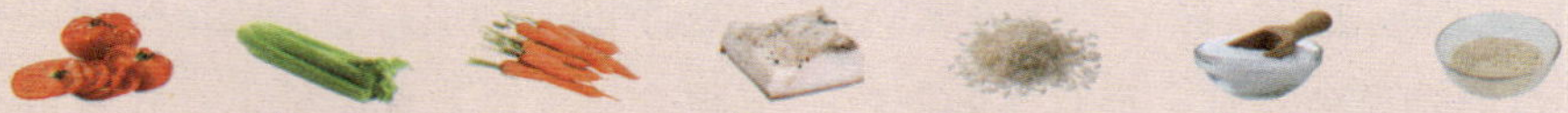 西红柿丁50克　芹菜末20克　胡萝卜末20克　猪油20克　粳米100克　盐适量　鸡精适量	做法：粳米洗净入锅中加水熬煮成粥，将以上所有材料倒入粳米粥中烫熟，调入盐、鸡精即可食用。

西蓝花

Xi Lan Hua

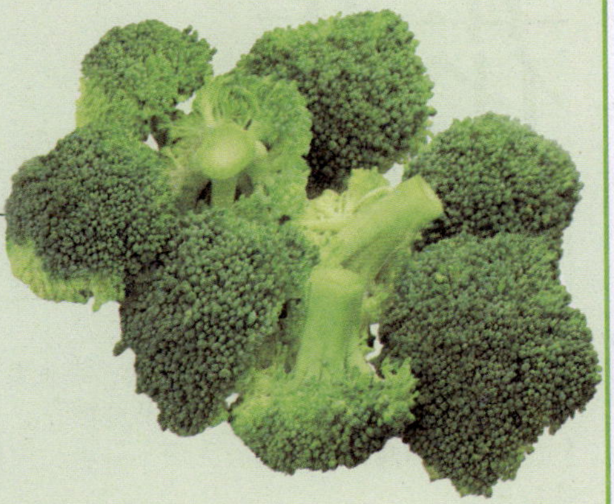

【别名】花椰菜、青花菜。
【性味归经】性凉，味甘。
【适用量】每次100克。
【营养成分】蛋白质、碳水化合物、脂肪、钙、磷、铁、胡萝卜素、维生素C等。
【适宜人群】口干口渴、消化不良、食欲不振、大便干结者，癌症患者、肥胖者、体内缺乏维生素K者。
【不宜人群】尿路结石者。

小百科

◎西蓝花为一年生植物。根上生叶，叶上长主茎及支茎，茎上长满小棵粒组成花状，整体很像一个大花朵。西蓝花细嫩，味甘鲜美，食用后很容易消化吸收。

保健功效

防癌抗癌

西蓝花可以给人体补充一定量的硒和维生素C，同时也能提供丰富的胡萝卜素，可以起到防癌抗癌的作用。

相宜食物搭配及功效

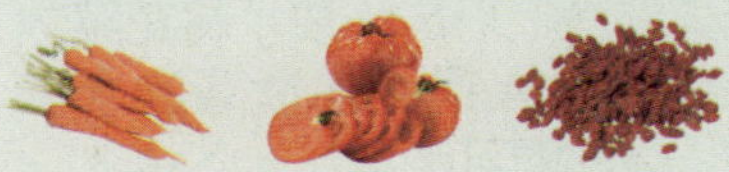

胡萝卜	西红柿	枸杞子
预防消化系统疾病	防癌抗癌	有利营养吸收

相克食物搭配及后果

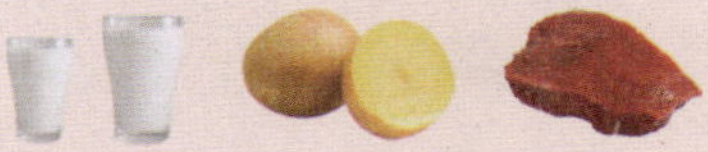

牛奶	土豆	牛肉
影响钙质吸收	影响消化	降低药效

推荐养生食疗方

防癌抗癌

材料：

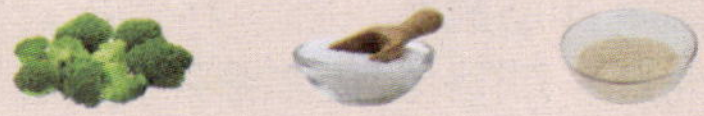

西蓝花200克　盐3克　鸡精3克

做法：西蓝花掰成小朵，洗净。锅中水开加盐，倒入西蓝花过水，约1分钟后捞起。锅中油热倒入西蓝花翻炒，加盐、鸡精，即可。

降低血脂

材料：

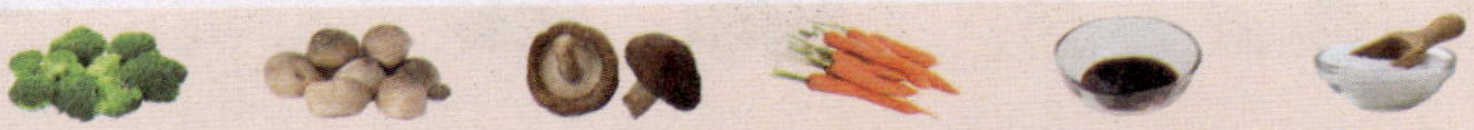

西蓝花1棵　草菇100克　水发香菇10朵　胡萝卜1根　蚝油适量　盐适量

做法：所有原材料收拾干净。将胡萝卜、草菇、西蓝花汆水。锅烧热，放入蚝油，放香菇、胡萝卜片、草菇、西蓝花炒匀，加清水，加盖焖煮熟。

花菜

Hua Cai

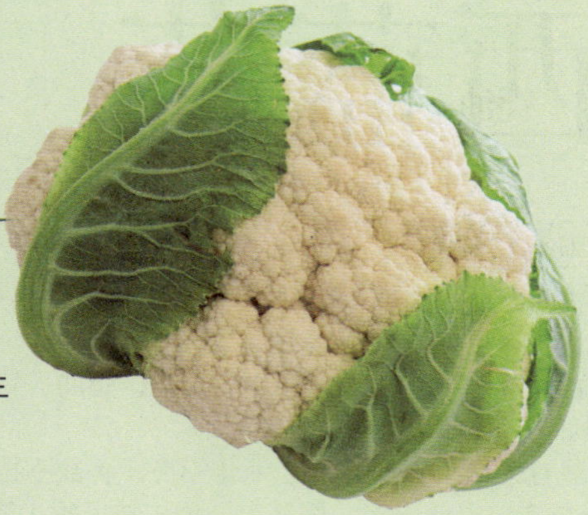

【别名】菜花、花椰菜、球花甘蓝。
【性味归经】性凉，味甘。归胃、肝、肺经。
【适用量】每次约100克。
【营养成分】含丰富的钙、磷、铁、维生素C、维生素A原、维生素B_1、维生素B_2以及蔗糖等。
【适宜人群】食欲不振者、大便干结者、少年儿童、癌症患者。
【不宜人群】尿路结石者。

小百科

◎花菜属十字花科，是甘蓝的变种，花茎可食，原产地中海沿岸，其产品器官为洁白、短缩、肥嫩的花蕾、花枝等聚合而成的花球，是一种粗纤维含量少蔬菜。

温馨提示

◎将花菜放在盐水里浸泡几分钟，可有助于去除残留农药。花菜焯水后，应放入凉开水内过凉，捞出沥净水再用。

推荐养生食疗方

利尿通便

材料

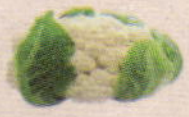

花菜50克

做法 花菜洗净，掰成小块；将花菜放入锅中；入锅中加适量的水煎汤，煮熟即可服用。

癌症康复

材料

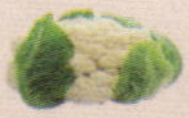

花菜350克

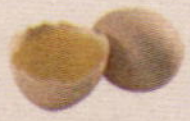

鸡蛋清200克

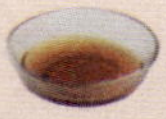

料酒适量

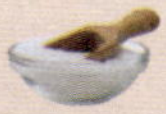

盐各适量

做法 将花菜洗净，掰成小朵备用；蛋清加适量水、盐、料酒搅拌均匀，入蒸锅蒸熟；锅中烧开水，放入花菜煮熟，加料酒和盐调味，最后将蒸好的鸡蛋清倒在花菜上，出锅可食用。

治脾胃虚寒

材料

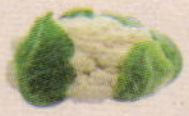

花菜350克

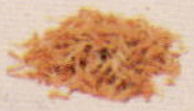

海米50克

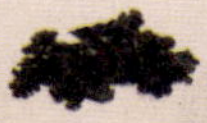

木耳30克

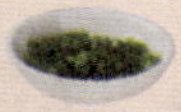

葱花适量

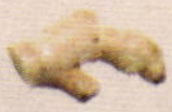

姜末适量

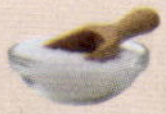

盐适量

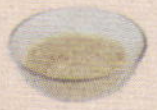

鸡精适量

做法 将花菜洗净掰成小块，海米、木耳均用水浸泡15分钟；炒锅加油烧热，放入花菜翻炒，再加入葱花、姜末焖煮5分钟，最后加入木耳、海米翻炒片刻，加盐、鸡精调味即可。

相宜食物搭配及功效

蚝油

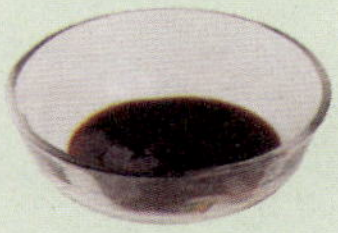

健脾开胃

辣椒

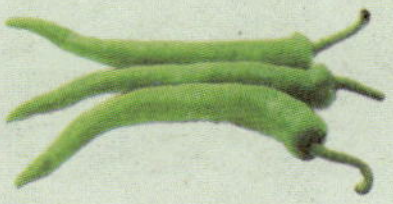

防癌抗癌

香菇

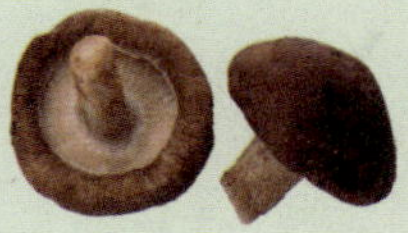

降低血脂

西红柿

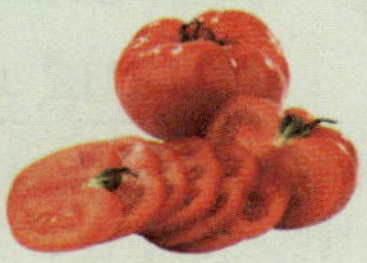

降压降脂

蜂蜜

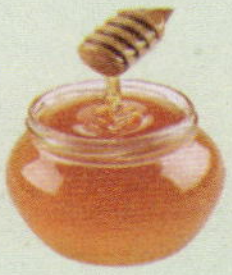

止咳润肺

红萝卜

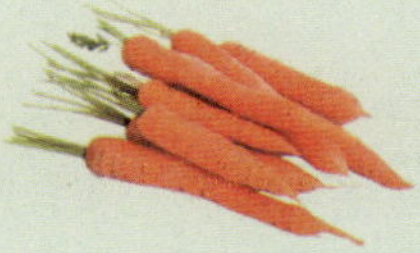

防癌抗癌

青椒

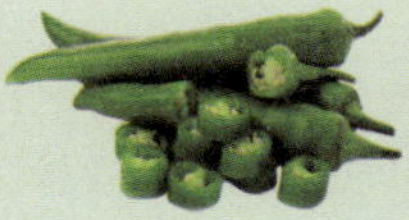

补血养颜

瘦肉

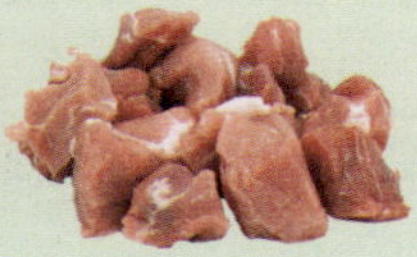

防癌抗癌

相克食物搭配及后果

猪肝

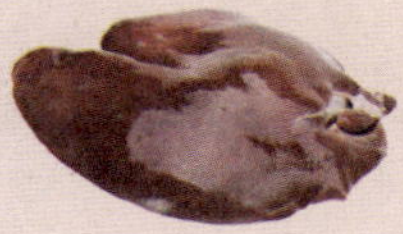

阻碍营养物质的吸收

牛肝

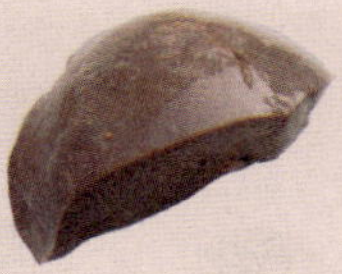

不利身体健康

牛奶

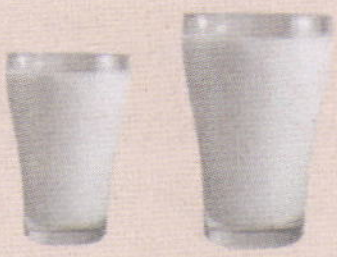

降低营养

豆浆

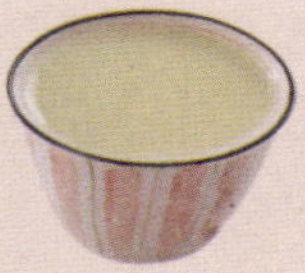

降低营养价值

保健功效

1.增强免疫力

花菜的维生素C含量极高，促进肝脏解毒，增加抗病能力，提高人体机体免疫功能。

2.促进成长

宝宝常吃花菜，可促进生长、维持牙齿及骨骼正常、保护视力、提高记忆力。

3.预防感染

花菜中含有类黄酮，除了可以防止感染外，还是人体最好的血管清洁剂。

4.防癌抗癌

花菜中含有萝卜子素，这种抗癌活性酶，可以提高致癌物质解读酶活性的作用，可使细胞形成对抗外来致癌物侵蚀的膜，因此可以对多种癌症起到防治作用。

5.清除肺部细菌

花菜含有一种活性化合物——硫莱菔子素，能帮助免疫系统清理肺部积聚的有害细菌。

黄豆芽

Huang Dou Ya

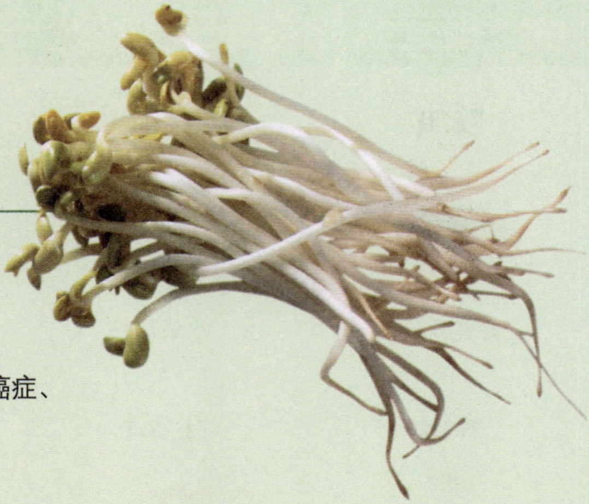

【别名】如意菜。

【性味归经】性凉，味甘。归脾、大肠经。

【适用量】每次约为200克。

【营养成分】蛋白质、脂肪、粗纤维、钙、磷。

【适宜人群】胃中积热、妇女妊娠、高血压、癌症、癫痫、肥胖、便秘、痔疮患者。

【不宜人群】慢性腹泻、脾胃虚寒者。

小百科

◎黄豆芽是一种营养丰富，味道鲜美的蔬菜。当今世界“天然、健康”食物引领风骚者之一，乃是源自我国的黄豆芽。

温馨提示

◎购买黄豆芽时，应该选择那种根须比较长的，长度在一指左右的豆芽。切忌矮胖无根黄豆芽，以防购买到农药催生的产品。

推荐养生食疗方

降火补身

材料

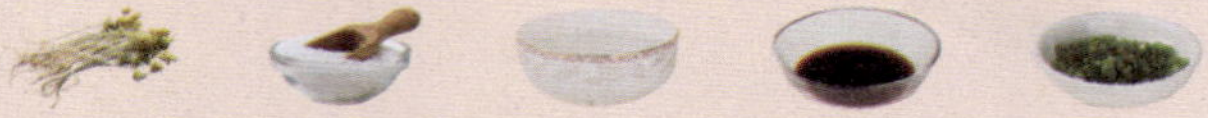

黄豆芽250克　盐2克　醋5毫升　生抽5毫升　葱花5克

做法　黄豆芽洗净，沥干水备用。锅烧热后入油，用葱花炝锅。把豆芽倒入翻炒。加入生抽，翻炒至豆芽变软。再加入一些盐、醋即成。

消除疲劳，治疗神经衰弱

材料

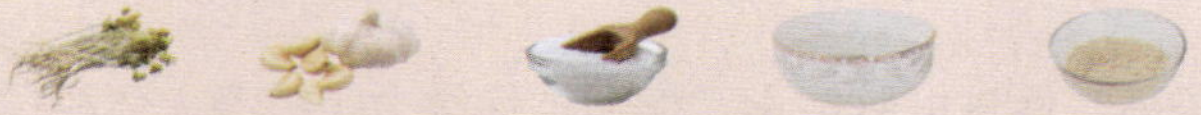

黄豆芽300克　蒜2瓣　盐适量　醋适量　鸡精适量

做法　将黄豆芽洗净；蒜洗净切成蓉。锅内加水煮至沸，下豆芽烫熟，捞出后过冷水，沥水后入盘。将蒜蓉及调料与豆芽拌匀即可。

健脾开胃、润肠清便

材料

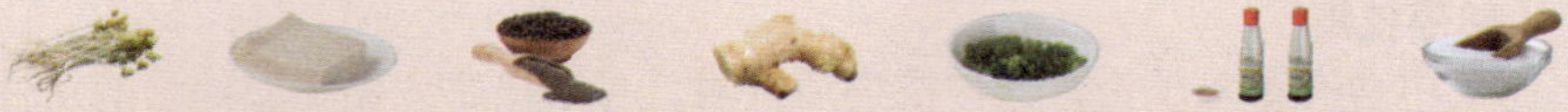

黄豆芽200克　北豆腐300克　胡椒粉5克　姜片10克　葱花10克　香油10毫升　盐5克

做法　将黄豆芽择去须、根，洗净；豆腐切成块，入沸水锅内焯水后捞出。锅中倒油烧热，下豆芽、豆腐、盐、姜片转小火烧透入味，调入葱花、胡椒粉、香油即可。

相宜食物搭配及功效

木耳

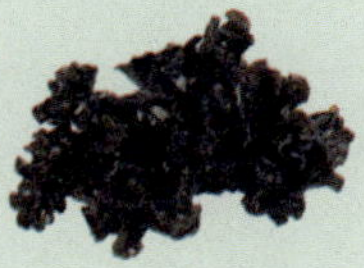

提供全面营养

牛肉

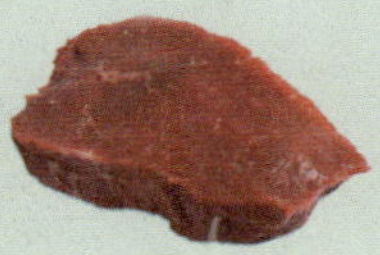

预防感冒，防止中暑

榨菜

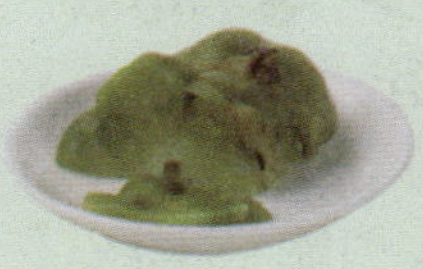

增进食欲

鸡肉

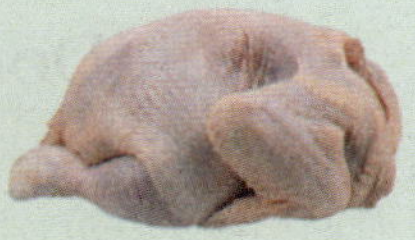

降低发病率

豆腐

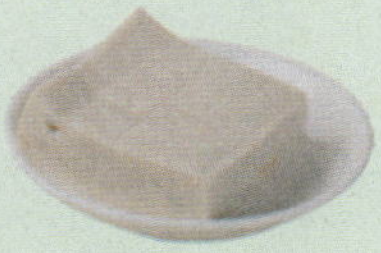

健脾开胃

荷兰豆

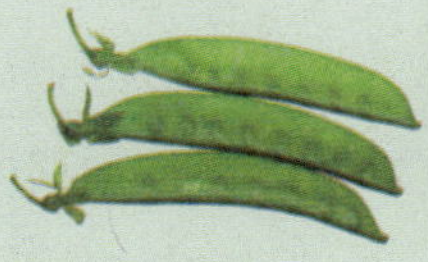

降低血压

韭菜

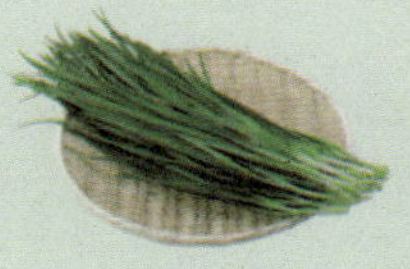

排毒瘦身

青椒

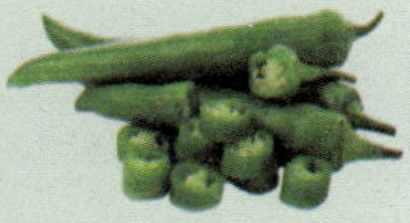

保护肝肾

相克食物搭配及后果

猪肝

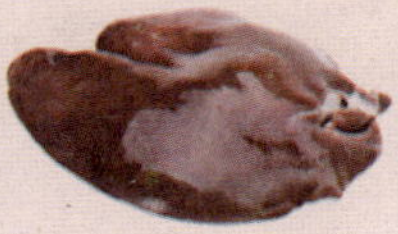

破坏营养

皮蛋

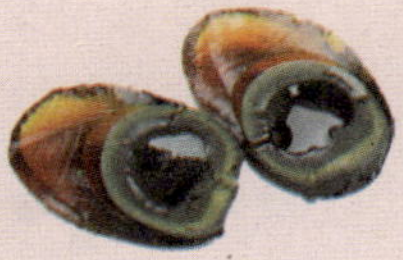

导致腹泻

保健功效

1.矿物质利用率较高，可预防贫血

黄豆在发芽过程中，由于酶的作用，使得更多的钙、磷、铁、锌等矿物质元素被释放出来，这无疑就增加了人体对黄豆中矿物质的利用率。而且黄豆经过发芽，可以大幅度地降低植酸成分，有效提高铁、锌等元素的生物利用率，达到预防贫血的作用。

2.防治维生素缺乏症

黄豆发芽后，除维生素C含量较丰富外，胡萝卜素可增加1～2倍，维生素B_2增加2～4倍，而叶酸则成倍增加，所以常吃豆芽，可以防止维生素缺乏症。

3.消除疲劳，治疗神经衰弱

黄豆生成豆芽后其天门冬氨酸急剧增加，而天门冬氨酸能降低血液中氮和二氧化碳的量，增强肝脏功能，消除疲劳。所以人吃豆芽能减少体内乳酸堆积，恢复精力。

绿豆芽。

Lü Dou Ya

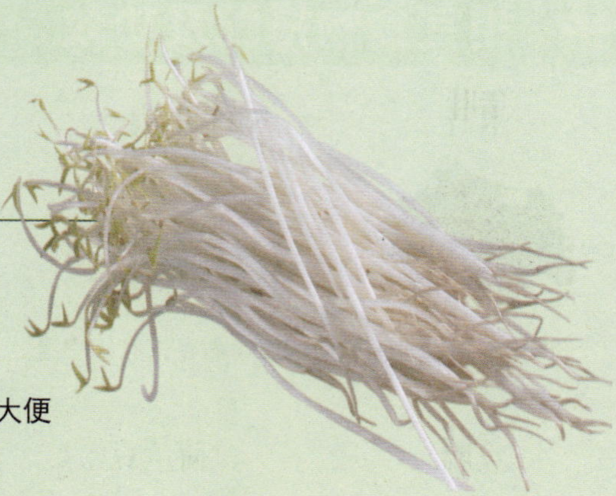

【别名】绿豆菜。
【性味归经】性凉，味甘。归胃、三焦经。
【适用量】每次约为200克。
【营养成分】天冬氨酸、酪氨酸、维生素。
【适宜人群】湿热郁滞、食少体倦、热病烦渴、大便秘结、小便不利、目赤肿痛、口鼻生疮等患者。
【不宜人群】脾胃虚寒者。

小百科

◎绿豆芽，即绿豆的芽。绿豆在发芽过程中，维生素C含量会增加很多，而且部分蛋白质也会分解为各种人体所需的氨基酸，可达到绿豆原含量的7倍，所以绿豆芽的营养价值比绿豆更高。

温馨提示

◎应选择略显黄色，不太粗，水分适中，无异味，以6厘米左右的长度为最好的绿豆芽。茎部长而细、不易折断的绿豆芽不要挑选。

推荐养生食疗方

减肥轻身、降压减脂

材料

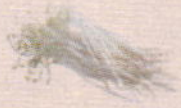
绿豆芽400克
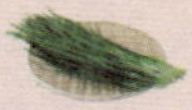
韭菜70克
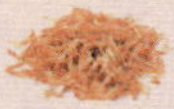
虾皮5克

醋10克
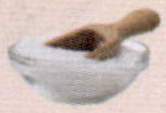
盐3克

做法 将韭菜择洗净切成段；绿豆芽去根洗净；虾皮洗净。锅中油烧热，入虾皮爆香，放入韭菜段、豆芽菜翻炒，烹入醋、盐，快速炒至熟即成。

清热解毒

材料

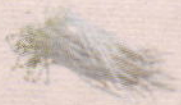
绿豆芽250克
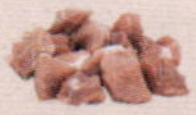
瘦猪肉100克
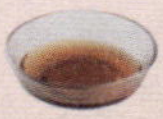
料酒10克
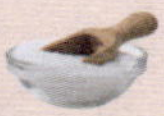
盐5克
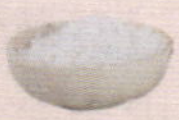
淀粉适量

做法 绿豆芽洗净沥干；瘦猪肉洗净切丝，用料酒、盐、淀粉上浆，下四成热的油中滑透，捞出备用。油再烧热，入绿豆芽翻炒，加盐、肉丝炒匀即可。

防治便秘

材料

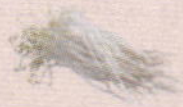
绿豆芽300克
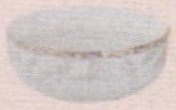
醋35克
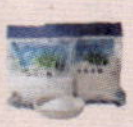
白糖5克
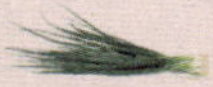
葱丝适量
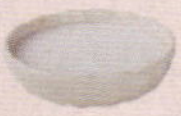
水淀粉适量
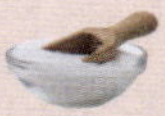
盐适量

做法 将绿豆芽洗净焯水，捞出入凉水浸泡，沥干备用。炒锅加油烧热，放葱丝炝锅，倒入豆芽菜，加盐、白糖、醋翻炒几下，用水淀粉勾芡即可。

相宜食物搭配及功效

猪肚

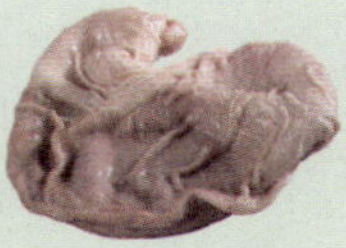

降低胆固醇吸收

韭菜

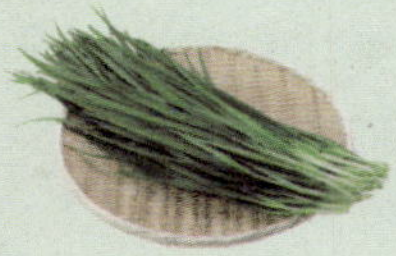

解毒，补肾，减肥

鸡肉

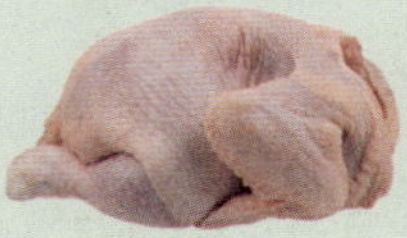

降低心血管疾病发病率

菠菜

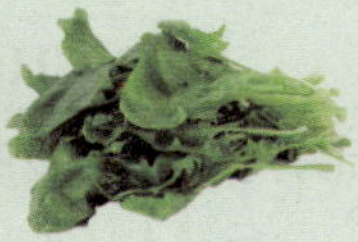

养心润肺

蘑菇

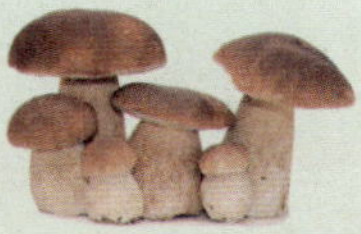

降低血压

大蒜

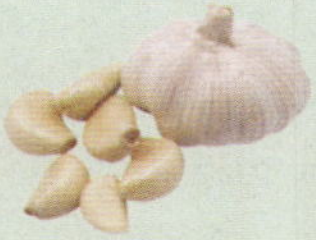

防癌抗癌

豆腐

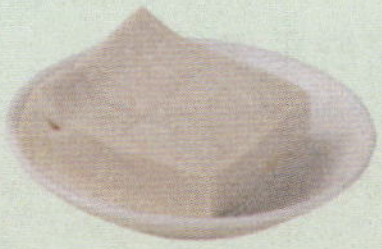

排毒瘦身

青椒

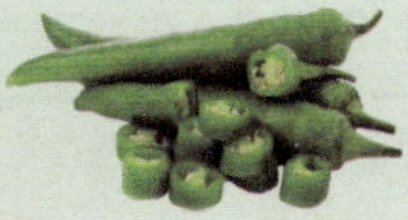

降低血压

相克食物搭配及后果

猪肝

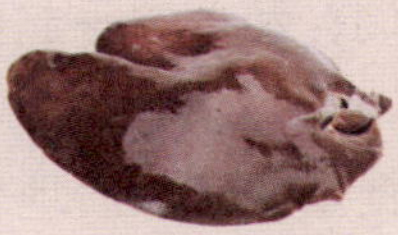

降低营养价值

皮蛋

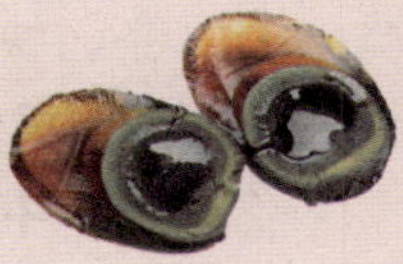

引起腹泻

保健功效

1.防治口腔溃疡

绿豆芽中含有维生素B_2，而维生素B_2的主要作用是维持皮肤、口腔和眼的健康，如果缺乏，常发生口角溃疡、舌炎、唇炎等病。所以绿豆芽很适宜口腔溃疡患者食用。

2.防治坏血病

绿豆芽含有丰富的维生素C。主要是能提高免疫力，预防癌症、保护牙齿和牙龈等。

3.预防便秘

绿豆芽富含膳食纤维，可以有效预防食道癌、胃癌、直肠癌等消化道癌症。

4.清热解毒、利尿除湿

绿豆芽性凉味甘，不仅能清暑热、通经脉、解诸毒，还能补肾、利尿、消肿，所以能祛痰火湿热。

白萝卜

Bai Luo Bo

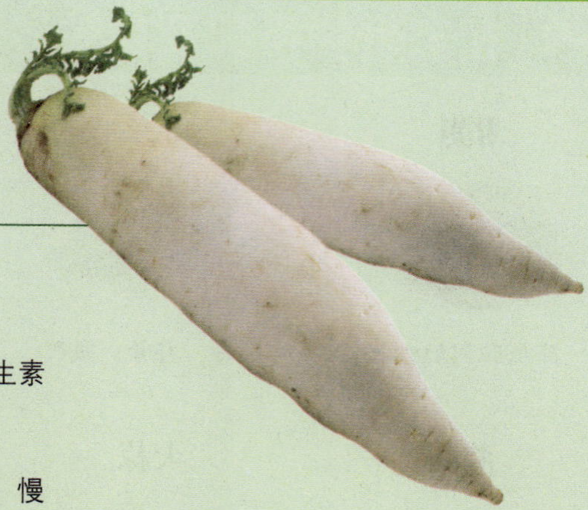

【别名】莱菔、罗菔。
【性味归经】性凉，味辛、甘。归肺、胃经。
【适用量】每次约200克。
【营养成分】含蛋白质、糖类、B族维生素和维生素C，以及铁、钙、磷、纤维、芥子油和淀粉酶。
【适宜人群】头屑多、咳嗽者、鼻出血者。
【不宜人群】脾胃虚寒者，胃及十二指肠溃疡者，慢性胃炎者，先兆流产、子宫脱垂者。

保健功效

1.开胃消食

由于白萝卜含芥子油、淀粉酶和粗纤维，因此具有促进消化，增强食欲，加快胃肠蠕动和止咳化痰的作用。

2.消除便秘

白萝卜含有丰富的膳食纤维，可以促进肠胃的蠕动，消除便秘，起到排毒的作用。

3.护肤养颜

白萝卜中含有丰富的维生素A、维生素C等各种维生素，特别是维生素C的含量是根茎的4倍以上。维生素C能防止皮肤的老化，阻止黑色色斑的形成，保持皮肤的白嫩。

4.预防动脉硬化

白萝卜中含有大量的维生素B_1、维生素B_2、维生素C、维生素D及钙、铁、磷等，对于动脉粥样硬化有很好的预防作用。

5.防癌抗癌

白萝卜中含有的维生素A和维生素C，可以有效抑制癌症；白萝卜中还含有一种糖化酵素，能分解食物中的亚硝胺，具有防癌的作用。

温馨提示

①白萝卜的不同部分所含的营养成分不同，采取不同的吃法可最大地吸收白萝卜中所含的营养。从顶部至3~5厘米处为第一段，此段维生素C含量最多，但质地有些硬，宜切丝、条，快速烹调；和羊肉一起做馅，味道极佳。

②白萝卜中段含糖量较多，质地较脆嫩，可切丁做沙拉，也可切丝用糖、醋拌成凉菜，炒煮也很可口。

③白萝卜的尾段有较多的生粉酶和芥子油，有些辛辣味，可帮助消化，增进食欲，可用来腌拌，若削皮生吃，是糖尿病患者用以代替水果的上选。

小百科

◎白萝卜为根茎类蔬菜。根据营养学家分析，白萝卜生命力指数为5.5555，防病指数为2.7903。至今种植有千年历史，在饮食和中医食疗领域有广泛应用。

相宜食物搭配及功效

紫菜

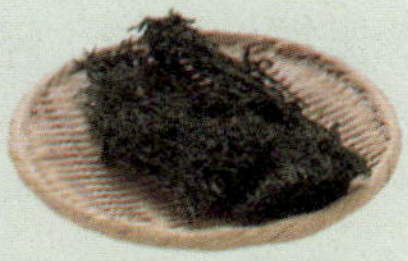

清肺热、治咳嗽

豆腐

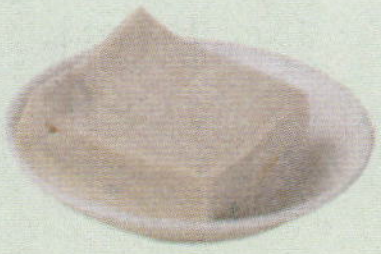

促吸收

羊肉

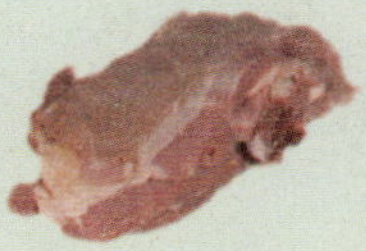

降低血脂

牛肉

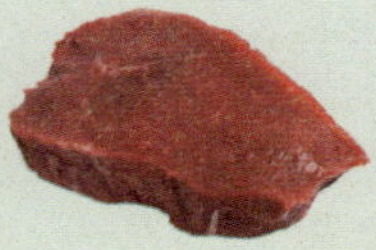

补五脏、益气血

金针菇

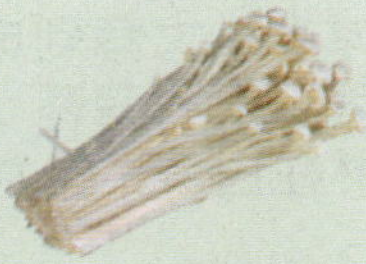

可治消化不良

猪肉

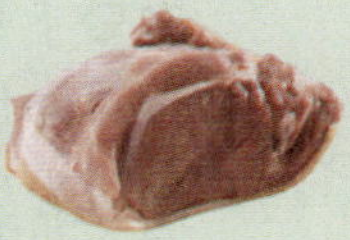

消食、除胀、通便

虾米

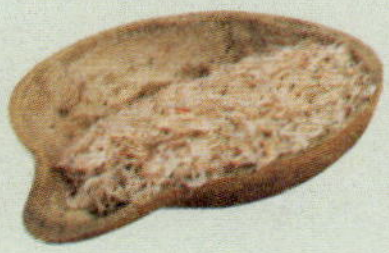

提神健脑

花生

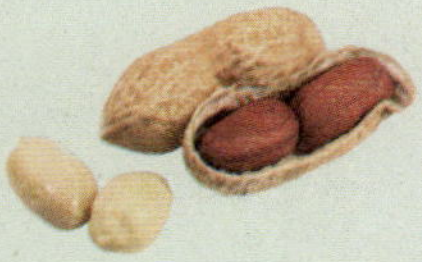

降低血脂

相克食物搭配及后果

橘子

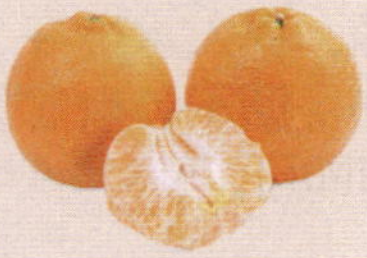

易诱发甲状腺肿大

黄瓜

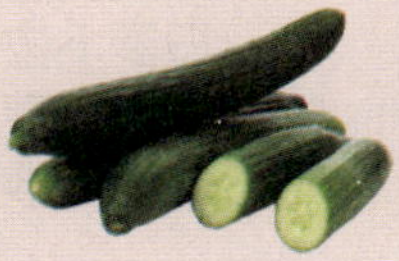

破坏维生素C

猪肝

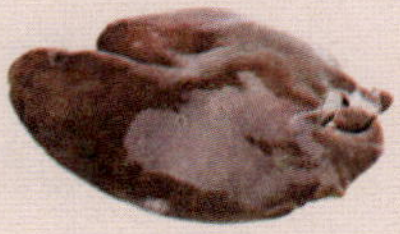

降低营养价值

人参

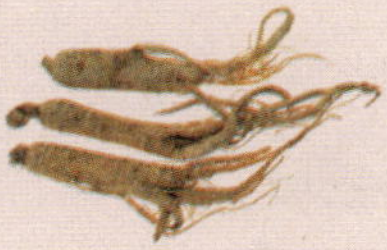

降低营养价值

木耳

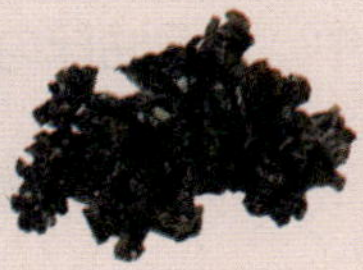

易引发皮炎

梨

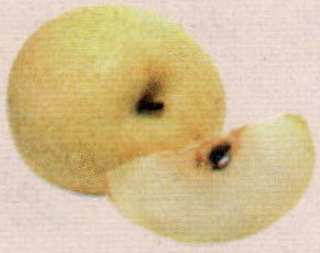

诱发甲状腺肿大

选购指南

◎选购白萝卜时，要以个体大小均匀、根形圆整、表皮光滑的白萝卜为优。不宜选择表皮腐烂的白萝卜。

保存窍门

◎白萝卜最好能带泥存放，这样可保存1周。如果室内温度不太高，可放在阴凉通风处。

推荐养生食疗方

治高血压

材料：
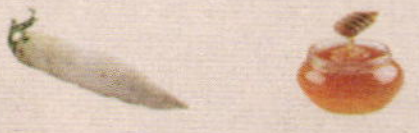
白萝卜1000克　蜂蜜50毫升

做法：将白萝卜洗净，切小块，入榨汁机榨汁，加入蜂蜜搅拌均匀，经常饮用。

排毒瘦身

材料：
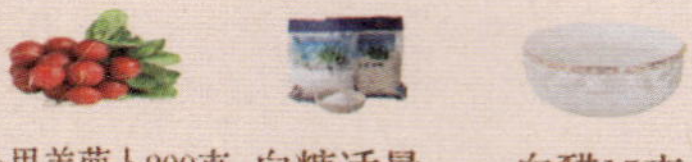
心里美萝卜800克　白糖适量　白醋15克

做法：心里美萝卜切丝备用；将心里美萝卜沥干水，装入容器，调入白糖、白醋；拌匀后腌渍5分钟即可。

防癌抗癌

材料：
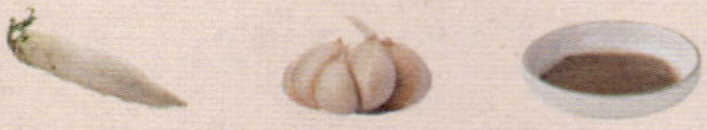
白萝卜350克　大蒜5克　芝麻酱2克

做法：白萝卜切开，焯水，大蒜剁成蓉；锅中油烧热，下入蒜蓉，芝麻酱炒香，淋在白萝卜上拌匀，即可食用。

开胃消食

材料：
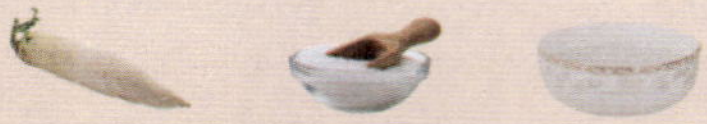
白萝卜400克　盐3克　醋适量

做法：白萝卜洗净，切块；将醋、盐加适量的水调匀成味汁；将白萝卜置味汁中浸泡1天，摆盘即可。

开胃消食

材料：
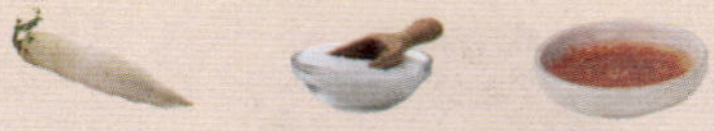
白萝卜300克　盐3克　辣椒酱3克

做法：白萝卜去皮洗净。锅入水烧开，放入白萝卜焯熟，沥干装盘，加盐、辣椒酱拌匀即可。

降低血脂

材料：
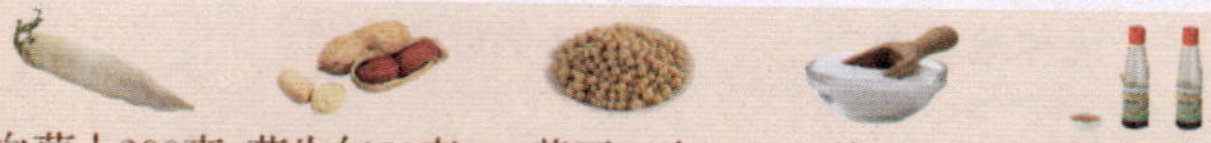
白萝卜200克　花生仁50克　黄豆30克　盐3克　香油适量

做法：白萝卜洗净，切块；切丁，用盐腌渍备用、花生仁、黄豆洗净。将花生仁、黄豆炸香，捞出控油，盛入碗中，加香油拌匀即可。

治疗头晕目眩

材料：
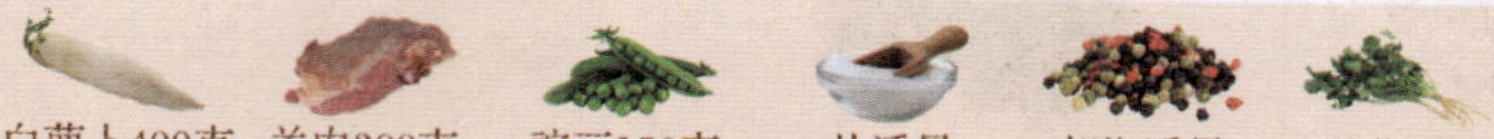
白萝卜400克　羊肉300克　豌豆150克　盐适量　胡椒适量　香菜适量

做法：白萝卜洗净，切块；豌豆洗净；羊肉洗净，切小块，放入锅中煮至沸腾，将白萝卜和豌豆放入锅中煮至熟，出锅前加盐、胡椒、香菜调味即可。

治疗呕吐反酸

材料：
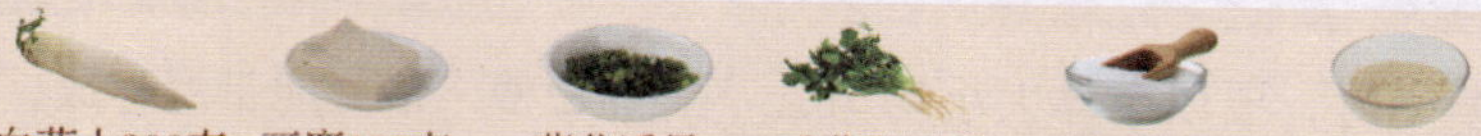
白萝卜300克　豆腐150克　葱花适量　香菜段适量　盐适量　鸡精适量

做法：将白萝卜洗净切丝；豆腐切小块；锅中油烧热放入适量水烧开，放白萝卜丝和豆腐煮至熟，再加盐和鸡精煮至入味，最后撒入葱花和香菜段即可。

胡萝卜

Hu Luo Bo

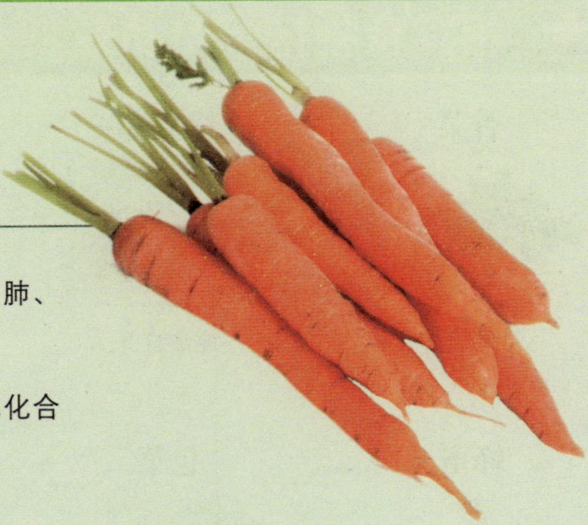

【别名】红萝卜、金笋、丁香萝卜。
【性味归经】性平，味甘、涩。无毒。归心、肺、脾、胃经。
【适用量】每次约200克。
【营养成分】富含糖类、蛋白质、脂肪、碳水化合物、胡萝卜素、B族维生素、维生素C。
【适宜人群】癌症、高血压、夜盲症、干眼症。
【不宜人群】脾胃虚寒者。

保健功效

1.明目补肝

而人体缺少维生素A，易患干眼病、夜盲症。而胡萝卜含有大量胡萝卜素，这种胡萝卜素分子进入机体后，在肝脏及小肠黏膜内经过酶的作用，其中50%会变成维生素A。胡萝卜素对保护视力、促进儿童生长发育效果显著，有明目益肝的作用。

2.利膈宽肠

胡萝卜吸水性强，是因为其中含有植物纤维，这些植物纤维是肠道中的“充盈物质”，在肠道中体积容易膨胀，进而促进肠道的蠕动，从而起到利膈宽肠、通便防癌的作用。

3.增强免疫力

胡萝卜素转变成维生素A，有助于增强机体免疫力，在预防上皮细胞癌变的过程中有重要作用。

4.降压、强心

胡萝卜中所含的某些成分，如槲皮素、山柰酚能增加冠状动脉血流量，降低血脂，促进肾上腺素的合成，还有降压、强心作用，是高血压、冠心病患者的食疗佳蔬。

5.防癌抗癌

胡萝卜中含有大量的叶酸，叶酸具有防治癌症的功能。而胡萝卜素转变成大量的维生素A，也可以有效预防肺癌的发生。

温馨提示

①炒胡萝卜时不能放醋。胡萝卜含有大量胡萝卜素，摄入人体的消化器官后，可以变成维生素A。维生素A可以维持眼睛和皮肤的健康。但是，醋能破坏胡萝卜素，如果在炒胡萝卜时放醋，胡萝卜素就会被破坏殆尽。

②巧用胡萝卜擦锅盖。平时切菜时，随手就扔掉的胡萝卜头可是擦锅盖的好工具。在锅盖有污迹的地方滴上点洗涤剂，然后用胡萝卜头来回擦，油污立刻就去掉了。更重要的是，这样擦拭的锅盖丝毫不用担心会留下难看的刮痕。

小百科

◎胡萝卜是伞形科胡萝卜属两年生草本植物。以肉质根作蔬菜食用。原产亚洲西南部，阿富汗为最早演化中心，栽培历史在2000年以上。

相宜食物搭配及功效

香菜

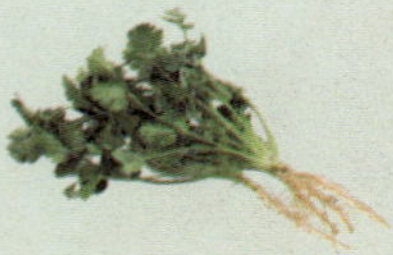

开胃消食

绿豆芽

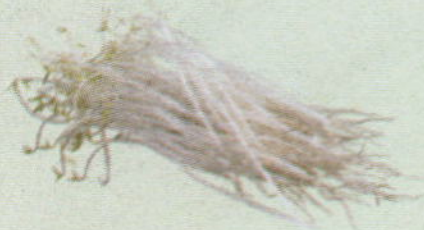

排毒瘦身

菠菜

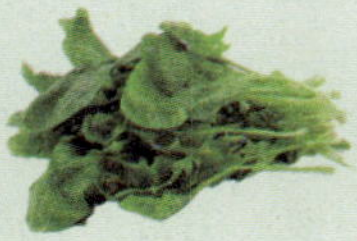

防止中风

猪心

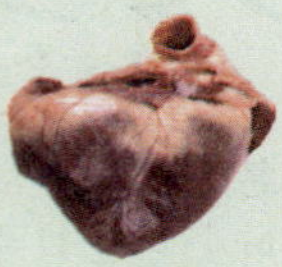

缓解神经衰弱

蜂蜜

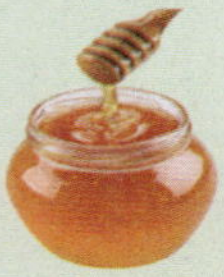

排毒

包菜

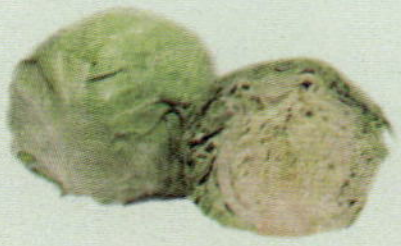

减少癌细胞产生

羊肉

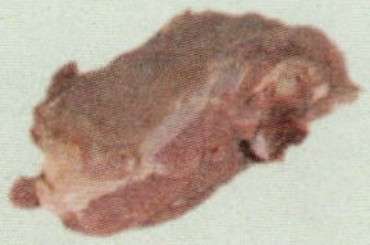

补脾胃

甘蔗

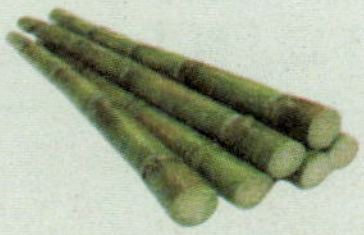

养心润肺

相克食物搭配及后果

白萝卜

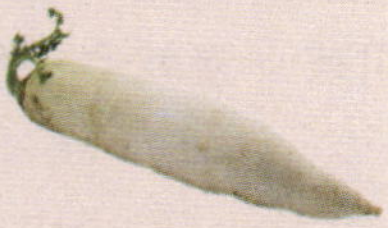

降低营养价值

酒

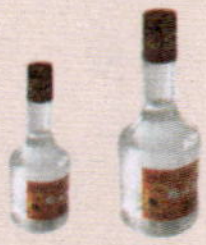

损害肝脏

山楂

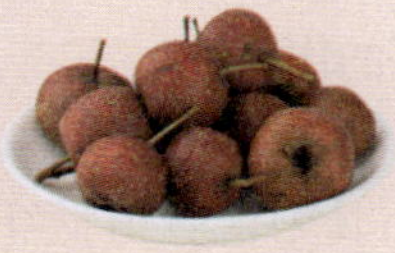

破坏维生素C

醋

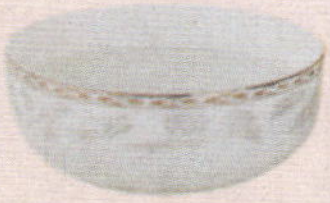

降低营养价值

柑橘

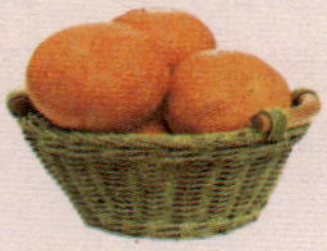

降低营养价值

红枣

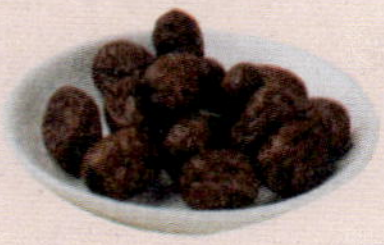

降低营养价值

桃子

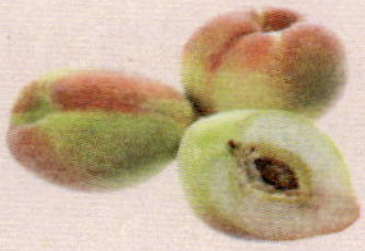

降低营养价值

柠檬

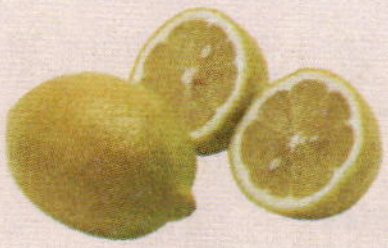

破坏维生素C

选购指南

◎要选根粗大、心细小，质地脆嫩、外形完整的胡萝卜。另外，表面光泽、感觉沉重的才是好的胡萝卜。

保存窍门

◎胡萝卜买回来后用保鲜袋封好，放在冰箱中可保存1～2个月。也可用报纸包好，放在阴暗处保存。

推荐养生食疗方

功效	材料	做法
健脾和胃	胡萝卜适量、粳米适量	将胡萝卜洗净切碎；粳米洗净，与胡萝卜同入锅内，加适量清水，煮至米开粥稠即可。
开胃消食	胡萝卜200克、白醋适量、盐适量	用白醋、盐加入适量水，烧开，熬成汁；胡萝卜切条，焯水。将萝卜条倒入汁中，泡淹4小时。
补血养颜	胡萝卜200克、盐适量、鸡精适量	胡萝卜洗净、切丝，切段。将胡萝卜丝焯水取出沥干。在胡萝卜中调入盐、鸡精拌匀即可。
降低血糖	胡萝卜适量、芹菜丝适量、盐适量	胡萝卜切丝，芹菜丝焯水，捞出。将上述材料放入盘中，加入盐拌匀，即可。
用治食欲不振、夜盲症	胡萝卜适量、猪肝适量、葱花适量、盐适量	猪肝洗净切片；胡萝卜洗净切片。将猪肝、胡萝卜共煮至猪肝熟，放葱花，加盐调味即可食用。
辅助治疗糖尿病	胡萝卜400克、葱丝适量、姜丝适量、蒜丝适量、盐适量	将胡萝卜洗净切丝。锅置火上，加入油烧热，入葱丝、姜丝、蒜丝、盐翻炒，倒入胡萝卜丝，旺火炒至七成熟时，起锅装盘即可。
用于辅助治疗坏血病	胡萝卜200克、猪肝200克、生姜丝适量、酱油适量、糖适量	胡萝卜切丝。猪肝切片，入卤汁浸渍；生姜丝入锅中翻炒，猪肝放入锅内划熟。加酱油、糖等，浇上熟油，与猪肝拌匀，装盘。
防癌抗癌	胡萝卜400克、粉丝150克、白醋适量、盐适量、鸡精适量、蒜泥适量、香油适量	胡萝卜洗净切丝；粉丝泡好备用；锅中加油烧热，放入上述材料，加白醋、鸡精、蒜泥、香油和盐调味，拌匀装盘。

冬瓜
Dong Gua

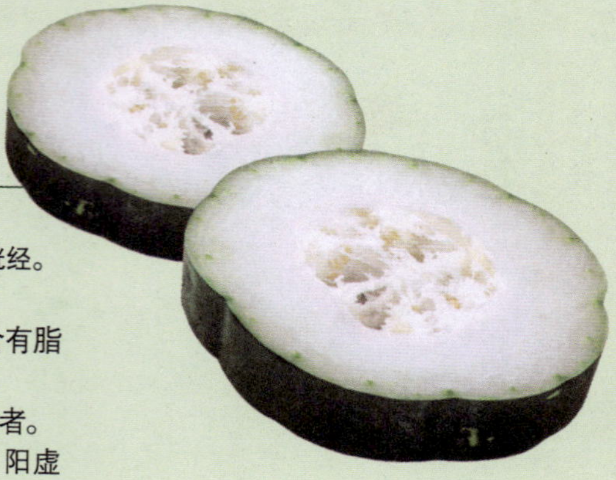

【别名】白瓜、白冬瓜、枕瓜。
【性味归经】性凉，味甘。归肺、大肠、小肠、膀胱经。
【适用量】每次约200克。
【营养成分】含有矿物质、维生素，冬瓜子中含有脂肪、瓜氨酸、不饱和脂肪酸等。
【适宜人群】心烦气躁、热病口干烦渴、小便不利者。
【不宜人群】脾胃虚弱、肾脏虚寒、久病滑泄、阳虚肢冷患者。

保健功效

1.排毒瘦身

冬瓜不含脂肪，并且含钠量极低，有利尿排湿的功效，而且冬瓜中富含丙醇二酸，因此能有效控制体内的糖类转化为脂肪，防止体内脂肪堆积，可以起到排毒瘦身的作用。

2.润肤美容

冬瓜中含有油酸，具有抑制体内黑色素沉积的活性，是良好的润肤美容成分。

3.利尿消肿

冬瓜中富含鸟氨酸和γ-氨基丁酸、天冬氨酸、谷氨酸、精氨酸，它们是人体解除游离氨毒害的不可缺少的氨基酸，因此成为其利尿消肿功效的物质基础。

4.降低胆固醇

冬瓜中的膳食纤维含量很高，膳食纤维还能降低体内胆固醇，降血脂，防止动脉粥样硬化。冬瓜中的粗纤维，能刺激肠道蠕动，使肠道里积存的致癌物质尽快排泄出去。

5.消暑解渴

冬瓜性凉味甘，清热生津，僻暑除烦，在夏日服食尤为适宜。

温馨提示

①冬瓜是一种解热利尿比较理想的日常食物，连皮一起煮汤，效果更明显。

②冬瓜性凉，不宜生食。

③冬瓜中所含的丙醇二酸，能有效地抑制糖类转化为脂肪，加之冬瓜本身不含脂肪，热量不高，对于防止人体发胖具有重要意义，可以帮助体形健美。

④冬瓜含维生素C较多，且钾盐含量高，盐含量较低，需要补充食物的高血压肾脏病、浮肿病等患者食之，可达到消肿而不伤正气的作用。

小百科

◎冬瓜，因为瓜熟之际，表面上有一层白粉状的东西，就好像是冬天所结的白霜，也是这个原因，冬瓜又称白瓜。

相宜食物搭配及功效

海带

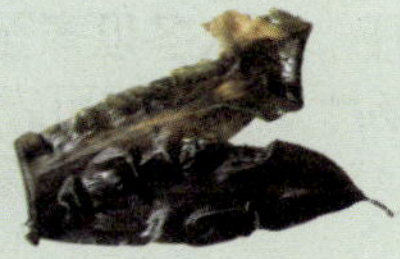

降低血压

芦笋

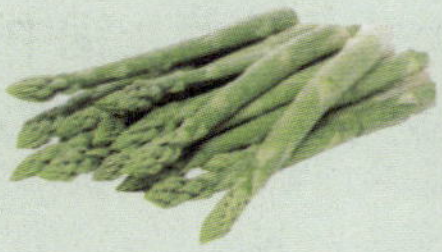

降低血脂

火腿

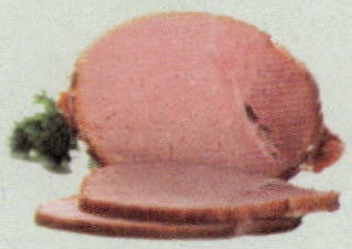

治疗小便不爽

口蘑

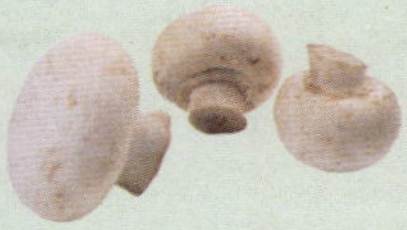

利小便

鲢鱼

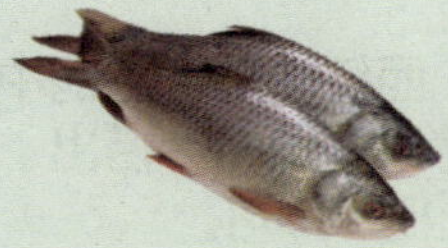

可辅助治疗产后气血亏虚

螃蟹

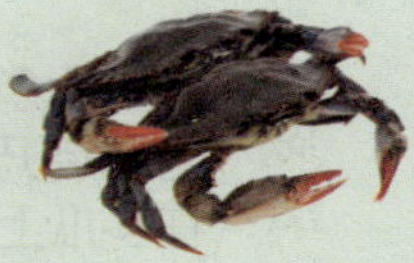

减肥健美

鸡肉

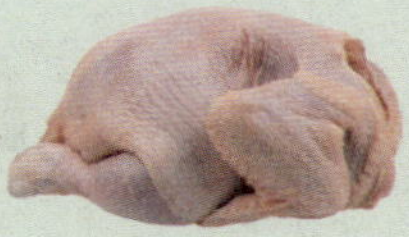

排毒养颜

相克食物搭配及后果

鲫鱼

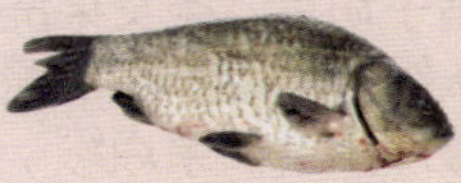

导致身体脱水

醋

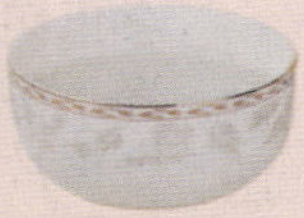

降低营养价值

红豆

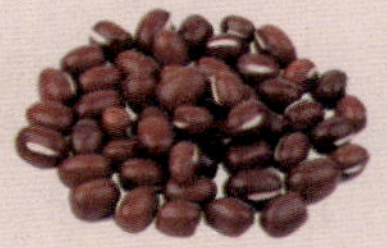

身体脱水

盐

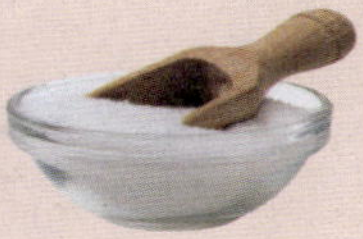

降低止咳功效

人参

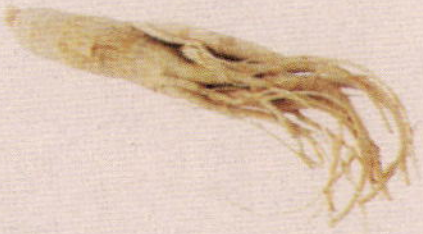

降低滋补效果

山竹

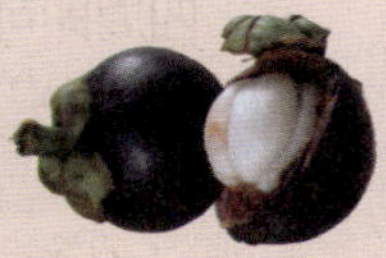

身体不适

选购指南

◎挑选时用指甲掐一下，皮较硬，肉质致密，种子已成熟变成黄褐色的冬瓜口感好。

保存窍门

◎买回来的冬瓜如果吃不完，可用比较大的保鲜膜贴在冬瓜的切面上，用手抹紧贴满，可保持3~5天。

推荐养生食疗方

功效	材料	做法
治肥胖、水肿	冬瓜100克	将冬瓜去瓤，带皮洗净，切薄片；锅中水烧开，倒入冬瓜煮至熟，去冬瓜取汤汁，饮服即可。
辅助治疗肾炎水肿	冬瓜350克、银耳50克、盐适量	冬瓜洗净切片；银耳浸泡10分钟；锅中放入冬瓜快炒片刻，加水，入银耳翻炒至熟，加适量盐即可。
开胃消食	冬瓜300克、西红柿1个、橙汁适量	冬瓜切条状，西红柿茄片；锅中的水烧开，将冬瓜焯熟，捞出，在冬瓜上淋上橙汁即可。
防癌抗癌	冬瓜200克、芦笋200克、盐适量	冬瓜切条，芦笋切段；将芦笋放入锅中焯后，捞出；将油烧开，放入材料，加入盐调味，装盘即可。
排毒瘦身	冬瓜200克、橙子1个、圣女果1个	冬瓜切条，橙子切片，圣女果洗净；冬瓜放入锅中焯后，捞出盛在橙片上，最后用圣女果点缀，即可。
养心润肺	冬瓜300克、西蓝花100克、盐适量	冬瓜切片，西蓝花切块；将冬瓜与肉片用盐腌渍片刻。锅中水烧开，放入西蓝花，焯后摆于冬瓜四周即可。
治疗咳嗽气喘	冬瓜400克、蒜苗段100克、盐适量、鸡精适量、水淀粉适量	将冬瓜去瓤去皮，洗净，切块；锅中油烧热，放入蒜苗稍炒，再加入冬瓜翻炒至熟，加盐、鸡精调味，用水淀粉勾芡即可出锅。
治妇女妊娠水肿	冬瓜400克、菠菜250克、羊肉50克、姜片适量、葱段适量、鸡精适量、盐适量	冬瓜洗净切块；菠菜切段；羊肉切片；油烧热，下入姜片、葱段爆香，入羊肉煸炒，入冬瓜、菠菜爆炒，加水没过食材，煮开，加盐、鸡精调味。

苦瓜

Ku Gua

【别名】凉瓜、癞瓜。
【性味归经】性寒，味苦。归脾、胃、心、肝经。
【适用量】每次约200克。
【营养成分】含胰岛素、蛋白质、脂肪、淀粉、维生素C、粗纤维、胡萝卜素和钙、磷、铁等多种矿物质。
【适宜人群】糖尿病、癌症、痱子患者。
【不宜人群】脾胃虚寒者及孕妇。

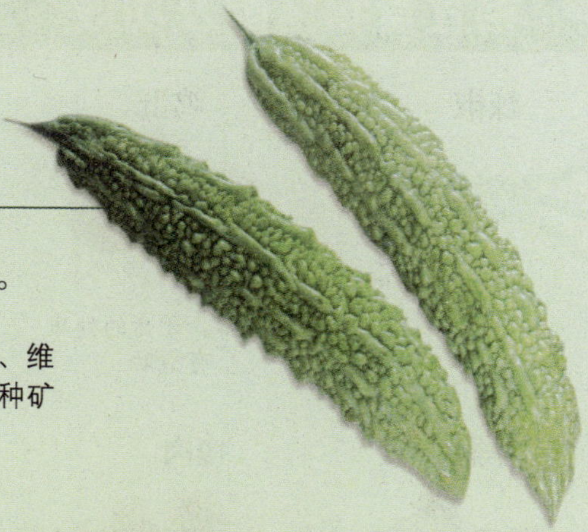

保健功效

1.排毒瘦身

苦瓜含有丰富的营养物质，其中所含的苦瓜素，可以消除人体多余的脂肪，对人体有排毒瘦身的功效，是减肥人士的最佳选择。

2.美容养颜

苦瓜中含有丰富的维生素C，不仅能增强人体免疫力，并预防心血管疾病，加上特殊的生理活性蛋白质，能帮助皮肤新生与伤口愈合，具有护肤美容的效果。

3.去热解毒

苦瓜能除邪热、解劳乏、清心明目，夏季食用，清凉消暑。此外，苦瓜还能快速排除毒素，避免体内毒性的堆积。

4.降低血糖

苦瓜含有促进胰岛素分泌的成分，可以控制血糖，因此可以降低血糖。

5.防癌抗癌

苦瓜中的苦瓜素能阻止脂肪吸收，具有减肥功效外，也是极强的抗癌高手。其中苦瓜种籽还可以阻止恶性肿瘤的生长。

温馨提示

①苦瓜巧去苦。把苦瓜切成块状，先用水煮熟，然后放进冷水中浸泡，这样苦味能除尽，但也丢掉了苦瓜的风味。将苦瓜剖开、去籽，切成条，然后用凉水漂洗，边洗边用手轻轻捏，洗一会儿后换水再洗，如此反复漂洗三四次，苦汁就随水流走了。这样处理过的苦瓜炒熟后味道更鲜美，微苦犹甜。

②看果瘤挑苦瓜。果瘤颗粒越大越饱满，表示瓜肉越厚；颗粒越小，瓜肉相对较薄。若苦瓜出现黄化则已过熟，果肉柔软不够脆，失去了苦瓜应有的口感。

小百科

◎苦瓜是葫芦科植物，为一年生攀缘草本。茎、枝、叶柄及花梗披有柔毛，腋生卷须。叶子的直径达3~12厘米，有5~7道掌状深裂，裂片呈椭圆形，外沿有锯齿。

相宜食物搭配及功效

辣椒

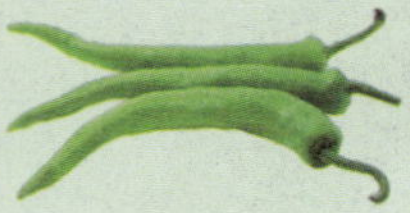

排毒瘦身

鸡蛋

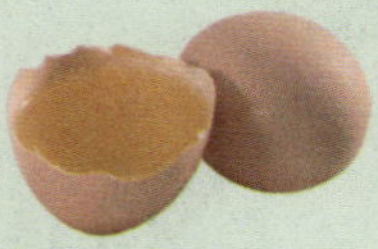

对骨骼、牙齿的健康有帮助

猪肝

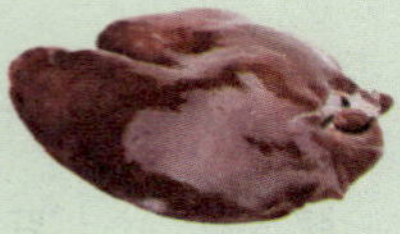

清热解毒、补肝明目

茄子

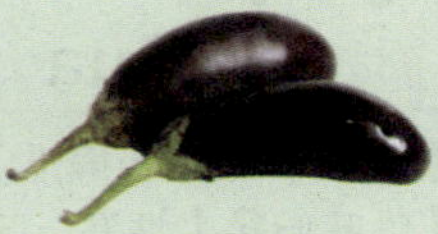

延缓衰老、益气壮阳

洋葱

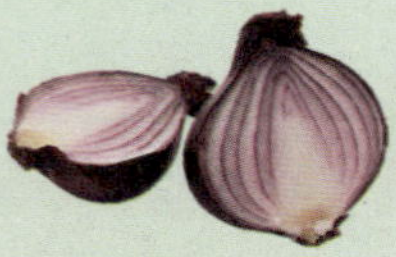

增强免疫力

瘦肉

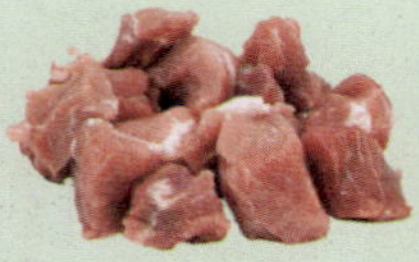

提高人体对铁元素的吸收

玉米

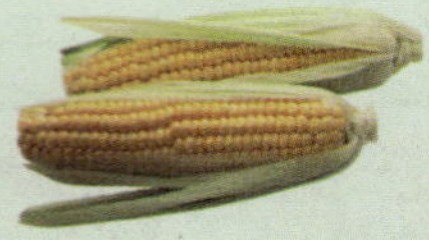

清热解毒

鸡翅

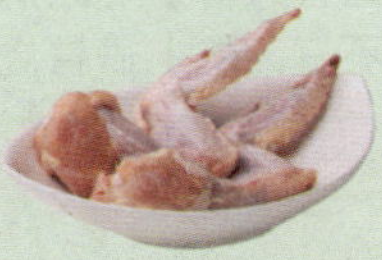

补脾健胃

相克食物搭配及后果

豆腐

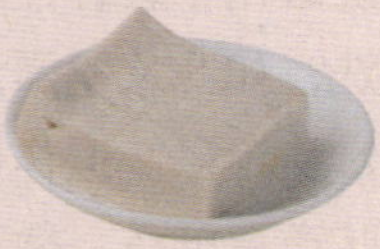

容易引起结石

黄瓜

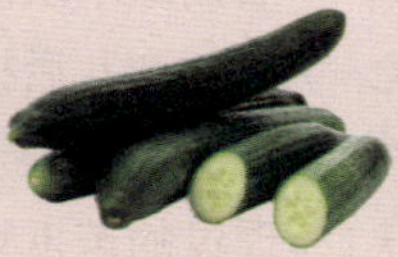

降低营养价值

沙丁鱼

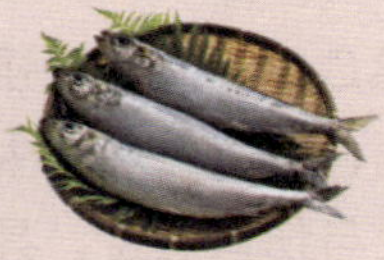

引发荨麻疹

牛奶

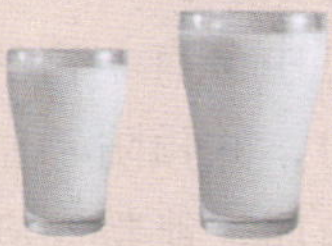

不利营养的吸收

排骨

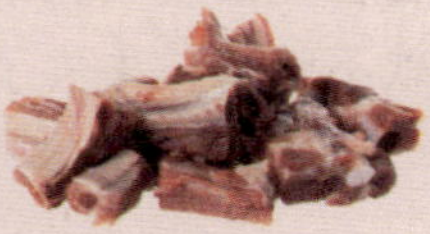

阻碍钙的吸收

胡萝卜

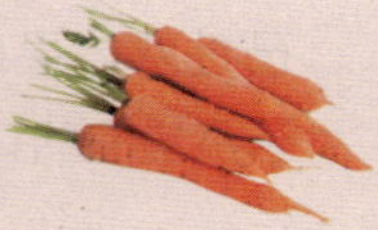

降低营养价值

南瓜

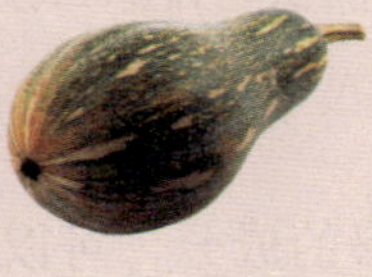

破坏维生素C

选购指南

◎购买苦瓜时，宜选果肉晶莹肥厚、瓜体嫩绿、皱纹深、掐上去有水分、末端有黄色者为佳，过分成熟的稍煮即烂，失去了苦瓜风味，则不宜选购。

保存窍门

◎苦瓜不耐保存，即使在冰箱中存放也不宜超过2天。

推荐养生食疗方

功效	材料	做法
治肝火上炎	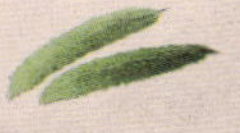 苦瓜400克	苦瓜去瓤洗净，切成薄片；锅中加水烧开，倒入苦瓜片煮至熟，待水开，即可出锅。
治中暑发热	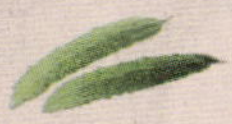 苦瓜1个 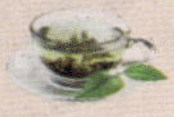 绿茶适量	将苦瓜洗净，上端切开口，去瓤，装入绿茶，将苦瓜挂于通风处阴干数日；阴干后取下苦瓜连同绿茶切碎，混匀。
治耳胀痛	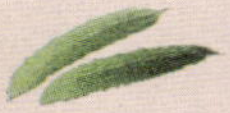 苦瓜1个 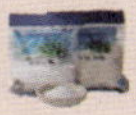 白糖30克	将苦瓜去瓤洗净，切成小块，捣烂如泥状，加入白糖搅拌均匀，最后挤出汁，饮用。
排毒瘦身	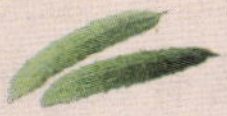 苦瓜300克 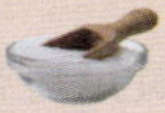 盐4克 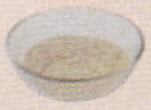 鸡精2克 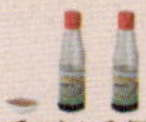 香油适量	苦瓜切片；将苦瓜焯熟，捞起沥干装盘；苦瓜中加入盐、鸡精等，香油烧开淋在苦瓜上，拌匀，装盘即可。
提神健脑	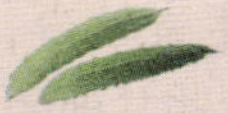 苦瓜400克 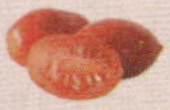 圣女果1个 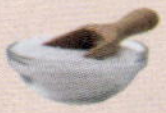 盐3克 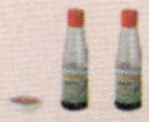 香油适量	苦瓜切片，圣女果洗净备用；将苦瓜放入水中焯后，捞出沥干，加盐、香油拌匀后，摆于盘中，最后将圣女果放在上面点缀即可。
降低血压	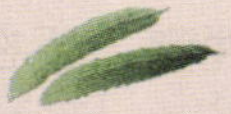 苦瓜300克 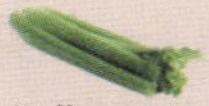 芹菜250克 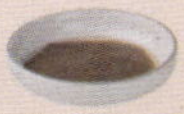 芝麻酱适量 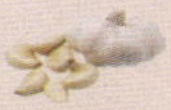 蒜泥适量	将苦瓜洗净，切成丝，入锅中焯水，捞起过凉水待用；芹菜洗净切丝，焯水，过凉水待用；将苦瓜和芹菜加入芝麻酱、蒜泥拌匀即可食用。
开胃消食	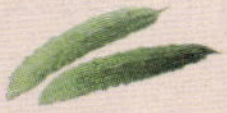 苦瓜300克 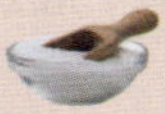 盐2克 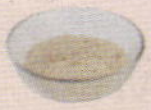 鸡精1克 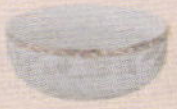 醋5克 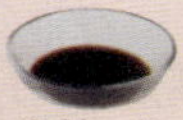 生抽8克	苦瓜切片；将苦瓜焯熟，捞起沥干装盘；加入盐、醋、生抽拌匀即可。
降低血糖	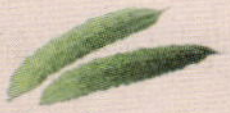 苦瓜100克 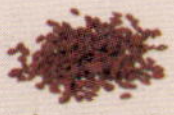 枸杞子3克 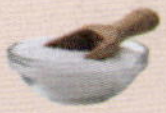 盐3克 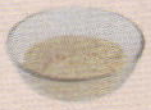 鸡精5克 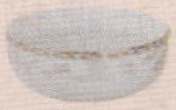 醋8克 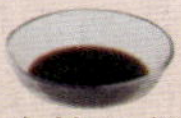 生抽10克	苦瓜切薄片，焯熟；枸杞子洗净，焯一下；将盐、鸡精、醋、生抽调成汁；将味汁淋在苦瓜上，撒上枸杞子即可。

黄瓜

Huang Gua

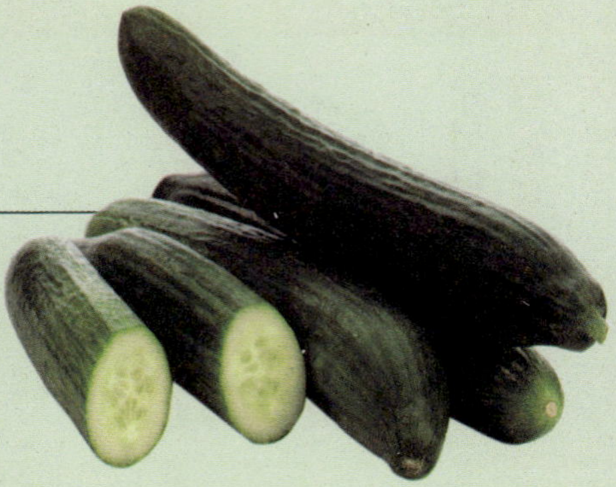

【别名】胡瓜、青瓜。
【性味归经】性凉，味甘。有小毒。归肺、大肠经。
【适用量】每次约200克。
【营养成分】含有蛋白质、食物纤维、矿物质、维生素、乙醇、丙醇等，并含有多种游离氨基酸。
【适宜人群】热病患者，肥胖、高血压、高血脂、水肿、癌症、嗜酒者及糖尿病患者。
【不宜人群】脾胃虚弱、腹痛腹泻、肺寒咳嗽患者。

保健功效

1.降低血糖

黄瓜中所含的葡萄糖苷、果糖等不参与通常的糖代谢，故糖尿病人以黄瓜代淀粉类食物充饥，血糖非但不会升高，甚至会降低。

2.排毒瘦身

黄瓜中所含的丙醇二酸，可抑制糖类物质转变为脂肪，可起到排毒瘦身的功效。

3.美容护肤、抗衰老

黄瓜中含有丰富的维生素E、黄瓜酶，有很强的生物活性，可以起到延年益寿的功效。

4.提神健脑

黄瓜含有维生素B_1，对改善大脑和神经系统功能有利，可以起到安神定志的作用。

5.防治便秘

黄瓜中含有丰富的纤维素，可以促进大肠蠕动，促使大肠通便，因此有防治便秘的功效。

6.预防酒精中毒

黄瓜中所含的丙氨酸、精氨酸和谷胺酰胺对肝脏病人，特别是对酒精性肝硬化患者有一定辅助治疗作用，可防治酒精中毒。

温馨提示

①黄瓜尾部含有较多的苦味素，苦味素有抗癌的作用，所以不宜把黄瓜尾部全部丢掉。

②黄瓜当水果生吃，不宜过多。

③黄瓜中维生素较少，因此常吃黄瓜时应同时吃些其他的蔬果

④有肝病、心血管病、肠胃病以及高血压的人都不要吃腌黄瓜。

⑤吃煮黄瓜最合适的时间是在晚饭前，一定要注意，要在吃其他饭菜前食用。

⑥黄瓜性凉、味苦，发涩的口感主要来自黄瓜所含的丙醇二酸，这是其他一般蔬菜不含的成分。

小百科

◎黄瓜食用部分为幼嫩子房。果实颜色呈油绿或翠绿。鲜嫩的黄瓜顶花带刺，果肉脆甜多汁，具有清香口味。中国各地普遍栽培。

相宜食物搭配及功效

虾

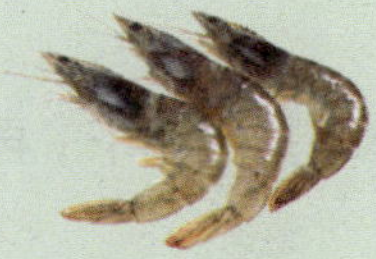

保肝护肾

鱿鱼

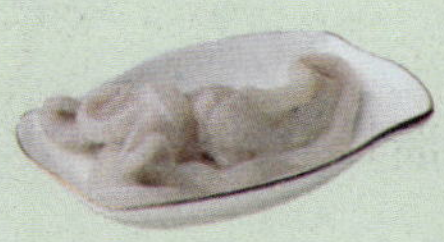

增强人体免疫力

大蒜

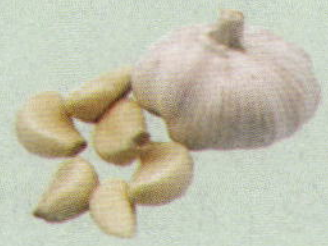

排毒瘦身

黄花菜

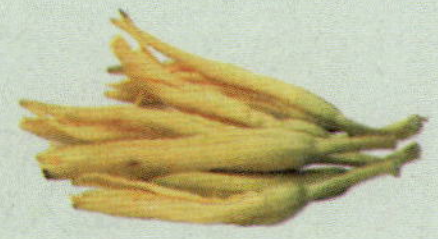

可改善不良情绪

豆腐

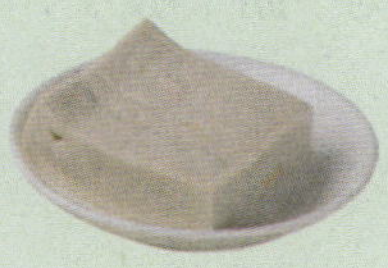

降低血脂

土豆

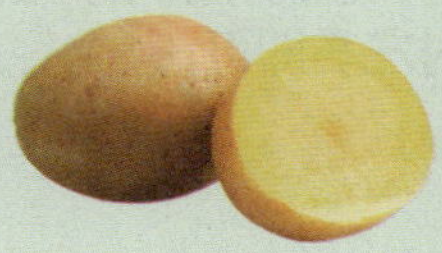

排毒瘦身

木耳

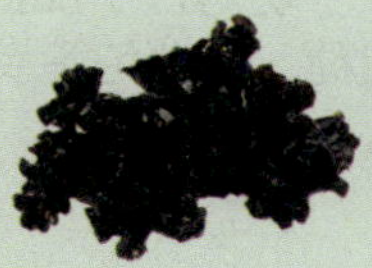

排毒瘦身和补血养颜

相克食物搭配及后果

柑橘

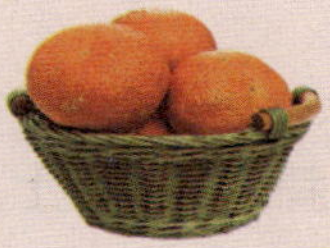

破坏维生素C

西红柿

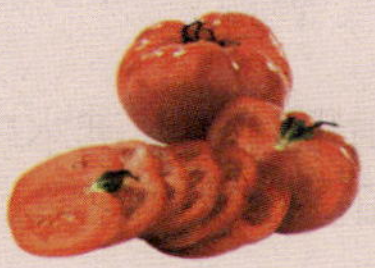

破坏维生素C

小白菜

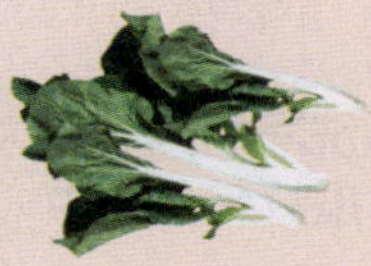

降低营养价值

花生

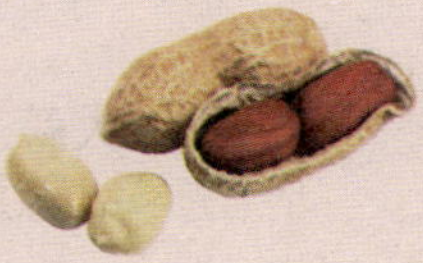

导致腹泻

香菜

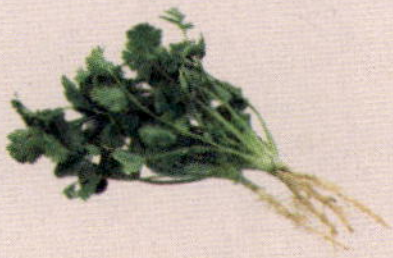

降低营养价值

花菜

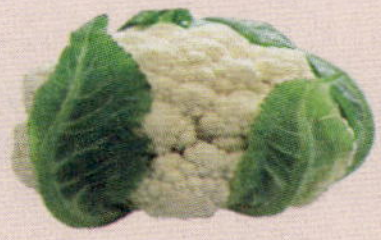

破坏维生素C

菠菜

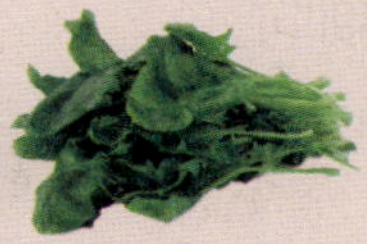

降低营养价值

桂圆

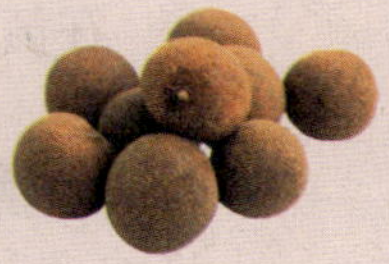

破坏维生素

选购指南

◎选购黄瓜时，最好选择色泽应亮丽，外表有刺状凸起，而且黄瓜头上顶着新鲜黄花的为最好。

保存窍门

◎保存黄瓜要先将它表面的水分擦干，再放入密封保鲜袋中，封好袋口后冷藏即可。

推荐养生食疗方

补血养颜

材料

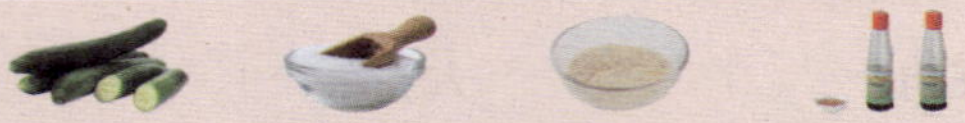

黄瓜400克　盐3克　鸡精3克　香油适量

做法

黄瓜切成条；将瓜条上撒上盐腌渍15分钟，入开水中焯水，捞出沥干；再调入鸡精拌匀，淋上香油即可。

治烦渴

材料

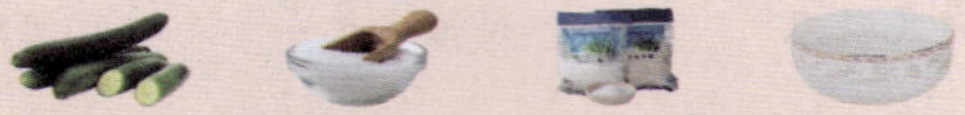

黄瓜1根　盐适量　白糖适量　食醋适量

做法

将黄瓜洗净，切薄片，加盐腌渍片刻，用凉开水浸泡片刻，沥干水分，倒入盘中加白糖、醋拌匀腌制1小时左右即可。

开胃消食

材料

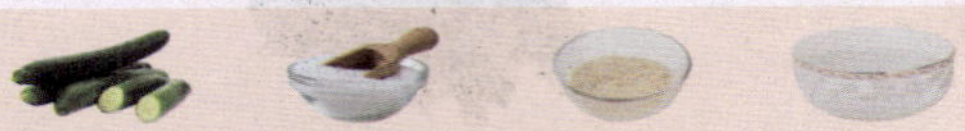

黄瓜100克　盐3克　鸡精5克　醋8克

做法

黄瓜切片，在放入盐、醋的清水中腌一下，捞出；用盐、鸡精、醋调成汁；将味汁淋在黄瓜上即可。

降低血脂

材料

黄瓜150克　大蒜80克　盐适量　香油适量

做法

大蒜、黄瓜洗净切片；将大蒜、黄瓜片放入沸水中焯一下，捞出待用；将大蒜片、黄瓜片装入盘中，放盐和香油搅拌均匀，淋在大蒜、黄瓜片上。

排毒瘦身

材料

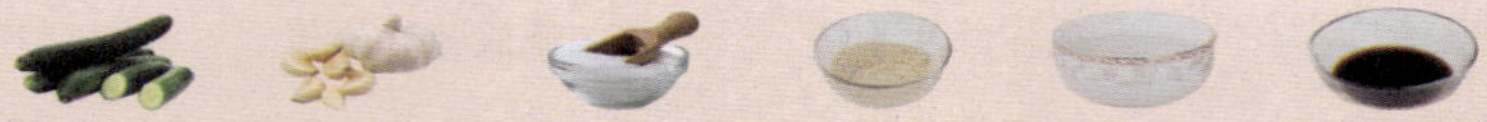

黄瓜300克　蒜20克　盐3克　鸡精1克　醋6克　生抽适量

做法

黄瓜切片，蒜切末；将黄瓜放入盘中；用盐、鸡精、醋、生抽调成汁，浇在黄瓜上面即可。

治肾虚烦热

材料

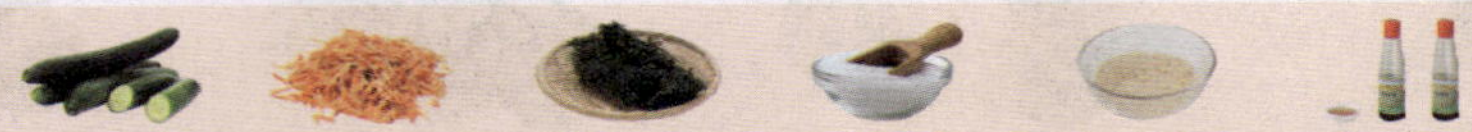

黄瓜200克　海米20克　紫菜20克　盐适量　鸡精适量　香油适量

做法

将黄瓜洗净切块，紫菜、海米洗净；锅中加入水烧开，加黄瓜、海米、紫菜煮至沸腾，调入盐、鸡精、香油即可。

降低血压

材料

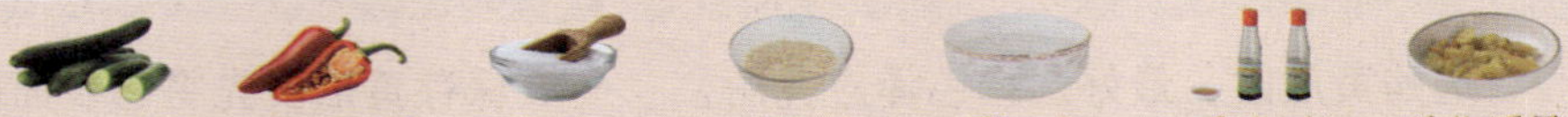

黄瓜300克　红辣椒适量　盐2克　鸡精1克　醋10克　香油5克　泡椒适量

做法

黄瓜切块；红辣椒切条；将盐、鸡精、醋、香油调成味汁，浇在黄瓜上面，再撒上泡椒即可。

南瓜

Nan Gua

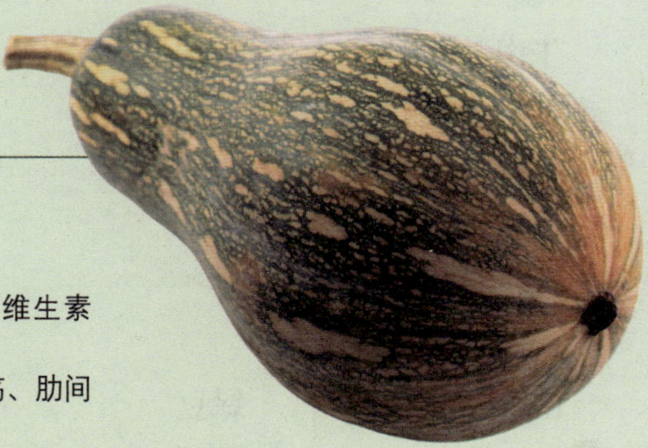

【别名】麦瓜、番瓜、倭瓜、金冬瓜。
【性味归经】性温，味甘。归脾、胃经。
【适用量】每次约为200克。
【营养成分】含蛋白质、糖类、维生素B_1、维生素B_2、维生素C和膳食纤维，以及钾、磷等。
【适宜人群】糖尿病、动脉硬化、胃黏膜溃疡、肋间神经痛等患者，脾胃虚弱者。
【不宜人群】脚气、黄疸、时病疳症等。

保健功效

1.促进骨骼发育

南瓜中丰富的类胡萝卜素在机体内可转化成具有重要生理功能的维生素A，从而对上皮组织的生长分化、维持正常视觉、促进骨骼的发育具有重要生理功能。

2.美容养颜

南瓜中含有丰富的维生素A，对人体可以起到美容养颜的保健功效，被称为“美容佳品”。

3.增强免疫

南瓜中含多糖，多糖是一种非特异性免疫增强剂，能提高机体免疫功能，促进细胞因子生成，通过活化补体等途径对免疫系统发挥多方面的调节功能。

4.降低血压

南瓜中含有丰富的钙、钾、钠等矿物元素，特别适合中老年人和高血压患者，有利于预防骨质疏松和高血压。

5.防治便秘

南瓜中含有丰富的纤维素，可有效地防治便秘。

6.防治泌尿系统疾病

在南瓜的种子中的脂类物质对泌尿系统疾病及前列腺增生具有良好的治疗和预防作用。

温馨提示

①慎食久存南瓜。南瓜含糖量较高，经久贮，瓜肉自然进行无氧发酵分解，产生酒精，人食用经过化学变化了的南瓜会引起中毒。食用久贮南瓜时，要细心检查，散发有酒精味或已腐烂的切勿食用。

②食用南瓜方法多。南瓜食用简便，除凉拌外，也可热炒、红烧，又可作包子、饺子馅，还可清蒸、油炸、做汤。更因为南瓜在生长期间无病虫害，所以不用任何农药，食用部分的瓜肉又裹在瓜皮之中，所以比起别的蔬菜，南瓜显得更加洁净卫生。

小百科

◎南瓜在中国各地均有栽培。南瓜味甘适口，是夏秋季节的瓜菜之一。在西方国家，南瓜常用来做成南瓜派，即南瓜甜饼。

相宜食物搭配及功效

牛肉

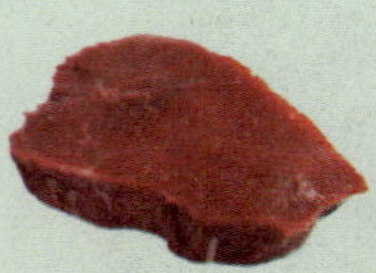

补脾健胃、解毒止痛

莲子

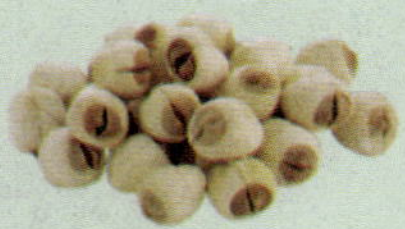

降低血压

芦荟

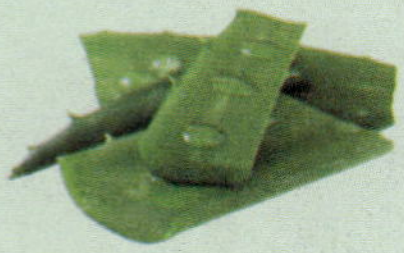

美白肌肤

猪肉

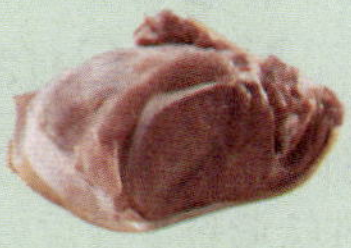

预防糖尿病

山药

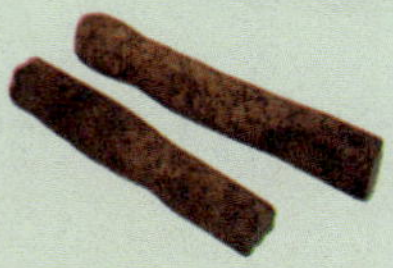

提神补气

绿豆

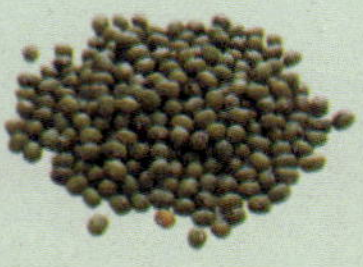

清热解毒、生津止渴

火腿

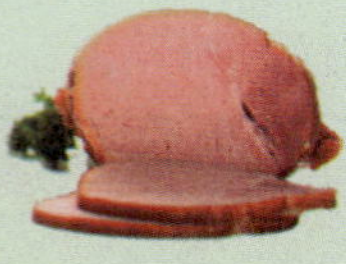

降低血糖

黄瓜

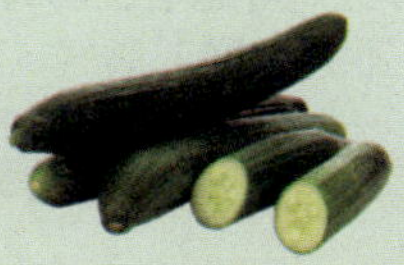

降低血脂

相克食物搭配及后果

辣椒

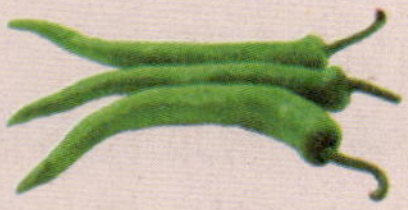

破坏维生素C

羊肉

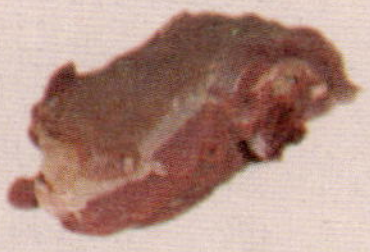

发生黄疸和脚气

红薯

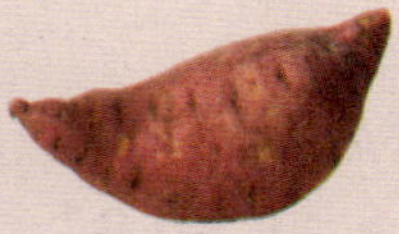

引起腹胀腹痛

鲤鱼

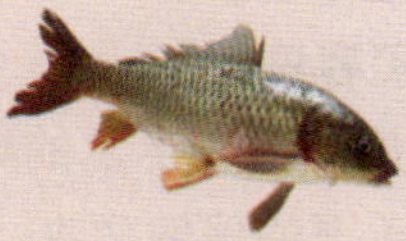

引起中毒

虾

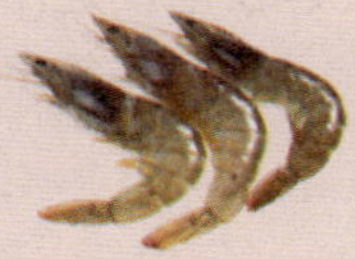

引起腹泻、腹胀

油菜

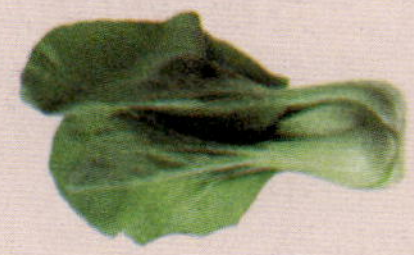

破坏维生素C

带鱼

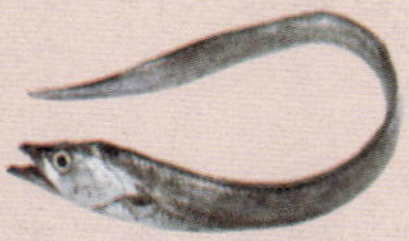

不利营养物质的吸收

选购指南

◎选购南瓜时，最好挑选外形完整，瓜梗蒂连着瓜身的南瓜，说明这样的南瓜是新鲜的。

保存窍门

◎南瓜切开后，可将南瓜子去掉，用保鲜袋装好后，放入冰箱冷藏保存。

推荐养生食疗方

功效	材料	做法
养心润肺	小南瓜350克 食用油适量	将小南瓜切块；将南瓜放入油锅中，用小火慢慢将南瓜浸熟，捞出即可。
补血养颜	金瓜250克 百合250克 白糖20克	金瓜切成锯齿花刀；百合用白糖拌匀，放入金瓜中，上火蒸8分钟，即可食用。
防癌抗癌	南瓜200克 酱牛肉125克 盐3克	南瓜洗净切块，酱牛肉切块备用；锅中倒入水，调入盐烧开，下入南瓜、酱牛肉煲至熟即可。
增强免疫力	南瓜250克 排骨150克 精盐5克	南瓜切块，排骨斩块焯水备用；锅中倒入水，加入盐，下入南瓜、排骨煲至熟即可。
治糖尿病	南瓜30克 山药30克 粳米30克	将南瓜去皮洗净切丁，山药去皮洗净切片，入锅中与粳米共煮成粥。每日2~3次。
治哮喘	南瓜1个 冰糖50克 蜂蜜100毫升	在南瓜顶上切开一个口，挖去部分瓜瓤，放入冰糖50克、蜂蜜100毫升，盖上，放入蒸笼中蒸1小时左右，取出，连食一周。
降低血糖	南瓜350克 盐3克 香油适量	将南瓜焯熟后，捞出沥干装盘，加盐、香油拌匀即可。
降低血脂	南瓜350克 蒜10克 盐5克 鸡精3克	南瓜切丝，蒜剁成蓉；将南瓜焯熟，捞出；将蒜蓉炒香，再加入南瓜丝炒熟，调入盐、鸡精即可。

丝瓜

Si Gua

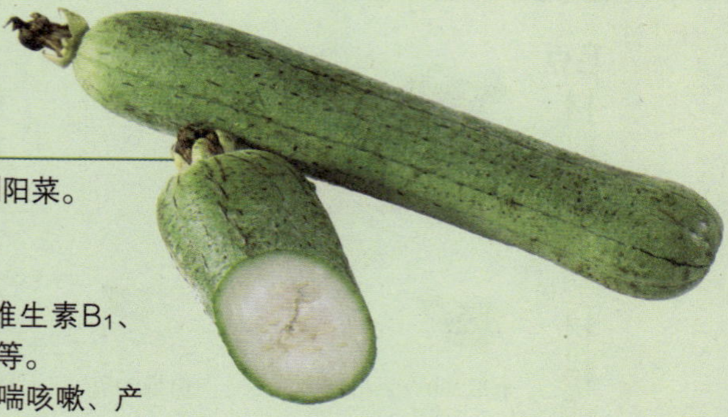

【别名】布瓜、绵瓜、絮瓜、天丝瓜、倒阳菜。

【性味归经】性凉，味甘。归肝、胃经。

【适用量】每次约60克。

【营养成分】含蛋白质、钙、磷、铁及维生素B_1、维生素C，还有皂苷、植物黏液、木糖胶等。

【适宜人群】月经不调者，身体疲乏、痰喘咳嗽、产后乳汁不通的妇女。

【不宜人群】体虚内寒、腹泻者。

小百科

◎丝瓜为葫芦科植物丝瓜的鲜嫩果实。丝瓜原产印度，一年生攀缘性草本植物，我国华东、华南、华中、西南各省均有普遍栽培，嫩瓜食用，适合炒食、做汤等。

温馨提示

◎丝瓜表面有一层厚厚的角质层，不可食用，烹饪前要削去。鲜度高的丝瓜去皮很方便，只要将刀刃垂直于瓜体，轻轻刮动，便可把硬皮刮去。

推荐养生食疗方

治鼻窦炎	材料	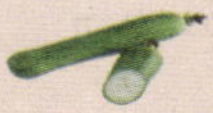 丝瓜适量	做法	丝瓜用铁锅焙焦，研成细磨末。即可服用。
治风寒咳嗽	材料	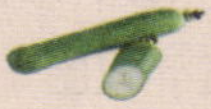 丝瓜适量	做法	丝瓜自焙干，研成细末，炼蜜为丸，即可服用。
治咽喉炎	材料	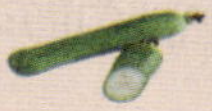 嫩丝瓜适量 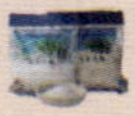 白糖适量	做法	嫩丝瓜洗净捣烂挤汁，加入适量白糖，即可饮用。
增强免疫力	材料	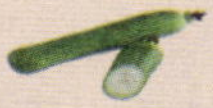 丝瓜300克 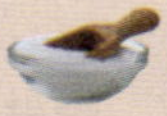 盐3克 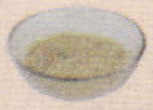 鸡精3克	做法	丝瓜切块；锅下油烧热，放入丝瓜炒至八成熟，加盐、鸡精调味，炒熟装盘即可。

相宜食物搭配及功效

毛豆

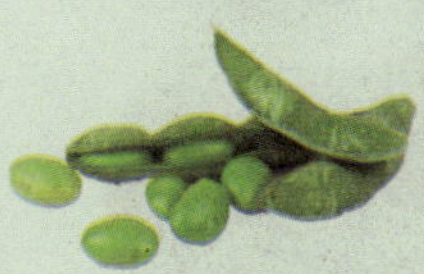

降低胆固醇

菊花

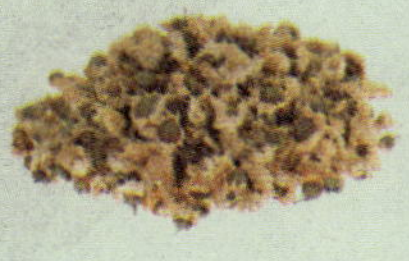

清热养颜、洁肤除雀斑

鸡肉

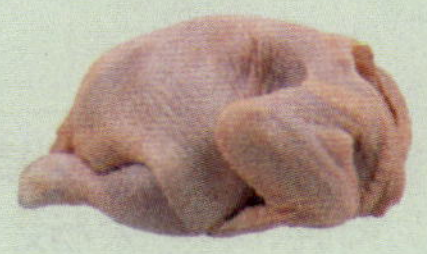

清热利肠

鸭肉

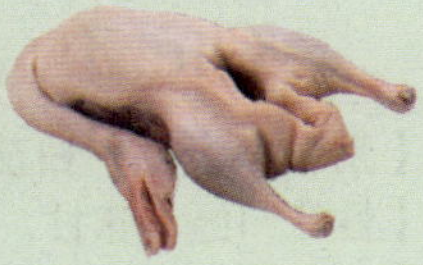

清热祛火

鱼

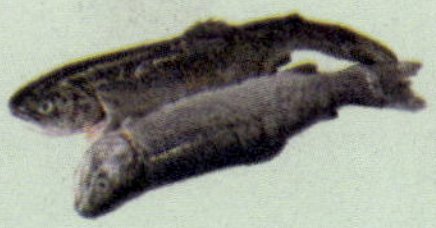

增强免疫力

鸡蛋

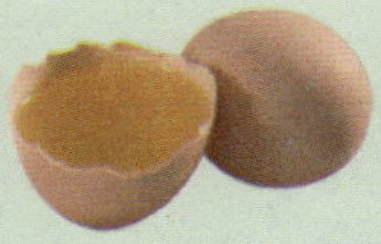

润肺、补肾

虾

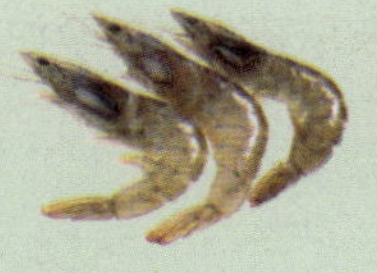

养心润肺、润肤

香菇

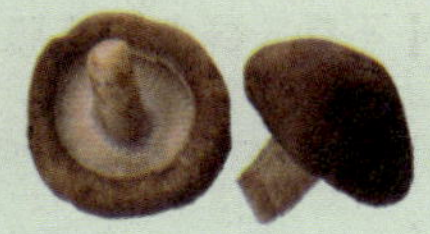

清热解毒

相克食物搭配及后果

菠菜

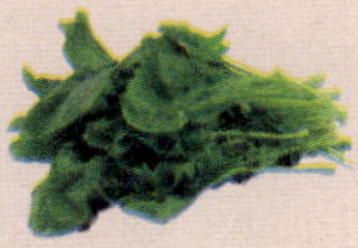

引起腹泻

芦荟

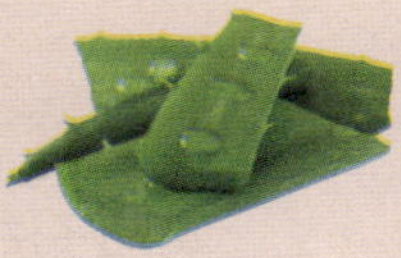

引起腹痛、腹泻

白萝卜

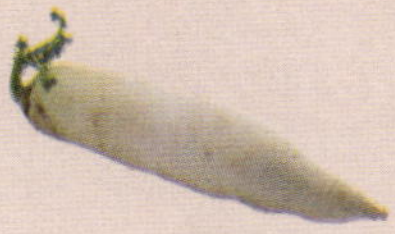

伤元气

保健功效

1.抗坏血病

丝瓜中维生素C含量较高，可用于抗坏血病及预防各种维生素C缺乏症。

2.健脑美容

由于丝瓜中维生素B_1等含量亦高，有利于小儿大脑发育及中老年人保持大脑健康；丝瓜藤茎的汁液具有保持皮肤弹性的特殊功能，能美容去皱。

3.抗过敏

丝瓜含有一种具抗过敏性物质泻根醇酸，其有很强的抗过敏作用。

4.抗衰老、养颜护肤

丝瓜中含有丰富的B族维生素和维生素C等成分，具有防止皮肤老化的，增白皮肤的作用，能够保护皮肤、消除斑块，使皮肤洁白、细嫩。同时，有些女性月经不调，可以多吃些丝瓜，对于调理月经异常有不错的效果。

茄子。

Qie Zi

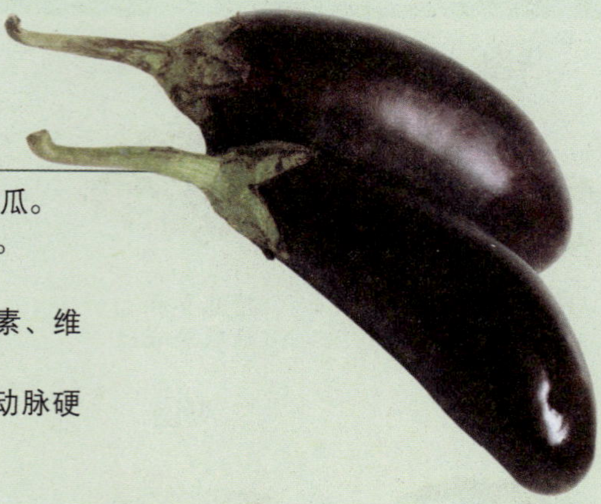

【别名】茄瓜、白茄、紫茄、昆仑瓜、落苏矮瓜。
【性味归经】味甘，性凉。归脾、胃、大肠经。
【适用量】每次约为200克。
【营养成分】含蛋白质、维生素A、B族维生素、维生素C、维生素P、脂肪、糖类以及矿物质等。
【适宜人群】发热、咯血、便秘、高血压、动脉硬化、坏血病、眼底出血等患者。
【不宜人群】虚寒腹泻、皮肤疮疡以及孕妇。

小百科

◎茄子是茄科茄属一年生草本植物，热带为多年生。其结出的果实可食用，颜色多为紫色或紫黑色，也有淡绿色或白色品种，也有圆形，椭圆，梨形等各种形状。

温馨提示

◎茄子切成块或片后，由于氧化作用会很快由白变褐。如果将切成块的茄子立即放入水中浸泡起来，待做菜时再捞起滤干，就可避免茄子变色。

推荐养生食疗方

功效	材料	做法
治痔疮出血	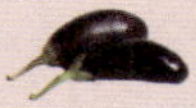 茄子300克 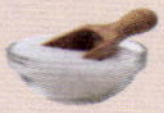 盐少许	将茄子洗净，切小块；锅中油烧热，放入茄子块煸炒至熟，最后调入适量盐即可出锅。
降血脂、降血压	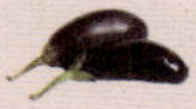 茄子300克 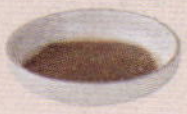 麻酱适量 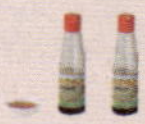 香油适量	将茄子洗净，切条，入锅蒸熟，取出，倒入适量麻酱和香油搅拌均匀，即可食用。
治皮肤溃烂	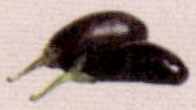 茄子400克 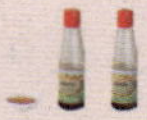 香油20克 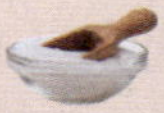 盐3克	将茄子洗净，切条，入锅中蒸至熟。取出，淋入香油，掉入盐拌匀即可。
开胃消食	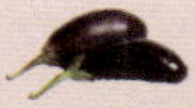 茄子300克 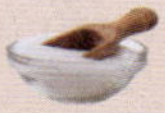 盐3克 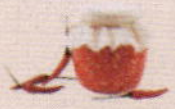 剁椒30克 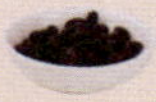 豆豉10克	茄子切条状，入蒸锅；锅下油烧热，用盐、剁椒、豆豉做成调味料，淋在茄子上即可。

相宜食物搭配及功效

猪肉

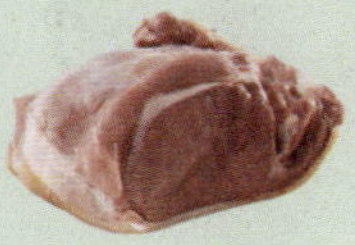

维持正常血压

黄豆

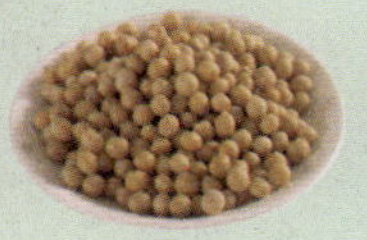

通气、顺肠、润燥消肿

牛肉

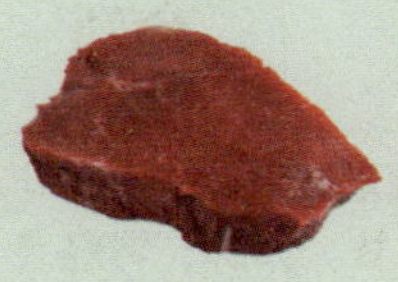

强身健体

羊肉

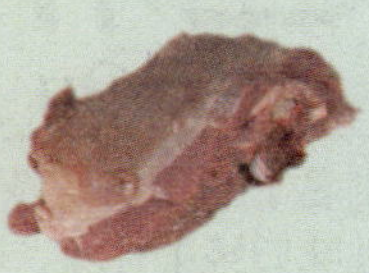

预防心血管疾病

鹌鹑肉

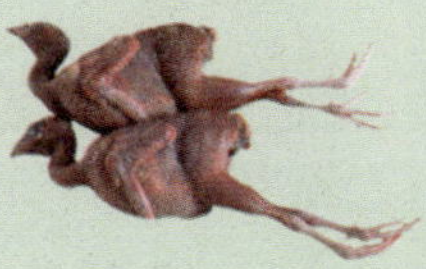

预防心血管疾病

兔肉

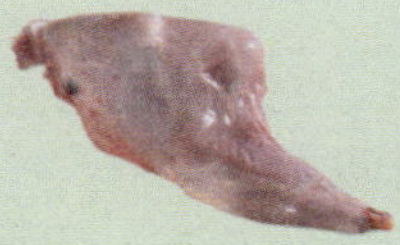

可保护心血管

苦瓜

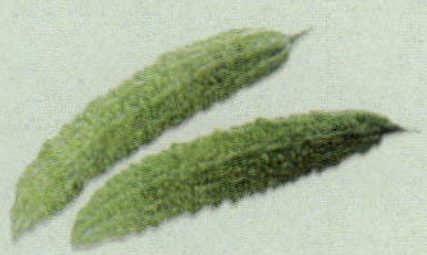

清心明目

相克食物搭配及后果

螃蟹

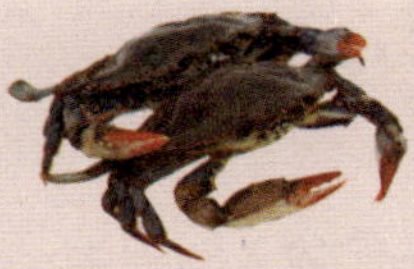

郁积腹中、伤寒肠胃

墨鱼

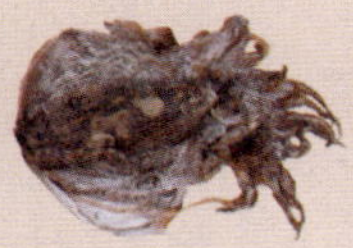

引起霍乱

保健功效

1.增强免疫力

茄子含有皂草苷，可促进蛋白质、脂质、核算的合成，提高供氧能力，改善血液流动，防止血栓，提高免疫力。

2.保护心血管

茄子含有丰富的维生素P，这种物质能增强人体细胞间的黏着力，增强毛细血管的弹性，减低毛细血管的脆性及渗透性，防止微血管破裂出血。

3.延缓衰老

茄子中含有大量的维生素E，有防止出血和抗衰老的功效。

4.防治胃癌

茄子含有大量的龙葵碱，能抑制人体消化系统肿瘤的增殖，可以有效防治胃癌。

莲藕

Lian Ou

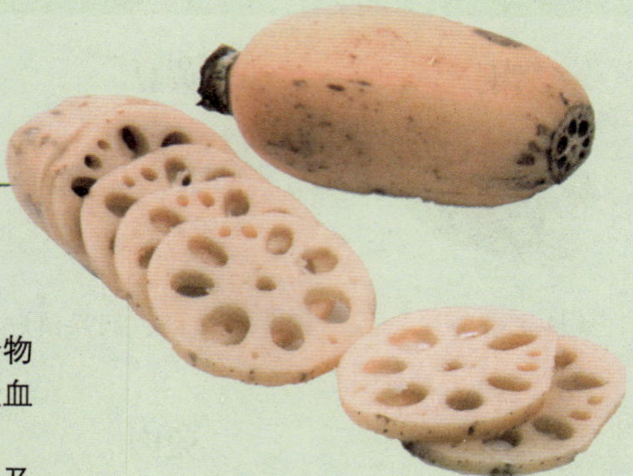

【别名】水芙蓉、莲根、藕丝菜。
【性味归经】性凉，味辛、甘。归肺、胃经。
【适用量】每次约300克。
【营养成分】蛋白质、脂肪、膳食纤维、碳水化合物
【适宜人群】体弱多病、营养不良、高热病人、吐血者以及高血压、肝病、食欲不振、铁性贫血者。
【不宜人群】脾胃消化功能低下、大便溏泄者及产妇。

小百科

◎莲藕属睡莲科植物，藕微甜而脆，它的根根叶叶，花须果实，无不为宝，都可滋补入药。藕原产于印度，后引入中国，目前在我国的山东，河南，河北均有种植。

温馨提示

◎食用莲藕，要挑选外皮呈黄褐色，肉肥厚而白的，如果发黑，有异味，则不宜食用。选择藕节短、藕身粗的为好，从藕尖数起第二节藕最好。

推荐养生食疗方

治呕吐	材料	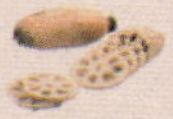 莲藕200克　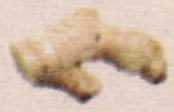 生姜45克	做法	将莲藕与生姜一起放入砂锅中；砂锅中加入适量的水煎煮；去渣取汁，即可服用。
防中暑	材料	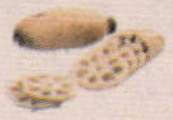 莲藕200克　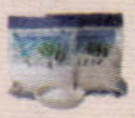 白糖适量	做法	将莲藕与白糖一起放入砂锅中；砂锅中加入适量的水煎煮；去渣取汁，即可服用。
开胃消食	材料	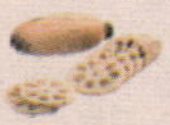 莲藕400克　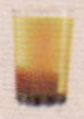 橙汁300克　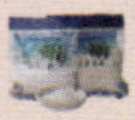 白糖适量	做法	莲藕切片；将莲藕片装入碗中，淋上橙汁，撒上白糖即可。
治腹泻	材料	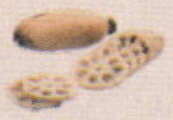 莲藕150克　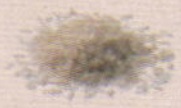 粳米200克　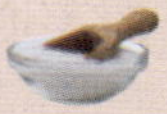 盐适量	做法	将莲藕切丁；粳米洗干净；锅中加水倒入粳米和莲藕丁熬煮成粥，调入适量盐拌匀。

相宜食物搭配及功效

猪肉

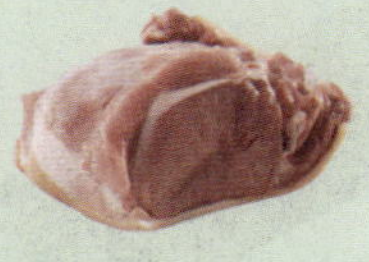

滋阴血、健脾胃

鳝鱼

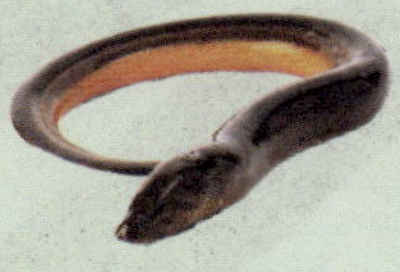

强肾壮阳

羊肉

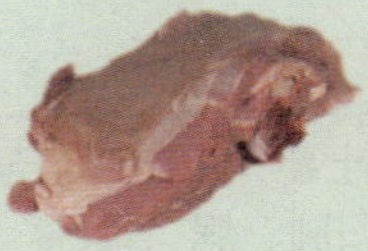

润肺补血

生姜

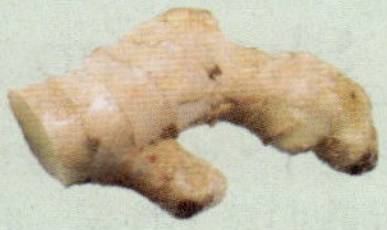

止呕

粳米

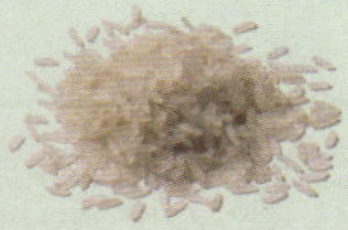

健脾、开胃

桂圆

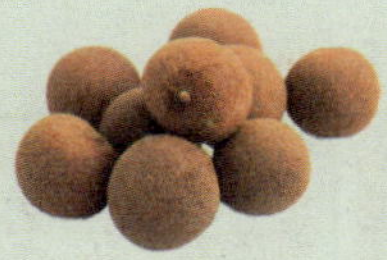

补血养颜

莲子

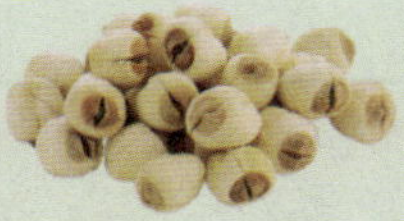

补肺益气

桃仁

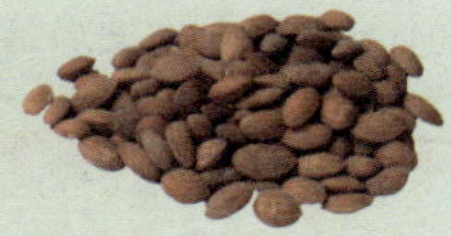

活血破瘀

相克食物搭配及后果

菊花

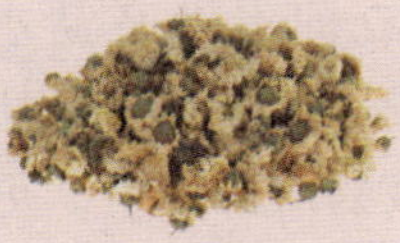

腹泻

人参

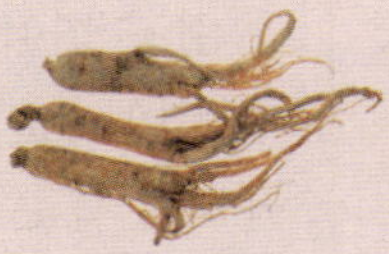

药性相反

大豆

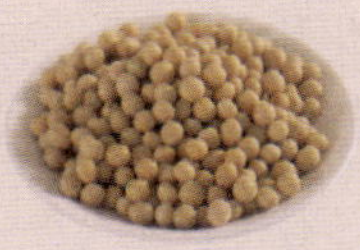

影响铁的吸收

保健功效

1.止血

莲藕含有丰富的单宁酸，有收缩血管的作用，可用来止血。

2.增强免疫力

莲藕富含铁、钙等微量元素及植物蛋白质、维生素以及淀粉，有明显的补益气血，可以起到增强人体免疫力作用。

3.开胃消食

莲藕散发出独特清香，还含有鞣质，有一定健脾止泻作用，能增进食欲促进消化。

4.排毒瘦身

莲藕中含有黏液蛋白和膳食纤维，能与人体内胆酸盐，食物中的胆固醇及三酰甘油结合，使其从粪便中排出，从而减少脂类的吸收。

山药

Shan Yao

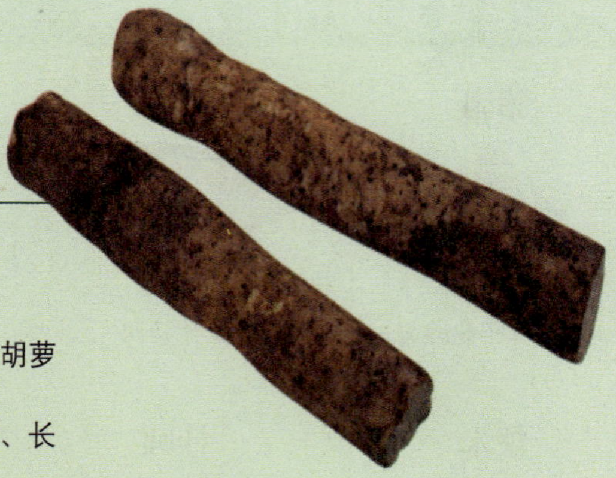

【别名】怀山药、淮山药、土薯、山薯、玉延。
【性味归经】性平，味甘。归肺、脾、肾经。
【适用量】每次约200克。
【营养成分】含多种氨基酸和糖蛋白、黏液质、胡萝卜素、维生素B_1、维生素B_2、淀粉酶等。
【适宜人群】糖尿病腹胀、病后虚弱、慢性肾炎、长期腹泻者。
【不宜人群】大便燥结者。

保健功效

1.补中益气

山药因富含18种氨基酸和10余种微量元素，及其他矿物质，所以有健脾胃、补肺肾、补中益气、健脾补虚，固肾益精、益心安神等作用。

2.开胃消食

山药含有淀粉酶、多酚氧化酶等物质，有利于人体脾胃消化吸收，具有开胃消食的保健功效。

3.增强免疫

山药富含多种维生素、氨基酸和矿物质，可以防治人体脂质代谢异常，对维护胰岛素正常功能也有一定作用，有增强人体免疫力。

4.美容养颜

山药对滋养皮肤，健美养颜有独特疗效。

5.排毒瘦身

山药含淀粉酶消化素，能分解蛋白质和糖，可以减肥轻身。山药有“身体保持使者”之美称。

6.润肺止咳

山药含有皂苷和黏液质，因此具有润滑、滋润的作用，能起到润肺止咳的功效。

7.降低血糖

山药中含有丰富的黏液蛋白，具有降低血糖的作用，是治疗糖尿病的食疗佳品。

温馨提示

①在倒有温水的盆中倒入少量食醋，让双手浸泡5分钟，再用火烤一下，这样就可以破坏掉山药皮上容易导致手痒的皂角质，手也就不会痒了。

②山药切片后需立即浸泡在盐水中，以防止氧化发黑。新鲜山药切开时会有黏液，极易滑刀伤手，可以先用清水加少许醋洗，这样可减少黏液。

③山药不要生吃，因为生的山药里有一定的毒素。山药也不可与碱性药物同服。

小百科

◎山药为多年生草本植物，茎蔓生，常带紫色，块根圆柱形，叶子对生，卵形或椭圆形，花乳白色，雌雄异株。

相宜食物搭配及功效

芝麻

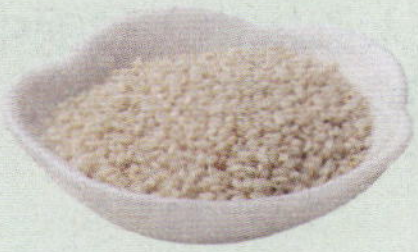

预防骨质疏松

红枣

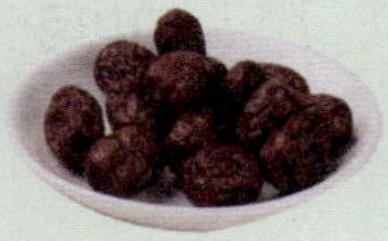

补血养颜

玉米

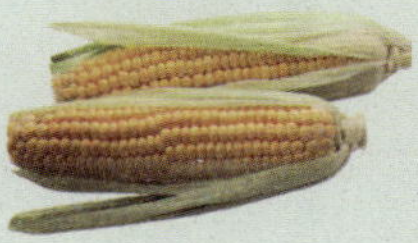

增强人体免疫力

羊肉

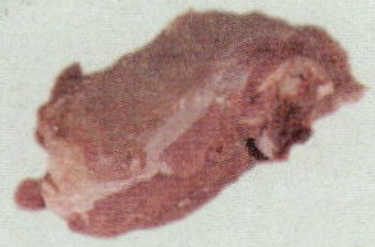

补脾健胃

扁豆

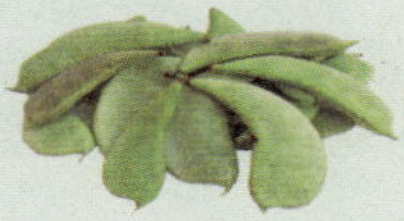

增强人体免疫力

鸭肉

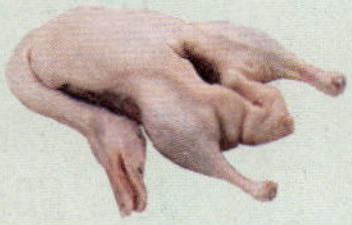

滋阴润肺

绿豆

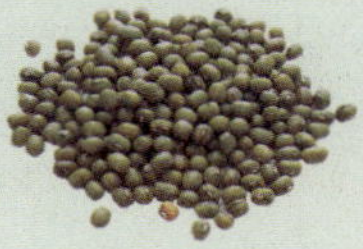

稳定血糖

相克食物搭配及后果

鲫鱼

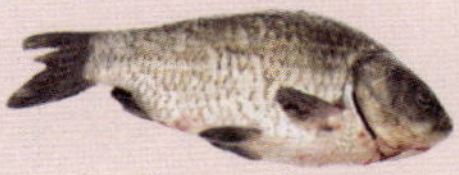

不利于营养物质的吸收

黄瓜

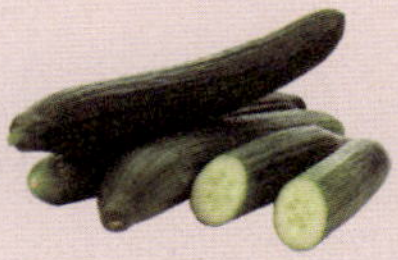

降低营养价值

菠菜

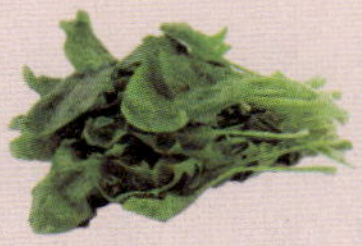

降低营养价值

油菜

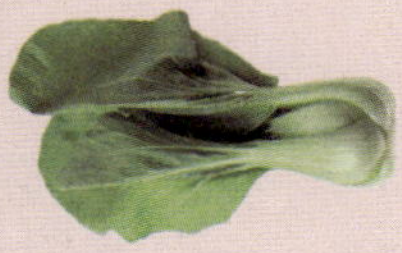

降低营养价值

香蕉

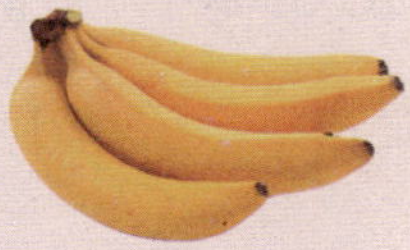

引起腹部疼痛

柿子

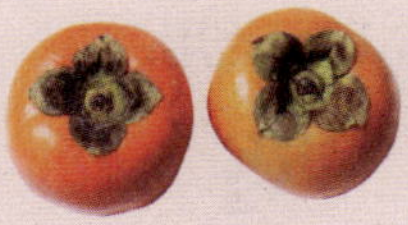

引起胃胀、腹痛

猪肝

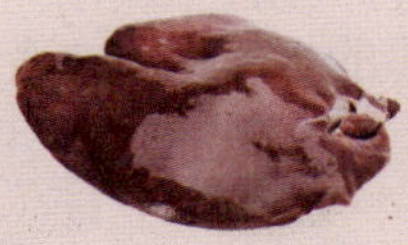

降低营养价值

山楂

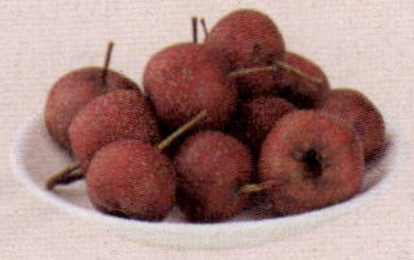

容易发生便秘

选购指南

◎山药要挑选表皮光滑无伤痕、薯块完整肥厚、颜色均匀有光泽、不干枯、无根须，带黏液，断层雪白，黏液多，水分少的。

保存窍门

◎尚未切开的山药，可存放在阴凉通风处。如果切开了，则可盖上湿布保湿，放入冰箱冷藏室保鲜。

推荐养生食疗方

治糖尿病

材料

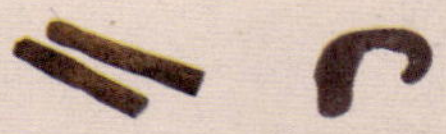

山药40克　猪胰脏1个

做法：猪胰脏洗净切片；切好的猪胰脏与山药一同放入砂锅中；砂锅中加入适量的水煎煮；即可服用。

降低血脂

材料

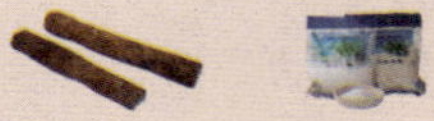

山药400克　白糖10克

做法：山药切成片；将山药放入锅中焯一下，捞出；撒上白糖，放入冰箱冰镇即可。

治慢性肠胃炎

材料

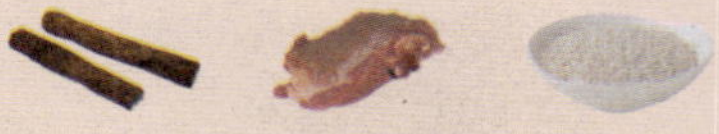

山药400克　羊肉200克　糯米150克

做法：山药去皮洗净，切块；羊肉洗净切小块；糯米洗净；将山药、羊肉、糯米放入锅中加水煮至熟烂，即可食用。

养心润肺

材料

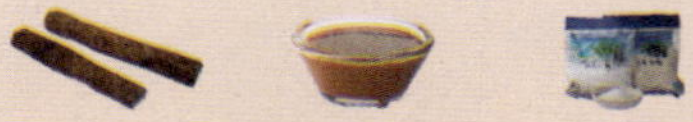

山药250克　桂花酱50克　白糖50克

做法：山药切片，焯水后捞出；锅中下白糖、桂花酱烧开至浓稠状味汁；将味汁浇在山药片上。

清热利尿

材料

山药300克　豆腐300克　盐适量　鸡精适量

做法：山药去皮洗净，切丁；豆腐切丁焯水；锅中加油烧热，倒入山药丁炒至熟再倒入豆腐丁稍炒，最后调入盐和鸡精调味即可。

治贫血

材料

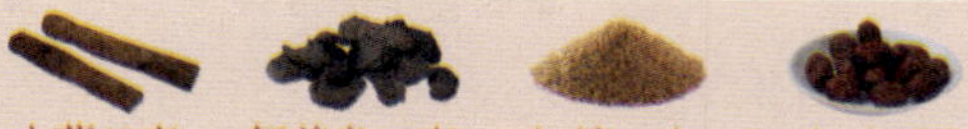

山药40克　何首乌15克　红糖40克　红枣5颗

做法：将山药洗净，切片；将山药、何首乌、红糖、红枣一同放入砂锅中；砂锅中加入适量的水煎煮；去渣取汁，即可服用。

治老年性消化不良

材料

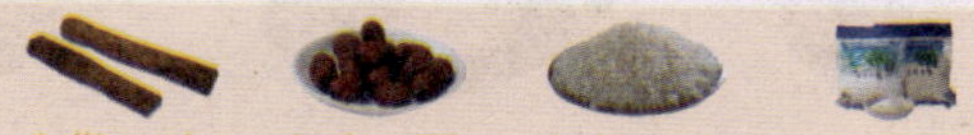

山药300克　红枣20颗　大米100克　白糖适量

做法：将山药去皮洗净，切丁；红枣洗净去核切丁；山药丁和红枣用白糖腌渍20分钟备用；锅中加水和大米熬成粥，放入山药丁和红枣丁熬煮至熟即可。

开胃消食

材料

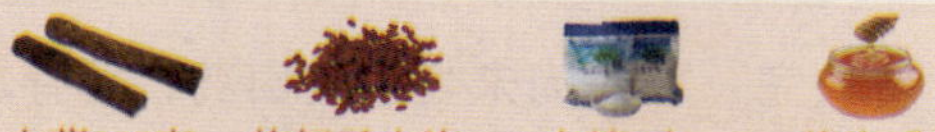

山药300克　枸杞子少许　白糖5克　蜂蜜适量

做法：山药切片，焯熟捞出；枸杞子焯水备用；将白糖、蜂蜜调匀，浇在山药上，撒上枸杞子即可。

洋葱

Yang Cong

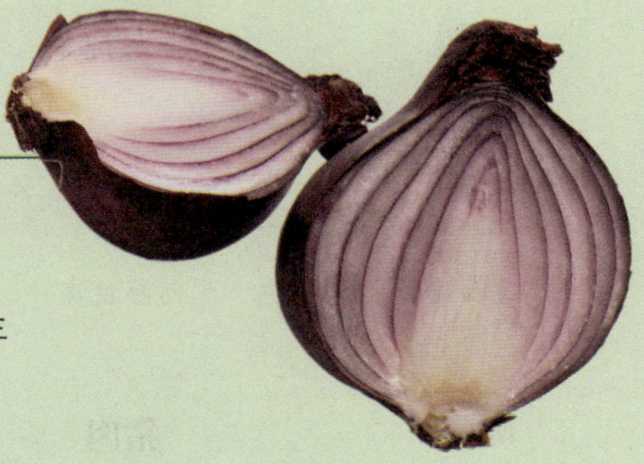

【别名】玉葱、葱头、洋葱头、圆葱。
【性味归经】性温，味甘、微辛。归肝、胃、肺经。
【适用量】200克。
【营养成分】富含蛋白质、粗纤维及胡萝卜素、维生素B_1、维生素B_2、多种氨基酸等。
【适宜人群】高血压、高血脂、动脉硬化、糖尿病、癌症、急慢性肠炎、痢疾等病症患者。
【不宜人群】皮肤瘙痒性疾病、眼疾以及胃病患者。

保健功效

1.防血栓、降血压

洋葱是含前列腺素A，既能对抗人体内儿茶酚胺等升压物质，又能促进钠盐的排泄，可使血压下降。此外，洋葱还含有二烯丙基二硫化物及蒜氨酸等，也可降低血中胆固醇和甘油三脂含量，从而可起到防止血管硬化作用。

2.开胃消食

洋葱含有葱蒜辣素，有浓郁的特殊气味，可以刺激胃、肠及消化腺分泌，增进食欲，促进消化。其挥发成分亦有较强的刺激食欲、帮助消化、促进吸收等功能。

3.降低血糖

因洋葱中含有与降血糖药甲磺丁脲相似的有机物，具有刺激胰岛素合成及释放的作用，能起到较好的降低血糖作用。

4.安神助眠

洋葱特有的刺激成分，会发挥镇静神经、诱人入眠的神奇功效。所以洋葱还有安神助眠的作用。

5.防癌抗癌

洋葱富含硒元素和槲皮素，能刺激人体免疫反应，从而抑制癌细胞的分裂和生长，同时还可降低致癌物的毒性。

温馨提示

切洋葱不流泪的技巧

①冷冻法：在切洋葱时，会散发出强烈的辣味，很刺眼。如将洋葱放进冰箱冷冻室里，过1～2分钟后拿出再切，就不会刺眼了。若洋葱的刺激已使眼睛流泪了，可以打开冰箱，将脸对着冰箱，流泪症状很快就会消失。

②温水法：先将洋葱用水或温水泡一下再切，刺激的气味将会锐减，眼睛就不会流泪了。

③浸刀法：在切洋葱前，将菜刀在凉水里浸泡一下再切，或在菜板旁放一盆凉水，边蘸水边切，均可有效地减轻辣味的散发。

小百科

◎洋葱为2年生草本植物，20世纪初传入我国。洋葱在我国分布很广，南北各地均有栽培，而且种植面积还在不断扩大，是目前我国主栽蔬菜之一。

相宜食物搭配及功效

火腿

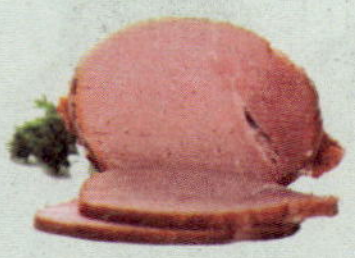

防止有害物质的生成

大蒜

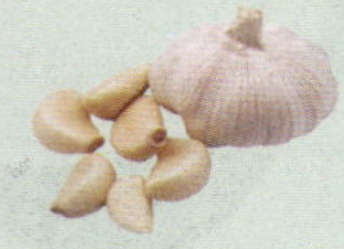

防癌抗癌

红酒

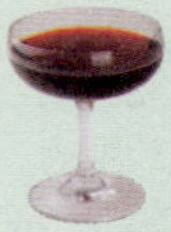

降压降糖

鸡肉

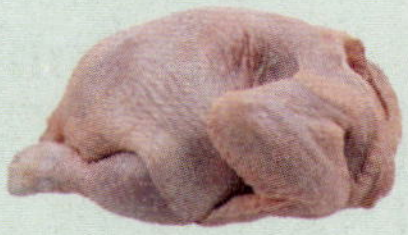

延缓衰老

咖喱

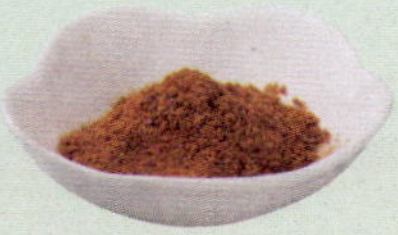

增强免疫力

猪肉

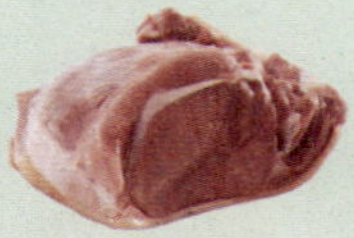

滋阴润燥

玉米

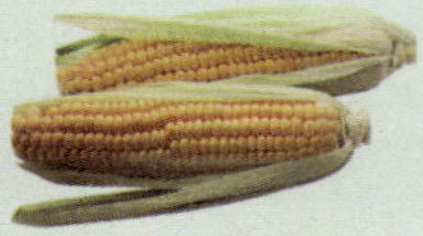

降压降脂

鸡蛋

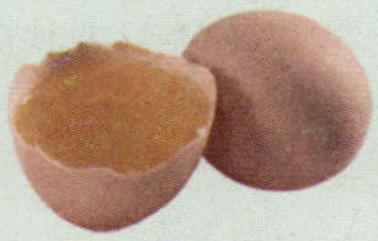

降压降脂

苹果

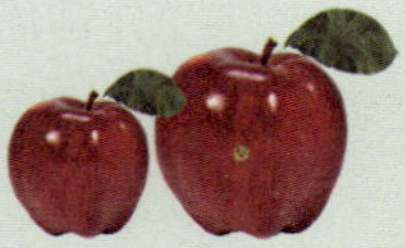

降压降脂

醋

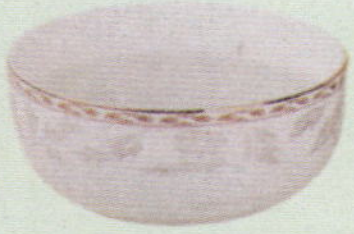

治疗咽喉肿痛

牛肉

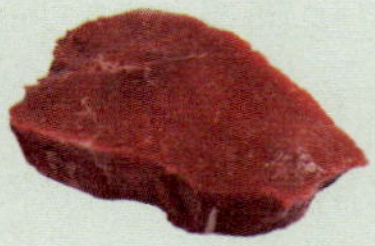

防癌

相克食物搭配及后果

蜂蜜

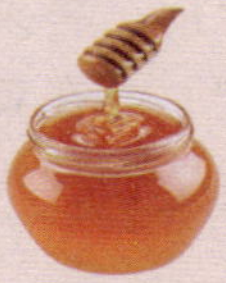

伤害眼睛

黄豆

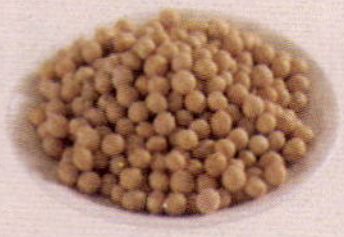

降低钙吸收

虾

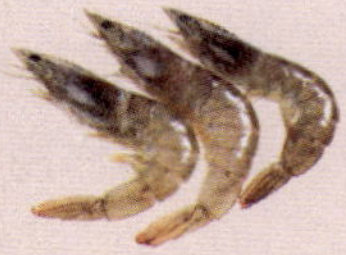

产生结石

选购指南

◎选购洋葱，其表皮越干越好，包卷度愈紧密愈好；从外表看，最好可以看出透明表皮中带有茶色的纹理。

保存窍门

◎将洋葱放入网袋中，然后悬挂在室内阴凉通风处，或者放在有透气孔的专用陶瓷罐中保存。

推荐养生食疗方

功效	材料	做法
增强免疫力	洋葱150克、芦笋200克	芦笋切段，洋葱切片；芦笋焯后沥干；将洋葱爆炒，再下入芦笋稍炒，下入调味料炒匀即可。
开胃消食	洋葱半个、松花蛋2个	松花蛋切成瓣，洋葱切条；将所有原材料放在碗中，加入调味料拌匀即可。
防癌抗癌	洋葱100克、熟花生米100克、豆干100克	豆干切条，洋葱洗净，切丝；将所有原料焯熟，捞起，再放入花生米拌匀。
治头痛	洋葱1个、香油适量、盐适量	将洋葱去老皮，洗净，切成薄片，放入沸水锅中焯水后捞出装盘待凉；最后在洋葱上加入适量盐、香油拌匀即可食用。
降血脂	洋葱200克、粳米400克、盐适量、鸡精适量	将洋葱洗净，切碎；粳米洗净；砂锅中倒入适量水，倒入粳米和洋葱熬煮成粥，最后调入适量盐和鸡精调味即可。
降低血压	洋葱150克、排骨200克、姜片10克、盐6克、鸡精3克	排骨砍成小段，洋葱切片；排骨入水焯后，捞出；在锅中下入排骨、洋葱、姜片一起炖熟后，调入盐、鸡精即可。
预防感冒	洋葱400克、干辣椒50克、花椒少许、盐适量、醋适量、酱油适量	洋葱切片；干辣椒切段；将盐、醋、酱油勾兑成味汁；锅中下入干辣椒和花椒爆香，入洋葱爆炒至熟，最后倒入汁调味勾芡即可。
降低血脂	洋葱100克、南瓜100克、盐6克、醋6克、白糖5克、姜丝适量、蒜末适量	南瓜切块，洋葱切圈；炒香姜丝、蒜末，再放入洋葱和南瓜翻炒；调入盐、醋、白糖翻炒均匀即可。

竹笋

Zhu Sun

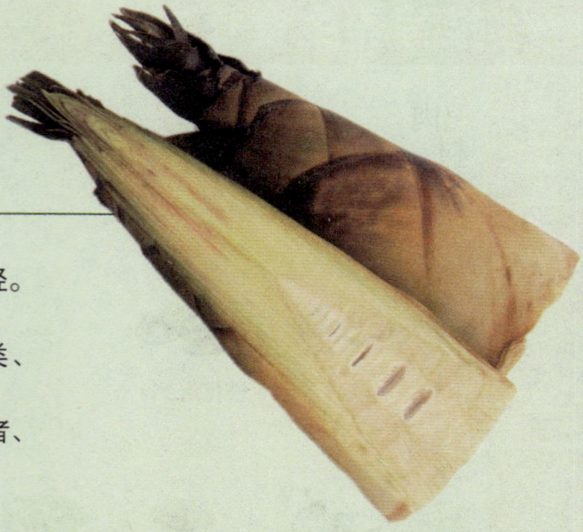

【别名】笋、闽笋。
【性味归经】性微寒，味甘。无毒。归胃、大肠经。
【适用量】每次约为200克。
【营养成分】含有丰富的蛋白质、氨基酸、糖类、钙、胡萝卜素、维生素B_1、维生素B_2和维生素C。
【适宜人群】肥胖者、习惯性便秘者、糖尿病患者、心血管疾病患者。
【不宜人群】泌尿系结石、寒性疾病患者。

保健功效

1.开胃消食

竹笋内含有一种白色的含氮物质，构成了竹笋独有的清香，具有开胃消食、增强食欲的作用，可用于治疗胃胀、消化不良、胃口不好等病症。

2.增强免疫力

竹笋中的植物蛋白、维生素及微量元素的含量很高，常食有助于增强人体的免疫功能，可以提高防病抗病的能力。

3.治疗便秘

竹笋含有的植物纤维，可以增加肠道水分的贮留量，促进胃肠蠕动，降低肠内压力，减少粪便黏度，使粪便变软利排出，因此竹笋可以用于治疗便秘，预防肠癌。

4.治疗“三高”

竹笋具有低糖、低脂的特点，富含植物纤维，可降低体内多余脂肪，消痰化瘀滞，治疗高血压、高血脂、高血糖症，且对消化道癌肿及乳腺癌有一定的预防作用。

5.开膈消痰

竹笋具有低糖、低脂的特点，富含植物纤维，可降低体内多余脂肪，消痰化瘀滞，对消化道癌肿及乳腺癌有一定的预防作用。

温馨提示

①竹笋连皮放入淘米水中，放一个去子红辣椒，用温火煮好后熄火，让它自然冷却，再取出来用水冲洗，涩味就没了。

②竹笋烹调时无论是凉拌、煎炒还是熬汤，均鲜嫩清香。食用前应先用开水焯过，以去除笋中的草酸。

③竹笋既可以鲜食，也可以加工成干制品或罐头。

④近笋尖部的地方宜顺切，下部宜横切，这样烹制时不但易熟烂，而且更易入味。

⑤鲜笋存放时不要剥壳，否则会失去清香味。

小百科

◎竹笋是从竹子的根状茎上发出的幼嫩的发育芽。竹笋一年四季皆有，但唯有春笋、冬笋的味道最佳。烹调时无论是凉拌、煎炒，还是熬汤，其味均鲜嫩清香。

相宜食物搭配及功效

鸡肉

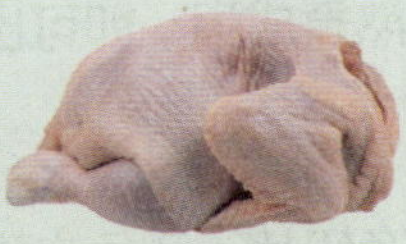

暖胃益气、补精填髓

莴笋

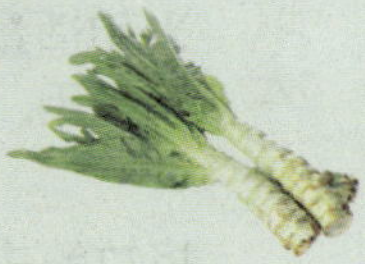

治疗肺热痰火

鲫鱼

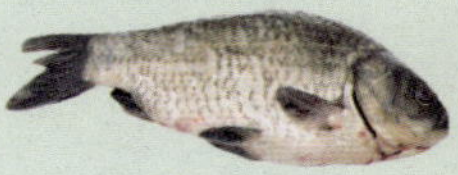

辅助治疗小儿麻痹症

猪腰

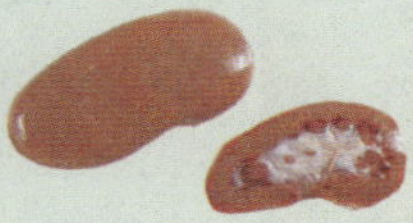

补肾利尿

猪肉

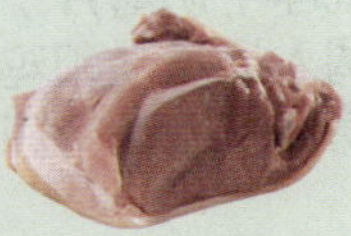

辅助治疗肥胖症

枸杞子

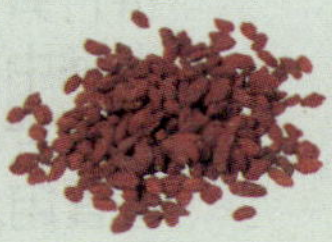

治疗咽喉疼痛

牡蛎

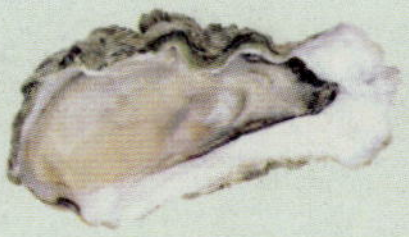

促进伤口愈合

蛋

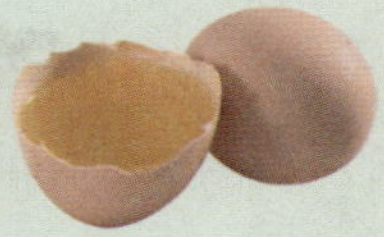

维持消化系统健康

相克食物搭配及后果

红糖

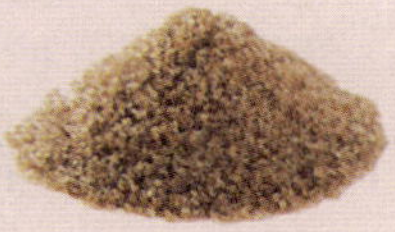

对身体不利

羊肉

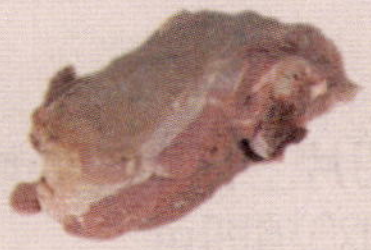

导致腹痛

羊肝

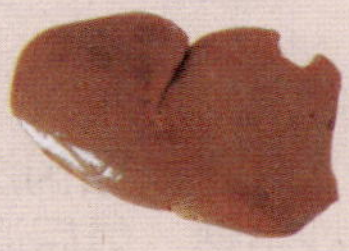

对身体不利

豆腐

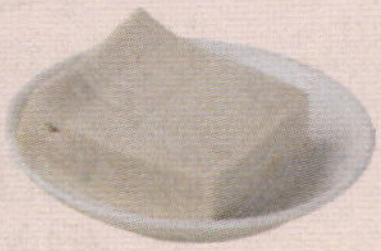

易形成结石

猪小排

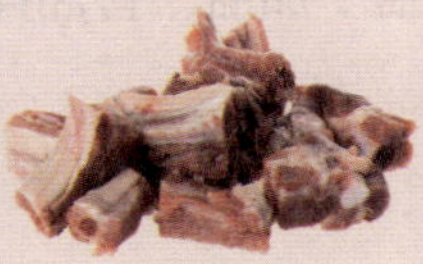

影响钙的吸收

墨鱼

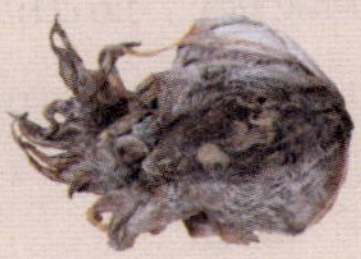

降低钙的吸收

麦芽糖

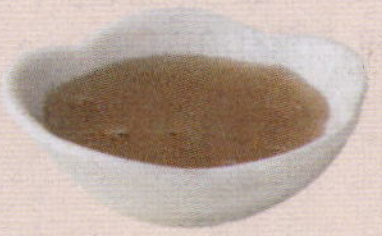

中毒

选购指南

◎竹笋节与节之间的距离要近，距离越近的笋越嫩；外壳色泽鲜黄或淡黄略带粉红；笋壳完整且饱满光洁。

保存窍门

◎竹笋适宜在低温条件下保存，但不宜保存过久，否则质地变老会影响口感，建议保存1周左右。

推荐养生食疗方

辅治久泻

材料

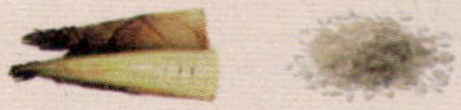

竹笋1个　粳米100克

做法　将竹笋洗净切丝，放入锅中加粳米和适量水，熬煮成粥，即可出锅食用。

辅治小儿麻疹

材料

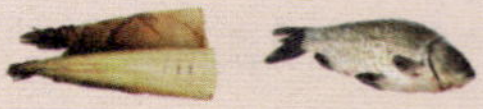

竹笋1个　鲫鱼1条

做法　将竹笋去皮洗净切片；鲫鱼去鳞去内脏洗净；锅中倒入适量油烧热，倒入适量水烧开，再倒入鲫鱼和竹笋煮至熟即可。

辅治咯血

材料

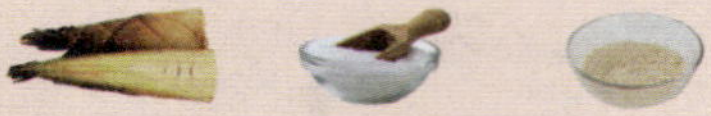

竹笋200克　盐适量　鸡精适量

做法　将竹笋去壳，洗净，切薄片，放入锅中焯水，调入适量盐和鸡精再煮片刻即可捞出，装盘待凉即可食用。

辅治水肿

材料

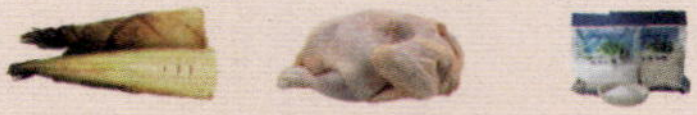

竹笋200克　鸡肉120克　白糖适量

做法　将竹笋去皮洗净切片，鸡肉洗净切块，入锅中煮汤，调入适量白糖即可。

辅治糖尿病

材料

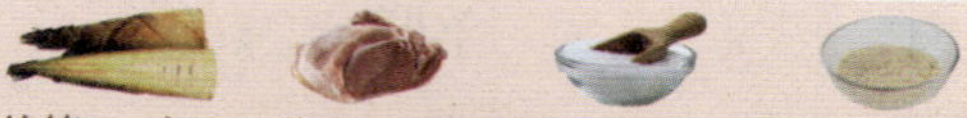

竹笋150克　猪肉50克　盐适量　鸡精适量

做法　将竹笋洗净，切片；猪肉洗净，切片；锅中倒油烧热，下入猪肉稍炒，再倒入竹笋翻炒至熟，最后调入盐和鸡精即可。

降低血脂

材料

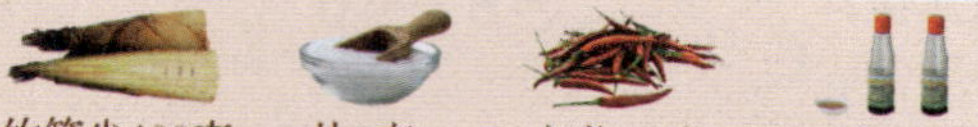

竹笋尖400克　盐3克　红椒10克　香油适量

做法　竹笋尖切片，红椒切圈；将竹笋焯熟后，捞出沥干装盘，加盐、香油拌匀，用红椒点缀即可。

开胃消食

材料

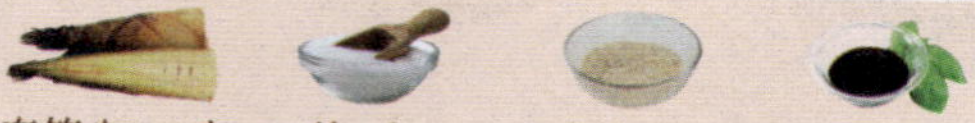

春笋尖300克　盐2克　鸡精2克　玫瑰醋5克

做法　春笋尖切丝；把春笋尖焯熟，捞起晾干置于盘中；加入盐、鸡精、玫瑰醋拌匀即可。

排毒瘦身

材料

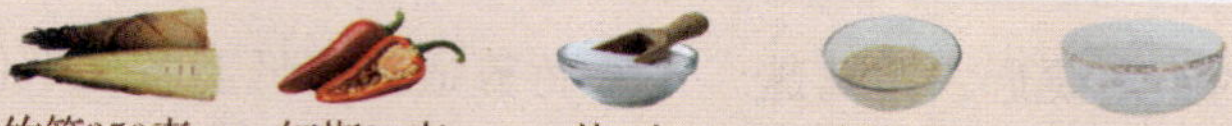

竹笋350克　红椒20克　盐3克　鸡精3克　醋10克

做法　竹笋切片，焯水捞出沥干；红椒洗净，切细丝；将红椒丝、醋、盐、鸡精加入笋片中，拌匀即可。

西葫芦

Xi Hu Lu

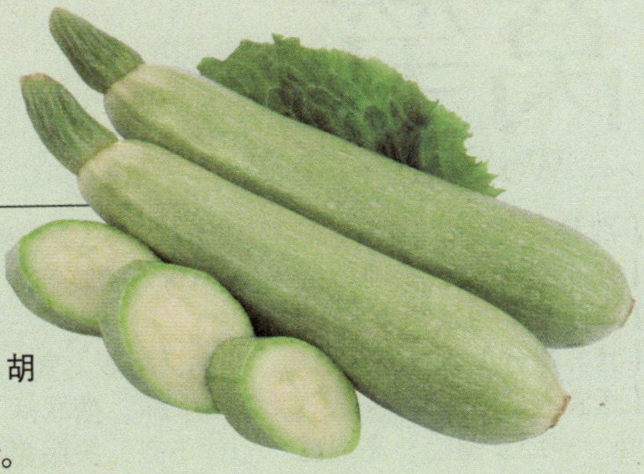

【别名】茭瓜、白瓜、番瓜、瓢子、美洲南瓜。
【性味归经】性寒，味甘。归肺、胃、肾经。
【适用量】每次约80克。
【营养成分】含有蛋白质、脂肪、纤维素、糖类、胡萝卜素、维生素C和钙等营养成分。
【适宜人群】一般人都可食用，尤其适合糖尿病患者。
【不宜人群】脾胃虚寒者。

小百科

◎西葫芦夜开花，果实长圆形，绿白花，是南瓜的一种变种。西葫芦原产北美洲南部，19世纪中叶中国开始栽培，在世界各地均有分布西葫芦形状有圆筒形、椭圆形和长圆柱形等多种。

保健功效

1.润泽肌肤

西葫芦中的维生素能补充肌肤的养分。

2.防癌抗癌

西葫芦含有干扰素的诱生剂，能刺激机体产生干扰素，从而对抗病毒和肿瘤。

相宜食物搭配及功效

鸡蛋

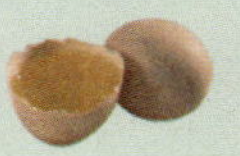

补充动物蛋白

洋葱

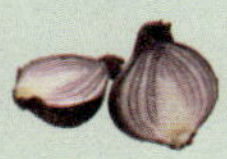

增强免疫力

豆腐

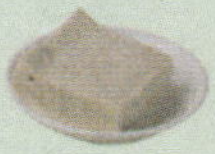

减肥美容

瘦肉

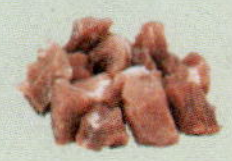

润肺止咳

相克食物搭配及后果

西红柿

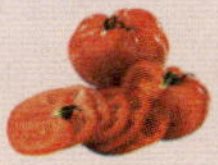

破坏营养

芦笋

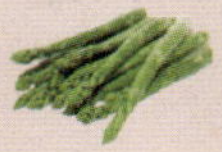

加重脾胃虚寒

韭菜

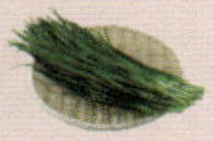

影响维生素吸收

推荐养生食疗方

润泽肌肤、增强免疫力

材料：

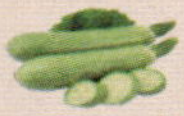
西葫芦1个

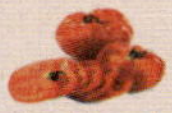
西红柿2个

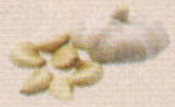
蒜末适量

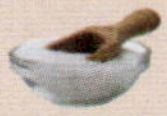
盐适量

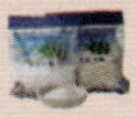
白糖适量

做法：西葫芦切片；西红柿切块。锅中加水，倒入西葫芦加盐焯水，装盘备用。加入蒜末煸香，入西红柿翻炒。入西葫芦，加入盐、白糖翻炒几下即可。

开胃消食、润肺止咳

材料：

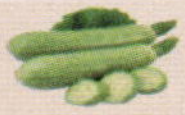
西葫芦适量

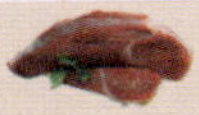
里脊肉250克

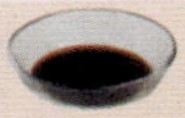
生抽适量

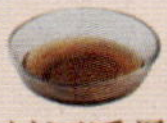
料酒适量

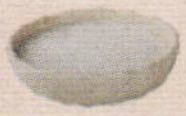
水淀粉适量

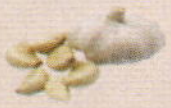
蒜末适量

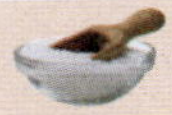
盐适量

做法：里脊肉切薄片，加生抽、料酒、水淀粉腌制；西葫芦切薄片。里脊肉片炒至变色；蒜末炒香，西葫芦片翻炒，肉片煸炒，加盐调味即可。

莴笋

Wo Sun

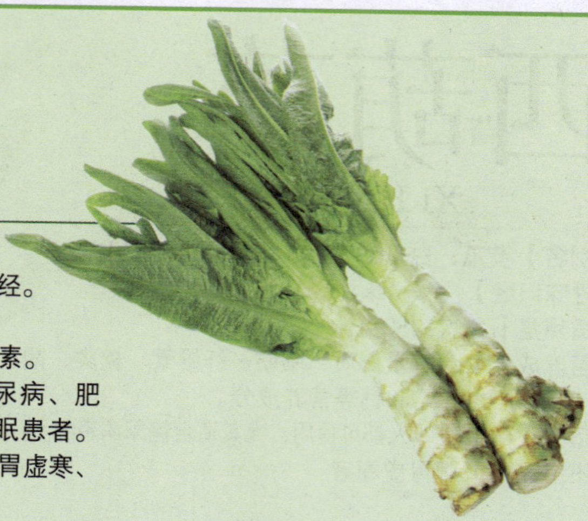

【别名】莴苣、白苣、莴菜、千金菜。

【性味归经】性凉，味甘、苦。归胃、膀胱经。

【适用量】每次约为200克。

【营养成分】水分、蛋白质、脂肪、胡萝卜素。

【适宜人群】小便不通、尿血、水肿、糖尿病、肥胖、神经衰弱症、高血压、心律不齐、失眠患者。

【不宜人群】多动症儿童，眼病、痛风、脾胃虚寒、腹泻便溏者。

小百科

◎莴笋为菊科，属一年生或两年生草本植物，原产地中海沿岸，七世纪初经西亚传入我国，各地普遍栽培。莴苣分茎用和叶用，前者各地都有栽培，后者南方栽培较多，是春季及秋、冬季重要蔬菜之一。

温馨提示

◎将买来的莴笋放入盛有凉水的器皿内，一次可放几棵，水淹至莴笋主干1/3处，放置室内3～5天，叶子仍呈绿色，莴笋主干仍然很新鲜，削皮后炒吃还鲜嫩可口。

推荐养生食疗方

辅治习惯性便秘

材料

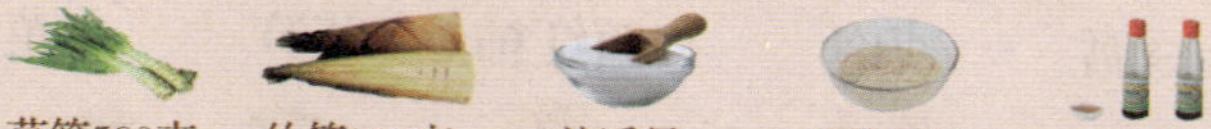

莴笋500克　竹笋300克　盐适量　鸡精适量　香油适量

做法　将莴笋去皮洗净切片；竹笋洗净切片；锅中加油烧热，倒入莴笋爆炒片刻，再倒入竹笋同炒至熟，最后加入少许盐、鸡精和香油调味。

辅治贫血

材料

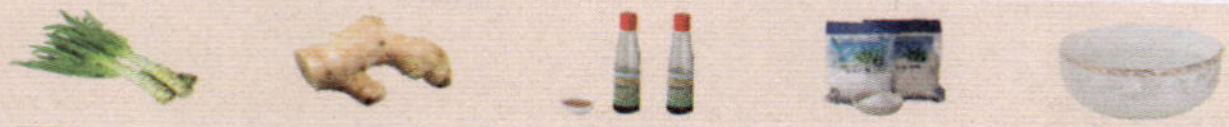

莴笋500克　生姜20克　香油适量　白糖适量　醋适量

做法　将莴笋去皮洗净，切丝，入沸水锅中焯水至熟，捞出待凉装盘备用；生姜洗净切细丝，放在莴笋丝上，最后加香油、白糖、醋搅拌至入味即可。

增强免疫力

材料

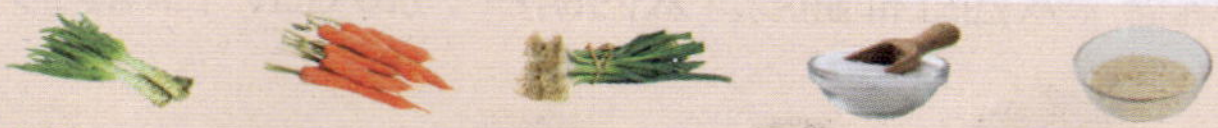

莴笋500克　胡萝卜250克　蒜苗段适量　盐适量　鸡精适量

做法　莴笋切丝；胡萝卜切丝；锅中倒入适量油烧热，倒入莴笋丝和胡萝卜丝爆炒片刻，再倒入蒜苗段翻炒至熟，调入适量盐和鸡精调味即可出锅装盘。

相宜食物搭配及功效

蒜苗

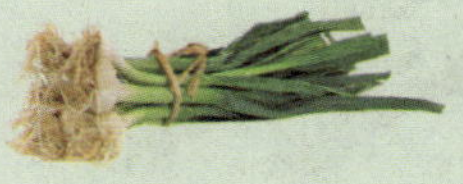

预防高血压

香菇

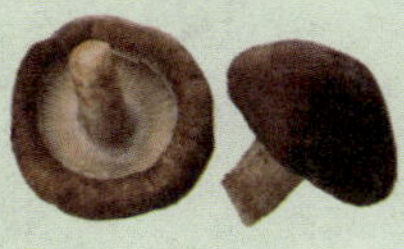

利尿通便

猪肉

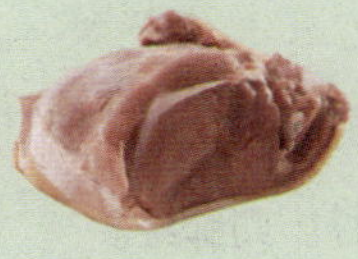

补脾益气

香干

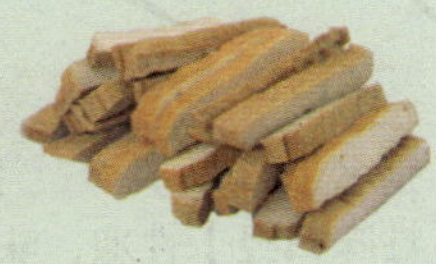

强壮筋骨

木耳

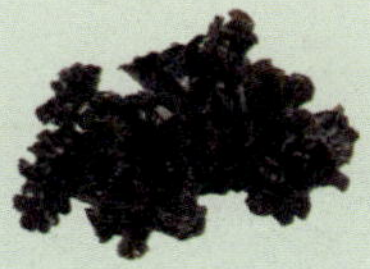

降低血压

竹笋

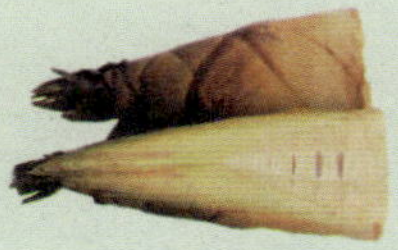

辅助治疗肺热痰火

猪蹄

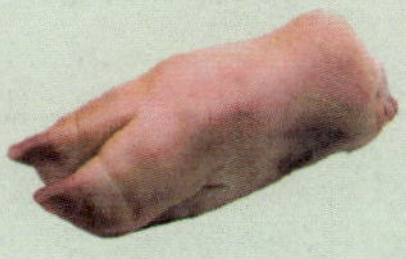

清热解毒

相克食物搭配及后果

蜂蜜

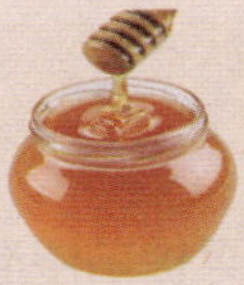

引起腹泻

乳酪

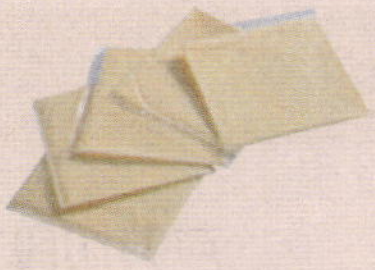

引起消化不良

胡萝卜

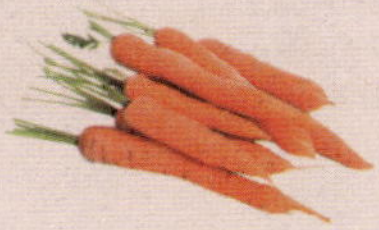

营养流失

保健功效

1.降低血糖

莴笋中含有丰富的维生素B3，维生素B3是胰岛素的激活剂，糖尿病人经常吃些莴笋，可改善糖的代谢功能。

2.防治贫血

莴笋含有一定量的微量元素锌、铁，特别是莴笋中的铁元素很容易被人体吸收，经常食用新鲜莴笋，可以防治缺铁性贫血。

3.开胃消食

莴笋还有增进食欲、刺激消化液分泌、促进胃肠蠕动等功能。

4.促进骨骼生长

莴笋中所含的氟元素，可参与牙釉质和牙本质的形成，参与骨骼的生长。

芦笋

Lu Sun

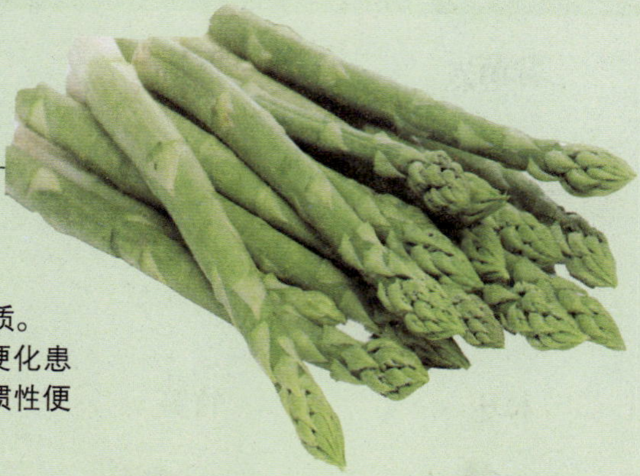

【别名】青芦笋。

【性味归经】性凉，味苦、甘。归肺经。

【适用量】每次约为200克。

【营养成分】氨基酸、蛋白质、维生素、矿物质。

【适宜人群】高血压、高脂血、癌症、动脉硬化患者，体质虚弱、气血不足、贫血、肥胖、习惯性便秘者及肝功能不全、肾炎水肿、尿路结石者。

【不宜人群】痛风者。

小百科

◎芦笋天门冬科天门冬属多年生草本植物，是世界十大名菜之一，在国际市场上享有“蔬菜之王”的美称。

温馨提示

◎芦笋不马上食用时可用报纸包起来，放在冰箱冷藏室，最多可保存2～3天。或是把芦笋放在5%浓度的温盐水中烫煮1分钟，捞出来后放在冷水中冷却，等10分钟再放入冰箱中，也可延长其新鲜度。

推荐养生食疗方

辅治贫血

材料

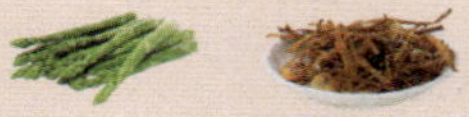

芦笋100克　干黄花菜20克

做法 芦笋切段，干黄花菜提前浸泡至软；锅中倒入烧热，下入芦笋翻炒片刻，倒入适量水煮开，加入黄花菜煮至熟即可食用。

抗癌

材料

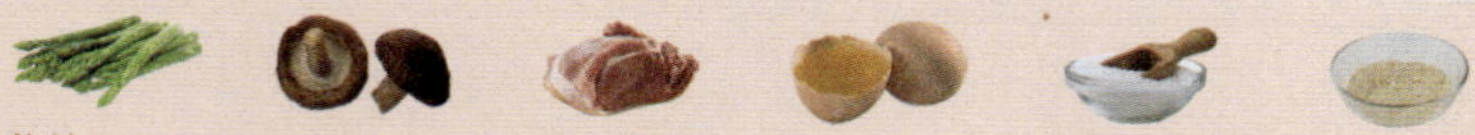

芦笋500克　香菇50克　猪肉250克　鸡蛋2个　盐适量　鸡精适量

做法 将芦笋洗净切碎，香菇用温水泡发洗净，切条，猪肉洗净切片；锅中倒入适量油烧热，倒入猪肉快炒片刻，再加入芦笋、香菇翻炒至熟，打入鸡蛋同炒，加少许水炒至熟，最后调入适量盐和鸡精调味即可。

辅治肺癌

材料

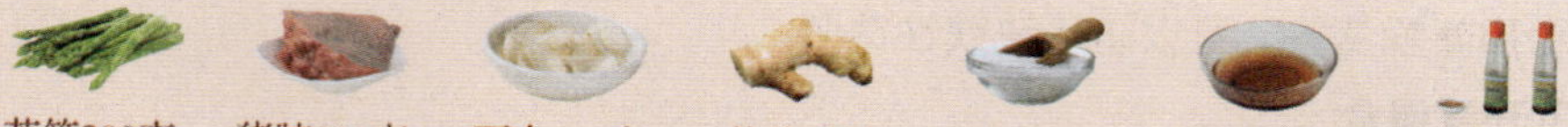

芦笋200克　猪肺200克　百合100克　姜片适量　盐适量　料酒适量　香油适量

做法 将芦笋洗净切段，猪肺洗净切成小块，百合洗净沥干待用；锅中倒入适量水，加入猪肺烧开，再倒入芦笋和百合、姜片炖至熟透，最后调入盐、料酒、香油调味即可食用。

相宜食物搭配及功效

黄花菜

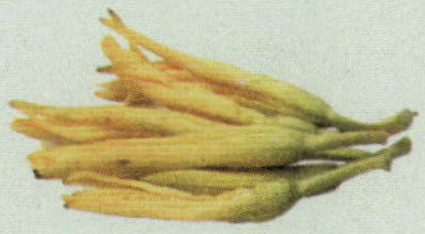

养血、止血、除烦

沙拉

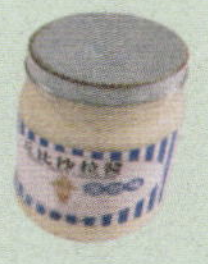

消除疲劳

冬瓜

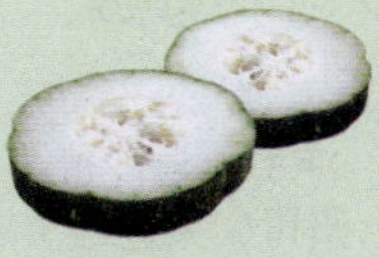

降压降脂

百合

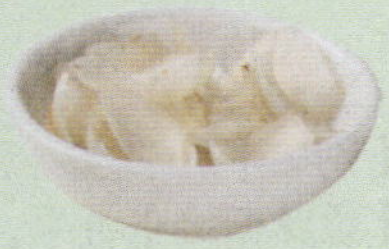

降压降脂

海参

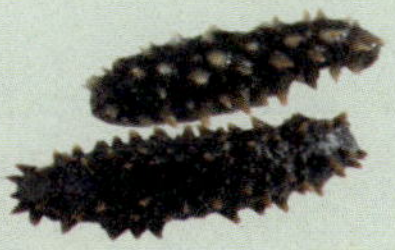

防癌抗癌

银杏

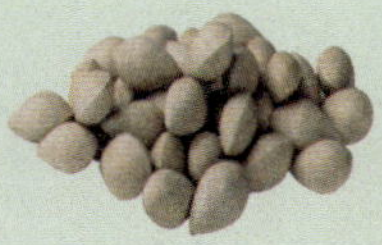

辅助治疗心脑血管疾病

猪肉

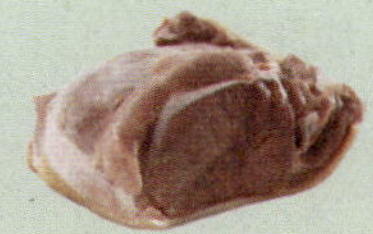

利于维生素B_{12}的吸收

相克食物搭配及后果

羊肉

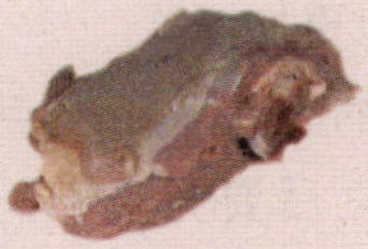

导致腹痛

羊肝

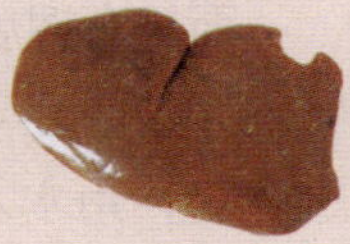

降低营养价值

巴豆

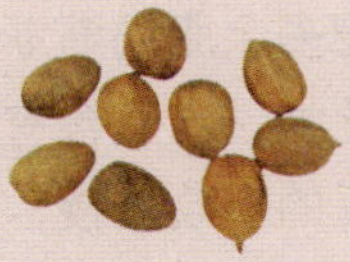

引起腹泻

保健功效

1.促进胎儿大脑发育

芦笋含有丰富的叶酸。怀孕的产妇经常食用芦笋可有助于胎儿大脑发育。

2.排毒瘦身

芦笋所含蛋白质、碳水化合物、多种维生素和微量元素的质量均优于普通蔬菜，而热量含量较低，常吃芦笋有排毒瘦身的功效。

3.防治心血管疾病

芦笋中天门冬氨酸含量高，这对治疗心血管病及泌尿系统疾病有很大作用。

4.防癌抗癌

芦笋中含有多种人体必需的大量元素，这些元素对癌症及心脏病的防治有重要作用，芦笋可以使细胞生长正常化，因此具有防止癌细胞扩散的功能。

土豆

Tu Dou

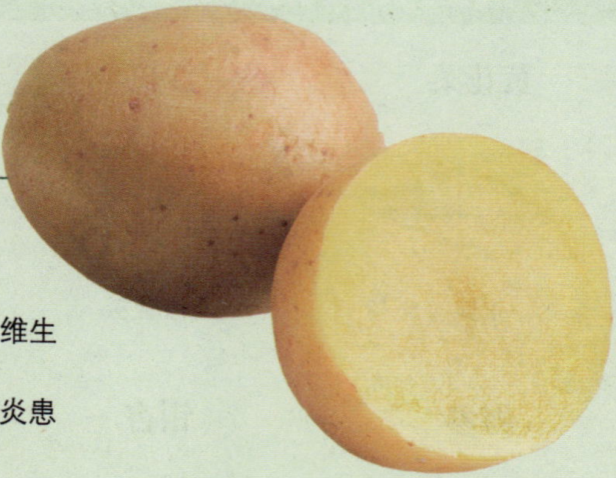

【别名】山药蛋、洋番薯、洋芋、马铃薯。

【性味归经】性平，味甘。归胃、大肠经。

【适用量】每次约200克。

【营养成分】富含糖类，还含有蛋白质、脂肪、维生素B_1、维生素B_2和矿物质钙、磷、铁等。

【适宜人群】妇女白带者、皮肤瘙痒者、急性肠炎患者、习惯性便秘者、皮肤湿疹患者。

【不宜人群】糖尿病患者、腹胀者。

保健功效

1.抗衰老

土豆中含有丰富的B族维生素和优质纤维素，在人体延缓衰老过程中有重要作用。

2.排毒瘦身

土豆只含0.1%的脂肪。每天多吃土豆，可以减少脂肪摄入，可以让身体把多余脂肪渐渐代谢掉，具有排毒瘦身的功效。此外，土豆含有丰富的膳食纤维，因此胃肠对土豆的吸收较慢，食用土豆后，停留在肠道中的时间比米饭长的多，所以更具有饱腹感，同时还能帮助带走一些油脂和垃圾，具有一定的通便排毒作用。

3.预防中风

土豆含有丰富的膳食纤维、蔗糖，有助于防治消化道癌症和控制血液中胆固醇的含量；其中的黏体蛋白质，能预防心血管疾病。与其他富含钾元素的食物如香蕉、杏、桃一样，土豆能减少中风的危险。

4.预防高血压

土豆中富含钾元素，可以有效地防治高血压。

5.预防胃溃疡

土豆中含有的抗菌成分有助预防胃溃疡，它不仅有抗菌效果功效，同时不会造成抗药性。

温馨提示

①巧去土豆皮的方法：由于土豆表面大多凹凸不平，削皮时经常连皮带肉一起削掉，十分浪费。如果把土豆放在开水中煮一下，然后再用手直接剥皮，就可很快将皮去掉，而且烹调后味道也更加鲜美。

②炒土豆不粘锅的方法：将土豆切块，用水冲洗完之后要先晾干，再放到锅里炒，这样它就不会粘在锅底了。

③如何避免土豆氧化变黑：煮土豆时，先在水里加几滴醋，土豆的颜色就不会变黑了。

小百科

◎土豆为多年生草本，但作一年生或一年两季栽培。其地下块茎呈圆、卵、椭圆等形，皮红、黄、白或紫色。土豆多用地下块茎繁殖，可供烧煮，作粮食或蔬菜。

相宜食物搭配及功效

黄瓜

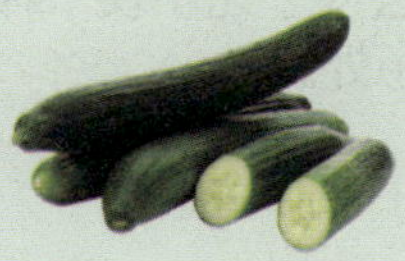

有利身体健康

牛肉

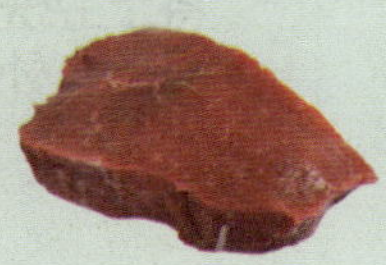

酸碱平衡

豆角

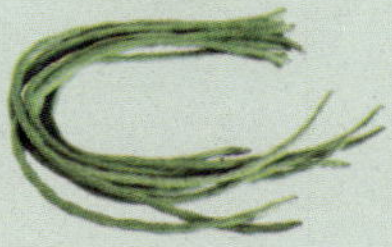

除烦润燥

醋

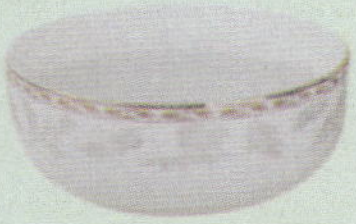

能分解有毒物质

牛奶

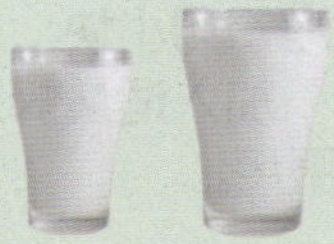

提供全面营养素

茄子

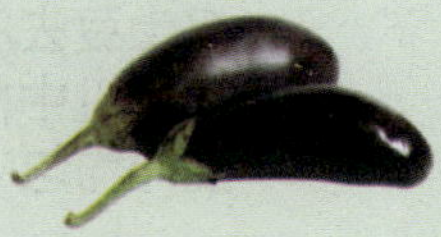

预防高血压

相克食物搭配及后果

西红柿

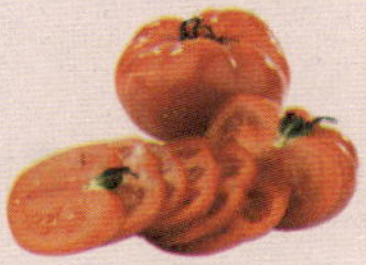

消化不良

石榴

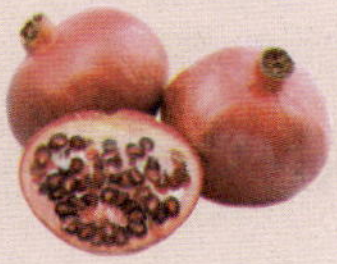

引起中毒

香蕉

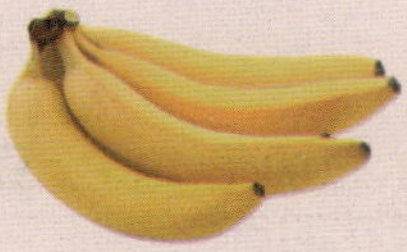

引起面部生斑

柿子

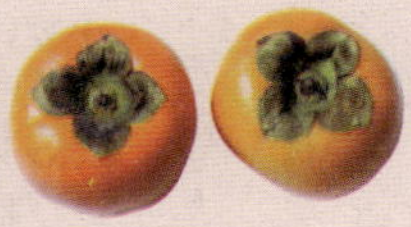

导致消化不良

鸡蛋

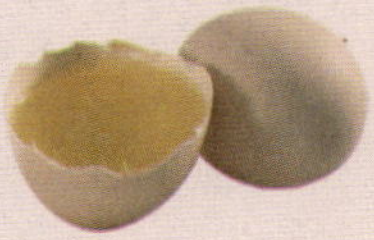

伤脾胃

樱桃

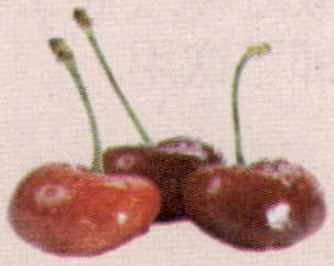

消化不良

选购指南

◎选购时应选择个头结实、没有出芽、颜色单一的土豆。不要选购有芽的和绿色的，因为凡长出嫩芽的土豆已含毒素，不宜食用。

保存窍门

◎买来的土豆可以与苹果放在一起，因为苹果产生的乙烯会抑制土豆芽眼处的细胞产生生长素，这样土豆就能保存很长时间。

推荐养生食疗方

辅治烫伤

材料：土豆1个

做法：将土豆洗净，去皮，切小块，榨成汁，外涂于患处。

辅治便秘

材料：土豆50克　莲藕120克

做法：将土豆、莲藕洗净，去皮，共捣烂挤汁。即可服用。

辅治急性胰腺炎

材料：土豆1个　蜂蜜适量

做法：将土豆去皮，洗净，切小块，入榨汁机中榨成汁，加入适量蜂蜜搅拌均匀，即可服用。

辅治食欲不振

材料：土豆250克　西红柿100克　榨菜50克

做法：土豆去皮洗净切条；西红柿切小块；将土豆、西红柿和榨菜一同放入锅中，加适量的水煎煮。即可食用。

开胃消食

材料：土豆150克　盐3克　葱5克　辣椒酱适量

做法：土豆切丝，葱切花；将土豆丝焯水后，捞出沥干装盘，加盐、辣椒酱拌匀，撒上葱花即可。

辅治坐骨神经痛

材料：土豆300克　胡萝卜300克　苹果300克　芹菜250克　蜂蜜适量

做法：将土豆、胡萝卜、苹果、芹菜洗净切小块；将上述材料一同放入榨汁机中榨汁；加入适量蜂蜜搅拌均匀后，即可饮用。

降低血糖

材料：土豆200克　黄瓜200克　青椒100克　盐3克　鸡精适量

做法：将黄瓜、土豆、青椒切丝；将土豆丝炒至七成熟，再把黄瓜丝和青椒丝炒熟，调入盐，鸡精炒匀即可。

降低血脂

材料：土豆300克　芹菜200克　盐3克　鸡精2克　酱油适量　醋适量

做法：土豆切丝，芹菜切段；将土豆丝、芹菜炒至八成熟，加盐、鸡精、酱油、醋调味，炒熟装盘即可。

马蹄

Ma Ti

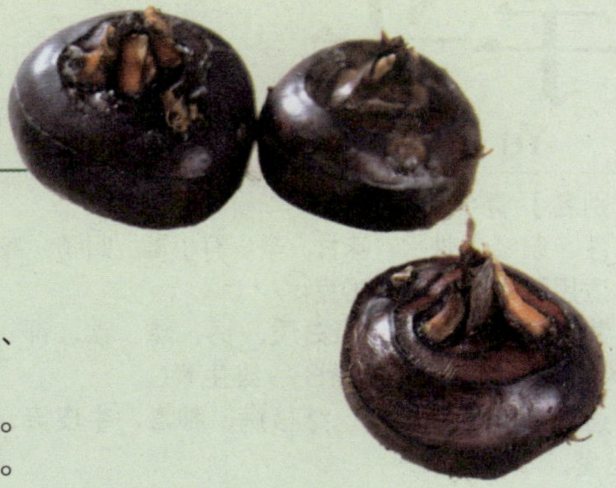

【别名】荸荠、乌芋、地栗、地梨。

【性味归经】性微寒，味甘。归肺、胃、大肠经。

【适用量】每次约为200克。

【营养成分】蛋白质、维生素C、钙、磷、铁、质、胡萝卜素。

【适宜人群】儿童、发热病人、肺癌及食道癌患者。

【不宜人群】脾胃虚寒、血虚、血瘀者及经期女子。

小百科

◎马蹄外表像板栗，不仅是形状，连性味、成分、功用都与板栗相似。马蹄皮色紫黑，肉质洁白，味甜多汁，清脆可口，又有“地下雪梨”之美誉，北方人称之为“江南人参”。

保健功效

1.生津润肺

马蹄富含黏液质，有生津润肺、化痰利肠、清热泻火的功效。

2.滑肠通便

马蹄所含的粗脂肪有滑肠通便的作用。

相宜食物搭配及功效

核桃仁

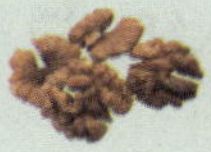

有利于消化

香菇

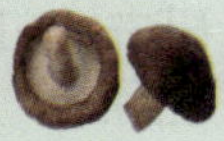

补气强身

木耳

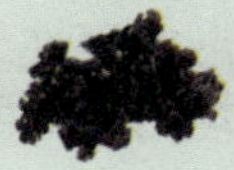

补气强身

山楂

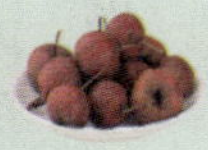

促进消化

相克食物搭配及后果

香蕉

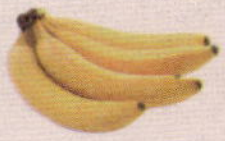

导致体寒

鹿肉

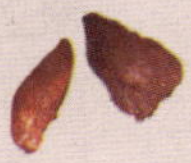

伤元气

推荐养生食疗方

防治鼻出血

材料

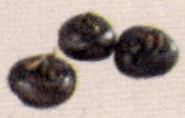

马蹄300克

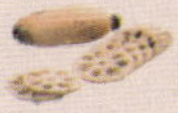

生藕200克

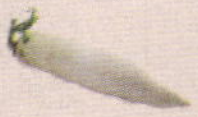

白萝卜100克

做法 将马蹄、生藕、白萝卜洗净切片；将上述材料一同放入砂锅中；加入适量的水煎煮，即可。

治阴虚肺燥、痰热咳嗽

材料

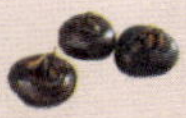

马蹄120克

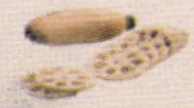

莲藕适量

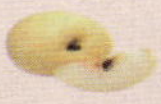

梨适量

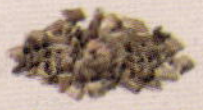

芦根适量

做法 将鲜马蹄洗净打碎绞汁；将莲藕、梨、芦根洗净切碎，分别放入榨汁机中榨汁；将上述所有材料搅拌均匀即可服用。

芋头

Yu Tou

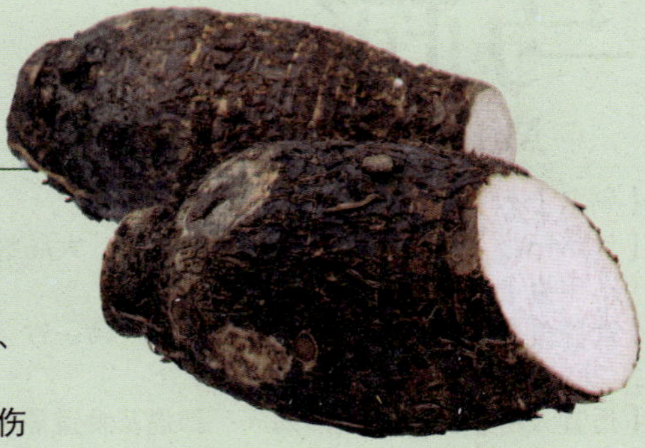

【别名】青芋、芋艿。
【性味归经】性平，味甘、辛。有小毒。归肠、胃经。
【适用量】每次约200克。
【营养成分】淀粉、蛋白质、钙、磷、铁、钾、镁、钠、胡萝卜素、维生素B_3、维生素C。
【适宜人群】肠胃病、结核病、肿毒、牛皮癣、烫伤患者。
【不宜人群】肾衰竭患者。

小百科

◎芋头是天南星科植物多年生草本芋的地下块茎，原产我国和印度、马来西亚等热带地区。芋头口感细软，绵甜香糯，营养价值近似于土豆，又不含龙葵素，是一种很好的食物。

温馨提示

◎选芋头时，最好挑重一点的、纹路多一点的，一般有些芋头购买时有削的地方还是可以看到一些些纹路，纹路多的比较优。

推荐养生食疗方

辅治慢性肾炎

材料：芋头500克、红糖125克

做法：将芋头去皮洗净，切片；放入锅内煅烧存性，研末，加入红糖搅拌均匀，即可服用。

辅治牛皮癣

材料：芋头50克、大蒜15克

做法：将芋头洗净，大蒜去皮洗净；芋头和大蒜同捣碎，敷在患处即可。

辅治大便燥结

材料：芋头300克、粳米100克、盐适量、香油适量

做法：芋头去皮洗净，切小块；粳米淘洗干净；锅中加水，倒入芋头块和粳米熬煮成粥，最后调入少许盐和香油调味即可食用。

保护肝肾

材料：芋头200克、鸡肉300克、盐5克、鸡精1克、生抽5克、姜片5克、葱花5克

做法：芋头去皮洗净，切小块；鸡肉洗净剁成块；将鸡肉、芋头下水焯熟后，捞出；锅中加油烧热，下入鸡肉炒开，加入芋头、调味料烧至熟即可。

相宜食物搭配及功效

红枣	牛肉	鲫鱼	芹菜
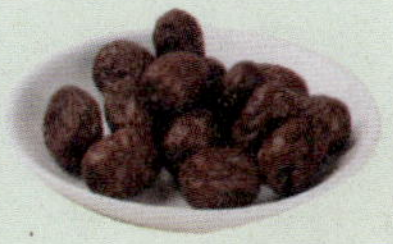	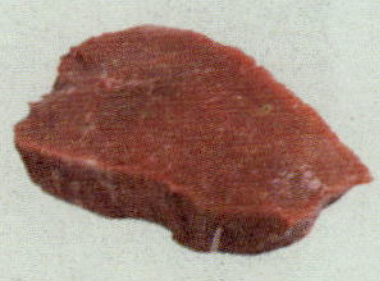	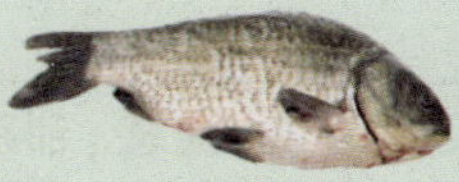	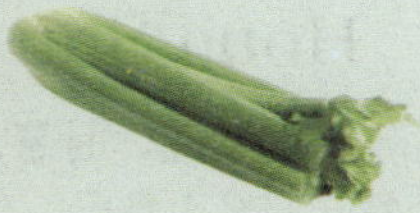
补血养颜	防治食欲不振	治疗脾胃虚弱	补气虚、增食欲
猪肉	**大蒜**	**粳米**	**鸡肉**
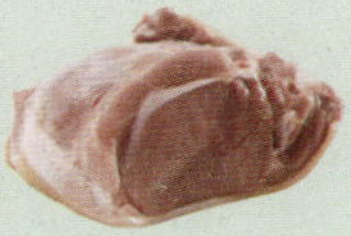	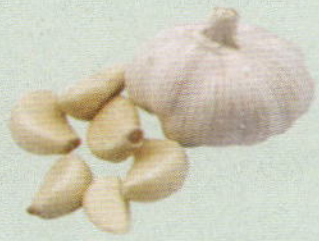	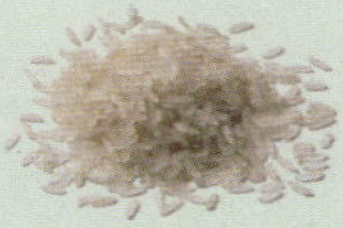	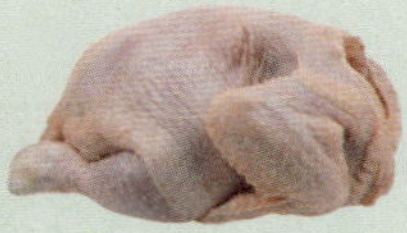
预防糖尿病	治牛皮癣	辅治大便干结	保护肝肾

相克食物搭配及后果

香蕉	柑
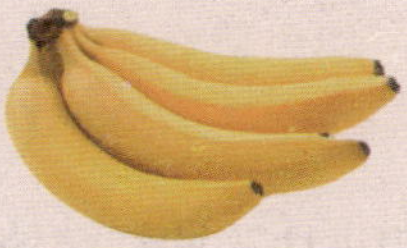	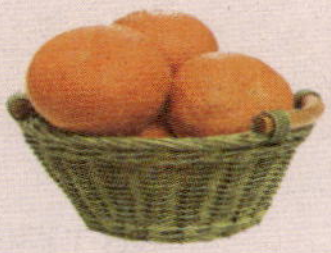
引起腹胀	腹泻

保健功效

1.增强免疫力

芋头含有一种黏液蛋白，被人体吸收后能产生免疫球蛋白，可提高机体的抵抗力。

2.美容养颜

芋头为碱性食品，能中和体内积存的酸性物质，调整人体的酸碱平衡，产生美容养颜、乌黑头发的作用。

3.补中益气

芋头含有丰富的黏液皂素及多种微量元素，可帮助机体纠正微量元素缺乏导致的生理异常，可补中益气。

4.保护牙齿

芋头中所含的矿物质中，氟的含量较高，具有洁齿防龋、保护牙齿的作用。

红薯。

Hong Shu

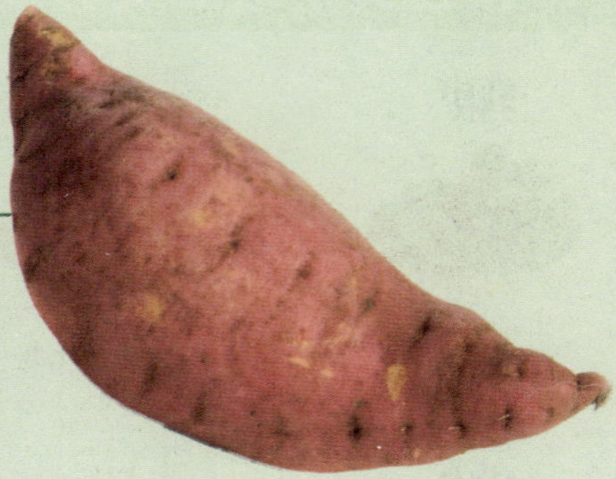

【别名】番薯、甘薯、山芋、白薯、金薯、甜薯。
【性味归经】性平，生微凉，味甘。归脾、胃经。
【适用量】每次约200克。
【营养成分】蛋白质、淀粉、果胶、纤维素、氨基酸、维生素及多种矿物质。
【适宜人群】一般人群。
【不宜人群】胃及十二指肠溃疡及胃酸过多的患者。

小百科

◎红薯为常见的多年生双子叶植物，块根，无氧呼吸产生乳酸，皮色发白或发红，肉大多为黄白色，但也有紫色，除供食用外，还可以制糖和酿酒、制酒精。

温馨提示

◎红薯吃多了容易腹胀，将少量明矾和食盐溶解于适量清水中，把生红薯切成块浸入水中，十几分钟后捞起红薯洗净蒸煮，可防止或减轻腹胀。

推荐养生食疗方

治湿热黄疸	材料	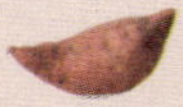 红薯1个	做法	将红薯洗净，切小块；把红薯放入砂锅中；在砂锅中加入适量的水煎煮，煮熟即可服用。
治便秘	材料	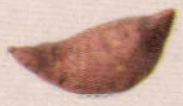 红薯300克 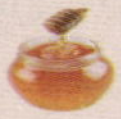 蜂蜜适量	做法	将红薯洗净去皮，切成小块，入锅中加水煮至熟烂，最后加入蜂蜜拌匀即可食用。
辅助治疗糖尿病	材料	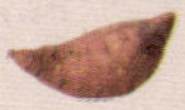 红薯150克 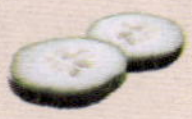 冬瓜适量	做法	将红薯及冬瓜切成块；把红薯与冬瓜一同放入砂锅中；加入适量的水煎煮；煮熟即可。
用治大便带血	材料	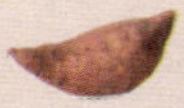 红薯300克 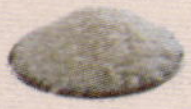 大米100克 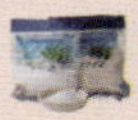 白糖适量	做法	将红薯洗净，连皮一起切成小块；大米洗净，与红薯一起煮成粥。粥成可加入少许白糖调味。

相宜食物搭配及功效

红椒

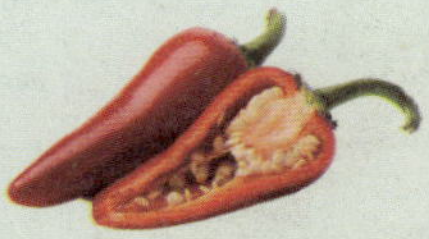

增强免疫力

鸡蛋

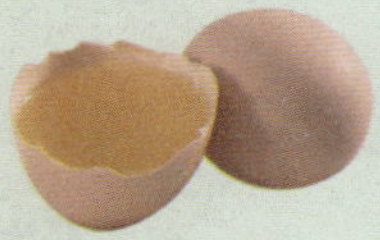

补血养颜

红糖

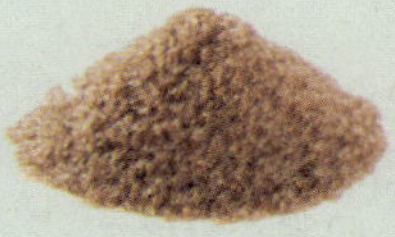

预防大小便不通

鸡腿

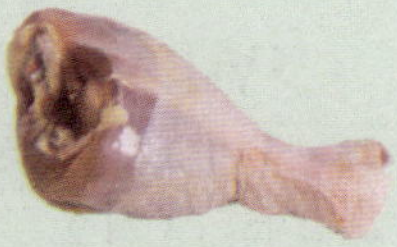

补血养颜

排骨

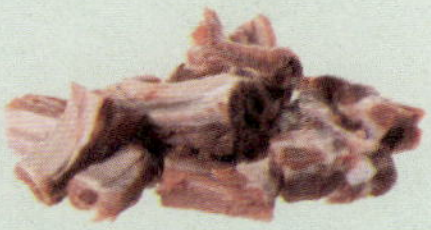

养心润肺

芝麻

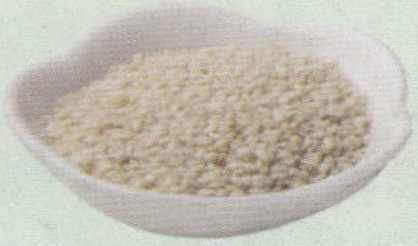

降低血脂

姜

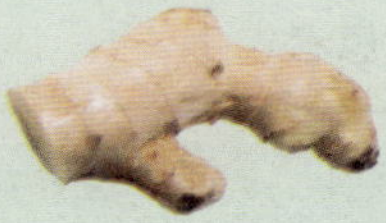

防癌抗癌

相克食物搭配及后果

豆浆

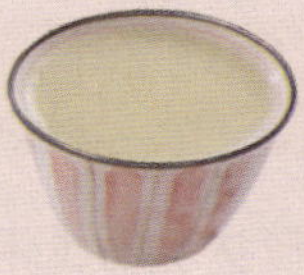

影响消化

白酒

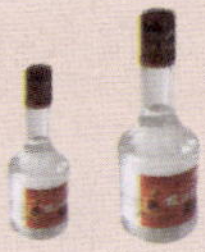

会得结石

香蕉

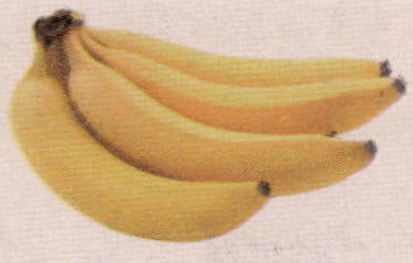

长斑

西红柿

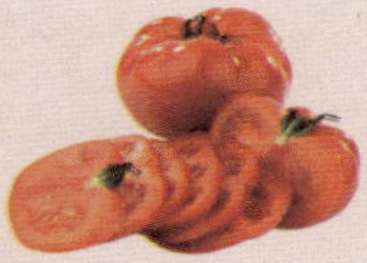

引起呕吐

保健功效

1.保护视力

红薯富含胡萝卜素，胡萝卜素被人体吸收后，可以转化为维生素A，而维生素A能维持正常的视觉功能。

2.预防衰老

红薯含有丰富的黏液蛋白，对人体有特殊的保护作用，能保持消化道、呼吸道、关节腔、膜腔的润滑和血管的弹性，可以减缓人体器官的老化。

3.保护心脏

红薯含钾量高，钾还是保护心脏的重要因素，因此多食红薯对心脏有益。

4.提神健脑

由于钾是碱性元素，红薯pH为10.31，是生理碱性食品，有中和体液的作用，有利于保持血液的酸碱平衡，对人们的健康、发育和智力开发都有益处。

玉米

Yu Mi

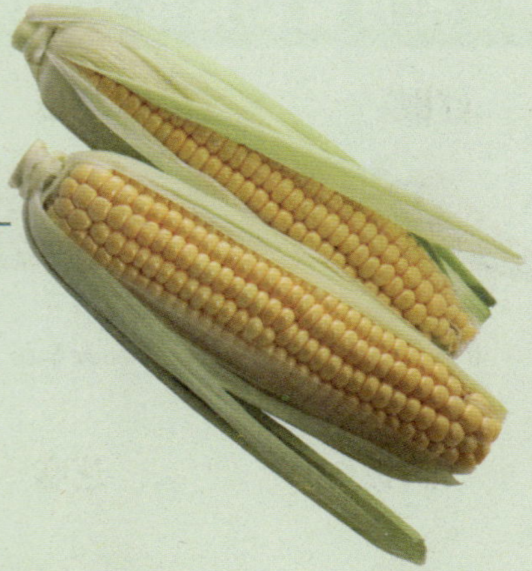

【别名】苞米、包谷、珍珠米。

【性味归经】性平，味甘。归脾、肺经。

【适用量】每餐50克。

【营养成分】含蛋白质、脂肪、糖类、胡萝卜素、B族维生素、维生素E及钙、铁、铜等多种矿物质。

【适宜人群】水肿、脚气病、小便不利、腹泻、动脉粥样硬化、冠心病、习惯性流产、不育症等患者。

【不宜人群】遗尿、糖尿病患者。

小百科

◎玉米是一种常见的粮食作物，主要生产于北方，有黄玉米、白玉米两种，其中黄玉米含有较多的维生素A，对人的视力十分有益。玉米不仅是人类粮食的主要来源，已成为一种热门的保健食品。

温馨提示

◎玉米棒可直接煮食，玉米粒可煮粥、炒菜或加工成副食品；保存玉米时需将外皮及须去除，清洗干净后擦干，用保鲜膜包起来再放入冰箱中冷藏即可。

推荐养生食疗方

开胃消食

材料：

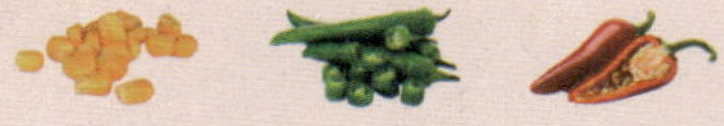

玉米粒300克　青椒20克　红椒20克

做法：将青、红椒切成粒状；将玉米粒稍焯，捞出；玉米碗中加入青、红椒和所有调味料拌匀即可。

提神健脑

材料：

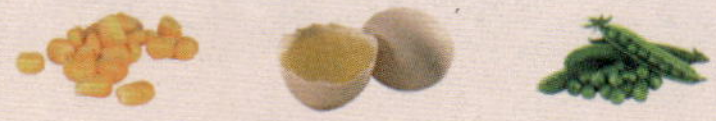

玉米粒150克　鸡蛋白200克　熟豌豆少许

做法：鸡蛋白切丁，姜切末；加入蛋白、玉米粒、熟豌豆和调味料，炒匀即可。

补血养颜

材料：

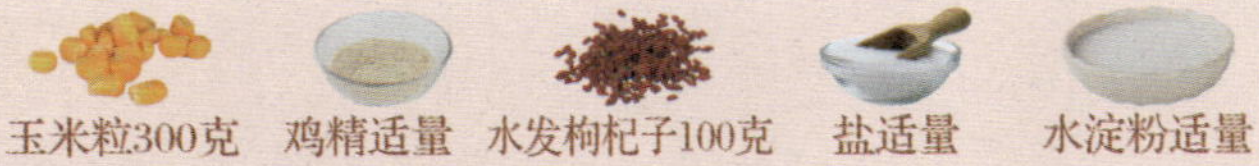

玉米粒300克　鸡精适量　水发枸杞子100克　盐适量　水淀粉适量

做法：玉米粒和枸杞子焯水；将玉米粒、枸杞子、盐、鸡精一起翻炒，用水淀粉勾芡即可。

降低血脂

材料：

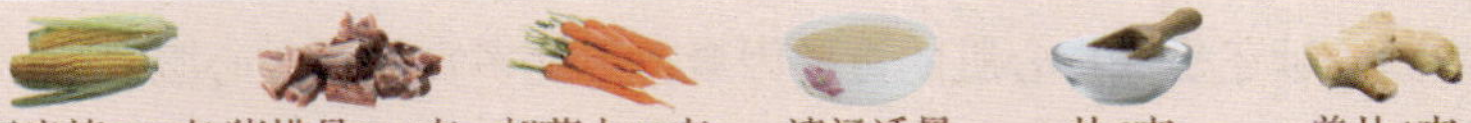

玉米棒250克　猪排骨200克　胡萝卜30克　清汤适量　盐6克　姜片4克

做法：玉米棒切条，猪排骨焯水，胡萝卜切条；锅中倒入清汤，入姜片，下玉米棒、猪排骨、胡萝卜煲至熟加盐即可。

相宜食物搭配及功效

花菜

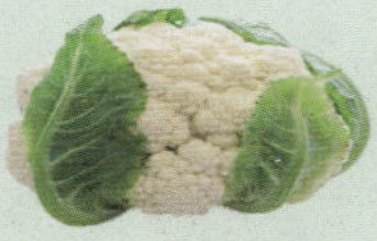

健脾益胃、助消化

洋葱

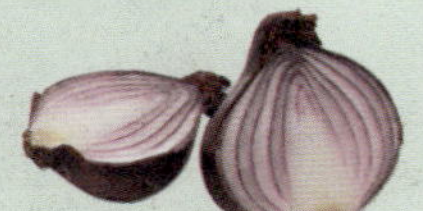

生津止渴

烤肉

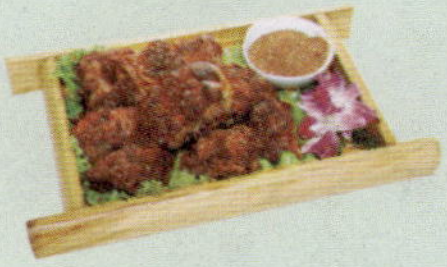

降低致癌物质

大豆

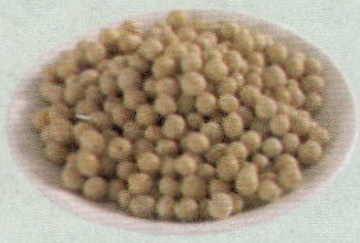

提高营养价值

山药

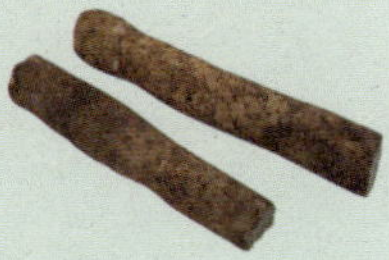

获得更多营养

鸡蛋

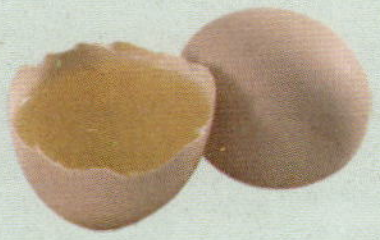

防止胆固醇过高

松仁

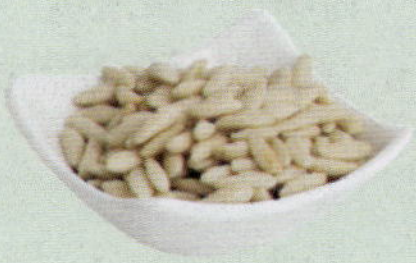

益寿养颜

木瓜

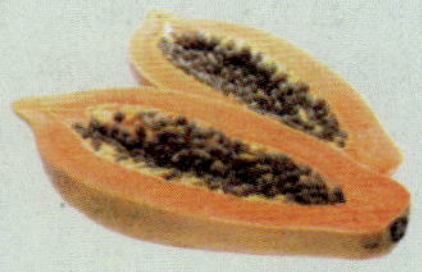

预防冠心病和糖尿病

相克食物搭配及后果

田螺

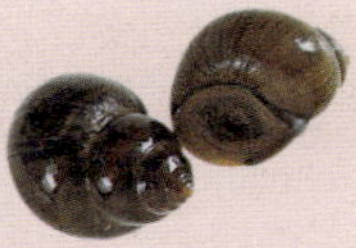

引起中毒

红薯

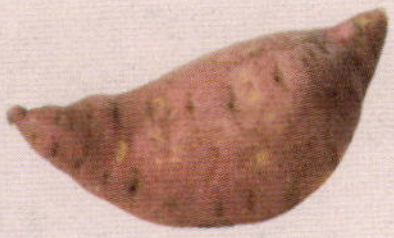

造成腹胀

酒

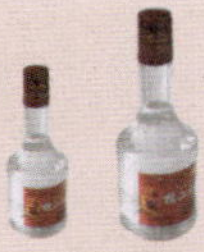

影响维生素A的吸收

保健功效

1.预防心脑血管疾病

玉米中的不饱和脂肪酸，尤其是亚油酸的含量高达60%以上，它和玉米胚芽中的维生素E协同作用，可降低血液胆固醇浓度，并防止其沉积于血管壁，因此，玉米对冠心病、动脉粥样硬化、高脂血症及高血压等都有一定的预防和治疗作用。

2.防癌抗癌

玉米中含的硒和镁有防癌、抗癌作用：当硒与维生素E联合作用时，能防止十多种癌瘤，尤其是最常见的乳腺癌和直肠癌。

3.美容、减肥

玉米胚芽中的维生素E还可促进人体细胞分裂，防止皮肤出现皱纹；玉米须有利尿作用，也有利于减肥。

青椒

Qing Jiao

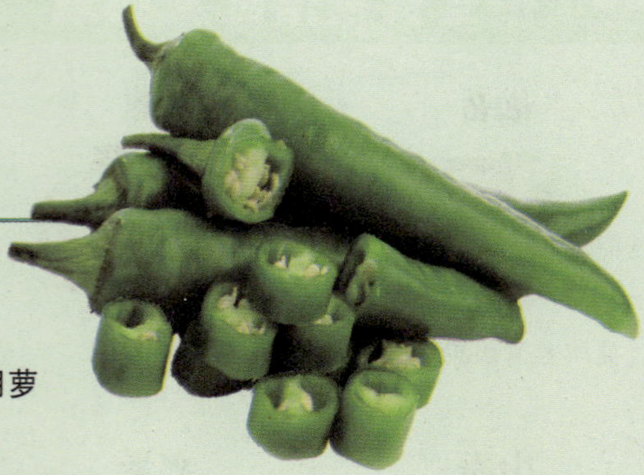

【别名】甜椒、大椒、菜椒、灯笼椒、柿子椒。

【性味归经】性热，味辛。归心、脾经。

【适用量】每次约为200克。

【营养成分】青椒含有维生素B_1、维生素B_2、胡萝卜素、铁 磷 钾等。

【适宜人群】伤风感冒、风湿性疾病患者。

【不宜人群】眼疾、食管炎、胃肠炎、胃溃疡、痔疮、火热病症、阴虚火旺、高血压、肺结核等病症患者。

小百科

◎青椒为一年生或多年生草本植物，特点是果实较大，辣味较淡甚至根本不辣，作蔬菜食用而不作为调味料。由于它翠绿鲜艳，新培育出来的品种还有红、黄、紫等多种颜色。

温馨提示

◎青椒属于果实类蔬菜，贮藏温度不能太低，适宜的贮藏温度为9℃～12℃，相对湿度为90%～95%；青椒贮藏中易有辛辣气味，且在转色阶段会释放乙烯，故要求有较好的通风条件。

推荐养生食疗方

增进食欲、防止便秘

材料

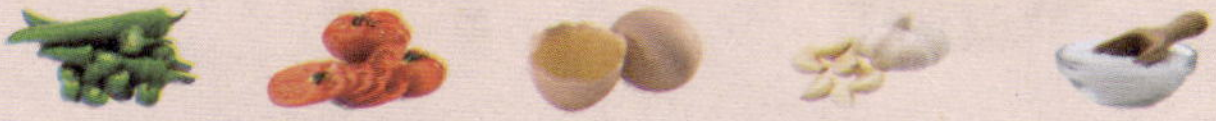

青椒50克　西红柿200克　鸡蛋2个　蒜末适量　盐适量

做法 西红柿、青椒切块备用；鸡蛋打入碗内搅匀，入油锅炒熟；蒜切小片。锅油烧热，爆香蒜，倒西红柿炒软，放青椒炒片刻，倒炒好的鸡蛋即可。

祛风健胃

材料

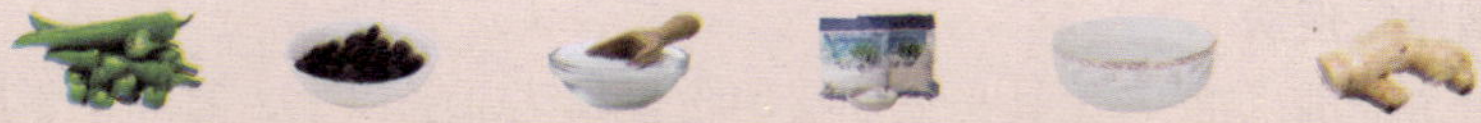

青椒150克　豆豉30克　盐适量　白糖适量　醋适量　姜末适量

做法 青椒洗净，除去瓤及籽，放入锅中煸炒至外皮起鼓泡，再压扁盛出。油烧热，倒入煸好的青椒，加入白糖、姜末、豆豉、盐稍炒，淋上醋即成。

降低血压、止痛消炎

材料

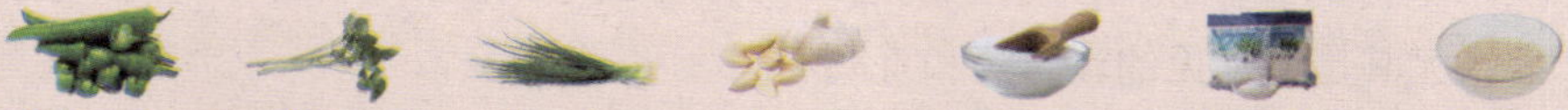

青椒50克　空心菜秆250克　葱15克　蒜15克　盐适量　白糖适量　鸡精适量

做法 空心菜秆洗净；葱切碎，蒜切粒；青椒切丝。锅里油热后放大蒜炒香，入葱碎，将青椒丝放入，放空心菜杆同炒，放盐、糖、鸡精，炒熟后即可。

相宜食物搭配及功效

鳝鱼

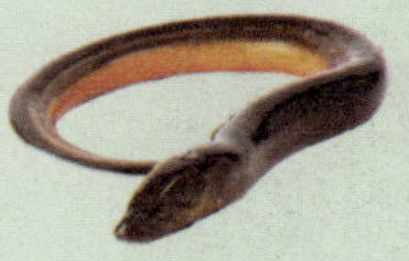

可开胃爽口

苦瓜

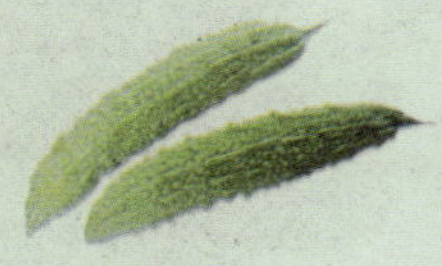

美容养颜

空心菜

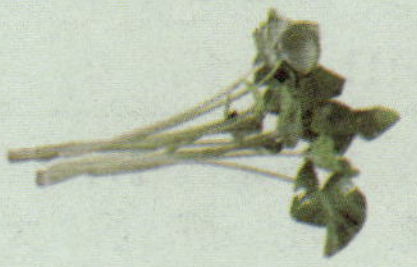

降压止痛

肉类

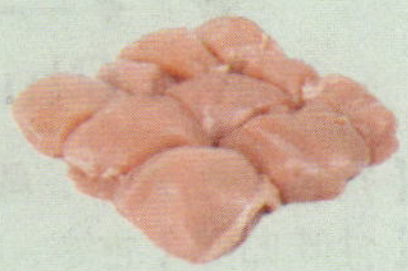

促进消化和吸收

谷类

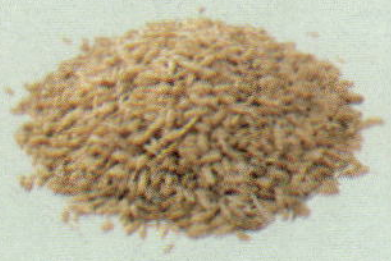

可防止维生素C被氧化

鸡蛋

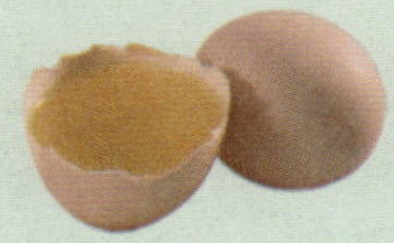

有利于维生素的吸收

猪肝

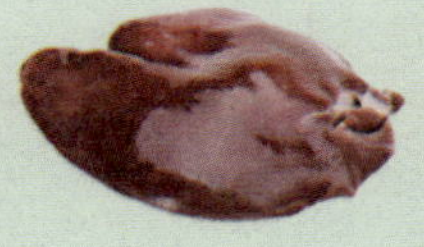

补血

豆豉

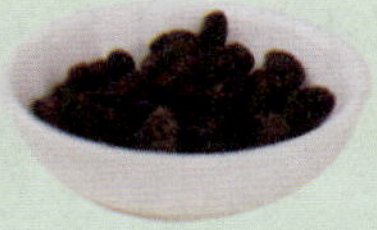

祛风健胃

相克食物搭配及后果

黄瓜

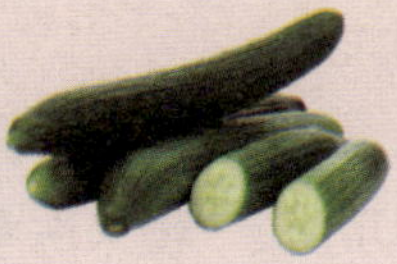

破坏维生素

酒

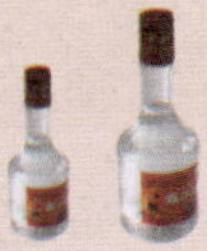

导致上火

胡萝卜

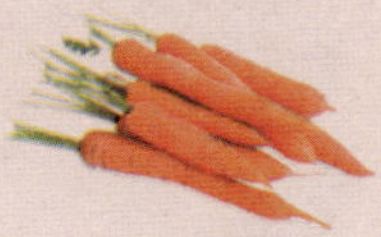

降低营养价值

保健功效

1.解热、镇痛

青椒辛温，能够通过发汗而降低体温，并可通过使皮肤局部血管扩张，从而促进血液循环，缓解肌肉疼痛，因此具有一定的解热、镇痛作用。

2.防癌抗癌

辣椒的有效成分辣椒素是一种抗氧化物质，它可阻止有关细胞的新陈代谢，从而终止细胞组织的癌变过程，降低癌症细胞的发生率。

3.开胃消食

青椒特有的味道和所含的辣椒素有刺激唾液和胃液分泌的作用，能增进食欲，帮助消化，促进肠蠕动，防止便秘。

4.排毒瘦身

辣椒含有辣椒素，能够促进脂肪的新陈代谢，防止体内脂肪积存。

马齿苋

Ma Chi Xian

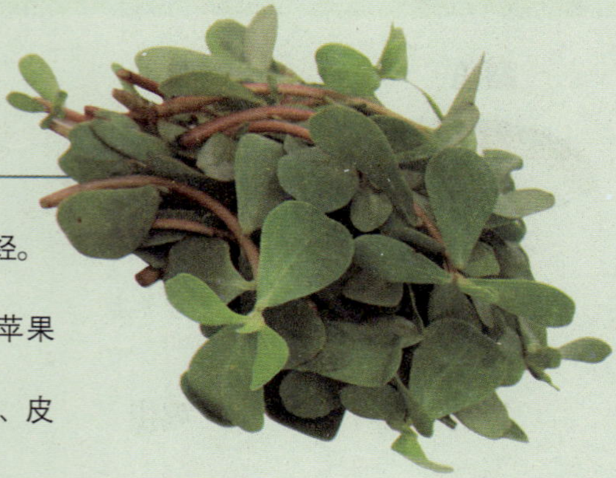

【别名】长寿菜、酸米菜、马齿菜、五行草。
【性味归经】性寒，味甘酸。归心、肝、脾、大肠经。
【适用量】每次约为200克。
【营养成分】含有大量去甲肾上腺素、钾盐、苹果酸、铁、胡萝卜素、B族维生素、维生素C等。
【适宜人群】肠炎、痢疾、尿血、尿道炎、湿疹、皮炎、赤白带下、痔疮等患者。
【不宜人群】孕妇及脾胃虚寒者。

小百科

◎马齿苋为马齿苋科一年生草本植物。肥厚多汁，无毛，高10～30cm。生于田野路边及庭园废墟等向阳处。国内各地均有分布。该种为药食两用植物。

温馨提示

◎在夏秋季节，采摘幼嫩多汁、茎叶茂盛的马齿苋，将根部除去后，清洗干净，用水焯软，再将汁水挤出，可以作凉拌菜，放入麻油、食盐、米醋、生姜、酱油、大蒜等调味品，味道鲜美、滑润爽口。

推荐养生食疗方

治痢疾、肠炎

材料：

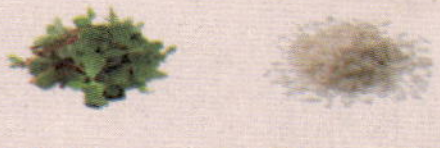

马齿苋200克　粳米100克

做法：马齿苋焯水，切小段；粳米洗净煮熟；油烧热，入马齿苋快炒，倒入砂锅粥中再熬煮片刻即可。

驱虫

材料：

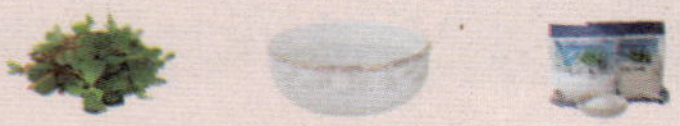

马齿苋250克　食醋30克　白糖适量

做法：将马齿苋去杂洗净后，煎取浓汁。然后再去渣，加入食醋、白糖，调匀即可饮用。

祛湿止带、清热解毒

材料：

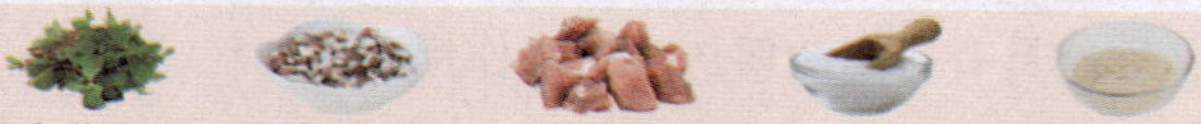

马齿苋60克　芡实100克　瘦猪肉100克　精盐适量　鸡精适量

做法：马齿苋切成段；瘦猪肉切成丁；芡实洗净。将马齿苋、芡实、瘦猪肉丁一同放入锅中，用大火煮滚，小火煲2小时，加入盐、鸡精调味即可。

止泻痢

材料：

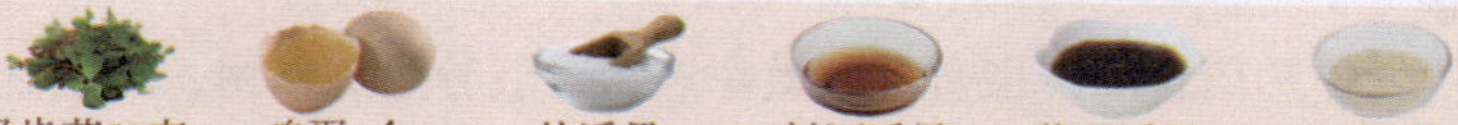

马齿苋50克　鸡蛋4个　盐适量　料酒适量　酱油适量　鸡精适量

做法：马齿苋择洗干净，用温水泡15分钟，切成段。鸡蛋打散，入马齿苋调匀，加盐、酱油、鸡精、料酒调味。将马齿苋和鸡蛋倒入锅内炒熟即成。

相宜食物搭配及功效

绿豆

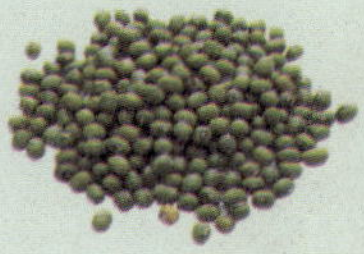

消暑解渴、止痢

猪肠

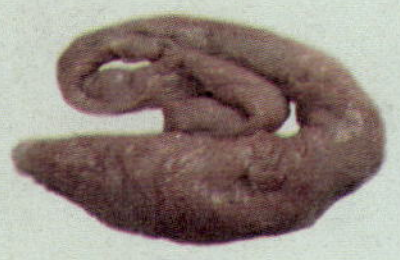

治疗痔疮

莲藕

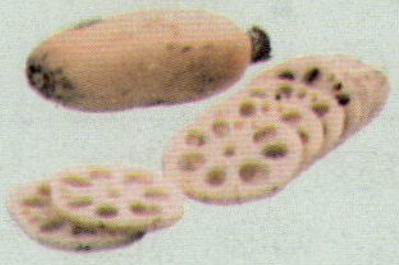

清热解毒和凉血止咳

蜂蜜

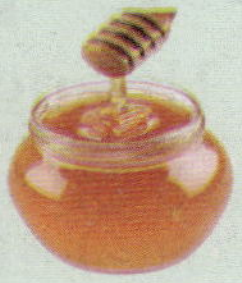

治疗痢疾

粳米

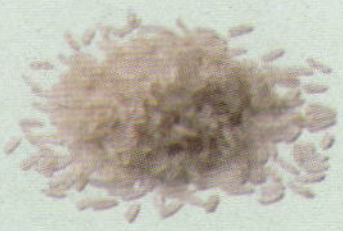

清热、止痢

黄花菜

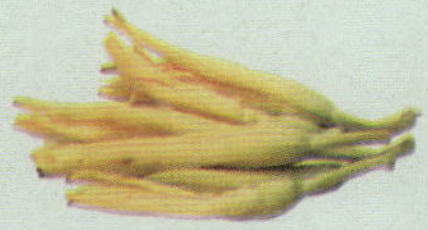

清热祛毒

鸡蛋

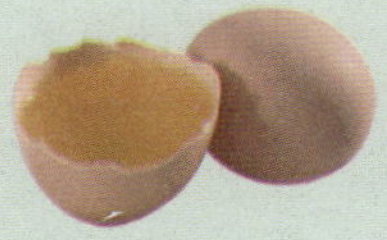

治疗妇女阴部瘙痒

荠菜

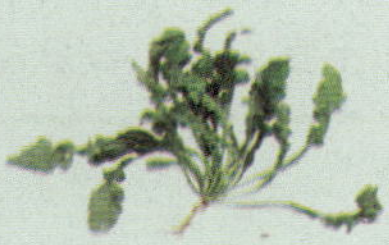

清热凉血

相克食物搭配及后果

黄瓜

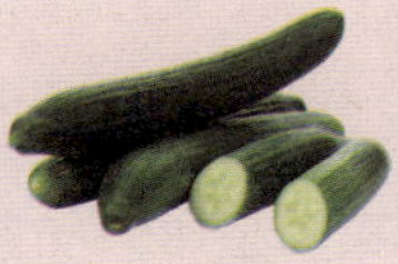

破坏维生素C

茼蒿

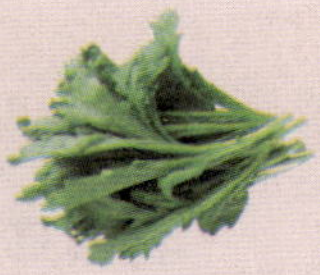

减少茼蒿中钙、铁的吸收

胡椒

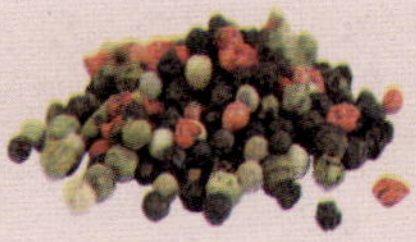

容易中毒

保健功效

1.利水消肿

马齿苋中富含钾盐，钾盐对人体有良好的利水消肿作用。

2.降低血压

马齿苋中富含的钾离子可以直接作用于血管壁上，促使血管壁扩张，可以有效地阻止动脉管壁增厚，从而起到降低血压的作用。

3.防治白癜风

马齿苋能消除尘毒，防止吞噬细胞变性和坏死，还可以防止淋巴管发炎和阻止纤维性变化，杜绝矽结节形成，对白癜风也有一定的疗效。

4.防治溃疡

马齿苋中含有较多的胡萝卜素，可以促进溃疡病的愈合。

黄花菜

Huang Hua Cai

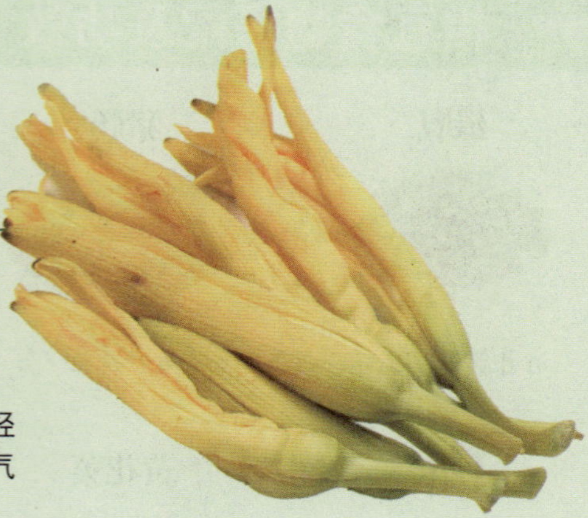

【别名】金针菜、川草、鹿葱花、安神菜。

【性味归经】性微寒，味甘。归心、肝经。

【适用量】每次约为200克。

【营养成分】花粉、糖、蛋白质、钙、脂肪。

【适宜人群】情志不畅、心情抑郁、气闷不舒、神经衰弱、健忘失眠者；气血亏损、体质虚弱、心慌气短、阳痿早泄者。

【不宜人群】皮肤瘙痒症、支气管哮喘患者。

小百科

◎黄花菜为百合科萱草属多年生宿根草本植物，其食用部分是含苞未放的花蕾，营养丰富，是传统特产蔬菜之一。

温馨提示

◎挑选黄花菜时应选择条长匀称，以色泽金黄有光泽者为佳。干品色纯黄，不能有霉烂变质现象。鲜品放在常温下可保持1～2天。

推荐养生食疗方

美容养颜

材料：

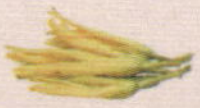
黄花菜200克

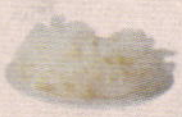
银耳30克

做法：将银耳、黄花菜一起加5～6碗水煎汤，待水煎成2碗时停火即成。

清热消肿

材料：

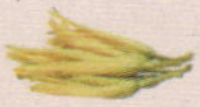
鲜黄花菜50克

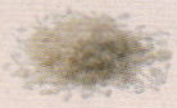
粳米50克

做法：黄花菜用开水焯过，清水浸泡后加水煎煮，随后将泡过的粳米加入，煮成粥。吃菜喝粥即可。

安神明目

材料：

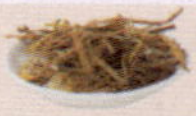
水发黄花菜

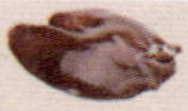
猪肝250克

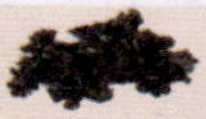
水发木耳适量

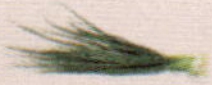
葱末适量

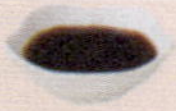
酱油适量

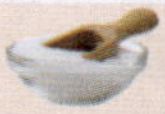
盐适量

做法：猪肝切片；黄花菜切段；葱切丝，木耳洗净。酱油、盐等放碗中调成芡汁，猪肝片放入汁中腌渍。黄花菜、木耳放盘内，入猪肝片，蒸至断生。

健脑益智

材料：

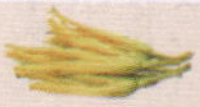
鲜黄花菜250克

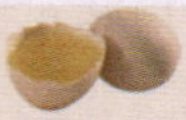
鸡蛋1个

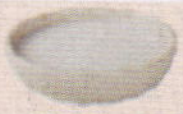
湿淀粉适量

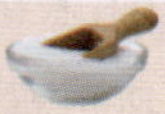
盐适量

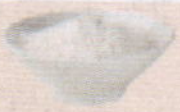
面粉适量

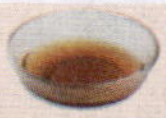
料酒适量

做法：黄花菜稍焯后捞出，腌渍。鸡蛋打入碗内，加入湿淀粉、面粉、料酒，调成糊。锅入油，将黄花菜挂糊放入，炸金黄发酥捞出，撒上盐即成。

相宜食物搭配及功效

猪肉

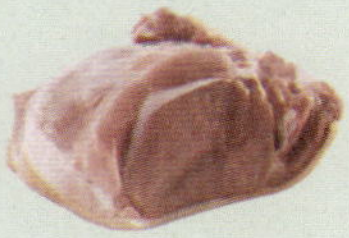

增强体质

马齿苋

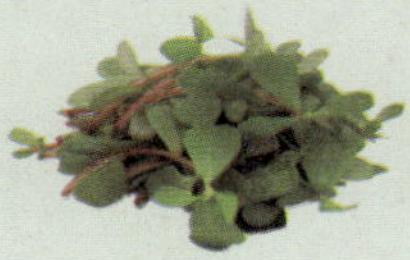

清热祛毒

鸡蛋

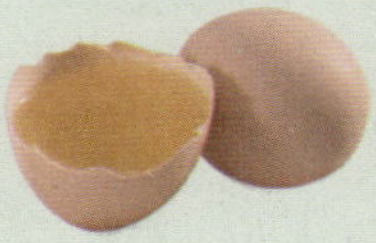

提供丰富的营养

鳝鱼

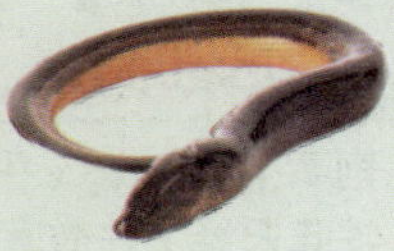

通血脉、利筋骨

粉条

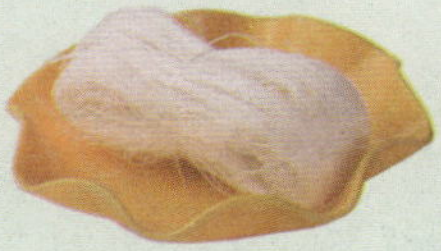

健胃

鸡肉

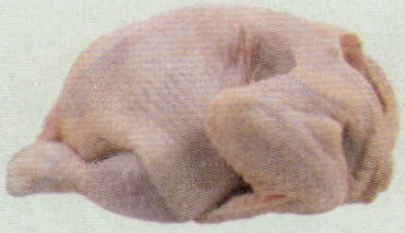

健胃、补肾

猪肝

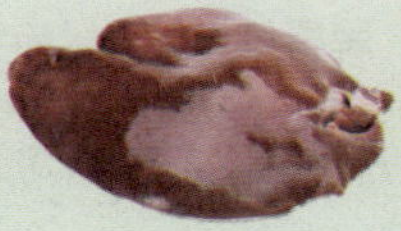

明目

相克食物搭配及后果

鹌鹑

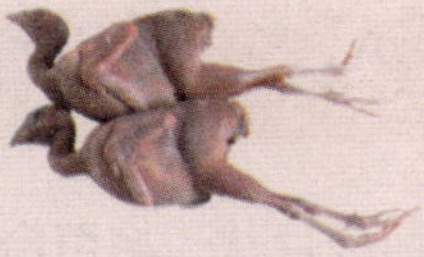

引发痔疮

驴肉

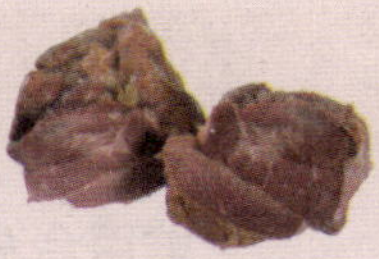

引起中毒

保健功效

1.健脑抗衰

黄花菜有较好的健脑抗衰老功效，是因其含有丰富的卵磷脂，这种物质是机体中许多细胞特别是大脑细胞的组成成分，对增强和改善大脑功能有重要作用。

2.降低胆固醇

黄花菜中胡萝卜素的含量最为丰富，同时能清除动脉内的沉积物，显著降低血清胆固醇的含量，有利于高血压患者的康复。

3.防癌抗癌

黄花菜中所含有效成分能抑制癌细胞的生长，因此可作为防治肠道癌瘤的食品。

4.润肤美容

常吃黄花菜能滋润皮肤、增强皮肤弹性和韧性，可使皮肤润滑柔软，增添美丽。

百合
Bai He

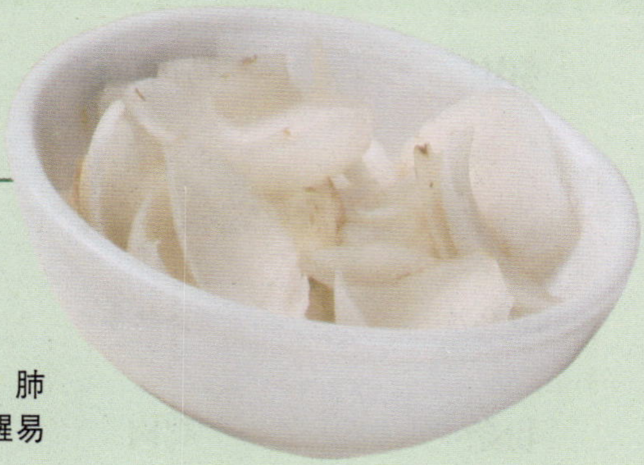

【别名】倒仙、玉手炉。
【性味归经】性微寒，味甘。归心、肺经。
【适用量】每次约30克。
【营养成分】硒、铜、生物素、秋水碱。
【适宜人群】体虚肺弱、慢性支气管炎、肺气肿、肺结核、支气管扩张者，咳嗽者，睡眠不宁、惊醒易醒者，肺癌、鼻咽癌患者。
【不宜人群】风寒咳嗽者、脾胃不佳者。

小百科

◎百合为百合科植物百合的鳞叶。原产中国，欧美作为花卉栽培，我国则采收鳞茎供食。百合因茎由许多肉质鳞叶，片片紧紧地抱在一起，故得名“百合”。

温馨提示

◎挑选时要选择新鲜、没有变色的百合。新鲜百合用保鲜膜封好置于冰箱中可保存1周左右。在烹煮百合前，须进行泡发、预煮、密炙等预加工步骤。

推荐养生食疗方

润肺止咳，宁心安神

材料：

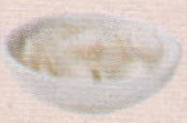
百合600克

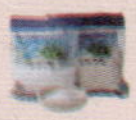
白糖适量

做法：鲜百合洗净，掰成片状；将百合置于盘中，加白糖；放在锅中，加入适量的水蒸，蒸熟可服食。

润燥清火

材料：

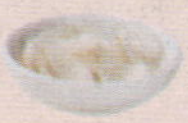
百合50克

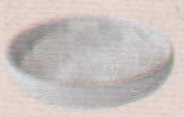
冰糖50克

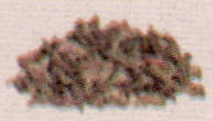
款冬花15克

做法：百合洗净，撕开，与款冬花一同放入砂锅内，以文火炖煮，放入冰糖，炖至百合熟烂即可服食。

补益五脏

材料：

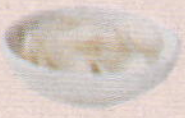
百合250克

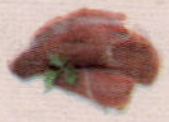
里脊肉150克

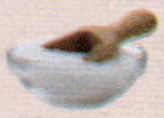
盐适量

做法：百合洗净，掰成片；里脊肉洗净切薄片，用盐拌匀，入油锅翻炒调味至熟即成。

清凉祛热，解暑止渴

材料：

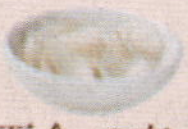
百合60克

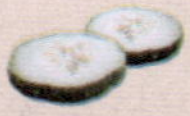
鲜冬瓜400克

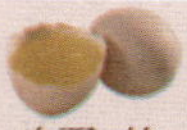
鸡蛋1枚

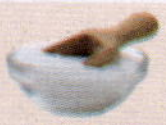
盐适量

做法：将百合洗净撕片；冬瓜去皮洗净，切薄片，加水煮沸后，倒入鸡蛋清，加适量盐拌匀熬汤，至汤呈乳白色时即成。

相宜食物搭配及功效

鸡肉

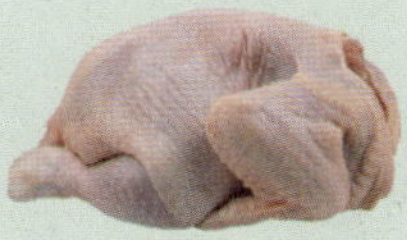

开胃增食

核桃

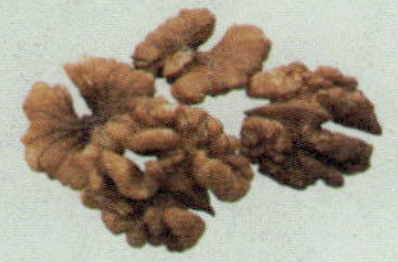

止咳平喘

银耳

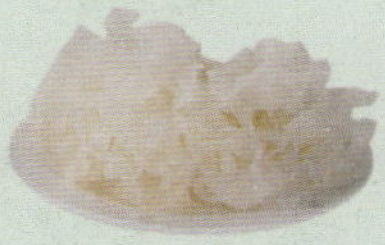

可治疗失眠

杏仁

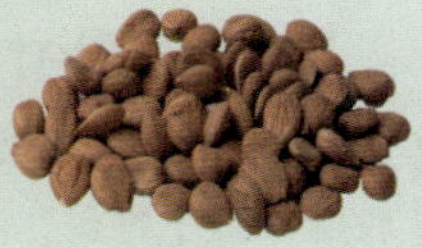

祛痰利湿

鸡蛋

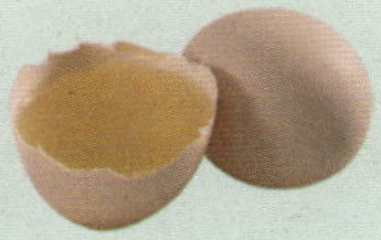

提神健脑

桂圆

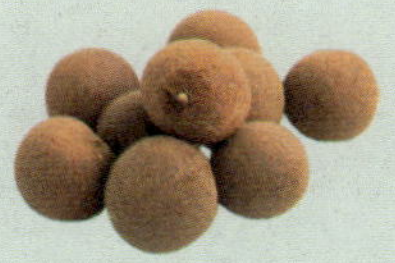

滋阴补血

竹荪

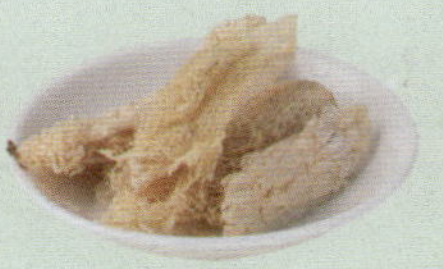

润肺止咳

芦笋

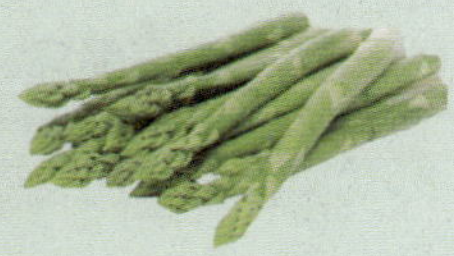

抗癌

相克食物搭配及后果

猪肉

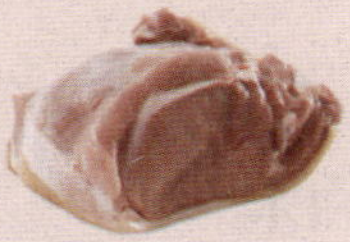

易引起中毒

虾皮

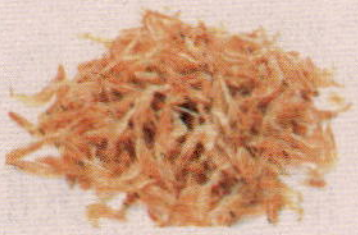

降低营养价值

羊肉

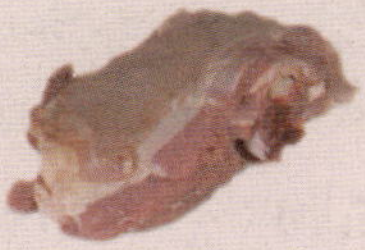

腹泻

保健功效

1.防癌抗癌

百合含有多种生物碱，有显著抑制黄曲霉素的致突变作用，临床上常用于白血病、肺癌、皮肤癌、鼻咽癌、乳腺癌、宫颈癌的辅助治疗。百合在体内还能促进和增强单核细胞系统和吞噬功能，提高机体的体液免疫能力。

2.润肺止咳

百合鲜品含黏液质，又富含水分，长于清肺润燥止咳，具有清热作用，中医用之治疗肺燥或肺热咳嗽等症常有显著功效。

3.美容养颜

百合可以滋阴化燥，给肌肤补充水分，是很好的食补材料。百合花洁白娇艳，鲜品富含黏液质及维生素，对皮肤细胞新陈代谢十分有益，常食百合，有一定美容作用。

香菜

Xiang Cai

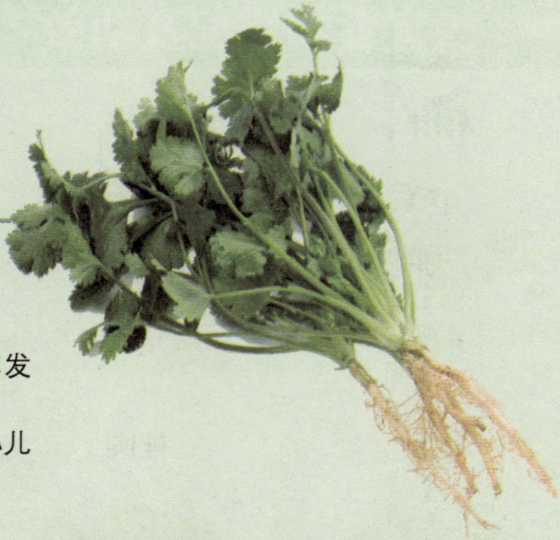

【别名】芫荽、香荽、芫荽、满天星、盐熟菜。
【性味归经】性温，味辛。归肺、脾经。
【适用量】每次约为50克。
【营养成分】含蛋白质、维生素C、钾、钙和挥发油、苹果酸钾、甘露醇、黄酮类等。
【适宜人群】风寒外感者、脱肛及食欲不振者，小儿出麻疹者。
【不宜人群】胃溃疡、脚气、疮疡患者。

小百科

◎香菜是人们熟悉的提味蔬菜，北方一带人俗称“芫荽”。状似芹，叶小且鲜嫩，茎纤细，味道郁香，是汤、饮中的佳佐。

保健功效

1.促进血液循环

香菜含苹果酸，可有效促进血液循环。

2.开胃消食

香菜中含有挥发油和挥发性香味物质，食用香菜有开胃消食的功效。

相宜食物搭配及功效

黄豆	豆腐皮	猪肠	猪肝
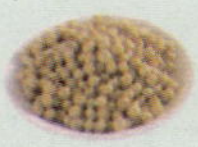	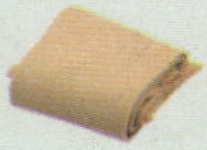	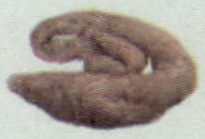	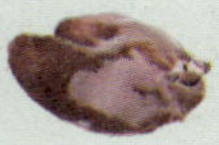
预防和治疗感冒	健胃、祛风寒	增强免疫力	促进食欲

相克食物搭配及后果

猪肉	黄瓜	白术
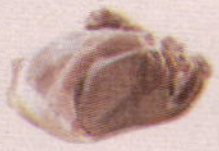	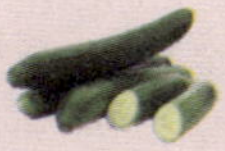	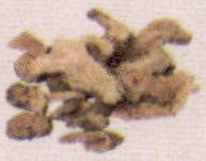
损害身体	破坏维生素C	降低药效

推荐养生食疗方

适用于风寒感冒、麻疹疹出不畅

材料：

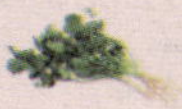
香菜40克

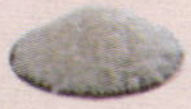
大米100克

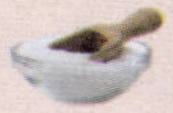
盐适量

做法：将香菜择洗干净，切成细末；大米洗净，加水煮粥。粥熟时下入香菜及盐，再煮一两沸即成。

适用于消化不良、食欲不振

材料：

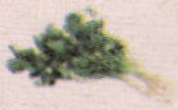
香菜50克

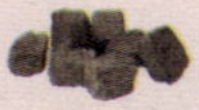
神曲10克

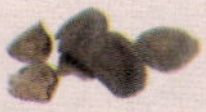
陈皮10克

做法：将香菜择洗干净；陈皮、神曲洗净备用。将香菜、陈皮、神曲放入锅中，加清水适量水煎取汁，即可服用。

香椿

Xiang Chun

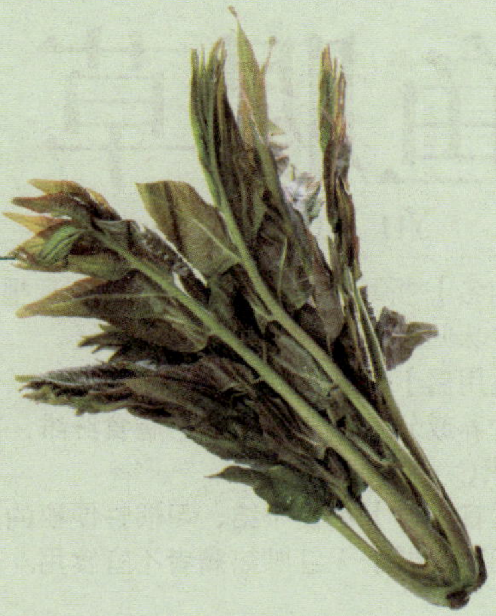

【别名】山椿、虎目树、虎眼、椿花、香椿头。
【性味归经】性凉，味苦、平。归肺、胃、大肠经。
【适用量】每次约为200克。
【营养成分】蛋白质、脂肪、碳水化合物、膳食纤维。
【适宜人群】脱发、目赤、肺热、痢疾、咳嗽者。
【不宜人群】慢性疾病患者。

小百科

◎香椿原产于中国，分布于长江南北的广泛地区，为楝科，落叶乔木，雌雄异株，叶呈偶数羽状复叶，圆锥花序，两性花白色。树体高大，除供椿芽食用外，也是园林绿化的优选树种。

保健功效

1.开胃消食

香椿含有香椿素等挥发性芳香族有机物，具有健脾开胃、增加食欲的功效。

2.护肤养颜

香椿中的维生素C有润滑肌肤的作用。

相宜食物搭配及功效

竹笋

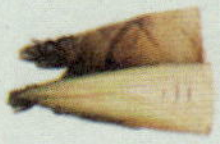

清热解毒

豆腐

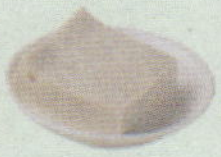

美容润肤

羊肉

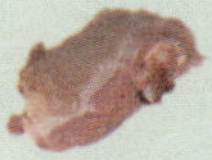

缓解风湿性关节炎

相克食物搭配及后果

黄瓜

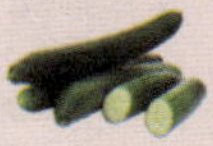

降低营养价值

动物肝脏

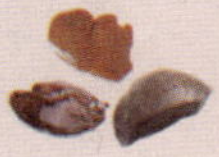

维生素C被破坏

胡萝卜

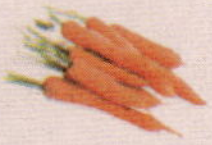

降低营养价值

推荐养生食疗方

治大便燥结

材料

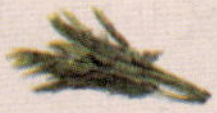

香椿350克

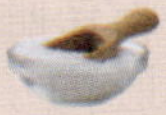

盐适量

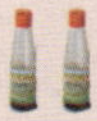

香油适量

做法 将香椿去老梗，洗净，入沸水锅中焯水，捞出洗净切碎，装盘，调入盐和香油拌匀即可食用。

治口舌生疮、心烦口渴

材料

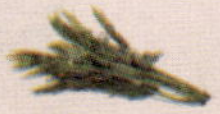

香椿150克

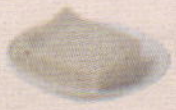

豆腐400克

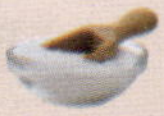

盐适量

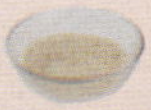

鸡精适量

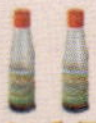

香油适量

做法 将豆腐洗净切小块，入沸水锅中焯水装盘；香椿洗净，切碎，装碗中加盐、鸡精、香油搅拌均匀倒在豆腐块上即可食用。

鱼腥草

Yu Xing Cao

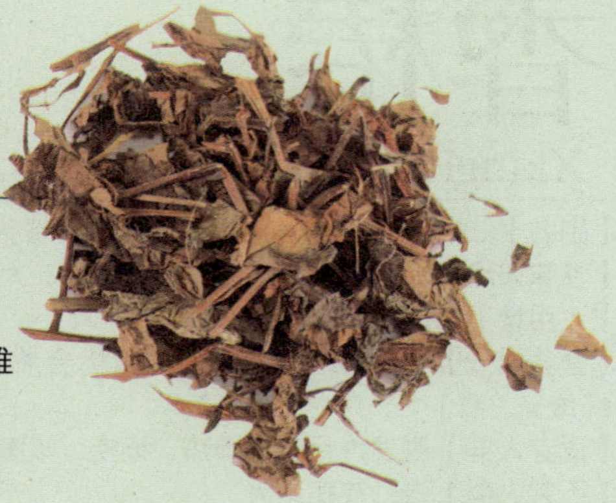

【别名】折耳根、紫背鱼腥草、侧耳根。
【性味归经】性寒，味辛。归肺经。
【适用量】每次50克。
【营养成分】碳水化合物、膳食纤维、胡萝卜素、维生素C、钙。
【适宜人群】大便干结、习惯性便秘的人适合食用。
【不宜人群】无红肿热痛者不宜食用。

小百科

◎鱼腥草为双子叶植物药三白草科植物蕺菜的带根全草，多年生腥臭草本，高达60厘米。

保健功效

抗菌作用

从鱼腥草中提取出的一种油性物素对卡他球菌、流感杆菌等多种细菌均有较明显的抑制作用。

相宜食物搭配及功效

鸡肉
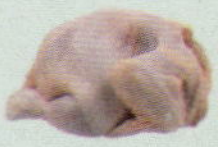
消炎解毒

猪肺
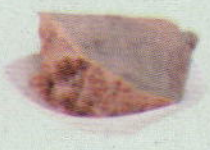
滋阴润肺

蜂蜜
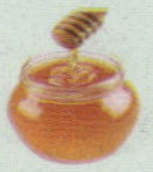
润肠通便

白糖
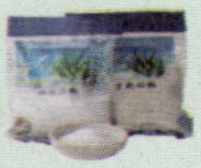
清热解毒

相克食物搭配及后果

鹅肉
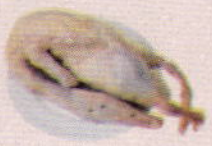
损伤脾胃

兔肉
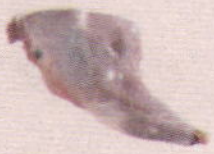
影响消化

推荐养生食疗方

用于肺炎治疗

材料

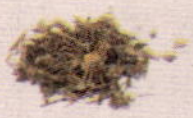
鱼腥草50克

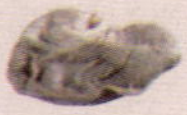
猪肚500克

做法

将鱼腥草洗净后，放入干净的猪肚内，大火烧开，再以小火炖熟。即可服用。

清热解毒、利尿消肿

材料

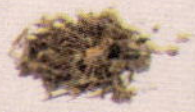
鱼腥草250克

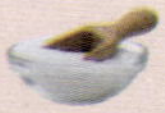
盐适量

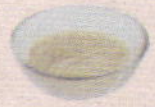
鸡精适量

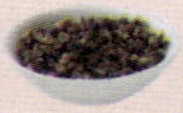
花椒粉适量

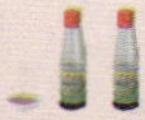
香油适量

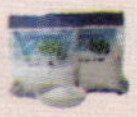
白糖适量

做法

将鱼腥草去杂洗净，切成段，再用盐水泡几分钟，取出放盘内，放入鸡精、盐、花椒粉、香油、白糖，拌匀即可上桌。

藜蒿
Li Hao

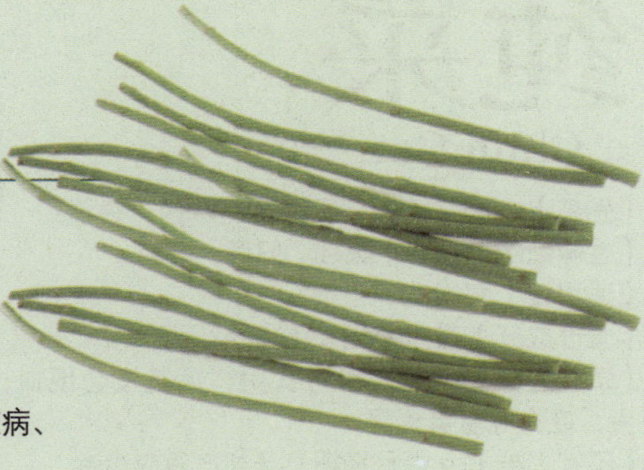

【别名】蒌蒿、水蒿、柳叶蒿、芦蒿。
【性味归经】性平，味甘。归脾、胃、肝经。
【适用量】每次约为300克。
【营养成分】蛋白质、灰分、钙、铁。
【适宜人群】一般人皆可食用。
【不宜人群】糖尿病、肥胖或其他慢性病如肾脏病、高血脂患者慎食。

小百科

◎藜蒿为菊科蒿属植物。嫩茎叶、根状茎，生长于海拔800～3000米的地区，常生于湿润的疏林中、山坡、路旁以及荒地等。

保健功效

1.提高免疫力
藜蒿中的胡萝卜素和维生素C，有助于增强人体的免疫功能，强健体质。

2.健脾开胃
藜蒿香味浓郁，能促进食欲和消化。

相宜食物搭配及功效

猪肉
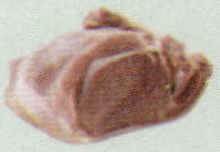
润肠通便

牛肉
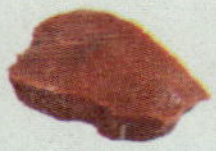
补虚强身

香干
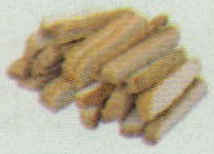
清热解毒

鸡肉
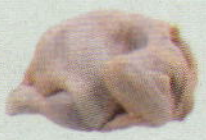
滋阴补虚

相克食物搭配及后果

马肉
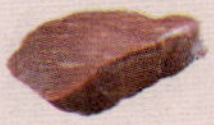
影响消化

李子
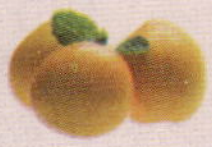
腹泻

推荐养生食疗方

辅治急性传染性肝炎

材料

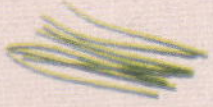
藜蒿250克
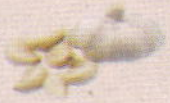
蒜适量
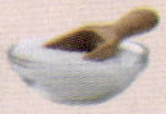
盐适量
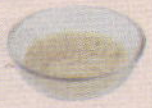
鸡精适量
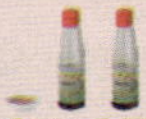
香油适量

做法 将藜蒿择洗干净，入沸水锅中焯烫，捞出沥干水分，切碎装入盘中；蒜洗净捣成泥。藜蒿加入盐、蒜泥、盐、鸡精、香油调味，拌匀即成。

用于缓解便秘、乏力

材料

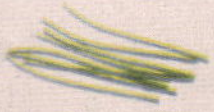
藜蒿300克
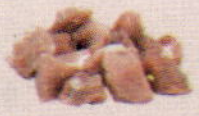
瘦猪肉120克
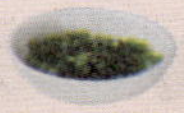
葱花适量
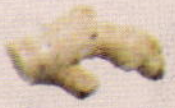
姜末适量
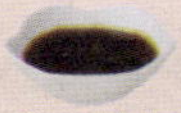
酱油适量
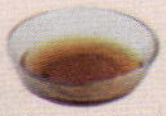
料酒适量
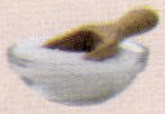
盐适量

做法 藜蒿焯一下，切段；猪肉切丝。锅置火上，入油烧热，下入肉丝翻炒，加入葱花、姜末、酱油、料酒、盐煸炒，再加藜蒿炒至入味，出锅即可。

莼菜

Chun Cai

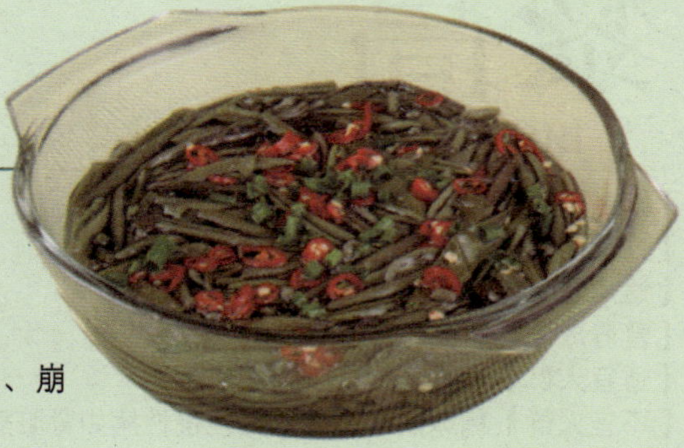

【别名】凫葵、水葵、马蹄草、水莲、锦菜。
【性味归经】性寒，味甘。归肝、脾经。
【适用量】每次30克。
【营养成分】维生素B_{12}、锌、胶原蛋白。
【适宜人群】一般人皆可食用，尤其适合便血、崩漏、吐血等患者食用。
【不宜人群】女性月经期及孕妇产后应少食。

小百科

◎ 莼菜，属睡莲科的一种水草，是多年生宿根水生草本植物。其味鲜美滑嫩，为珍贵蔬菜之一，属于国家重点保护的一级野生植物。

保健功效

1.杀菌消炎

莼菜中的黏液质有较好的清热利水、消肿解毒作用，能抑制细菌的生长。

2.增强免疫力

莼菜黏液中的多糖能强化机体免疫力。

相宜食物搭配及功效

红糖

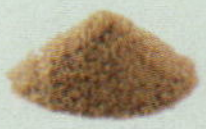

清热消肿

香菇

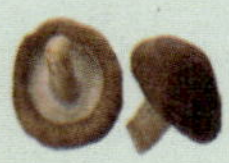

消炎解毒

鲫鱼

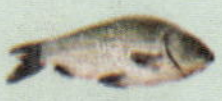

清热利水

冬笋

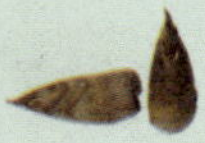

止泻

相克食物搭配及后果

醋

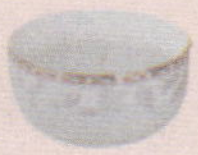

破坏营养

鹅肉

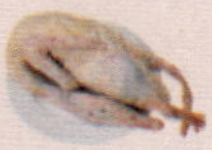

伤元气

推荐养生食疗方

清热消肿，解毒抗癌

材料：

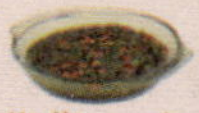

莼菜250克

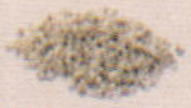

薏米50克

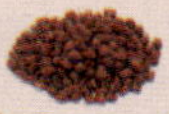

赤小豆50克

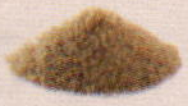

红糖30克

做法：莼菜捣泥糊状；薏米、赤小豆洗净，煮沸后用小火煮烂熟，加莼菜泥糊、红糖拌匀，继续煮沸即成。

止呕、止泻痢

材料：

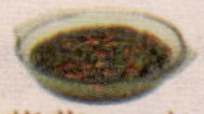

莼菜250克

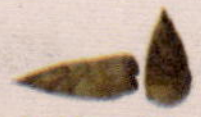

冬笋30克

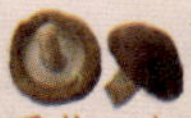

香菇20克

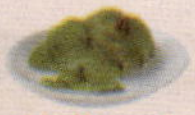

榨菜20克

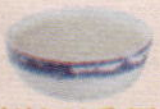

鲜汤适量

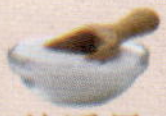

盐适量

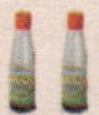

麻油适量

做法：莼菜切段；冬笋、香菇、榨菜分别切丝。锅中放入鲜汤，沸后加入冬笋丝、香菇丝、榨菜丝，煮沸，加入莼菜，汤沸后加盐，淋上麻油即成。

蕨菜

Jue Cai

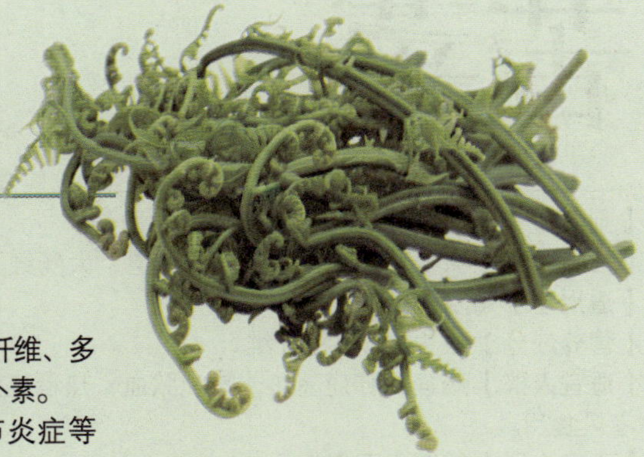

【别名】拳头菜、猫爪、龙头菜。
【性味归经】性寒，味甘。归入脾、胃、肠经。
【适用量】每次约30克。
【营养成分】蛋白质、脂肪、碳水化合物、膳食纤维、多种矿物质、维生素B_2、维生素C、维生素E及胡萝卜素。
【适宜人群】高血压、头昏、子宫出血、关节炎症等患者。
【不宜人群】脾胃虚寒者不宜多食。

小百科

◎蕨菜是我国主要的野生蔬菜，被誉为“山菜之王”，多年生草本，主要生长在向阳的山坡、疏林下、灌丛林中。又名龙头菜、如意菜、拳菜等。

保健功效

1.清热解毒
蕨菜中的蕨素能清热解毒、消炎杀菌。
2.止血降压
蕨菜中含有维生素B_2、维生素C和皂角素等物质，能改善心血管功能。

相宜食物搭配及功效

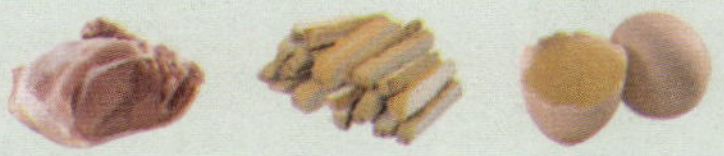

猪肉	豆腐干	鸡蛋
润肺止咳	清热解毒	滋阴润肺

相克食物搭配及后果

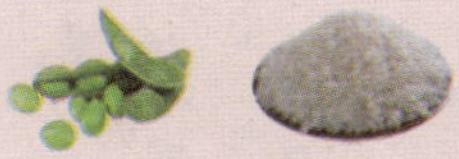

毛豆	大米
影响营养素的吸收	降低维生素B_1吸收

推荐养生食疗方

清热、滑肠

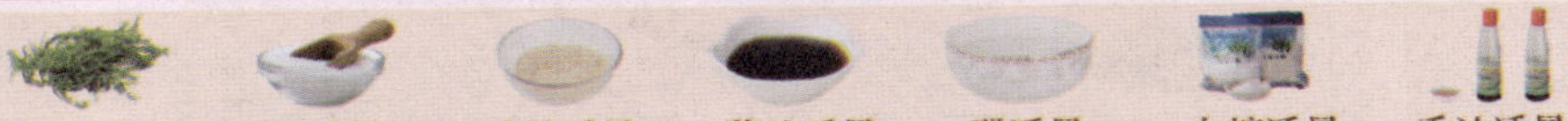

材料：鲜蕨菜300克、盐适量、鸡精适量、酱油适量、醋适量、白糖适量、香油适量

做法：鲜蕨菜300克焯烫至熟，配以盐、鸡精、酱油、醋、白糖、香油调味即成。

适用于肠风热毒

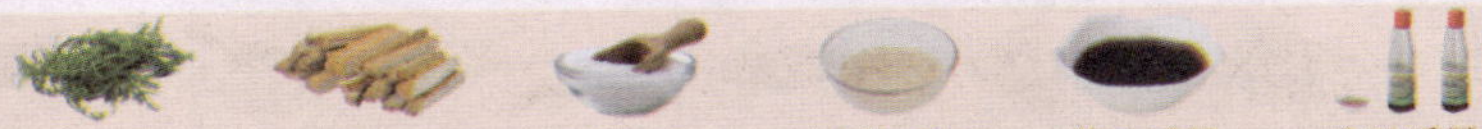

材料：鲜蕨菜150克、豆腐干50克、盐适量、鸡精适量、酱油适量、麻油适量

做法：取鲜蕨菜150克，熟猪肉丝50克，豆腐干50克，配以盐、鸡精、酱油、麻油拌匀制成。

苦菜

Ku Cai

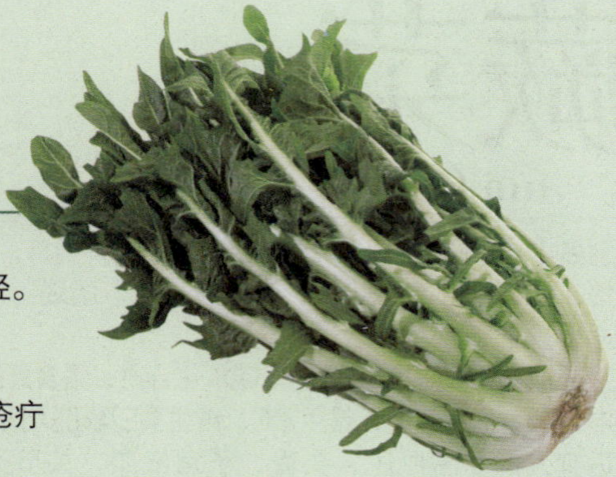

【别名】节托莲、小苦麦菜、苦叶苗、败酱。
【性味归经】味辛、苦，微寒。归肝、胃、大肠经。
【适用量】每次约50克。
【营养成分】维生素C、粗纤维。
【适宜人群】肠痈，肺痈高热，咳吐脓血，热毒疮疔者可食用。
【不宜人群】脾胃虚弱者慎用。

小百科

◎苦菜为菊科植物山苦荬的全草或根。早春采收，洗净，鲜用或晒干。生于山地及荒野，为田间杂草。苦菜有很多种，其中以紫花苦菜对人最为有利。

保健功效

防治贫血，消暑保健

苦菜中含有胡萝卜素、维生素C以及钾盐、钙盐等，对预防和治疗贫血病，维持人体正常的生理活动有较好的作用。

相宜食物搭配及功效

冬瓜子
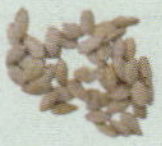
治肺痈

山楂
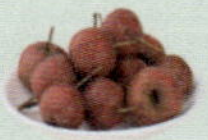
治产后腹痛

金银花
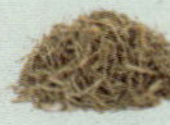
治疮痈肿毒

蒲公英
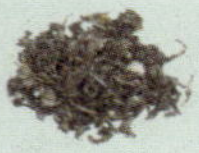
治急性结膜炎

相克食物搭配及后果

蜂蜜
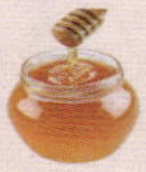
消化不良

鸡
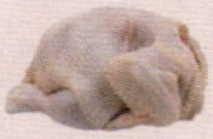
伤元气

推荐养生食疗方

清热解毒、凉血止痢

材料

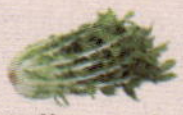
苦菜500克
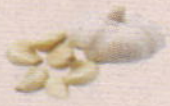
蒜泥10克
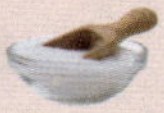
盐适量
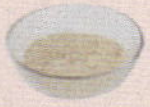
鸡精适量
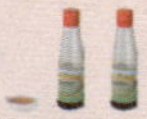
香油适量
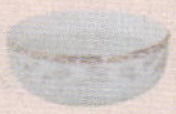
醋适量

做法 苦菜入沸水锅焯透，迅速捞出去除苦味，挤干水切碎，放入盆中待用；将蒜泥、盐、鸡精、香油和醋放入小碗中搅匀，浇在苦菜上拌匀即可食用。

阴虚咳嗽

材料

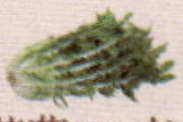
苦菜300克
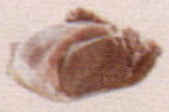
猪肉200克
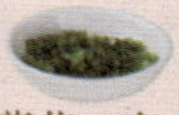
葱花10克
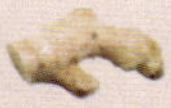
姜末10克
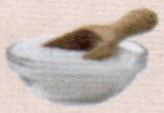
盐适量
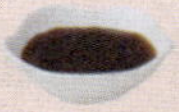
酱油适量
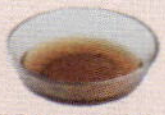
料酒适量

做法 苦菜焯一下，捞出切段；猪肉切片；料酒、盐、酱油、姜同放碗内，搅成芡汁。下猪肉煸炒，倒芡汁至肉熟，入苦菜烧至入味，出锅撒上葱花即可。

薇菜

Wei Cai

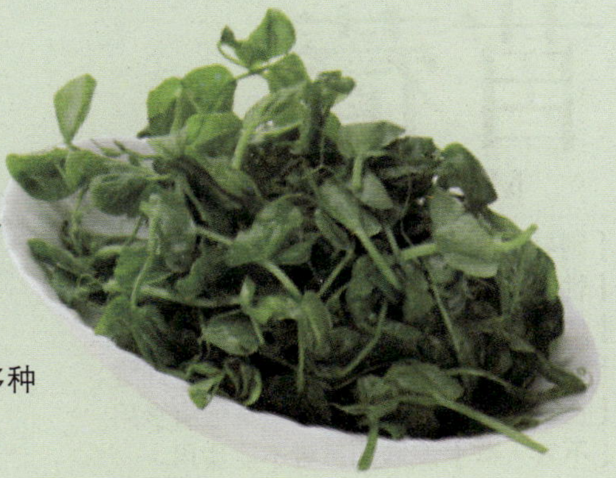

【别名】野豌豆、大巢菜、斑矛架、山扁豆。
【性味归经】性寒，味苦。归脾、胃经。
【适用量】每次约为300克。
【营养成分】蛋白质、脂肪、糖类、胡萝卜素、多种维生素。
【适宜人群】一般人皆可食用。
【不宜人群】脾胃虚寒者不可食之过量。

小百科

◎薇菜是蕨类植物中紫萁科紫萁属紫萁类孢子体嫩叶的加工品。包括紫萁和分株紫萁，又名牛毛广。为多年生草本植物。薇菜作为蔬菜已有悠久的历史。

保健功效

1.止血、防出血

薇菜能调理便血、吐血等出血性疾病。

2.养身健体

薇菜含有丰富的蛋白质及钾、钙等多种微量元素，常食有强身健体的功效。

相宜食物搭配及功效

木耳 鸡肉 猪肉 蘑菇

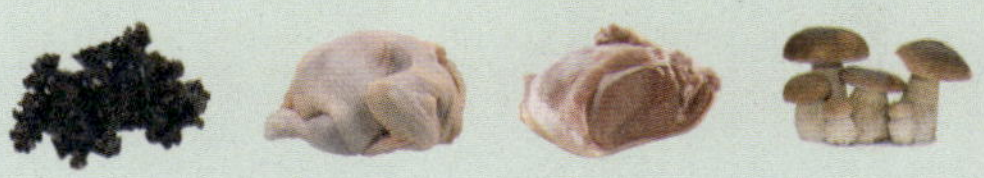

健脾益胃 补益脾胃 益气补虚 清热解毒

相克食物搭配及后果

鹿肉 马肉

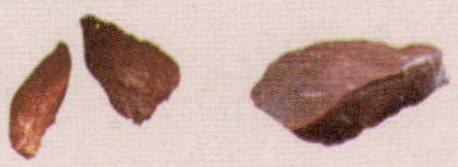

伤元气 损脾胃

推荐养生食疗方

适宜于崩漏、吐血

材料：

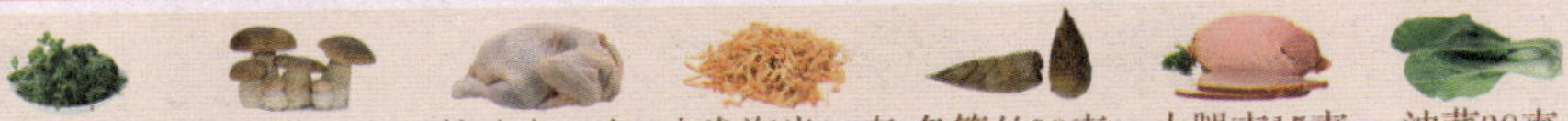

薇菜250克 鲜蘑菇30克 熟鸡肉30克 水发海米30克 冬笋丝30克 火腿末15克 油菜30克

做法：鸡肉、鲜蘑菇、油菜切丝；薇菜洗净；煸香葱、姜，加入料酒、酱油等放火腿、笋丝，入薇菜、蘑菇、鸡肉，焖透，入油菜鸡精，淋花椒油即可。

适用于痢疾、痔疮

材料：

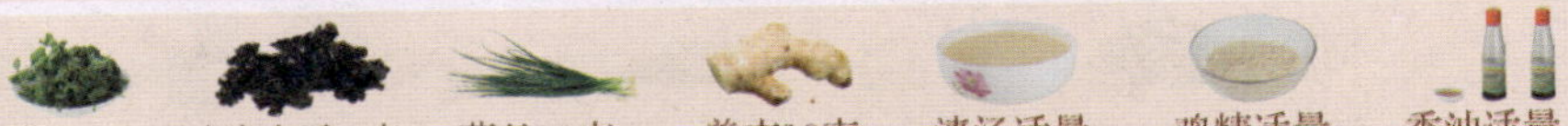

薇菜250克 水发木耳30克 葱丝10克 姜末10克 清汤适量 鸡精适量 香油适量

做法：薇菜焯烫至熟，沥干水；木耳洗净。锅置旺火上，加清汤、盐、葱、姜烧开，下入薇菜、木耳，至沸加鸡精、香油即可。

苜蓿

Mu Xu

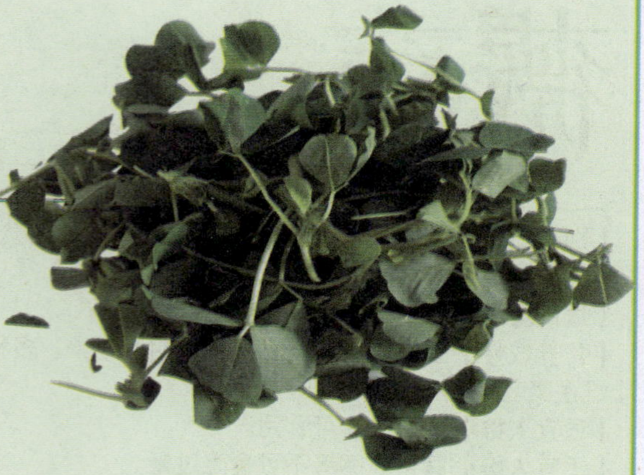

【别名】草头、金花菜。
【性味归经】性凉，味甘。归胃、小肠经。
【适用量】每次约为300克。
【营养成分】蛋白质、脂肪、膳食纤维。
【适宜人群】尿结石、湿热黄疸者食用。
【不宜人群】皮肤病患者不能食用。

小百科

◎苜蓿为多年生草本植物，似三叶草，耐干旱，耐冷热。产量高而质优，又能改良土壤，因而为人所知。广泛栽培，主要用制干草、青贮饲料或用作牧草。

保健功效

防出血、补血

苜蓿含丰富的维生素K。由苜蓿来作为预防出血征候，对各种小出血和肺胃及十二指肠出血，都能获得预防的效果。

相宜食物搭配及功效

杏仁

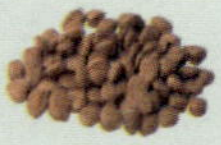

润肺止咳

豆腐

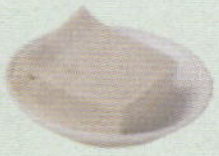

润肠通便

鸡蛋

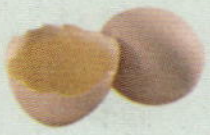

止血

相克食物搭配及后果

蜂蜜

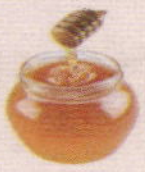

引起腹泻

马肉

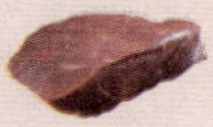

伤元气

推荐养生食疗方

用于支气管哮喘

材料

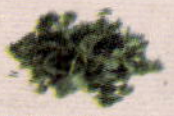
嫩苜蓿400克

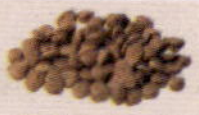
杏仁30克

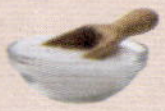
盐适量

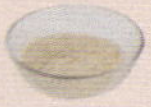
鸡精适量

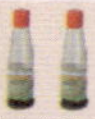
香油适量

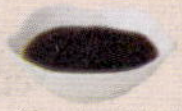
酱油适量

做法 苜蓿焯烫，捞出沥干水分，放入盘中；杏仁放入沸水中焯烫后沥干水分，也放入盘内。将盐、鸡精、香油、酱油与苜蓿、杏仁拌匀即可食用。

用于便秘、消渴

材料

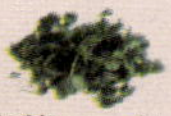
苜蓿300克

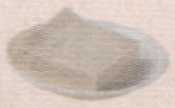
豆腐250克

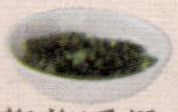
葱花适量

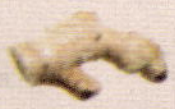
姜末适量

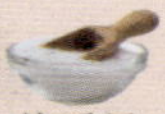
盐适量

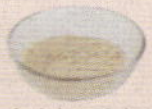
鸡精适量

做法 将苜蓿洗净切段；豆腐洗净切块。油锅烧热，下入葱花、姜末爆香，加入豆腐、盐和少许水，至入味，再放入苜蓿，煮沸后入鸡精调味即可出锅。

藿香

Huo Xiang

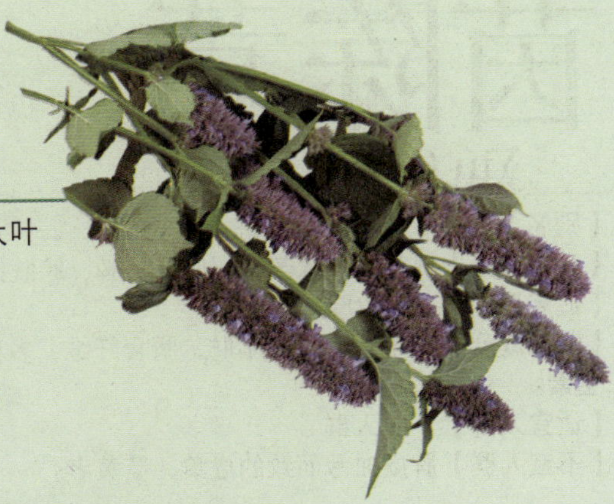

【别名】土藿香、猫把、青茎薄荷、排香草、大叶薄荷、绿荷荷。

【性味归经】性温，味辛。归肺、脾、胃经。

【适用量】每次约为50克。

【营养成分】维生素B_1、钙、蛋白质、维生素B_2。

【适宜人群】一般人皆可食用。

【不宜人群】阴虚火旺者。

小百科

◎藿香为唇形科多年生草本植物，分布较广，常见栽培。喜温旺湿润扣阳光充足环境，宜疏松肥沃和排水良好的沙壤土。

保健功效

1.开胃消食

藿香中的挥发油可以刺激胃黏膜，能促进胃液分泌的作用。

2.抗病毒

藿香有扩张微血管、轻度发汗的功效。

相宜食物搭配及功效

红枣

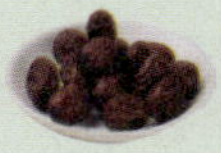

补益脾胃

白糖

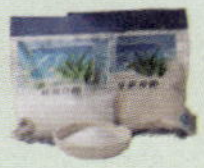

促进食欲

粳米

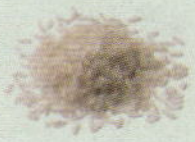

养胃和中

红糖

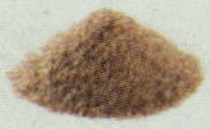

健脾化湿

相克食物搭配及后果

鸡肉

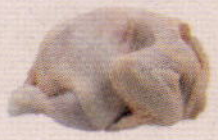

损脾胃

鹿肉

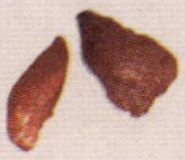

伤身

推荐养生食疗方

适用于脾胃虚弱、呕吐

材料：

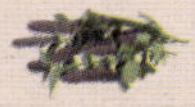

藿香嫩叶30克

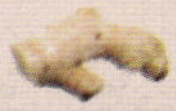

姜片5克

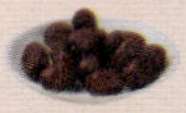

红枣5枚

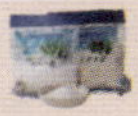

白糖适量

做法：将藿香嫩叶、红枣分别洗净。锅内加适量清水，放入姜片、红枣煮沸20分钟左右，再加藿香煮10分钟左右，调入白糖搅匀即成。

适用于感冒暑湿

材料：

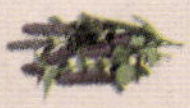

藿香嫩叶250克

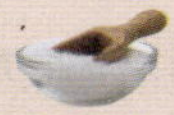

盐适量

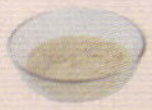

鸡精适量

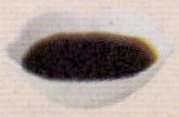

酱油适量

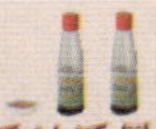

香油适量

做法：将藿香嫩叶洗净，入沸水锅焯烫，捞出挤干水分放入盘中，加入盐、鸡精、酱油、香油，拌匀即可。

茵陈蒿

Yin Chen Hao

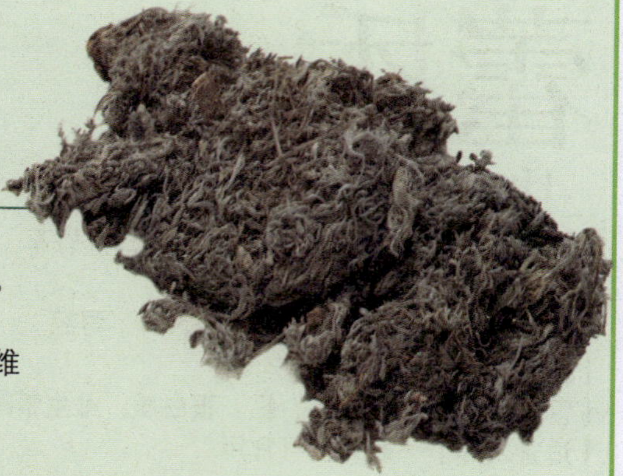

【别名】马先、茵陈、绵茵陈。

【性味归经】性微寒，味苦辛。归肝、脾、膀胱经。

【适用量】每次约70克。

【营养成分】碳水化合物、脂肪、膳食纤维、多种维生素。

【适宜人群】一般人群。

【不宜人群】脾虚血亏而致的虚黄、萎黄者。

小百科

◎春季采收幼苗，去根，晒干，称为“绵茵陈”。夏秋花蕾长成时采割全株，除去根部，晒干，称“茵陈蒿”。栽培者栽后第2年3~4月即可采收嫩梢，可连续收获3~4年。

保健功效

1.利胆退黄

茵陈蒿内的利胆成分有显著利胆作用。

2.保肝作用

茵陈蒿可保护肝细胞膜，促进肝细胞再生，改善肝脏微循环，有保肝作用。

相宜食物搭配及功效

白糖

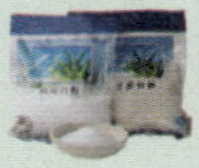

利湿退黄

猪肉

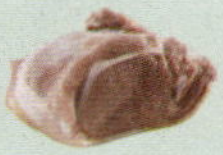

健脾益胃

蜂蜜

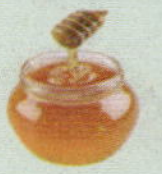

清热解毒

田螺

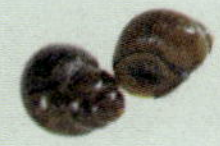

清热去火

相克食物搭配及后果

马肉

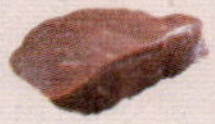

伤元气

兔肉

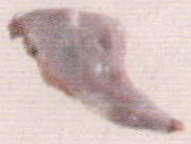

损脾胃

推荐养生食疗方

清利湿热、退黄疸

材料

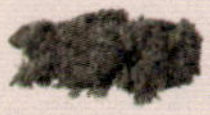

茵陈蒿100克

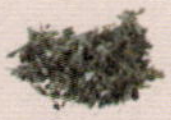

车前草100克

做法

将茵陈蒿、车前草一同放入砂锅中；加入适量的水煎煮；去渣取汁，即可服用。

祛湿、退黄

材料

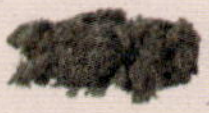

茵陈蒿30克

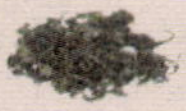

蒲公英45克

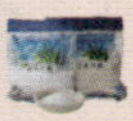

白砂糖30克

做法

将茵陈蒿、蒲公英洗净，放入锅中。煎煮成1~2碗的量，即可熄火。最后加入白砂糖，调匀即可饮用。

东风菜

Dong Feng Cai

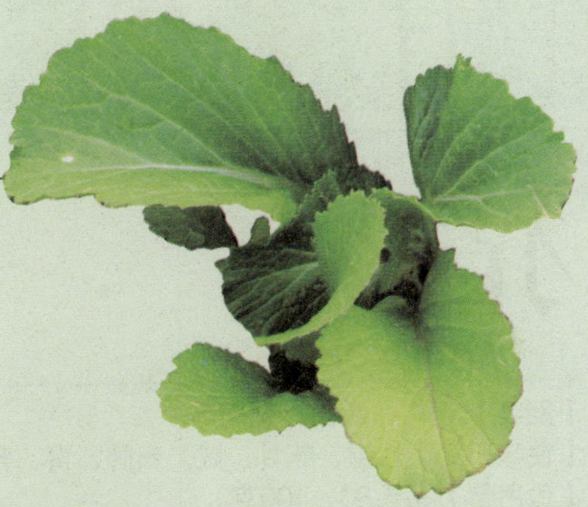

【别名】山蛤芦、钻山狗、白云草、疙瘩药、草三七。

【性味归经】性寒，味甘辛。归心、肝、脾经。

【适用量】每次约为300克。

【营养成分】水分、蛋白质、粗纤维、胡萝卜素、维生素B_3。

【适宜人群】一般人皆可食用。

【不宜人群】脾胃虚寒者慎食。

小百科

◎东风菜为多年生草本，茎直立，圆形，基部光滑，上部渐有毛，嫩枝顶端毛较密。叶互生；基部叶心脏形，先端尖，边缘具锯齿或复锯齿，叶柄较短。

保健功效

1.增强免疫力

东风菜含胡萝卜素，能增强免疫力。

2.清热解毒

东风菜的根具有清热解毒、祛风止痛、行血活血的功效。

相宜食物搭配及功效

猪肉

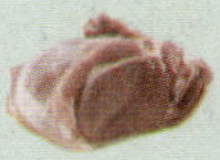

滋阴润燥

黄酒

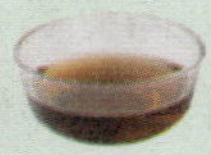

消暑益气

醋

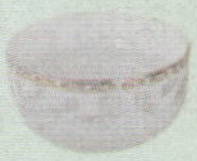

促进食欲

猪蹄

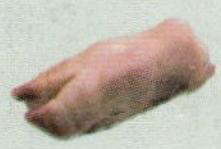

补益脾胃

相克食物搭配及后果

驴肉

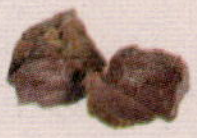

伤脾胃

推荐养生食疗方

用治夏天痧气腕痛

材料

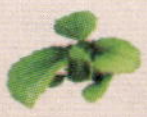

东风菜60克

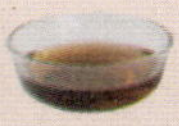

黄酒适量

做法

将东风菜根茎洗净，切成小段，置于砂锅内，再加入水和黄酒，煎熬成汤，沸后撇去泡沫。每日2次温服。

适用于阴虚干咳

材料

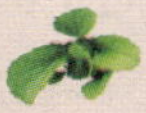

东风菜300克

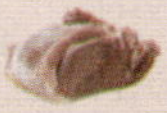

猪肉100克

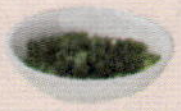

葱花适量

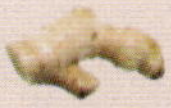

姜末适量

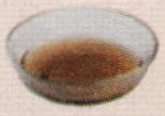

料酒适量

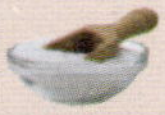

盐适量

做法

东风菜切段；猪肉切丝；锅置火上，烧热加入肉丝翻炒，再加酱油、葱花、姜末煸炒几下，放入料酒、盐炒至肉熟，加入东风菜炒入味，即成。

肉禽类

猪肉

Zhu Rou

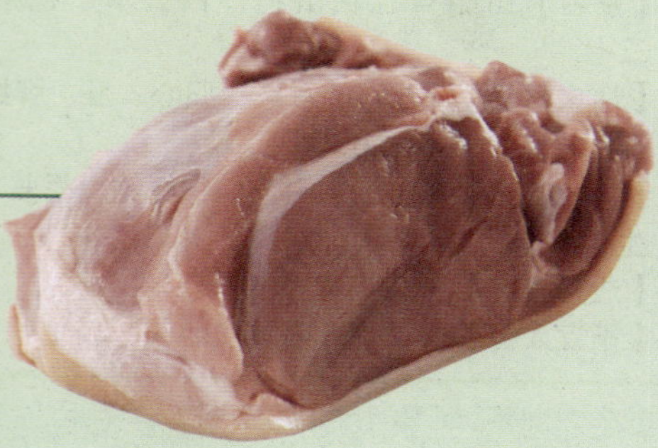

【别名】豕肉、豚肉、彘肉等。
【性味归经】性温，味甘、咸。归脾、胃、肾经。
【适用量】每天80～100克。
【营养成分】含蛋白质、脂肪、碳水化合物、磷、钙、铁、维生素B_1、维生素B_2、维生素B_3等。
【适宜人群】身体虚弱者、老人、儿童、孕产妇。
【不宜人群】体胖、舌苔厚腻者，冠心病、高血压、高血脂等患者以及风邪偏盛者。

保健功效

1.改善贫血

猪肉含有丰富的维生素B_1，可提供血红素和促进铁吸收的半胱氨酸，能改善缺铁性贫血，女性常食有益。

2.保肝护肾

猪肉中含有的蛋白质对肝脏组织有很好的保护作用，能有效保肝护肾。

3.提神健脑、增强免疫力

猪肉中含有锌，能促进身体、智力和视力的发育，提高身体免疫力。

4.美容养颜

猪肉中含有丰富的胶质成分，还含有胶原蛋白，能滋润肌肤，为皮肤补充营养，将猪皮煮熟成冻子食之，能使人皮肤光洁细腻，对女性朋友尤其有效。

5.补充营养

猪肉中含有人体所需的脂肪酸，能为人体提供充足营养，增强体力。

温馨提示

①在炖猪肉时，如果想要使汤味更鲜美，应把肉洗净后放入冷水中，用文火慢炖至熟；如果想要使肉味更鲜美，应把肉放到沸水里炖熟。
②吃猪肉时，最好与豆类食物搭配，因为豆制品中含有大量卵磷脂，可以乳化血浆，使胆固醇与脂肪颗粒变小，能防止硬化斑块形成。
③儿童适量食用猪肉，可促进智力的提高。

小百科

◎猪肉一直另是中国饮食文化中的主角，是人们餐桌上重要的动物性食品之一，它也是人类摄取动物类脂肪和蛋白质的主要来源。

相宜食物搭配及功效

芋头

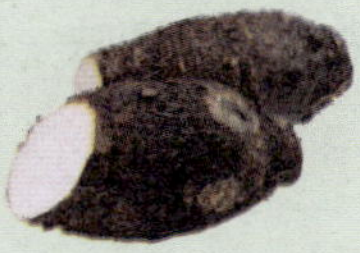

滋阴润燥、养胃益气

红薯

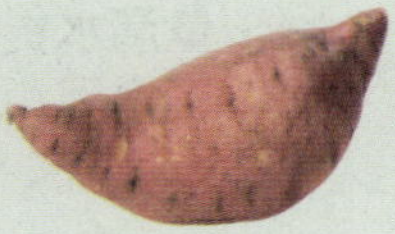

降低胆固醇

白萝卜

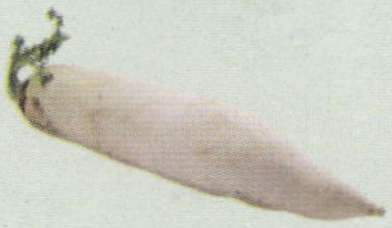

消食、除胀、通便

白菜

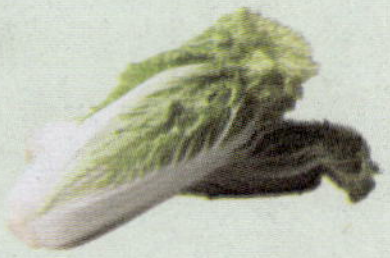

开胃消食

莴笋

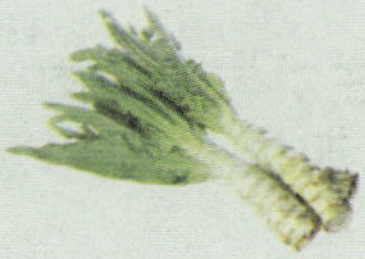

补脾益气

木耳

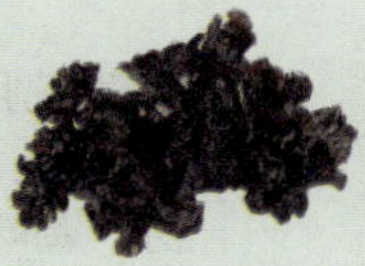

降低心血管发病率

香菇

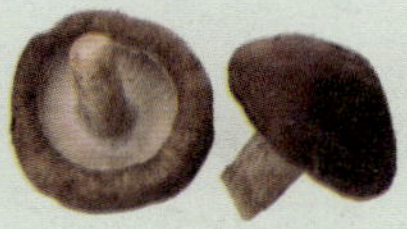

保持营养均衡

茄子

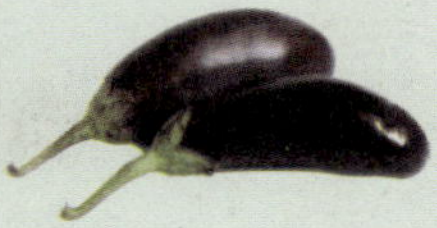

增加血管弹性

相克食物搭配及后果

田螺

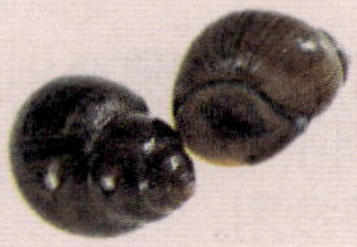

容易伤肠胃

茶

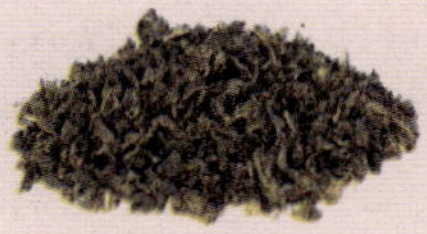

容易造成便秘

鲤鱼

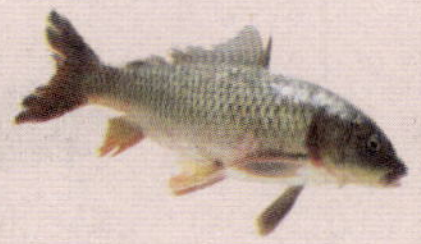

有害健康

杏仁

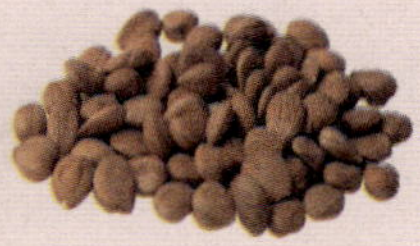

引起腹痛

虾

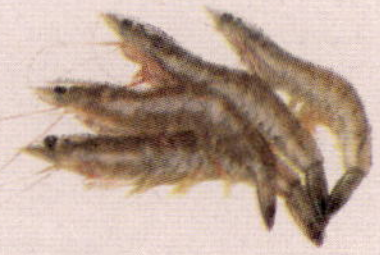

耗人阴精

豆类

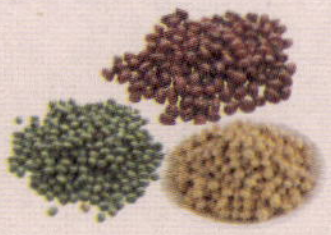

降低营养

驴肉

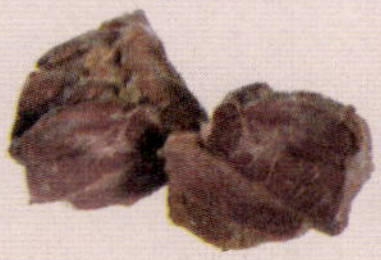

导致腹泻

菊花

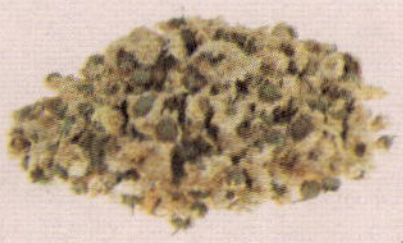

对身体十分不利

选购指南

◎新鲜猪肉肌肉有光泽、红色均匀，表面微干或湿润，不粘手，用手指压肌肉后凹陷部分能立即恢复，气味正常。

保存窍门

◎买回的猪肉先用水洗净，然后分割成小块，用保鲜薄膜袋包好，贮入冰箱冷藏柜保存。

推荐养生食疗方

功效	材料	做法
防治便秘	猪瘦肉100克、盐适量	将猪瘦肉洗净后放入锅中，加适量清水煲汤至熟，加盐调味，佐餐食用。
防治痰多、胃燥	猪瘦肉400克、板栗200克	将猪瘦肉洗净切块、板栗去皮后，一起放入锅内，红烧煮熟，调味佐膳食用。
防治痔疮	猪瘦肉100克、槐花20克	将槐花用布包住，与猪瘦肉一起放入锅中，加适量清水煮汤，调味佐餐食用。
辅治冠心病、心绞痛	猪瘦肉400克、百合100克、盐适量	将猪瘦肉洗净切块，与百合一起放入锅中，加适量清水煮汤，用盐调味，佐餐食用。
防治虚汗	猪瘦肉150克、浮小麦80克、黑豆80克	将猪瘦肉、浮小麦、黑豆分别洗净，一起放入锅中，加适量清水熬煮成粥，佐膳食用。
防治心脾亏损性神经衰弱	猪瘦肉300克、莲子30克、百合30克	将猪瘦肉、莲子、百合分别洗净，一起放入锅中，加适量清水煮汤食用。
辅治胃痛	猪瘦肉50克、猪肚30克、冰糖15克、盐适量	将猪瘦肉、猪肚、冰糖分别洗净，一起放入锅中，加适量清水，隔水炖煮，加盐调味，一次食尽。
辅治高血压	猪瘦肉40克、花生40克、海带20克、冬瓜100克、盐适量	将猪瘦肉、花生、海带、冬瓜分别洗净，一起放入锅中，加适量清水煲汤至熟，加少量食盐调味，佐膳食用。

猪血

Zhu Xie

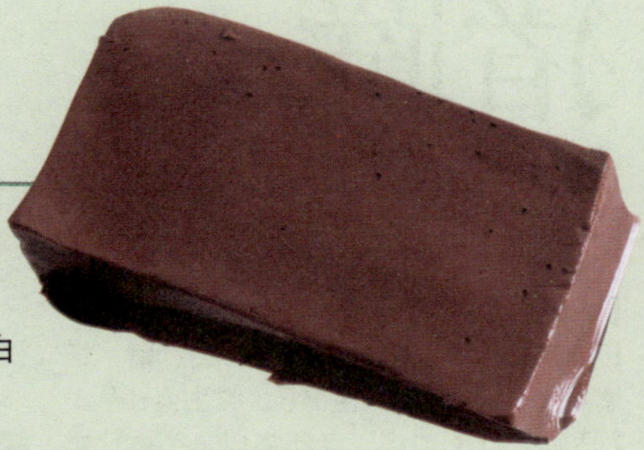

【别名】血豆腐。

【性味归经】性平，味咸。无毒。归肝、脾经。

【适用量】每次约50克。

【营养成分】猪血富含维生素B_2、维生素C、蛋白质、铁、磷、钙、维生素B_3等营养成分。

【适宜人群】贫血，纺织、环卫、采掘工作者。

【不宜人群】胃下垂、痢疾、腹泻患者及高胆固醇血症、肝病、高血压和冠心病患者。

小百科

◎猪血素有“液态肉”之称，它的蛋白质含量略高于瘦猪肉，所含氨基酸的比例与人体中氨基酸的比例接近，极易被消化、吸收。

保健功效

人体污物的“清道夫”

猪血具有利肠通便作用，可以清除肠腔的沉渣浊垢，以及避免人体内产生积累中毒，是人体污物的“清道夫”。

相宜食物搭配及功效

菠菜

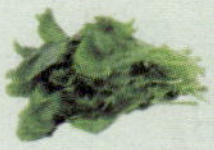

润肠通便

葱

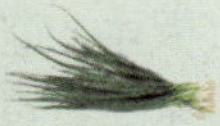

补血止血

韭菜

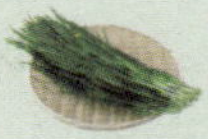

清肺健胃

相克食物搭配及后果

何首乌

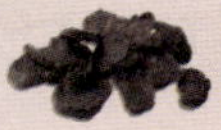

不利有效成分吸收

大豆

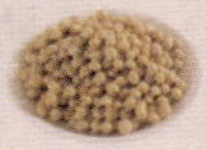

引起消化不良

海带

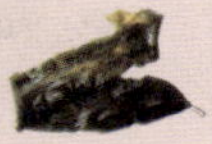

导致便秘

推荐养生食疗方

防治贫血

材料

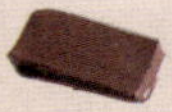

猪血100克

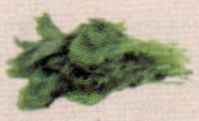

菠菜适量

粳米100克

做法 将猪血切小块，放沸水中稍煮捞出，菠菜入沸水略烫，捞出后切细，梗米加水煮粥，待粥成时放入猪血、菠菜，调味即可。

防治气血不足

材料

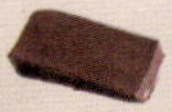

猪血200克

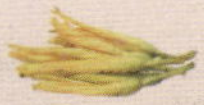

黄花菜100克

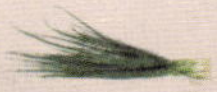

葱适量

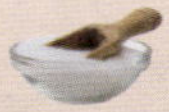

盐适量

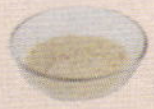

鸡精适量

做法 将猪血洗净切块、黄花菜水发后洗净切段备用；将葱段入油锅炒至色黄，再加入猪血、黄花菜，炒熟，用盐、鸡精调味食用。

猪蹄

Zhu Ti

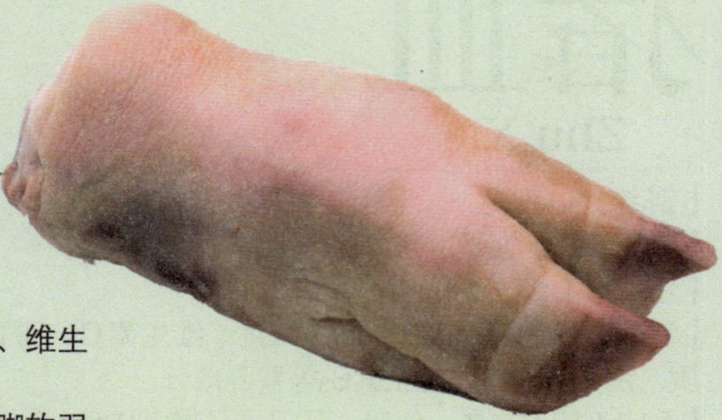

【别名】猪脚、猪手、猪爪。

【性味归经】性平，味甘、咸。

【适用量】每次1只。

【营养成分】蛋白质、脂肪、钙、磷、镁、铁、维生素A、维生素D、维生素E、维生素K等。

【适宜人群】血虚、老年体弱、产后缺奶、腰脚软弱无力、痈疽疮毒久溃不愈者。

【不宜人群】动脉硬化、高血压患者。

小百科

◎猪蹄又叫猪脚、猪手，用猪蹄进行美容在中国已经有上千年的历史。为此，人们把猪蹄称为“美容食品”和“类似于熊掌的美味佳肴”。

温馨提示

①烹调猪蹄时少放盐，否则易降低营养价值。

②洗净猪蹄，用开水煮到皮发胀再取出，然后用指钳将毛拔除，省力省时。

推荐养生食疗方

防治血小板减少

材料：

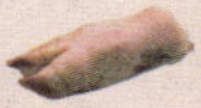

猪蹄1个

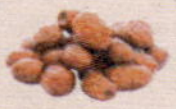

大枣5枚

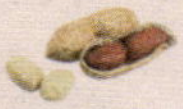

花生米25克

做法：将大枣去核，猪蹄、花生米洗净，一起放入锅中，加适量清水煮至烂熟，调味佐餐食用。

防治皮肤瘙痒

材料：

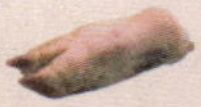

猪蹄1个

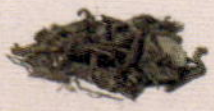

银柴胡15克

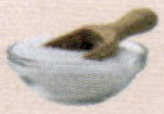

盐适量

做法：将银柴胡用布包住，与猪蹄一起放入锅中，加适量清水熬至烂熟，加盐调味，佐餐食用。

防治少乳、缺乳

材料：

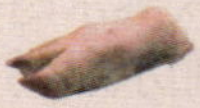

猪蹄1个

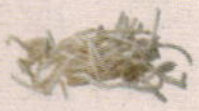

通草10克

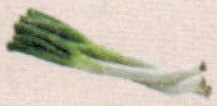

葱白2条

做法：将猪蹄用水焯好后切块，与通草、葱白一起放入锅中，加适量清水炖熟至熟，调味食用。

防治腿脚扭伤

材料：

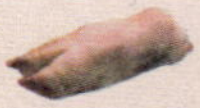

猪蹄1个

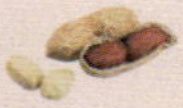

花生米100克

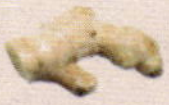

姜10克

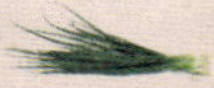

葱15克

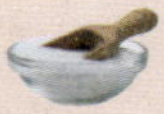

盐4克

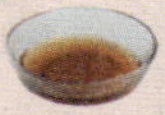

料酒少许

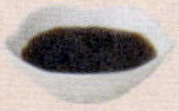

酱油适量

做法：将猪蹄用开水焯好、花生米加盐炖至半熟后，一起放入锅中，加适量清水熬至烂熟，加姜、葱、盐、料酒、酱油调味，佐膳食用。

相宜食物搭配及功效

木瓜

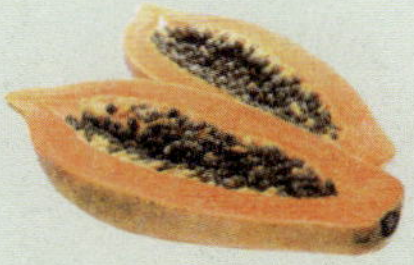

丰胸养颜

木耳

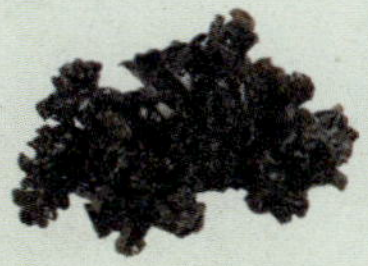

滋补阴液、补血养颜

花生

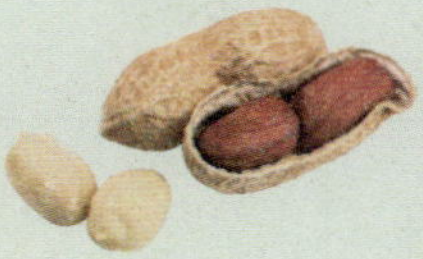

催乳

章鱼

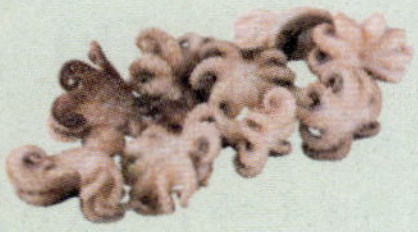

补肾

白萝卜

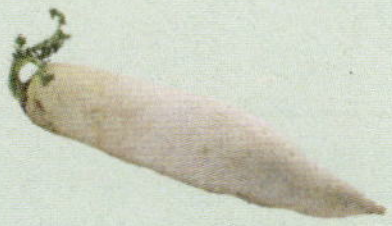

滋补润肤

冬瓜

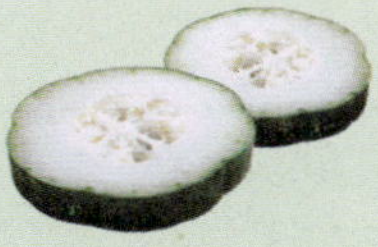

滋补润肤

莲藕

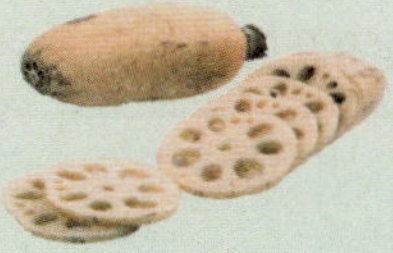

滋补润肤

牛蒡

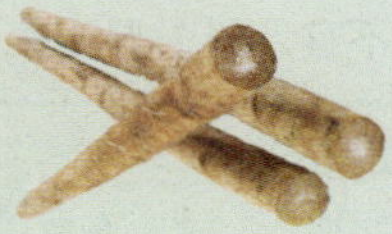

补充营养

相克食物搭配及后果

鸽肉

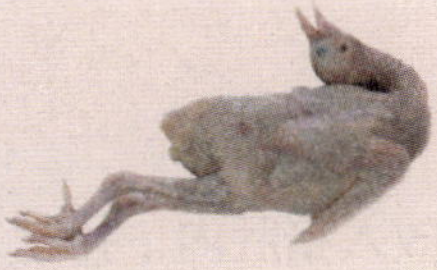

滞气

大豆

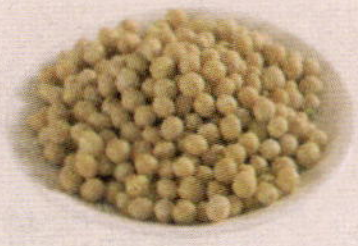

影响营养吸收

甘草

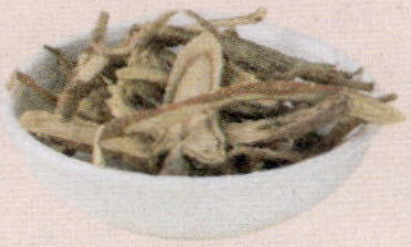

引起中毒

杏仁

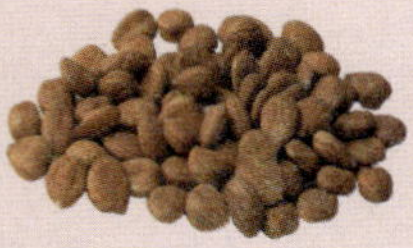

引起腹痛

保健功效

1.美容养颜

猪蹄含有丰富的胶原蛋白，能防治皮肤干瘪起皱、增强皮肤弹性和韧性，对延缓衰老和促进儿童生长发育都具有物殊意义。

2.促进生长

猪蹄对于四肢疲乏、腿部抽麻、消化道出血、失血性休克及缺血性脑病患者一定辅助疗效，还有助于青少年生长发育和减缓中老年妇女骨质疏松的速度。

3.改善冠心病

猪蹄含有丰富的胶原蛋白，可促进毛皮生长，使冠心病和脑血管病得到改善。

4.增强免疫力

猪蹄中的营养成分可有效改善全身微循环，提高免疫力。

猪肚

Zhu Du

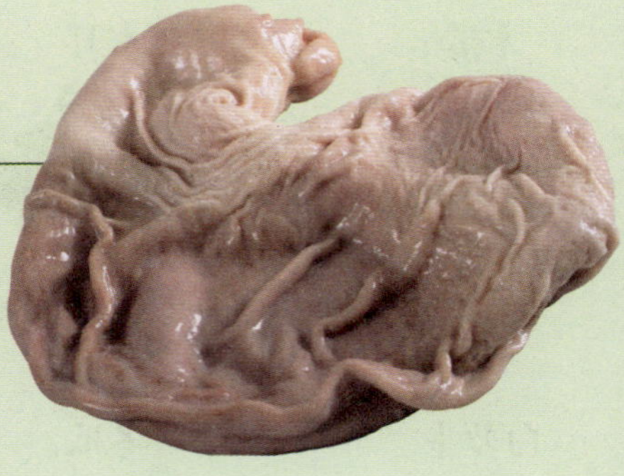

【别名】猪胃。
【性味归经】性微温，味甘。
【适用量】每天约50克。
【营养成分】富含蛋白质、脂肪、维生素A、维生素E以及钙、钾、镁、铁等元素。
【适宜人群】虚劳羸弱、脾胃虚弱、中气不足、气虚下陷、小儿疳积、腹泻、胃痛者以及糖尿病患者。
【不宜人群】湿热痰滞内蕴者及感冒者。

小百科

◎猪肚是猪科动物猪的胃，它是内脏中胆固醇含量最低的部位，因为味道特别，所以深受人们喜欢。猪肚既适合爆、烧、拌，也可以做火锅原料。

温馨提示

◎清洗猪肚时，可将猪肚放盐醋混合液中浸泡片刻，再放入淘米水中泡，然后在清水中轻轻搓洗两遍即可；在淘米水中放两片橘皮，还可清除异味。

推荐养生食疗方

防治胃溃疡

材料

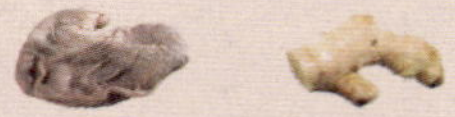

猪肚1个　生姜200克

做法：将生姜切片，放入猪肚内，扎紧猪肚开口后放入锅中，加水煮汤后取出切片，佐汤食用。

防治慢性胃炎

材料

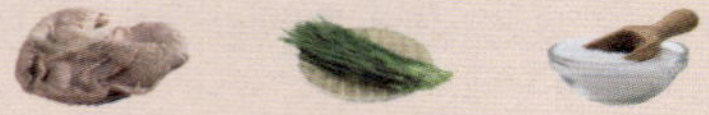

猪肚1个　韭菜10克　盐适量

做法：将猪肚洗净后切块，与韭菜一起入锅，加适量清水煮至烂熟，加盐调味，佐膳食用。

防治糖尿病所致精神疲倦

材料

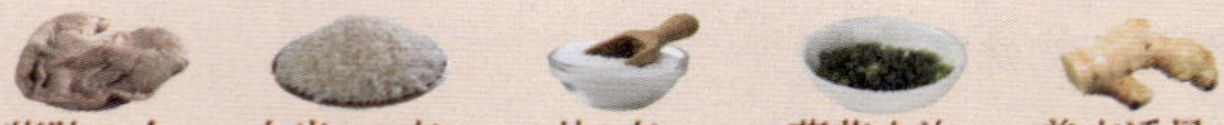

猪肚1个　大米100克　盐3克　葱花少许　姜末适量

做法：猪肚用盐搓洗干净后入锅煮至七成熟，捞出切成细丝，备用；将大米淘净后入锅，再放入猪肚丝同煮粥，加适量盐、葱花、姜末调味，佐膳食用。

防治脾虚水肿、泄泻

材料

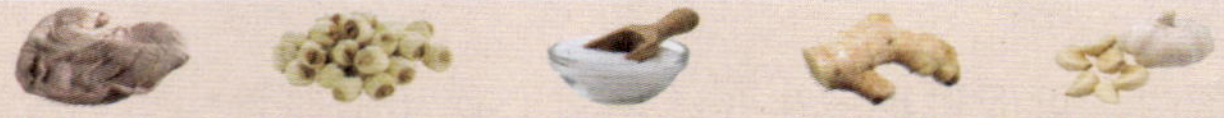

猪肚1个　莲子30粒　盐少许　姜末适量　蒜蓉适量

做法：将猪肚用盐洗净，塞入去心的莲子，再放入锅中，加适量清水煮熟后捞出切丝，取出莲子和猪肚一起装盘，加盐、姜末、蒜蓉调味食用。

相宜食物搭配及功效

黄豆芽

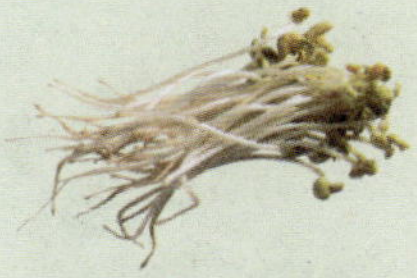

增强免疫力

莲子

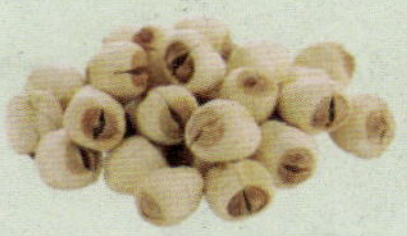

补脾健胃

金针菇

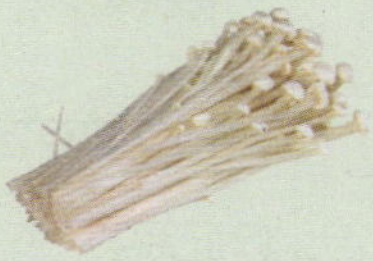

开胃消食

生姜

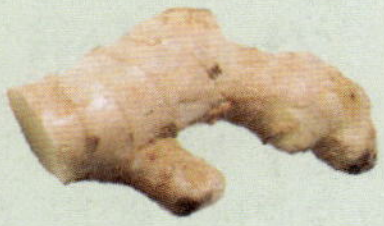

阻止胆固醇的吸收

糯米

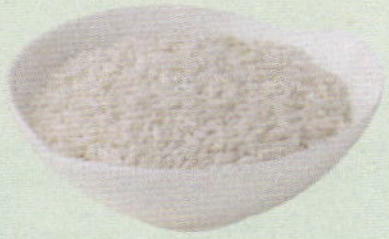

益气补中

海带

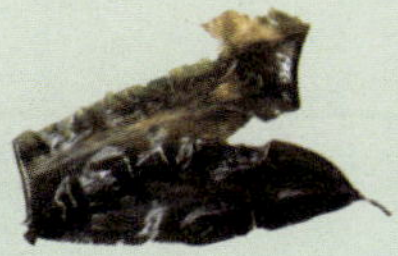

滋补营养

冬瓜

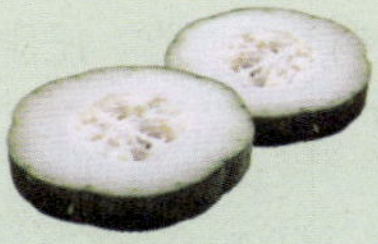

滋补营养

胡椒

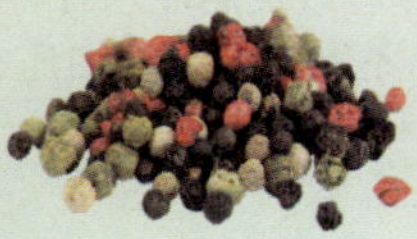

和胃除寒

相克食物搭配及后果

白糖

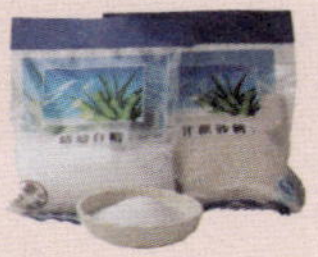

易引起心肌细胞氧化及代谢紊乱

樱桃

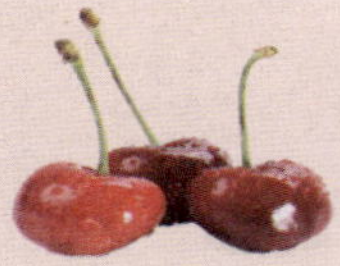

易引起消化不良

杨梅

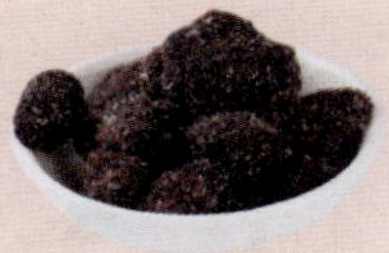

引起中毒

芦荟

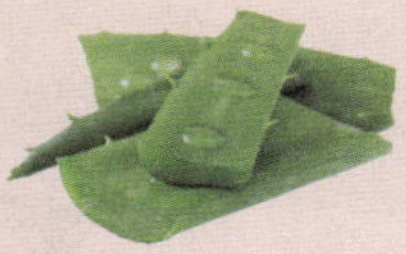

引起腹泻

保健功效

1.开胃消食

猪肚具有健脾胃、开胃消食的功效。

2.补血养颜

猪肚中含有丰富的钙、磷、铁等元素，适用于气血虚损、身体瘦弱者食用，对女性能起到很好的补血养颜作用。

3.抗癌

猪肚中含有多种营养物质，具有很好的防癌抗癌功效。

4.增强免疫力

猪肚中含有丰富的蛋白质和碳水化合物，可以增强机体的免疫能力。

猪肝

Zhu Gan

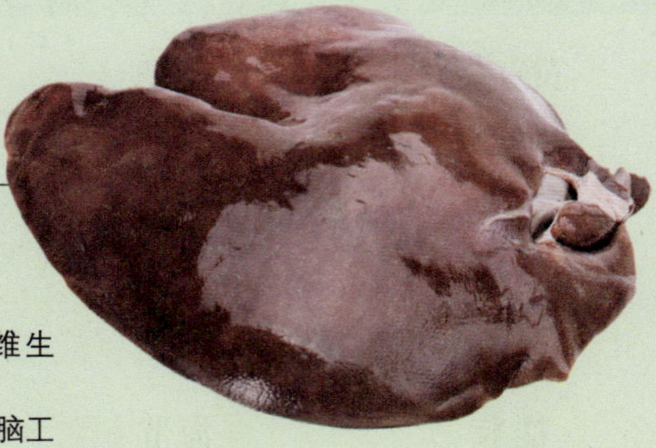

【别名】血肝。

【性味归经】性温，味甘、苦。归肝经。

【适用量】每次约50克。

【营养成分】蛋白质、脂肪、维生素A、B族维生素、维生素C以及微量元素等。

【适宜人群】气血虚弱、面色萎黄、缺铁者，电脑工作者以及癌症患者。

【不宜人群】高血压、冠心病、高血脂、肥胖患者。

小百科

◎肝脏是动物体内储存养料和解毒的重要器官，具有营养保健功能，是最理想的补血佳品之一。新鲜猪肝呈褐色或紫色，弹性有光泽，无腥臭异味。

温馨提示

◎买回的鲜肝不要急于烹调，先用水冲洗10分钟，再放水中浸泡30分钟。烹调时间不能太短，至少在急火中炒5分钟以上，使肝完全变成灰褐色，看不到血丝才好。

推荐养生食疗方

防治远视不力

材料

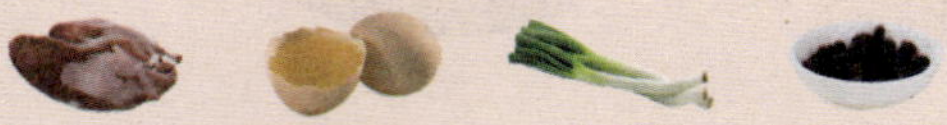

猪肝400克　鸡蛋3个　葱白适量　豆豉汁适量

做法

将猪肝去筋膜，细切，与葱白、豆豉汁一起放入锅中，加适量清水煮羹，待临熟时，打入鸡蛋，再稍煮片刻，调味佐膳食用。

防治目涩昏花、视力减退

材料

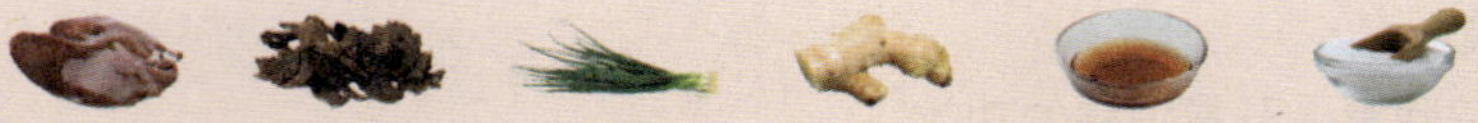

猪肝500克　玄参15克　葱适量　姜适量　料酒少许　盐适量

做法

将猪肝、玄参放入锅中加清水煮1小时后，捞出猪肝切片，备用；将姜洗净切片；将姜片入油锅稍炒片刻，再放入猪肝、料酒、盐少许，加原汤2匙翻炒一下，佐膳食用。

防治缺铁性贫血

材料

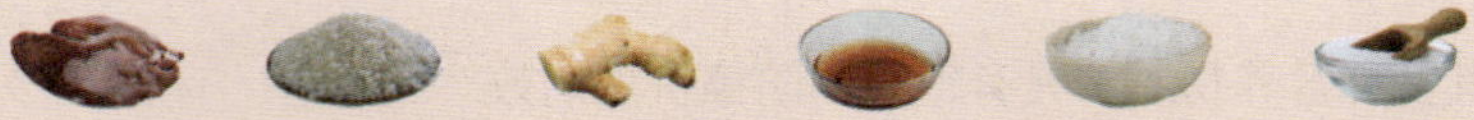

猪肝150克　大米100克　姜末4克　料酒10克　淀粉10克　盐适量

做法

将猪肝切0.3厘米厚薄片，加淀粉、姜末、料酒、少许盐抓匀腌上浆，入六成热油锅炸约1分钟至半熟后捞出备用；将大米入开水锅，用小火熬煮30分钟至米涨开，放入猪肝片再煮10分钟，加盐调味食用。

相宜食物搭配及功效

松子

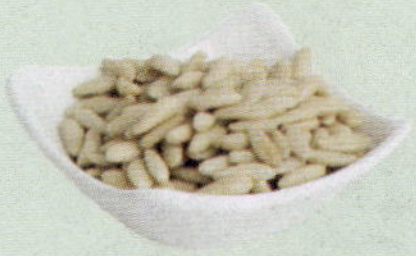

促进营养物质的吸收

苦菜

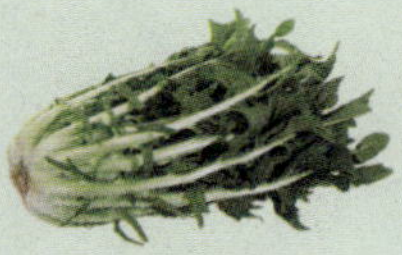

清热解毒、补肝明目

蒜

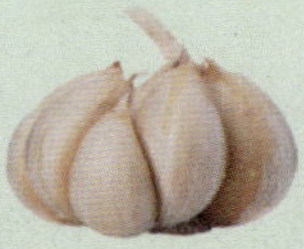

促进营养素吸收

菠菜

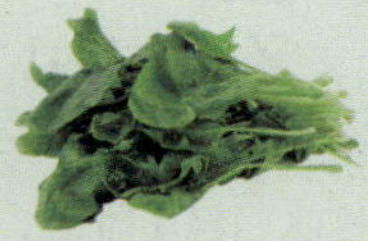

改善贫血

腐竹

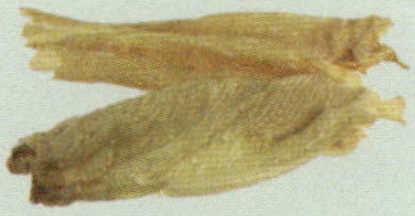

提高人体免疫力

雪里蕻

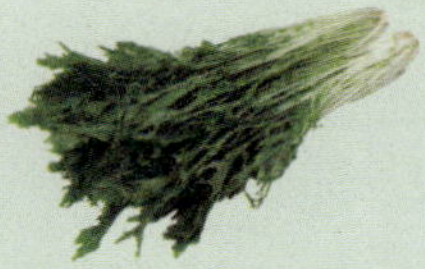

有利钙的吸收

白菜

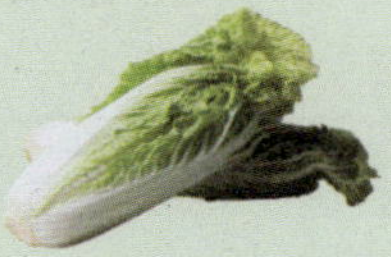

促进营养物质吸收

韭菜

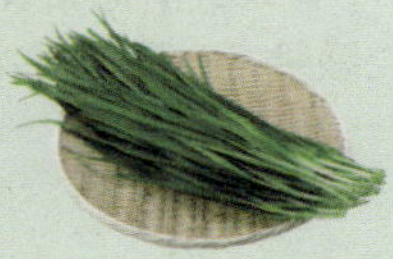

促进营养物质吸收

相克食物搭配及后果

花菜

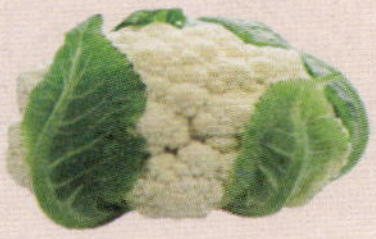

降低铜、铁的吸收

山楂

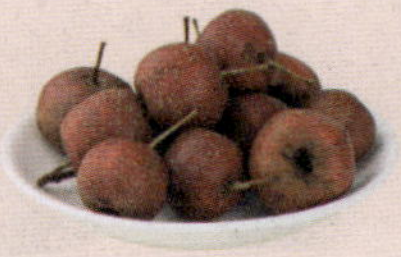

破坏维生素C

鲤鱼

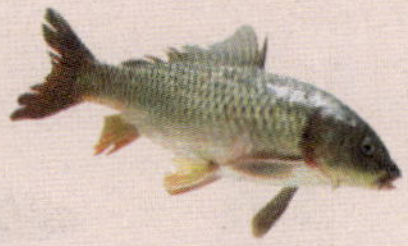

影响消化

鲫鱼

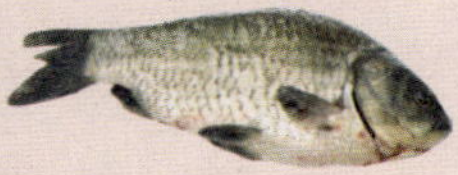

引起中毒

保健功效

1.改善贫血

猪肝中铁质丰富，是补血食品中最常用的食物，食用猪肝可调节和改善贫血病人造血系统的生理功能。

2.护肤护眼

猪肝中含有丰富的维生素A，具有维持正常生长和生殖功能的作用；能保护眼睛，维持正常视力，防止眼睛干涩、疲劳，维持健康的肤色，对皮肤的健美具有重要意义。

3.增强免疫力

猪肝中还具有一般肉类食品不含的维生素C和微量元素硒，不仅能增强人体的免疫反应，还具有抗氧化、防衰老的功效；并且能抑制肿瘤细胞的产生，也可治急性传染性肝炎。

猪骨
Zhu Gu

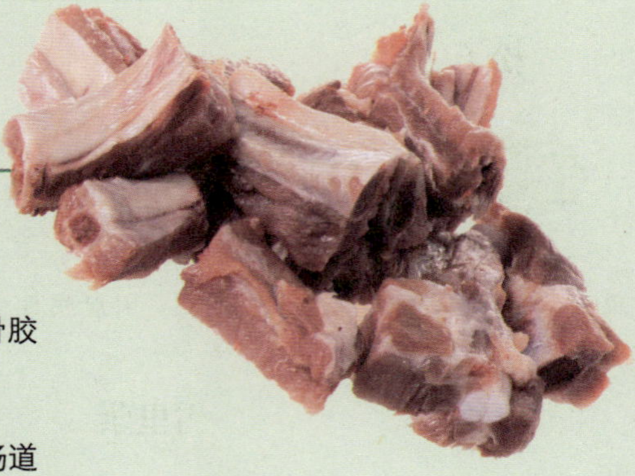

【别名】猪排骨、猪大骨。
【性味归经】性温，味甘、咸。归脾、胃经。
【适用量】每天约100克。
【营养成分】蛋白质、脂肪、维生素、磷酸钙、骨胶原、骨黏蛋白等。
【适宜人群】一般人群，尤其适合儿童和老年人。
【不宜人群】感冒发热者、骨折初期患者、急性肠道炎感染者、感冒者。

小百科

◎猪排骨，即是猪科动物猪的骨头，经常用于食用的是排骨和腿骨，其营养价值丰富，是人们摄取营养的主要食物之一。我们经常食用的是排骨和腿骨。

温馨提示

①骨折中期可少量进食，后期饮用可达到很好的食疗效果。
②熬排骨汤时，在大火烧开后可加入几滴醋，使猪骨的蛋白质更好溶入汤里。

推荐养生食疗方

防治脾胃虚弱

材料

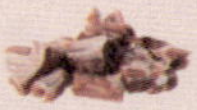
猪排骨300克
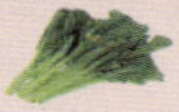
菜心300克
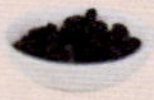
豆豉适量
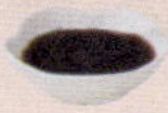
酱油适量
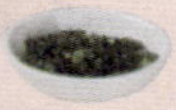
葱花适量

做法 将猪排骨剁块，加盐、豆豉腌制入味；将菜心整齐码放在盘上，上面铺上猪排骨，入锅蒸20分钟至熟，加酱油、葱花调味食用。

提高免疫力

材料

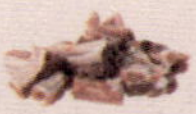
猪排骨500克
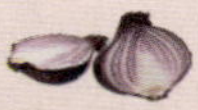
洋葱100克
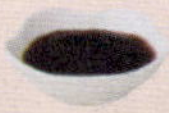
酱油10克
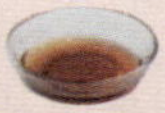
料酒8克
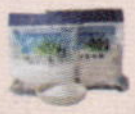
糖少许
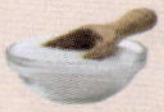
盐适量

做法 将洋葱切丝，入油锅翻炒，加盐调味备用；将猪排骨剁块，入油锅炒至发白，加酱油、料酒、糖、清水烧至水干，加入洋葱炒匀，加盐调味食用。

防治脑力不足

材料

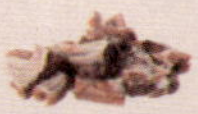
猪排骨500克
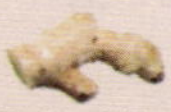
姜片适量
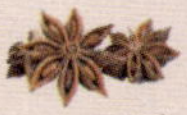
八角适量
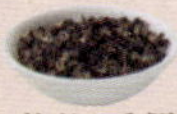
花椒适量
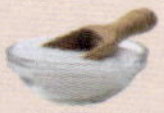
盐适量
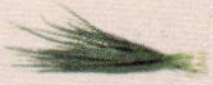
葱适量

做法 将猪排骨剁块汆熟备用；锅内倒油，待油还冷时入糖炒化，倒入猪排骨炒匀，加姜片、花椒、八角炒香，加清水、盐、葱结烧开炖熟，勾芡食用。

相宜食物搭配及功效

西洋参

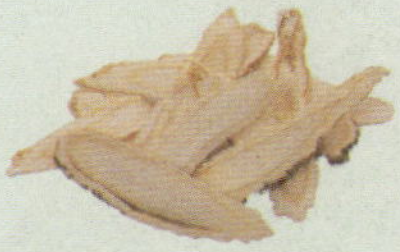

滋养生津

洋葱

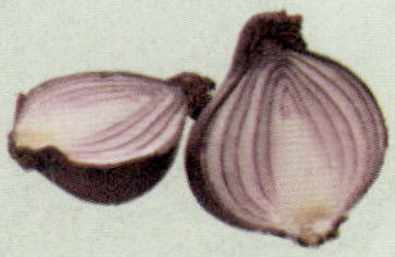

抗衰老

玉米

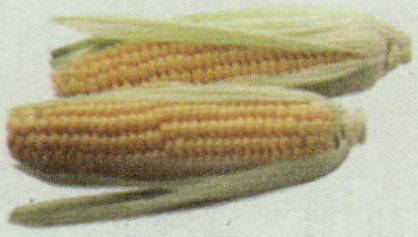

补充营养

绿豆

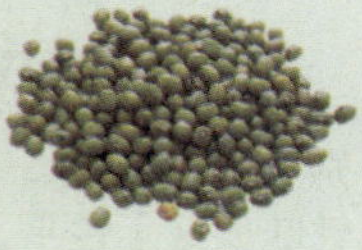

滋补营养

南瓜

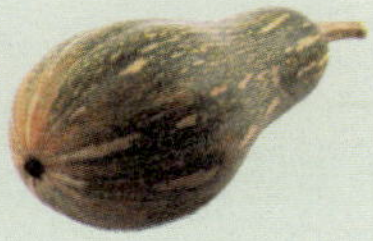

清热排毒

香菇

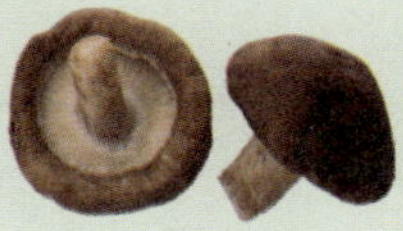

补充营养

白萝卜

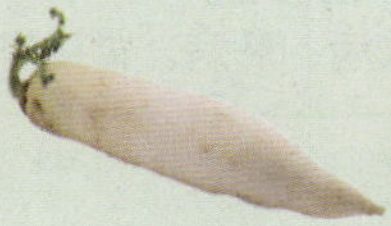

补充营养

胡萝卜

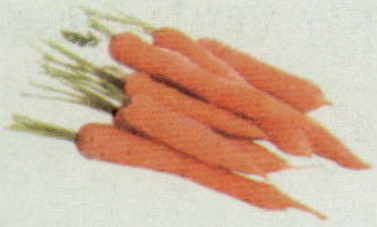

补充营养

相克食物搭配及后果

甘草

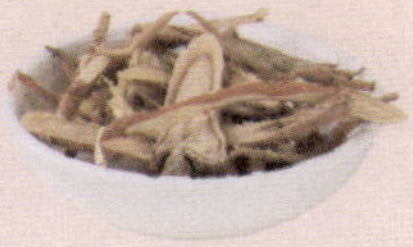

引起中毒

苦瓜

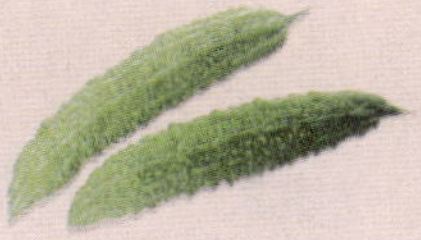

阻碍钙质吸收

菠菜

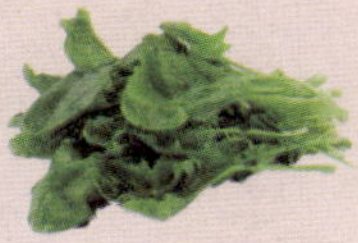

影响营养吸收

韭菜

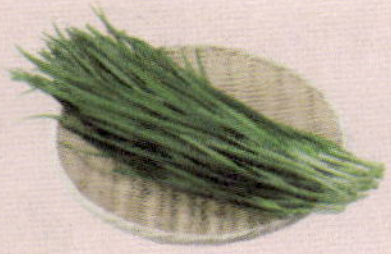

影响营养吸收

保健功效

1.增强免疫力

猪排骨含有大量磷酸钙、骨胶原、骨黏蛋白等，可有效增强免疫力。

2.补血养颜

猪排骨富含血红素和促进铁吸收的半胱氨酸，能有效改善缺铁性贫血。

3.提神健脑

猪排骨含有丰富的维生素B_1、锌等，对智力的发育和提高有着重要功效。

4.开胃消食

猪排骨中的浸出物可促进食欲，增加消化液的分泌，有利于消化吸收。

5.促进生长发育

猪骨能及时补充人体所需骨胶原等物质，增强骨髓造血功能，有助于骨骼生长发育。

牛肉。

Niu Rou

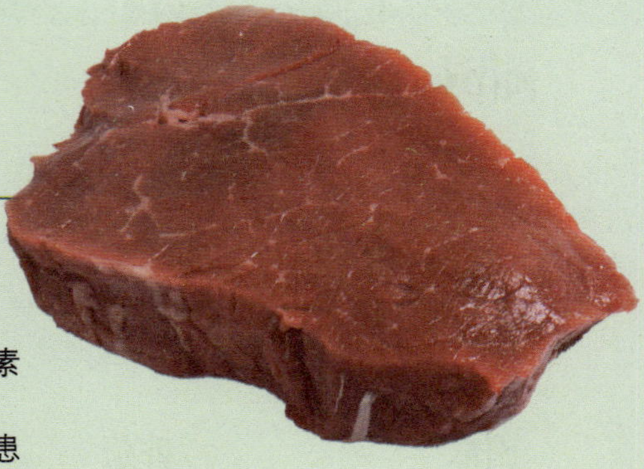

【别名】黄牛肉。

【性味归经】性平，味甘。归脾、胃经。

【适用量】每天80～100克。

【营养成分】含蛋白质、脂肪、维生素B_1、维生素B_2、钙、磷、铁、肌醇、黄嘌呤、牛磺酸等。

【适宜人群】高血压、冠心病、血管硬化和糖尿病患者，老年人、儿童以及身体虚弱者。

【不宜人群】内热者，皮肤病、肝病、肾病患者。

小百科

◎牛肉是第二大类肉食品，其瘦肉多、脂肪少，是高蛋白质、低脂肪的优质肉类食品，对生长发育及术后、病后调养的人在补充失血、修复组织等方面特别适宜。

温馨提示

①炒牛肉忌加碱，易使蛋白质因沉淀变性而失去营养价值。

②炒牛肉前，用啤酒将面粉调稀淋于其上拌匀腌渍30分钟，可增加牛肉鲜嫩。

推荐养生食疗方

治高血压慢性肝炎

材料

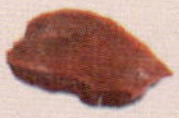
牛肉100克

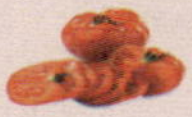
西红柿200克

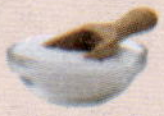
盐适量

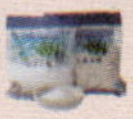
糖适量

做法 将牛肉切成薄片、西红柿洗净切块，一起放入锅中清水煮汤，加少许油盐糖调味，佐膳食用。

治大便溏泄下肢湿疹

材料

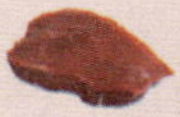
牛肉100克

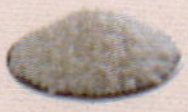
大米100克

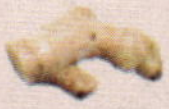
姜末适量

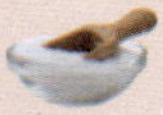
盐适量

做法 将牛肉洗净后剁成肉末，与大米一起放入锅中，加适量清水煮粥至熟，加适量姜末、油盐调味，佐膳食用。

治风寒咳嗽多寒痰

材料

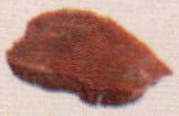
牛肉400克

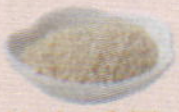
芝麻适量

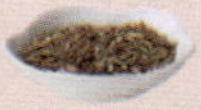
小茴香15克

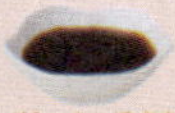
酱油适量

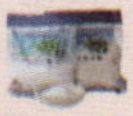
糖少许

做法 将牛肉切块、芝麻研粉，两者拌匀后静置2小时，入热油锅内速炒，再加水煮沸，用酱油、糖煮半小时后装碗，撒上炒香研成末的小茴香食用。

相宜食物搭配及功效

土豆
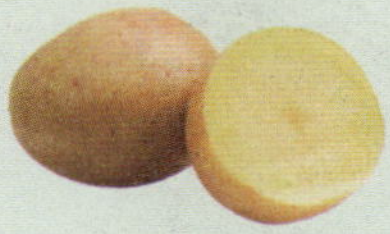
保护胃黏膜

洋葱
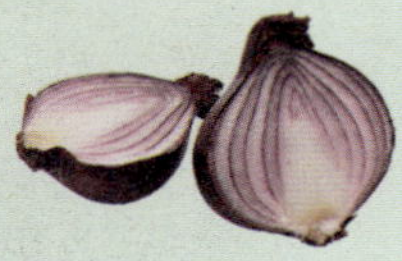
补脾健胃

鸡蛋
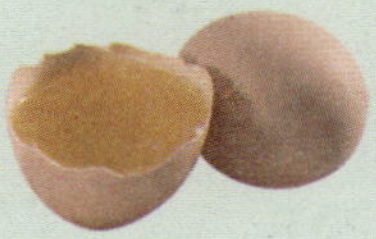
延缓衰老

枸杞子
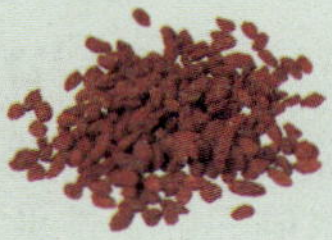
养血补气

南瓜
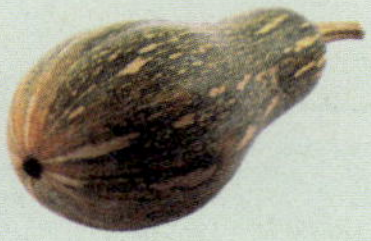
排毒止痛

芋头
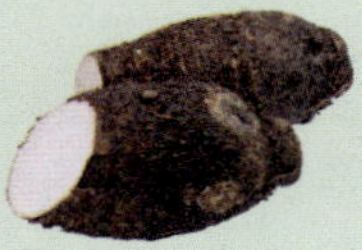
消食、防止便秘

白萝卜
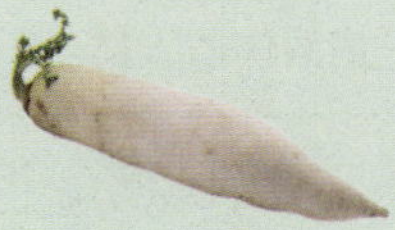
补五脏、益气血

芹菜
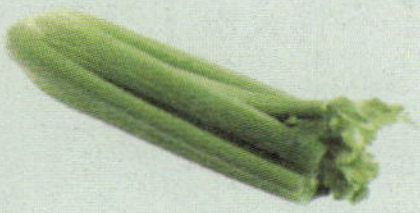
降低血压

相克食物搭配及后果

生姜
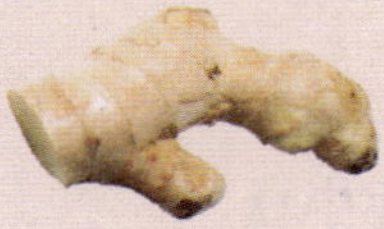
导致体内热生火盛

白酒
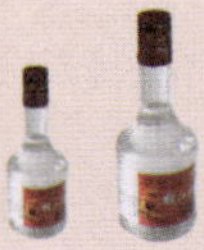
导致上火

鲇鱼
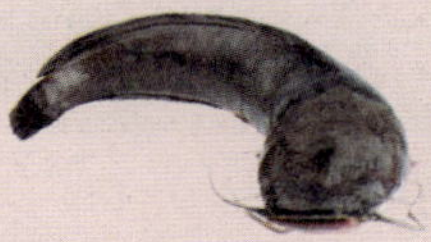
引起中毒

红糖
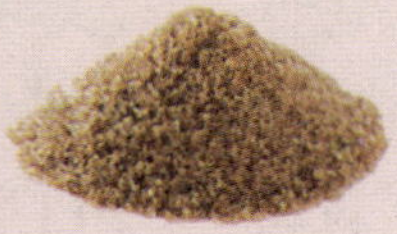
引起腹胀

保健功效

1.强壮肌肉、提高智力

牛肉的蛋白质中有一种叫肌氨酸的氨基酸，吸收后能在人体内迅速转化为能量，增强肌力，并能增长肌肉，还能提供脑细胞活动需要的能量，有利于大脑发挥功能。

2.增强免疫力

牛肉的脂肪中含有较多亚油酸，是一种潜在的抗氧化剂，能增强人体免疫力的作用。

3.提高记忆力

牛肉中富含锌、B族维生素、络氨酸，有助于改善记忆力衰退，从而增强记忆力。

4.抗癌

牛肉中含有CLA脂肪酸的抗癌物质，可以很好地抑制癌细胞的生长，能起到防癌抗癌的作用。

牛肚

Niu Du

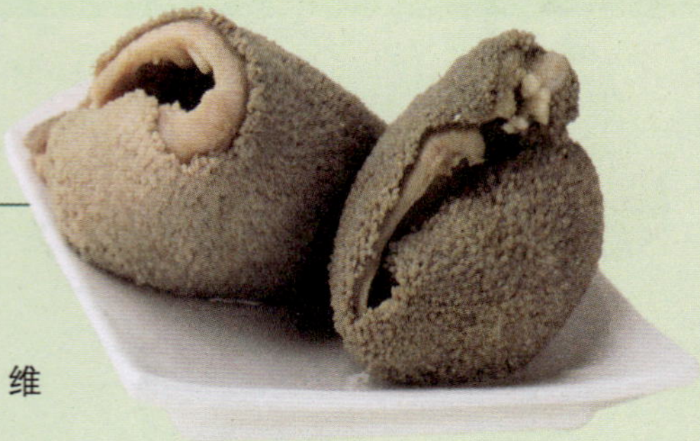

【别名】牛胃、牛百叶。
【性味归经】性平，味甘、微苦。
【适用量】每次约50克。
【营养成分】牛肚含蛋白质、脂肪、钙、磷、铁、维生素B_1、维生素B_2、维生素B_3等。
【适宜人群】病后虚弱、气血不足、营养不良、脾胃薄弱者。
【不宜人群】气郁、湿热、痰湿体质人群。

小百科

◎牛肚是指肚与肠的接合部，肉里还夹着牛百叶的那份毛茸茸，但白多黑少，很有嚼头。好的牛肚组织坚实、有弹性、黏液较多，色泽略带浅黄。

保健功效

1.补虚、益脾胃

治病后虚羸，气血不足，消渴，风眩。

2.补益脾胃

具有补益脾胃，补气养血之功效。

相宜食物搭配及功效

黄芪

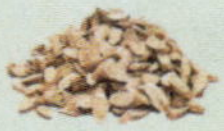

补气血

小白菜

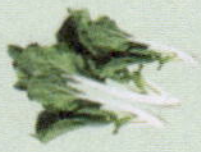

增强体质

大白菜

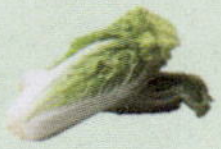

增强体质

相克食物搭配及后果

芦荟

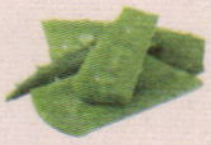

不利吸收

西红柿

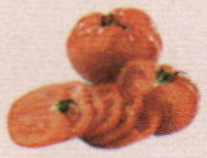

破坏营养

赤小豆

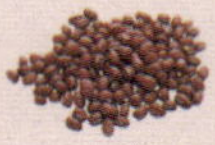

影响吸收

推荐养生食疗方

治乏力溏泄

材料

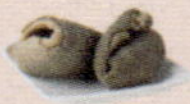

牛肚350克

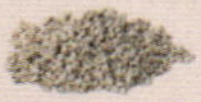

薏苡仁120克

做法 将牛肚洗净后切片，与薏苡仁一起放入锅中，加适量清水煮粥，调味佐膳食用。

治元气不足之虚劳

材料

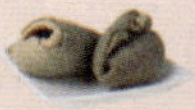

牛肚300克

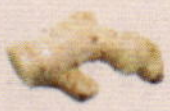

生姜30克

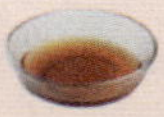

料酒适量

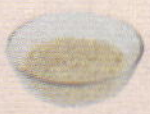

鸡精适量

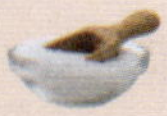

盐适量

做法 将牛肚洗净、生姜切片，同入锅加适量清水炖至牛肚熟后，将牛肚取出切片，再放回汤中，加料酒、鸡精、盐少许煮开，佐膳食用。

牛肝

Niu Gan

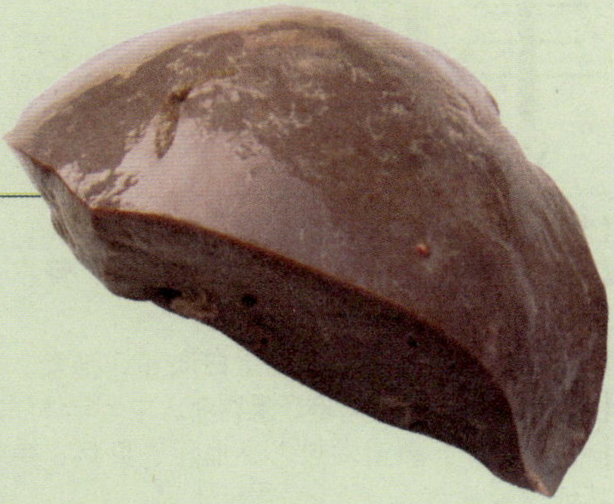

【别名】无。
【性味归经】性平，味甘、微苦。
【适用量】每次约50克。
【营养成分】优质蛋白、维生素A、B族维生素、维生素C以及铁、铜等矿物元素。
【适宜人群】夜盲症、视力减退、近视、贫血者。
【不宜人群】高血压、动脉粥硬化、心脑血管疾病、痛风等患者。

小百科

◎牛肝是黄牛或水牛的肝脏，颜色鲜亮、湿润则为好牛肝，多用于煨菜或砂锅菜。烹饪牛肝时，宜适当延长加工时间，确保煮透炖烂。

保健功效

1.富含维生素A
牛肝富含维生素A，能护眼防干涩。
2.消除机体毒素
牛肝含有维生素B_2，能补充机体营养，辅助完成机体清除毒素的工作。

相宜食物搭配及功效

枸杞子	玄参	菠菜	葱
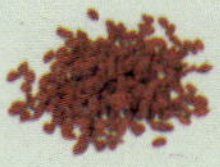	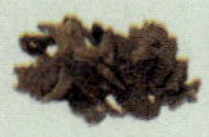	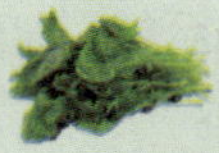	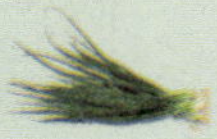
补肝肾、益精目	补肝明目	营养素相互补充	开胃消食

相克食物搭配及后果

香椿	白萝卜	芥菜	鲇鱼
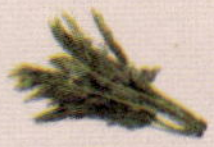	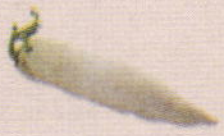	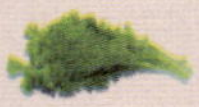	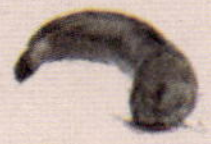
降低营养价值	降低营养价值	维生素C会被氧化	有害身体健康

推荐养生食疗方

治肝血虚所致视力减退

材料：

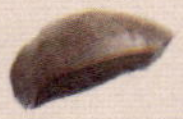
牛肝100克

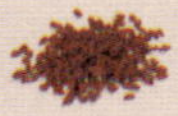
枸杞子50克

做法：将牛肝、枸杞子洗净，一起放入锅中，加适量清水煮汤，调味佐膳食用。

治夜盲症

材料：

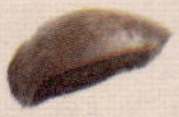
牛肝150克

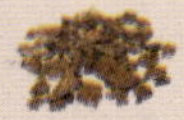
苍术15克

做法：将牛肝洗净，与苍术一起放入锅中，加适量清水熬汤，调味去药渣，佐膳食用。

羊肉

Yang Rou

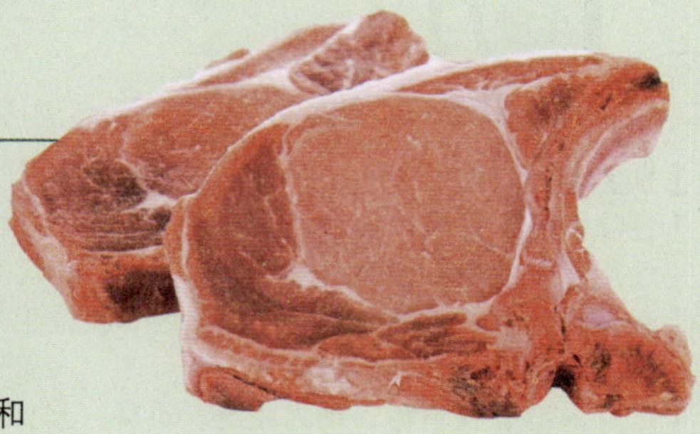

【别名】古称之为羝肉、羯肉。
【性味归经】性热，味甘。归脾、胃、肾、心经。
【适用量】每次50克。
【营养成分】含有丰富的蛋白质和纤维素。
【适宜人群】体虚胃寒、反胃者、中老年体质虚弱者。
【不宜人群】感冒发热、高血压、肝病、急性肠炎和其他感染病者。

小百科

◎羊肉是我国人们主要食用肉类之一，也是冬季进补佳品。山羊肉呈较淡的暗红色，膻味较浓，肉质稍逊于绵羊。冬季常食可益气补虚，达到御寒功效。

温馨提示

①吃羊肉时宜搭配凉、甘平性蔬菜，能起到清凉滋补、解毒去火的作用。
②羊肉甘温大热，过食易加重病情。
③将白萝卜戳洞与羊肉同煮可除膻味。

推荐养生食疗方

治久疟不愈

材料：羊肉200克　盐适量

做法：将羊肉放入锅中，加适量清水煮汤至熟，加适量盐调味，佐膳食用。

治消化不良

材料：羊肉100克　高粱米100克　盐适量

做法：将羊肉切片，与高粱米一起放入锅中，加适量清水煮粥，加适量油、盐调味，佐膳食用。

治大便溏薄、尿多

材料：羊肉300克　山药300克　粳米200克　盐适量

做法：将羊肉切片，放入锅中煮至熟烂，再与切片的山药、粳米一起放入锅中，加适量清水煮粥，加适量盐调味，佐膳食用。

治病后体虚

材料：羊肉500克　萝卜500克　草果2个　甘草3克　生姜15克　盐适量

做法：将羊肉、萝卜切块，草果去皮，与甘草、生姜一起放入锅中，加适量清水煮汤，加少量盐调味，佐膳食用。

相宜食物搭配及功效

生姜

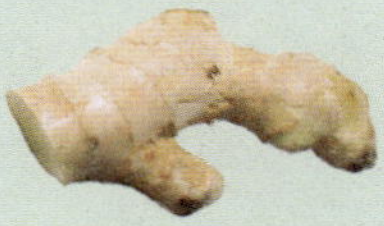

治疗腹痛

香菜

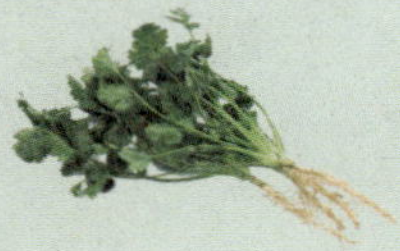

增强免疫力

香椿

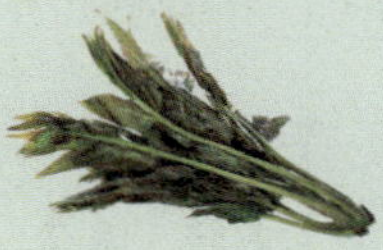

治疗风湿性关节炎

芜菁

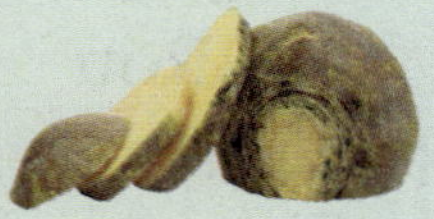

适用于食积不化

鸡蛋

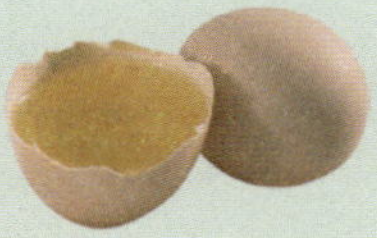

延缓衰老

山药

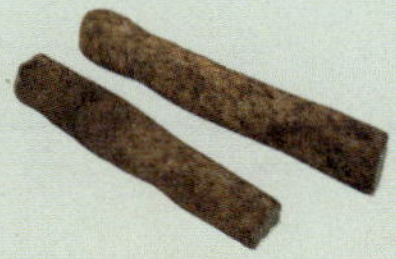

健脾胃

白萝卜

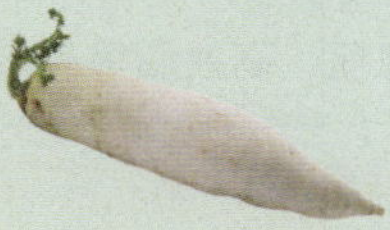

增强免疫力

白酒

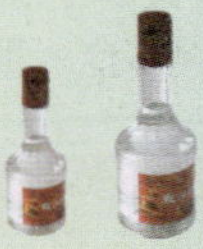

降低腥味

相克食物搭配及后果

乳酪

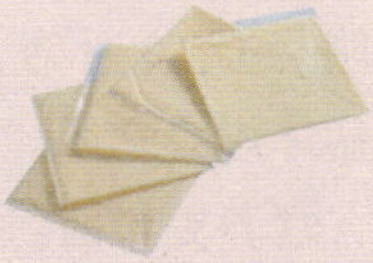

产生不良反应

荞麦

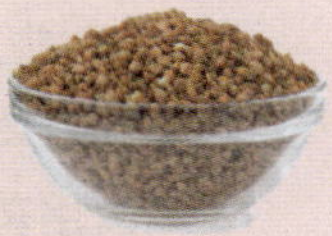

功能相反，不宜同食

竹笋

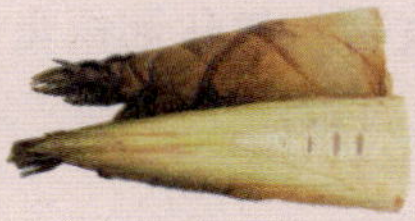

引起中毒

南瓜

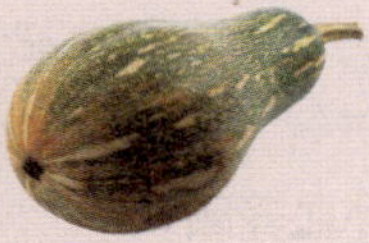

导致胸闷腹胀

保健功效

1.开胃消食

羊肉中含有的维生素B_3、B族维生素，能维持消化系统健康，促进食欲。

2.补血养颜

羊肉中含有丰富的铁，能有效预防和治疗贫血，使皮肤恢复良好血色。

3.增强免疫力

羊肉中含有丰富的蛋白质，能提高人体免疫力，增加对抗病毒的能力，经常食用，可以强身健体。

4.抗癌

羊肉中含有CLA脂肪酸的抗癌物质，能抑制癌细胞生长，从而达到抗癌防癌的作用，对皮肤癌、结肠癌和乳腺癌有显著效果。

鸡肉

Ji Rou

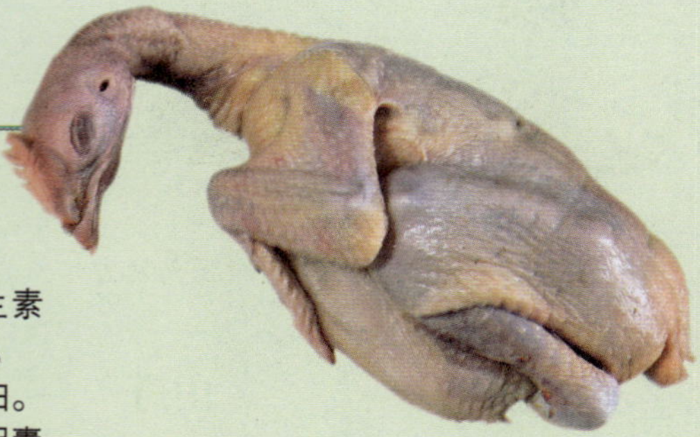

【别名】家鸡肉、母鸡肉。
【性味归经】性平、温，味甘。归脾、胃经。
【适用量】每次100克。
【营养成分】蛋白质、脂肪、碳水化合物、维生素B_1、维生素B_3、钙、磷、铁、钾、钠、氯、硫等。
【适宜人群】气血两虚、体质虚弱或乳汁缺乏产妇。
【不宜人群】内火偏旺、痰湿偏重、感冒发热、胆囊炎、胆石症、肥胖症、高血压、高血脂等患者。

保健功效

1.增强免疫力

鸡肉中含有的牛磺酸，能有效增加人体免疫细胞，帮助免疫系统识别体内和外来的有害物质，帮助人体增强免疫力。

2.提高智力

鸡肉中含有的牛磺酸可发挥抗氧化和解毒作用，促进智力发育，充分激发大脑。

3.补血养颜

鸡肉中含有钙、磷、铁以及丰富的维生素等，有助于补血养颜。

4.抗癌

鸡肉所含物质非常丰富，经常食用不仅能帮助提高人体抗疲劳能力，增强机体的免疫功能，还能起到防癌抗癌的作用。

5.预防口舌生疮

鸡肉中富含维生素B_1、维生素B_2，能有效防止消化不良，以及口角生疮。

6.预防心脏病

鸡肉中含有丰富的蛋白质、脂肪，能有效降低胆固醇，减少心脏病发作的概率。

温馨提示

①鸡屁股是淋巴腺体集中的地方，含有多种病毒、致癌物质，所以不可食用。
②雄性鸡肉，其性属阳，温补作用较强，比较适合阳虚气弱患者食用；雌性鸡肉属阴，比较适合产妇、年老体弱及久病体虚者食用。
③鸡肉用药膳炖煮，营养更全面。
④带皮的鸡肉含有较多的脂类物质，所以较肥的鸡应该去掉鸡皮再烹饪。
⑤鸡肉适合热炒、炖汤、凉拌，但切忌吃过多的鸡翅等鸡肉类食品，以免引起肥胖。
⑥禁止食用多龄鸡头。

小百科

◎在我国，鸡肉是比较常见的肉类。鸡肉的肉质细嫩，滋味鲜美，适合多种烹调方法，经常吃鸡进行滋补，可为身体的健康打下坚实的基础。

相宜食物搭配及功效

枸杞子

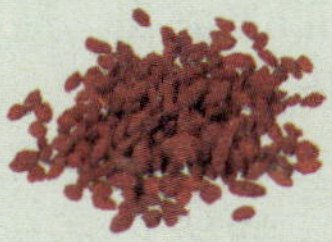

补五脏、益气血

木耳

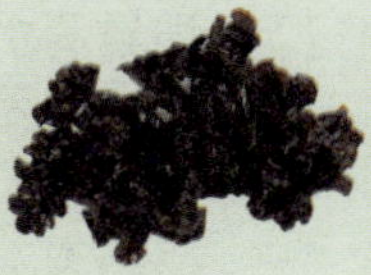

降压降脂

柠檬

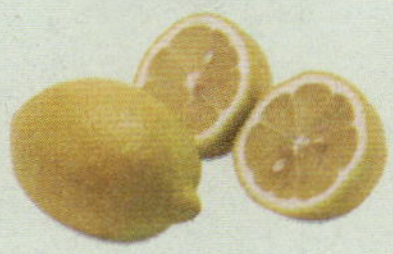

增强食欲

绿豆芽

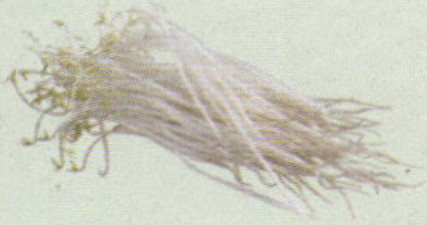

降低心血管疾病发病率

金针菇

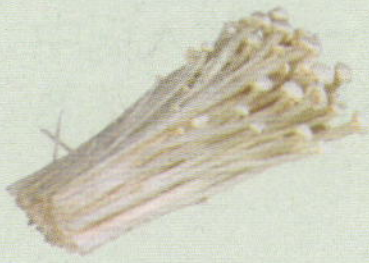

增强记忆力

冬瓜

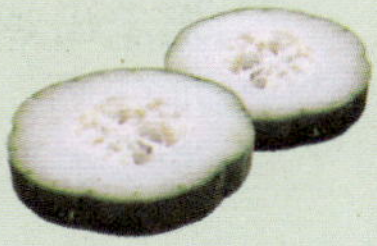

排毒养颜

板栗

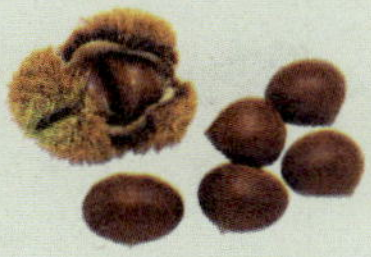

增强造血功能

红豆

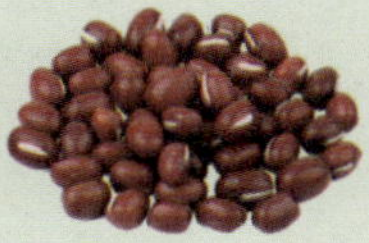

提供丰富的营养

相克食物搭配及后果

芹菜

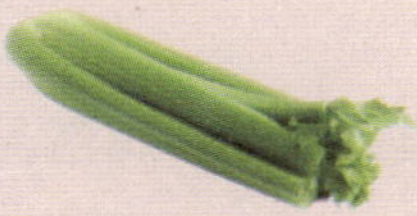

易伤元气

大蒜

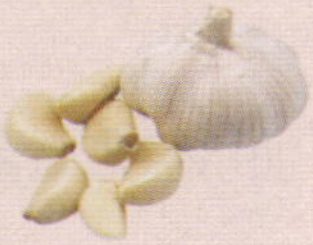

引起消化不良

鲤鱼

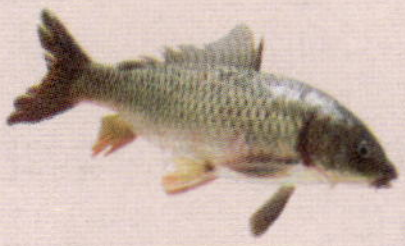

引起中毒

狗肾

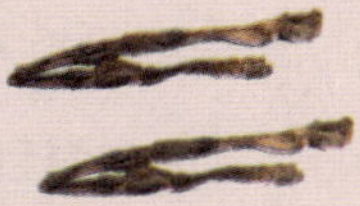

引起腹痛腹泻

芥菜

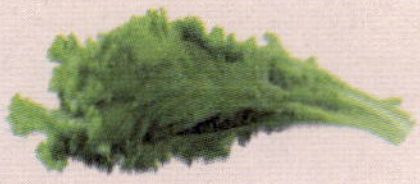

影响身体健康

李子

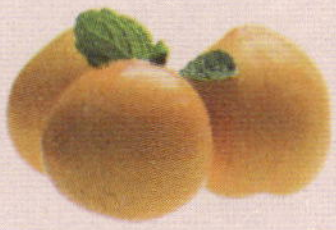

引起痢疾

兔肉

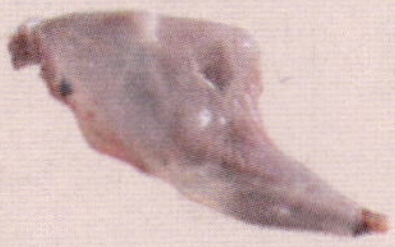

引起腹泻

菊花

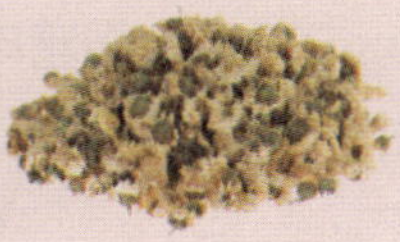

引起痢疾

选购指南

◎新鲜的鸡肉肉质紧密，颜色呈干净的粉红色且有光泽，鸡皮呈米色，并有光泽和张力，毛囊突出。

保存窍门

◎鸡肉较容易变质，购买后要马上放进冰箱。如果一时吃不完，最好将剩下的鸡肉煮熟保存，而不要生的保存。

推荐养生食疗方

治疲劳

材料

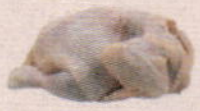
干净全鸡1只

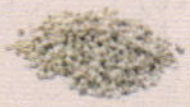
薏米50克

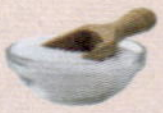
盐适量

做法 将全鸡、薏米一起放入锅中，加适量清水煮汤，加适量油、盐调味，食肉喝汤，佐膳食用。

治肾虚腰疼

材料

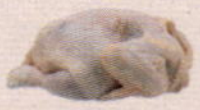
鸡肉30克

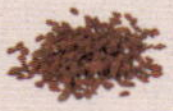
枸杞子40克

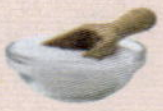
盐适量

做法 将鸡肉、枸杞子一起放入锅中，加适量清水熬煮煮熟，加适量油盐、水隔水蒸熟，调味食用。

治月经经久不调

材料

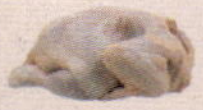
干净老母鸡1只

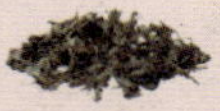
艾叶15克

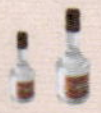
白酒50毫升

做法 将老母鸡、艾叶一起放入锅中，加白酒、清水适量，隔水蒸熟，调味佐膳食用。

治低热、盗汗

材料

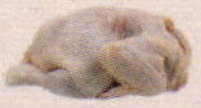
干净全鸡1只

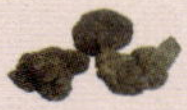
生地30克

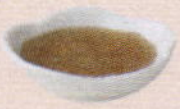
麦芽糖100克

做法 将生地、麦芽糖洗净后纳入鸡腹，封牢开口后入锅，加适量清水煮熟，调味佐膳食用。

治贫血、失眠心悸

材料

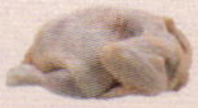
干净全鸡1只

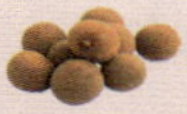
桂圆肉50克

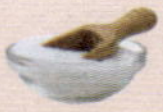
盐适量

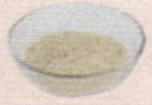
鸡精适量

做法 将桂圆肉纳入鸡腹中，封牢开口，加水适量煮熟，加适量食盐、鸡精调味，佐膳食用。

治癌症、心血管病

材料

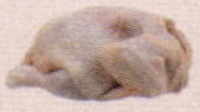
干净全鸡1只

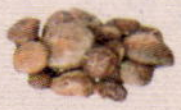
冬菇20克

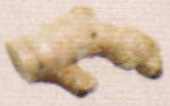
姜适量

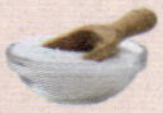
盐适量

做法 将姜捣烂取汁，与全鸡、冬菇、盐一起放入锅中，加适量清水，隔水蒸熟至鸡肉熟烂，调味佐膳食用。

治下肢浮肿、肠癌热毒便血

材料

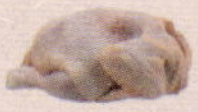
干净全鸡1只

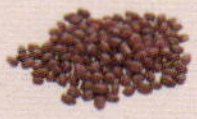
红豆60克

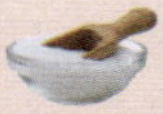
盐适量

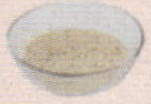
鸡精适量

做法 将红豆洗净后纳入鸡腹，封牢开口，放入锅中，加适量清水煮熟，加适量盐、鸡精调味，佐膳食用。

治肺结核、慢性支气管炎

材料

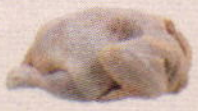
鸡肉600克

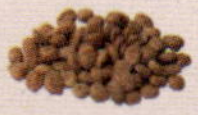
南杏仁40克

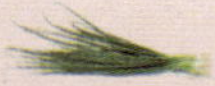
葱末适量

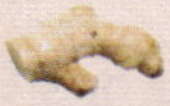
姜片适量

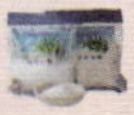
白糖适量

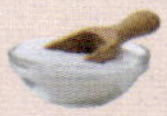
盐适量

做法 将鸡肉切块、南杏仁去皮，一起放入锅中，加葱末、姜片、白糖、盐、清水适量一同蒸熟，佐膳食用。

鸡肝

Ji Gan

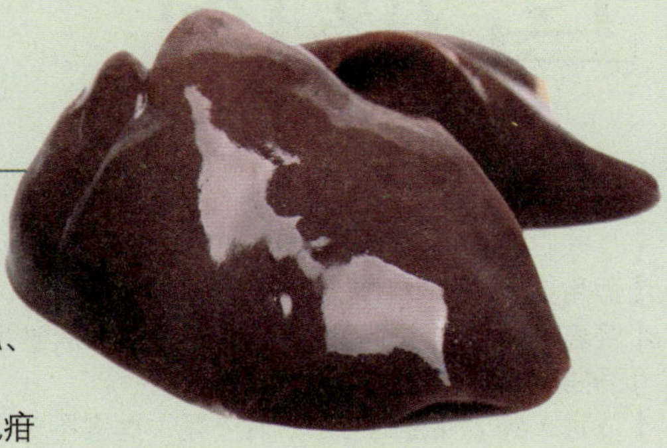

【别名】无。

【性味归经】性微温，味甘、苦。

【适用量】每次约50克。

【营养成分】蛋白质、钙、磷、铁、锌、维生素A、B族维生素。

【适宜人群】肝虚目暗、视力下降、夜盲症、小儿痞眼、佝偻病、产后贫血、肺结核及先兆流产者。

【不宜人群】孕产妇。

小百科

◎鸡肝是指鸡的肝脏，属于鸡杂之一。鸡肝色泽紫红，质地细嫩，适宜卤、炸等，因其营养价值丰富，遂成为补血养生的最佳食物。

保健功效

1.补肝益肾、安胎补血

主治肝虚目暗、妇人胎漏等症。

2.补肾虚

主要有腰酸、燥热、盗汗、虚汗、头晕、耳鸣等的肾阴虚。

相宜食物搭配及功效

大米

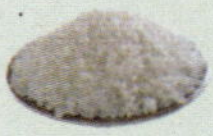

治贫血、夜盲症

丝瓜

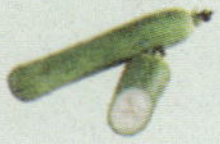

补血养颜

相克食物搭配及后果

鸡肉

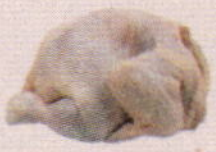

不利身体健康

芥菜

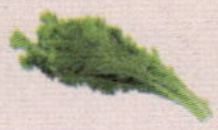

降低营养价值

白萝卜

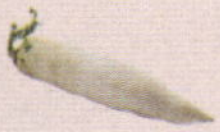

降低营养价值

推荐养生食疗方

养血明目、补肝养胃

材料

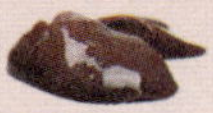
鸡肝1具

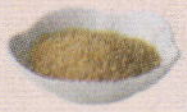
小米50克

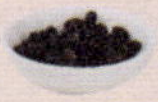
豆豉适量

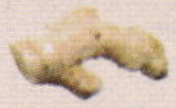
姜片适量

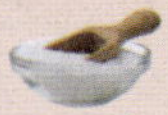
盐适量

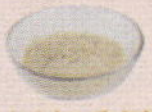
鸡精适量

做法 将鸡肝洗净后切成小块，备用；将小米入锅，加适量豆豉、生姜片煮粥，待水沸时入鸡肝，快熟时加盐、鸡精调味煮至粥熟。日服1剂。

治积食、消化不良

材料

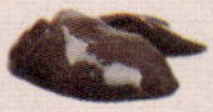
鸡肝1具

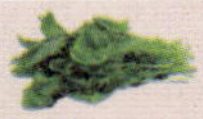
菠菜200克

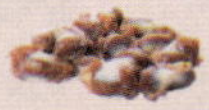
鸡肫1具

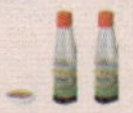
麻油适量

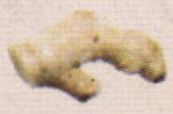
姜丝适量

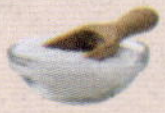
盐适量

做法 将菠菜、鸡肝、鸡肫分别洗净后一起放入开水锅中煮熟，加油、盐、姜丝调味，佐膳食用。分1～2次乘热食菜喝汤。

乌鸡肉

Wu Ji Rou

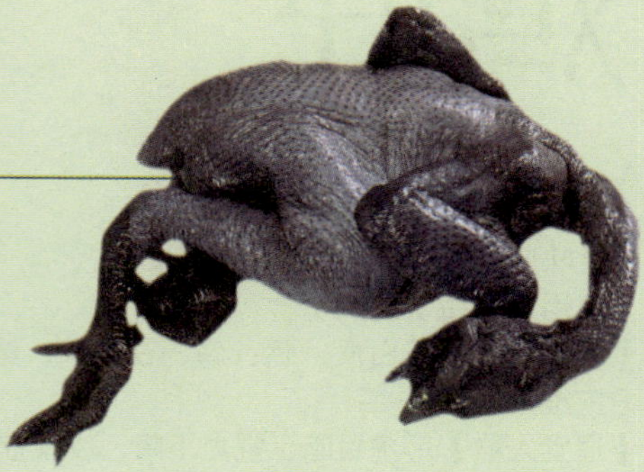

【别名】黑脚鸡、乌骨鸡、泰和鸡、药鸡。
【性味归经】性平，味甘。归肝、肾经。
【适用量】每次150克。
【营养成分】丰富的黑色素、蛋白质、B族维生素等18种氨基酸和18种微量元素。
【适宜人群】体虚血亏、肝肾不足、脾胃不健者。
【不宜人群】感冒发热者、咳嗽多痰者、湿热内蕴者、腹胀者、急性菌痢肠炎者、皮肤疾病者。

小百科

◎乌鸡又称“泰和鸡”或“武山鸡”，因其是乌皮、乌肉、乌骨，故名为乌骨鸡，以其骨骼、皮肉乌黑而得名。原产于我国江西省泰和县。

温馨提示

①乌鸡连骨熬汤，滋补效果最佳。炖煮时最好使用砂锅文火慢炖最好。
②乌鸡多食能生痰助火，生热动风，故感冒发热或湿热内蕴者不宜食用。

推荐养生食疗方

治血虚经闭

材料

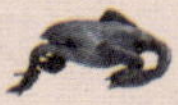
乌鸡肉150克
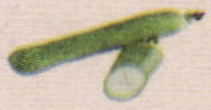
丝瓜100克
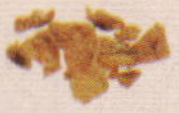
鸡内金10克
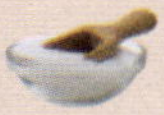
盐适量

做法 将乌鸡肉、丝瓜、鸡内金一起放入锅中，加适量清水煮汤至熟，加适量食盐调味，佐膳食用。

治赤白带下、遗精、白浊

材料

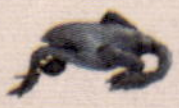
干净乌鸡1只
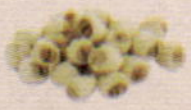
莲子肉30克
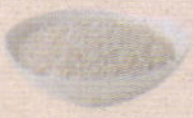
糯米30克
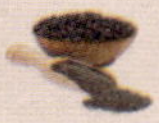
胡椒粉3克

做法 将莲子肉、糯米、胡椒粉分别洗净后纳入乌鸡腹内，扎紧开口放入锅中，加适量清水蒸熟，调味空腹食用。

治体虚

材料

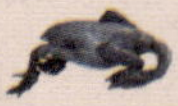
干净乌鸡1只
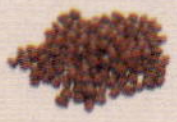
红豆200克
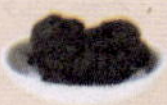
黄精50克
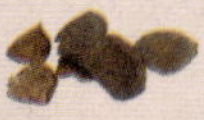
陈皮10克
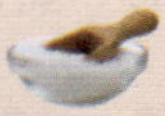
盐适量

做法 将乌鸡、红豆、黄精、陈皮一起放入锅中，加适量清水，滚水煲汤，再用中火煲3小时左右，加少许盐调味，佐膳食用。

相宜食物搭配及功效

三七

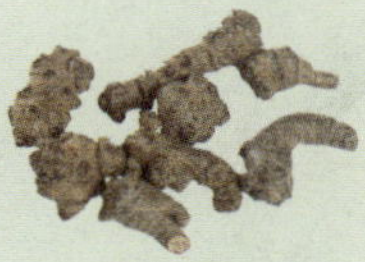

增强免疫力

核桃仁

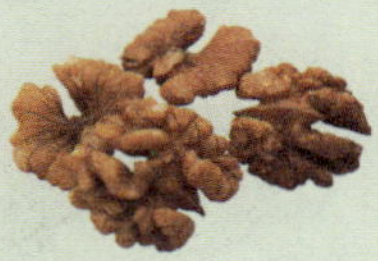

提升补锌功效

粳米

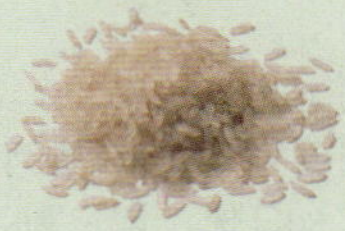

养阴、祛热、补中

红枣

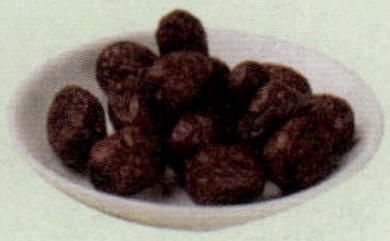

补血养颜

茶树菇

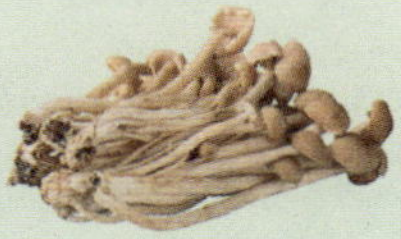

补充营养

木耳

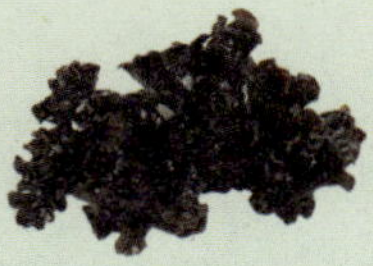

活血补血

山药

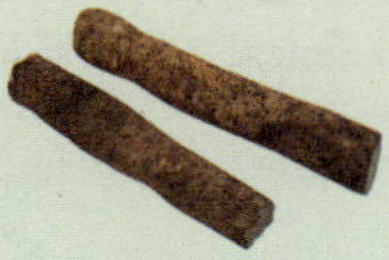

滋补身体

糯米

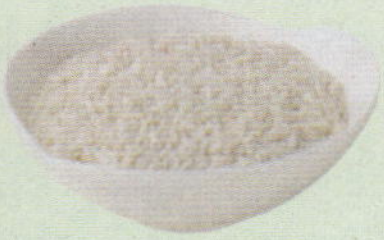

滋阴补肾

相克食物搭配及后果

兔肉

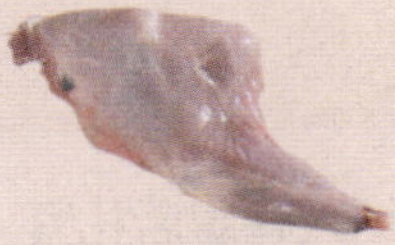

引起中毒

虾

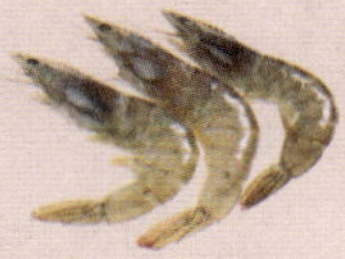

引起中毒

鲫鱼

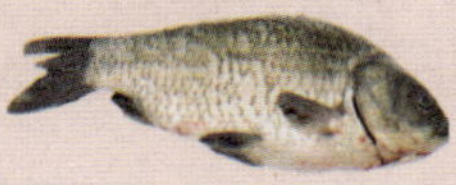

引起中毒

保健功效

1.增强免疫力

乌鸡肉中含有十种氨基酸，能有效增强人体免疫力，达到强身健体的功效。

2.预防骨质疏松

乌鸡肉中含有丰富的钙，能有效防治骨质疏松，预防佝偻病。

3.补血养颜

乌鸡肉中铁的含量高于鸡肉，对女性缺铁性贫血有很好疗效，能起到很好的补血养颜的功效。

4.抗衰抗癌

乌鸡肉中含有维生素A、微量元素硒和黑色素，它们具有清除体内自由基，抑制过氧化脂质形成，抗衰老和抑制癌细胞生长的功效。

鸭肉。

Ya Rou

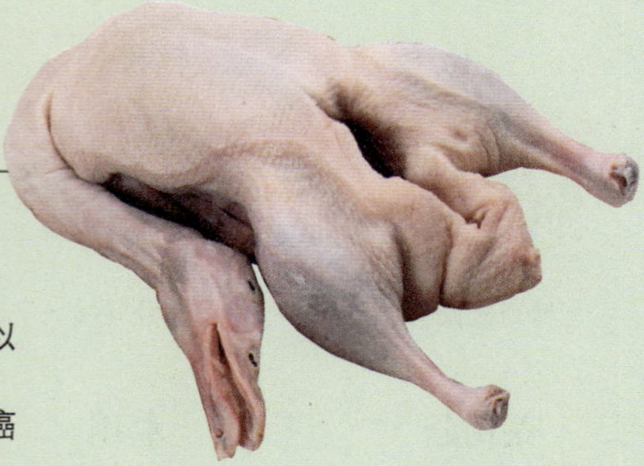

【别名】鹜肉、家凫肉、扁嘴娘肉、白鸭肉。
【性味归经】性寒，味甘咸。归脾、胃、肺、肾经。
【适用量】每次约80克。
【营养成分】富含蛋白质、B族维生素、维生素E以及铁、铜、锌等微量元素。
【适宜人群】上火水肿、低热食少、大便秘结、癌症、糖尿病、肝硬化腹水、慢性肾炎水肿等患者。
【不宜人群】阳虚脾弱、外感未清、便泻肠风患者。

小百科

◎鸭，又名“凫”，别称“扁嘴娘”，是我国农村普遍饲养的主要家禽之一。北京烤鸭、南京板鸭、江南香酥鸭等均是各种宴会的名菜。

温馨提示

①鸭子的毛较难除去，宰杀之前喂一些酒，可使毛孔增大，便于去毛。
②炖制老鸭时，加几片火腿或腊肉，能增加鸭肉的鲜香味。

推荐养生食疗方

治慢性肾炎浮肿

材料：

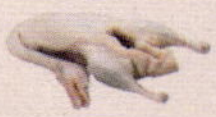
干净老鸭1只
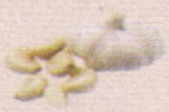
蒜头5个
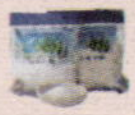
糖适量

做法：将蒜头洗净，纳入鸭腹后扎紧，入锅煮至烂熟，加少量糖调味，佐膳食用。

治妇女产后缺乳

材料：

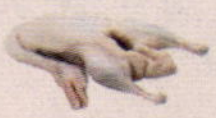
干净全鸭1只
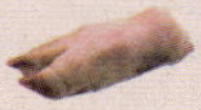
猪蹄2只
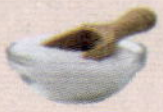
盐适量

做法：将全鸭、猪蹄一起放入锅中，加适量清水熬煮成汤，加盐调味，佐膳食用。

治脾胃虚弱营养不良

材料：

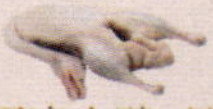
干净全鸭1只
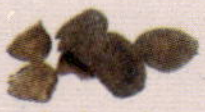
陈皮6克
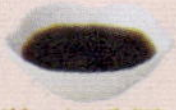
酱油适量
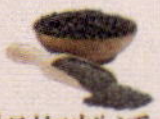
胡椒粉适量
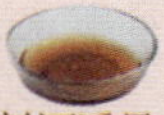
料酒适量

做法：将全鸭放入锅中，加适量清水蒸熟后倒出汤汁，加酱油、料酒、胡椒粉拌匀，陈皮切丝放在鸭子上面，蒸熟后调味，佐膳食用。

治癌症

材料：

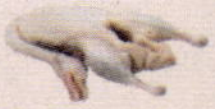
鸭肉250克
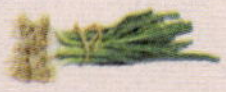
蒜苗250克
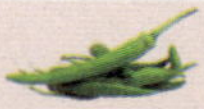
尖椒5克
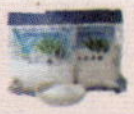
白糖少许
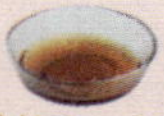
料酒15克
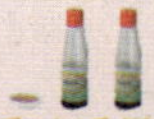
香油适量

做法：将鸭肉煮熟待凉，去骨切薄片；将蒜苗切斜段炒熟；将尖椒切丝，入沸水烫熟捞出；将鸭肉入碗，加白糖、料酒、蒜苗、尖椒拌匀，淋香油食用。

相宜食物搭配及功效

白菜

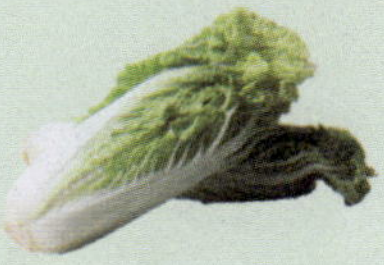

促进血液中胆固醇的代谢

芥菜

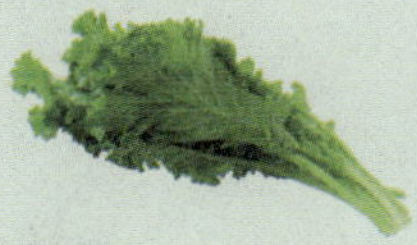

滋阴润肺

山药

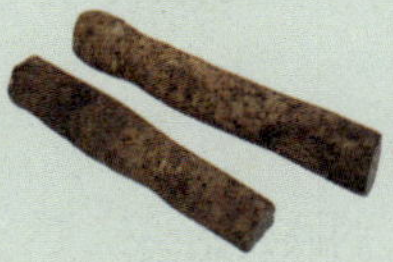

滋阴润肺

地黄

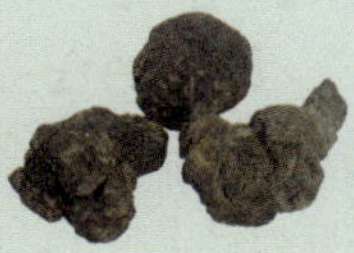

提供丰富营养

冬菜

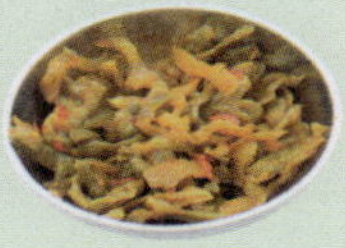

止咳润肺

金银花

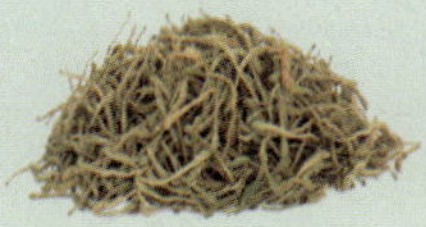

滋润肌肤

干贝

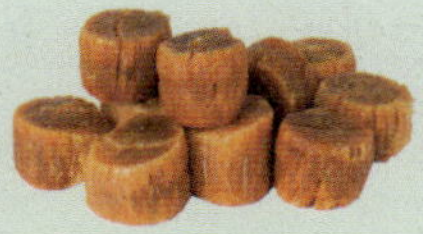

提供丰富的蛋白质

豆豉

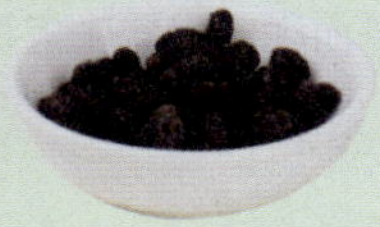

降低人体内的脂肪

相克食物搭配及后果

板栗

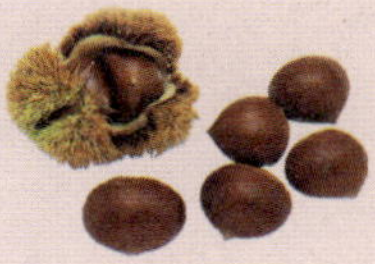

引起中毒

大蒜

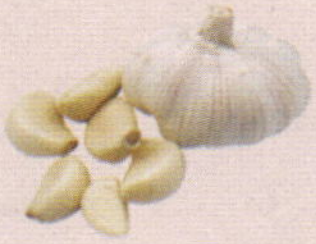

引起中毒

木耳

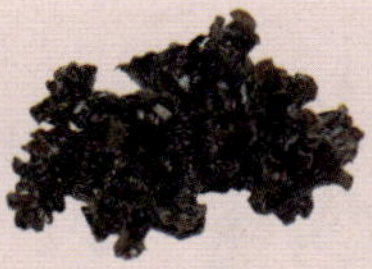

影响营养吸收

保健功效

1.保肝护肾

常食鸭肉，可滋阴补肾，有很好的保健功效。

2.增强免疫力

鸭肉中富含钾元素，能够有效增强人体免疫力，达到强身健体的功效。

3.养心润肺

鸭肉的脂肪中含有不饱和脂肪酸，能降低血中胆固醇和三酰甘油，同时鸭肉中含有丰富的维生素B_3，对心脏疾病患者有良好效果。

4.抗癌

鸭肉中含有丰富的蛋白质和维生素，能补充人体各种营养需要，多吃能起到防癌抗癌的作用。

鹅肉

E Rou

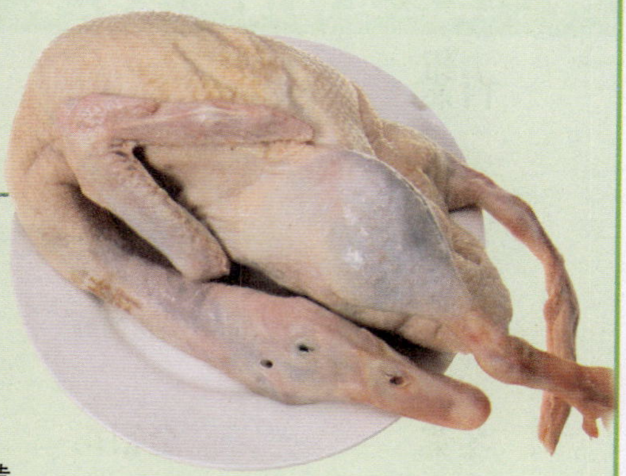

【别名】家雁肉。
【性味归经】性平，味甘。归脾、肺经。
【适用量】每次80～100克。
【营养成分】富含人体必需的多种氨基酸、蛋白质、多种维生素、维生素B_3、糖、微量元素。
【适宜人群】身体虚弱、气血不足、营养不良者。
【不宜人群】高血压、高脂血症、动脉硬化、舌苔黄厚而腻、皮肤生疮毒、淋巴结核、肿瘤病症者。

小百科

◎鹅又称雁鹅，古称家雁、舒雁。从科学的观点上来讲，鹅肉的营养价值比其他肉高，有高蛋白、低脂肪、低胆固醇的特点，长期食用能起到防癌、抗癌的作用。

温馨提示

①鹅肉不易煮熟烂，将猪胰切碎后与鹅肉同煮，容易熟烂，且汤鲜入味。
②用鹅肉炖萝卜可大利肺气，能止咳、化痰、平喘。

推荐养生食疗方

治阴虚气短

材料

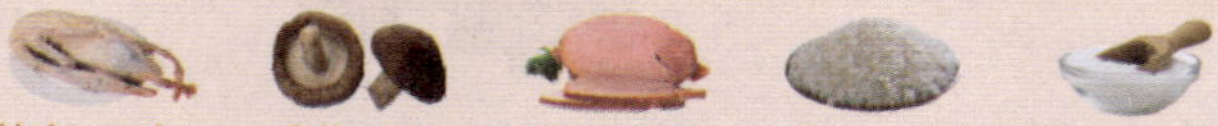

鹅肉200克　香菇50克　火腿50克　大米适量　盐适量

做法　将鹅肉切碎，香菇、火腿切丝，一起放入锅中，加适量清水煮汤后去渣，再放入大米同煮至熟，加盐调味，佐膳食用。

治阴虚咳嗽

材料

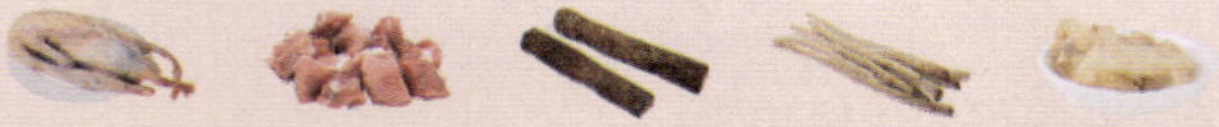

鹅肉250克　瘦猪肉250克　淮山30克　北沙参15克　玉竹15克

做法　将鹅肉、瘦猪肉、淮山、北沙参、玉竹一起放入锅中，加适量清水煮汤后去渣，调味佐膳食用。

治气血不足、手足麻木

材料

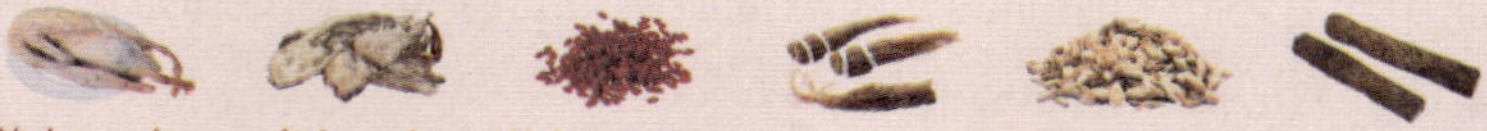

鹅肉100克　当归15克　枸杞子15克　党参30克　黄芪30克　淮山药30克

做法　将鹅肉、当归、枸杞子、党参、黄芪、淮山药一起放入锅中，加适量清水煮汤后去渣，调味佐膳食用。每日1次。

相宜食物搭配及功效

山药

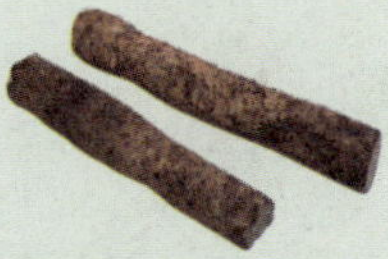

益气养阴、清热生津

冬瓜

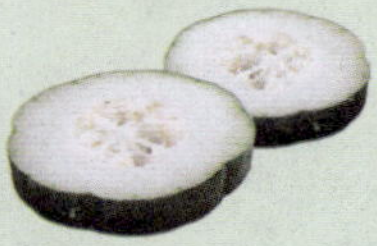

补脾健胃、清热消火

柠檬

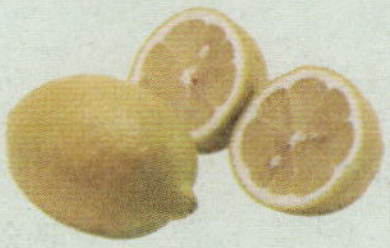

益气补虚、暖胃生津

白萝卜

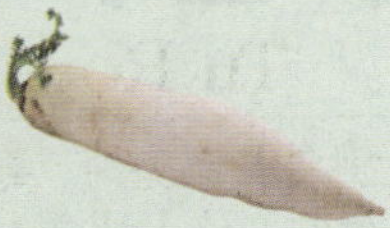

润肺止咳

洋葱

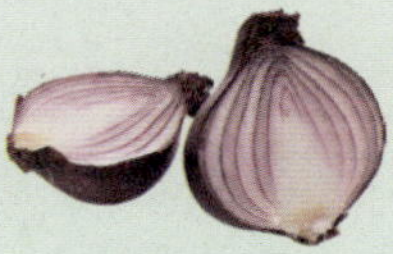

补充营养

青椒

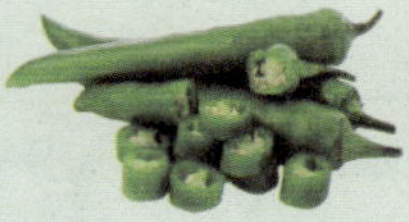

补充营养

天麻

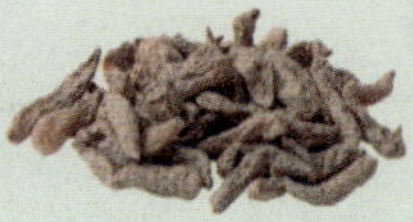

清热生津

党参

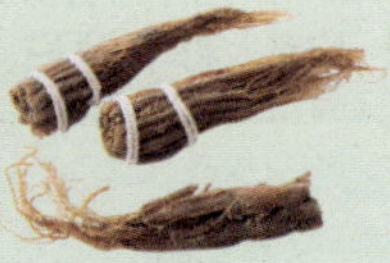

补脾健胃

相克食物搭配及后果

梨

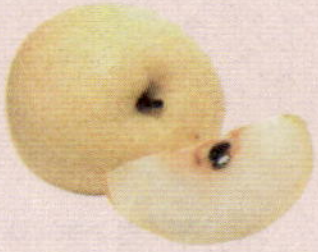

对肾脏刺激较大

柿子

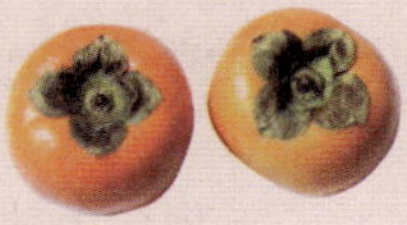

导致腹泻腹痛

鸡蛋

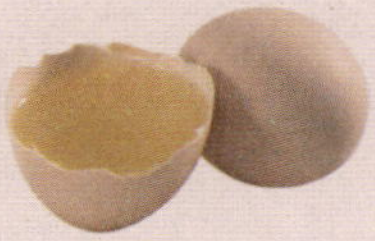

伤元气

大米

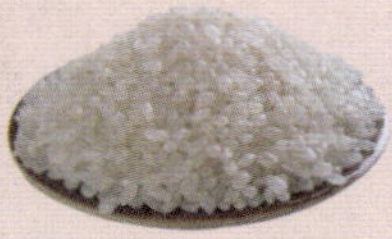

引起身体不适

保健功效

1.养心润肺

鹅肉含有镁和卵磷脂，能保持神经系统和心脏的正常工作，还能有效预防“三高”。

2.增强免疫力

鹅肉的蛋白质含量高，脂肪含量低，常食能有效增强免疫力，达到强身健体的效果。

3.补血养颜

鹅肉中含有钙、磷、镁、铁等营养素，其含有的卵磷脂能有效分解体内毒素，起到补血养颜的功效，对缺铁性贫血、气血不佳的人士有良好功效。

4.抗癌

鹅肉中含有的免疫球蛋白，能有效抑制癌细胞，达到防癌抗癌的功效。

兔肉

Tu Rou

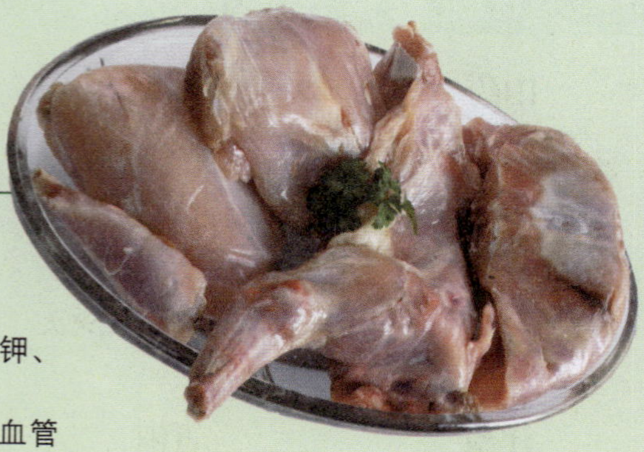

【别名】菜兔肉、野兔肉。
【性味归经】性凉，味甘。归肝、脾、大肠经。
【适用量】每次80克。
【营养成分】蛋白质、糖类，少量脂肪、硫、钾、钠、维生素B_1、卵磷脂等。
【适宜人群】营养不良、气血不足、肝病、心血管病、糖尿病患者及儿童、老年人。
【不宜人群】孕妇、阳虚者。

小百科

◎兔肉纤维细，味道鲜美，是一种高蛋白、低脂肪的食物，既有营养，又不会令人肥胖，是理想的“美容食品”。

温馨提示

①兔的“臭腺”位于外生殖器背面两侧皮下的白鼠鼷腺，味极腥臭，食用时若不除去，则会使兔肉难以下咽。
②兔肉多食损元阳，孕妇及阳虚者尤忌。

推荐养生食疗方

治消渴羸瘦	材料	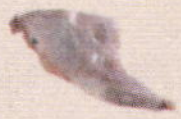 、干净全兔1只	做法	将全兔放入锅中，加适量清水煮汤至熟，调味佐膳食用。口渴时常食。
治贫血、白血病	材料	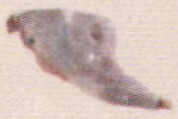 兔肉200克 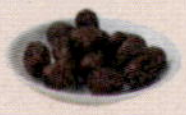 红枣15个	做法	将兔肉洗净切块，与去核的红枣一起放入碗中，加适量清水，隔水蒸熟，调味食用。每日1次。
治糖尿病	材料	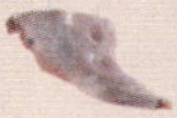 兔肉500克 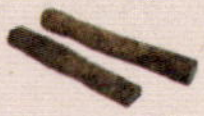 山药50克	做法	将兔肉切块、山药切片，一起放入锅中，加适量清水炖至兔肉极烂，取汁饮服。
治病后体弱	材料	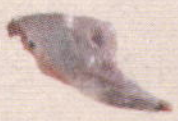 兔肉400克 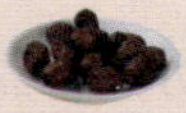 红枣20个 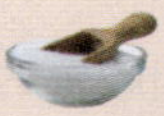 盐适量	做法	将兔肉、红枣分别洗净，一起放入锅中，加适量清水煮汤，加适量油盐调味食用。

相宜食物搭配及功效

葱

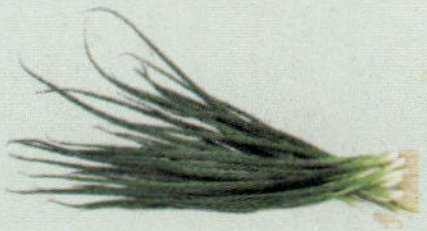

适合冠心病、脑梗死等患者

枸杞子

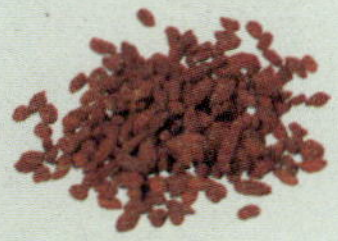

可治疗头晕、耳鸣等症状

茄子

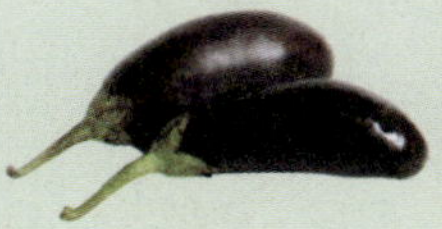

增强体力

生菜

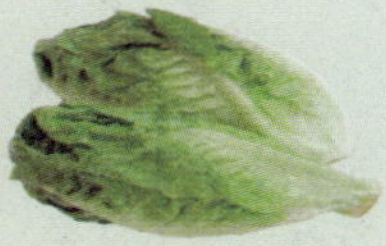

强身健体

相克食物搭配及后果

小白菜

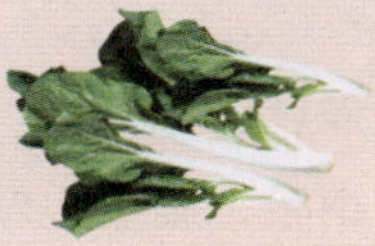

导致腹泻及呕吐

芥菜

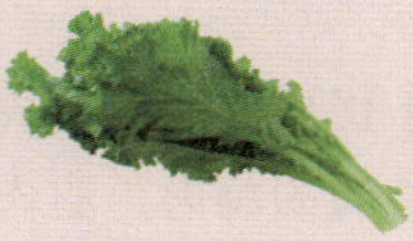

引起身体不适

橘子

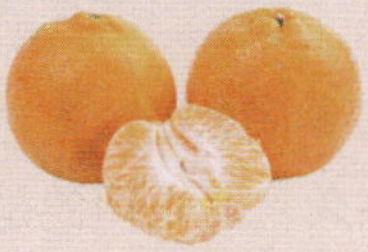

导致腹泻

生姜

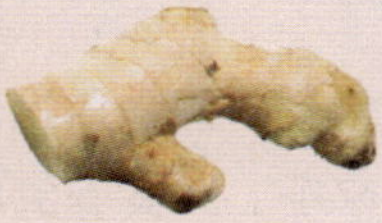

导致腹泻

鸡肉

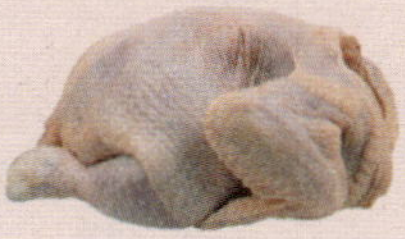

导致腹泻

鸡蛋

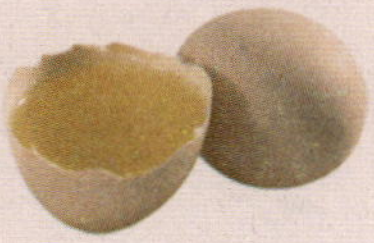

引起腹痛腹泻

芹菜

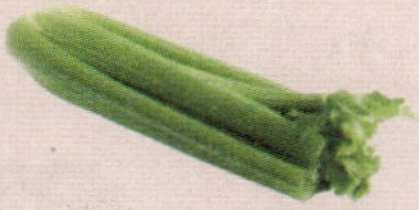

导致脱水

保健功效

1.增强免疫力

兔肉中含有较多人体最容易缺乏的赖氨酸、色氨酸，能有效增强人体免疫力。

2.提神醒脑

兔肉中含有的不饱和脂肪酸，能提高脑细胞的活性，从而增强记忆力和思维能力。

3.养心润肺

兔肉中丰富的卵磷脂，能够增进血压循环，清除过氧化物，保护心脑血管，特别适合有心脑血管疾病的人士食用。

4.抗癌

兔肉含有多种营养素，能起到防癌抗癌的功效。

鸽肉

Ge Rou

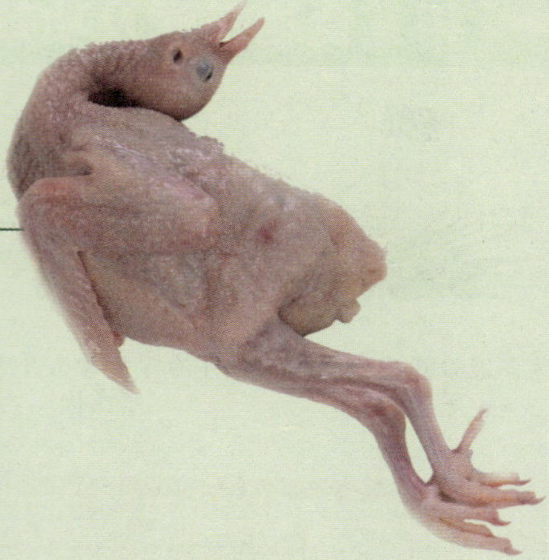

【别名】家鸽肉。

【性味归经】性平，味咸。归肝、肾经。

【适用量】每次半只，80~100克。

【营养成分】蛋白质、能量、16种人体所需氨基酸。

【适宜人群】体虚头晕、毛发稀疏早白、神经衰弱、贫血、高血压、高脂血症、冠心病、动脉硬化等。

【不宜人群】食积胃热、先兆流产、尿毒症、体虚乏力患者。

小百科

◎鸽子为鸽种鸟属，是和平、幸福、圣洁的象征。人类养鸽历史悠久，而肉用鸽是近年兴起的特种养禽之一，素有“无鸽不成宴，一鸽胜九鸡”之说。

温馨提示

①优质的鸽肉肌肉有光泽，脂肪洁白；劣质的鸽肉，肌肉颜色稍暗，脂肪也缺乏光泽。

②保存鸽肉时要注意生、熟分开。

推荐养生食疗方

治老人体虚、腰膝酸软

材料

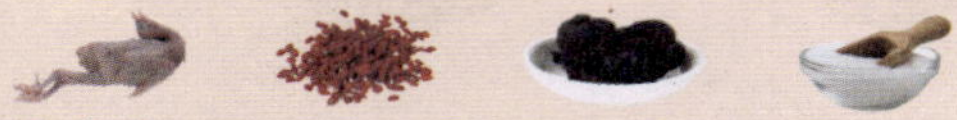

干净乳鸽1只　枸杞子25克　黄精30克　盐适量

做法 将乳鸽、枸杞子、黄精一起放入锅中，加适量清水，隔水蒸熟，加盐调味，佐膳食用。

治病后体虚

材料

干净乳鸽1只　去核红枣5枚　香菇5枚　生姜2片　米酒适量　花生油适量

做法 将乳鸽切块、红枣、香菇、生姜切丝，与米酒、白糖、酱油和适量花生油拌匀腌渍，隔水蒸熟，调味食用。

治术后气血虚弱

材料

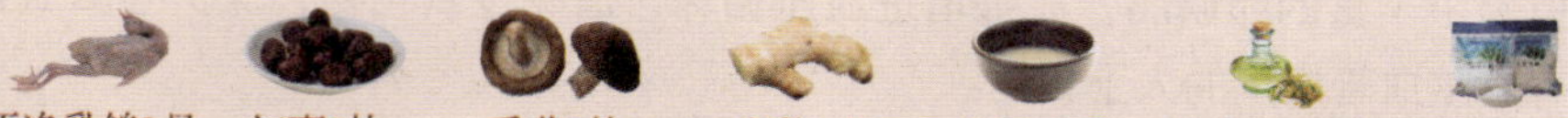

干净乳鸽1只　红枣8枚　香菇3枚　生姜5克　米酒适量　植物油适量　白糖适量

做法 将乳鸽切块，红枣、香菇、生姜切丝，以适量米酒、白糖、熟植物油调汁腌渍，待米饭烧将干时铺于饭面，盖严后焖熟食用。

相宜食物搭配及功效

螃蟹

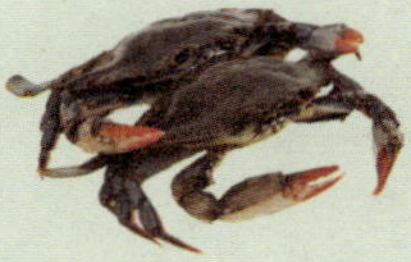

滋肾益气、散结痛经

竹笋

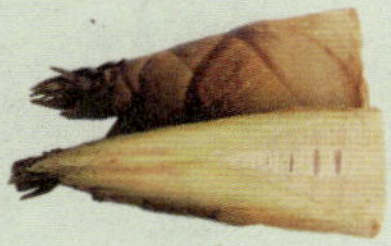

强身健体

红枣

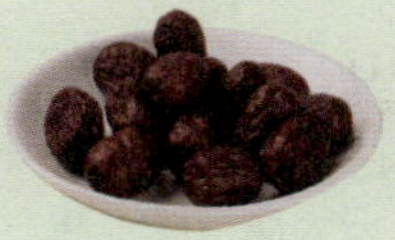

美容养颜

木耳

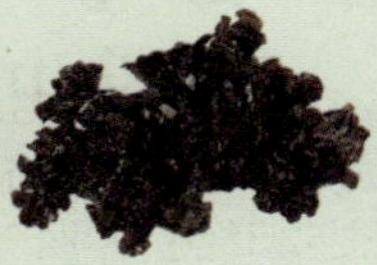

补充营养

胡萝卜

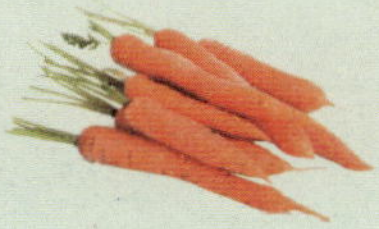

补充营养

冬虫夏草

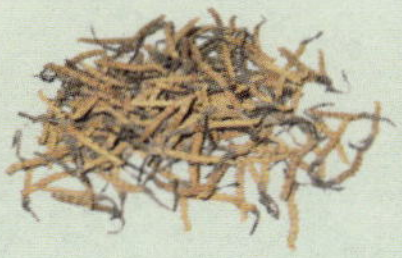

滋补元气

人参

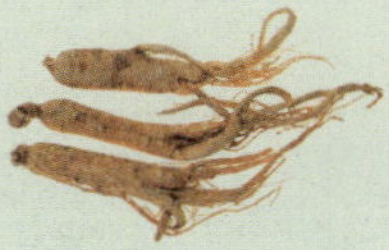

大补元气

枸杞子

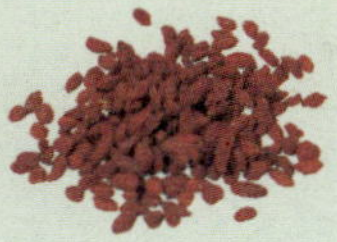

滋补营养

相克食物搭配及后果

猪肝

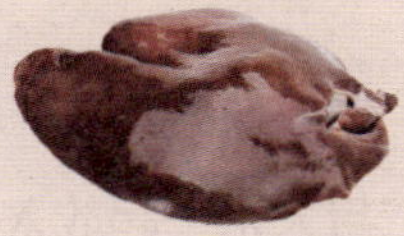

使皮肤出现色素沉淀

黄花菜

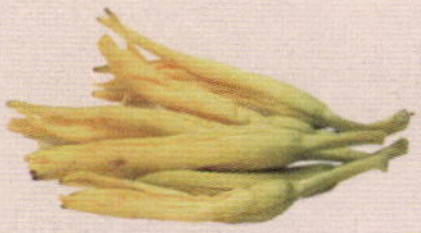

引起痔疮

香菇

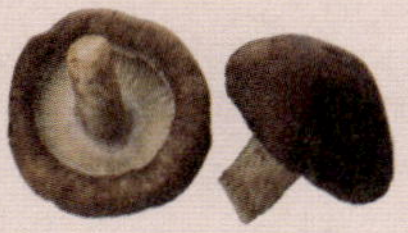

引发痔疮

保健功效

1.增强免疫力

鸽肉含有丰富的维生素E，可提高人体免疫力。

2.补血养颜

鸽骨中的软骨素，可有效改善皮肤细胞活力，红润脸色，起到补血养颜的功效。

3.提神醒脑

鸽肉对病后体弱、记忆力衰退等症有很好的补益作用。

4.补充营养

鸽肉的蛋白质含量高，而脂肪含量较低，在兽禽动物肉食中最宜人类食用。

5.防止脱发

鸽肉中还含有丰富的泛酸，对脱发、白发和未老先衰等有很好的疗效。

鹌鹑肉

An Chun Rou

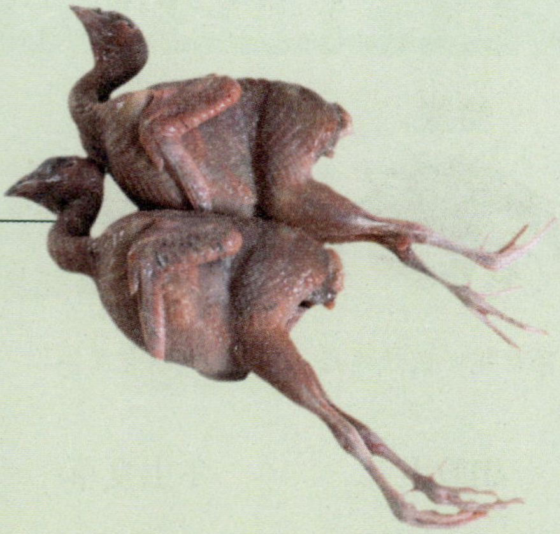

【别名】鹑鸟肉、赤喉鹑肉。
【性味归经】性平，味甘。归大肠、脾、肺、肾经。
【适用量】每次半只，80～100克。
【营养成分】含丰富的卵磷。
【适宜人群】高血压、血管硬化、结核病、肥胖、肾炎水肿、泻痢、胃病、神经衰弱和支气管哮喘等。
【不宜人群】重症肝炎晚期、肝功能极度低下、感冒患者。

小百科

◎鹌鹑又称鹑鸟，肉质细嫩、肌纤维短，故味鲜而可口、香而不腻，一向被列为野禽上品。春秋战国时已是宫廷筵席上的珍馐，素有“动物人参”之美名。

温馨提示

①鹌鹑肉可蘸酱油、醋或芝麻酱食用。
②高血压、肥胖症患者适宜食用。
③鹌鹑肉不宜与蘑菇、木耳同食；忌与猪肉、猪肝同食，否则面生黑斑。

推荐养生食疗方

治小儿疳积、便溏

材料：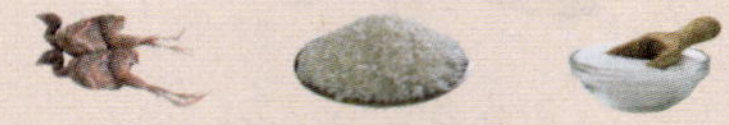
干净鹌鹑1只　大米100克　盐适量

做法：将鹌鹑切小块，与大米一起放入锅中，加适量清水煮粥，加适量油盐调味，佐膳食用。

治气短乏力、咳嗽

材料：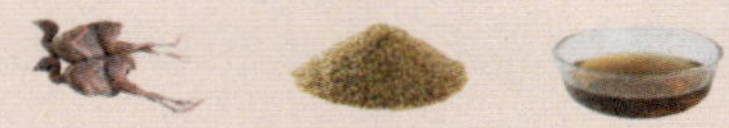
干净鹌鹑1只　红糖适量　黄酒适量

做法：将鹌鹑、红糖、黄酒一起放入锅中，加适量清水煮汤至熟，调味食用。

治痢疾、腹泻

材料：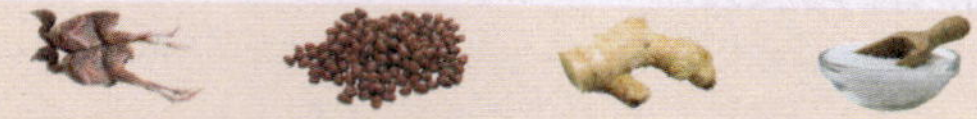
干净鹌鹑1只　红豆20克　生姜5片　盐适量

做法：将鹌鹑、红豆、生姜一起放入锅中，加适量清水煮汤，加盐调味，佐膳食用。

治肾虚腰疼

材料：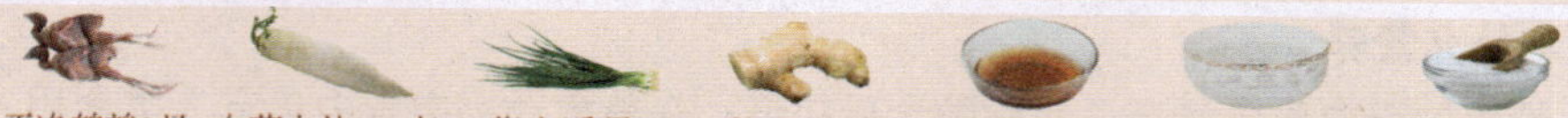
干净鹌鹑1只　白萝卜片100克　葱末适量　姜末适量　料酒适量　醋适量　盐适量

做法：将鹌鹑切片后下锅炒至变色时，将白萝卜片放入混炒，加葱末、姜末、料酒、醋、水同煮熟，加食盐调味食用。

相宜食物搭配及功效

红枣

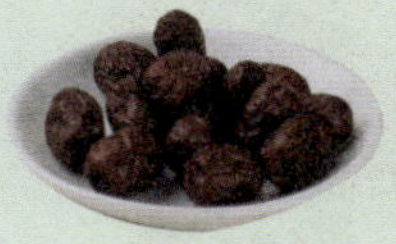

补血养颜

天麻

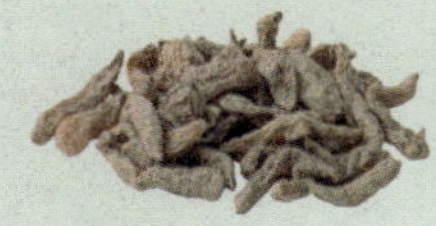

改善贫血

桂圆

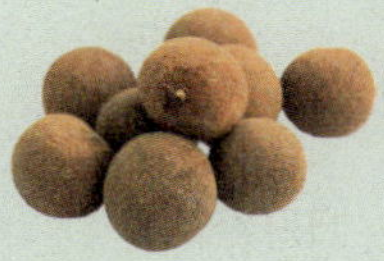

补肝益肾、养心和胃

红小豆

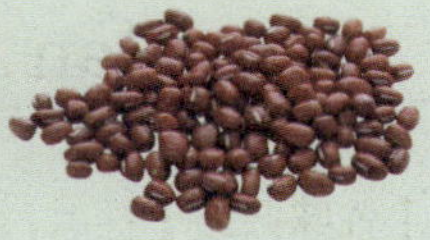

可治疗小儿腹泻和小儿疳积

蜜橘

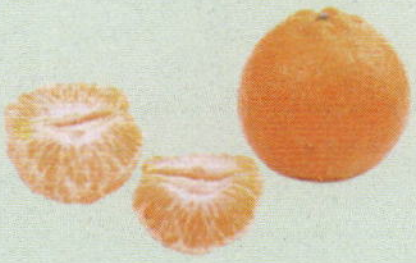

防止动脉硬化

黄豆

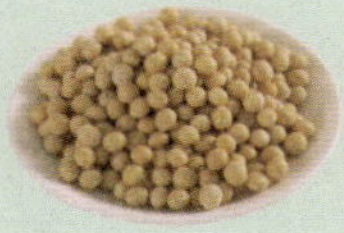

补充营养

鸡蛋

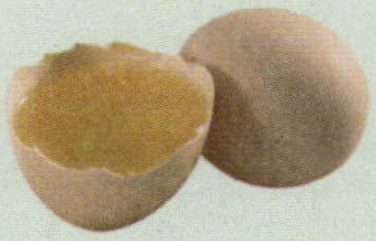

补充营养

银耳

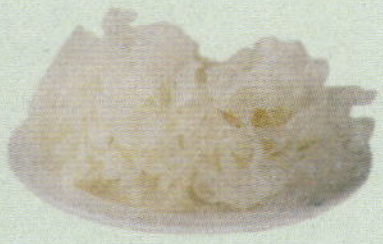

滋补身体

相克食物搭配及后果

木耳

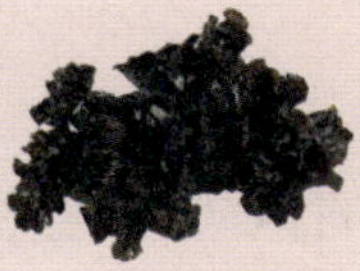

引发痔疮

蘑菇

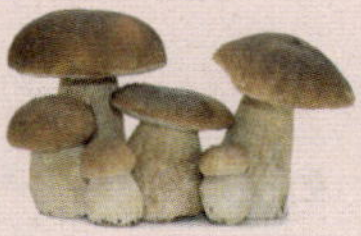

引起痔疮发作

猪肝

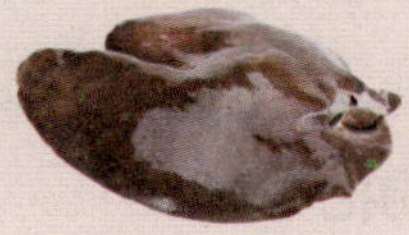

使皮肤出现色素沉淀

黄花菜

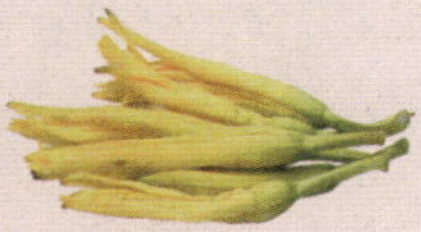

引起痔疮发作

保健功效

1.养心润肺

鹌鹑肉中含有的维生素P和芦丁，能有效防治动脉硬化。

2.提神醒脑

鹌鹑肉中含有丰富的卵磷脂和脑磷脂，能起到健脑作用，有利于大脑发育、提高智力，正在长身体的青少年、儿童可以适当多食。

3.降低血压

鹌鹑肉中含有高蛋白、低脂肪，有改善高血压的功效。

4.强身健体

鹌鹑肉中所含丰富的卵磷，可生成溶血磷脂，抑制血小板凝聚的作用，可阻止血栓形成，保护血管壁，阻止动脉硬化。

羊肝

Yan Gan

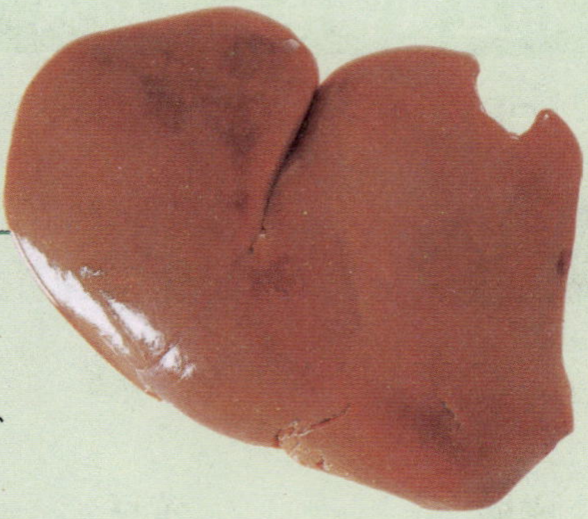

【别名】无
【性味归经】性凉，味甘。归肝经。
【适用量】每次50克。
【营养成分】含有丰富蛋白质、脂肪及钙、磷、铁、镁、锌、硒等矿物质。
【适宜人群】眼干枯燥者、夜盲症患者、贫血者。
【不宜人群】高血脂患者。

小百科

◎羊肝为牛科动物山羊或绵羊的肝脏，动物形态详见“羊肉”条。

保健功效

1.促进人体代谢

羊肝中含有丰富的维生素B_2，能促进身体的代谢。

2.防止夜盲症

养肝含丰富的维生素A，可防止夜盲症。

相宜食物搭配及功效

菠菜

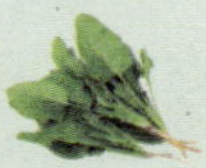

促使恢复活力

枸杞子

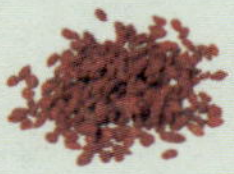

养肝明目

相克食物搭配及后果

红豆

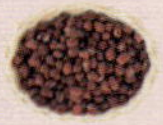

引起中毒

竹笋

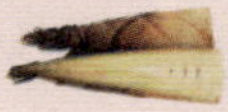

引起中毒

青椒

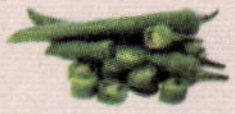

破坏维生素C

西红柿

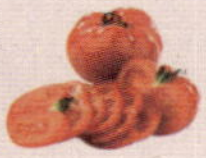

引起身体不适

推荐养生食疗方

血小板减少症

材料：

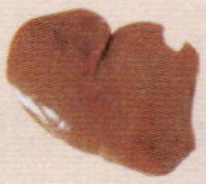

羊肝40克

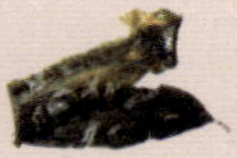

海带15克

做法：

1.羊肝与海带洗净，分别切片、切丝。
2.同入锅加水烧汤，加入少量淀粉、蒜、醋、酱油调味。

治元气不足之虚劳

材料：

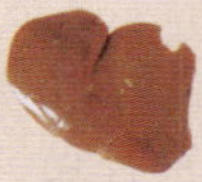

羊肝1具

做法：

1.将羊肝洗净，切成 块。
2.用清水煮至八成熟，不放任何佐料，煮熟即可食用。

驴肉

Lü Rou

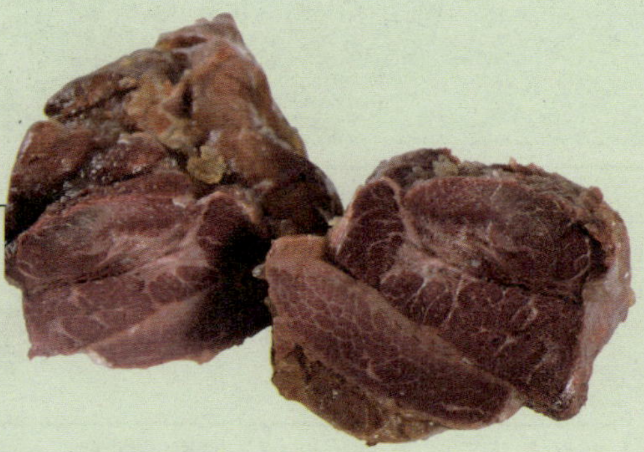

【别名】毛驴肉

【性味归经】性凉，味甘。归心、肝经。

【适用量】每次50克。

【营养成分】脂肪、蛋白质、维生素、矿物质。

【适宜人群】脾虚肾亏、贫血患者。

【不宜人群】慢性肠炎、腹泻、瘙痒性皮肤病患者、孕妇。

小百科

◎驴肉比牛肉、猪肉口感好、营养高。驴肉中氨基酸含量十分丰富。色氨酸是作为识别肉中蛋白质是否全面的重要物质，驴肉的色氨酸含量高于猪肉和牛肉。

保健功效

1.活血降压

驴肉对高血压患者有着良好的保健作用。

2.补充营养

驴肉含有动物胶、骨胶原和钙等成分，能为人体提供良好的营养补充。

相宜食物搭配及功效

红椒

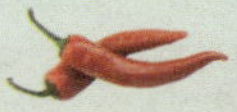

开胃消食

芋头

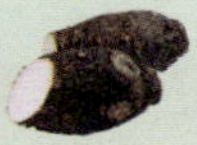

气血双补

大蒜

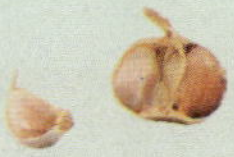

辅助治疗支气管炎

相克食物搭配及后果

金针菇

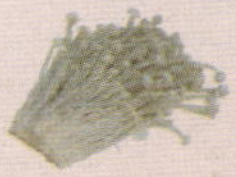

引起心痛

猪肉

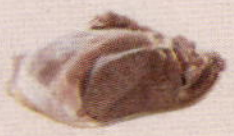

引起腹泻

黄花菜

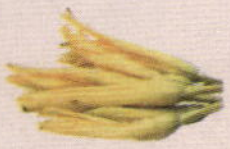

引发心痛

推荐养生食疗方

小儿营养不良

材料

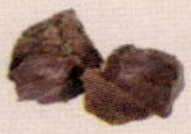

驴肉50克

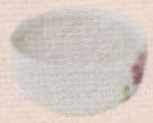

大米50克

做法

1.将驴肉洗净，切细，加入调料，勾芡备用。

2.用大米煮粥，待沸后调入驴肉等，粥熟时加入调味料即可。

形体消瘦

材料

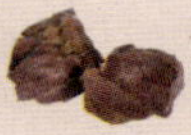

驴肉150克

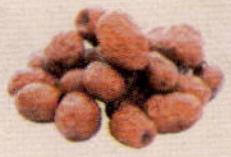

大枣10枚

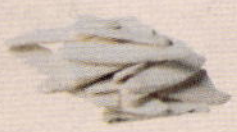

山药30克

做法

1.将大枣去核洗净；驴肉、山药洗净、切好。

2.把材料放入锅中，加水适量，煮至驴肉熟后，调味即可食用。

水产类

草鱼
Cao Yu

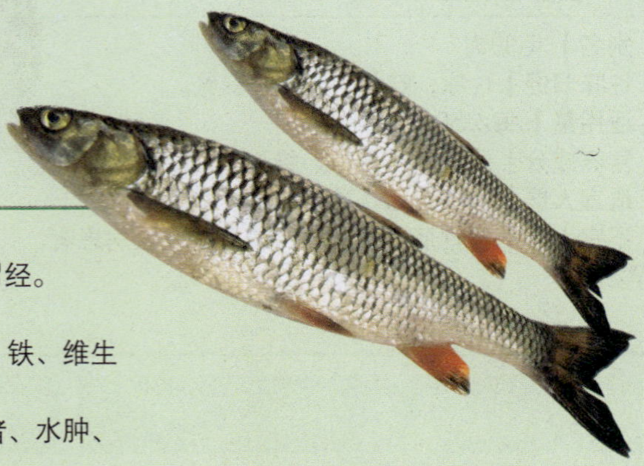

【别名】混子、草鲩、白鲩、鲩鱼、油鲩。
【性味归经】性温，味甘。无毒。归肝、胃经。
【适用量】每次100克。
【营养成分】富含蛋白质、脂肪、钙、磷、铁、维生素B_1、维生素B_2、维生素B_3等。
【适宜人群】冠心病、高血压、高血脂患者、水肿、肺结核、风湿头痛患者、体虚气弱者。
【不宜人群】女子在月经期不宜食用。

小百科

◎草鱼又称鲩鱼，有青鲩、白鲩两色，属鲤科。草鱼肉质白嫩、韧性好、出肉率高，是烹制鱼片用的主要原料，但不宜大量食用，过食有可能诱发各种疮疥。

温馨提示

①鱼胆有毒不能吃；草鱼要新鲜，煮时火候不能太大，以免把鱼肉煮散。
②烹调草鱼时可不放鸡精，炒的时间不宜过长，用低温油炒至鱼肉变白即可。

推荐养生食疗方

治免疫力低下

材料：

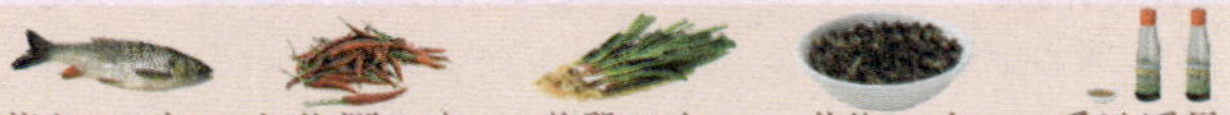

草鱼500克　红椒圈20克　蒜段20克　花椒50克　香油适量

做法：将草鱼切片，用盐、醋腌渍10分钟，入油锅滑熟后摆盘；将红椒圈、蒜段、花椒入锅爆香，淋在鱼片上，加香油调味食用。

治营养不良食欲不振

材料：

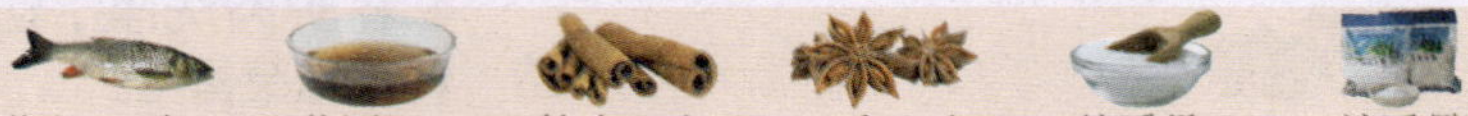

草鱼500克　黄酒15　桂皮20克　八角10克　盐适量　糖适量

做法：把草鱼切片，加酱油、盐、黄酒腌五分钟，油炸后浸入用八角、桂皮、盐、糖、清水混制成的卤汁约1小时，切块食用。

治高血压

材料：

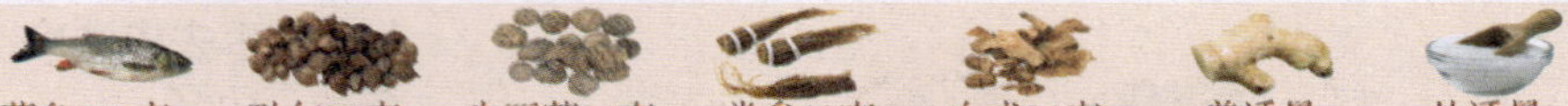

草鱼500克　砂仁10克　肉豆蔻10克　党参10克　白术10克　姜适量　盐适量

做法：将砂仁、豆蔻、党参、白术烘干研末；草鱼划几刀，用盐、料酒、药粉涂抹鱼身内外，将姜片放入鱼腹内，上笼蒸约40分后食用。

相宜食物搭配及功效

豆腐

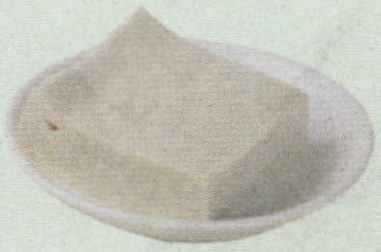

增强免疫力

冬瓜

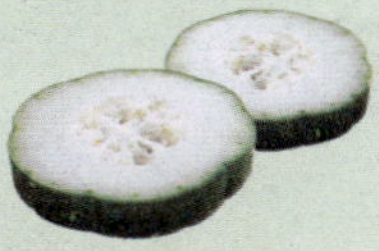

祛风、清热、平肝

木耳

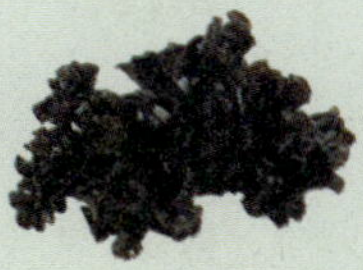

补虚利尿

醋

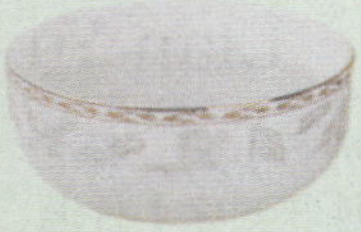

营养高

莼菜

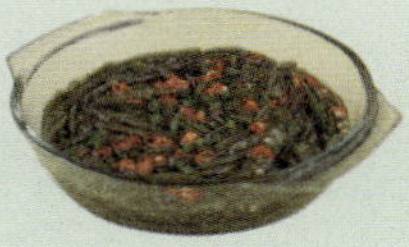

健脾和胃、利水消肿

鸡蛋

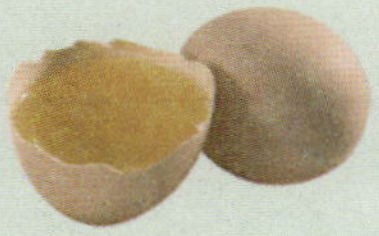

温补强身

油条

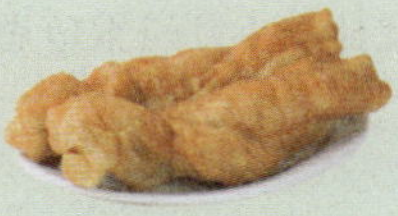

补充营养

相克食物搭配及后果

甘草

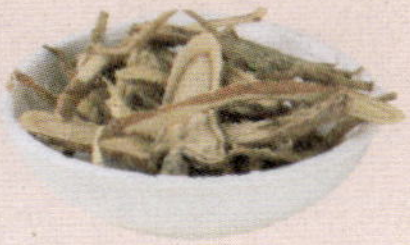

引起中毒

西红柿

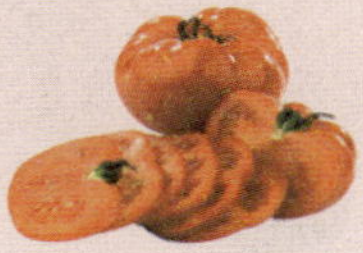

抑制铜元素析放

咸菜

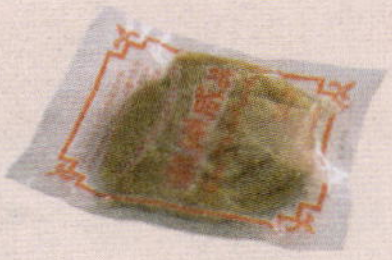

易生成有毒物质

保健功效

1.养心润肺

草鱼含有丰富的不饱和脂肪酸，对血液循环有利，心血管病人适宜多食。

2.防癌、抗衰老

草鱼含有丰富的硒元素，经常食用有抗衰老、养颜的功效，而且对肿瘤也有一定的防治作用。

3.开胃消食

草鱼肉嫩而不腻，可以开胃、滋补，尤其适合身体瘦弱、食欲不振的人。

4.增强免疫力

草鱼富含蛋白质、碳水化合物和维生素，对身体有很好的滋补作用，能增强人体免疫力。

鲢鱼

Lian Yu

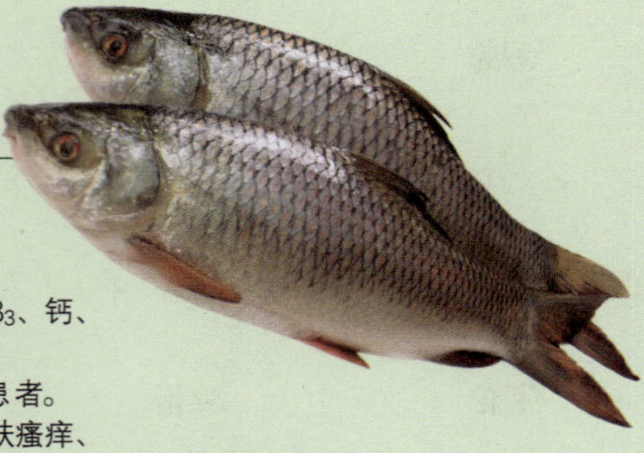

【别名】鲢、鲢子、边鱼、白脚鲢。
【性味归经】性温，味甘。归脾、胃经。
【适用量】每次100克。
【营养成分】蛋白质、氨基酸、脂肪、维生素B_3、钙、磷、铁、糖类、灰分、维生素B_1、维生素D等。
【适宜人群】脾虚、肾炎水肿、小便不利、肝炎患者。
【不宜人群】甲亢、感冒发烧、痈疽疔疮、皮肤瘙痒、目赤肿痛、口腔溃疡、大便秘结、红斑狼疮患者。

小百科

◎鲢鱼，别名鲢子、白鲢、水鲢，是我国主要的淡水鱼之一，全国各地均有分布。鲢鱼属中上层鱼类，生性活泼，稍受惊动便四处窜跳。

温馨提示

①清洗鲢鱼的时候，要将鱼肝清除掉，因为其中含有毒质。
②鲢鱼适合烧、清蒸、油浸等，以清蒸、油浸最能体现鲢鱼清淡鲜香特点。

推荐养生食疗方

补脑

材料

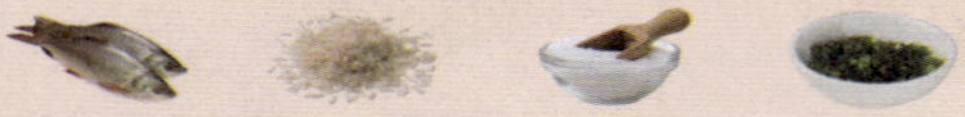

鲢鱼头10克　粳米100克　盐适量　葱花适量

做法 将鲢鱼头剖开脑拆下洗净；将粳米用冷水浸泡半小时，捞出沥干后入锅，用旺火烧沸，加入鲤鱼头、盐，改小火熬粥，撒葱花，佐膳食用。

治食欲不振

材料

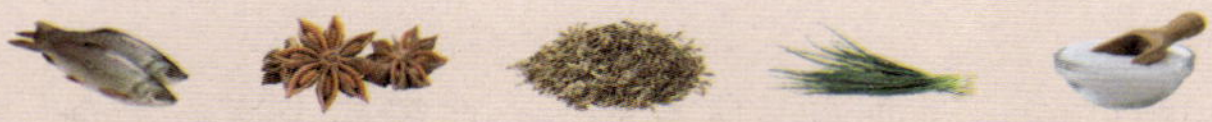

鲢鱼400克　八角2克　小茴香1克　葱适量　盐适量

做法 热锅加盐，将鲢鱼入锅，用微火煎至两面焦黄，加葱、八角、小茴香、盐调味，用少许水稍焖片刻，佐膳食用。

治气血不足

材料

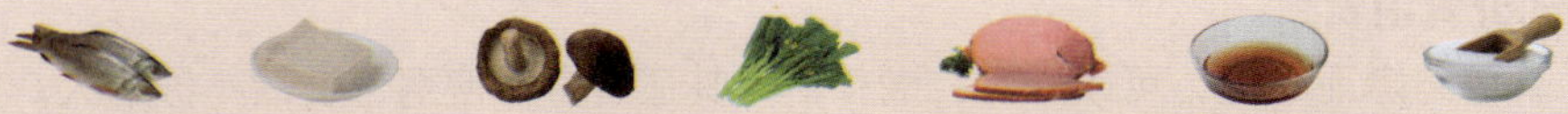

鲢鱼800克　豆腐500克　香菇30克　菜心30克　金华火腿20克　料酒适量　盐适量

做法 将鲢鱼两侧划十字刀，入油锅煎至上色，加香菇片、火腿片、菜心、豆腐片及适量汤汁，旺火烧开后小火炖至熟烂，加料酒、盐调味佐膳食用。

相宜食物搭配及功效

豆腐

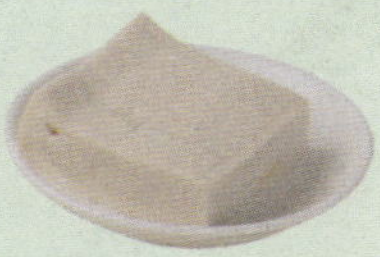

解毒美容

丝瓜

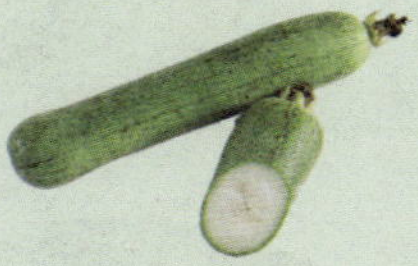

生血通乳

白萝卜

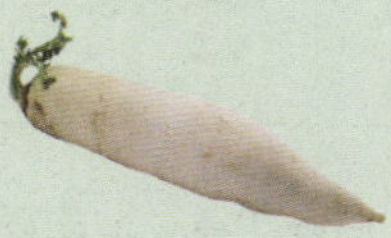

利水消肿

青椒

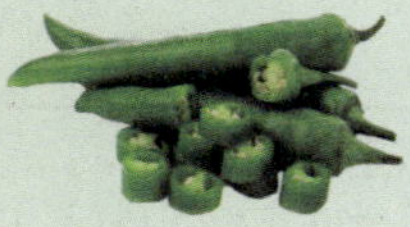

健脑益智

苹果

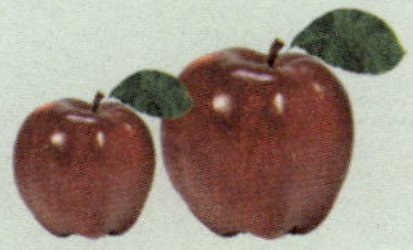

治疗腹泻

赤小豆

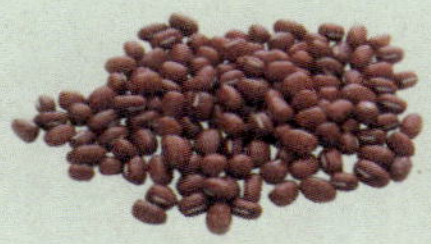

有利水作用

猪肉

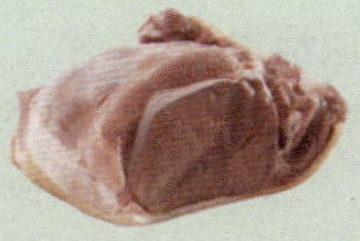

温中益气、润泽皮肤

冬瓜子

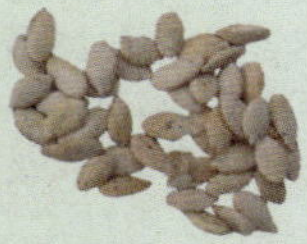

暖胃泽肤、下乳

相克食物搭配及后果

西红柿

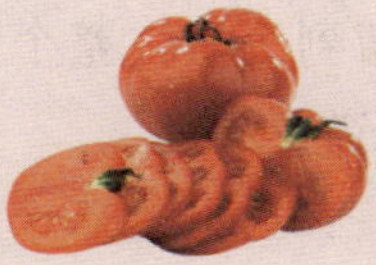

不利营养的吸收

甘草

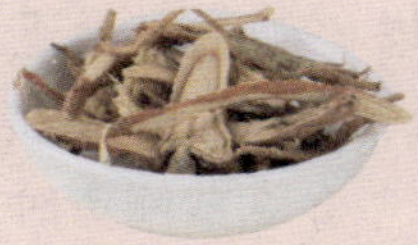

引起中毒

牛肝

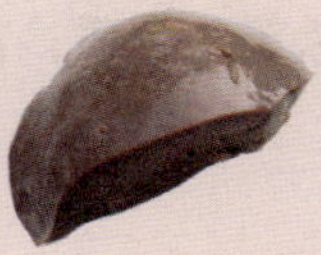

影响营养吸收

牛肉

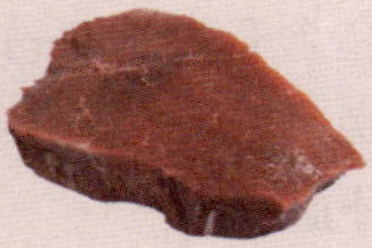

影响营养吸收

保健功效

1.调节心脑血管功能

鲢鱼含有优质的蛋白质，易于消化吸收，能降低胆固醇对血液黏稠度，肝炎、肾炎、高血压、心脏病，慢性支气管炎等疾病患者可经常食用。

2.促进消化

鲢鱼中含有的维生素B_1，可以帮助消化，改善食欲不振的状况。

3.增强免疫力

鲢鱼含有大量的钙、磷、铁等矿物质，常食可增强免疫力。

4.美容养颜

鲢鱼中含有丰富的胶质蛋白，对皮肤粗糙、脱屑、头发干脆易脱落等症均有疗效，常食即能健身，又能美容，是女性滋养肌肤的理想食品。

鲫鱼

Ji Yu

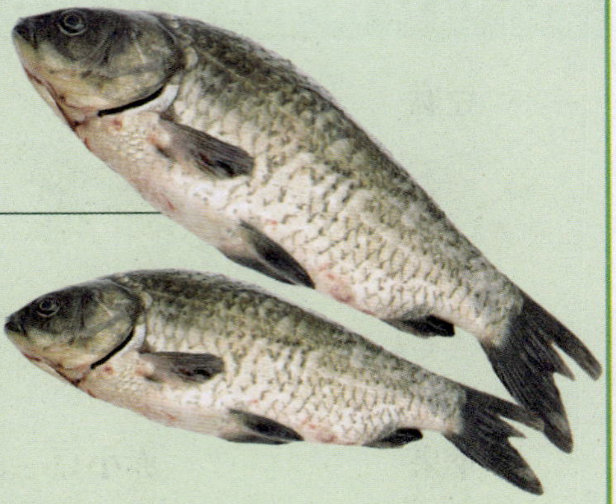

【别名】鲋鱼。

【性味归经】性平，味甘。归脾、胃、大肠经。

【适用量】每次40克。

【营养成分】富含蛋白质、脂肪、钙、铁、锌、磷等矿物质以及多种维生素。

【适宜人群】肝硬化腹水、孕妇产后乳汁缺少以及脾胃虚弱、小儿麻疹初期、痔疮出血、慢性久痢等。

【不宜人群】感冒者、高脂血症患者。

保健功效

1.调节心脑血管功能

鲫鱼含有优质的蛋白质，易于消化吸收，常食可有效增强抗病能力，肝炎、肾炎、高血压、心脏病，慢性支气管炎等疾病患者可经常食用。

2.增强免疫力

鲫鱼含有大量的钙、磷、铁等矿物质，常食可增强免疫力。

3.补血养颜

鲫鱼含有丰富的铁，能参与血蛋白、细胞色素以及各种酶的合成，起到补血养颜的作用。

4.开胃消食

鲫鱼的锌含量很高，可以增进食欲、健胃消食，正在长身体的儿童适宜常食。

5.去皱美容

鲫鱼含有丰富的蛋白质，对肌肤的弹力纤维构成起到了良好的强化作用，尤其对因压力、睡眠不足等精神因素导致的早期皱纹有很好的缓解功效，女性常食有益。

6.催乳

坐月子喝鲫鱼汤是中国的古老传统，一直到现在还普遍适用。鲫鱼是产妇的催乳补品，吃鲫鱼可以让妇女乳汁充盈。

温馨提示

①鲫鱼用以清蒸或煮汤营养效果最佳，经烧亦可。若经煎炸，功效会大打折扣。

②在熬鲫鱼汤时，可以先用油煎一下，再用开水小火慢熬，鱼肉中的嘌呤就会逐渐溶解到汤里，整个汤呈现出乳白色，味道更鲜美。

③煎鲫鱼时，先要在鱼身上抹一些干淀粉，这样既可以使鱼保持完整，又可以防止鱼被煎煳。

④将鲫鱼去鳞剖腹洗净，放入盆中倒些黄酒或牛奶，就能去除腥味。

⑤吃完鲫鱼，口里如果残留鱼腥味时，嚼上三五片茶叶，可以使口气变得清新。

小百科

◎鲫鱼又名鲫拐子、鲫瓜子。身体似鲤，但体较扁而高，是鱼类中的小不点，但生命力强，在江、河、湖中广泛分布。

相宜食物搭配及功效

木耳

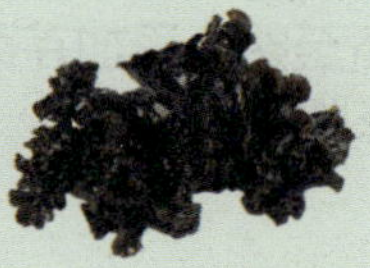

润肤抗老

花生

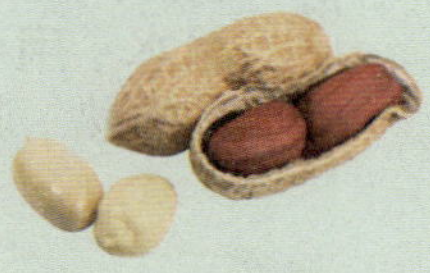

利于营养吸收

蘑菇

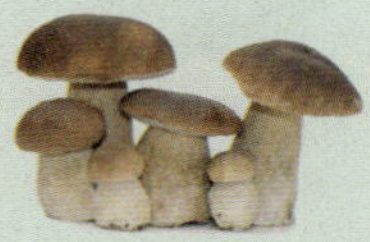

利尿美容

豆腐

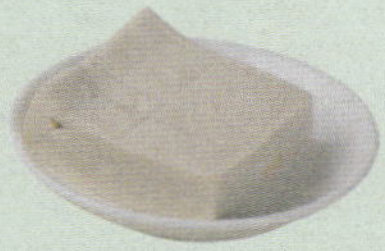

预防更年期综合征

红豆

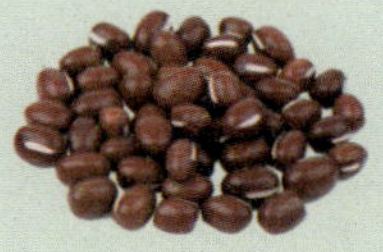

利水消肿

红枣

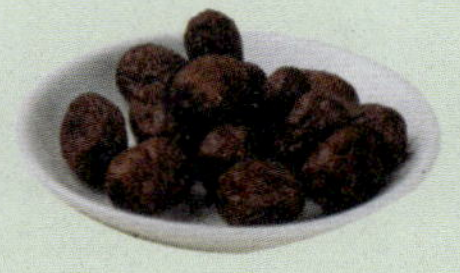

祛头风、改善体质

绿豆芽

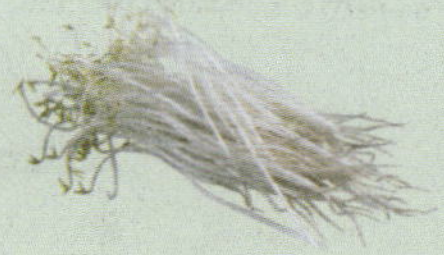

催乳

韭菜

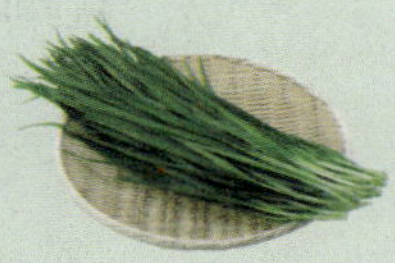

补钙养颜

相克食物搭配及后果

蜂蜜

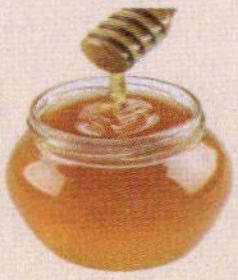

易中毒

蒜

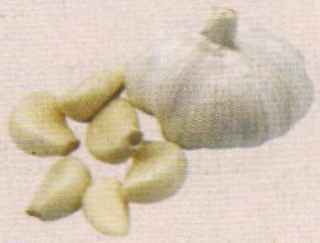

易伤身

葡萄

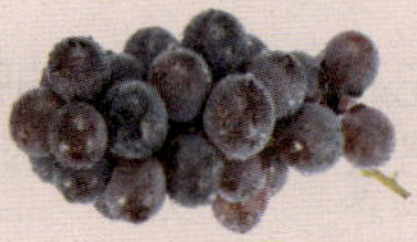

产生强烈刺激

鸡肉

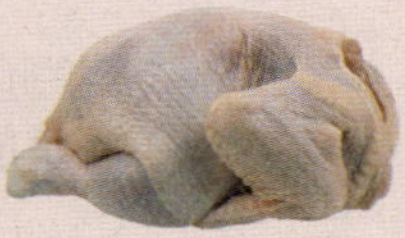

不利营养吸收

猪肉

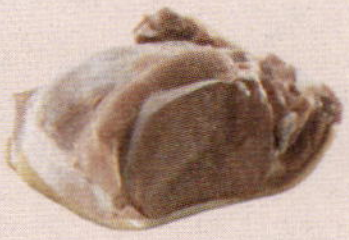

不利营养的吸收

冬瓜

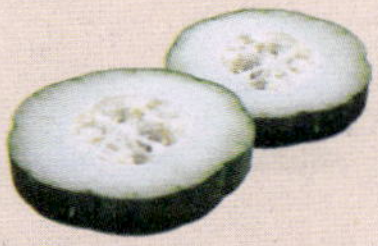

妨碍营养吸收

芥菜

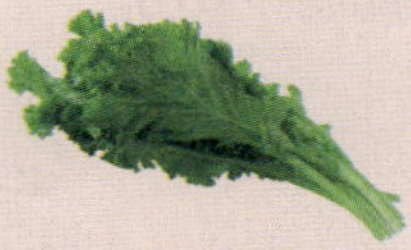

引起水肿

猪肝

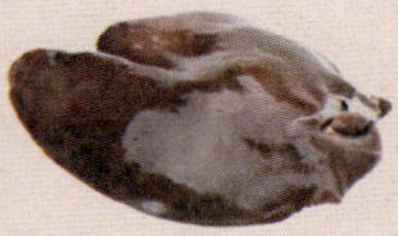

产生强烈刺激

选购指南

◎鲫鱼要买身体扁平颜色偏白的，肉质会很嫩。新鲜鱼的眼略凸，眼球黑白分明，眼面发亮。

保存窍门

◎用浸湿的纸贴在鱼眼上，防止鱼视神经后的死亡腺离水后断掉。这样死亡腺可保持一段时间，从而延长鱼的寿命。

推荐养生食疗方

治高血压

材料

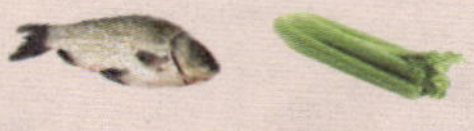

鲫鱼400克　芹菜150克

做法

将芹菜切粒；将鲫鱼入锅，加适量水，用小火煮至熟，再加芹菜粒煮熟，调味佐膳食用。

治高血糖

材料

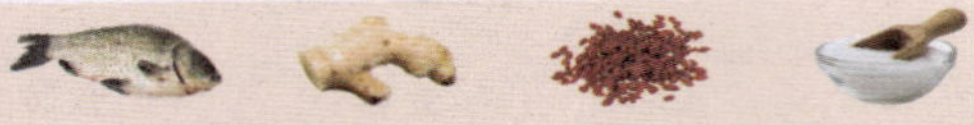

鲫鱼1条　生姜30克　枸杞子适量　盐适量

做法

将鲫鱼切花刀、生姜切片，与枸杞子一起放入锅中，加适量清水烧开，加盐调味，煲至熟，佐膳食用。

治肝肾虚弱

材料

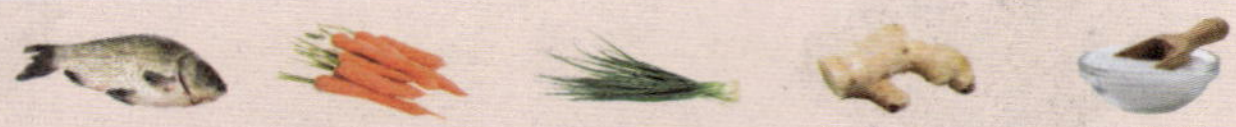

鲫鱼1条　胡萝卜20克　葱段15克　姜片少许　盐适量

做法

将鲫鱼打花刀、胡萝卜切丁；锅中倒水，加盐、葱段、姜片，将鲤鱼、胡萝卜入锅煲至熟，佐膳食用。

治心肺虚弱

材料

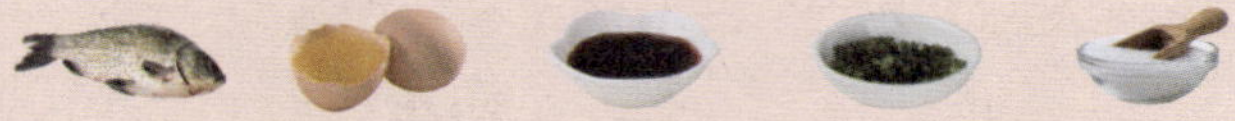

鲫鱼400克　鸡蛋2个　酱油适量　葱花适量　盐适量

做法

将鲫鱼切花刀，加盐、酱油腌渍；将鸡蛋打散，加少量水、盐拌匀，再将鲫鱼放入鸡蛋中，入蒸笼蒸10分钟，取出后撒上葱花食用。

治中老年骨质疏松症

材料

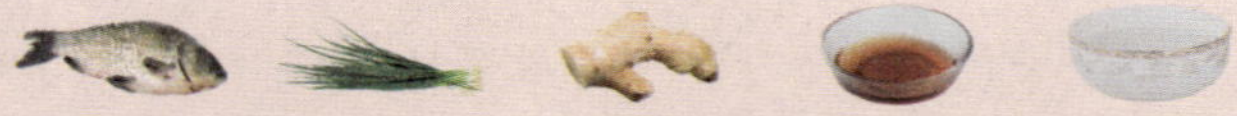

鲫鱼500克　葱适量　姜适量　料酒适量　醋适量

做法

将鲫鱼与葱、姜、盐、料酒混匀，腌制片刻，入锅用文火炖煮至汤白鱼肉烂，加少许醋调味食用。

治食欲不振

材料

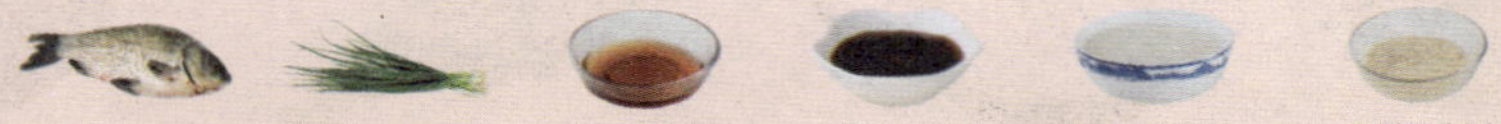

鲫鱼500克　葱段150克　料酒适量　酱油适量　鲜汤适量　鸡精适量

做法

将鲫鱼切花刀，入锅两面煎透，加葱段煸出香味，加料酒、酱油、鲜汤、鸡精调味，用中火煮10分钟，勾芡食用。

治免疫力低下

材料

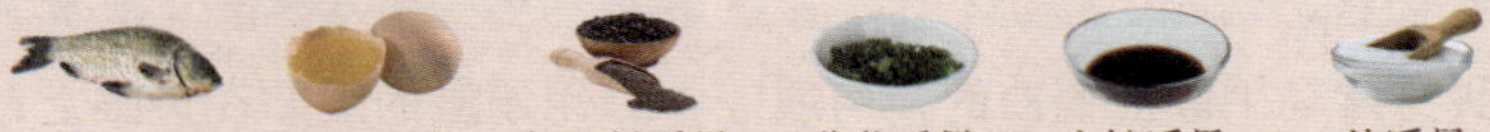

鲫鱼1条　鸡蛋150克　胡椒粉适量　葱花适量　生抽适量　盐适量

做法

将鲫鱼打花刀，入油锅加盐煎至金黄，备用；将鸡蛋打散，加盐、胡椒粉拌匀蒸至八成熟，鲫鱼放于其上再蒸5分钟，加葱花、生抽调味食用。

鲤鱼

Li Yu

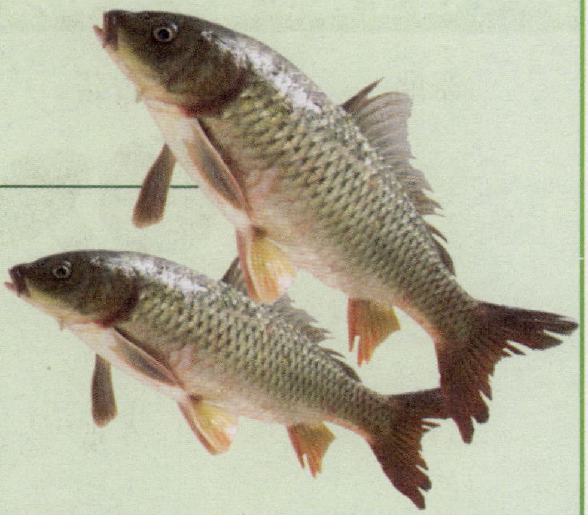

【别名】白鲤、黄鲤、赤鲤。
【性味归经】味甘，性平。
【适用量】每次100克。
【营养成分】蛋白质、碳水化合物、脂肪、多种维生素、甘氨酸、组氨酸以及挥发性含氮物质等成分。
【适宜人群】劳累、胎动不安、各类水肿、咳喘等。
【不宜人群】红斑狼疮、荨麻疹、哮喘、腮腺炎、血栓闭塞性脉管炎、恶性肿瘤、淋巴、皮肤湿疹。

保健功效

1.提高记忆力

鲤鱼头中含有丰富的卵磷脂，能帮助补充大脑营养、增强记忆力。

2.增强免疫力

鲤鱼能补充人体所需的氨基酸、矿物质和维生素，提供人体必需的营养，增强免疫力。

3.强身健体

鲤鱼中的钾含量较高，可防治低钾血症，增加肌肉强度。

4.降低胆固醇

鲤鱼中的脂肪多为不饱和脂肪酸，能很好的降低胆固醇，防治动脉硬化、冠心病。

5.明目养眼

鲤鱼的视网膜上含有大量的维生素A，因此，吃鲤鱼眼睛明目的效果特别好。

6.降低血压

鲤鱼中含有的氨基乙磺酸具有维持正常血压，防止动脉硬化、高血压、冠心病，增强肝脏等功能，防止视力衰退和提高暗视野的能力，从而可预防、改善动脉硬化；同时具有增强人体免疫力的作用，也是作为促进婴儿视力、大脑发育的必不可少的养分。

温馨提示

①鲤鱼脊上两筋及黑血不可食用。

②烹制鲤鱼时不用放鸡精，因为它本身就有很好的鲜味。

③鲤鱼用于通乳时，应少放盐。

④在用异烟肼治疗结核病过程中，食用鲤鱼易发生不同程度的过敏症状。

⑤鲤鱼是发物，有慢性病者不宜食用，身体过于虚弱都少食。

⑥鲤鱼胆汁有毒，吞食生、熟鱼胆都会中毒，引起胃肠症状、肝肾功能衰竭、脑水肿、中毒性休克，严重者可致死亡。

⑦切鲤鱼时将鱼皮朝下，刀口斜入，顺着鱼刺切。

小百科

◎鲤鱼，又名赤鲤、鲤拐子、鲤子。外观色黄而有金属光泽。因其肉嫩刺少、味鲜，颇爱人们的喜爱，素有“家鱼之首”的美称。

相宜食物搭配及功效

米醋

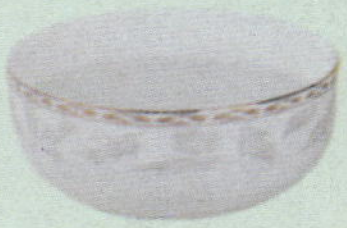

除湿

香菇

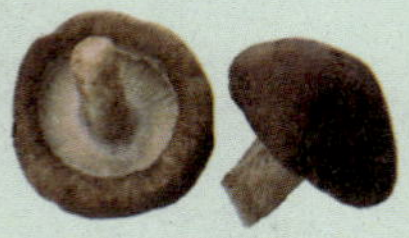

营养丰富

花生

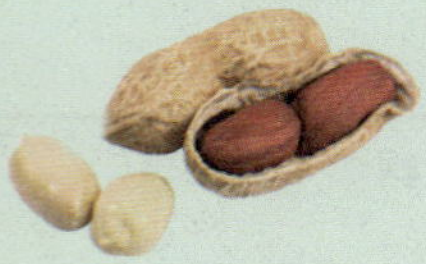

利于营养吸收

白菜

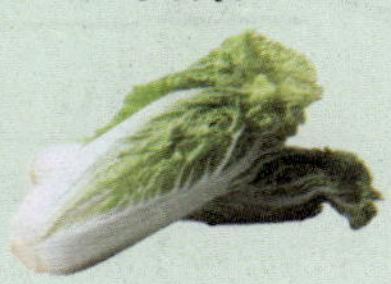

治水肿

豆腐

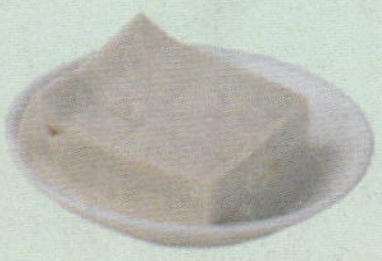

补钙

冬瓜

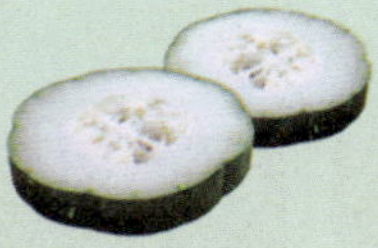

增强免疫力

黑豆

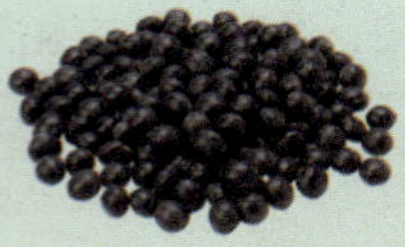

利水消肿

天麻

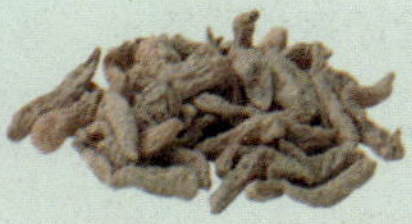

治疗疼痛

相克食物搭配及后果

甘草

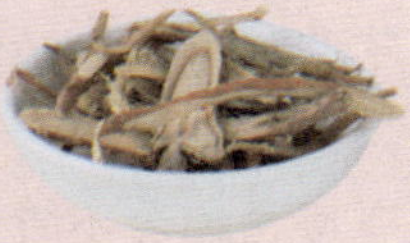

易引起中毒

咸菜

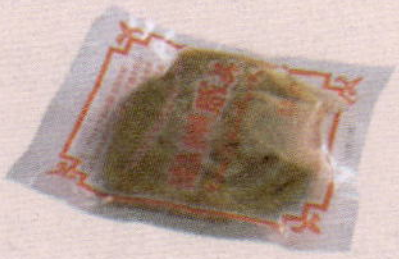

可引起消化道癌肿

甜面酱

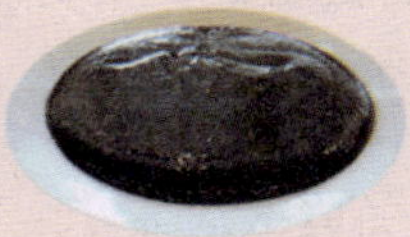

引发毒疮

紫苏

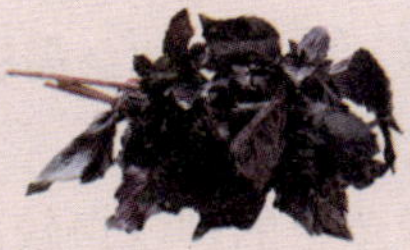

妨碍药效发挥

南瓜

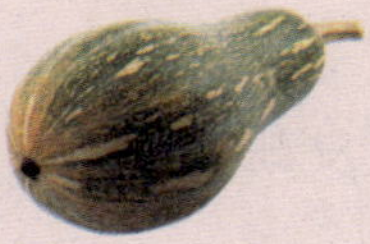

易中毒

毛豆

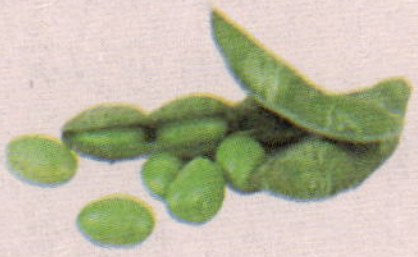

破坏维生素B_1

鸡肉

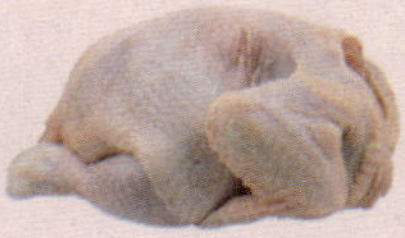

妨碍营养吸收

选购指南

◎鲤鱼的体型呈现纺锤形，颜色为青黄色，最好的鱼游在水的下层，呼吸时鳃盖起伏均匀。

保存窍门

◎在鲤鱼的鼻孔滴一两滴白酒，然后把鱼放在通气的篮子里，上面盖一层湿布，在两三天内鱼不会死去。

推荐养生食疗方

治肾虚、水肿

材料：鲤鱼500克　黑豆30克

做法：将黑豆用温水泡软后，纳入鱼腹，加适量清水炖至鱼豆熟烂，汤成浓汁，调味食用。

治体虚

材料：鲤鱼100克　白萝卜10克　胡萝卜10克

做法：将白萝卜、胡萝卜捣成泥，入锅，加2杯清水，加煮软捣烂的鱼肉，用小火煮至黏稠状即可。

治小便不利

材料：鲤鱼350克　料酒5克　香油5克　盐适量

做法：将鲤鱼取鱼尾，用刀在表面划上纹路，放入开水锅中，加姜丝煮熟，加料酒、香油、盐调味，佐膳食用。

补脑

材料：鲤鱼400克　豆芽50克　牛奶50克　葱丝适量

做法：将鲤鱼洗净，背上打花刀，入锅炸熟后捞出；将豆芽、葱丝入油锅爆香，加鲤鱼、牛奶烧至入味，调味食用。

治少乳、缺乳

材料：鲤鱼300克　猪蹄1个　通草10克　葱白适量　盐适量

做法：将鲤鱼洗净粗切，猪蹄去毛剖开，与通草、葱白、盐一起放入锅内，加适量水煮至肉熟汤浓，佐膳食用。

治肝肾虚弱

材料：鲤鱼400克　当归50克　白术20克　盐适量　鸡精适量

做法：将鲤鱼斩块汆水，倒入高汤中，加当归、白术烧沸至熟，加盐、鸡精调味，佐膳食用。

治气血双虚

材料：鲤鱼300克　木耳10克　黄酒适量　姜丝适量　酱油适量　盐适量

做法：将鲤鱼洗净晾干，入油锅炸过，加黄酒、盐；将木耳去杂，用温水浸泡后塞入鱼腹，加姜丝、酱油，上笼用旺火蒸30分钟，佐膳食用。

治骨质疏松、免疫力低下

材料：鲤鱼800克　葱适量　生姜适量　香菜适量　料酒适量　盐适量　醋适量

做法：将鲤鱼洗净，与切末的葱、生姜、香菜一起放入锅中，加料酒、盐稍腌片刻，煮至汤白肉烂即可，加少许醋调味，佐膳食用。

桂鱼

Gui Yu

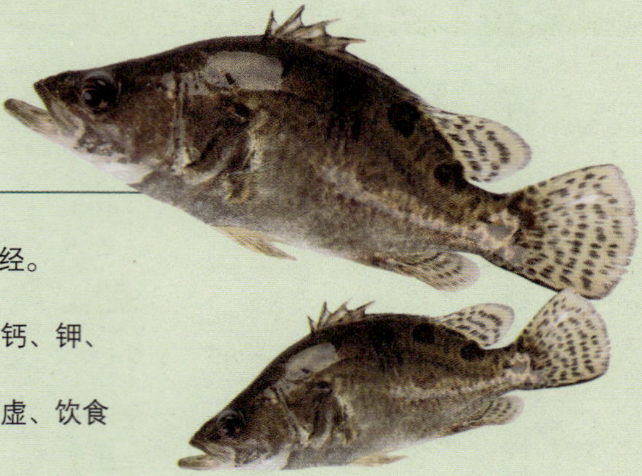

【别名】鳌花鱼、鳜鱼。
【性味归经】性平、无毒，味甘。归脾、胃经。
【适用量】每次100克。
【营养成分】蛋白质、脂肪，少量维生素、钙、钾、镁、硒等。
【适宜人群】体质衰弱、虚劳羸瘦、脾胃气虚、饮食不香、营养不良、脾胃虚弱者。
【不宜人群】哮喘、咯血、寒湿盛者。

小百科

◎桂鱼，别名桂花鱼、鳜鱼、鳌花、季花鱼、花鲫鱼，桂花鱼肥嫩度很高，肉质丰腴细嫩，因无肌间刺，为小孩和老人理想的高蛋白、低脂肪的保健食品。

温馨提示

①桂花鱼刺少肉厚，肉细、嫩、鲜。清蒸、糖醋、做松鼠桂鱼皆可，干烧桂鱼又是其中最佳。
②肾功能衰竭患者不宜多食，哮喘、咯血的病人不宜食用。

推荐养生食疗方

治食欲不振

材料

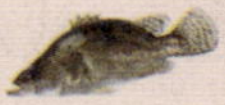
桂鱼600克

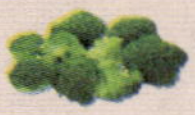
西蓝花400克

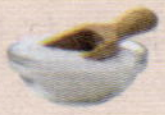
盐适量

淀粉适量

做法 将桂鱼肉切片，用油、盐拌匀腌制30分钟，鱼骨用盐、油、淀粉拌匀炸至金黄；将水发西蓝花稍炒，加入鱼片、盐炒熟，盛入有鱼骨的盘内食用。

治气血不足

材料

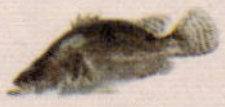
干净桂鱼300克

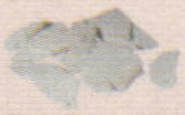
茯苓30克

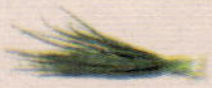
葱段适量

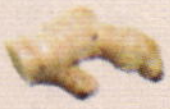
姜片适量

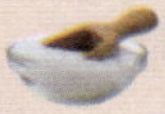
盐适量

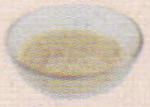
鸡精适量

做法 将桂鱼整尾放入锅中，加茯苓、葱段、姜片、盐、鸡精同蒸至鱼肉熟烂，佐膳食用。

治免疫力低下

材料

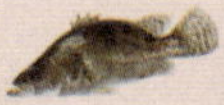
干净桂鱼600克

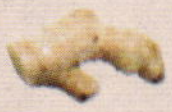
姜50克

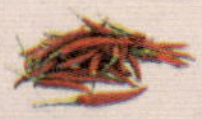
红椒适量

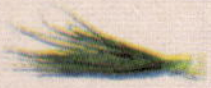
葱适量

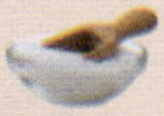
盐适量

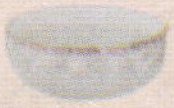
醋适量

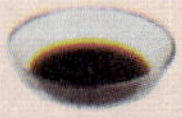
生抽适量

做法 将红椒切圈、姜拍裂切丁、葱切末，放入碗中，加盐、醋、生抽拌匀，浇在处理好的桂花鱼上，放入蒸锅中蒸20分钟，佐膳食用。

相宜食物搭配及功效

白菜

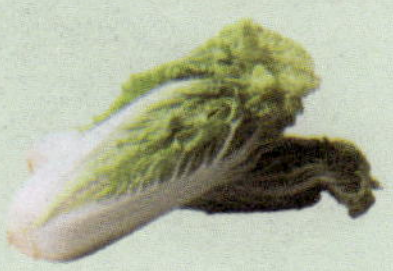

增强造血功能

马蹄

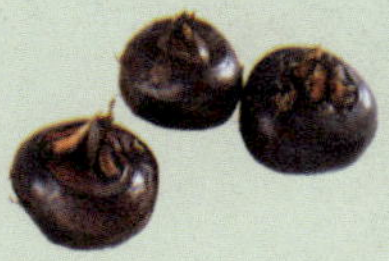

凉血解毒、利尿通便

菠菜

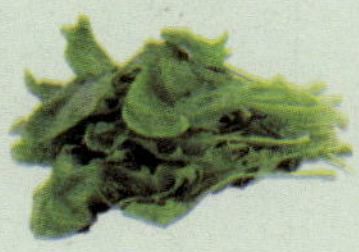

补充营养

胡萝卜

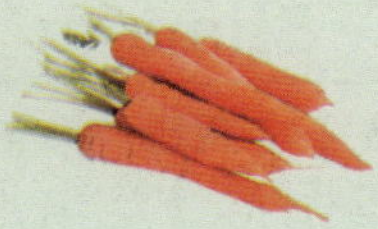

促进吸收

冬瓜

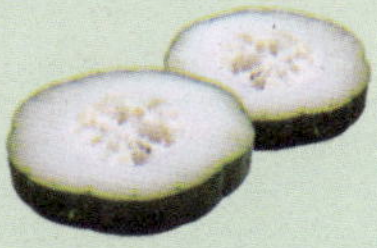

清热滋补

鸡蛋

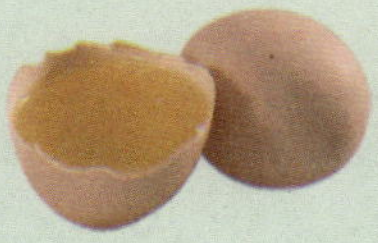

补充营养

莼菜

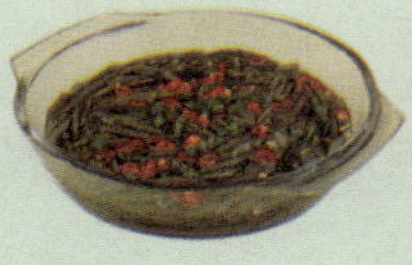

补充营养

银耳

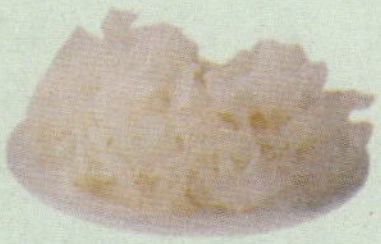

滋补身体

相克食物搭配及后果

茶

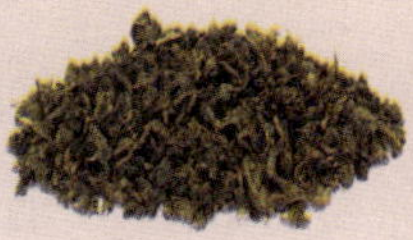

不利身体健康

西红柿

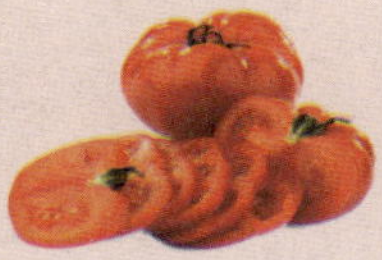

破坏营养成分

南瓜

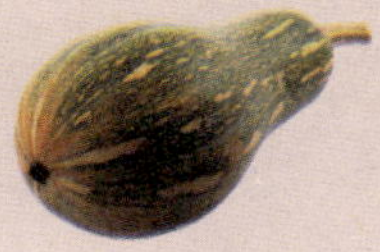

不利吸收

柿子

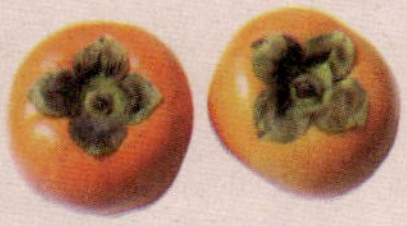

不利营养吸收

保健功效

1.降低胆固醇

桂鱼的脂肪成分为不饱和脂肪酸，具有降低胆固醇的功效，适合心脑血管疾病患者常食。

2.健体、促消化

桂鱼富含蛋白质、脂肪、少量维生素、钙、钾、镁、硒等营养元素，能增强人体免疫力，有效促进肠胃的消化功能。

3.抗癌

桂鱼中含有大量的维生素B_2，能有效分解和氧化人体内的致癌物质，起到抗癌作用。

4.补血益气

桂花鱼的肉和胆等还具有一定的药用价值，可以补充气血、益脾健胃等。

鳝鱼

Shan Yu

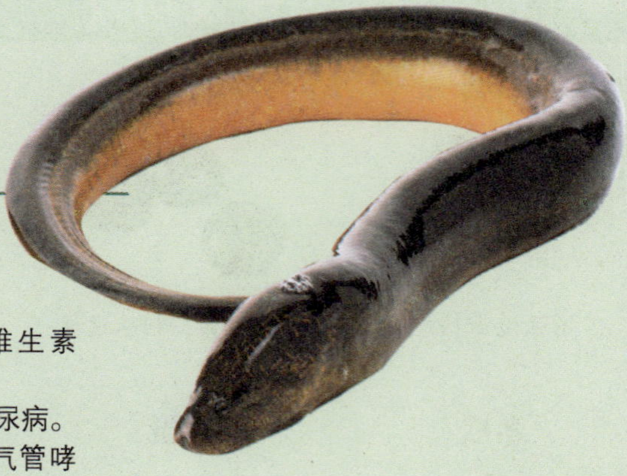

【别名】黄鳝、长鱼。
【性味归经】性温，味甘。
【适用量】每次50克。
【营养成分】富含蛋白质、钙、磷、铁、维生素B_3、维生素B_1、维生素B_2及少量脂肪。
【适宜人群】风湿痹痛、高血脂、冠心病、糖尿病。
【不宜人群】瘙痒性皮肤病、痼疾宿病、支气管哮喘、淋巴结核、癌症、红斑性狼疮等患者。

小百科

◎鳝鱼，又叫黄鳝，是一种特殊的雌雄共同体。鳝鱼长得肥壮、粗大，又美味，其营养价值很高，才是真正“赛人参”的佳肴。

温馨提示

◎鳝血入酒饮后增力补气，还可用此酒涂抹治疗癣、瘘，民间还用来治疗早期面神经瘫痪，所以食用鳝鱼不可丢去鳝血。

推荐养生食疗方

治肺结核

材料：

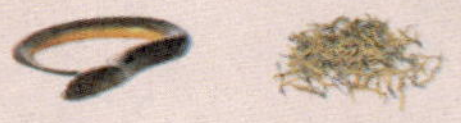

鳝鱼300克　冬虫夏草3克

做法：将鳝鱼切小片，与冬虫夏草一起放入锅中，加适量清水煮汤，调味佐膳食用。

治肝硬化所致腹胀

材料：

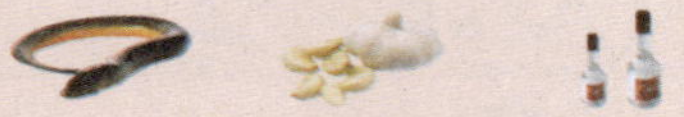

鳝鱼300克　大蒜2个　白酒30毫升

做法：将鳝鱼、大蒜、白酒一起放入锅中，加适量锅清水煮汤，调味佐膳食用。

治夜盲症、干眼病

材料：

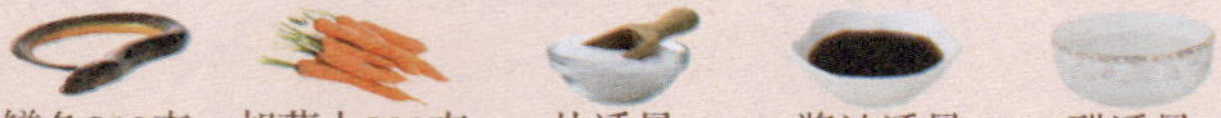

鳝鱼200克　胡萝卜200克　盐适量　酱油适量　醋适量

做法：将鳝鱼、胡萝卜洗净切丝，一起放入锅中，加盐、酱油、醋翻炒至熟，佐膳食用。

治脑力不足

材料：

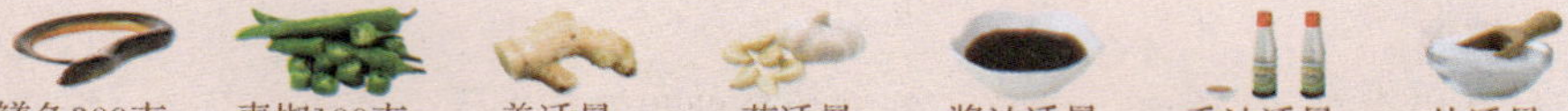

鳝鱼300克　青椒100克　姜适量　蒜适量　酱油适量　香油适量　盐适量

做法：将鳝鱼切段，用盐、酱油腌渍15分钟；将青椒切圈，姜、蒜切片，入油锅爆香，入鳝段，大火煸炒3分钟，加水焖煮熟，加盐、香油食用。

相宜食物搭配及功效

藕

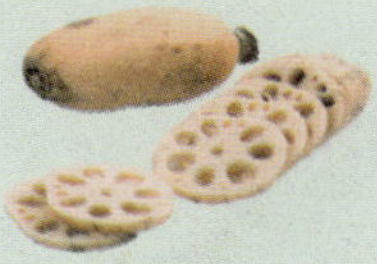

可以保持体内酸碱平衡

青椒

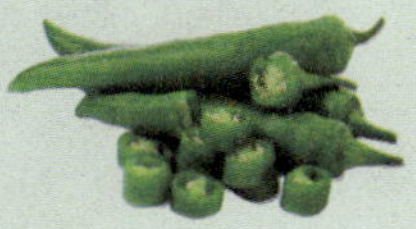

降低血糖

木瓜

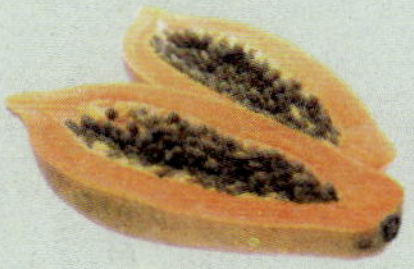

营养更全面

苹果

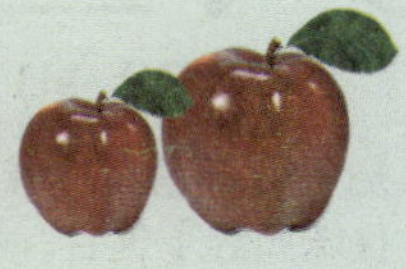

治疗腹泻

金针菇

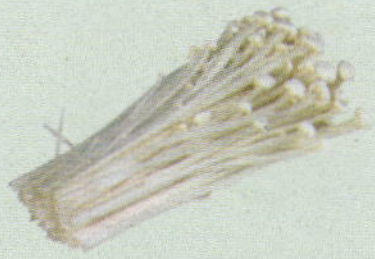

补中益血

韭菜

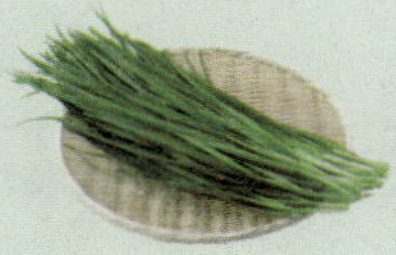

口感好、增强免疫力

松子

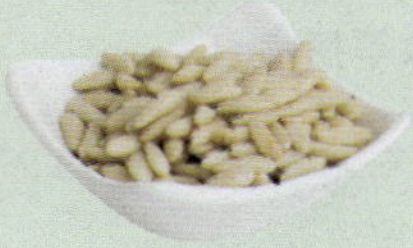

美容养颜

相克食物搭配及后果

南瓜

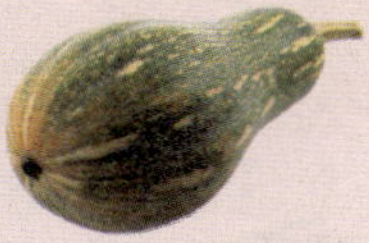

影响营养的吸收

黄瓜

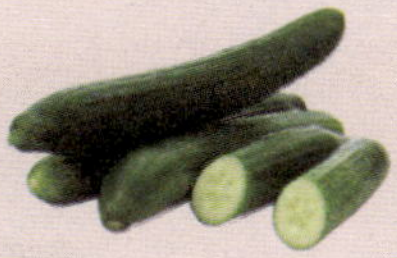

降低营养

菠菜

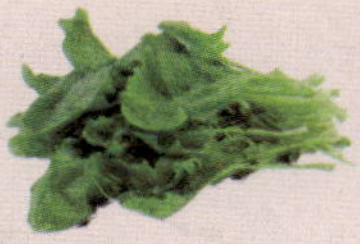

易导致腹泻

葡萄

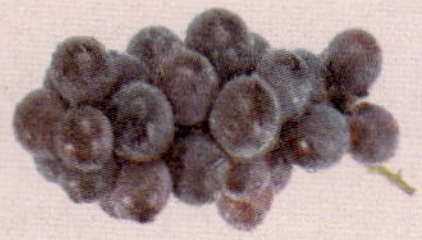

影响钙的吸收

狗血

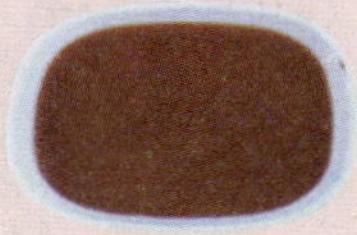

助热动火

银杏

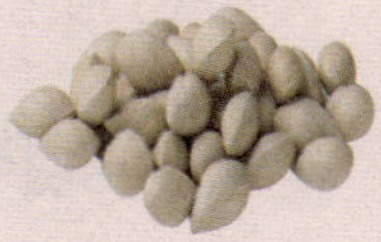

引起中毒

保健功效

1.提神健脑

鳝鱼中的卵磷脂能够改善记忆力，有益改善记忆力与专注力退化。

2.增强免疫力

鳝鱼中所含的钾有改善机体、增强免疫力的功效。

黄鱼

Huang Yu

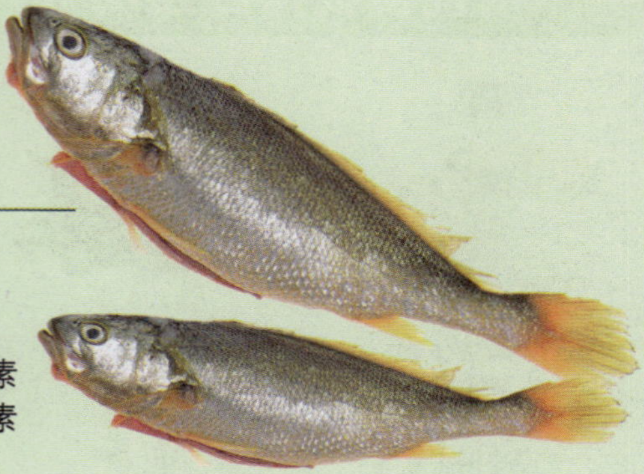

【别名】石首鱼、黄花鱼。
【性味归经】性甘，味咸、平。归肝，肾经。
【适用量】每次80～100克。
【营养成分】维生素B_1、钙、水分、蛋白质、维生素B_3、铁、脂肪、维生素C、锰、碳水化合物、维生素E、锌、膳食纤维、胆固醇、维生素A。
【适宜人群】贫血、头晕及体虚等病症者。
【不宜人群】患哮喘、过敏等病症者。

小百科

◎黄花鱼属硬鳍类石首鱼科，又名黄鱼、黄金龙、黄瓜、石首鱼。黄花鱼肉质鲜嫩，营养丰富，是优质食用鱼种。黄花鱼分大黄花鱼和小黄花鱼两种。

温馨提示

①清洗黄鱼时，可用筷子从口中搅出肠肚，再用清水冲洗几遍即可。
②煎鱼时，先把锅烧热，再用油滑锅，当油达八成热时放入鱼，不易粘锅。

推荐养生食疗方

治厌食

材料

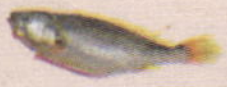
黄鱼500克
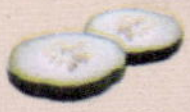
冬瓜50克
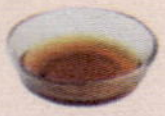
料酒15克
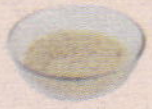
鸡精2克
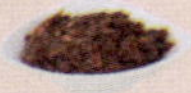
豆瓣酱15克
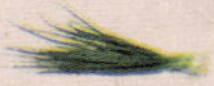
葱段5克

做法 将黄鱼两面剞斜刀；将葱段、姜末入油锅煸香，加豆瓣酱略炒，再加水、料酒、盐烧开，放入黄鱼烧至入味，入冬瓜丁煨汤汁浓稠，加鸡精食用。

治气血虚弱、贫血

材料

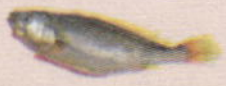
黄鱼250克
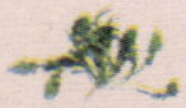
荠菜20克
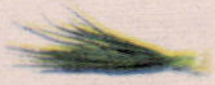
葱段20克
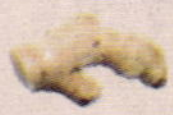
姜末少许
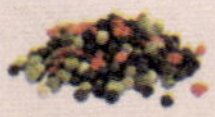
胡椒适量
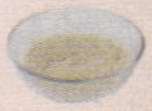
鸡精适量

做法 将荠菜焯后过冷水，切碎；将葱段、姜末入油锅煸香，加蒸熟鱼肉烧开，入荠菜末、盐、胡椒、鸡精煮熟，勾芡淋香油，食用。

治脑力不足

材料

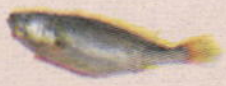
黄鱼200克
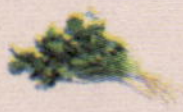
香菜5克
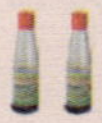
香油5克
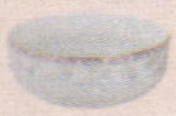
醋5克
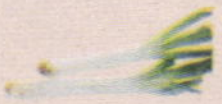
大葱5克
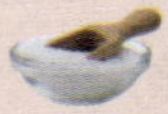
盐适量

做法 将黄鱼撒上葱、姜末，上笼蒸熟，去掉头、骨、刺、皮，拨开鱼肉入盘，加盐、醋、香油拌匀，撒上切细粒的香菜，佐膳食用。

相宜食物搭配及功效

莼菜

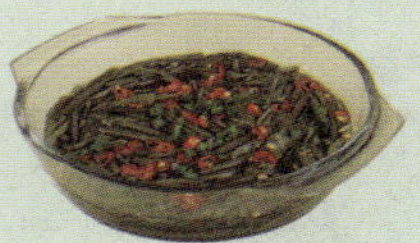

增强免疫力

乌梅

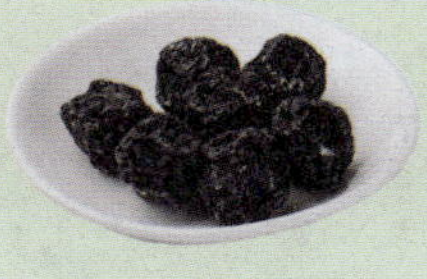

对大肠癌有疗效

雪里蕻

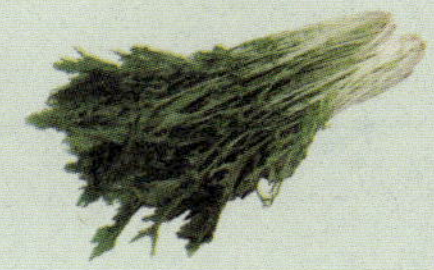

动植物蛋白互补

竹笋

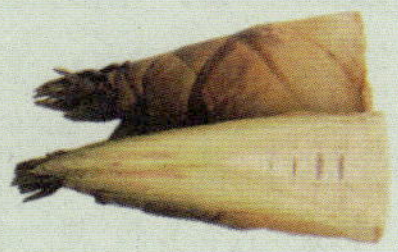

口感好且营养丰富

薹菜

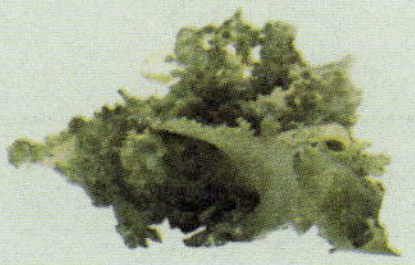

润肺健脾、补气活血

荠菜

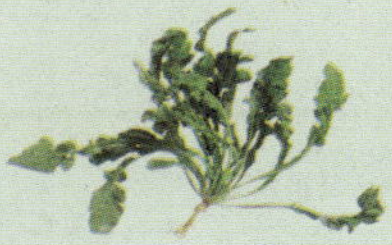

强健身体

丝瓜

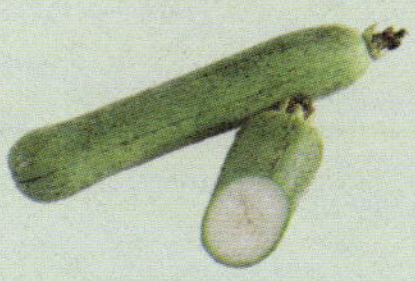

延缓衰老

茼蒿

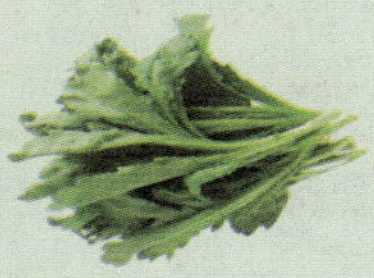

暖胃益脾、化气生肌

西红柿

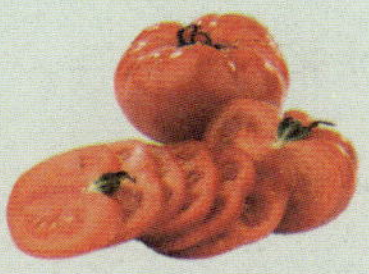

促进骨骼发育

蒜薹

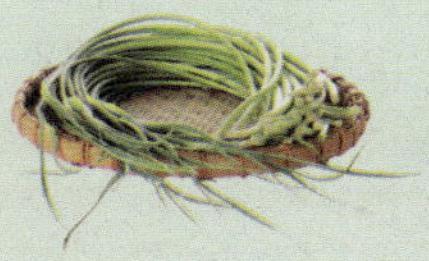

润肺健脾、补气活血

苹果

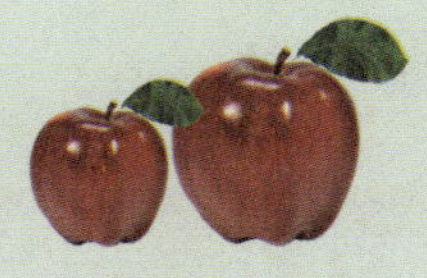

促进营养吸收

相克食物搭配及后果

荞麦面

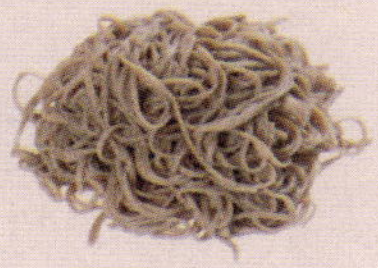

易引起消化不良

羊油

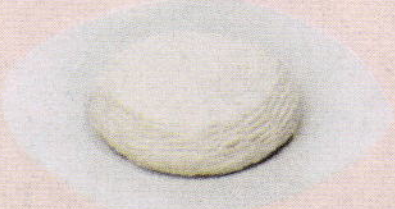

加重肠胃负担

牛油

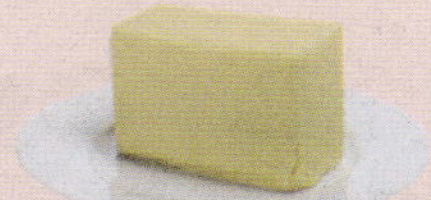

加重肠胃负担

洋葱

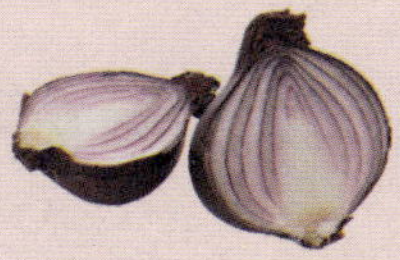

降低蛋白质的吸收，形成结石

保健功效

1.延缓衰老

黄鱼含有丰富的微量元素硒，能清除人体代谢产生的自由基，能延缓衰老。

2.防癌抗癌

黄鱼中含有的有效成分，对各种癌症有防治功效。

墨鱼

Mo Yu

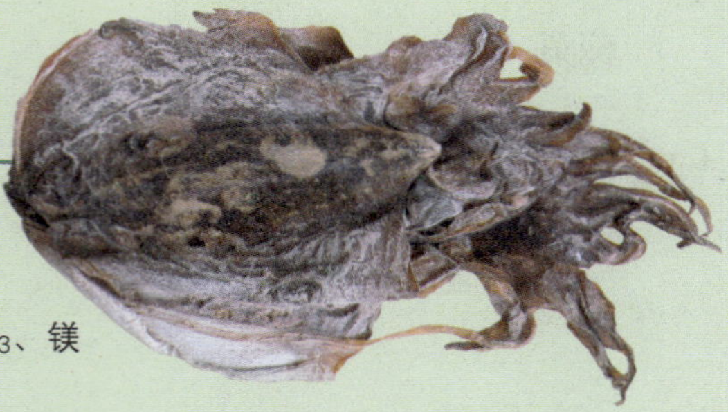

【别名】花枝、墨斗鱼或乌贼。
【性味归经】性温，味微咸。
【适用量】每次40克左右。
【营养成分】钠、蛋白质、锌、硒、维生素B_3、镁磷、钾、碘、铜。
【适宜人群】高血压、高血脂、动脉硬化患者。
【不宜人群】痛风、尿酸过多、过敏体质、湿疹患者。

小百科

◎墨鱼，又名墨斗鱼、花枝，是头足纲的软体动物，其肉厚味美，可炖、炒及制作为丸，食用新鲜墨鱼时一定要去除内脏，因为其内脏中含有大量的胆固醇。

温馨提示

①优质鲜墨鱼的腹部颜色是均匀的；劣质鲜墨鱼放有“吊白块”，腹部的颜色不均匀，会起泡。

②用塑料袋装好，放于冰箱冷冻保存。

推荐养生食疗方

预防高血压

材料

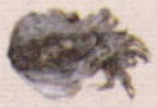
墨鱼100克

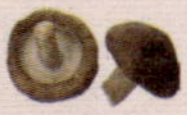
香菇30克

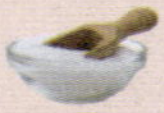
盐5克

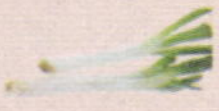
大葱10克

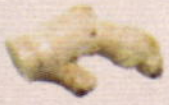
姜5克

做法 香菇发透，去蒂切半；墨鱼切成3厘米方块；将姜丝、葱段入六成热油锅爆香，再入墨鱼块、香菇、盐、鸡汤，用文火煲10分钟，调味食用。

预防糖尿病

材料

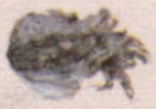
墨鱼240克

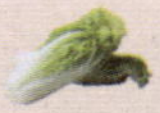
大白菜400克

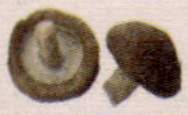
鲜香菇200克

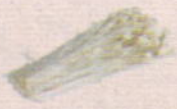
金针菇200克

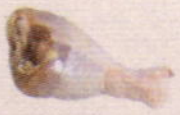
鸡腿320克

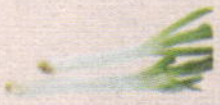
大葱15克

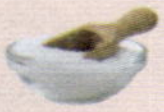
盐10克

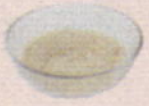
鸡精2克

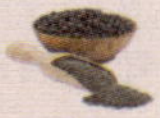
胡椒粉2克

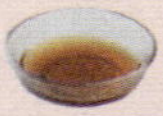
料酒25克

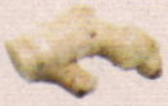
姜10克

做法 鸡腿肉切块，加入盐、料酒和姜片腌渍30分钟；葱切段；大白菜洗净切块；香菇泡软切块；金针菇去头；墨鱼交叉划刀，不要切断，放沸水里煮，使之自然卷起；锅中放入水和葱段，沸腾后，加入鸡块焖煮20分钟；最后放入香菇、金针菇、白菜、墨鱼卷焖煮5～10分钟；起锅前放入鸡精，撒上白胡椒粉即可。

相宜食物搭配及功效

核桃仁

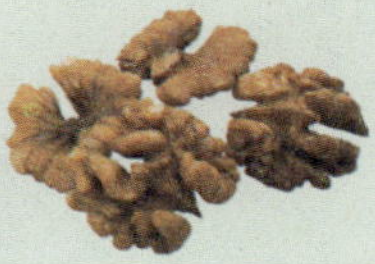

能治疗女子闭经

黄瓜

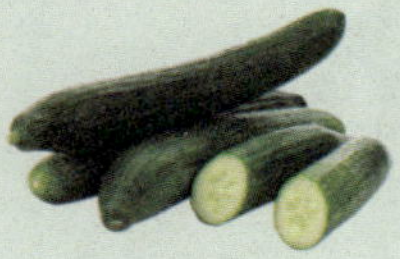

清热利尿、健脾益气

木瓜

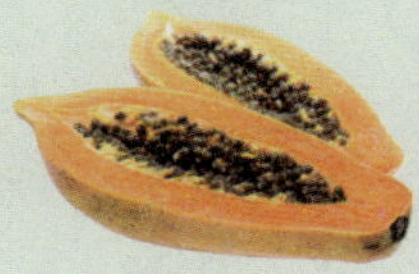

补肝肾

银耳

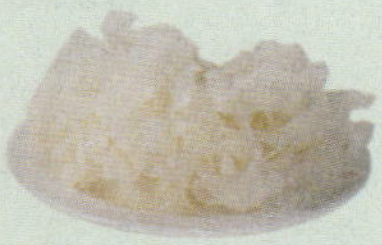

治面生黑斑、腰膝酸痛

砂糖

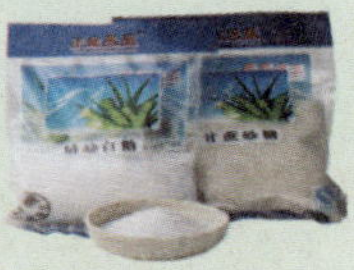

治哮喘

花生仁

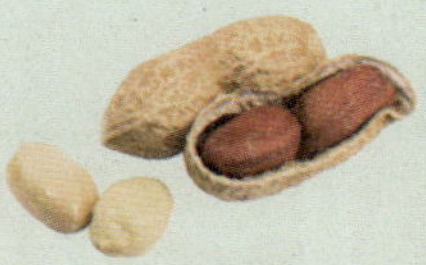

治消化道溃疡

韭菜

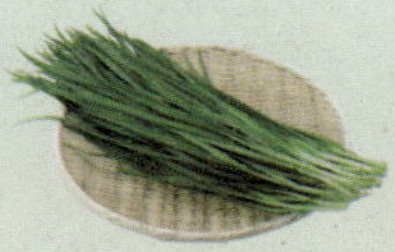

降低胆固醇

木耳

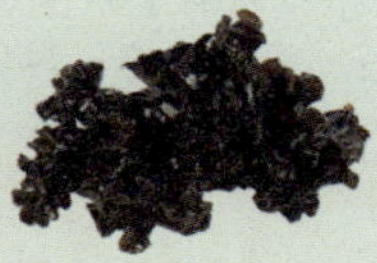

滋补身体

相克食物搭配及后果

碱

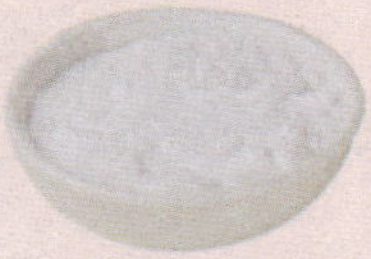

不利营养吸收

茄子

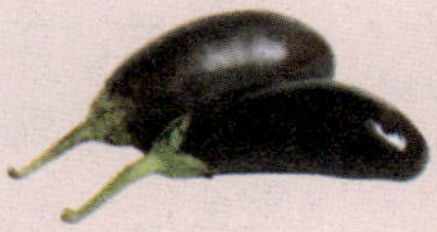

引起霍乱

大枣

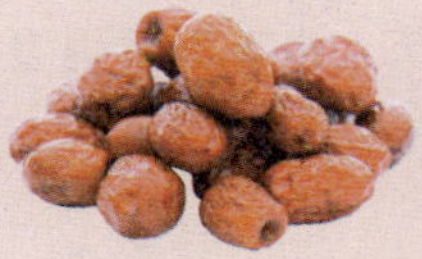

破坏营养吸收

葡萄

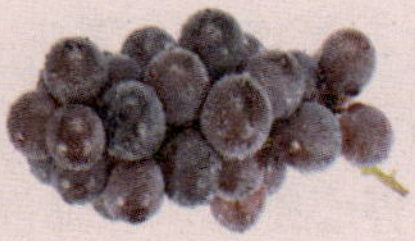

破坏营养吸收

保健功效

1.抑癌

乌贼的墨汁中含有一种黏多糖，能起到有一定的抑癌作用。

2.止血

墨鱼体内的墨汁是种全身性止血药，对子宫出血、消化道出血、肺结核或支气管炎咳血和鼻出血均有疗效。

3.提神醒脑

墨鱼富含EPA、DHA，加上大量牛磺酸，能补充脑力。

4.补血养颜

墨鱼中含有丰富的钙、磷、铁等元素，可以很好地起到预防贫血的作用，同时也有很好的补血功效。

带鱼

Dai Yu

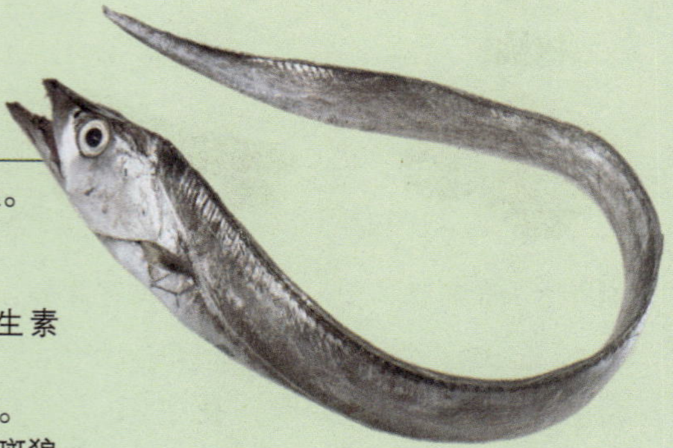

【别名】裙带鱼、海刀鱼、刀鱼、鞭鱼、白带鱼。
【性味归经】性温，味甘。归肝、脾经。
【适用量】每次100克。
【营养成分】蛋白质、脂肪、维生素B_1、维生素B_2、维生素B_3、钙、磷、铁、碘等。
【适宜人群】体虚气短、血虚头晕、皮肤干燥者。
【不宜人群】疥疮、湿疹、皮肤过敏、癌症、红斑狼疮、痈疖疔毒、淋巴结核、支气管哮喘、肥胖者。

保健功效

1.降低胆固醇

带鱼富含不饱和脂肪酸，有降低胆固醇的作用。

2.强身健体

带鱼中含有的优质蛋白质，较家禽肉的蛋白更利于被人体吸收、消化，对青少年和儿童有促进生长发育作用，对中、老年人也有促进强身健体、益寿之效。

3.养心护体、补血润肺

带鱼中含有丰富的镁元素，对心血管系统有很好的保护作用，有利于预防高血压、心肌梗死等心血管疾病，也有养肝补血、泽肤健美的功效。

4.防癌抗癌

带鱼中所含的碘，除了能维持甲状腺功能外，还能促进机体新陈代谢的作用，对急性白血病、胃癌、淋巴腺癌有较理想的治疗效果。

5.增强免疫力

带鱼中富含钾，能维持神经、肌肉的正常功能，从而增强人体免疫力。

6.提高记忆力

带鱼中富含卵磷脂，能有效增强记忆力，延缓脑细胞死亡，从而提高智力，儿童可常食。

温馨提示

①带鱼可以煎汤或炖服，每次150～250克；或蒸食其油；或烧存性研末，外用时，可以取鱼鳞适量，敷在患病处。

②将带鱼放入80℃左右的水中烫10秒钟后，立即浸入冷水中，然后再用刷子刷或者用布擦洗一下，鱼鳞就会很容易去掉。

③出血性疾病患者不宜食用带鱼。

④带鱼不能用牛、羊油煎炸。

⑤烹调带鱼时，以蒸或煎熟食较好。

⑥带鱼常年均可食用，将带鱼除去内脏后洗净，最好趁新鲜食用。

小百科

◎带鱼的体形正如其名，侧扁如带，呈银灰色，背鳍及胸鳍浅灰色，带有很细小的斑点，尾巴为黑色。又名刀鱼、白带鱼、牙带鱼、鳞刀鱼、带条鱼、柳带。

相宜食物搭配及功效

豆腐

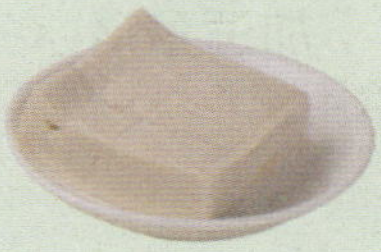

营养更全面

苦瓜

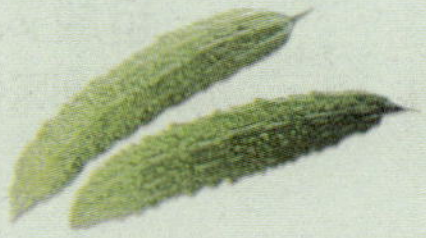

保护肝脏

木瓜

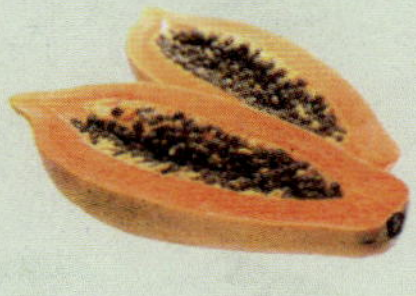

补气养血

牛奶

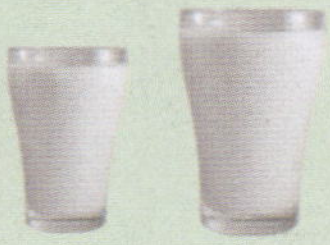

健脑补肾、滋补强身

香菇

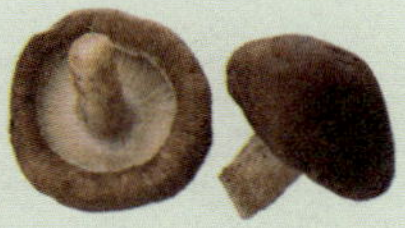

促进消化

腐竹

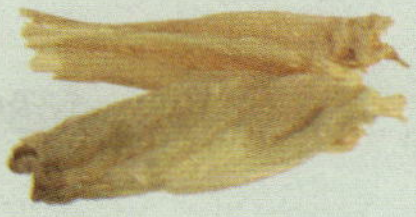

补充钙质

豆干

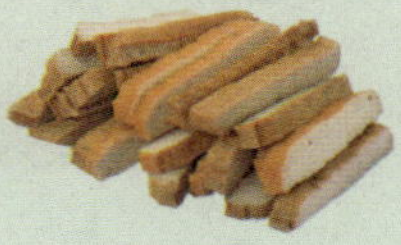

补充钙质

茄子

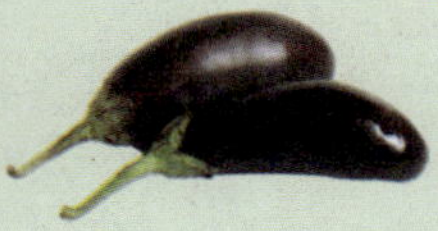

补充营养

相克食物搭配及后果

菠菜

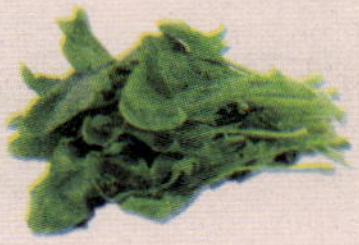

不利营养吸收

南瓜

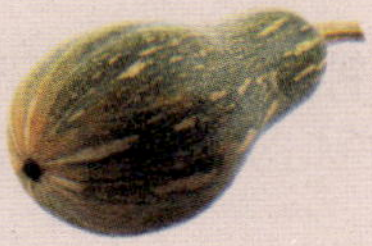

引起中毒

猪肝

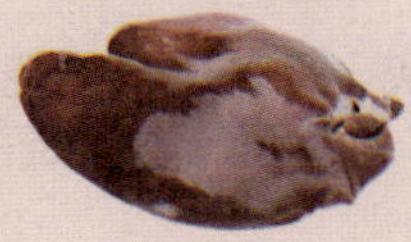

破坏营养结构

石榴

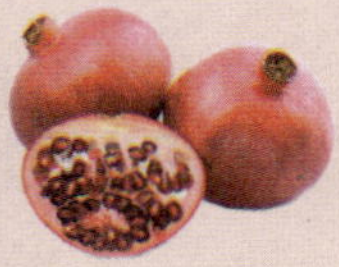

不利营养吸收

柿子

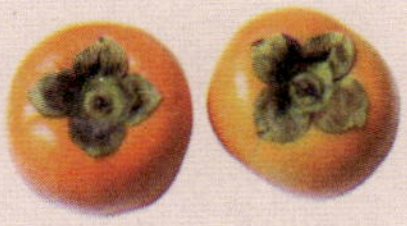

引起中毒

柠檬

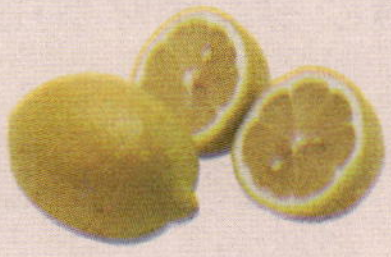

不利营养吸收

葡萄

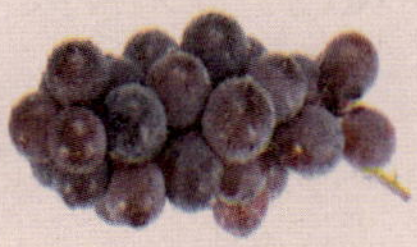

不利营养吸收

生姜

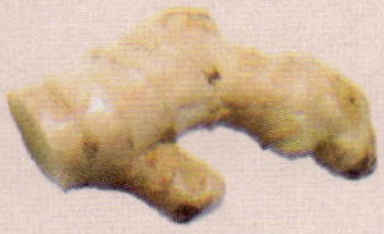

破坏营养结构

选购指南

◎选择带鱼时，要注意挑选体表富有光泽，全身鳞全，翅全，无破肚和断头现象；眼球饱满，角膜透明，鱼肉厚实，富有弹性，每条重量在0.5千克以上。

保存窍门

◎新鲜带鱼应放到冰箱冷冻室储藏，最好也要尽快使用，否则时间长了，一样会影响带鱼的口感和味道。

推荐养生食疗方

功效	材料	做法
治气虚	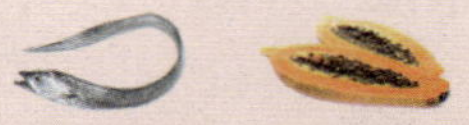 带鱼200克、木瓜250克	将木瓜去皮、核，切块，与带鱼一起放入锅中，加适量清水煮汤，调味佐膳食用。
治高血压、动脉硬化	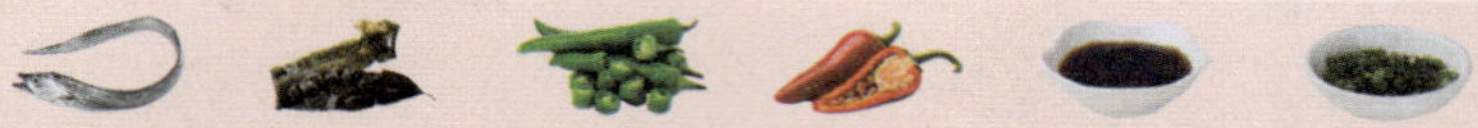 带鱼300克、海带100克、青椒60克、红椒50克、酱油适量、葱花适量	将带鱼切成5厘米长段；将海带泡软，切成5厘米长的段；将带鱼和海带入锅，加盖用中火煮熟，加入切丝的青椒、红椒、葱花、酱油调味食用。
治体虚、肺虚	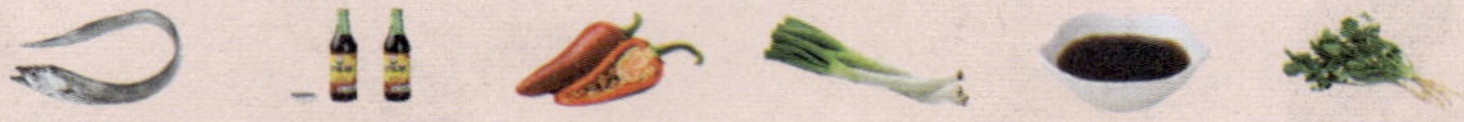 带鱼300克、陈醋30克、红椒适量、葱白适量、酱油适量、香菜适量	将红椒、葱白切丝；将带鱼切块，入油锅煎至金黄色，加盐、酱油、陈醋翻炒入味，再加清水焖煮至熟，起锅撒上葱白、红椒、香菜，佐膳食用。
治免疫力低下	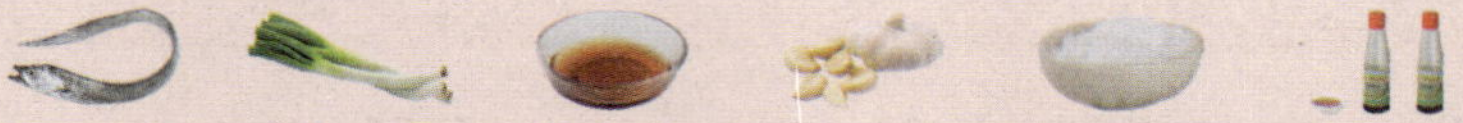 带鱼800克、葱白10克、料酒15克、蒜20克、淀粉30克、香油适量	将带鱼切块，加盐、料酒腌渍5分钟，再抹淀粉下入油锅炸至金黄，继续加水烧熟，加葱白段、去皮蒜片炒匀，淀粉勾芡，淋上香油，佐膳食用。
治气血不足	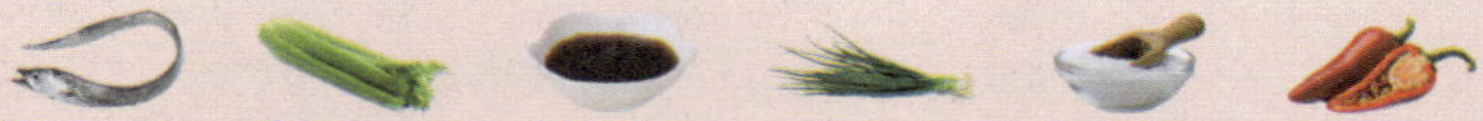 带鱼200克、芹菜200克、酱油适量、葱丝适量、盐适量、红椒适量	将芹菜取茎切段；将带鱼切块，用少许盐、酱油、葱丝腌渍入味，去葱后入油锅煎至黄色，放入芹菜、红椒炒匀，调味食用。
治体虚	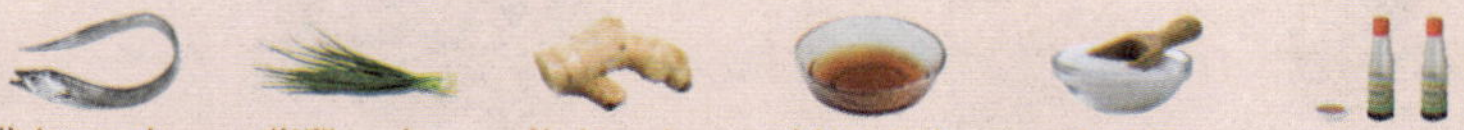 带鱼500克、葱段20克、姜末15克、料酒少许、盐适量、香油适量	将带鱼切块，两面剞十字花刀，切半寸段，加葱段、姜末、料酒、盐调味，蒸10分钟后出笼，淋香油食用。
治营养不良	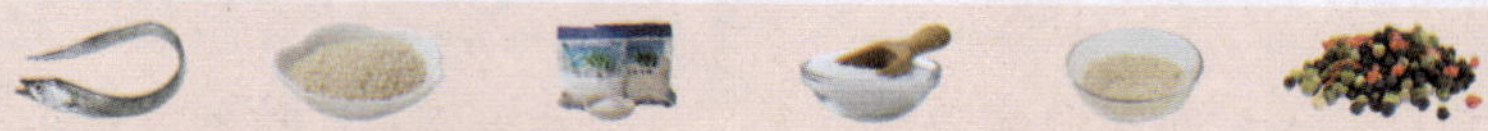 带鱼300克、芝麻20克、白糖适量、盐适量、鸡精适量、胡椒适量	将带鱼斩菱形块，加盐调味，入八成热油锅炸至金黄捞出；将姜、葱炒香，掺水烧沸熬汁，拣出后入带鱼，加盐、鸡精、胡椒、白糖，用中火收汁，再翻炒片刻后起锅，撒上炒香的芝麻食用。

黑鱼

Hei Yu

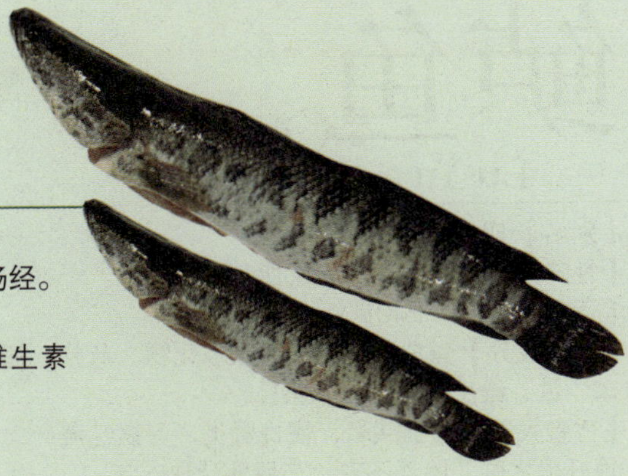

【别名】鳢鱼、乌鱼、生鱼、财鱼。

【性味归经】性寒，味甘。归肺、脾、胃、大肠经。

【适用量】每次80克。

【营养成分】蛋白质、脂肪、钙、磷、铁、维生素B_1、维生素B_2、维生素B_3。

【适宜人群】一般人群皆可食用。

【不宜人群】过敏、有疮者。

小百科

◎黑鱼，又名鳢鱼、乌鱼、生鱼、财鱼，属鲈形目鳢科，是鳢科鱼类中生长快、个体大、营养价值高的名贵淡水经济鱼类。

保健功效

1.促进消化

黑鱼中含有的维生素B_1，可以帮助消化，改善食欲不振的状况。

2.明目养眼

黑鱼中能有效预防干眼病，保护视力。

相宜食物搭配及功效

绿豆

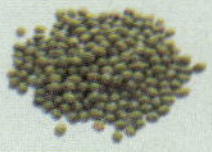

滋补身体

花生

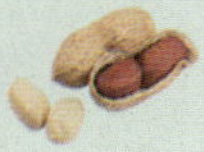

催乳

豆腐皮

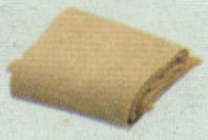

催乳

相克食物搭配及后果

牛奶

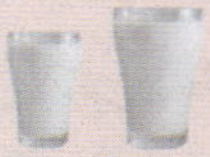

引起中毒

大蒜

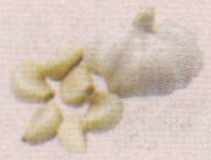

破坏营养

茄子

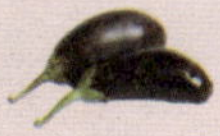

不利营养吸收

推荐养生食疗方

治体虚、骨质疏松

材料：

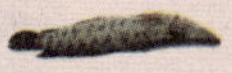

黑鱼200克

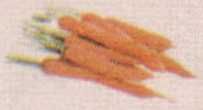

胡萝卜50克

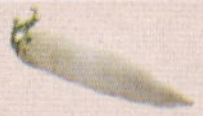

白萝卜50克

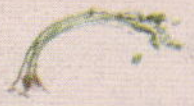

水芹菜50克

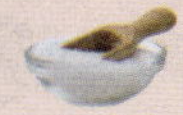

盐适量

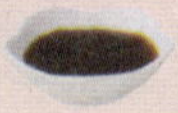

酱油适量

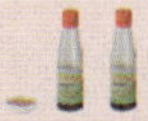

香油适量

做法：将水芹菜切4厘米长段，胡萝卜、白萝卜切丝，加盐、水、酱油、香油、醋腌渍片刻；将黑鱼烫后冷水冲洗，摊开后摆上馅料卷起，蘸酱食用。

治高血压、贫血、上火

材料：

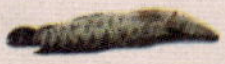

黑鱼200克

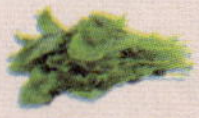

菠菜200克

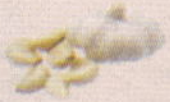

蒜蓉适量

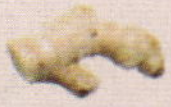

姜末适量

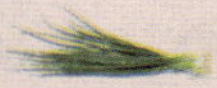

葱段适量

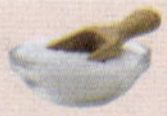

盐适量

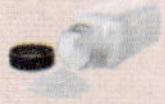

芡粉适量

做法：将黑鱼肉切片，用盐、姜、油、芡粉拌匀腌渍；将蒜蓉、姜末、葱段入油锅爆香，加鱼片、料酒略炒，再下焯过的菠菜段翻炒，勾芡食用。

鲈鱼

Lu Yu

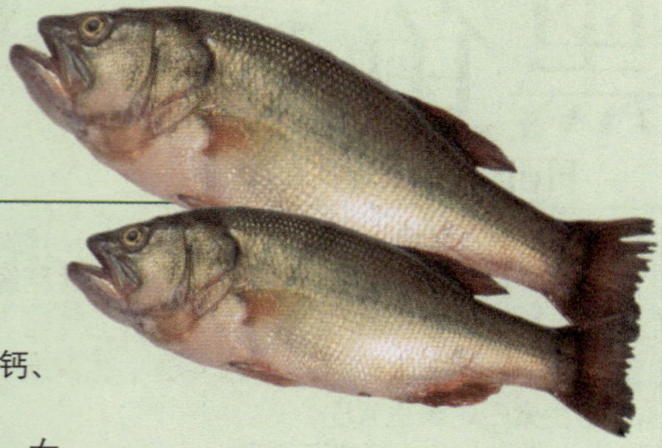

【别名】四鳃鱼、花鲈、鲈板。
【性味归经】性平、淡，味甘。
【适用量】60～240克。
【营养成分】蛋白质、脂肪、碳水化物、灰分、钙、磷、铁、维生素B_2、维生素B_3。
【适宜人群】贫血头晕、慢性肾炎、习惯性流产、女性妊娠水肿、胎动不安、产后乳汁缺乏者。
【不宜人群】皮肤病疮肿患者。

小百科

◎鲈鱼以松江鲈鱼最为著名，它与黄河鲤鱼、长江鲥鱼、太湖银鱼并称为中国“四大名鱼”。秋末冬初的成熟鲈鱼，特别肥美，鱼体内积累的营养物质也最为丰富。

保健功效

1.安胎

鲈鱼可治胎动不安，是健身补血佳品。

2.维持神经系统正常

鲈鱼血中的铜元素能维持神经系统的正常功能。

相宜食物搭配及功效

姜

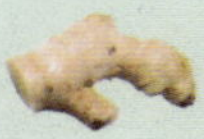

补虚、健脾开胃

胡萝卜

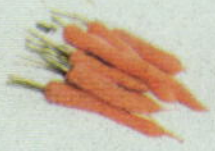

延缓衰老

南瓜

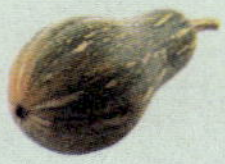

预防感冒

人参

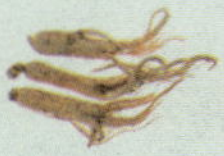

增记忆、促代谢

相克食物搭配及后果

奶酪

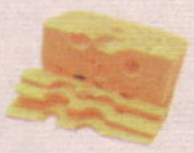

影响钙的吸收

蛤蜊

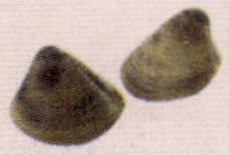

导致铜、铁的流失

推荐养生食疗方

神经衰弱

材料：

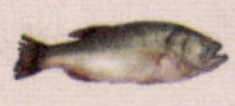

鲈鱼750克

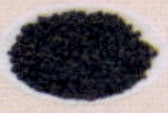

五味子50克

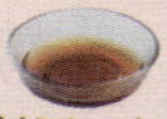

料酒10克

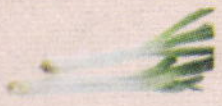

大葱10克

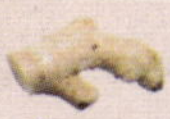

姜10克

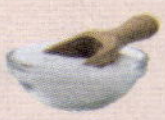

盐适量

做法：将鲈鱼放入锅中，放入浸泡好的五味子、料酒、盐、葱片、姜片，加入适量的清水，煮至鱼肉熟烂，拣去葱、姜，用盐调味食用。

贫血

材料：

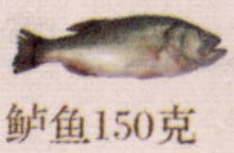

鲈鱼150克

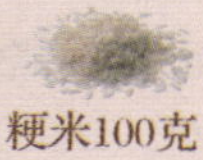

粳米100克

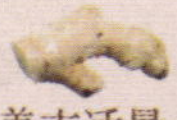

姜末适量

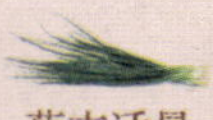

葱末适量

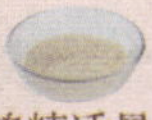

鸡精适量

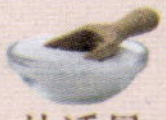

盐适量

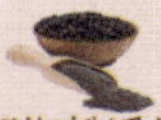

胡椒粉适量

做法：将鱼肉批片，加盐、鸡精、姜末拌匀腌制；将粳米泡半小时沥干，旺火烧沸，加鱼片小火煮粥至粥稠时入葱末、鸡精、盐、胡椒粉焖熟。

平鱼

Ping Yu

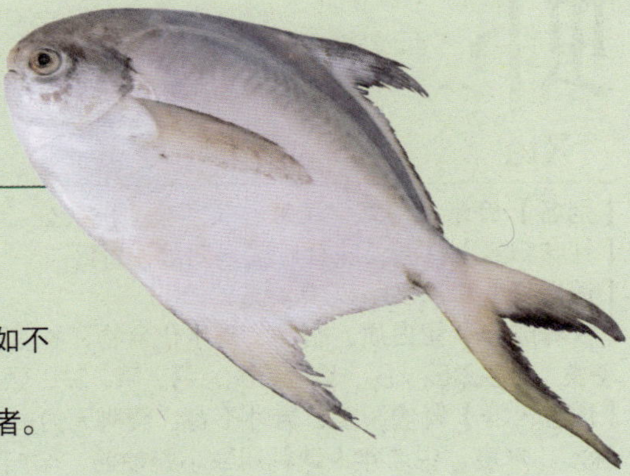

【别名】鲳鱼。

【性味归经】性平，味甘。

【适用量】每餐1条（60克左右）。

【营养成分】富含蛋白质及其他多种营养成分，如不饱和脂肪酸，微量元素硒和镁等。

【适宜人群】青少年、儿童，高血脂、高胆固醇者。

【不宜人群】慢性疾病和过敏性皮肤病者。

小百科

◎平鱼，又名鲳鱼、黑寨、黑石鲈、银鲳，一般体长85～260毫米，体短而高，极侧扁，略呈菱形，口小微斜，无腹鳍，尾鳍分叉颇深。

保健功效

1.降低胆固醇

平鱼含有的不饱和脂肪酸，能帮助降低胆固醇。

2.预防动脉硬化

平鱼对心血管疾病有预防作用。

相宜食物搭配及功效

猪肉

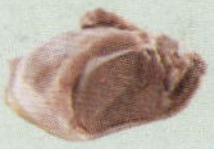

促进生长发育

西洋菜

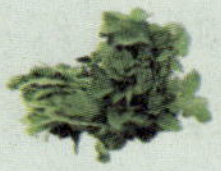

保护肝脏

薏米

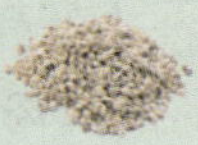

补气养血

豆腐

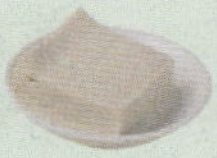

预防慢性病

相克食物搭配及后果

羊肉

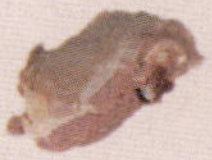

不利营养的吸收

蜂蜜

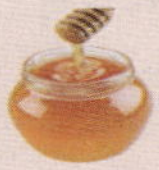

引起身体不适

推荐养生食疗方

治气血不足脾胃虚弱

材料：

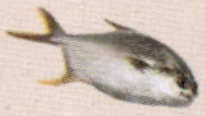

平鱼100克

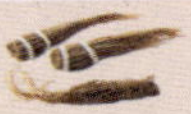

党参15克

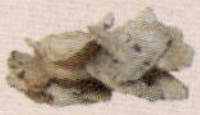

当归15克

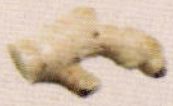

生姜10克

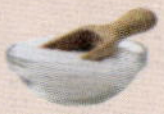

盐适量

做法：将党参、当归、生姜一起放入锅中，加适量清水煎汤，去渣后放入鲳鱼煮熟，加食盐调味，饮汤食肉，佐膳食用。

补血，健胃，益气

材料：

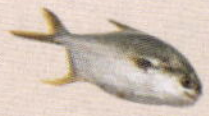

平鱼250克

粳米100克

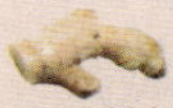

生姜适量

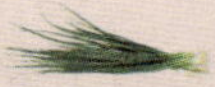

葱适量

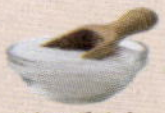

盐适量

做法：将平鱼煮熟后去骨切碎，与粳米一起放入锅中，加生姜、葱、猪脂、盐、适量清水同煮成稀粥，佐膳食用。

虾 Xia

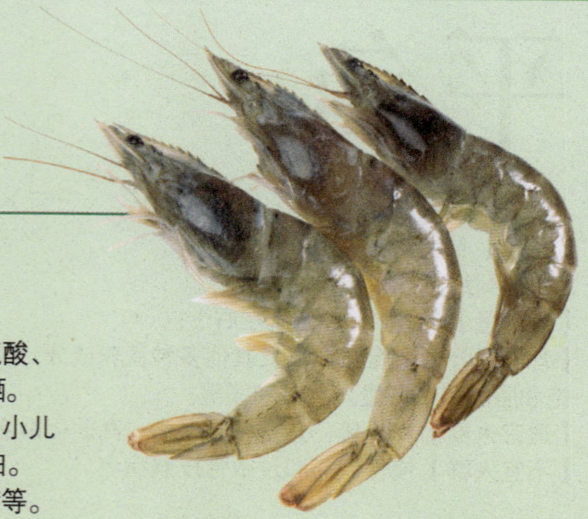

【别名】虾米、河虾、草虾、长须公、虎头公。
【性味归经】性温，味甘、咸。归脾、肾经。
【适用量】每次30～50克。
【营养成分】蛋白质、脂肪、碳水化合物、谷氨酸、糖类、维生素B_1、B_2、维生素B_3、钙、磷、铁、硒。
【适宜人群】肾虚阳痿、男性不育、腰脚无力、小儿麻疹、水痘、中老年人缺钙所致小腿抽筋、孕妇。
【不宜人群】高脂血症、动脉硬化、心血管疾病等。

保健功效

1.提神健脑

虾中含有较多的B族维生素和锌，对改善记忆力有帮助。

2.增强免疫力

虾中含有较多的锌、镁矿物质，可以增强人体的免疫功能。

3.补血养颜

虾含有的铁可协助氧的运输，预防缺铁性贫血，有很好的补血功效。

4.养心润肺

虾中含有丰富的镁，能很好地保护心血管系统，有利于预防高血压及心肌梗死。

5.壮骨护牙

虾中含有的磷，有促进骨骼、牙齿生长发育，加强人体新陈代谢的功能。

6.消炎保健

虾中含有的维生素B_3，可促进皮肤神经健康，对舌炎、皮炎等症有防治作用。

7.补钙

虾中所含有的钙质，是人体骨骼的主要组成成分，每天只要能吃50克虾，就可以满足人体对钙质的需要。

温馨提示

①虾是一种生活在水中的长身动物，种类很多，包括青虾、河虾、草虾、小龙虾、对虾、明虾、基围虾、琵琶虾、龙虾等。

②虾背上的沙线一定要剔除，不能食用。

③烹调虾之前，先用泡桂皮的沸水把虾冲烫一下，煮虾时可滴少许醋，可让虾壳颜色鲜红亮丽，吃的时候，壳和肉也容易分离。

④虾为发物，凡有疮瘘宿疾者或在阴虚火旺时，不宜食虾。

⑤食用虾类等水生甲壳类动物同时服用大量的维生素C能够致人死亡。

小百科

◎虾按出产来源不同，分为海水虾和淡水虾两种。虾是一种高蛋白、低脂肪食品，含有人体易缺乏而又不可缺少的物质，营养非常丰富。

相宜食物搭配及功效

燕麦

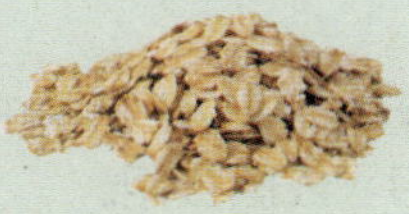

有利牛磺酸的合成

韭菜花

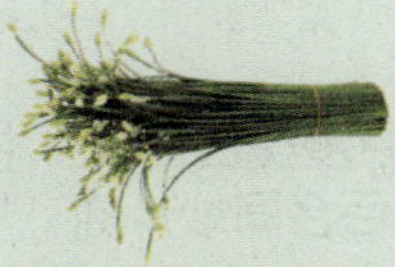

治夜盲、干眼、便秘

猪肝

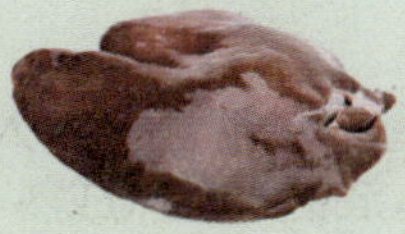

治肾虚、月经过多

葱

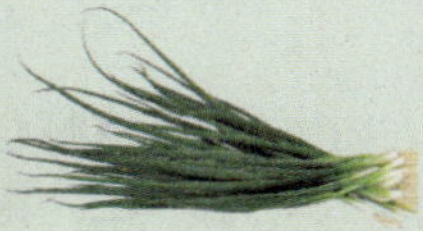

益气、下乳

香菜

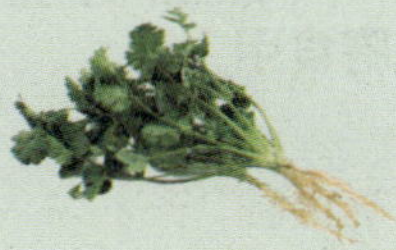

补脾益气

豆苗

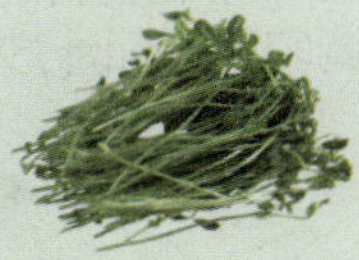

增强体质、促进食欲

枸杞子

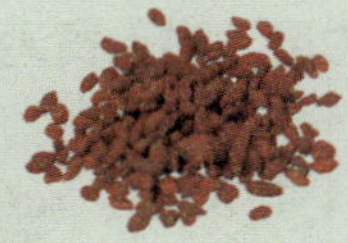

补肾壮阳

豆腐

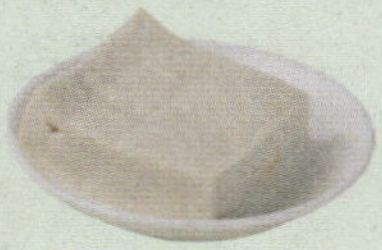

利于消化

相克食物搭配及后果

橄榄

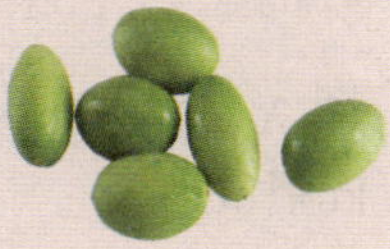

引起中毒

猪肉

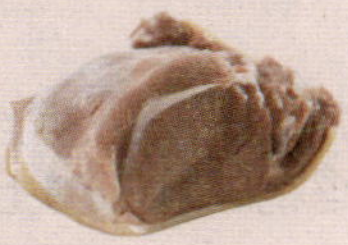

耗人阴精

南瓜

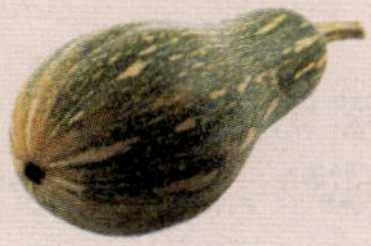

引发痢疾

西红柿

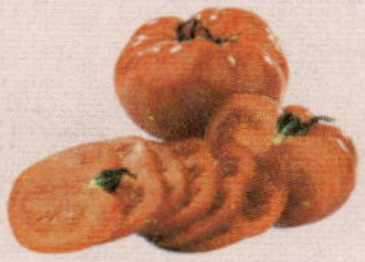

生成有毒物质

苦瓜

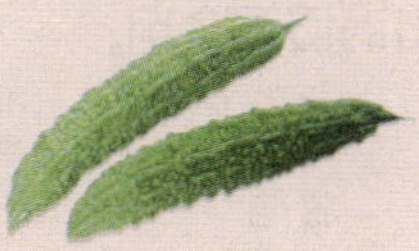

引起中毒

金瓜

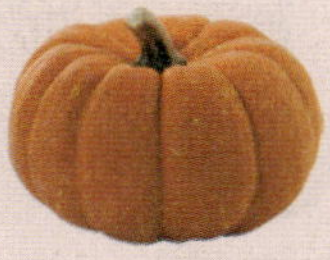

产生有害物质

花菜

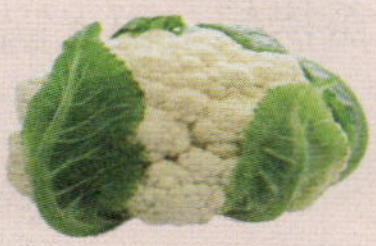

引起中毒

浓茶

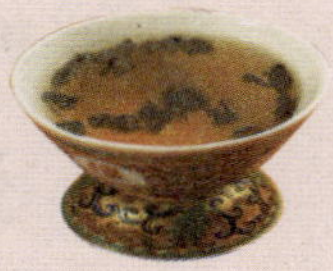

引起结石

选购指南

◎新鲜的虾体形完整，呈青绿色，外壳硬实、发亮，头、体紧紧相连，肉质细嫩，有弹性、有光泽。

保存窍门

◎将虾的沙肠挑出，剥除虾壳，然后洒上少许酒，控干水分，再放进冰箱冷冻。

推荐养生食疗方

治高血压	材料	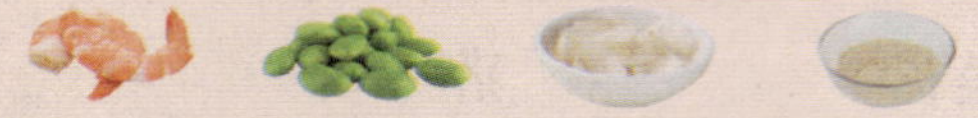 虾仁80克　青豆80克　百合80克　鸡精适量
	做法	将虾仁、青豆、百合分别入沸水中浸烫去异味，捞出沥水，备用；将虾仁、青豆入油锅炒至八成熟，再入百合同炒片刻，加炒匀，佐膳食用。
治气血不足	材料	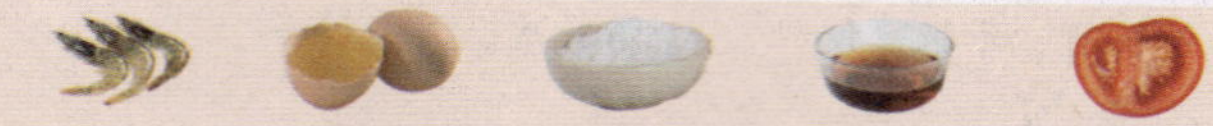 虾200克　鸡蛋50克　干淀粉适量　黄酒适量　番茄汁适量
	做法	将虾肉片为双飞件，加盐拌匀、鸡蛋、干淀粉拌匀，入油锅中煎至两面金黄色，以熟为度，淋入黄酒，加入调匀的番茄汁炒匀，佐膳食用。
治免疫力低下	材料	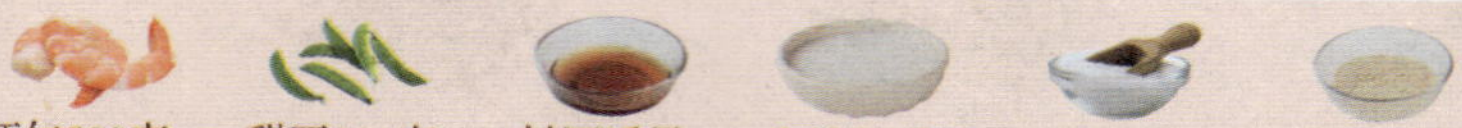 虾仁500克　甜豆300克　料酒适量　水淀粉适量　盐适量　鸡精适量
	做法	将甜豆去老茎；将虾仁加盐、料酒腌渍，以水淀粉上浆，入油锅滑熟捞出；另起油锅，入甜豆炒匀，加水、盐、虾焖煮至熟，加鸡精炒匀食用。
补脑	材料	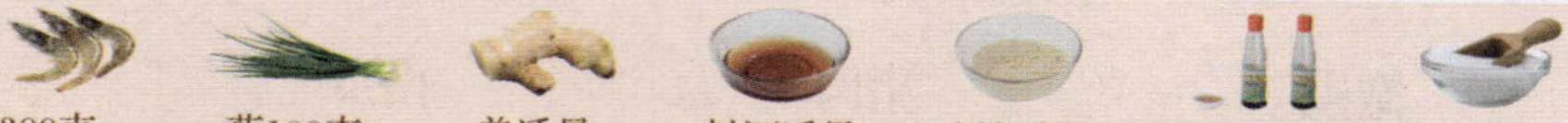 虾300克　葱100克　姜适量　料酒适量　鸡精适量　香油适量　盐适量
	做法	将葱切段、姜切丝，备用；将油锅烧热，放入姜丝炝香，烹入料酒，倒入河虾炒至九成熟，加香葱段、盐、鸡精略炒，淋上香油，佐膳食用。
治阳痿早泄	材料	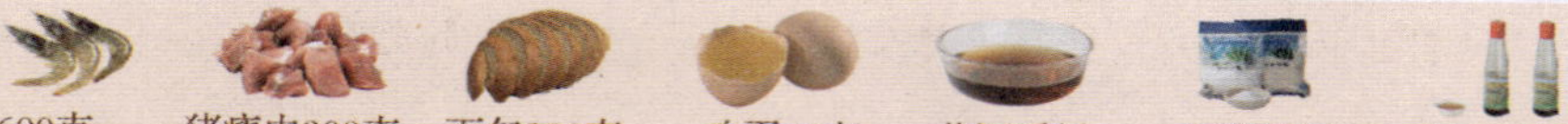 虾600克　猪瘦肉300克　面包100克　鸡蛋50克　黄酒适量　白糖适量　香油适量
	做法	将淀粉涂匀虾肚内，放入猪肉馅30克，面包撕成屑；抹鸡蛋、面包，入锅半煮炸至金黄捞起，再入锅加白糖、黄酒，香油炒匀，出锅切开食用。
治食欲不振	材料	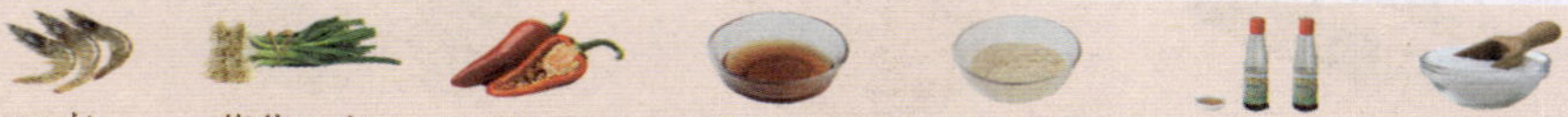 虾300克　蒜苗50克　红椒50克　料酒适量　鸡精适量　香油适量　盐适量
	做法	将蒜苗切斜段、红椒切段，备用；将虾入油锅，烹入料酒炒至八成熟，加蒜苗、红椒、盐、鸡精、香油炒熟后装盘，佐膳食用。
治肝肾虚弱	材料	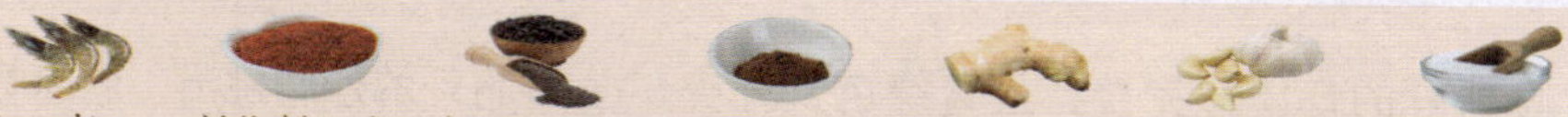 虾300克　辣椒粉20克　胡椒粉适量　五香粉适量　姜末适量　蒜蓉适量　盐适量
	做法	将虾入八成热油锅中炸干水分，捞出备用；将辣椒粉加盐、胡椒粉、五香粉制成椒盐，混入虾中，加姜末、蒜蓉炒匀，佐膳食用。

螃蟹

Pang Xie

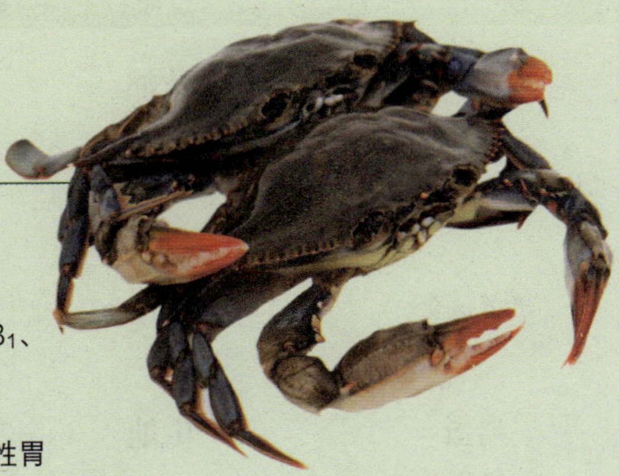

【别名】螯毛蟹、梭子蟹、青蟹。
【性味归经】性寒，味咸。
【适用量】每次约80克。
【营养成分】富含维生素A、维生素C、维生素B_1、维生素B_2、钙、磷、铁、氨基酸、烟碱酸等。
【适宜人群】筋断骨碎、瘀血肿痛、胎盘残留。
【不宜人群】患伤风、发热、胃痛以及腹泻、慢性胃炎、胃及十二指肠溃疡、脾胃虚寒等病症者。

保健功效

1.增强免疫力

蟹含有丰富的维生素A，对提高机体免疫力有着重要作用。

2.开胃消食

蟹中的维生素B_1可帮助消化，改善食欲不振的状况。

3.补血养颜

蟹中富含维生素A、铁、钙、磷等，常吃有养颜补血功效。

4.防癌抗癌

蟹中的维生素B_2含量丰富，是肉类的5~6倍，比鱼类高出6~10倍，有很好的防癌抗癌功效。

5.抗结核

螃蟹还有抗结核作用，吃蟹对结核病的康复大有补益。

6.消炎保健

螃蟹中含有的维生素B_3，对促进皮肤神经健康有良好功效，能有效防治舌炎、皮炎等症。

7.促进新陈代谢

螃蟹中含有的磷脂，能帮助人体维持新陈代谢及激素的均衡分泌，增强人体的免疫力和再生力，适量食用对身体有益。

温馨提示

①吃螃蟹的民间习俗要蘸由醋、姜、黄酒等调制成的作料，这是十分科学的食法，很有必要。这作料既可促进胃液分泌，有利消化增进食欲，又可去寒杀菌，故而不可或缺。

②螃蟹体内常有沙门菌，烹制时一定要彻底加热，否则易导致急性胃肠炎或食物中毒。

③肠胃慢性病患者和胆结石、胆囊炎、肝炎患者切忌进食螃蟹。

④冠心病、高血压、高血脂患者忌食胆固醇含量极高的蟹黄。

⑤中医认为蟹性寒，故常用姜茸、紫苏等配置食蟹使用的的调料。

小百科

◎蟹又称“无肠公子”，因其横行又统称螃蟹。我国吃螃蟹有久远历史，直到今天，螃蟹仍是公认的食中珍味，有“一盘蟹，顶桌菜”的民谚。

相宜食物搭配及功效

醋

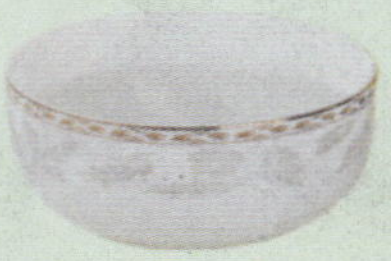

开胃消食

黄酒

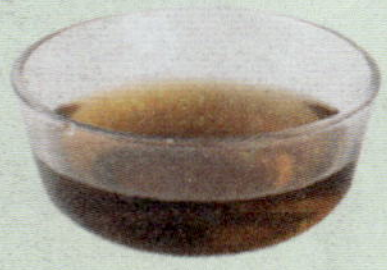

开胃消食

冬瓜

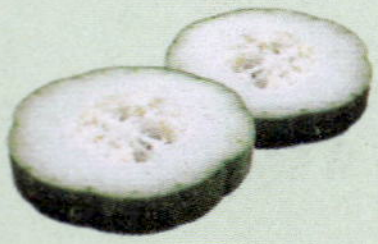

养精益气

大蒜

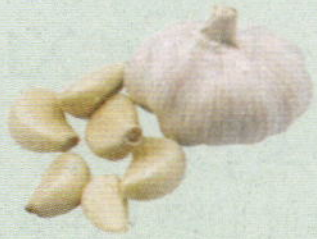

精益气、解毒

鸡蛋

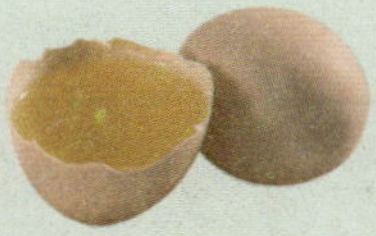

补充蛋白质

生地

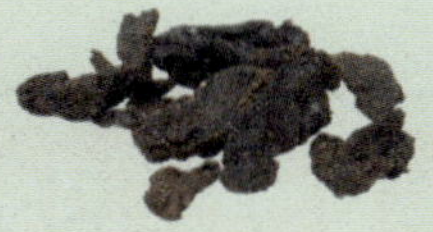

治喉咙肿痛、小便不利

糯米

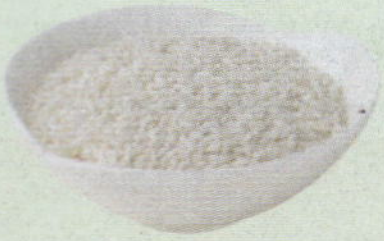

治水肿、催乳

洋葱

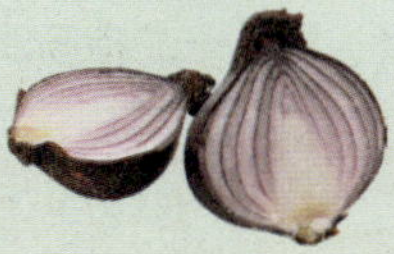

滋阴清热、活血化瘀

相克食物搭配及后果

香瓜

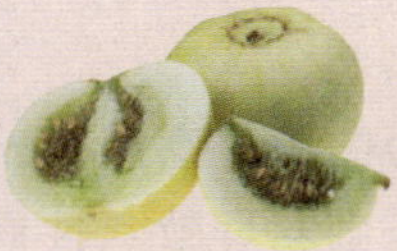

导致腹泻

土豆

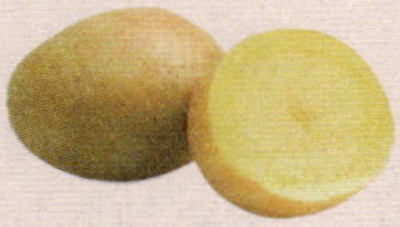

形成结石

梨

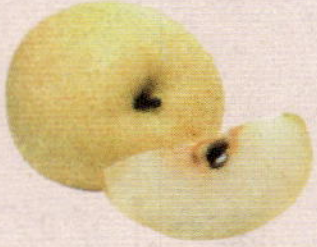

损肠胃

南瓜

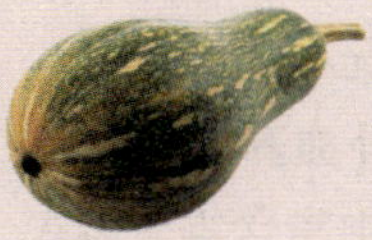

引起中毒

柑橘

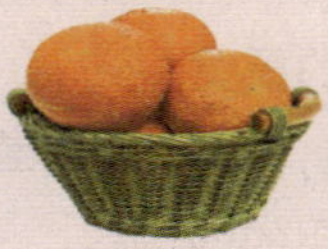

导致痰凝、气滞

猕猴桃

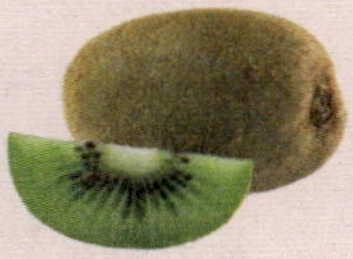

引发中毒

红枣

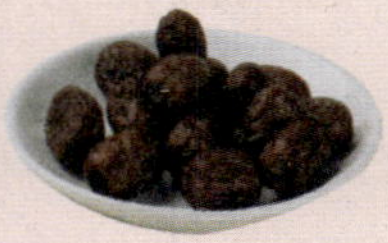

患寒热病

泥鳅

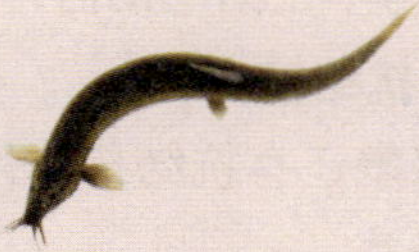

引起中毒

选购指南

◎要挑选壳硬、发青、蟹肢完整、有活力的螃蟹。也可以用手捏螃蟹脚，螃蟹脚越硬越好。

保存窍门

◎把螃蟹放在盆、缸等容器中，在容器底部铺一层泥，再放些芝麻或打散的鸡蛋，放在阴凉处。

治结核病症	材料	螃蟹500克、粉丝100克、虾酱15克、蚝油5克、葱适量、香油适量、盐少许
	做法	将螃蟹剁块，用盐腌渍；将 粉丝煮熟沥干，加虾酱、蚝油拌匀，翻炒后入砂锅，蟹肉放于其上蒸10分钟，加葱、香油食用。
治上火、瘀结	材料	雄螃蟹600克、干葱头200克、姜丝适量、蒜泥适量、料酒适量、白糖适量、盐少许
	做法	将螃蟹洗净剁块，加干葱头入油锅翻炒后，装盘备用；锅中油烧热，下入姜丝、蒜泥爆香，倒入螃蟹块炒匀，加料酒、盐、白糖调味，加盖焖煮20分钟后即可。
治肝肾虚弱	材料	大肉蟹500克、豆酱50克、蒜头50克、香油适量、鸡精适量、盐适量
	做法	将大肉蟹切块，入八成熟油锅稍炸，捞出沥油；锅中留底油，入蒜头爆香，再入肉蟹、豆酱、鸡精、香油、盐，加入上汤，用慢火烧熟，食用。
治高血压	材料	蟹肉50克、油菜250克、大葱5克、姜3克、盐适量、醋适量
	做法	将油菜切长段焯熟沥干，用盐拌匀装盘；将蟹肉焯烫撕细丝，与油菜段拌匀，淋上由醋、葱花、姜末调的汁食用。
治食欲不振	材料	蟹350克、酱油适量、姜片适量、盐适量、葱适量、料酒适量
	做法	将蟹切块，加盐、酱油腌渍20分钟，入三成热油锅，加姜片炒至蟹壳成火红色，加料酒、盐、葱调味炒匀，佐膳食用。
治上火、瘀结	材料	蟹500克、豆腐300克、面粉15克、葱段15克、料酒适量、盐适量、糖适量
	做法	将螃蟹切四块，沾面粉入油锅稍煎，与切块豆腐同入砂锅，加水、葱段、料酒，大火烧开后小火炖半小时，加盐、糖食用。
治免疫力低下	材料	膏蟹350克、年糕80克、姜片适量、酱油适量、白糖适量、鸡精适量、盐适量
	做法	将年糕切片煮熟沥干，再入油锅烧至六成热，入姜片炒香，加斩块的膏蟹炸至火红色，加酱油、白糖、盐、鸡精调味，再入年糕炒匀，佐膳食用。

蛤蜊

Ge Li

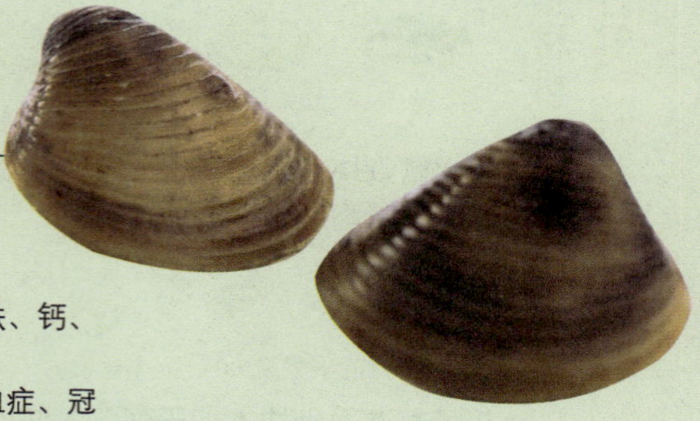

【别名】海蛤、文蛤、沙蛤。
【性味归经】性寒，味咸。
【适用量】100克。
【营养成分】蛋白质、脂肪、碳水化合物、铁、钙、磷、碘、维生素、氨基酸和牛磺酸等
【适宜人群】阴虚盗汗、肺结核咳嗽、高脂血症、冠心病、动脉硬化、瘿瘤瘰疬、淋巴结肿大者。
【不宜人群】感冒、阳虚、腹泻、寒性胃痛腹痛等。

小百科

◎蛤蜊是海中蛤类食物的统称，有文蛤、海蛤、青蛤、沙蛤、沙蜊、吹潮等不同种类。其肉可食，味鲜美，营养丰富，而蛤壳中则含碳酸钙、磷酸钙、碘、溴盐等。

保健功效

1.降血脂

蛤蜊肉具有降低血清、胆固醇的作用。

2.抗痉挛、抑制焦虑

蛤蜊含有的牛磺酸能维持神经细胞膜电位平衡，能抗痉挛、抑制焦虑。

相宜食物搭配及功效

豆腐	绿豆芽	韭菜	槐花
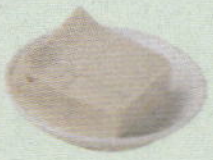	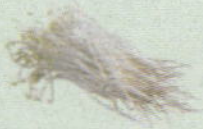	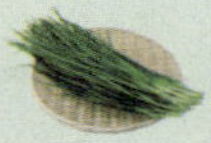	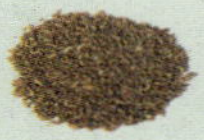
补气养血 美容养颜	清热解暑 利水消肿	补肾降糖	治鼻出血 牙龈出血

相克食物搭配及后果

马蹄	田螺	高粱米	芹菜
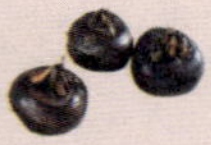	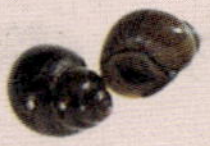	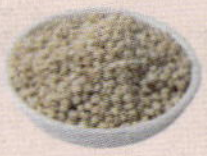	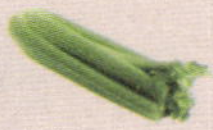
降低营养价值	引起麻痹性中毒	破坏维生素B_1	破坏维生素C

推荐养生食疗方

瘿瘤、瘰疬

材料

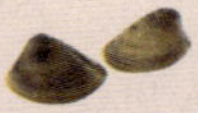
蛤蜊肉200克

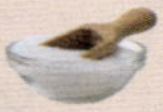
盐适量

做法 将蛤蜊放入锅中，加适量清水，以小火煮熟，加食盐调味食用。饮汤吃肉。

盗汗

材料

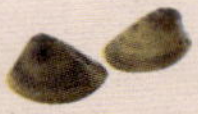
蛤蜊100克

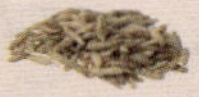
麦门冬15克

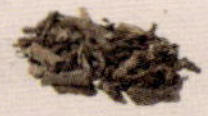
地骨皮12克

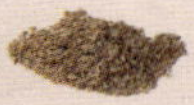
小麦30克

做法 将蛤蜊、麦门冬、地骨皮、小麦分别洗净，一起放入锅中，加适量清水煎煮成汤，调味佐膳食用。

泥鳅

Ni Qiu

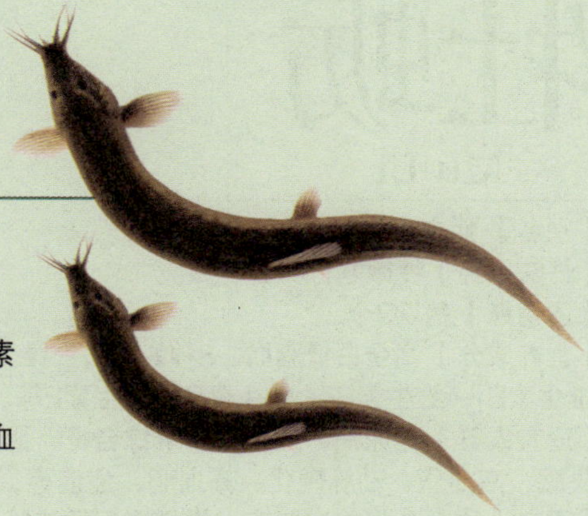

【别名】鳅鱼、黄鳅。
【性味归经】性平，味甘。
【适用量】每次约100克。
【营养成分】蛋白质、脂肪、钙、磷、铁、维生素A、维生素B_1、维生素B_2等。
【适宜人群】脾胃虚寒、盗汗、癌症、肿瘤、心血管、急性黄疸型肝炎、阳痿、痔疮、皮肤瘙痒等。
【不宜人群】对泥鳅过敏者忌食。

小百科

◎泥鳅是最为常见的鱼类之一。浑身滑溜溜的，背部和两侧为灰黑色，全身布满黑色小斑点，在它的尾柄处有大黑点，小小的眼睛，嘴的周围长着5对触须。

保健功效

①泥鳅中的维生素B_3能调整血脂紊乱，减缓冠脉硬化，预防心脑血管疾病。
②泥鳅中含有一种特殊蛋白质，具有促进精子形成的作用。

相宜食物搭配及功效

豆腐	木耳	甜椒	鲜荷叶
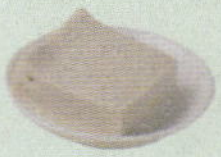	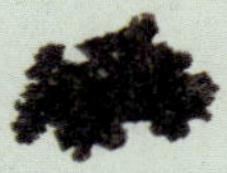		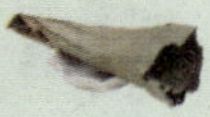
增强免疫力	补气养血 健体强身	降血糖	利于消渴

相克食物搭配及后果

茼蒿	黄瓜	蟹
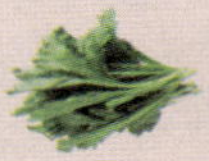	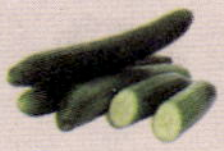	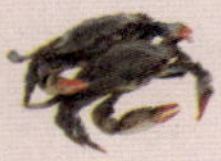
降低营养	不利营养吸收	引起中毒

推荐养生食疗方

补脾胃

材料：

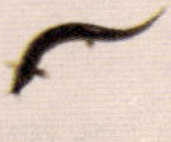
泥鳅200克

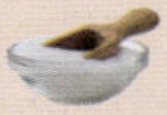
盐3克

做法：将泥鳅洗净，放入油锅中，煎至透黄，再加入适量水炖煮至熟，调味佐膳食用。

小儿盗汗

材料：

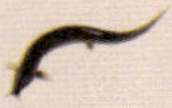
泥鳅250克

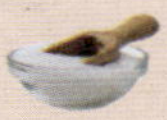
盐适量

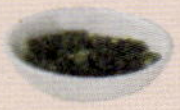
葱花少许

做法：将泥鳅收拾干净，用油煎至黄色，加水适量煮汤至半碗，加盐调味。最后撒上葱花，喝汤吃肉。

牡蛎

Mu Li

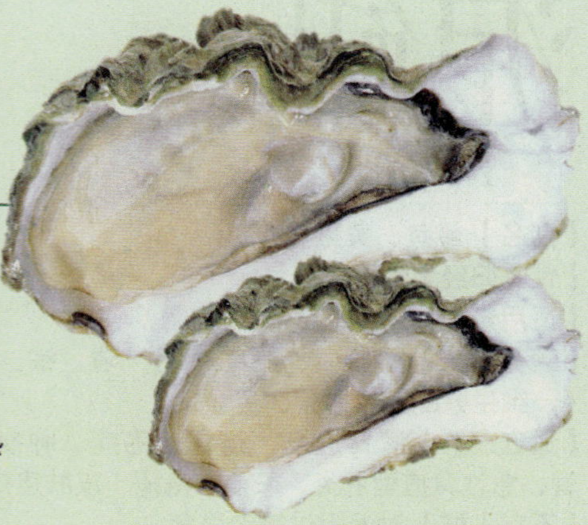

【别名】蚝肉、蛎黄。
【性味归经】性微寒，味甘、咸。
【适用量】每次3个。
【营养成分】高蛋白低脂肪、8种氨基酸、维生素A、维生素B_1、维生素B_2、维生素D、维生素E等。
【适宜人群】糖尿病、瘰疬、干燥综合征、阴虚烦热失眠、高血压、动脉硬化、高血脂、癌症等。
【不宜人群】急慢性皮肤病、慢性腹泻便溏等。

小百科

◎牡蛎，又称蚝，是一类海产固着生活型的双壳贝类，一般固着生活于适宜海区的岩石上。味道最鲜美者当属辽东半岛海域生长的名为大连牡蛎的品种。

保健功效

1.有利胰岛素分泌和利用
牡蛎提取物有利于胰岛素分泌和利用，抑制恶性肿瘤细胞生长。
2.含丰富的牛磺酸
牡蛎所含的牛磺酸有的保肝利胆作用。

相宜食物搭配及功效

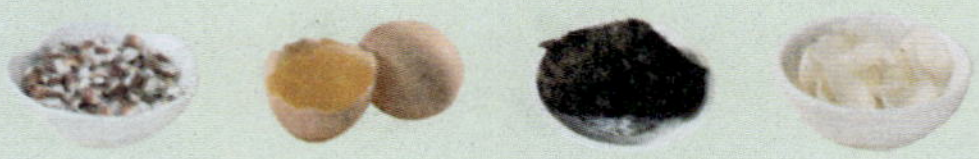

芡实	鸡蛋	发菜	百合
治阴道流血	促进骨骼增长	滋阴润阳润肠通便	润肺调中

相克食物搭配及后果

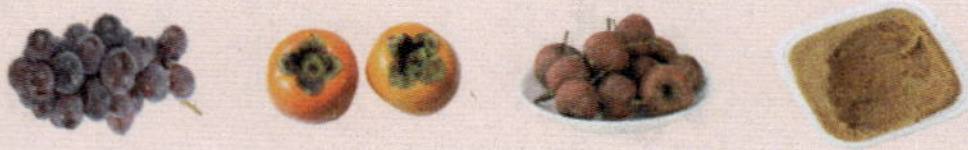

葡萄	柿子	山楂	黄豆酱
引起肠胃不适	引起肠胃不适	引起肠胃不适	引起中毒

推荐养生食疗方

妇女月经过多、崩漏

材料：

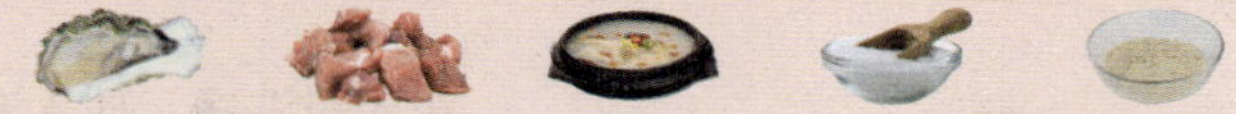

鲜蚝肉250克、猪瘦肉汤、鸡汤、盐适量、鸡精适量

做法：鸡汤或猪瘦肉汤适量，煮沸后，加入鲜蚝肉250克，略煮沸即可，用食盐、鸡精调味食用。

体质虚弱

材料：

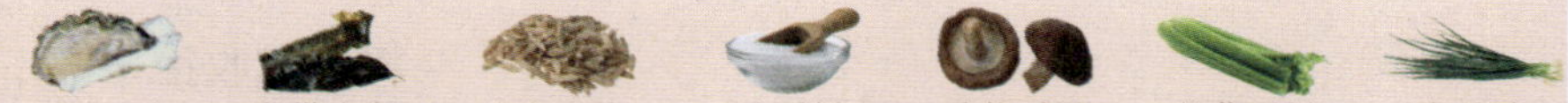

蚝肉200克、海带半条、麦冬20克、盐适量、香菇适量、芹菜适量、葱适量

做法：麦冬20克，海带半条，水煎后去药渣，加入蚝肉200克煮沸后，放入适量的大米饭拌匀，煮成泡饭，用油、盐、香菇、芹菜、香葱调味食用。

蚌 Bang

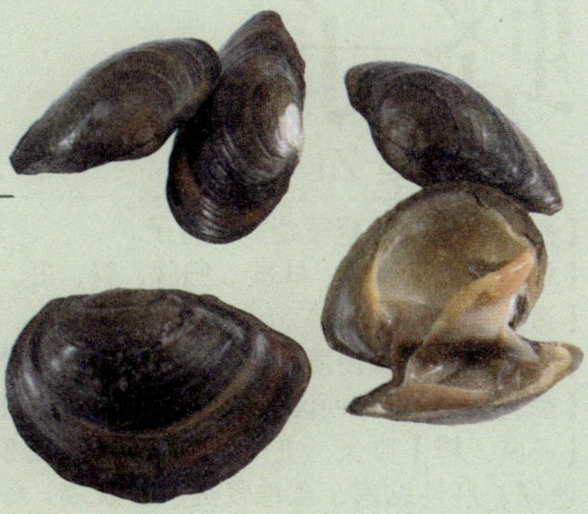

【别名】河歪、河蛤蜊、乌贝。
【性味归经】性微寒，味甘、咸。归胃、膀胱经。
【适用量】每次90～150克。
【营养成分】钙、蛋白质、脂肪、糖类、磷、铁、维生素A、维生素B_1、维生素B_2等。
【适宜人群】痔疮、甲状腺亢进、高血压、高血脂、红斑狼疮、尿路感染、癌症、糖尿病、小儿水痘。
【不宜人群】脾胃虚寒、腹泻便溏者。

小百科

◎蚌就是河蚌，大部分能在体内自然形成珍珠，一般有两大类：一类喜欢生活在流动的河水里；另一类喜欢生活在水面平静的池塘里。

保健功效

1.降低胆固醇

蚌能抑制胆固醇在肝脏合成，加速排泄胆固醇，从而使体内胆固醇下降。

2.促进骨骼生长

蚌中含钙元素，能有效促进骨骼生长。

相宜食物搭配及功效

韭菜

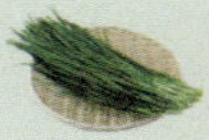

补充营养

土豆

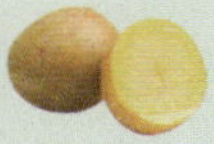

促进吸收

茄子

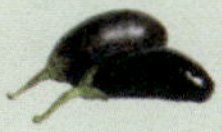

补充营养

相克食物搭配及后果

西瓜

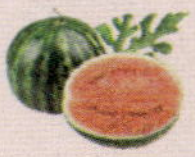

引起中毒

香瓜

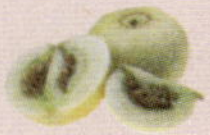

引起中毒

柿子

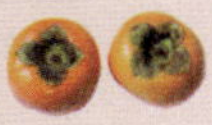

引起肠胃不适

推荐养生食疗方

治上火

材料：

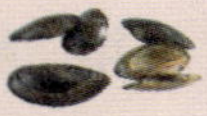

蚌肉200克

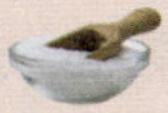

盐适量

做法：将蚌肉洗净，放入锅中，加适量清水，用小火炖熟，加盐调味，佐膳食用。

治糖尿病、两眼无神

材料：

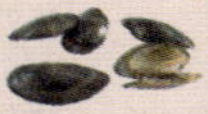

蚌200克

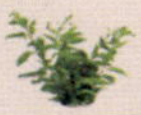

枸杞叶50克

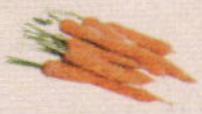

胡萝卜50克

做法：将胡萝卜切片，与蚌肉同入瓦锅，加适量清水，用文火煮1小时，再放入枸杞叶，煮沸约10秒钟，调味食用。

蛏子

Cheng Zi

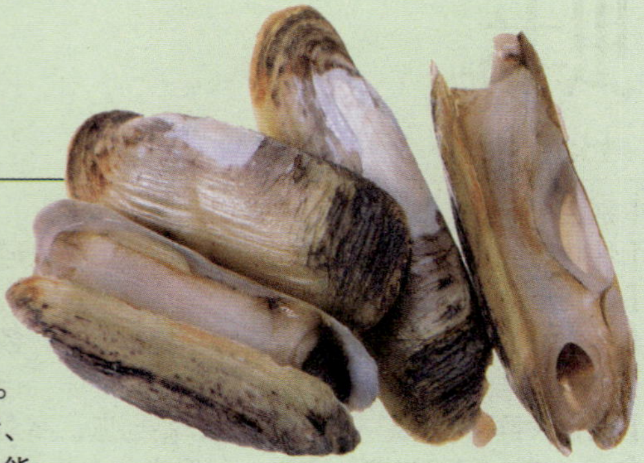

【别名】缢蛏、蛏子缢、蛏青子。
【性味归经】性凉，味酸。归脾、胃、肝、心经。
【适用量】每次50克。
【营养成分】蛋白质、钙、铁、硒、维生素A。
【适宜人群】暑热烦渴、水肿、痢疾、产后虚弱患者。
【不宜人群】肺炎、支气管炎等呼吸系统疾病患者、遗尿、肝性脑病、急性肾炎、肾衰竭、甲状腺功能亢进患者。

小百科

◎蛏子，又名缢蛏、蛏子缢、蛏青子，属软体动物，系真瓣鳃纲、真瓣鳃目、竹蛏科。贝壳脆而薄，呈长扁方形，自壳顶腹缘，有一道斜行的凹沟，故名缢蛏。

温馨提示

◎将蛏子洗净，放入含有少量盐分的清水中，待蛏子吐净腹中泥沙，用刀片轻轻剖开蛏子背面连接处，倒在沸水中，稍微停留，加入葱末，即可捞起食用。

推荐养生食疗方

治肝肾虚弱

材料

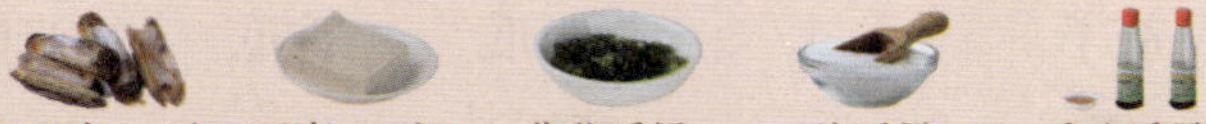

蛏子肉200克　豆腐100克　葱花适量　盐适量　香油适量

做法 将豆腐切条，备用；将锅上火，倒入高汤，加盐调味，下入蛏子肉、豆腐煲至熟，淋入香油，撒上葱花，佐膳食用。

治阴虚

材料

干净蛏子250克　葱适量　姜丝适量　鸡精适量　盐适量　酱油适量

做法 将蛏子入油锅内，加葱、姜丝煸香，放入酱油、盐、鸡精、鲜汤烧滚后，淋在蛏子肉上，佐膳食用。

治免疫力低下

材料

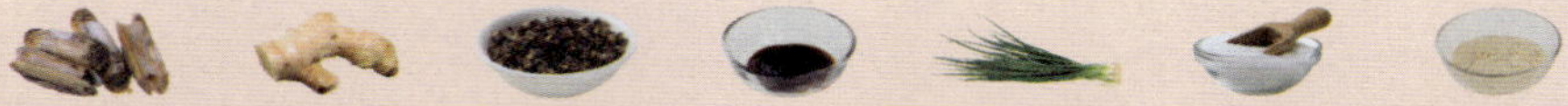

蛏子800克　姜末适量　花椒粉适量　蚝油适量　葱段适量　盐适量　鸡精适量

做法 将蛏子入开水，加料酒煮熟后捞出去壳，备用；将姜末入油锅煸香，放入蛏子，加盐、花椒粉、蚝油煸炒，加鸡精、葱段炒匀，淀粉勾芡食用。

相宜食物搭配及功效

西瓜

治疗中暑、血痢

黄酒

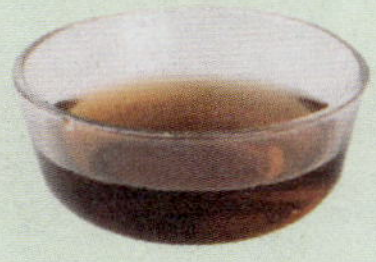

治疗产后虚损、少乳

豆腐

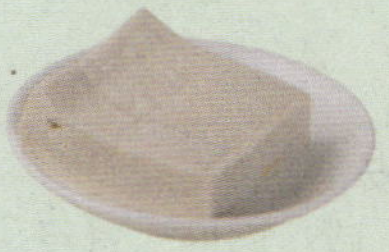

增强营养

花生

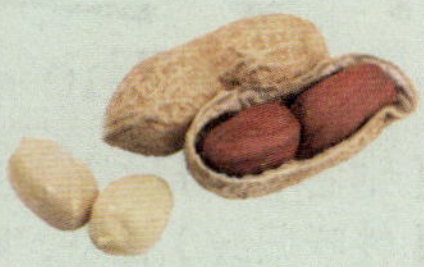

补充营养

胡萝卜

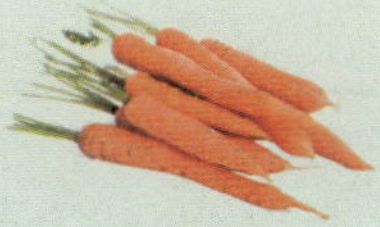

帮助吸收营养

洋葱

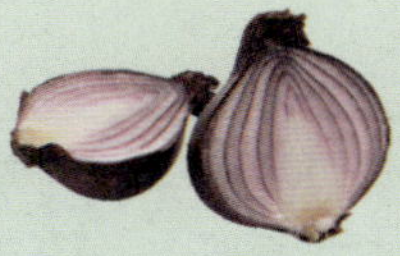

补充营养

辣椒

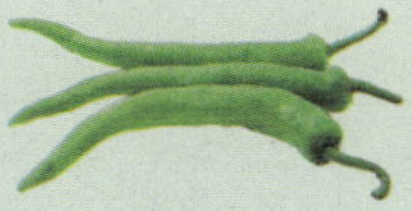

滋补醒脑

葱

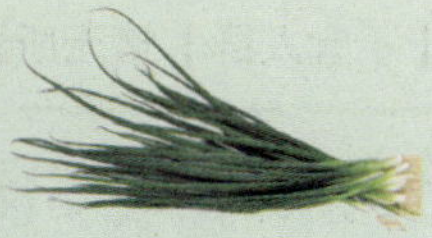

提味

相克食物搭配及后果

白葡萄酒

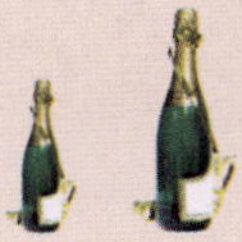

易引发痛风

木瓜

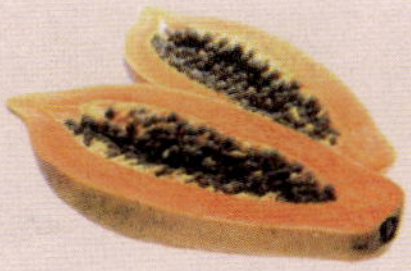

引起腹痛

啤酒

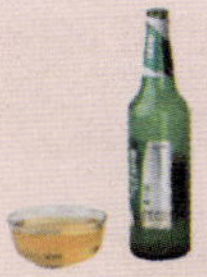

引发痛风

柚子

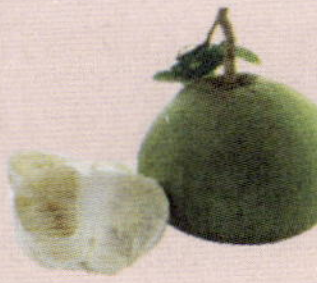

引起呕吐

保健功效

1.增强免疫力

蛏子含有维生素A，有增强人体免疫力的功效。

2.补血养颜

蛏子富含维生素A、铁、钙、磷等，常吃有补血养颜的功效。

3.防癌抗癌

蛏子富含硒，可增强机体抗肿瘤的免疫力，有防癌抗癌的作用。

4.保肝护肾

蛏子肉含丰富蛋白质、钙、铁、硒、维生素A等营养元素，具有补虚的功能，有保肝利脏效果，常食能够有效的增强肝脏功能。

海蜇

Hai Zhe

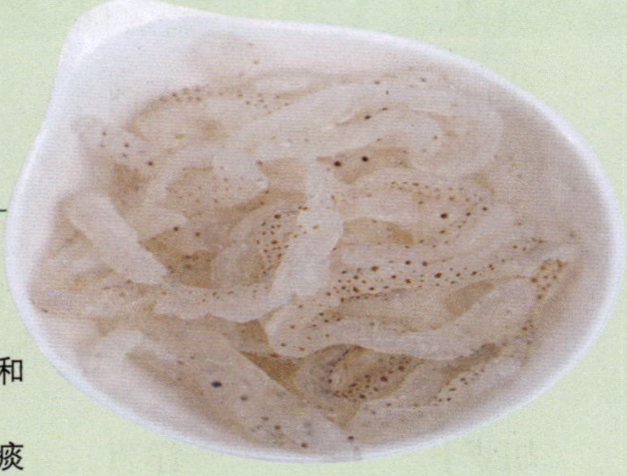

【别名】水母、蚱海、白皮子、海蛇。

【性味归经】性平，味甘、咸。归肝、肾经。

【适用量】每次40克。

【营养成分】蛋白质、脂肪、维生素B_1、维生素B_2和维生素B_3、钙、磷、铁、碘、胆碱等。

【适宜人群】中老年急慢性支气管炎、咳嗽哮喘、痰多黄稠者、高血压、便秘、单纯性甲状腺肿。

【不宜人群】诸无所忌。

小百科

◎海蜇，又名水母、蚱海、白皮子、海蛇。属于海洋腔肠动物，是我国东南沿海重要的水产品之一，目前已成为世界上热门的海味珍品。

温馨提示

①新鲜海蜇含水多，皮体较厚，还含有毒素，只有经过食盐加明矾盐渍3次，使鲜海蜇脱水3次，才能排尽毒素。

②有异味的海蜇已经腐烂变质，勿食。

推荐养生食疗方

治体毒、肥胖

材料

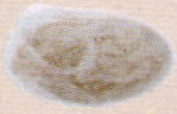
海蜇头200克

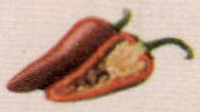
红椒适量

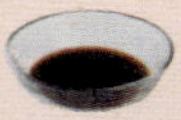
生抽适量

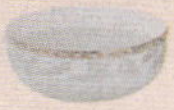
醋适量

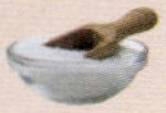
盐适量

做法 将红椒切片，入沸水焯一下，备用；将海蜇头入开水锅汆熟后，捞起沥干入碗凉凉，再放入红椒，加盐、醋、生抽拌匀，佐膳食用。

治癌症

材料

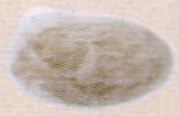
海蜇头200克

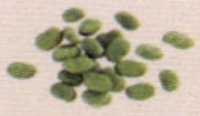
蚕豆100克

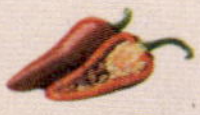
红椒少许

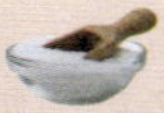
盐适量

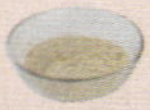
鸡精适量

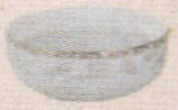
醋适量

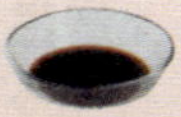
生抽适量

做法 将蚕豆水发、海蜇头切片、红椒切片，同入开水锅焯熟后，捞起沥干凉凉，加盐、鸡精、醋、生抽拌匀，佐膳食用。

治高血压

材料

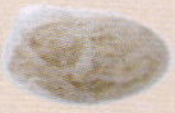
海蜇600克

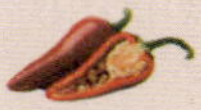
红椒10克

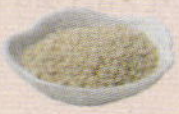
白芝麻5克

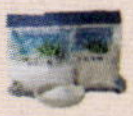
白糖适量

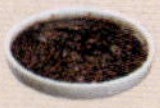
辣椒油适量

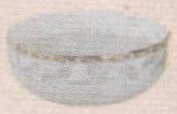
醋适量

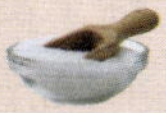
盐适量

做法 将红椒切丝，入沸水烫后捞起；将海蜇切成4厘米长的段，入开水汆熟捞起，加盐、白糖、辣椒油、醋拌匀，装盘撒上白芝麻食用。

相宜食物搭配及功效

马蹄

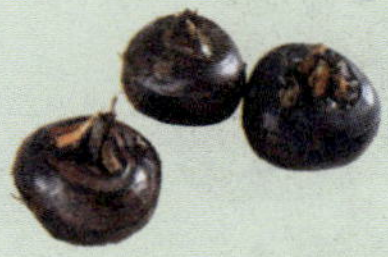

止咳润燥

猪肉

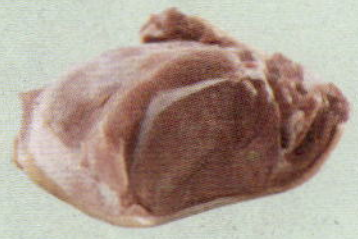

治支气管哮喘

木耳

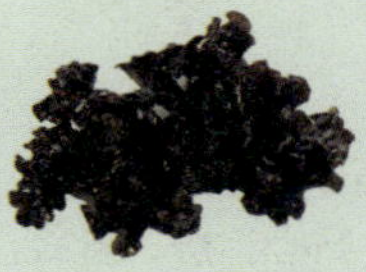

润肠、美白

冬瓜

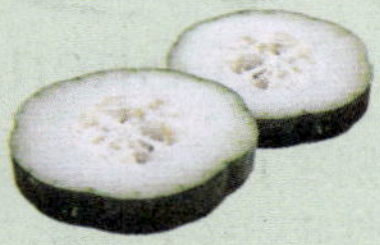

清热、润肠、降压

豆腐

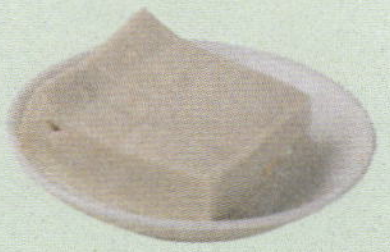

改善气血不足

苦菊

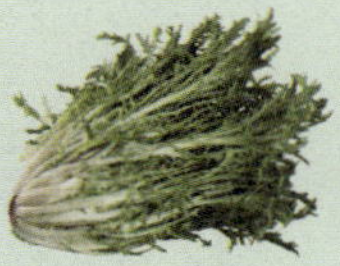

预防动脉硬化

青枣

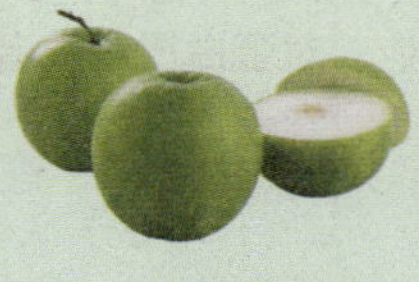

治消化道溃疡

红糖

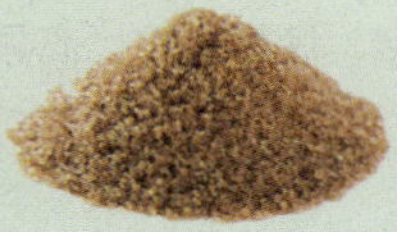

治消化道溃疡

相克食物搭配及后果

柿子

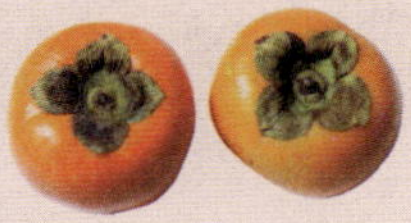

引起腹胀

白糖

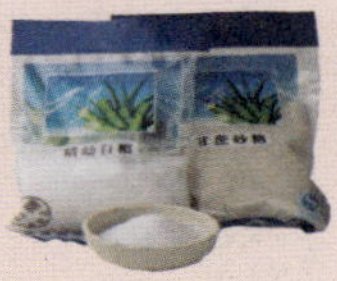

不宜久存

大枣

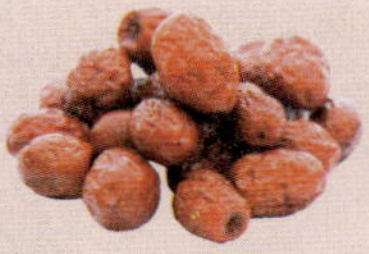

引发寒热病症

保健功效

1.排毒瘦身

海蜇含有的胶质有润肺和清涤胃肠的作用，可起到排毒瘦身的作用。

2.养心润肺

海蜇能行淤化积、清热化痰，对气管炎、哮喘等病患者有益。

3.防癌抗癌

海蜇含有的水母素有很强的抗菌、抗病毒、抗癌效果，对肿瘤患者有较好的疗效。

4.降低血压

海蜇含有类似于乙酰胆碱的物质，能扩张血管，降低血压。

5.预防动脉粥样硬化

海蜇头中所含的甘露多糖胶质对防治动脉粥样硬化有一定功效。

海参
Hai Shen

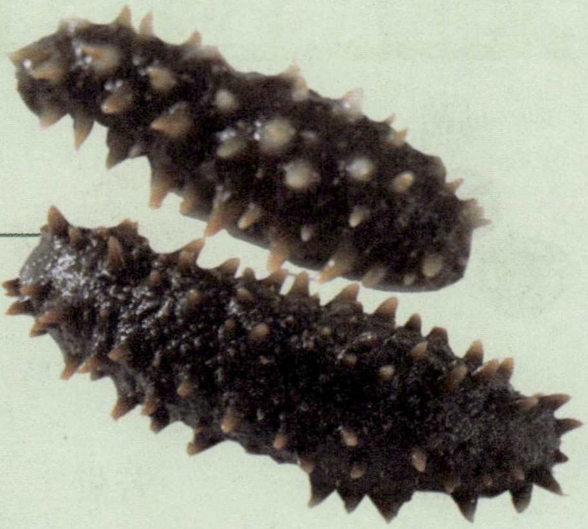

【别名】平鱼、黑寨、黑石鲈、银鲳。
【性味归经】性温，味咸。归心、肝、肾经。
【适用量】每次50～100克。
【营养成分】含有丰富的蛋白质和钙等营养成分。
【适宜人群】糖尿病、动脉硬化、高血压、高血脂、气管炎、关节炎、骨质疏松、尿频肾虚、便秘。
【不宜人群】类风湿、感冒发热、脾胃有湿、咳嗽痰多、脾胃虚弱、高尿酸血症、对蛋白质过敏者。

小百科

◎海参属棘皮动物，全世界已知的有1100多个品种，海参被列为“海产八珍”之一，医药和营养价值都极高。

温馨提示

①泡发海参时，切莫沾染油脂、碱、盐，否则会妨碍海参吸水膨胀。
②发好的海参不能再冷冻，否则会影响海参的质量，故一次不宜发得太多。

推荐养生食疗方

补脑

材料

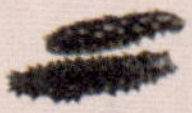
海参250克

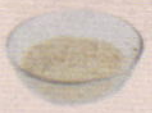
鸡精适量

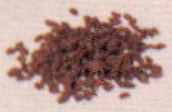
枸杞子10克

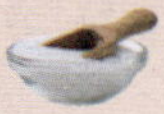
盐适量

做法 将海参水发，与枸杞子、盐、鸡精煲至熟，佐膳食用。

治高血糖

材料

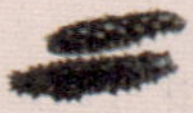
海参250克

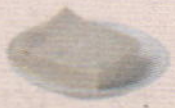
豆腐50克

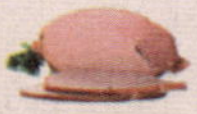
火腿50克

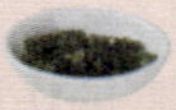
葱花适量

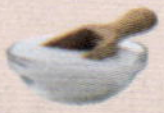
盐适量

做法 将海参水发切片、豆腐、火腿均切片，备用；将锅上火，倒入高汤，加盐、葱花烧开，入豆腐、火腿煮至熟，再入海参烧开，佐膳食用。

治糖尿病、癌症

材料

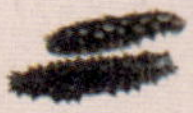
海参300克

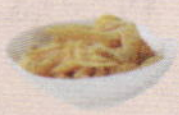
玉兰片50克

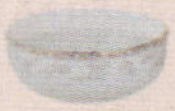
白醋适量

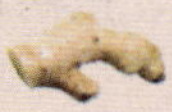
姜汁适量

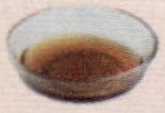
料酒适量

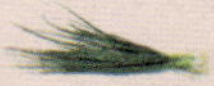
葱丝适量

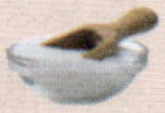
盐适量

做法 将海参、玉兰片切成块丁，入高汤焯后捞出；在原高汤中加白醋、姜汁、料酒、盐调味，入海参、玉兰片烧开去浮沫，加葱丝、香油用。

相宜食物搭配及功效

鸭肉

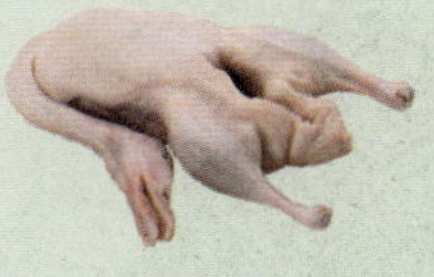

补五气、祛火热、滋养五脏

葱

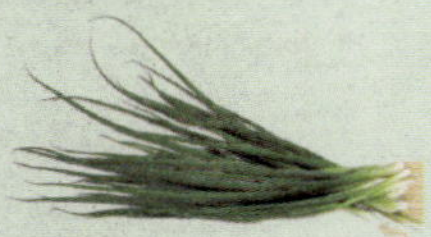

益气补肾、养脂利产

豆腐

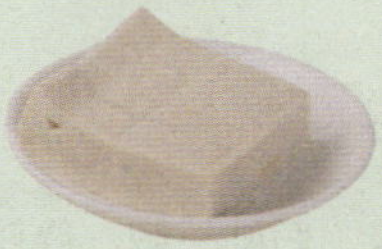

健脑益智、生肌健体

菠菜

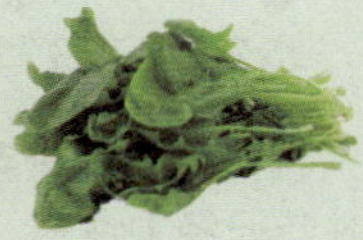

补血补铁、生津润燥

竹笋

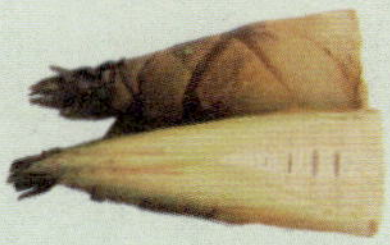

滋阴润燥、清热养血

枸杞子

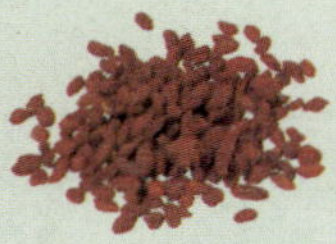

补肾益气、养血润燥

芦笋

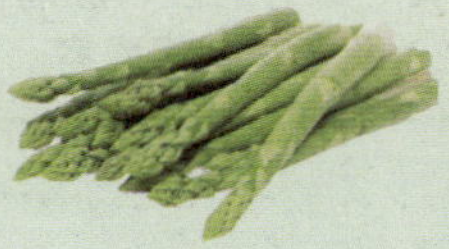

辅助治疗癌症

木耳

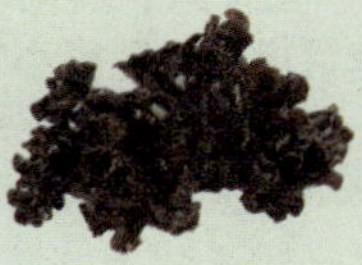

滋阴养血、润燥滑肠

猪肉

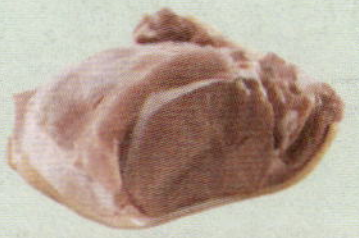

补肾益精、养血润燥

羊肉

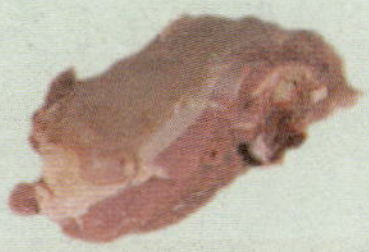

补肾益精、养血润燥

火腿

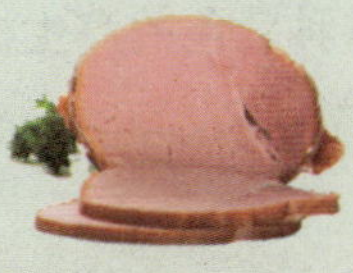

补肾益精、养血润燥

相克食物搭配及后果

葡萄

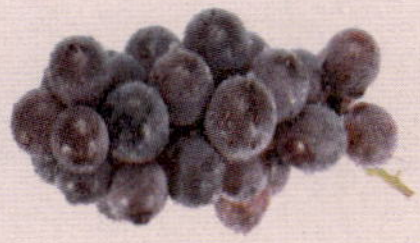

引起腹痛、恶心

柿子

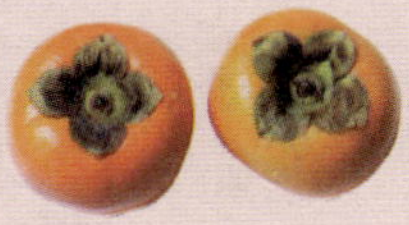

引起腹痛、恶心

石榴

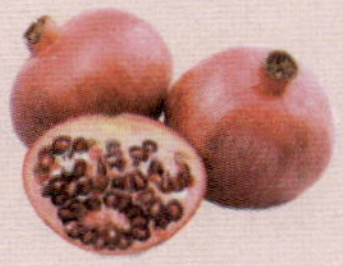

引起腹痛、恶心

醋

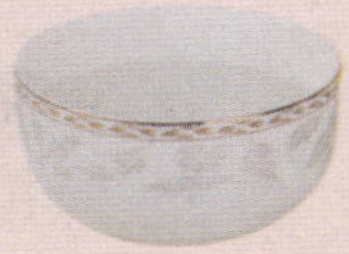

影响口感

保健功效

1.增强免疫力

海参富含蛋白质，能够提高免疫力，增强抵抗疾病的能力。

2.补血养颜

海参中的胶原蛋白含量高，不仅可以生血养血、延缓机体衰老，还可使肌肤充盈、皱纹减少。

紫菜

Zi Cai

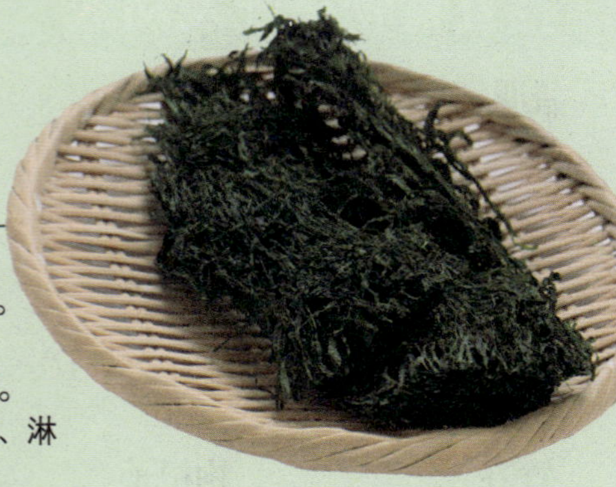

【别名】紫英、索菜、子菜、膜菜、紫瑛。

【性味归经】性寒，味甘咸。归肺、脾、膀胱经。

【适用量】每次15克。

【营养成分】蛋白质、铁、磷、钙、维生素B_2等。

【适宜人群】甲状腺肿大、慢性支气管炎、瘿瘤、淋病、高血压、肺病初期、心血管病患者。

【不宜人群】消化功能不好、素体脾虚、腹痛便溏、脾胃虚寒、乳腺小叶增生以及各类肿瘤患者。

小百科

◎紫菜是生长在浅海岩礁上的一种海藻类植物，颜色有红紫、绿紫及黑紫的区别，但干燥后却均呈紫色。这种紫色的海生植物可以做菜吃，所以取名紫菜。

温馨提示

①先将汤烧沸，下配料或调料，再撕入紫菜立即起锅，以免损坏紫菜营养。

②若紫菜在凉水中浸泡后呈蓝紫色，说明被有毒物质污染，不可食用。

推荐养生食疗方

治耳鸣

材料

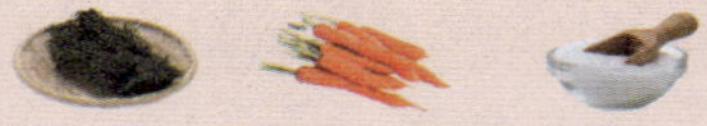

紫菜20克　胡萝卜50克　盐适量

做法

将胡萝卜切片，入油锅翻炒10分钟，加水适量，用文火炖煮10分钟，出锅前放入水发紫菜，加适量盐调味，佐膳食用。

治免疫力低下

材料

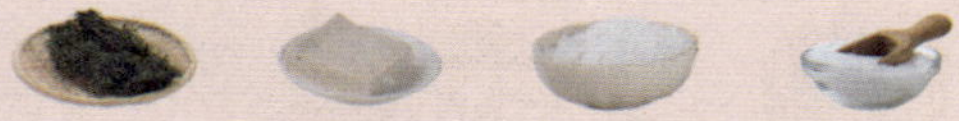

紫菜20克　豆腐1块　淀粉适量　盐适量

做法

将豆腐去硬皮，压成泥状，加盐、淀粉拌匀，再平铺到紫菜上，将紫菜卷起，入锅煎熟，调味佐膳食用。

治甲亢、郁结

材料

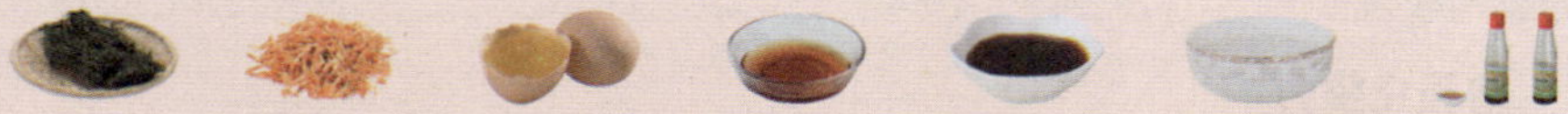

紫菜20克　虾皮10克　鸡蛋50克　料酒适量　酱油适量　醋适量　香油适量

做法

将紫菜撕开，鸡蛋打散拌匀，备用；将虾皮加料酒浸泡10分钟，备用；将锅入植物油烧热，加酱油炝锅，加水1碗，入紫菜、虾皮煮10分钟，再放入蛋糊、醋略加搅动，蛋熟起锅，加鸡精、香油调味食用。

相宜食物搭配及功效

决明子

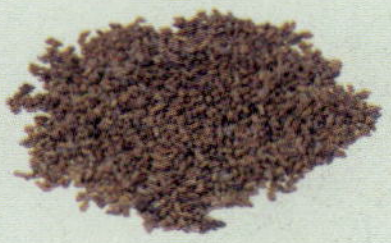

治高血压

白萝卜

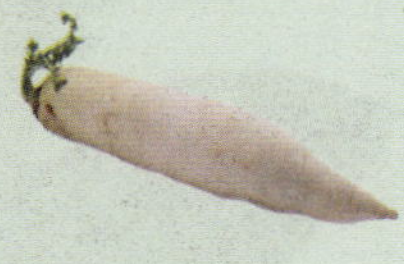

清心开胃

猪肉

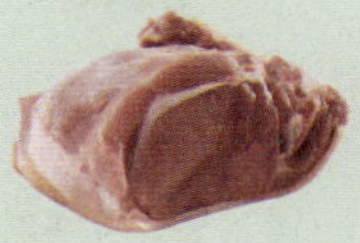

化痰软坚、滋阴润燥

甘蓝

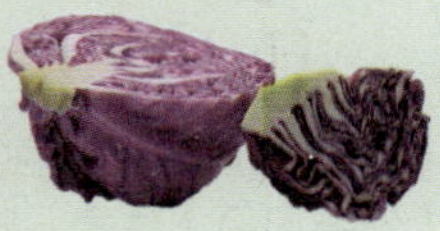

帮助合成牛磺酸

鸡蛋

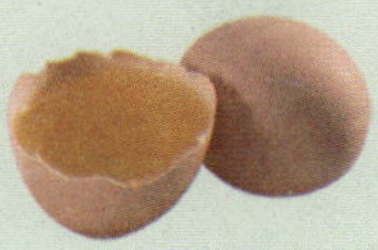

补充维生素B_{12}和钙质

榨菜

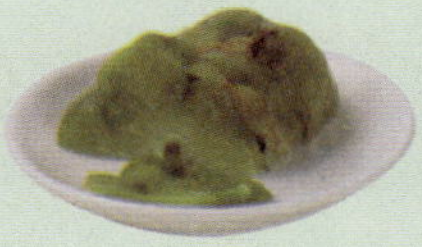

清心开胃

田螺

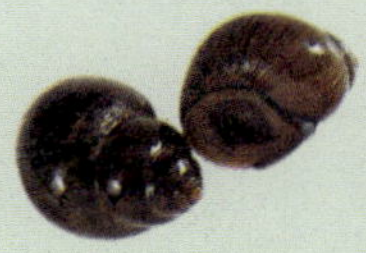

营养丰富

虾仁

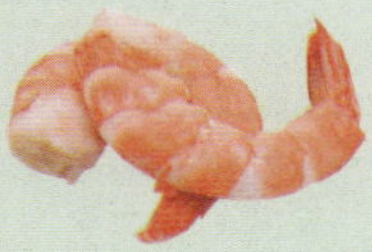

养心除烦、软坚利咽

相克食物搭配及后果

花菜

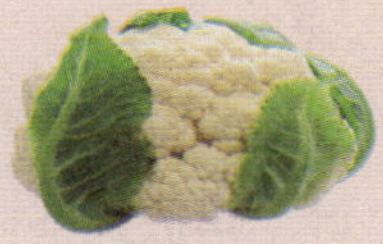

不利消化

柿子

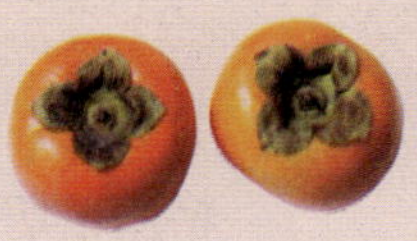

影响钙的吸收

梨

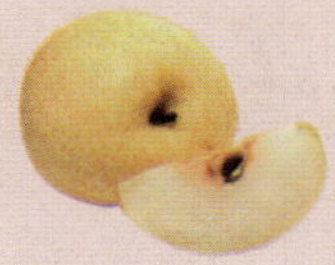

引起肠胃不适

彩椒

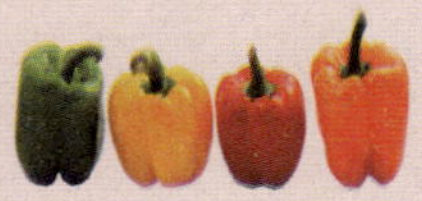

引起中毒

保健功效

1.防辐射

紫菜中含有丰富的硒元素，能增强人体免疫功能，提高对抗辐射的能力。

2.预防甲状腺肿大

紫菜的含碘量很高，具有软坚散结功效，能有效治疗因缺碘而引起的甲状腺肿大，对其他郁结积块也有很好的疗效。

3.补血养颜

紫菜中富含铁元素，能有效治疗女性缺铁性贫血，起到补血养颜的功效。

4.治疗水肿

紫菜中含有一定量的甘露醇，可作为治疗水肿的辅助食品，常食有益。

海带

Hai Dai

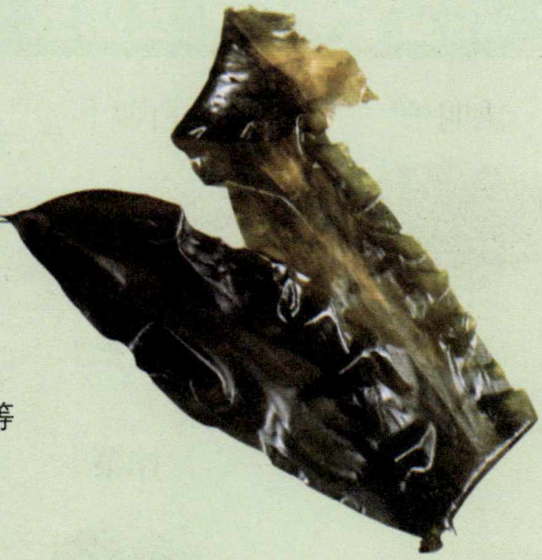

【别名】昆布、江白菜。
【性味归经】性寒，味咸。归胃、肾、肝经。
【适用量】每次15~20克。
【营养成分】碘、铁、钙、甘露醇、胡萝卜素等。
【适宜人群】高血压、冠心病、肥胖病、高血脂等患者。
【不宜人群】脾胃虚寒、身体消瘦者。

小百科

◎海带别名昆布，是一种大型褐藻，形状如带，故此得名。海带自古就有“长寿菜”“海上之蔬”“含碘冠军”“长生不老药”的美誉，是一种保健长寿食品。

温馨提示

◎因海带含有褐藻胶物质，在食用时不易煮软，如果把成捆的干海带打开，放在蒸笼蒸半个小时，再用清水泡上一夜，就会变得脆嫩软烂。

推荐养生食疗方

治高血压

材料：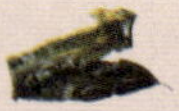海带50克

做法：将海带切丝如茶叶，再放入茶杯中，用凉开水浸泡一宿，隔天清晨空腹饮用。

治甲状腺

材料：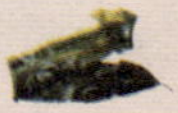海带300克 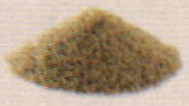红糖30克

做法：将海带去沙，用锅加水煮烂后切成细丝，盛入碗中，加红糖拌匀，腌渍2天，佐膳食用。

治高血脂、尿路结石

材料：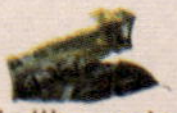海带100克 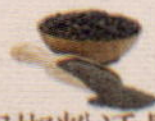胡椒粉适量 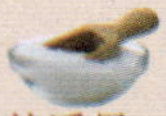盐适量 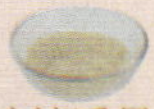鸡精适量

做法：将汤烧沸后，放入洗净的海带丝、胡椒粉，续煮3分钟，加盐、鸡精调味，佐膳食用。

治癌症

材料：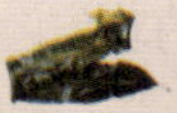海带200克 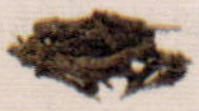夏枯草50克 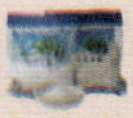糖适量 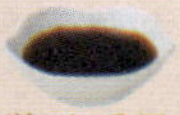酱油适量 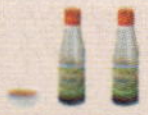香油适量

做法：将海带水发，去盐后切大块；将夏枯草用布包住，与海带同入砂锅，加水煮熟后捞出夏枯草，将海带切细丝，加糖、酱油、香油拌匀食用。

相宜食物搭配及功效

木耳

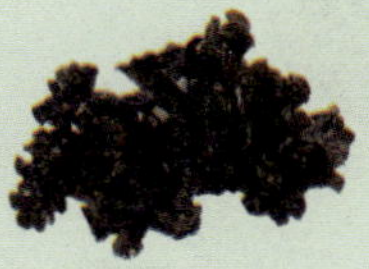

排毒素、促进营养吸收

猪肉

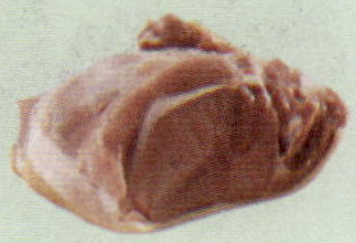

除湿

冬瓜

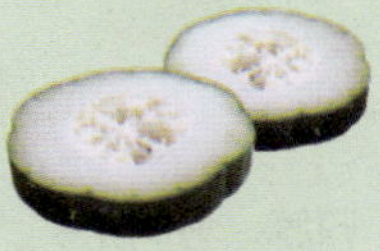

降血压、降血脂

虾

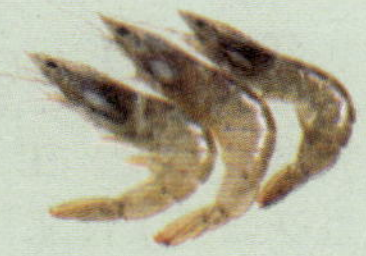

补钙、防癌

豆腐

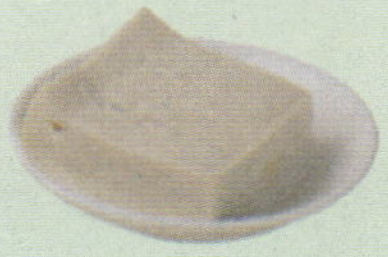

补碘

排骨

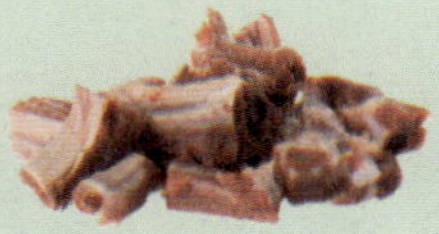

治皮肤瘙痒

紫菜

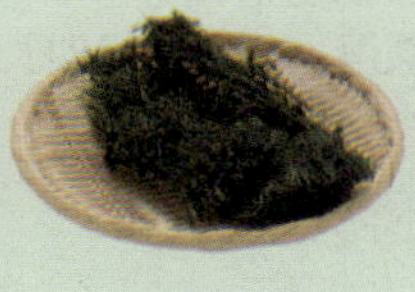

治水肿、贫血

菠菜

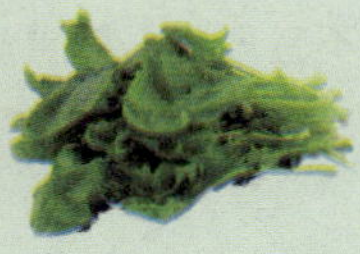

防止形成草酸钙

相克食物搭配及后果

猪血

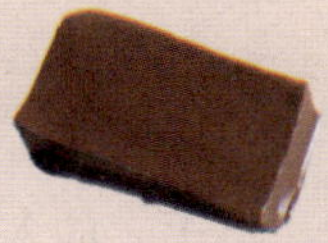

引起便秘

白酒

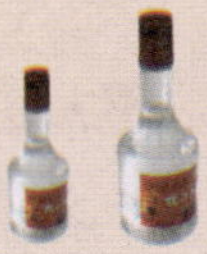

消化不良

咖啡

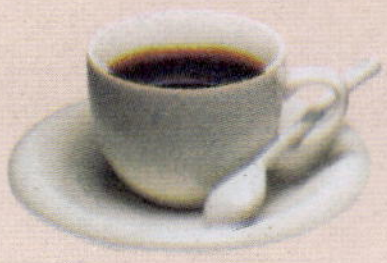

降低机体对铁的吸收

葡萄

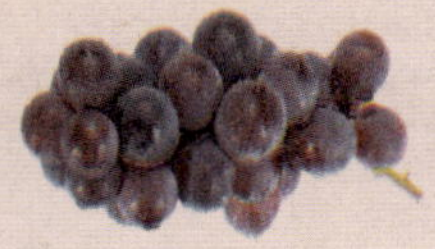

减少钙的吸收

保健功效

1.预防甲亢

海带是一种含碘量很高的海藻，能被人体直接吸收，有利于治疗甲状腺肿大，还能预防动脉硬化，降低胆固醇与脂的积聚。

2.止血降压

海带中含有褐藻酸钠盐，具有降压作用，还能预防白血病和骨痛病，对动脉出血也有止血作用，口服可减少放射性元素锶-90在肠道内的吸收。

3.降血脂

海带中含有的淀粉，能有效降低血脂。

4.护眼养肾

海带中含有甘露醇，能治疗急性肾功能衰退、脑水肿、乙性脑炎、急性青光眼。

田螺

Tian Luo

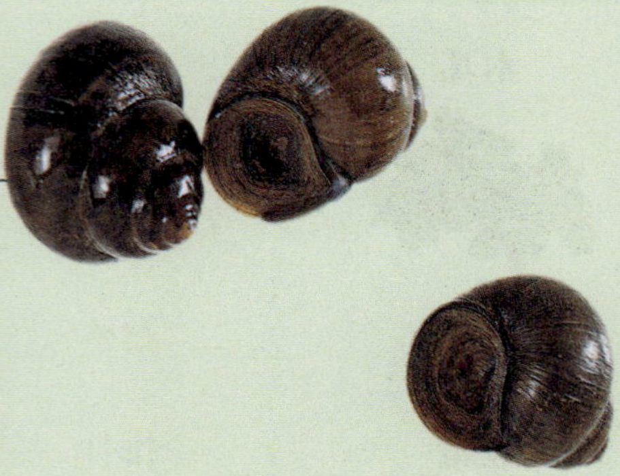

【别名】黄螺、田中螺。
【性味归经】性寒，味甘。归脾、胃、肝、大肠经。
【适用量】每次40克。
【营养成分】富含氨基酸、碳水化合物、矿物质、维生素A、维生素D、维生素B_1、维生素B_2。
【适宜人群】高脂血症、冠心病、动脉硬化、小便不通、痔疮便血、脚气、风热目赤肿痛等。
【不宜人群】脾胃虚寒、腹泻、产妇、经期女性。

小百科

◎吃田螺的时候最好买河螺或者田螺，先放清水里养几天，每天换一次水，让螺把大便排净。煮螺的时候要把螺煮透煮熟，应烧煮10分钟以上，杀死寄生虫。

温馨提示

◎食用螺类应该烧煮10分钟以上，以防止病菌和寄生虫感染。只有螺口上部很小的部分是可食用的螺肉，应丢掉下部的五脏。

推荐养生食疗方

治菌痢	材料	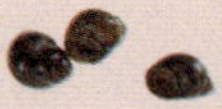 田螺500克　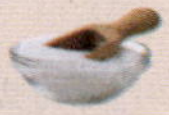 盐5克	做法：将田螺挑出螺肉，晒干，放入锅中炒焦，加适量清水煎煮，加盐调味。
治胃痛吐酸水	材料	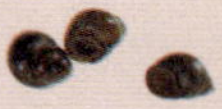 田螺300克　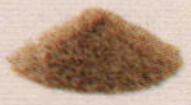 红糖适量	做法：将田螺壳放在瓦上煅制，再研成细末；与红糖搅拌均匀即可。
治小便不利、白浊	材料	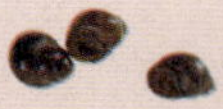 田螺250克　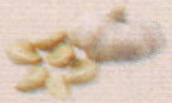 大蒜少许　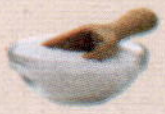 盐适量	做法：将田螺洗净，入油锅略炒片刻，加大蒜、食盐调味，加水煮熟，挑出螺肉食用。
治狐臭	材料	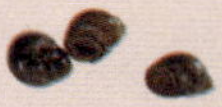 大田螺1个　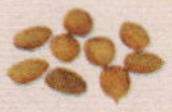 巴豆2粒　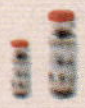 麝香适量	做法：大田螺一个，巴豆两粒，将巴豆放入大田螺内，加麝香少许，用药棉蘸田螺渗出液搽腋下。

相宜食物搭配及功效

白菜

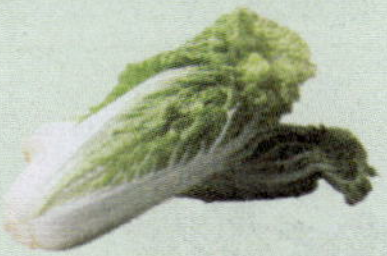

补肝肾、清热毒

葱

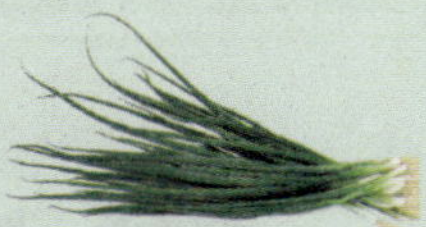

清热解酒

葡萄酒

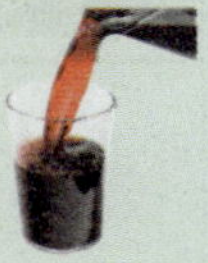

除湿解毒、清热利水

蒜

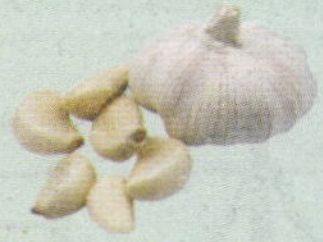

清热解毒、利尿

相克食物搭配及后果

枸杞子

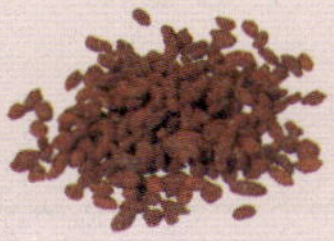

降低营养

柿子

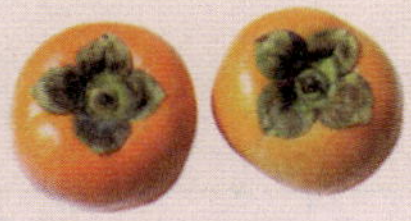

影响消化

猪肉

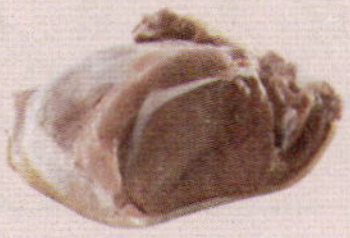

伤肠胃

木耳

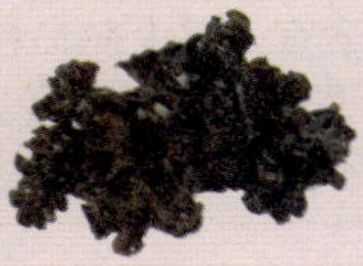

引起不良反应

牛肉

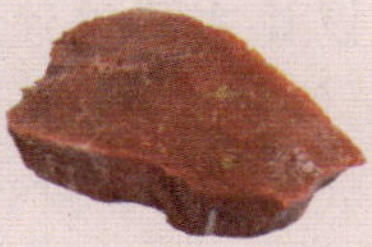

引起腹胀

蛤蜊

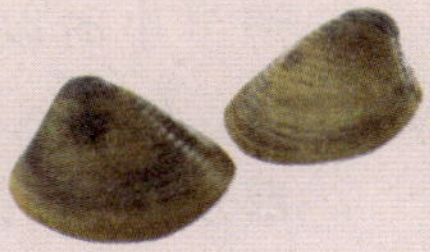

引起中毒

玉米

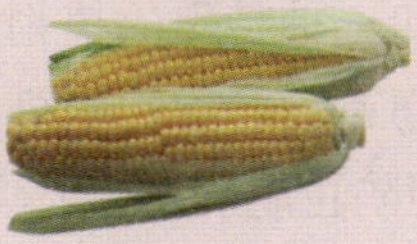

引起腹痛、中毒

蚕豆

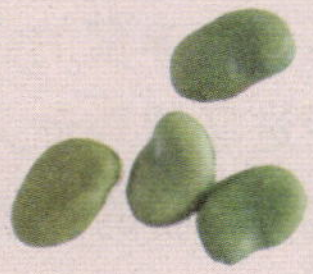

引发腹痛

保健功效

1.增强免疫力

螺肉含有丰富的维生素A，有增强人体免疫力的功效。

2.补血养颜

螺肉含有丰富的钙和铁，有补血养颜的功效。

3.调节酸碱平衡

螺肉含有丰富的钾，钾可以调节体液的酸碱平衡，起到维持神经健康、心跳规律正常的功效。

4.防癌抗癌

螺肉含有丰富的硒，能够清除人体代谢中的废弃自由基，有效预防癌症，延缓衰老。

菌菇类

木耳

Mu Er

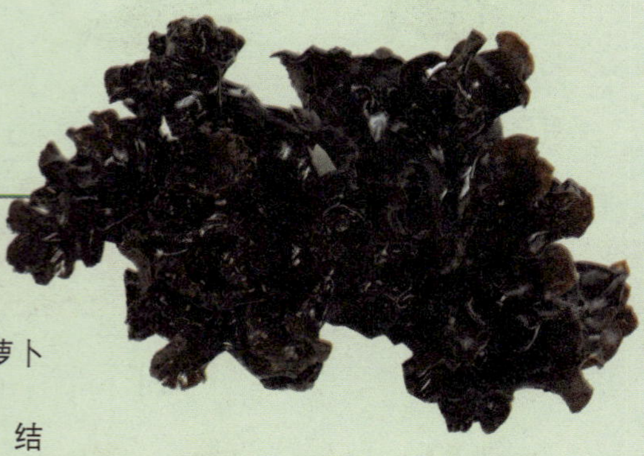

【别名】树耳、木蛾、黑菜。
【性味归经】性平，味甘。归肺、胃、肝经。
【适用量】每次15克。
【营养成分】含蛋白质、脂肪和钙、磷、铁及胡萝卜素、维生素B_1等，还含磷脂、固醇等。
【适宜人群】脑血栓、冠心病、癌症、硅沉着病、结石患者、肥胖患者。
【不宜人群】慢性肠炎患者。

保健功效

1.充当减肥食品

木耳含有丰富的纤维素和一种特殊的植物胶质，能促进肠胃蠕动，促进肠道脂肪食物的排泄，减少食物脂肪的吸收，从而防止肥胖发生。

2.补血

木耳含有铁、高蛋白和维生素，能有效治疗贫血。

3.清理消化道

木耳所含的胶质有较强的吸附能力，能有效清理消化道、清胃涤肠。

4.排除肾结石

木耳所含植物素和生物碱，具有促进消化道与泌尿道各种腺体分泌的特性，协同分泌物催化结石，滑润管道，使结石排出。

5.防止动脉粥样硬化和血栓

木耳有阻止血压中胆固醇沉积和凝结的作用，可以改变血液凝固状，缓和动脉硬化。

6.通便、抗癌

木耳中的食物纤维能到预防直肠癌及其他消化系统癌症的作用。

温馨提示

①将木耳放入温水中，加点盐，浸泡半小时以上可以让木耳快速变软，如果泡发后仍然紧缩在一起的部分则不宜食用。

②木耳有活血抗凝的作用，有出血性疾病的人不宜食用。孕妇不宜多吃。

③鲜木耳含有毒素，不可食用。当鲜木耳加工干制后，所含毒素便会被破坏消失。

小百科

◎木耳因其生长在朽木上，形似人的耳朵，色黑或褐黑，故名木耳。早在汉朝《神农本草经》中，就有木耳的记载。

相宜食物搭配及功效

青笋

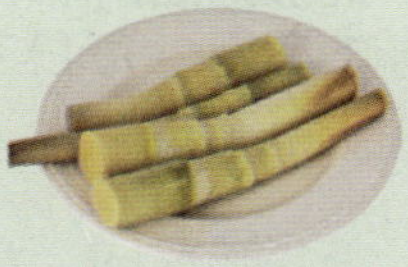

补血

红枣

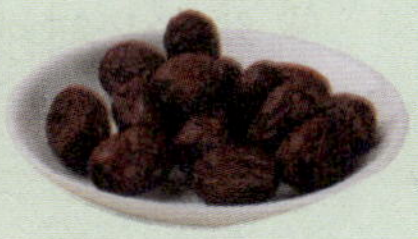

补血

豆角

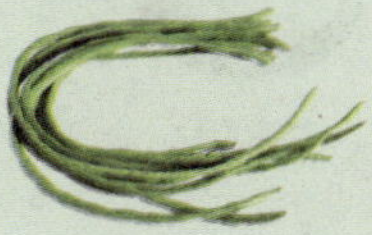

防治高血压、高血脂、糖尿病

银耳

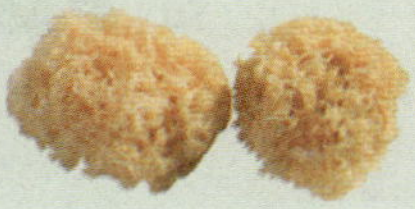

提高免疫力

白菜

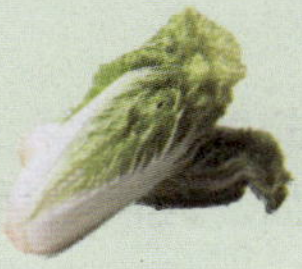

润喉止咳

芦荟

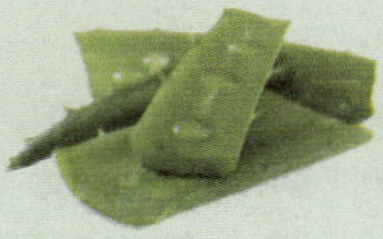

降低血糖

蒜

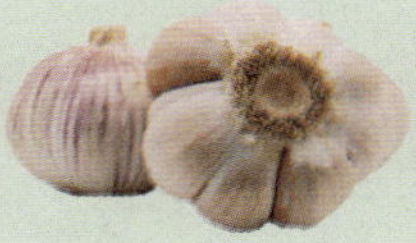

养生保健

黄瓜

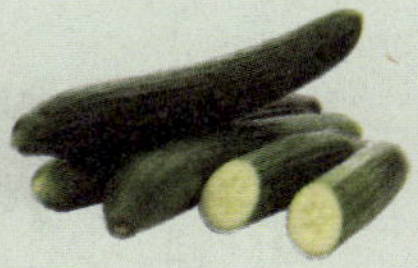

减肥

猪腰

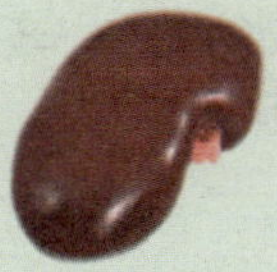

提高免疫力

莴笋

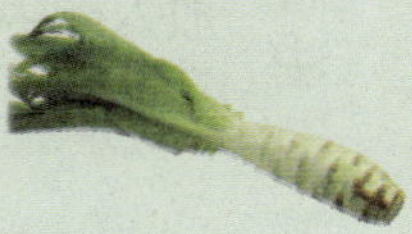

降低血压、血脂、血糖

柑橘

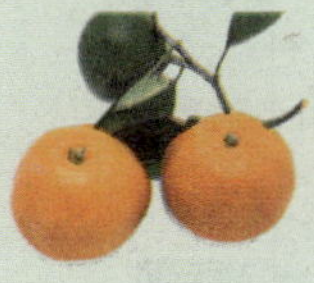

治疗痛经

绿豆

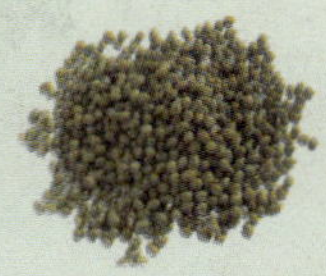

降压消暑

相克食物搭配及后果

野鸭

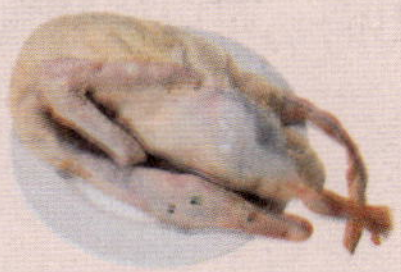

消化不良

田螺

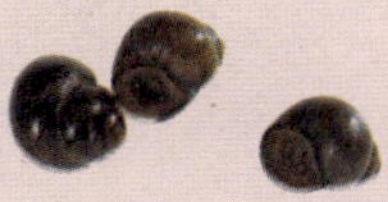

不利于消化

茶

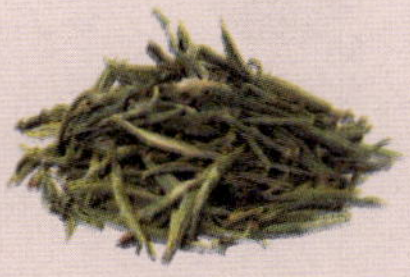

不利铁的吸收

咖啡

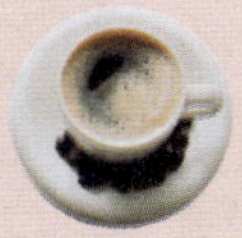

不利铁的吸收

选购指南

◎干木耳越干越好，朵大适度，朵面乌黑但无光泽，朵背略呈灰白色的为上品。

保存窍门

◎保存干木耳要注意防潮，最好用塑胶袋装好、封严，常温或冷藏保存均可。

推荐养生食疗方

病症	材料	做法
治动脉硬化冠心病	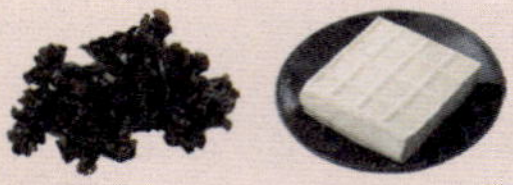 木耳10克 豆腐50克	将木耳、豆腐一起放入油锅中，中火煎炒，调味食用，每日2次。
治冠心病、高血压	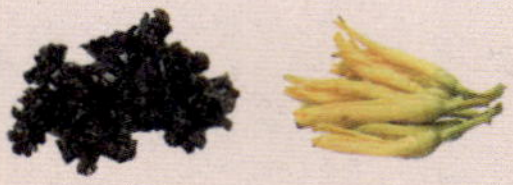 木耳20克 黄花菜100克	将木耳、黄花菜一起放入油锅中，大火翻炒，调味后起锅，佐膳食用。
治高血压、眼底出血	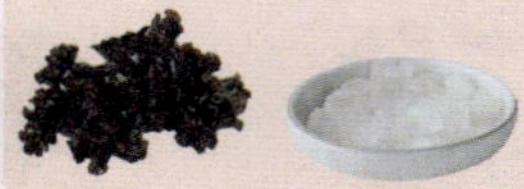 木耳10克 冰糖30克	将木耳、冰糖一起放入锅中，小火炖熟，调味装盘。睡前食用，每日1次。
治痢疾	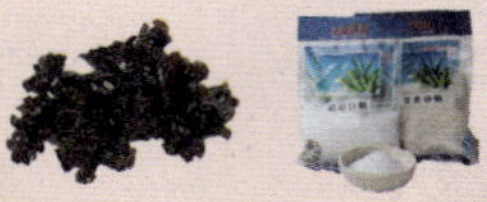 木耳10克 白糖适量	将木耳、白糖分别捣碎，再拌匀放入碗中，用开水送服，每日2次，小儿减量食用。
治胃出血	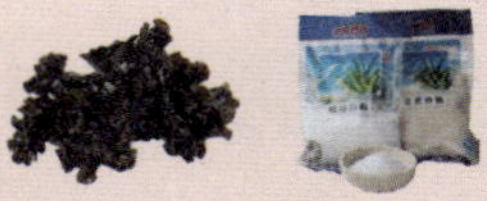 木耳适量 白糖适量	将木耳放入清水中浸泡一夜，再取出，放入锅中煮至烂熟，加白糖调味食用。
治产妇瘀痕、虚寒	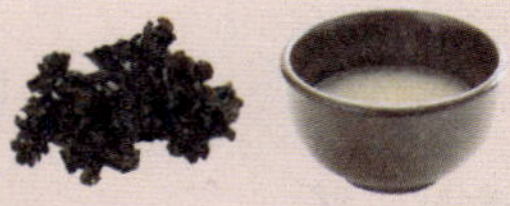 木耳15克 米酒适量	将木耳、米酒一起放入锅中，中火煮熟，调味出锅，可以佐膳食用。
治高血压、痔疮出血	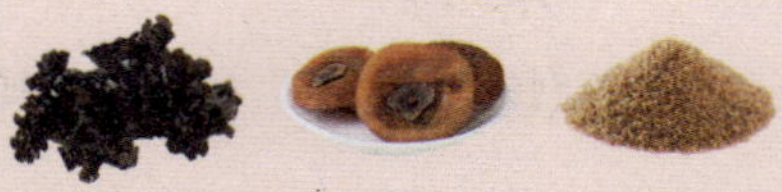 木耳5克 柿饼30克 红糖20克	将木耳、柿饼、红糖一起放入锅中煮至烂熟，调味出锅，佐膳食用。
治色斑、面色萎黄	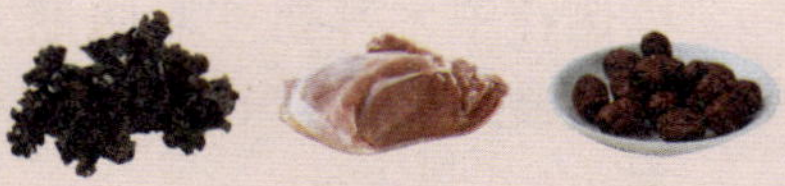 木耳40克 猪瘦肉200克 红枣20个	将木耳、猪瘦肉、红枣一起放入锅中煮熟，调味出锅，佐膳食用，每日1次。

银耳

Yin Er

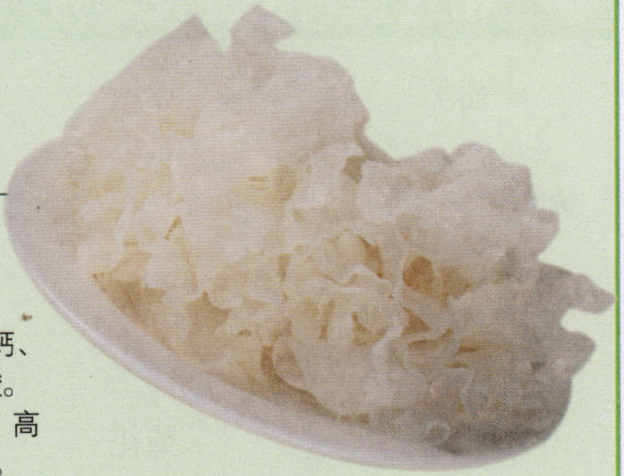

【别名】白木耳、雪耳。
【性味归经】性平，味甘。归肺、胃、肾经。
【适用量】每次15克。
【营养成分】含蛋白质、碳水化合物、粗纤维、钙、磷、铁、维生素B_1、维生素B_2、维生素B_3、16种氨基酸。
【适宜人群】肺结假、盗汗遗精、白细胞减少症、高血压、肝炎、老年慢性支气管炎、肺源性心脏病。
【不宜人群】慢性肠炎患者、风寒者。

保健功效

1.滋补保健品

银耳具有滋阴润肺、益气和血、补脑提神的作用，适合一切老弱妇孺、病后体虚者食用，也适用于高血压、血管硬化等患者。

2.美白嫩肤

银耳富有天然植物性胶质，加上它的滋阴作用，长期服用可以润肤，并有祛除脸部黄褐斑、雀斑的功效，经常食用银耳汤，具有美容嫩肤的作用。

3.刺激大脑和神经

银耳中所含的磷，对大脑皮质和神经系统功能有调节作用。

4.护肝养肝

银耳能提高肝脏的解毒能力，起到护肝作用，对老年慢性支气管炎、肺原性心脏病有一定疗效。

5.促进发育

银耳富含维生素D，能防止钙的流失，对生长发育十分有益；

6.维持心肌正常收缩

银耳中所含的钾和钙，对心肌维持正常收缩有重要的作用。

温馨提示

①银耳宜用开水泡发，泡发后应去掉未发开的部分，特别是那些呈淡黄色的东西。

②银耳主要用来做甜汤。

③外感风寒者不宜食用银耳。冰糖银耳含糖量高，睡前不宜食用，以免血黏度增高。

④食用变质的银耳会引发中毒反应，严重者会有生命危险。

⑤银耳富含天然特性胶质，加上它的滋阴作用，长期食用可以润肤，并有去除脸部黄褐斑、雀斑的功效。

⑥银耳是一种含膳食纤维的减肥食品，它的膳食纤维可助胃肠蠕动，加速脂肪的分解。

小百科

◎银耳为银耳科植物银耳的子实体，又名白木耳、雪耳。被人们誉为“菌中之冠”，既是名贵的营养滋补佳品，又是扶正强壮之补药。

相宜食物搭配及功效

莲子

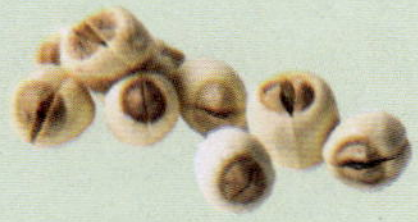

滋阴润肺

冰糖

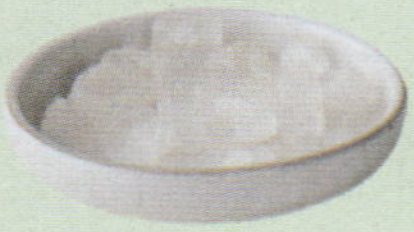

滋补

木瓜

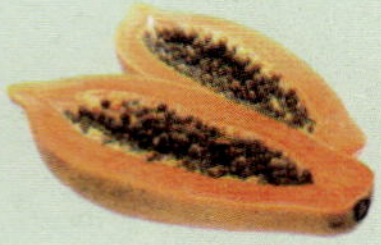

美容美体

鸽蛋

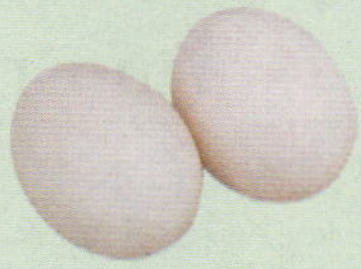

补肾润肺

青鱼

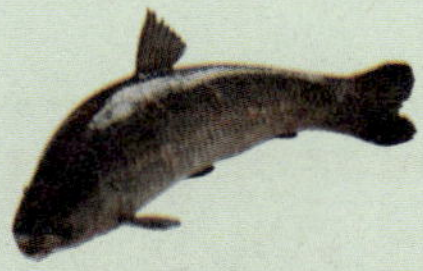

保健养身

菊花

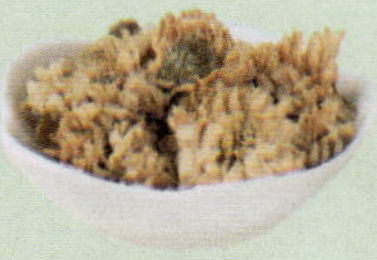

益气强身

百合

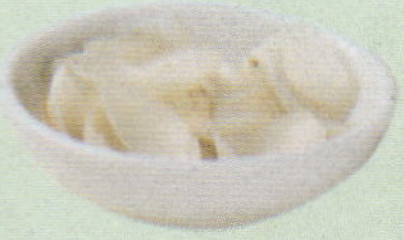

滋阴润肺

鹌鹑蛋

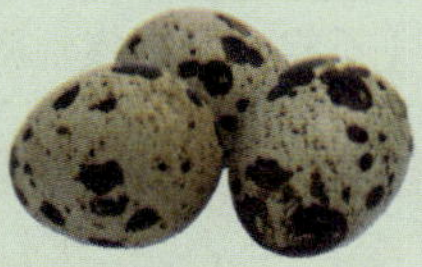

健脑强身

茶

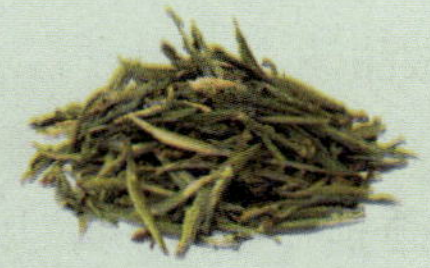

养胃益气

鸭蛋

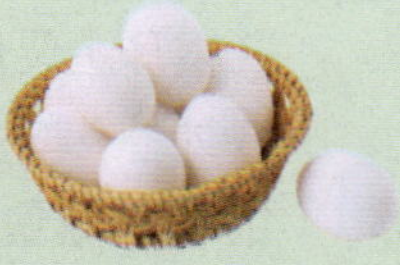

清热止咳

木耳

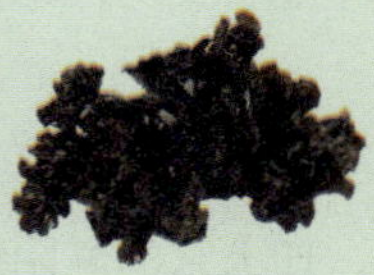

增强免疫力

相克食物搭配及后果

菠菜

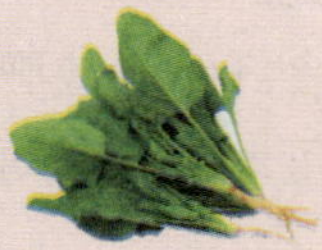

破坏维生素C

蛋黄

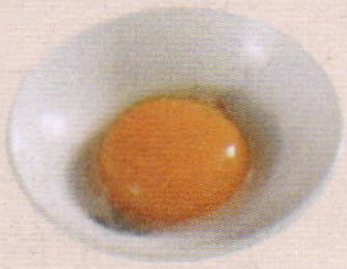

不利消化

动物肝脏

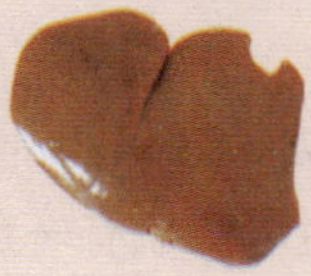

不利消化

选购指南

◎选购银耳时，要注意选择色泽黄白、鲜洁发亮、瓣大形似梅花、气味清香、带韧性、胀性好的银耳，这样的银耳才是质优银耳。

保存窍门

◎银耳易受潮变质，可先装入瓶中密封，再放于阴凉干燥处保存；干品置于阴凉通风处可长期保存，但要注意防虫蛀。

推荐养生食疗方

功效	材料	做法
治痰血、咳嗽、虚热	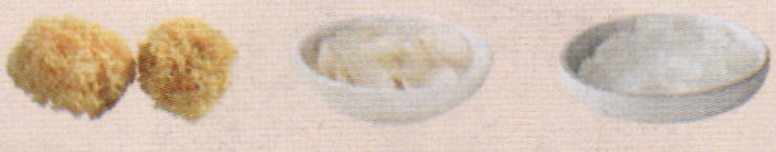 银耳30克、百合10克、冰糖适量	将银耳水发洗净、百合去内膜洗净，加冰糖入锅，待溶化后加银耳、百合煮沸，改用小火炖30分钟，食用。
治痰血、虚劳咳嗽	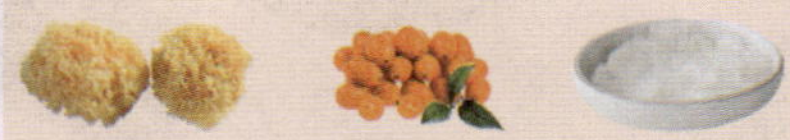 银耳50克、金橘8个、冰糖适量	将银耳水发撕成片，入锅用旺火熬煮，待煮至银耳熟烂、汤稠如浆时，加冰糖再略煮片刻，待冰糖溶化后，加金橘食用。
治胃不适所致口干口渴	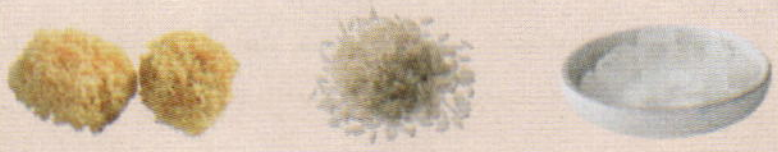 银耳30克、粳米20克、冰糖20克	将银耳水发洗净，粳米淘净；将粳米入锅，加水煮至半熟时入银耳，待粥熟烂后加冰糖，稍沸即可．每日1剂，温热食用。
治高血脂、高血压	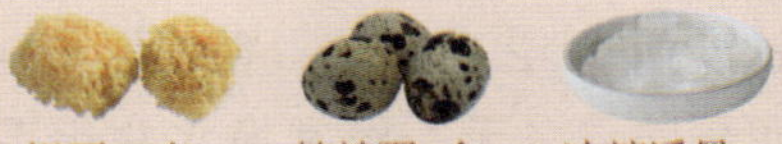 银耳30克、鹌鹑蛋5个、冰糖适量	将银耳水发洗净入碗，加冰糖和鹌鹑蛋，隔水炖40分钟，空腹食用，每天早上1次，12日1个疗程。
治慢性支气管炎	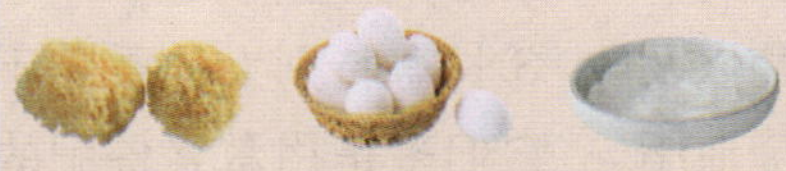 银耳20克、鸭蛋1个、冰糖适量	将银耳水发洗净，切碎入锅，加水炖至汁稠；将鸭蛋去壳、蛋黄，留蛋清倒入银耳汁中搅匀，加冰糖调味食用，每日2次。
治腹痛下垂、久痢	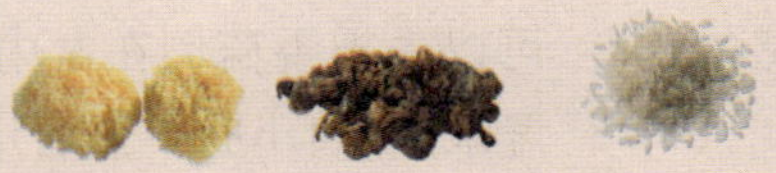 银耳40克、薤白10克、粳米80克	将银耳、薤白洗净切细，与粳米同入锅煮粥，空腹食用。
治便秘	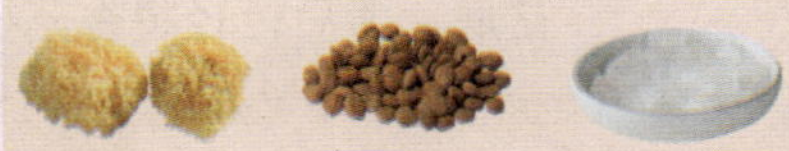 银耳30克、甜杏仁20克、冰糖适量	将银耳水发，加溶化的冰糖水；将甜杏仁放入沸水中烫后剥皮切碎，放入银耳中，隔水蒸50分钟食用。每日1次，7日1个疗程。
治肾亏引起的四肢疲乏	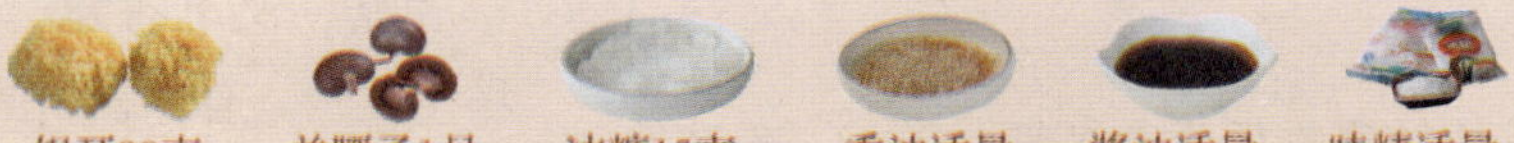 银耳30克、羊腰子1只、冰糖15克、香油适量、酱油适量、味精适量	将银耳水发撕片、羊腰子去臊腺切薄片，同入盆，加研细冰糖拌匀，再入锅，加清汤，用旺火煮沸半小时，加香油、酱油、味精，出锅调味食用。

香菇

Xiang Gu

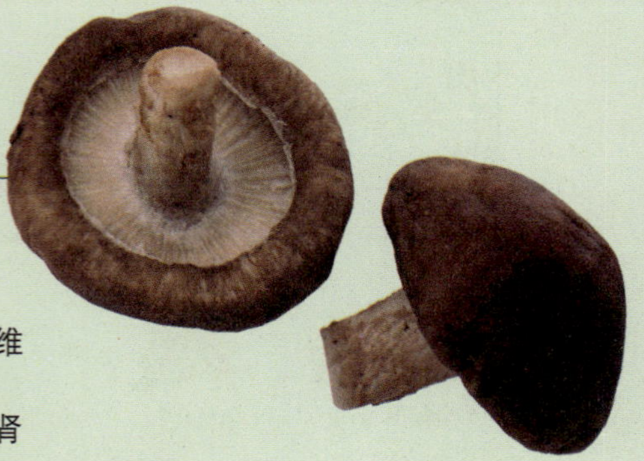

【别名】菊花菇、合蕈。
【性味归经】性平，味甘。归脾、胃经。
【适用量】每次4～8朵。
【营养成分】碳水化合物、钙、磷、铁、维生素、维生素B_3、蛋白质类物质、香菇多糖、天门冬素等。
【适宜人群】肝硬化、高血压、糖尿病、癌症、肾炎、气虚、贫血、痘疹透发不畅、佝偻病患者。
【不宜人群】慢性畏寒型胃炎患者、痘疹头发之人。

保健功效

1.防治佝偻病

香菇富含不饱和脂肪酸，还含有大量的可转变为维生素D的麦角甾醇和菌甾醇，对于增强抗疾病和预防感冒及治疗有良好效果。经常食用可预防人体各种黏膜及皮肤炎病。

2.降压、降血脂

香菇中所含的嘌呤、胆碱、酪氨酸、氧化酶以及某些核酸物质，能起到降压、降胆固醇、降血脂的作用，还可以预防动脉硬化、肝硬化等症。

3.防流感

香菇中含有干扰素诱生剂，具有防治流感的作用。

4.促进代谢

香菇中含有多种维生素、矿物质，对促进人体新陈代谢，提高机体适应力有很大作用

5.提高免疫力

香菇中所含的多糖，能提高辅助性T细胞的活力而增强人体体液免疫功能。

6.抗癌

香菇中含有的抗癌物质香菇多糖、3-β-葡萄糖苷酶，能提高机体抑制癌瘤的能力，间接杀灭癌细胞，阻止癌细胞扩散。

温馨提示

①干香菇要泡发完全，而且泡发过的水不要弃去，可用来做高汤。

②烹饪前，香菇提前在温水里浸泡1天，经常换水并用手挤出杆内的水，这样既能泡发彻底，又不会造成营养大量流失。

③长得特别大的香菇不要吃，因为它们多是用激素催肥的，大量食用可对机体造成不良影响。

④香菇的里层藏有许多细小沙粒，可以先把香菇倒在盆内，用60℃的温水浸泡1小时，然后用手将盆中水朝一个方向旋搅约10分钟，使得香菇的鳃瓣慢慢张开，沙粒随之沉入盆底，随后轻轻将香菇捞出即可。

小百科

◎香菇，又名香蕈，被誉为“山珍”之一，有“食用菌皇后”之美称，是世界上著名的食用菌。

相宜食物搭配及功效

牛肉

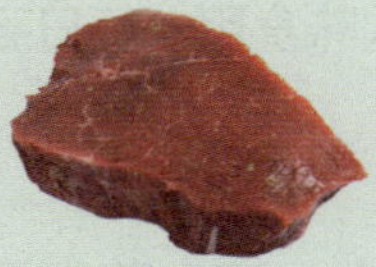

补气养血

猪肉

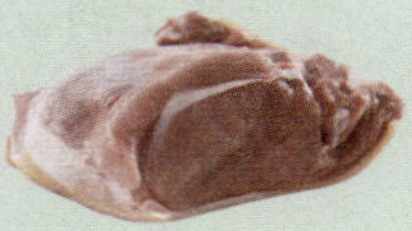

促进消化

木瓜

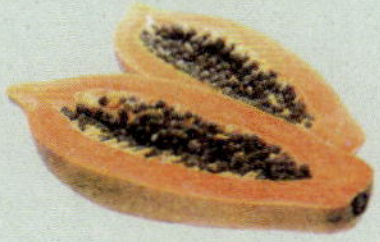

减脂降压

油菜

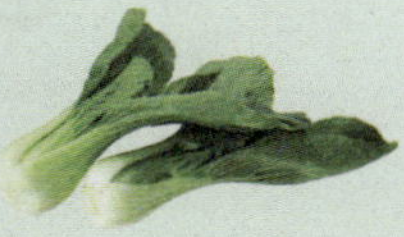

提高免疫力

豆腐

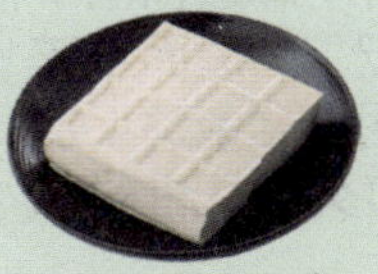

有助吸收营养

马蹄

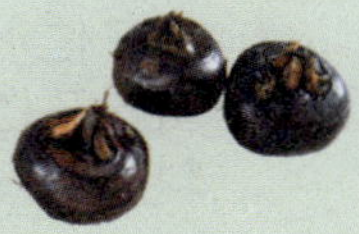

清热解毒

鱿鱼

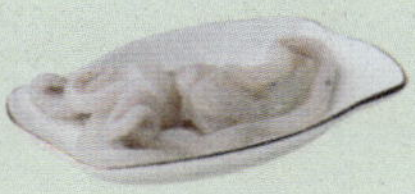

降低血压、血脂

莴笋

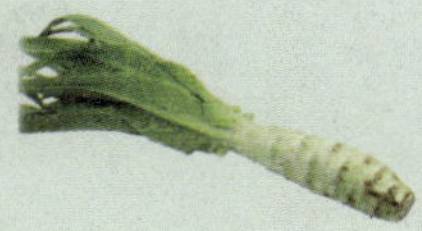

利尿通便

毛豆

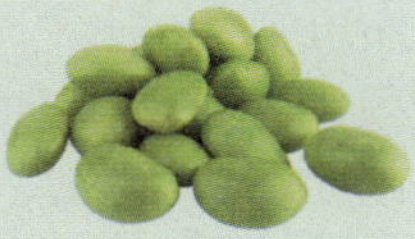

提高免疫力

猪腰

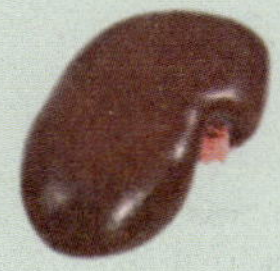

促进食欲

蘑菇

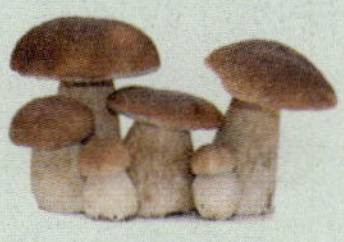

强身健体

母鸡肉

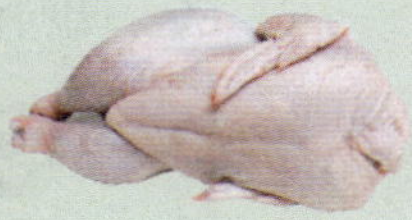

补气养血

相克食物搭配及后果

鹌鹑

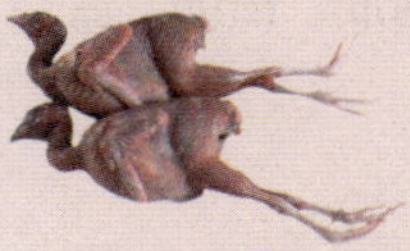

与这些食物同食面生黑斑

鹌鹑蛋

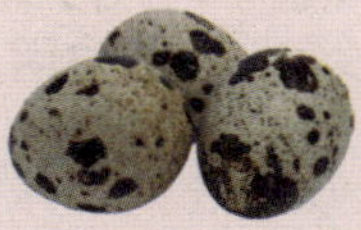

与这些食物同食面生黑斑

野鸭

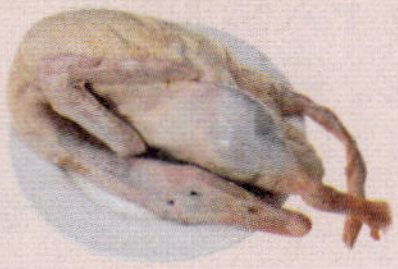

引发痔疮

螃蟹

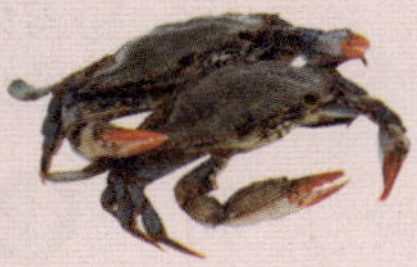

引起结石

选购指南

◎选购香菇时，首先应当鉴别其香味如何，可用手指头压住菇伞，然后边放松边闻，以香味纯正、伞背呈黄色或白色者为佳。

保存窍门

◎干香菇应放在干燥、低温、避光、密封的环境中储存。发好的香菇要放在冰箱里冷藏才不会损失营养。

推荐养生食疗方

功效	材料	做法
治胃癌、妇女子宫颈癌	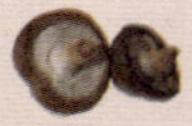 香菇20克	将香菇放入锅中，加水煮熟后离火出锅装盘，调味食用，每日服1次。
治小儿麻疹透发不快	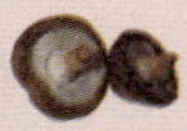 香菇10克	将香菇放入锅中，加水煎煮至熟，出锅装盘，调味分次食用，每日3次。
治高血脂、动脉硬化	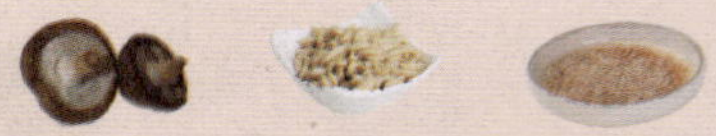 香菇400克　松子仁100克　香油适量	将香菇水发切片，焯透捞出；将松子仁水泡去皮，拍烂而不碎；将松子仁入油锅炸至金黄，加调料熬煮入味，勾芡淋香油食用。
治体毒、肥胖	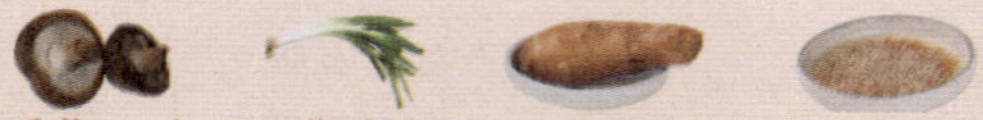 香菇200克　葱适量　姜适量　香油适量	将香菇水发，用沸水焯后沥干水分；将葱、姜入锅爆香，加入香菇，放入调料调味，待汤汁收浓后，淋上香油食用。
治糖尿病	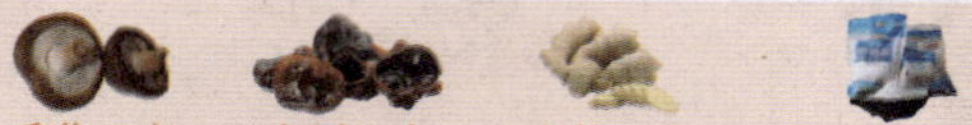 香菇50克　木耳30克　生姜10克　盐适量	将香菇洗净切片、木耳发透洗净、生姜洗净切碎同入锅煎煮，加盐调味，煎至汤汁剩一杯的量食用。
治冠心病	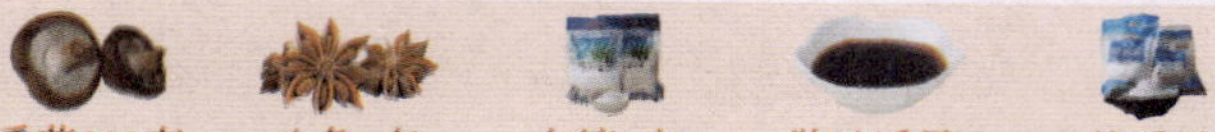 香菇200克　八角2克　白糖2克　酱油适量　盐适量	将香菇水发，入碗加鲜汤，入蒸笼蒸透，再入炒锅，加酱油、白糖、盐、八角卤入味，待汤汁收稠时，调味炒匀，佐膳食用。
治尿不利	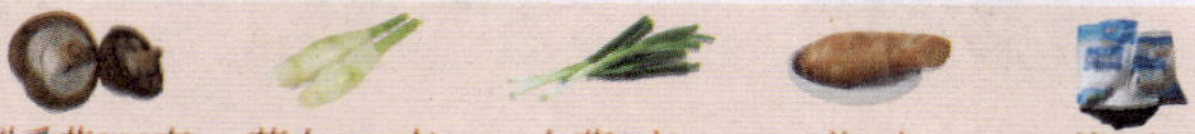 鲜香菇100克　茭白200克　大葱2克　姜2克　盐3克	将香菇去蒂切块，茭白横切厚片，葱取葱白切节；锅内加汤置火上烧开，下茭白片用大火煮熟，加盐，姜块煮开片刻，入香菇、葱节，调味食用。
治耳鸣、气血不足	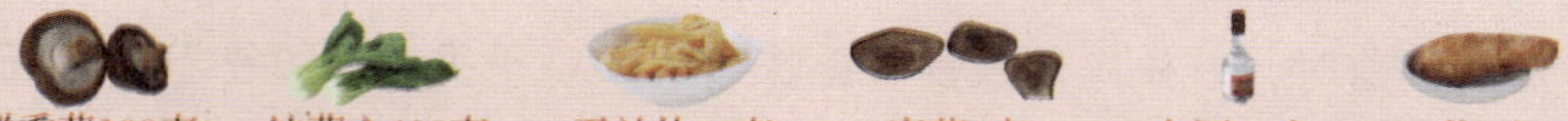 鲜香菇100克　油菜心400克　玉兰片50克　鹿茸2克　白酒20克　姜3克	将鹿茸片加白酒浸泡；玉兰片泡发，切片。将姜末下锅略炸，入香菇、油菜心煸炒，调味，加高汤搅匀收汁，汁浓时入玉兰片，勾芡，鹿茸片点缀菜上。

平菇

Ping Gu

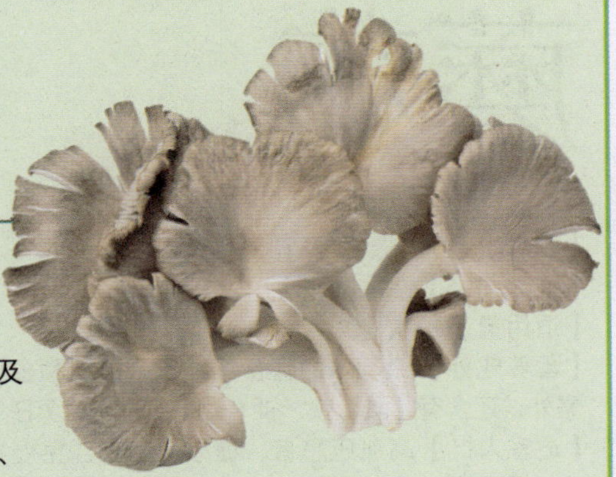

【别名】侧耳、糙皮侧耳、蚝菇、黑牡丹菇。
【性味归经】性微温，味甘。归脾、胃经。
【适用量】每餐约100克。
【营养成分】含有18种氨基酸、丰富的维生素及钙、磷、铁等矿物质。
【适宜人群】产妇、心血管疾病、肝炎、慢性胃炎、胃溃疡、软骨病、高血压、高血脂、尿路结石。
【不宜人群】对菌类食品过敏者不宜食用。

小百科

◎平菇质地肥厚，嫩滑可口，有类似牡蛎的香味。平菇无论素炒还是制成荤菜，都十分鲜嫩诱人，加之价钱便宜，实在是百姓餐桌上的佳品。

保健功效

1.抗肿瘤

平菇中的多糖体能抑制肿瘤细胞。

2.抗病毒

平菇含有侧耳毒素和蘑菇核糖酸，能抑制病毒素的合成。

相宜食物搭配及功效

豆腐	蛋清	韭黄	青豆
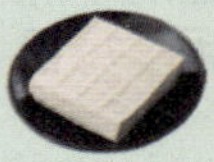	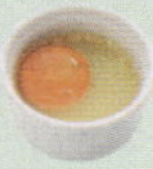	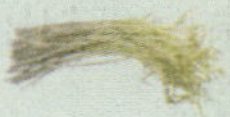	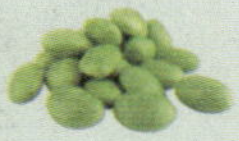
利于营养吸收	保健养生	提高免疫力	强健体质

相克食物搭配及后果

鸡蛋	鹌鹑	驴肉
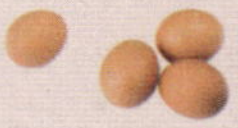	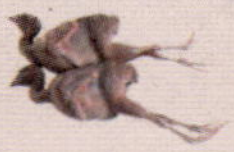	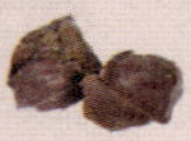
引发腹痛	引发痔疮	引发心痛

推荐养生食疗方

辅助化疗治疗

材料

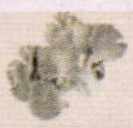 鲜平菇200克　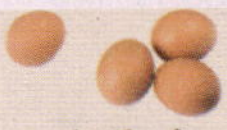 鸡蛋2个　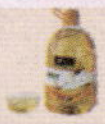 油适量　 盐适量

做法 把平菇切丝，以素油炒熟，加少许盐；鸡蛋搅匀，烙成蛋皮，蛋皮内放入平菇丝，卷成卷装盘。可供肿瘤术后及放、化疗后口味欠佳者食用。

治疗慢性胃炎

材料

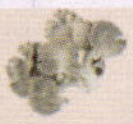 鲜平菇250克　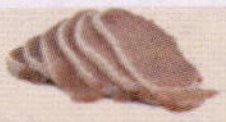 猪精肉250克　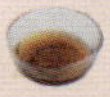 料酒适量　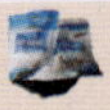 食盐适量　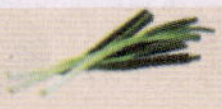 葱段适量　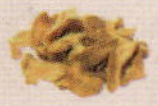 姜片适量　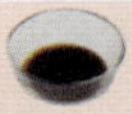 生抽适量

做法 将猪肉入沸水锅略汆，放入锅中，加料酒、葱节、姜片，加清水适量；先武火烧沸，后改文火炖至肉熟烂，倒入平菇熟透入味即成。佐餐食用。

蘑菇

Mo Gu

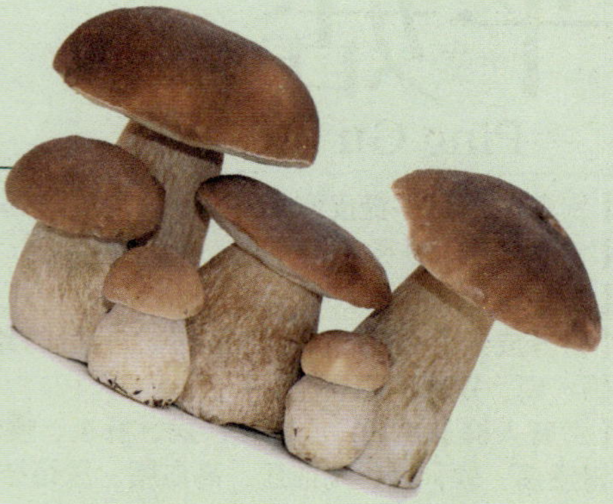

【别名】洋蘑菇、洋草菇、洋菌。
【性味归经】性平，味甘。
【适用量】每次 30 克。
【营养成分】除基本的膳食纤维、蛋白质和多种维生素外，还含有叶酸、铁、钾、硒、铜、维生素B_2等。
【适宜人群】高血压患者、糖尿病患者、免疫力低下者、老年人。
【不宜人群】便溏者。

小百科

◎蘑菇由营养器官菌丝体和繁殖器官子实体两部分组成，具有很高的药食作用，是理想的天然食品或多功能食品，也被用于各种人物代称和卡通形象。

温馨提示

①如果吃了蘑菇发生了身体不舒服的感觉，应该及时到医院诊治，千万不可大意。
②煮蘑菇时，在锅内放几粒白米饭，如果白米饭变黑，说明是毒蘑菇，勿食。

推荐养生食疗方

	材料	做法
治维生素B2缺乏症	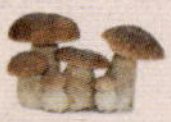 蘑菇80克	将蘑菇放入锅中，加适量清水煎煮，调味出锅，佐膳食用，每日2次。
治小儿麻疹	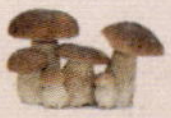 鲜蘑菇20克	将蘑菇放入锅中，加适量清水煎煮，过滤去渣后调味，佐膳食用，每日3次。
治白细胞减少	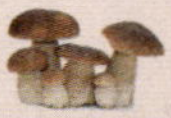 鲜蘑菇100克 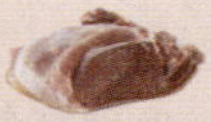 猪瘦肉100克 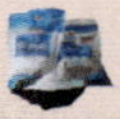 盐适量	将蘑菇、猪瘦肉一起放入锅中，加适量清水煮汤，加盐调味，佐膳食用，每日2次。
治粒细胞缺乏症	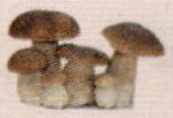 蘑菇100克 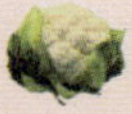 菜花250克 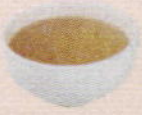 高汤300毫升 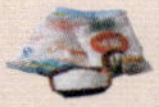 味精2克 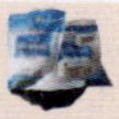 盐5克	将菜花切块浸泡、蘑菇水发切片，两者入锅翻炒后，加清水、盐、高汤、味精煮熟，佐膳食用。

相宜食物搭配及功效

韭菜

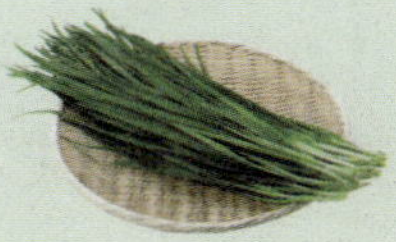

增强免疫力

葱

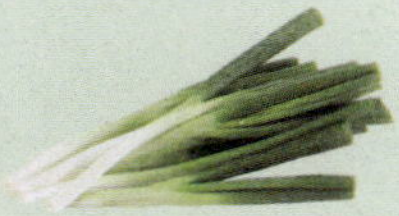

降低血脂

蒜

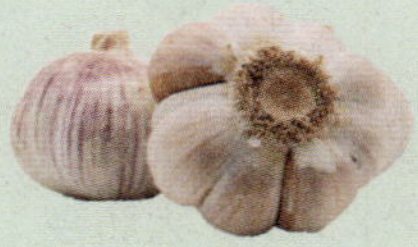

清热杀菌

青豆

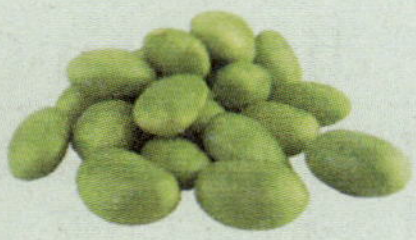

清热解毒

鸡蛋清

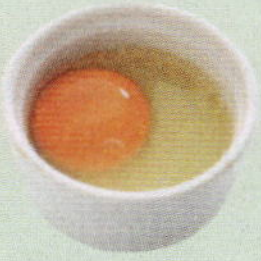

补气益胃、滋阴润燥

猪肉

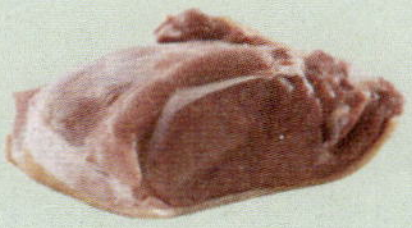

促进营养物质的吸收

鲫鱼

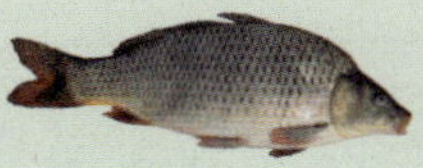

增强免疫、提神健脑

红枣

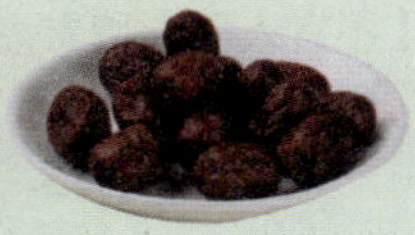

补血养颜

相克食物搭配及后果

鹌鹑

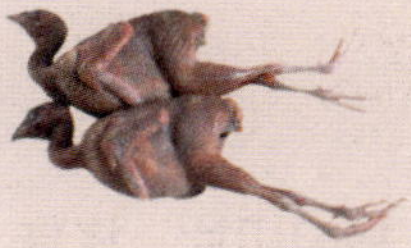

诱发疾病

驴肉

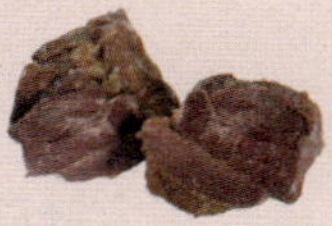

引起腹痛、腹泻

酒

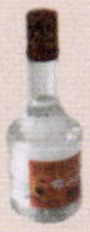

引发中毒

保健功效

1.镇痛、镇静

蘑菇中含有一种物质ACT-2，具有镇痛、镇静功效，可代替吗啡。

2.抗癌

蘑菇中的核糖核酸能诱导机体产生干扰素，抑制病毒的增殖，抑制癌细胞的生长，其作用比绿茶中的抗癌物质强1000倍。

3.通便排毒

蘑菇中含有人体难以消化的粗纤维、半粗纤维和木质素，能促进胃肠蠕动，保持肠内水分平衡，还可吸收多余的胆固醇、糖分以及有毒物质，促使其排出体外，对预防便秘、肠癌、动脉粥样硬化、糖尿病等都十分有利。

金针菇

Jin Zhen Gu

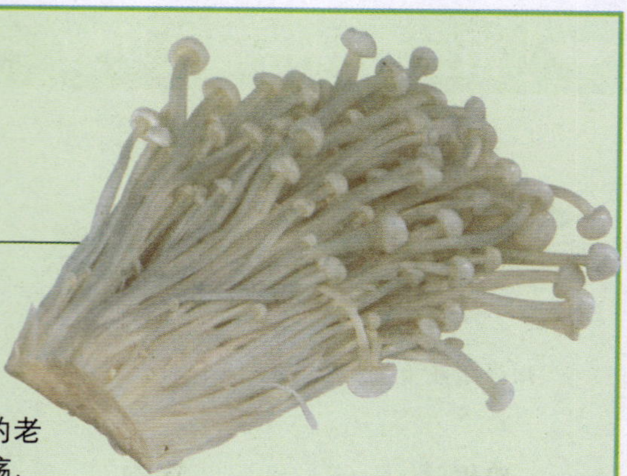

【别名】冬蘑、金钱菌、冻菌、金菇。
【性味归经】性凉，味甘滑。归脾、大肠经。
【适用量】每次20~30克。
【营养成分】氨基酸、锌、朴菇素、钾等。
【适宜人群】一般人群及气血不足、营养不良的老人、儿童，产妇及患癌症、肝脏病、胃肠道溃疡、心脑血管疾病患者。
【不宜人群】脾胃虚寒者。

小百科

◎金针菇，又名金菇、冬菇、朴菇、毛柄金钱菌，是菌体细长、丛生簇状的食用菌。因为金针菇有益智之功效，又被称为“增智菇”。

温馨提示

①金针菇食用方式多样，可清炒、煮汤，亦可凉拌，是火锅的原料之一。
②金针菇宜熟食，不宜生吃，变质的金针菇不要吃。

推荐养生食疗方

治体虚、肠胃虚弱

材料

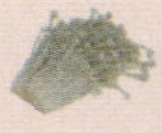
金针菇150克

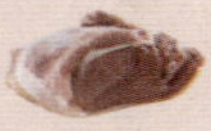
猪瘦肉250克

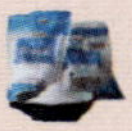
盐适量

做法 将金针菇洗净、猪肉切片，将猪肉入锅煮沸，加金针菇、适量盐，调味食用。

治脘腹胀满

材料

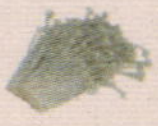
金针菇50克

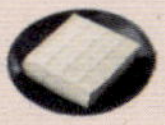
豆腐400克

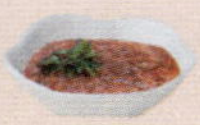
火锅料适量

做法 将金针菇浸开、豆腐切块；将火锅料、豆腐入油锅中翻炒数次，再加金针菇焖熟，调味食用。

治癌症

材料

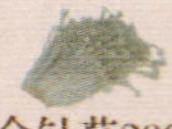
金针菇200克

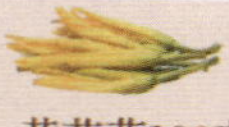
黄花菜100克

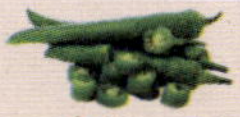
青椒30克

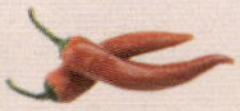
红椒30克

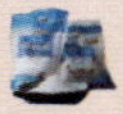
盐适量

做法 将青椒、红椒去子切条，入油锅爆香，放入金针菇、水发的黄花菜，加盐调味食用。

治脑力不足

材料

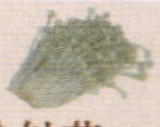
金针菇300克

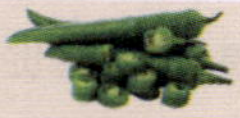
青椒3个

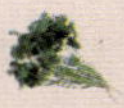
香菜1根

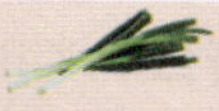
葱适量

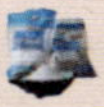
盐适量

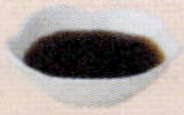
酱油适量

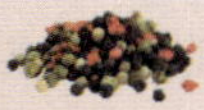
胡椒粉适量

做法 将金针菇切根、青椒切段、葱切丝；将金针菇入开水锅稍烫；将青椒段、葱丝入油锅炒香，将热油淋在金针菇上，加盐、酱油、胡椒粉拌匀食用。

相宜食物搭配及功效

豆腐

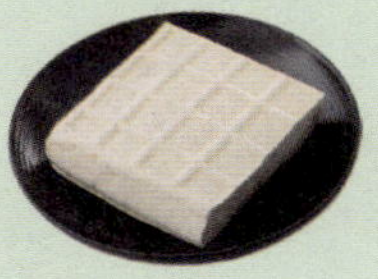

降脂降压

豆芽

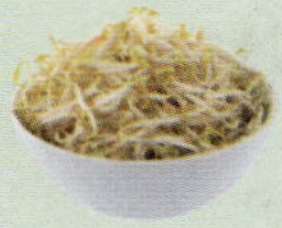

清热解毒

鸡肉

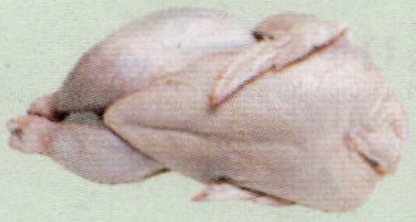

健脑益智

芹菜

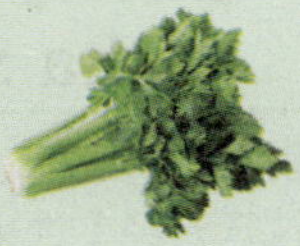

抗秋燥

西蓝花

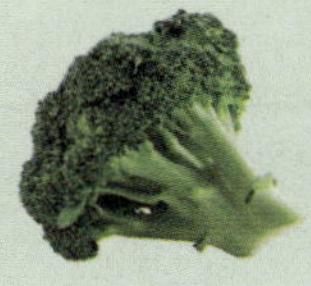

增强免疫力

猪肝

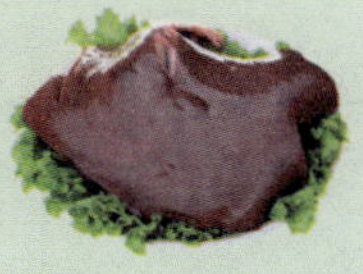

补益气血

油菜

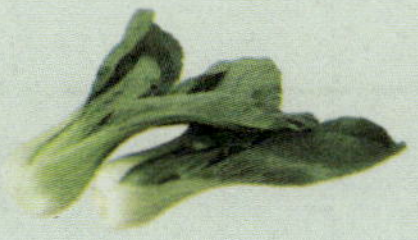

预防大肠癌和胃癌

鳝鱼

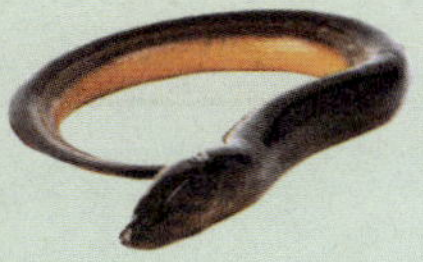

补充营养

相克食物搭配及后果

驴肉

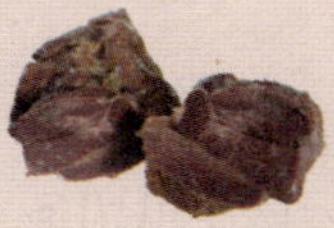

引起心痛

牛奶

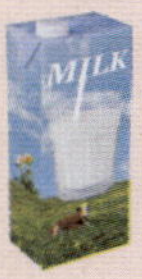

消化不良

胡萝卜

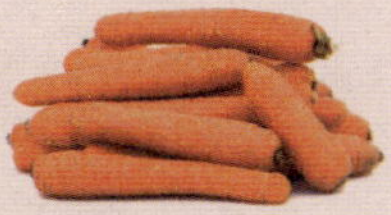

导致营养流失

保健功效

1.促进新陈代谢

金针菇能有效地增强人体的生物活性，促进新陈代谢，有利于各种营养素的吸收。

2.补脑

金针菇中含有大量的锌元素，对补脑有很好作用，对促进儿童脑部发育有很好疗效。

3.抗癌

金针菇中含有的朴菇素，能有效抑制肿瘤的生长，有明显的抗癌作用。

4.降血脂、降胆固醇

金针菇所含膳食纤维能有效降低胆固醇，可抑制血脂升高，降低胆固醇，防治心脑血管疾病，对某些重金属也有解毒、排毒作用。

茶树菇

Cha Shu Gu

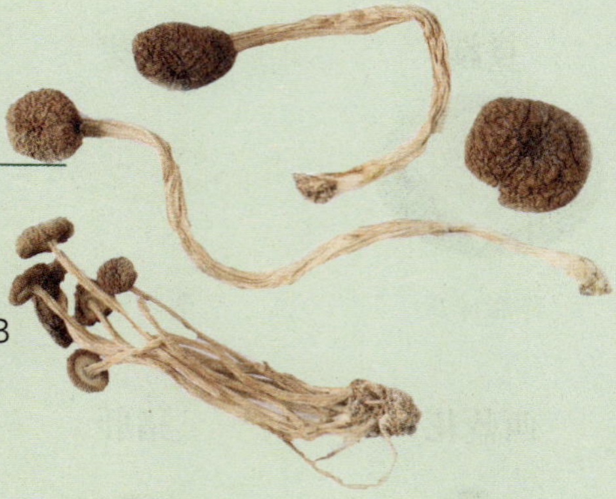

【别名】茶薪菇。
【性味归经】性平，味甘，无毒。
【适用量】每次15克。
【营养成分】含有人体必需的8种氨基酸、丰富的B族维生素、钾、钠、钙、镁、铁、锌等矿质元素。
【适宜人群】肾虚、尿频、水肿、风湿患者。
【不宜人群】对茶树菇过敏的人不宜食用。

小百科

◎茶树菇盖嫩柄脆，味纯清香，口感极佳，可烹制成各种美味佳肴，其营养价值超过香菇等其他食用菌，属高档食用菌类。

温馨提示

①烹调时要注意，发泡茶树菇的水可放菜中一并使用，以便保证菜的原汁原味。
②茶树菇是集高蛋白、低脂肪、低糖分，食疗于一身的纯天然保健食用菌。

推荐养生食疗方

治体毒、肥胖

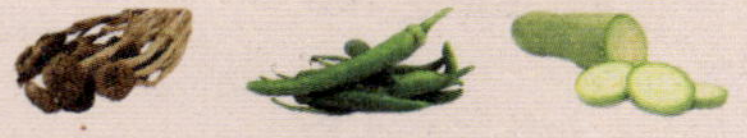

材料	茶树菇50克、辣椒10克、云南小瓜250克
做法	将茶树菇切段、云南小瓜切条；将辣椒片入油锅爆香，加云南小瓜、茶树菇煸炒，调味食用。

治肠胃、消脂

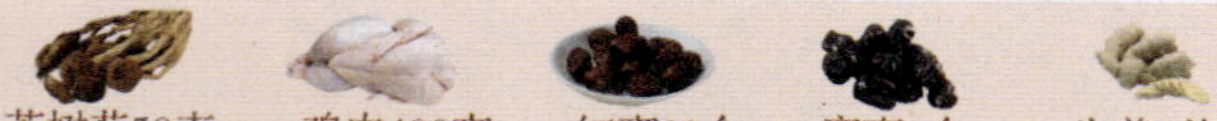

材料	茶树菇50克、鸡肉400克、红枣10个、蜜枣1个、生姜1片
做法	将茶树菇切段，入清水中浸泡35分钟左右；将鸡肉切块；将诸料入锅，先用大火煮15分钟，再中火30分钟，调味食用。

治疲劳

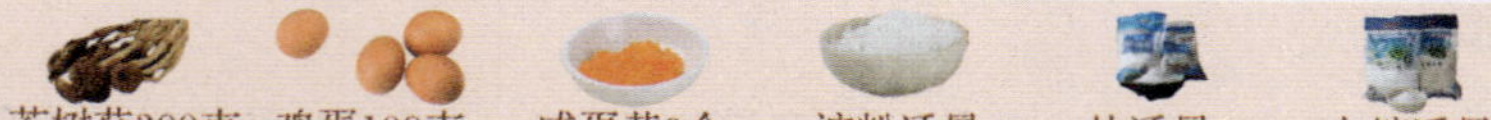

材料	茶树菇300克、鸡蛋100克、咸蛋黄3个、淀粉适量、盐适量、白糖适量
做法	将茶树菇加盐煮5分钟，再加鸡蛋、淀粉拌匀，入油锅炸至金黄；锅中留底油，加咸蛋黄、盐、白糖炒散，入茶树菇炒匀。

治癌症

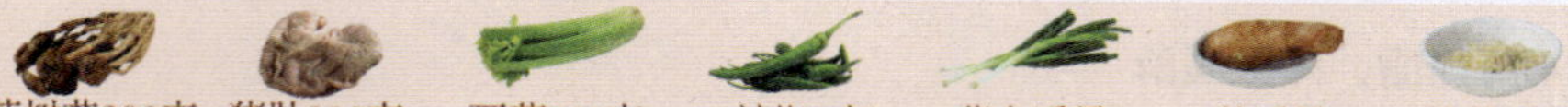

材料	茶树菇300克、猪肚100克、西芹100克、辣椒5克、葱白适量、姜适量、蒜蓉适量
做法	将茶树菇入油锅稍炸；将猪肚、西芹、辣椒切丝，入沸水氽熟；将葱白、姜丝、椒丝、蒜蓉爆香，加茶树菇、肚丝、西芹炒匀，调味勾芡食用。

相宜食物搭配及功效

猪骨

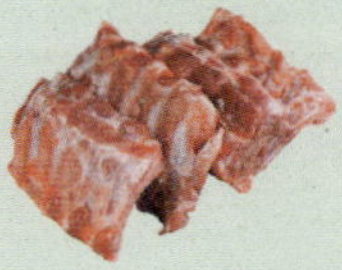

增强免疫力

鸡肉

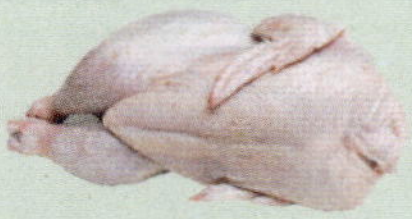

增强免疫力

猪肉

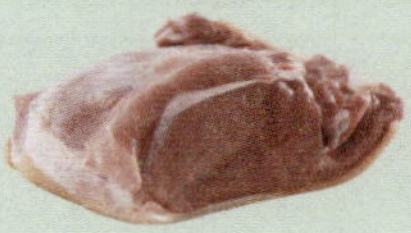

补充营养

玉米

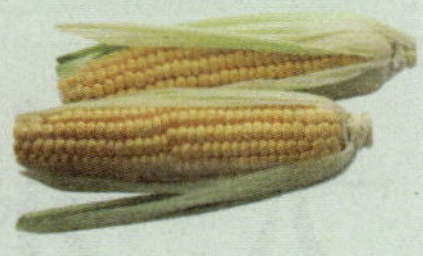

滋补润肠

鸭肉

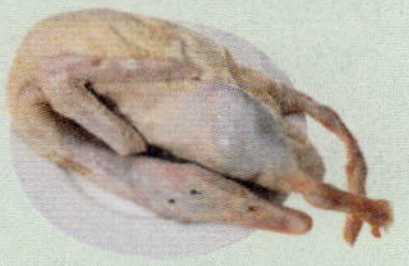

补充营养

黄豆

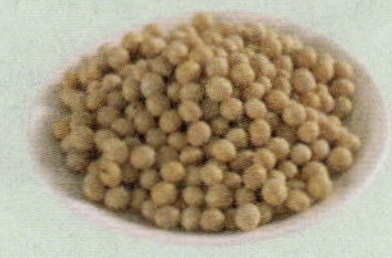

增强免疫力

白萝卜

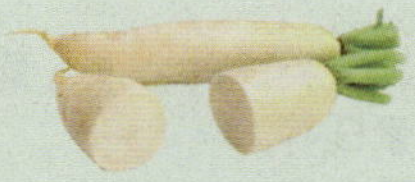

补充营养

黑豆

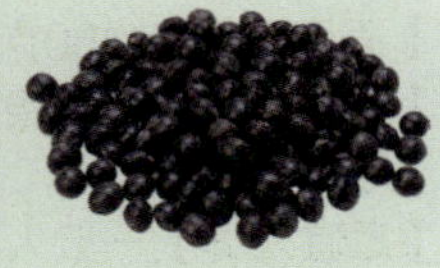

促进营养吸收

相克食物搭配及后果

酒

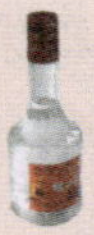

容易中毒

鹌鹑

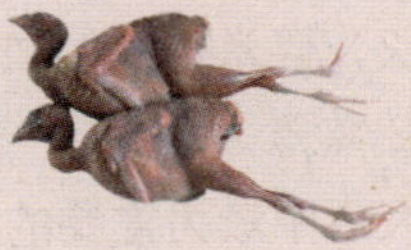

降低营养价值

羊肉

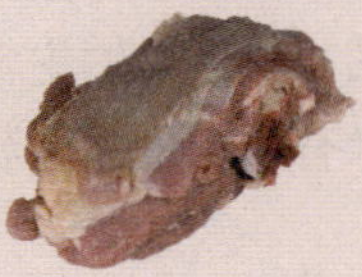

影响营养吸收

保健功效

1.抗癌

茶树菇含有大量抗癌多糖，有很好的抗癌作用。

2.抗衰老

茶树菇具有补肾滋阴、健脾胃、提高人体免疫力、增强人体防病能力的功效。常食可起到抗衰老、美容等作用。

3.促进新陈代谢

茶树菇中含有人体所需要的18种氨基酸，尤其是人体不能合成的8种氨基酸含量特别高，其中对儿童生长发育和智力具有促进作用的赖氨酸和精氨酸占总量的94%，对人体的新陈代谢有良效。

粮豆类

大米

Da Mi

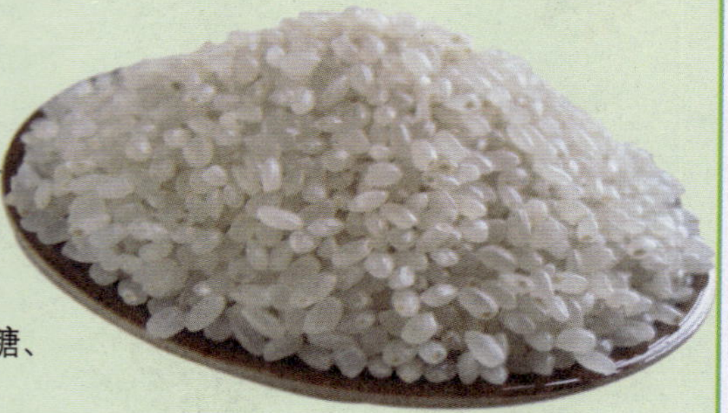

【别名】稻米。

【性味归经】味甘，性平。归胃、膀胱经。

【适用量】每次60克。

【营养成分】含有蛋白质、糖类、钙、铁、葡萄糖、麦芽糖、维生素B_1、维生素B_2等。

【适宜人群】一般人群皆可食用，尤其适合体虚、高热、久病初愈、产后、消化力减弱者。

【不宜人群】糖尿病患者不宜多食。

小百科

◎大米是稻谷经清理、砻谷、碾米、成品整理等工序后制成的成品，是人类的主食之一。就品种而言，大米有粳米、黏米和糯米之分。

温馨提示

①优质大米有光泽，无虫无沙粒、米灰，碎米极少，闻之清香，无霉味。

②熬煮大米时，一定不要加碱，会破坏大米中最为重要的营养素。

推荐养生食疗方

治心肺虚弱

材料：

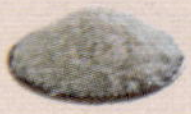
大米100克

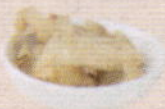
玉竹适量

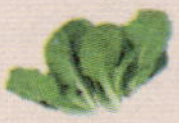
青菜适量

做法：将玉竹切段、青菜切细丝；将大米加清水，大火煮至米粒开花，加玉竹同煮片刻，再小火煮至浓稠，入青菜稍煮，调味食用。

治胃不适

材料：

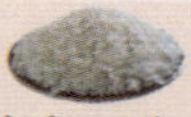
大米100克

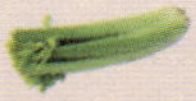
西芹80克

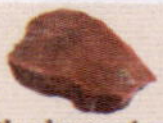
牛肉50克

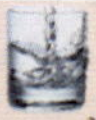
清水800毫升

做法：将西芹切粗粒、牛肉煮熟切末；将大米水发，入锅加清水，旺火烧开，改小火煮至米粒开花，加西芹、牛肉熬成汁稠，调味稍煮，佐膳食用。

治气血不足

材料：

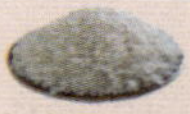
大米100克

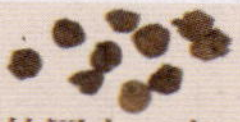
桂圆肉20克

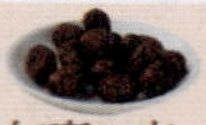
红枣20克

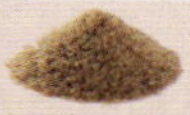
红糖10克

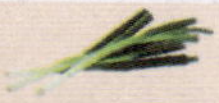
葱花适量

做法：将大米入清水中浸泡，再入锅煮粥，加桂圆肉、红枣煨煮至酥烂，加红糖、葱花调味食用。

相宜食物搭配及功效

杏仁

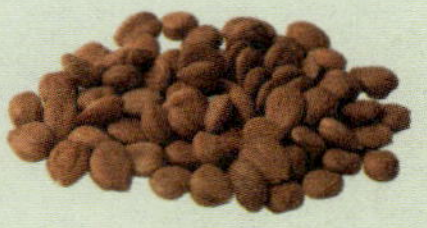

治疗痔疮、便血

绿豆

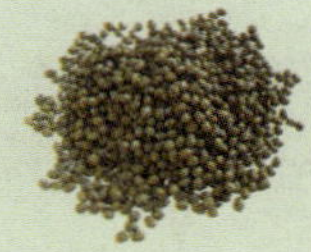

清热解暑、利尿消肿

红豆

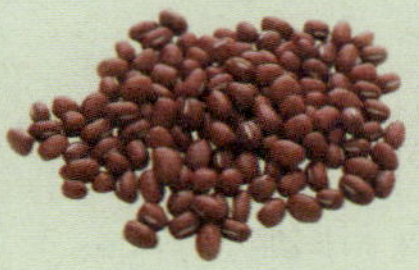

有利营养的吸收

乌鸡

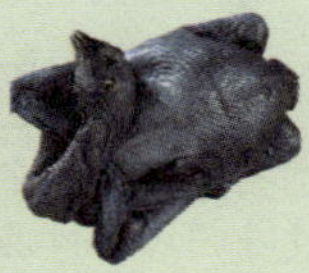

养阴、祛热、补中

桑葚

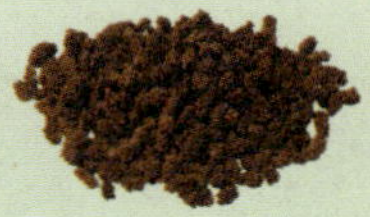

补肝益肾、消除疲劳

菠菜

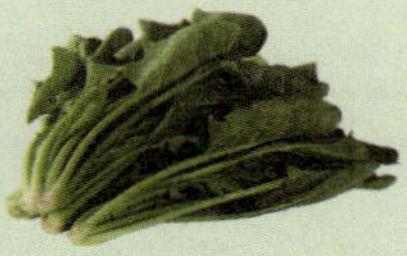

养血润燥

马齿苋

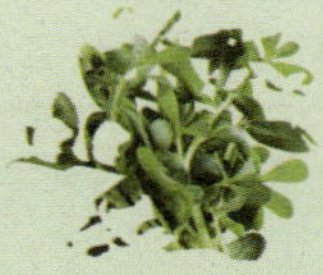

清热止痢

白萝卜

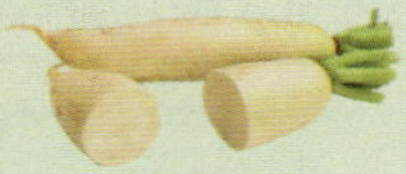

止咳化痰、消食利膈

相克食物搭配及后果

牛奶

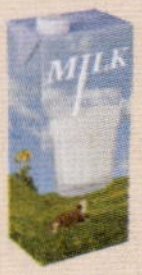

破坏维生素A

蜂蜜

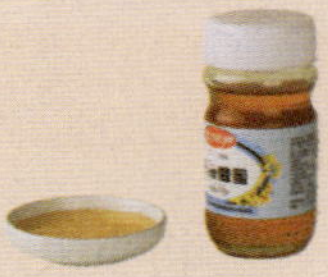

引起胃痛

蕨菜

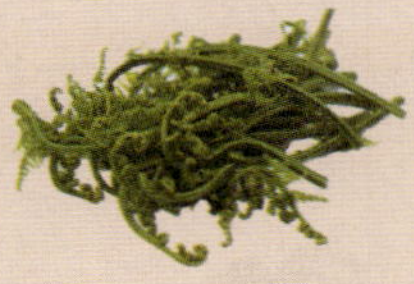

降低维生素B_1的消化吸收

保健功效

1.治脚气

大米是提供B族维生素的主要来源，能有效预防脚气病、消除口腔炎症。

2.降低胆固醇

大米中富含维生素E，能去除附在血管壁上的胆固醇，起到降低胆固醇的作用。

3.降血压

大米中含有的优质蛋白，可使血管保持柔软，有很好的降血压功效。

4.抑制黑色素

大米中含有的y-谷维素，是大米特有的成分，被称为“美容素”，是一种黑色素抑制剂，能减低黑色素细胞活性，抑制黑色素形成、运转和扩散，缓解色素沉着，淡化蝴蝶斑，净肤色。

小米

Xiao Mi

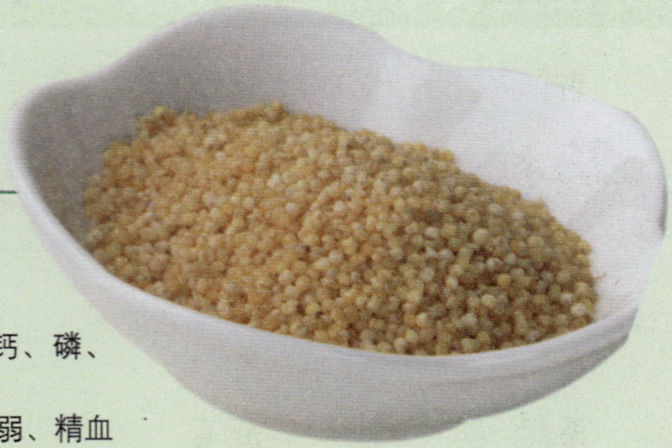

【别名】粟米、谷子、黏米。

【性味归经】性凉，味甘咸。归脾、肾经。

【适用量】每次60克。

【营养成分】含有淀粉、蛋白质、脂肪、钙、磷、铁、维生素B_1、维生素B_2及胡萝卜素等。

【适宜人群】脾胃虚弱、反胃呕吐、体虚胃弱、精血受损、食欲缺乏等患者，病人、孕妇。

【不宜人群】气滞、素体虚寒、小便清长者少食。

小百科

◎小米为禾本科植物粟的种仁，亦称粟米，通称谷子。是中国古代的“五谷”之一，也是中国北方人最喜爱的主要粮食之一。

温馨提示

①小米多做粥食用，煮食前将小米泡发1小时，沥干，即可做成各种不同的食品。

②女性产后不能完全以小米为主食，应注意搭配，以免缺乏其他营养。

推荐养生食疗方

治小儿营养不良

材料：

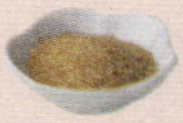

小米50克

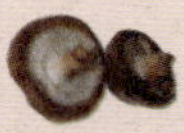

香菇50克

做法：将小米煮粥，取其汤液，再与香菇同煮，每日3次，持续服用，效果甚佳。

治上火、感冒

材料：

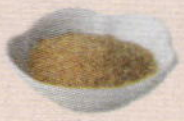

小米100克

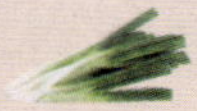

葱白50克

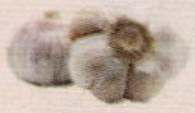

大蒜10克

做法：将葱白切碎，与大蒜、小米一起放入锅中，加清水煮至粥熟，调味食用。

治食欲不振

材料：

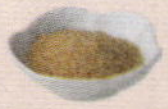

小米500克

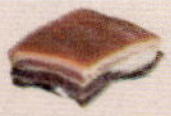

腊肉100克

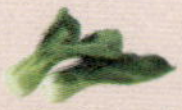

油菜心30克

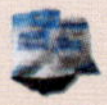

盐适量

做法：将油菜心切粒、腊肉切小粒；将小米、腊肉、油菜心入铝锅的开水中，加盐烧沸，改小火煮熟。

治体虚

材料：

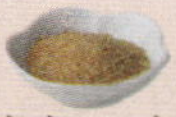

小米100克

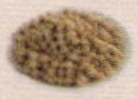

大豆50克

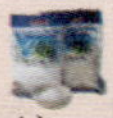

白糖10克

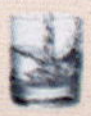

清水1500毫升

做法：将小米磨碎，入盆中沉淀，滗去冷水，用开水调匀；将黄豆磨粉，过筛去渣，入开水中煮沸，入小米改小火熬煮，待米烂豆熟时加白糖调味食用。

相宜食物搭配及功效

鸡蛋

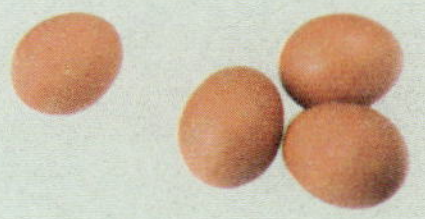

提高蛋白质的吸收

黄豆

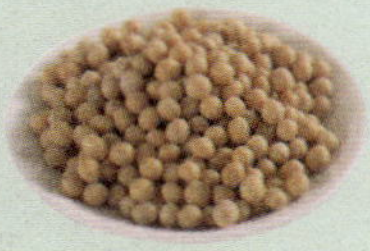

健脾和胃、益气宽中

洋葱

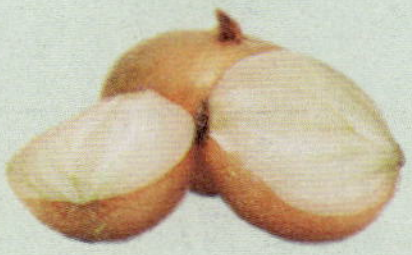

生津止渴、降脂降糖

葛粉

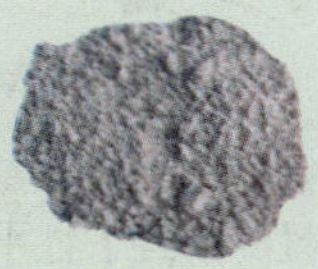

治胃热烦渴

苦瓜

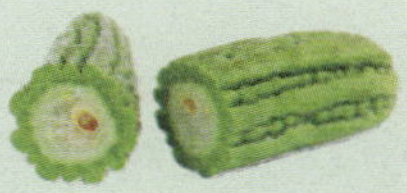

清热解暑

桂圆

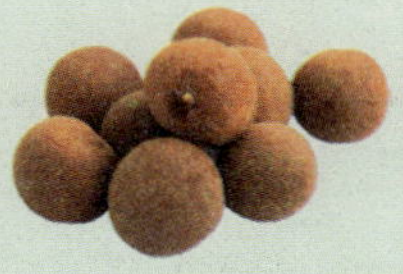

补血养心

红枣

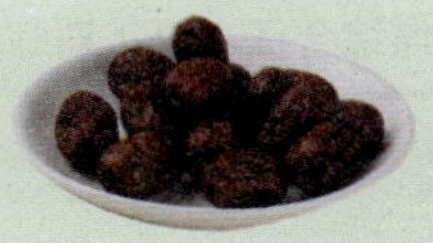

开胃养颜

绿豆

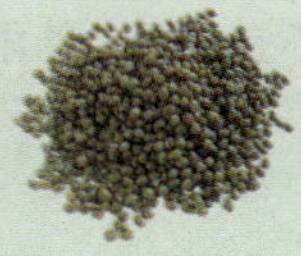

营养成分互补

相克食物搭配及后果

杏仁

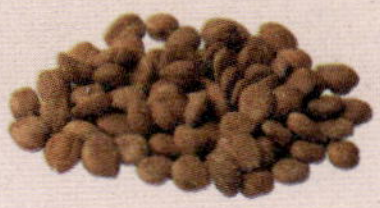

会使人呕吐、泄泻

虾皮

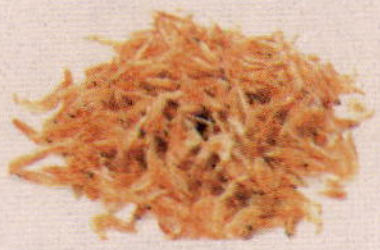

导致恶心、呕吐

小麦

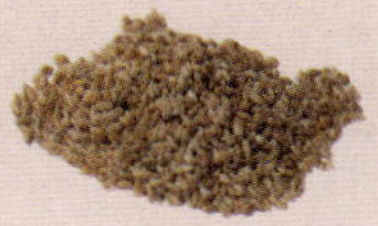

对脾胃不好

保健功效

1.宁心安神

小米的芽中含有大量酶，不仅能健胃消食，还能起到宁心安神的功效。

2.预防口舌生疮

小米中富含维生素B_1、维生素B_{12}等成分，能有效防止消化不良，以及口角生疮。

3.补血养颜

小米中含有的铁质，能提供补血功能，使产妇虚寒的体质得到调养，帮助她们恢复体力，还能减轻皱纹、色斑、色素沉着等症。

4.促进消化

小米中的淀粉可以增强小肠吸收，帮助促消化。

粳米

Jing Mi

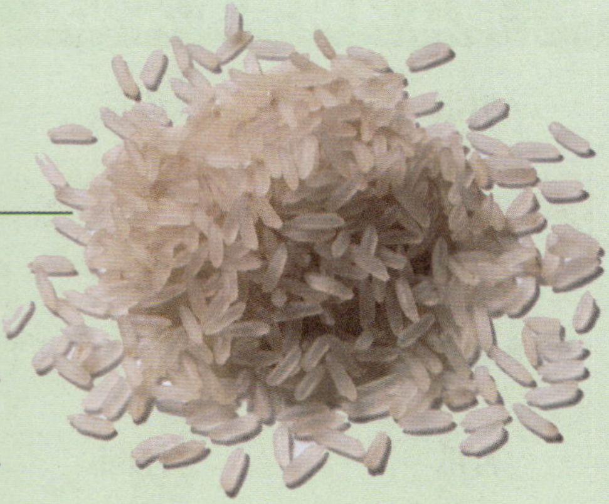

【别名】大米、硬米。
【性味归经】性平，味甘。归脾、胃经。
【适用量】每次50克。
【营养成分】蛋白质、氨基酸、脂肪、钙、磷、铁、B族维生素等。
【适宜人群】产妇，老年体虚、婴幼儿消化力减弱、脾胃虚弱、烦渴、营养不良、病后体弱等。
【不宜人群】糖尿病、干燥综合征、更年期综合征。

小百科

◎粳米为禾本科植物粳稻的种仁，又叫大米、硬米、粳米。是由稻子的子实脱壳而成，是中国人的主食之一。

温馨提示

①粳米可做饭、可煮粥，还可加工成副食品，如爆米花。
②做粳米粥时不要放碱，因为碱能破坏粳米中的维生素B_1，而导致脚气病。

推荐养生食疗方

治脾胃虚弱

材料

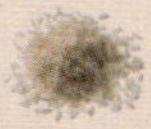
粳米100克

做法：将粳米放入锅中，炒焦，用水煎熟，取汁食用，效果甚佳。

治高血脂

材料

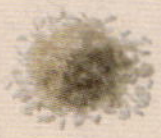
粳米150克

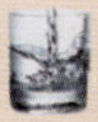
清水1升

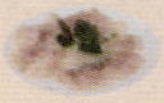
鱼片100克

做法：将鱼肉切薄片，备用；将粳米入开水锅中煮粥，煮熟时入鱼片稍沸，调味拌匀，早晚餐温服。

补脑

材料

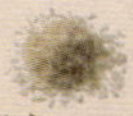
粳米100克

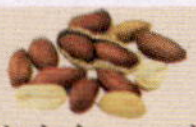
花生仁100克

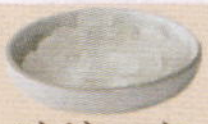
冰糖50克

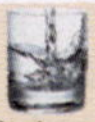
清水1升

做法：将花生仁泡软、粳米浸泡半小时；将粳米、花生仁入锅，加清水，用旺火煮沸，再改小火熬煮成粥，将熟时加冰糖调味，再稍焖片刻，佐膳食用。

治体虚

材料

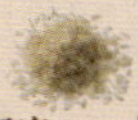
粳米150克

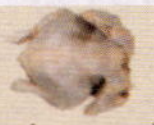
全鸡1000克

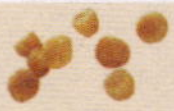
瑶柱30克

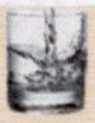
清水1升

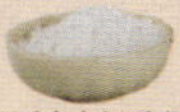
干淀粉适量

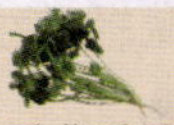
香菜适量

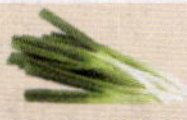
葱末适量

做法：将粳米水发半小时；将鸡肉剁蓉，调味拌匀，搓成肉丸；将瑶柱水发撕碎；将粳米入锅旺火烧沸，入瑶柱、鸡骨小火熬煮，待粥稠时捞出鸡骨，放入肉丸，加干淀粉、香菜、葱末略煮食用。

相宜食物搭配及功效

芹菜

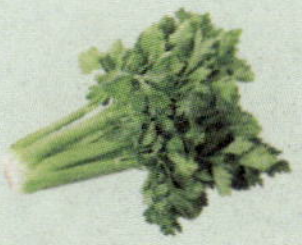

祛伏热、利小便

牛奶

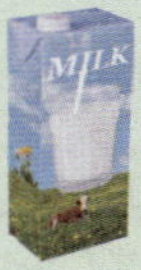

补虚损、润五脏

油菜

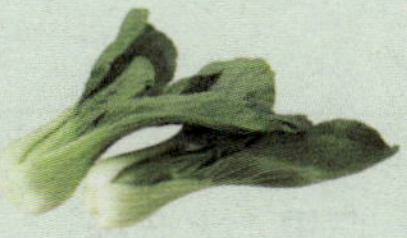

健脾补虚、清热消炎

红薯

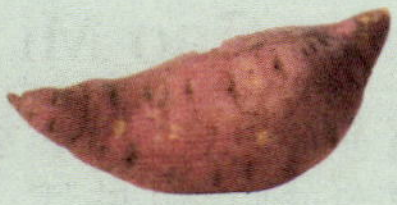

降低心血管病患的发生

松子仁

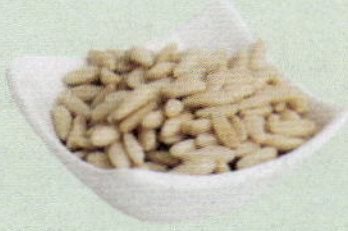

健脾养胃、益肝肾、降血压

杏仁

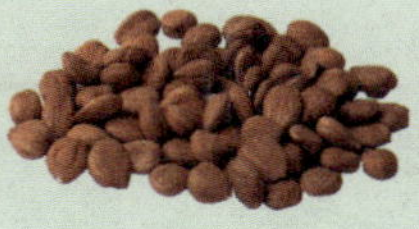

润肠通便

芋头

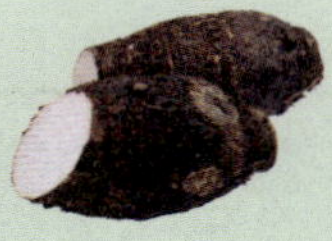

止泻

土豆

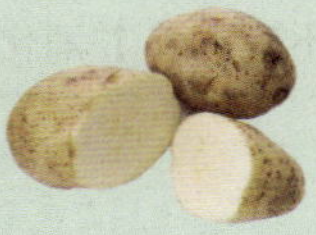

提高氨基酸利用率

相克食物搭配及后果

蜂蜜

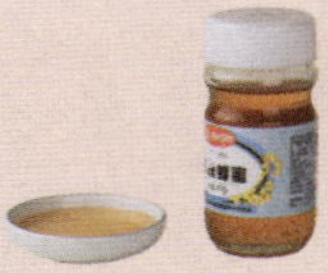

造成胃疼

碱

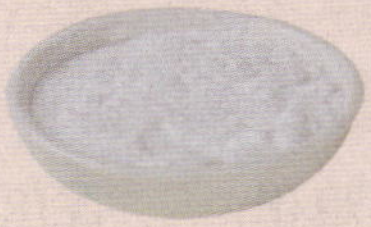

降低营养价值

苍耳

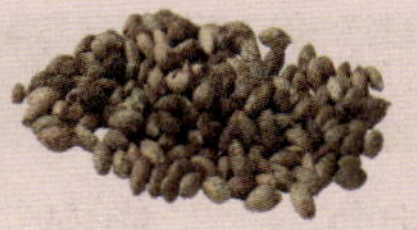

引起心绞痛

马肉

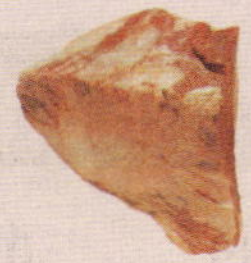

引发瘤疾

保健功效

1.促进消化

粳米的米糠层中含有粗纤维分子，能帮助胃肠蠕动，对胃病、便秘、痔疮有疗效。

2.增强免疫力

粳米含有丰富的维生素，能提高人体免疫功能，促进血液循环，从而减少高血压的机会。

3.预防心脏病

粳米中的蛋白质、脂肪含量较多，能有效降低胆固醇，减少心脏病、中风发作。

4.预防过敏

粳米中含有的红细胞生命力旺盛，又无异体蛋白进入血流，能有效防止过敏性皮肤病的发生。

糙米

Cao Mi

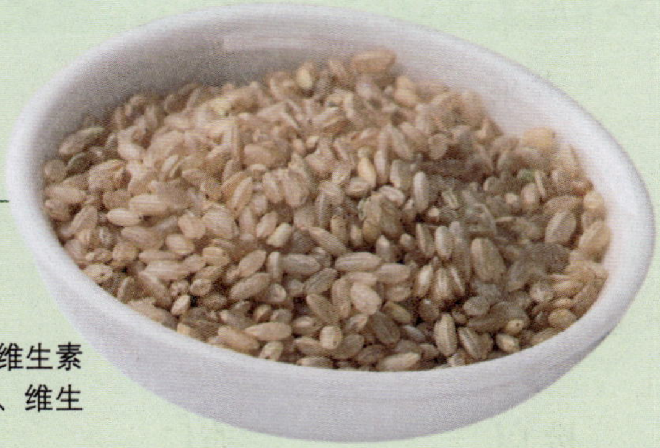

【别名】胚芽米、玄米。
【性味归经】味甘、性温，归胃、大肠经。
【适用量】每餐1碗，约150克。
【营养成分】蛋白质，膳食纤维，维生素B_1、维生素B_2、维生素E、维生素K、矿物质钙、铁、磷、维生素B_3。
【适宜人群】一般人群。
【不宜人群】消化不良者。

小百科

◎糙米是相对于精白米而言的，稻谷脱壳后仍保留着一些外层组织的米叫作糙米。近年来，亚洲一些以大米为主食的国家掀起了食用糙米食品的热潮。

保健功效

1.**促血液循环**
糙米含的维生素E能促进全身血液循环。
2.**促消化**
糙米含有的膳食纤维可促进肠道有益菌增殖，加速肠道蠕动。

相宜食物搭配及功效

鱼

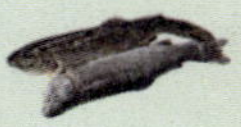

预防慢性病

南瓜

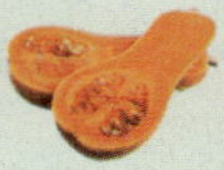

美容

胡萝卜

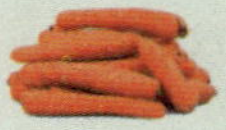

保护视力

瘦肉

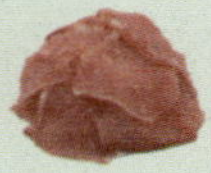

强健身体

相克食物搭配及后果

鸡蛋

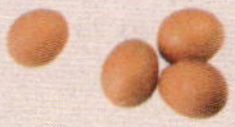

影响营养价值

香蕉

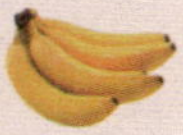

破坏营养

推荐养生食疗方

治疗尿频

材料

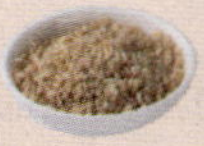

糙米50克

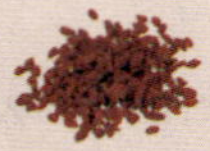

枸杞子5克

做法：将糙米与枸杞子洗净，一起放入锅中，加适量清水，煮至粥熟，调味食用。

增强免疫力

材料

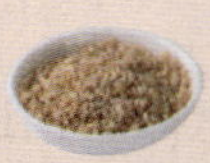

糙米180克

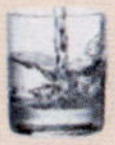

清水8碗

做法：把糙米干锅翻炒至黄褐色；锅中倒入8碗水煮开，放入糙米马上停火静置5分钟，取汤汁饮服。

黑米

Hei Mi

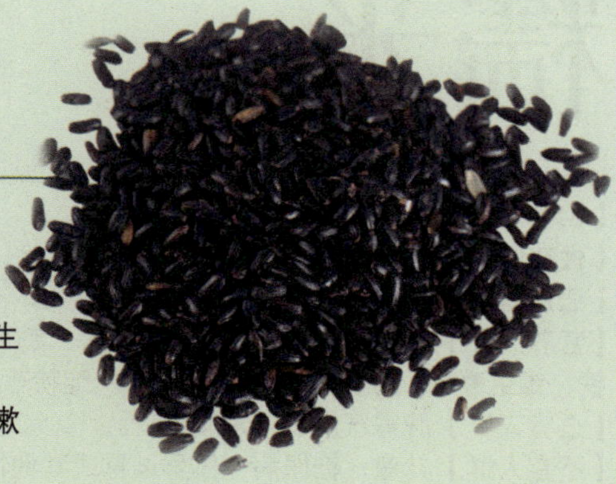

【别名】血糯米。
【性味归经】性平，味甘。归脾、胃经。
【适用量】每餐50克。
【营养成分】蛋白质、脂肪、碳水化合物、B族维生素、维生素E、钙、磷、钾、镁、铁、锌等。
【适宜人群】头昏、眩晕、贫血、白发、眼疾、咳嗽等患者及产妇。
【不宜人群】火盛热燥者。

小百科

◎黑米为禾本科植物黑糯稻的种仁，是稻米中的珍贵品种。黑米外表墨黑，营养丰富，有“黑珍珠”和“世界米中之王”的美誉。

保健功效

①黑米中的黄铜类化合物能维持血管正常渗透压，减轻血管脆性，防止破裂。
②黑米具有清除自由基、改善缺铁性贫血、抗应激反应等多种生理功能。

相宜食物搭配及功效

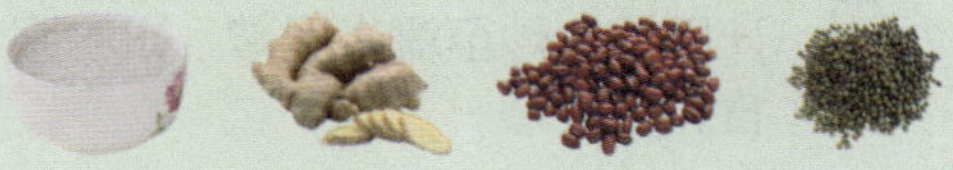

大米	生姜	红豆	绿豆
开胃益中、明目	降胃火	气血双补	健脾胃、祛暑热

相克食物搭配及后果

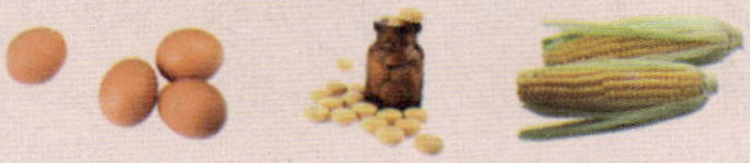

鸡蛋	四环素	玉米
影响营养价值	形成不溶物	影响营养价值

推荐养生食疗方

治高血压

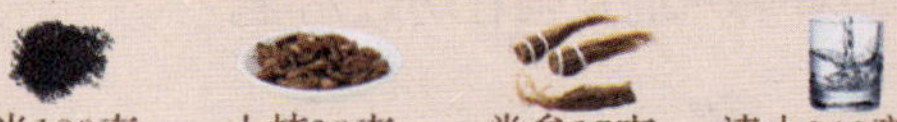

材料：黑米100克　山楂10克　党参15克　清水800毫升

做法：将党参切片，山楂去核切片；将黑米淘净入锅，加山楂、党参、清水，将锅置武火上烧沸，再改用文火煮55分钟，调味食用。

治少白发、脑力不足

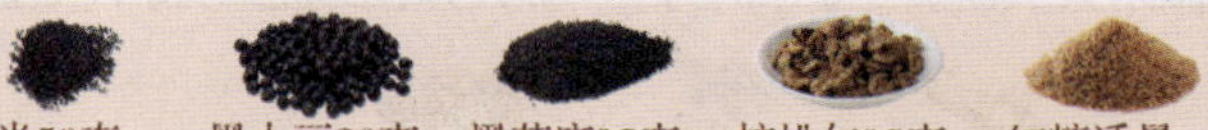

材料：黑米50克　黑大豆20克　黑芝麻15克　核桃仁15克　红糖适量

做法：将黑米、黑大豆、黑芝麻、核桃仁一起放入锅中，加适量清水熬粥至熟，加红糖调味，佐膳食用。

糯米

Nuo Mi

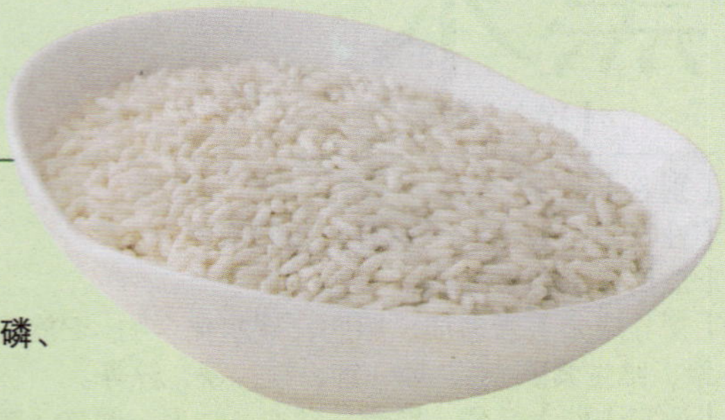

【别名】元米、江米。
【性味归经】性温，味甘。归脾、肺经。
【适用量】每次50克。
【营养成分】含有蛋白质、脂肪、糖类、钙、磷、铁、维生素B_1、维生素B_2、维生素B_3及淀粉等。
【适宜人群】脾胃气虚、常常腹泻者。
【不宜人群】儿童、糖尿病、体重过重或其他慢性病如肾脏病、高血脂的人。

小百科

◎糯米为禾本科植物糯稻的种仁，又称江米、元米。是大米的一种，米质呈蜡白色不透明或透明状，是大米中黏性最强的。

温馨提示

选购糯米以米粒饱满、色泽白、没有杂质和虫蛀现象者为佳。将糯米装于有盖密封的容器中，置通风、阴凉、干燥处储存，要防鼠、防潮、防米虫。

推荐养生食疗方

治妊娠恶阻

材料

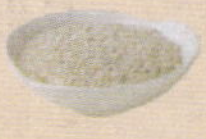
糯米300克

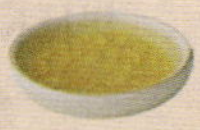
生姜汁30克

做法 将锅置于火上，倒入粳米、生姜汁同炒，炒至糯米爆破，研粉服食。

治劳累过度

材料

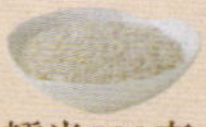
糯米500克

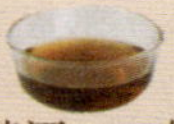
黄酒1000克

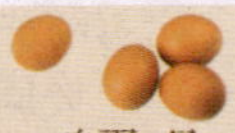
鸡蛋2只

做法 将糯米、黄酒一起放在碗中，隔水蒸熟，离火后取适量于碗中，加入鸡蛋共炖。分多次食用，其补养气血及强壮功效尤佳。

治体虚、阳气不足

材料

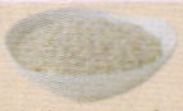
糯米100克

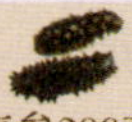
海参200克

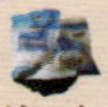
盐2克

做法 将糯米淘净浸泡6小时；将海参涨发，剖净切片，入锅加水煮烂；锅内加水，入糯米大火烧开，入海参片，小火煮至米烂汤稠，加盐调味食用。

治脾虚食少、肾亏

材料

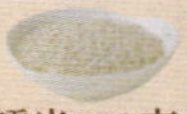
糯米500克

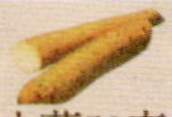
山药50克

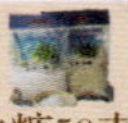
白糖50克

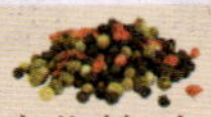
胡椒粉1克

做法 将山药捣粉蒸熟；加白糖、胡椒粉，调馅；将糯米浸泡；磨成汤元米粉，分成若干小团；将山药馅与糯米粉小团包成汤元，下沸水锅中煮熟即成。

相宜食物搭配及功效

红枣

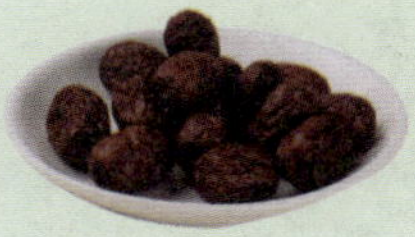

温中祛寒

红豆

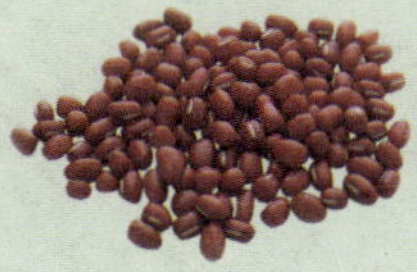

治虚腹泻和水肿

黑芝麻

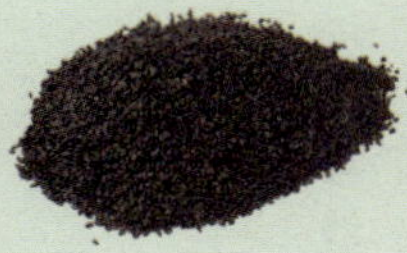

补脾胃、益肝肾

板栗

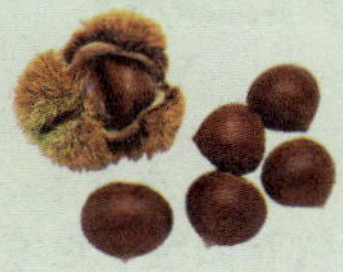

补中益气

莲藕

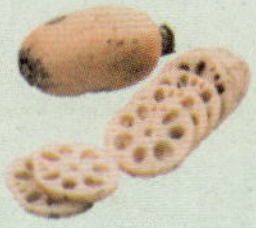

补血益气

甜瓜

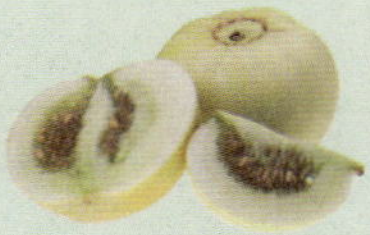

清暑止渴、除烦利水

葡萄

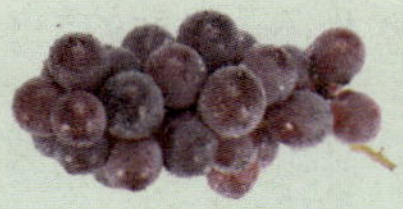

促进营养吸收

枸杞子

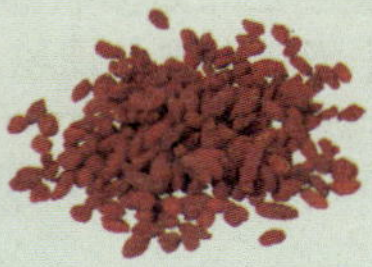

滋补健身

相克食物搭配及后果

鸡肉

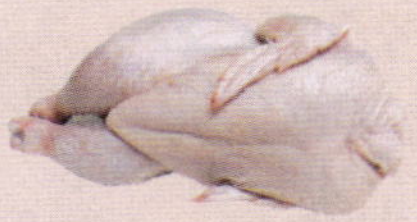

可致胃肠不适

苹果

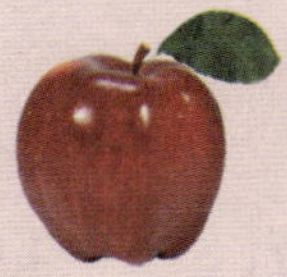

导致恶心、呕吐、腹疼

花生

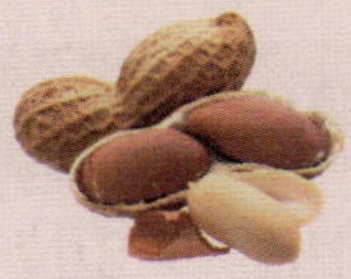

引起便秘

番薯

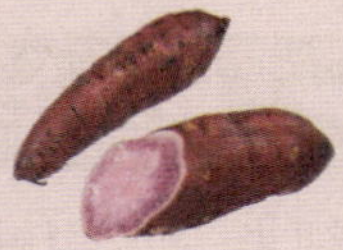

难以消化

保健功效

1.防癌抗癌

糯米中富含B族维生素，除了能改善面色，还能有效预防癌症。

2.保护心脏

糯米中含有的蛋白质、脂肪，能有效降低胆固醇，减少心脏病、中风发作。

3.降低血糖

糯米中含有的维生素B_3可改善糖的代谢功能，起到降低血糖的功效。

4.养颜护肤

糯米中含有的钙、磷等元素，适用于气血虚损、身体瘦弱者食用，尤其对女性能起到很好的补血养颜作用。

薏米 Yi Mi

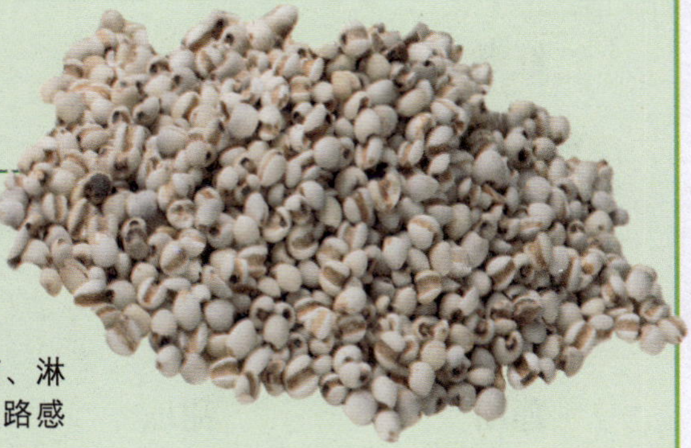

【别名】六谷米、药玉米、薏苡仁、菩提珠。
【性味归经】性凉，味甘、淡。
【适用量】每次50~100克。
【营养成分】蛋白质、维生素B_1、维生素B_2等。
【适宜人群】泄泻、湿痹、水肿、肠痈、肺痈、淋浊、慢性肠炎、阑尾炎、风湿性关节痛、尿路感染、白带过多、癌症患者。
【不宜人群】便秘、尿多者及怀孕早期的妇女。

小百科

◎薏米为禾本科植物薏苡的种仁，又名薏苡仁、药玉米。薏米在我国的栽培历史悠久，是我国古老的药、食皆佳的粮种之一。

保健功效

1.软化角质
薏米中含有的蛋白质能分解酵素，软化皮肤角质。
2.淡斑美白
薏米中的维生素E能抗氧化、嫩肤美白。

相宜食物搭配及功效

粳米

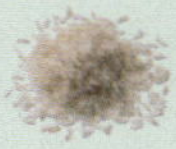

补脾除湿

白糖

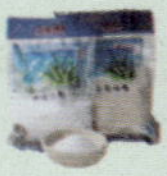

治疗粉刺

枇杷

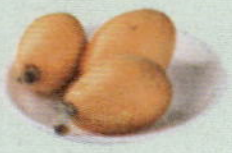

清肺散热

山楂

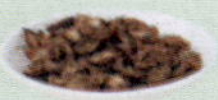

健美减肥

相克食物搭配及后果

杏仁

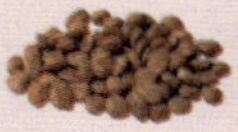

引起呕吐、泄泻

红豆

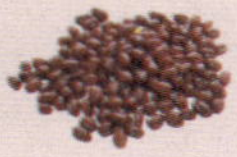

引起呕吐、泄泻

大米

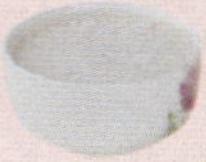

影响营养功效

推荐养生食疗方

治气血不足

材料

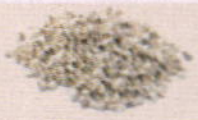

薏米100克

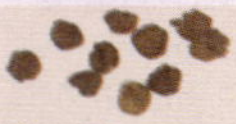

桂圆肉20克

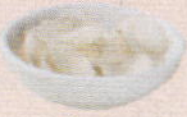

百合20克

白糖5克

葱花适量

做法 将薏米入清水中浸泡，再入锅煮粥，加桂圆肉、红枣煮至薏米烂熟，加白糖、葱花调味食用。

治高血压

材料

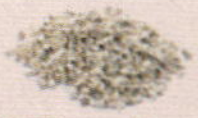

薏米50克

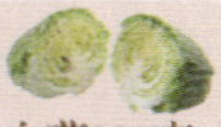

白菜300克

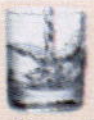

清水1升

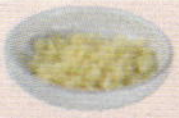

姜末适量

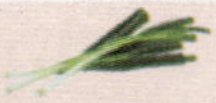

葱段适量

做法 将白菜切6厘米长段；将锅置武火上烧热，加油烧至六成热，加姜末、葱段爆香，入薏米煮35分钟，入白菜煮熟，调味食用。

高粱
Gao Liang

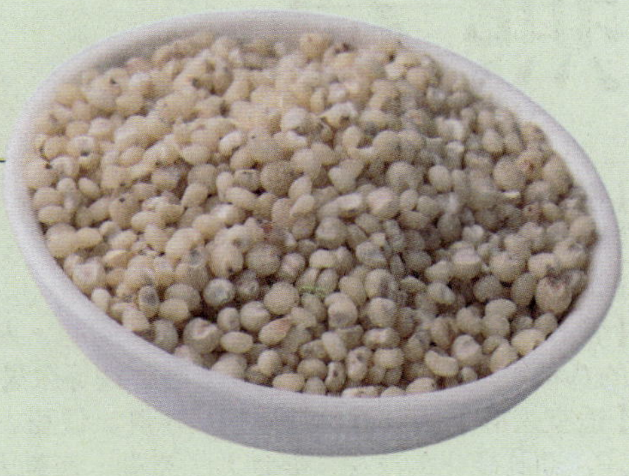

【别名】蜀秫、芦粟、木稷。
【性味归经】性温，味甘、涩。归脾、胃经。
【适用量】每次40克。
【营养成分】蛋白质、脂肪、碳水化合物、粗纤维、钙、磷、铁、维生素B_1、维生素B_2、维生素B_3等。
【适宜人群】慢性腹泻患者。
【不宜人群】大便燥结者。

小百科

◎高粱为禾本科植物蜀黍的种仁，有红、白两种。自古就有“五谷之精”、“百谷之长”的盛誉，是世界四大谷类作物之一。

保健功效

1.**降胆固醇**
高粱中含有的蛋白质、脂肪，能有效降低胆固醇。
2.**促进食欲**
高粱中含有的维生素B_3、B族维生素，能维持消化系统健康。

相宜食物搭配及功效

冰糖
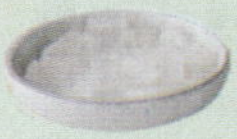
健脾益胃、生津止渴

桑螵蛸
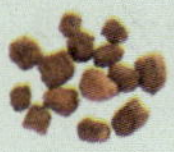
和胃健脾、益气消积

红豆
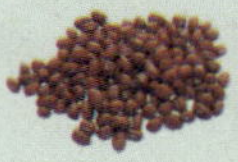
补充营养

薏米
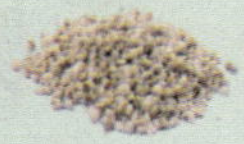
补充营养

相克食物搭配及后果

啤酒
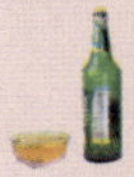
引发胃炎

碱
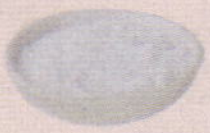
破坏营养

绿豆
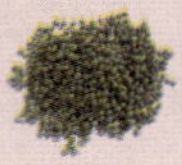
破坏营养

推荐养生食疗方

治脾胃虚弱

材料：
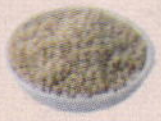
高粱米80克
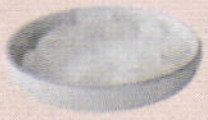
冰糖适量

做法：将高粱米入锅，加适量清水煮至烂熟，入冰糖再煮，待糖化后，即可食用。

治食欲不振

材料：
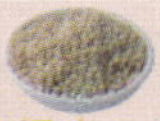
高粱米80克
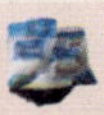
盐适量
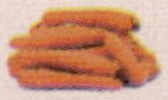
胡萝卜30克
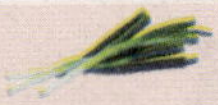
葱适量

做法：将高粱米泡发、胡萝卜切丁；将高粱米入锅，加适量清水煮至开花，入胡萝卜煮至粥黏稠且冒气泡，加盐、葱花调味食用。

燕麦
Yan Mai

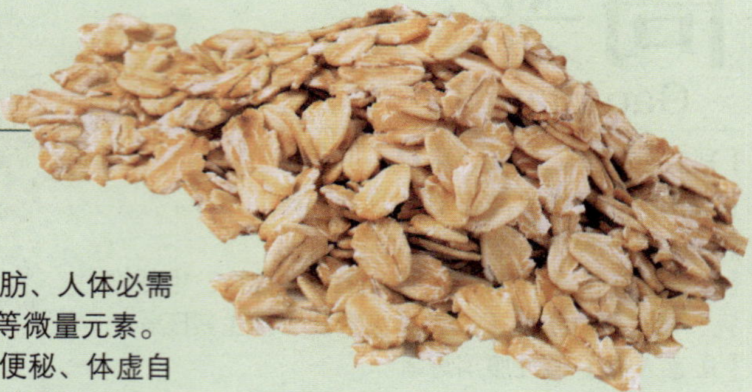

【别名】野麦、雀麦。
【性味归经】性温，味甘。
【适用量】每次约100克。
【营养成分】含有亚油酸、蛋白质、脂肪、人体必需的八种氨基酸、维生素E及钙、磷、铁等微量元素。
【适宜人群】脂肪肝、糖尿病、水肿、便秘、体虚自汗、动脉硬化、产妇、婴幼儿、空勤、海勤人员。
【不宜人群】孕妇。

小百科

◎燕麦为禾本科植物燕麦的果实，又叫野麦、雀麦。在美国《时代》杂志评出的十大健康食品中，燕麦名列第五。

温馨提示

①燕麦多用来做粥，或用来做汤，还经常以麦片的形式作为保健品。
②燕麦一次不宜吃太多，否则会造成胃痉挛或是胀气。

推荐养生食疗方

	材料	做法
治高胆固醇	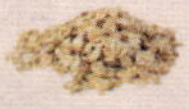 燕麦100克 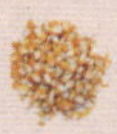 甜玉米粒100克	将燕麦、玉米粒入锅熬煮，不时搅拌，煮十分钟，调味佐膳食用。
治皮肤松弛	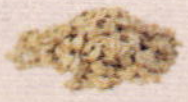 燕麦50克 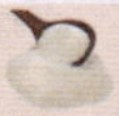 奶粉50克 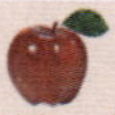 苹果30克 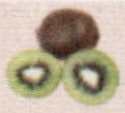 猕猴桃30克 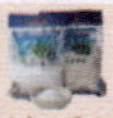 白糖适量	将苹果、猕猴桃分别切小块，备用；将燕麦和奶粉同入碗，加适量开水搅拌均匀，再加苹果、猕猴桃、白糖调匀，食用。
治皮肤暗沉	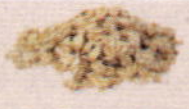 燕麦30克 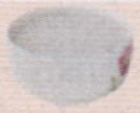 大米50克 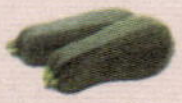 小南瓜1个 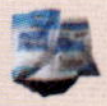 盐适量 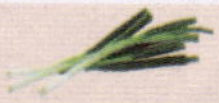 葱适量	将大米浸泡半小时，入锅加水，大火煮沸，改小火煮20分钟，入切块南瓜再煮10分钟，加燕麦续煮10分钟，加盐、葱花食用。
治黑色素增多	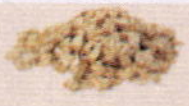 燕麦100克 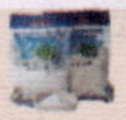 白糖50克 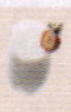 牛奶2千克 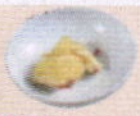 黄油20克 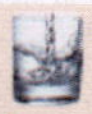 清水500克 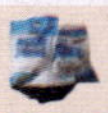 盐适量	将燕麦入开水锅，用中火煮熟成粥，再入牛奶煮至微沸，加白糖、盐、黄油调味食用。

相宜食物搭配及功效

玉米

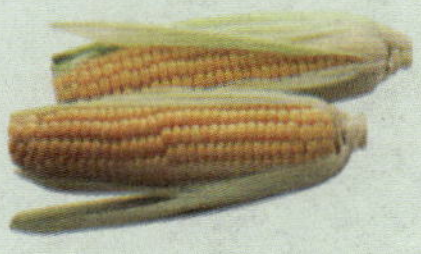

丰乳

牛奶

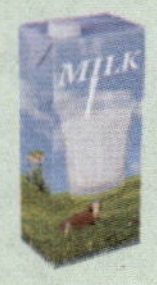

营养丰富

苹果

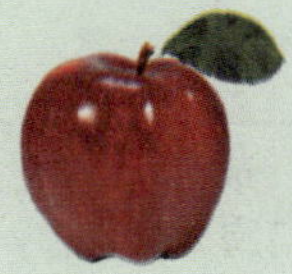

瘦身

动物血

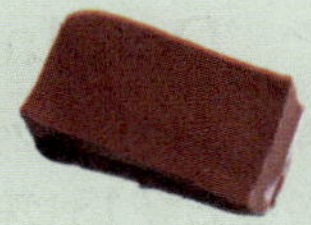

止血

橙子

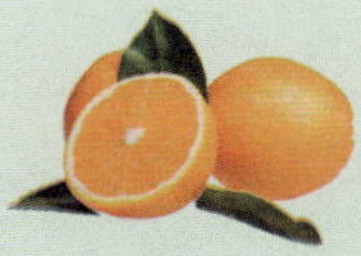

预防胆结石

南瓜

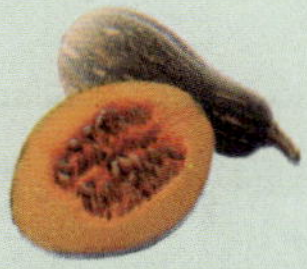

降低血糖

百合

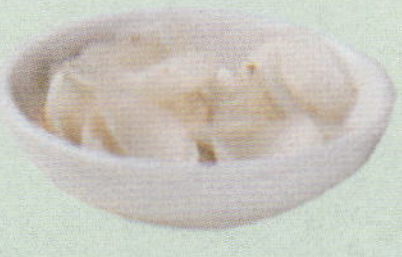

润肺止咳

山药

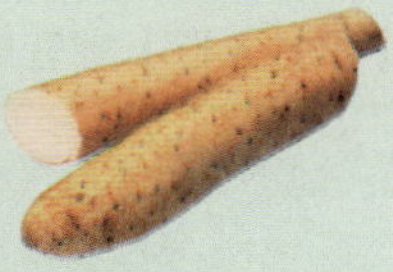

健身益寿

相克食物搭配及后果

白糖

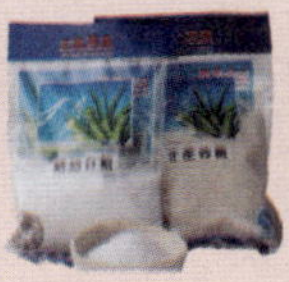

产生胀气

红薯

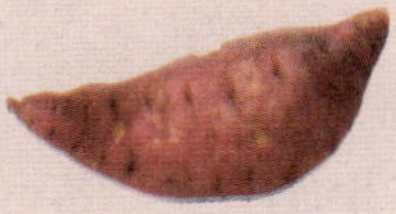

导致胃痉挛、胀气

菠菜

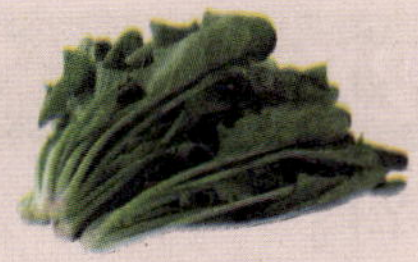

影响钙的吸收

保健功效

1.降低胆固醇

燕麦中含有的燕麦β－葡聚糖，能有效降低胆固醇，高血压、心脏病患者可常食。

2.改善发质、肤质

燕麦中含有大量燕麦蛋白，可快速传递活性成分，改善发质、干涩皮肤。

3.减少黑色素

燕麦中含有大量的抗氧化成分，这些物质可以有效地抑制黑色素形成过程中氧化还原反应的进行，减少黑色素的形成，淡化色斑，保持白皙靓丽的皮肤。

4.保护过敏性皮肤

燕麦中特有的燕麦生物碱，不仅能清除自由基抗皱，还具有抗刺激的特性，能有效去除肤表泛红，对过敏性皮肤具有优异的护理作用。

大麦

Da Mai

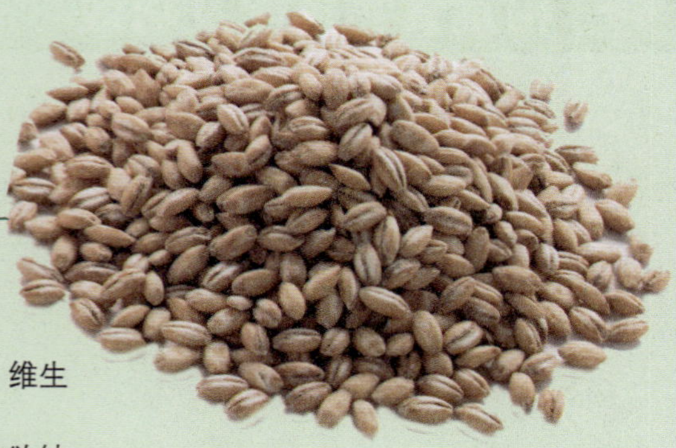

【别名】牟麦、倮麦、饭麦、赤膊麦。
【性味归经】性凉，味甘 。归脾、胃经。
【适用量】一般人皆可食用，每餐50克。
【营养成分】蛋白质、膳食纤维、钙、磷、铁、维生素B_1等。
【适宜人群】胃气虚弱、消化不良、肝病、食欲缺乏、伤食后胃满腹胀者。
【不宜人群】哺乳期女性。

小百科

◎大麦为禾本科植物大麦的种仁。是世界第五大耕作谷物，在我国已有几千多年的食用历史，医药界公认大麦具有很高的药理作用。

保健功效

1.**预防癌症**
大麦含有的膳食纤维可刺激肠胃蠕动，抑制肠内致癌物质产生。
2.**预防脚气病**。
大麦中的维生素B_1与消化酶可治脚气。

相宜食物搭配及功效

姜汁
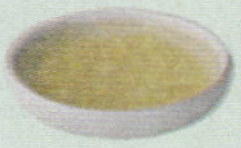
利小便、解毒

红糖
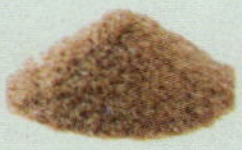
治疗腹泻

羊肉
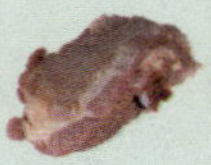
暖脾胃、祛腹胀

南瓜
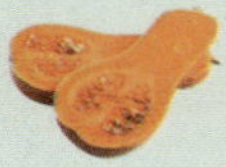
补虚养身

相克食物搭配及后果

牛奶
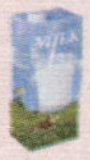
生成有害物质

茶
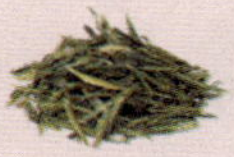
破坏营养

黑豆
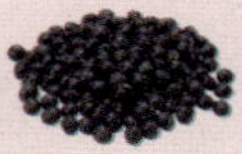
引起中毒

推荐养生食疗方

消除食饱肚胀

材料：
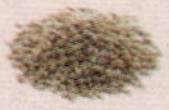
大麦适量

做法：将大麦面粉放入蒸笼中蒸熟，再入锅，加适量水做成面汤，日服2次。

治烧伤、灼伤

材料：
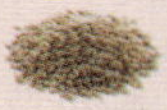
大麦适量
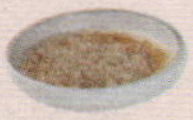
香油适量

做法：将大麦入锅炒黑，研成粉末，用香油调匀，每日涂擦患病处数次，效果甚佳。

小麦

Xiao Mai

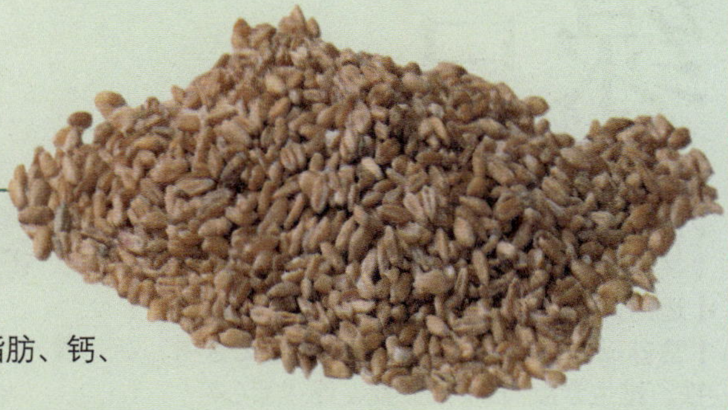

【别名】麦子。

【性味归经】性凉，味甘。归心经。

【适用量】每次50克。

【营养成分】含糖类、粗纤维、蛋白质、脂肪、钙、磷、铁及维生素。

【适宜人群】心血不足、心悸不安、多呵欠、失眠多梦、脚气病、末梢神经炎、自汗盗汗等症。

【不宜人群】慢性肝病、糖尿病等病症者。

小百科

◎小麦为禾本科植物小麦的种仁。又叫麦麸，称淮小麦。也是中国北方人民的主食，自古就是滋养人体的重要食物。

保健功效

1.**缓解精神压力**

小麦中含有的B族维生素和碳水化合物，能缓解精神压力。

2.**防腹泻**

小麦粉能消炎祛湿，防止腹泻。

相宜食物搭配及功效

豌豆

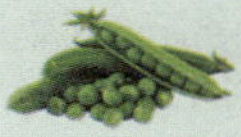

预防结肠癌

荞麦

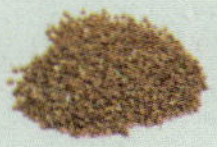

营养更全面

通草

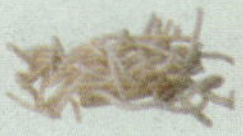

治五淋、身热腹痛

红枣

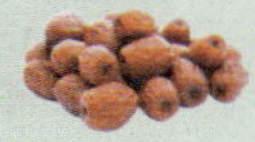

养心健脾

相克食物搭配及后果

碱

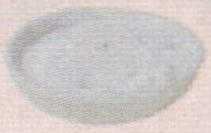

破坏维生素

蜂蜜

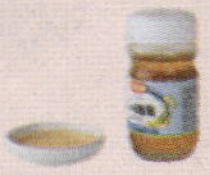

引起身体不适

枇杷

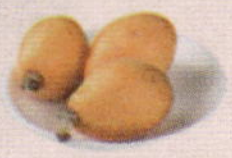

引起腹痛

推荐养生食疗方

治心烦气躁

材料：

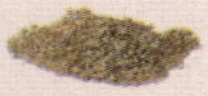

小麦50克

做法：将小麦放入锅中，加入适量清水，煮成稀粥，调味，分2次食用即可。

治梅核气

材料：

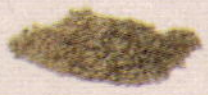

小麦50克

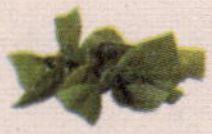

海带100克

做法：将小麦、海带同入锅，加水熬煮，当小麦烂熟时，滤取汁液，不拘时，频频服用，每次2勺。

绿豆

Lü Dou

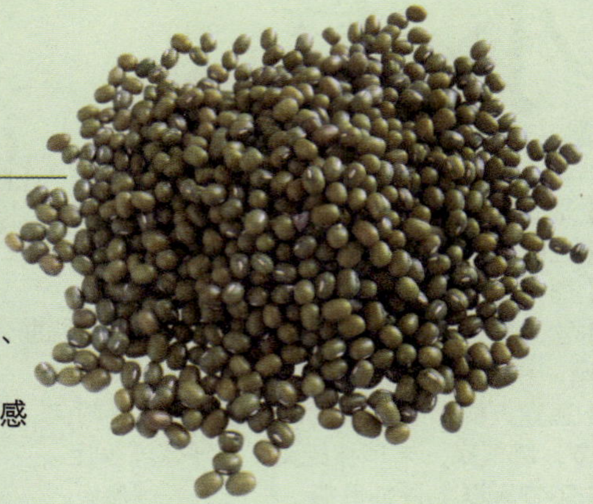

【别名】青小豆。

【性味归经】性凉，味甘。归心、胃经。

【适用量】每次30克。

【营养成分】蛋白质、脂肪、碳水化合物、钙、磷、铁、维生素A、B族维生素、维生素C等。

【适宜人群】有疮疖痈肿、丹毒等热毒所致的皮肤感染及高血压病、水肿、红眼病等病症患者。

【不宜人群】脾胃虚寒、肾气不足、体虚易泻者。

小百科

◎绿豆为蝶形花科植物绿豆的种子，是我国的传统豆类食物。它不但具有良好的食用价值，还具有非常好的药用价值，有“济世之良谷”之说。

温馨提示

①夏日饮用淡盐水或者绿豆汤，可以以此来平衡身体内的水的供求。

②绿豆汤偏寒，可以败火，寒气较重的人需要适量饮用。

推荐养生食疗方

治糖尿病

材料：

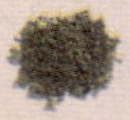
绿豆50克

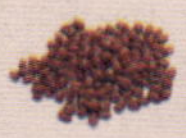
红豆50克

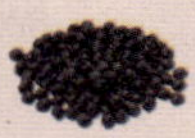
黑豆50克

做法：将绿豆、红豆、黑豆同入锅，加适量清水煮至豆熟烂，调味佐膳食用。

治痱子

材料：

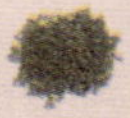
绿豆50克

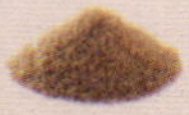
红糖10克

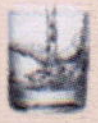
清水800毫升

做法：将绿豆用清水泡软，放入锅中，加清水煮至绿豆呈糜状，加入红糖调味食用。

治上火、感冒、水肿

材料：

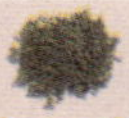
绿豆50克

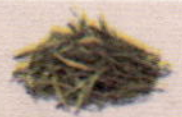
茶叶20克

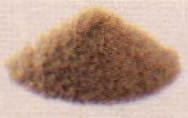
红糖20克

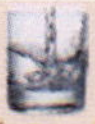
清水500毫升

做法：将茶叶用纱布包好，与捣碎的绿豆一起入锅，加水煎成200毫升汤汁，加红糖调味食用。

治食欲不振

材料：

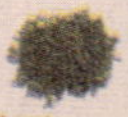
绿豆200克

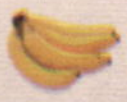
香蕉100克

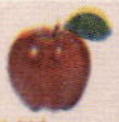
苹果100克

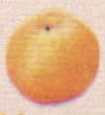
梨100克

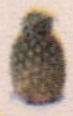
菠萝100克

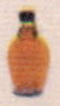
桂花糖浆30克

做法：将绿豆煮烂，诸果切丁混匀，放入碗内，加冰糖，再撒上煮熟的绿豆，浇上桂花糖浆，食用。

相宜食物搭配及功效

燕麦

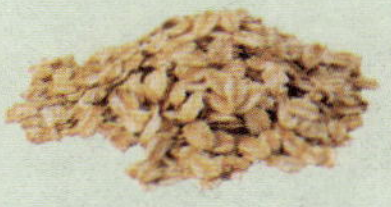

可抑制血糖上升

南瓜

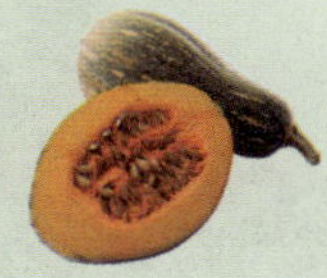

清肺、降糖

大米

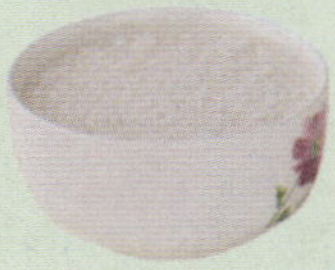

有利消化吸收

百合

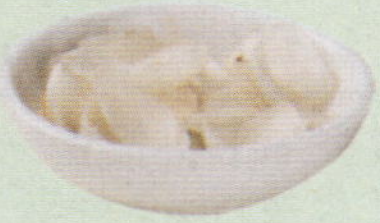

解渴润燥

相克食物搭配及后果

碱

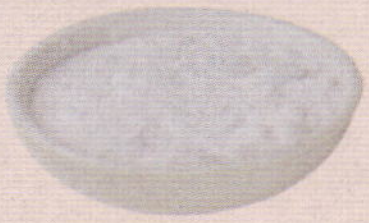

破坏营养物质

苹果

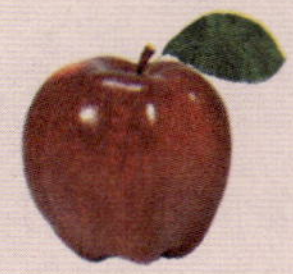

引起中毒

鱼

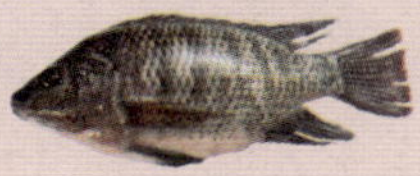

破坏维生素B_1中的酶

盐

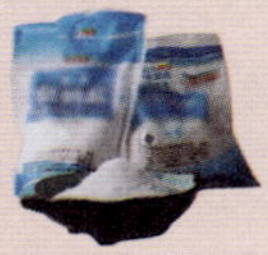

破坏B族维生素

西红柿

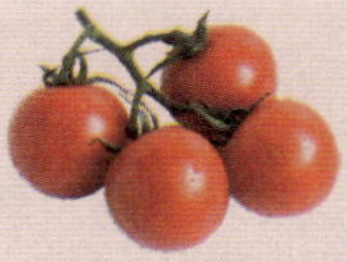

引起身体不适

榛子

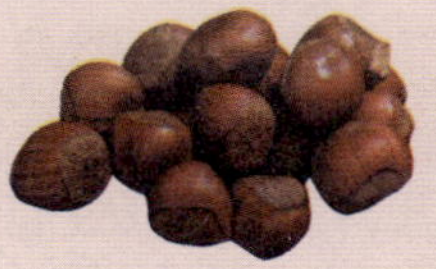

导致腹泻

羊肉

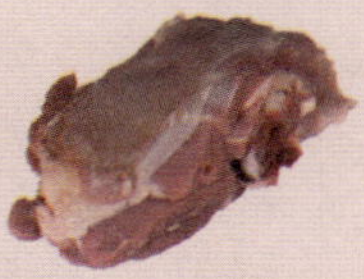

导致肠胃胀气

保健功效

1.增进食欲

绿豆中所含的蛋白质、磷脂，有兴奋神经、增进食欲的功能，为人体许多重要脏器增加营养所必需。

2.预防冠心病、心绞痛

绿豆中含有的多糖成分，能增强血清脂蛋白酶的活性，使脂蛋白中三酰甘油水解达到降血脂的疗效，从而防治冠心病、心绞痛。

3.降低胆固醇

绿豆中含有的一种球蛋白和多糖，能促进胆固醇分解成胆酸，加速胆盐分泌，降低小肠对胆固醇的吸收，达到降低胆固醇的作用。

红豆

Hong Dou

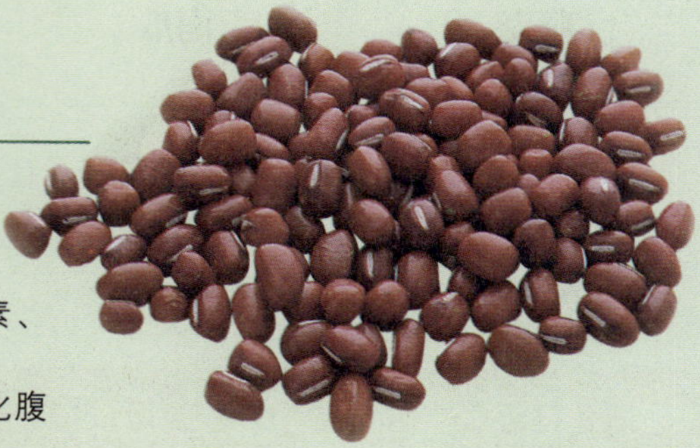

【别名】红饭豆、米赤豆、赤豆。

【性味归经】性平，味甘、酸。归心、小肠经。

【适用量】每次30克。

【营养成分】蛋白质、脂肪、糖类、B族维生素、钾、铁、磷等。

【适宜人群】肾脏性水肿、心脏性水肿、肝硬化腹水、营养不良性水肿以及肥胖症等病症患者。

【不宜人群】尿多之人、被蛇咬者。

小百科

◎红豆富含淀粉，因此又被人们称为“饭豆”。它具有“律津液、利小便、消胀、除肿、止吐”的功能，被李时珍称为“心之谷”。

温馨提示

①选购红豆时，以豆粒完整、颜色深红、大小均匀、紧实薄皮的为佳品。

②清洗红豆时可将其装于盆中，放适量清水，搅洗一两遍，倒去杂质即可。

推荐养生食疗方

治水肿

材料

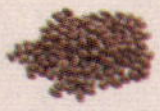
红豆50克

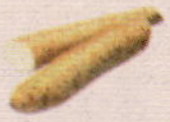
山药200克

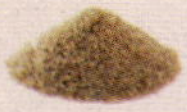
红糖2大匙

做法 将红豆泡4小时，大火煮滚，转小火煮5分钟，熄火焖30分钟，入山药块大火煮滚，小火续煮5分钟熄火焖10分钟，红糖调味。

治气血不足

材料

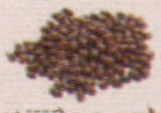
红豆200克

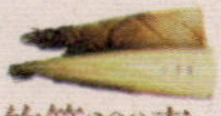
竹笋200克

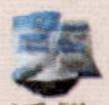
盐适量

鸡精适量

做法 将竹笋入油锅翻炒，加盐、鸡精调味，待熟起锅；将红豆泡发，入油锅炒至快熟，加盐、鸡精调味食用。

治便秘

材料

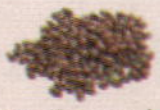
红豆400克

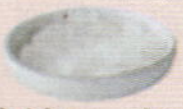
冰糖100克

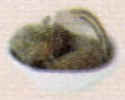
陈皮适量

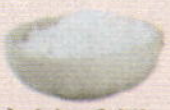
淀粉适量

做法 将红豆、切块陈皮入开水锅，中火煲1小时至汁稠，将红豆滤出碾茸，红豆水备用；将红豆茸、红豆水、冰糖同入煲煮沸，勾薄芡，调味食用。

治食欲不振

材料

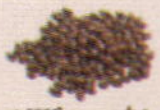
红豆50克

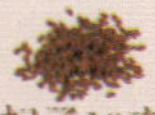
枸杞子10克

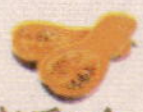
南瓜1个

大米适量

做法 将南瓜去籽掏空，蒸熟做容器备用；将红豆泡发，与枸杞子、大米同入锅煮熟，加盐调味，盛入南瓜中，佐膳食用。

相宜食物搭配及功效

桑白皮

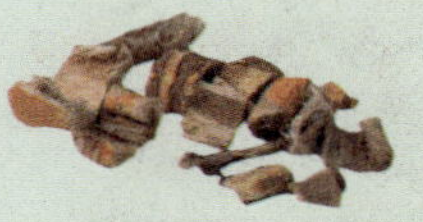

健脾利湿、利尿消肿

白茅根

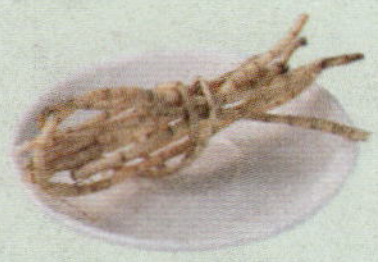

增强利尿作用

粳米

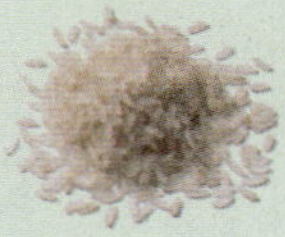

益脾胃、通乳汁

南瓜

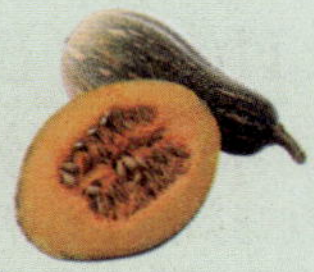

润肤、止咳、减肥

鸡肉

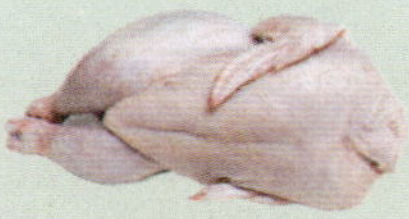

补肾滋阴、活血利尿

鲫鱼

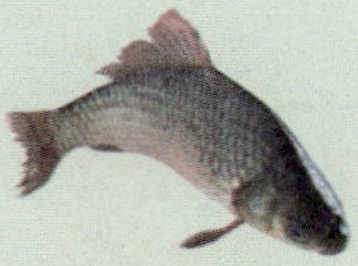

通乳催奶

燕麦

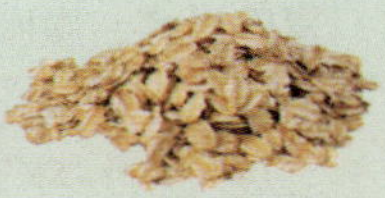

均衡营养

鲢鱼

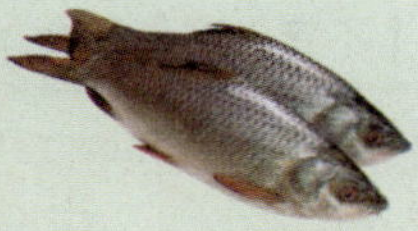

祛除脾胃寒气

相克食物搭配及后果

鲤鱼

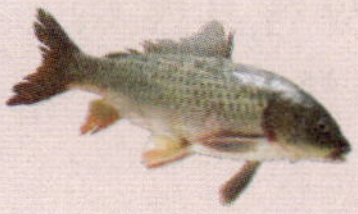

两者均能利水消肿

盐

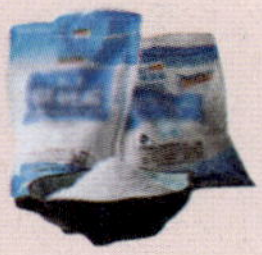

药效减半

羊肝

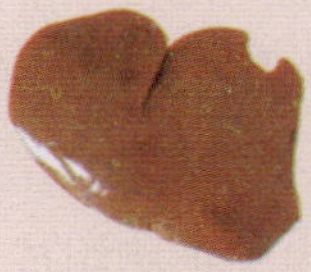

引起身体不适

羊肚

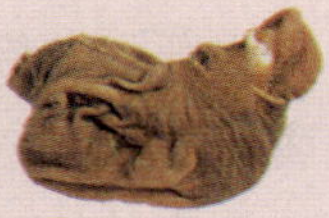

水肿、腹痛、腹泻

保健功效

1.利尿解毒

红豆中含有较多的皂角苷，可刺激肠道，有着良好的利尿作用，还能解酒、解毒，对心脏病和肾病、水肿有益。

2.治疗三高疾病

红豆中含有较多的膳食纤维，具有良好的润肠通便作用，对三高疾病有显著疗效。

3.催乳

红豆中富含叶酸，有催乳的功效，产妇、乳母适宜多吃。

4.补血养颜

红豆中富含铁质，能补血、促进血液循环、强化体力、增强免疫力，常食有益。

黄豆

Huang Dou

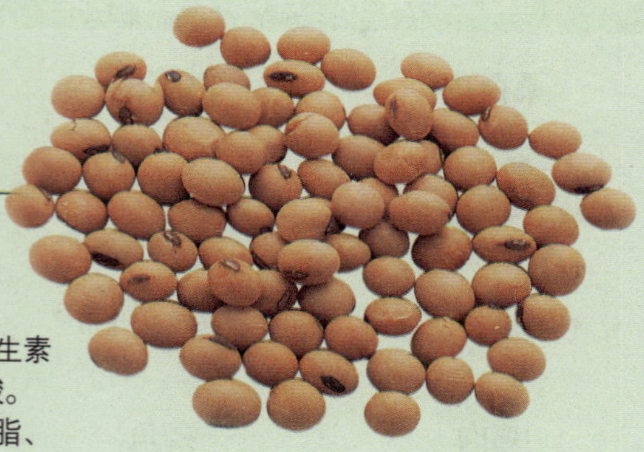

【别名】大豆、黄大豆。
【性味归经】性平，味甘。
【适用量】每次50克。
【营养成分】蛋白质、维生素A、B族维生素、维生素D、维生素E和多种人体不能合成但又必需的氨基酸。
【适宜人群】动脉硬化、高血压、冠心病、高血脂、糖尿病、气血不足、营养不良、癌症等病患者。
【不宜人群】消化功能不良、胃脘胀痛、腹胀等。

保健功效

1.治疗糖尿病

黄豆中含有的抑胰酶，对糖尿病有一定作用。

2.活肤养颜

黄豆中含有丰富的大豆异黄酮、卵磷脂、水解大豆蛋白，能改善内分泌，消除活性氧和体内自由基，延迟细胞衰老，使皮肤保持光滑、有弹性。

3.提高智力

黄豆中含有的软磷脂，是大脑细胞组成的重要部分，对改善大脑技能有重要作用。

4.降低胆固醇

黄豆中含有一种叫亚油酸的脂肪物质，不仅能促进儿童的神经发育，还具有降低胆固醇的作用，

5.提神明目

黄豆中含有维生素E、胡萝卜素、磷脂，可有效防治老年斑、老年夜盲症，增强人体记忆力。

6.降低血脂

黄豆中的大豆蛋白质和豆固醇，能明显改善和降低血脂。

7.增强免疫力

黄豆富含蛋白质和铁、镁等矿物元素，还含有人体必需的八种氨基酸，可以增强人体免疫力。

温馨提示

①黄豆可直接煮熟食用，也可做成豆浆、豆腐等食用。

②患有严重肝病、肾病、痛风、消化性溃疡、动脉硬化的人、低碘者和对黄豆过敏者禁食。

③在食用黄豆时应将其煮熟、煮透，若黄豆半生不熟时食用，常会引起恶心、呕吐等症状。

④不宜多食炒熟的黄豆。

⑤食用黄豆的豆制品时，应注意与含蛋氨酸丰富的食品搭配使用，可以提高黄豆蛋白质的利用率。

⑥豆浆要在锅上加热煮过，黄豆要煮开七次（或开后再煮15分钟左右）为安全食用。

小百科

◎黄豆为荚豆科植物大豆的种子，是所有豆类中营养价值最高的。故黄豆有“田中之肉”“植物蛋白之王”等赞誉，是数百种天然食物中最受营养学家推崇的。

相宜食物搭配及功效

香菜

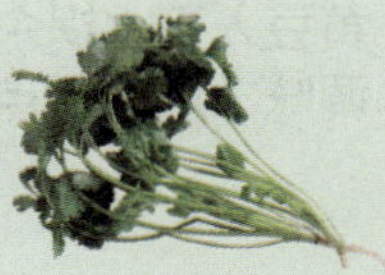

健脾宽中、祛风解毒

牛蹄筋

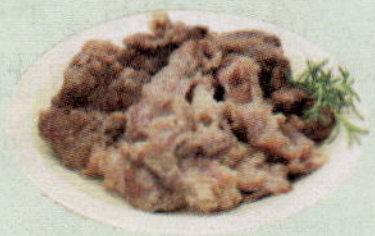

防颈椎病、美容

胡萝卜

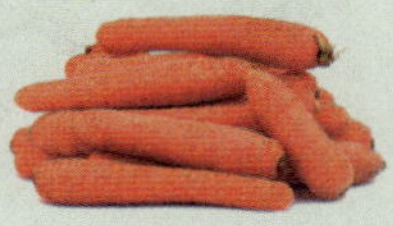

有助骨骼发育

白菜

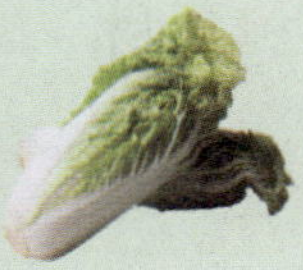

防止乳腺癌

花生

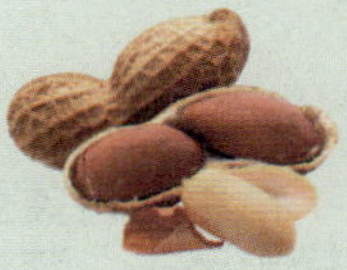

丰胸补乳

红枣

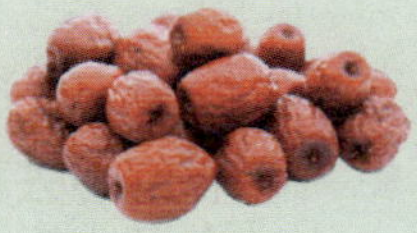

补血降血脂

茄子

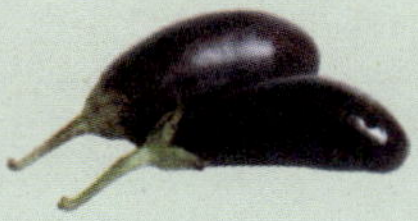

润燥消肿

茼蒿

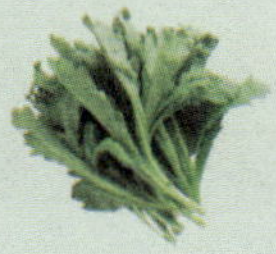

缓解更年期综合征

相克食物搭配及后果

虾皮

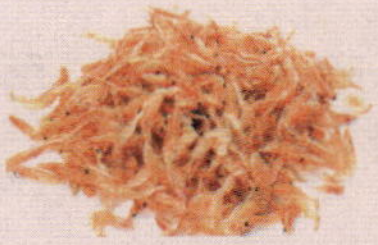

影响钙的消化吸收

核桃

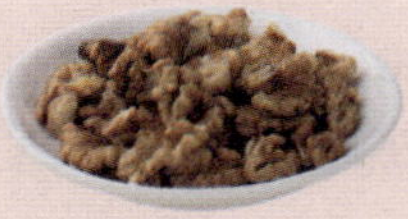

导致腹胀、消化不良

猪肉

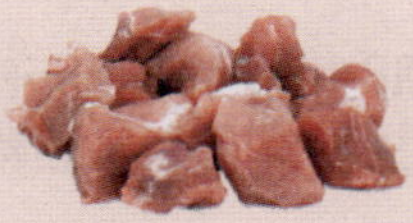

影响营养吸收

菠菜

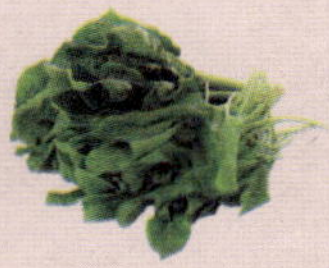

不利营养的吸收

酸奶

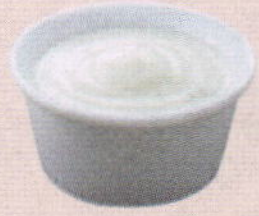

影响钙的消化吸收

芹菜

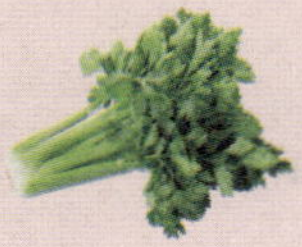

影响铁的消化吸收

猪血

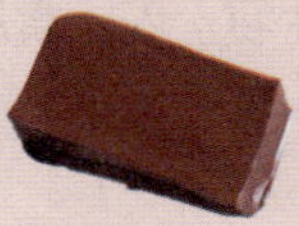

引起消化不良

猪蹄

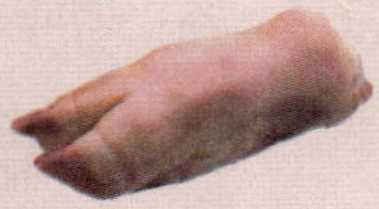

影响营养吸收

选购指南

◎选购黄豆时，颗粒饱满、大小颜色相一致、无杂色、无霉烂、无虫蛀、无破皮的是好黄豆。

保存窍门

◎将黄豆晒干，再用塑料袋装起来，置于阴凉、干燥、通风处保存，并注意防鼠、防霉变。

推荐养生食疗方

治高血脂

材料

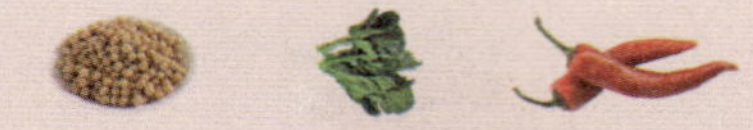

黄豆100克　芥蓝200克　红椒少许

做法 将芥蓝切小段、红椒去蒂切丁，备用；将芥蓝、黄豆入开水锅汆熟，捞出沥干，调味，用红椒点缀，佐膳食用。

治肝肾虚弱

材料

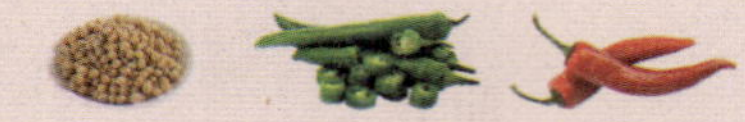

黄豆300克　青椒40克　红椒40克

做法 将黄豆水发，入油锅炒至炸开，备用；将青椒、红椒入沸水中焯后切碎，加入黄豆，调味佐膳食用。

治精神恍惚

材料

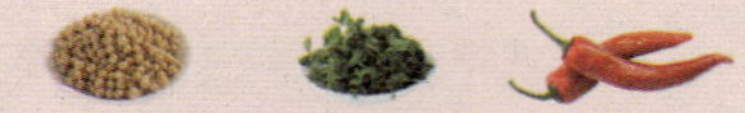

黄豆150克　豌豆苗150克　红椒少许

做法 将红椒去蒂切丝，备用；将黄豆入开水锅煮熟，捞出沥干，装盘备用；将豌豆苗汆水后沥干，调味，与黄豆拌匀，加红椒点缀，佐膳食用。

治免疫力低下

材料

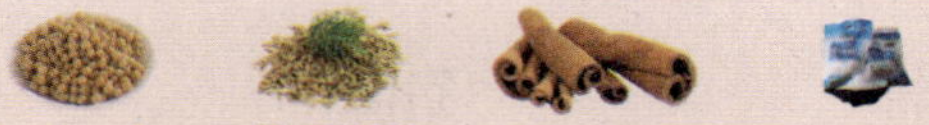

黄豆500克　茴香适量　桂皮适量　盐适量

做法 将黄豆浸泡8小时后捞出沥干，备用；起锅，放入茴香、桂皮、盐、水，再入黄豆，用小火慢煮至黄豆熟，带水将干后起锅，揭盖冷却，佐膳食用。

治气血不足

材料

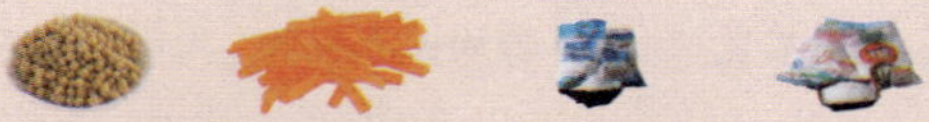

黄豆100克　胡萝卜300克　盐适量　味精适量

做法 将胡萝卜去头尾，切成8厘米方丁，与黄豆一起开水锅焯烫，捞出沥干，加盐、味精拌匀，佐膳食用。

治食欲不振

材料

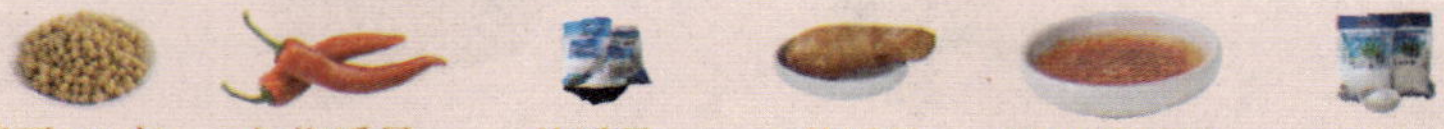

黄豆100克　红椒适量　盐适量　姜适量　辣椒酱适量　白糖适量

做法 将红椒去蒂去籽，磨碎后加盐搅拌成酱，备用；将黄豆水发，入锅煮熟，加盐、姜片搅拌后捞出待凉，拌上辣椒酱、白糖，佐膳食用。

治脾虚

材料

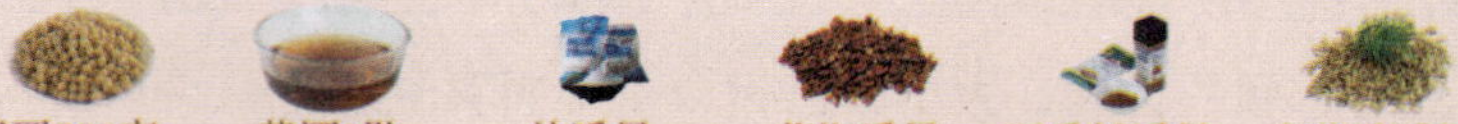

黄豆200克　黄酒1匙　盐适量　花椒适量　五香粉适量　小茴香适量

做法 将黄豆用温水浸泡3小时，备用；盐、花椒、五香粉、小茴香、黄酒和黄豆同入锅煮熟，加入黄豆，用小火煮20分钟，佐膳食用。

黑豆

Hei Dou

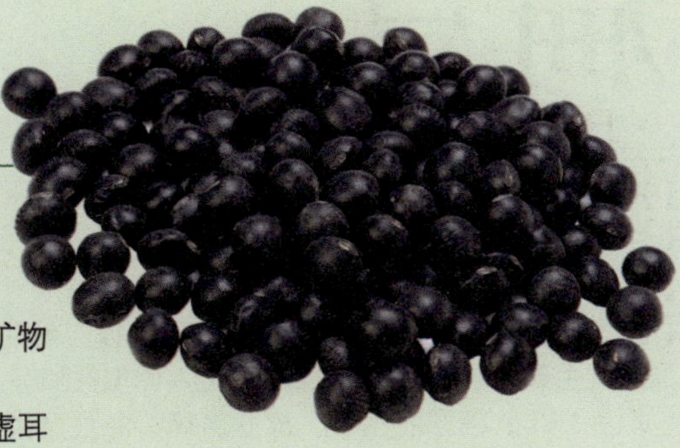

【别名】乌豆、黑大豆、稽豆、马料豆。
【性味归经】性平，味甘。归心、肝、肾经。
【适用量】每餐40克。
【营养成分】黑豆含有丰富的蛋白质、维生素、矿物质、锌、铜、镁、钼、硒、氟、花青素等。
【适宜人群】体虚、水肿、盗汗自汗、遗尿、肾虚耳聋、白带频多、产后中风、四肢麻痹者。
【不宜人群】儿童。

小百科

◎黑豆为蝶形花科大豆的黑色种仁，又叫乌豆、黑大豆。黑豆表皮呈黑色，能起到助长筋骨，悦颜面，乌发明目，延年益寿的功效。

保健功效

1.促进黑色素生成

内服能促进黑色素原转化为黑色素。

2.抗氧化

黑豆皮中的花青素的抗氧化效果好。

相宜食物搭配及功效

牛奶

有利于吸收维生素B_{12}

橙子

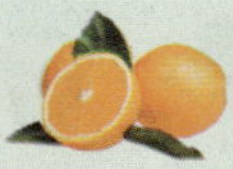

营养丰富

鲫鱼

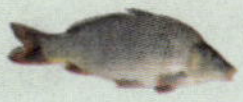

补肾

相克食物搭配及后果

菠菜

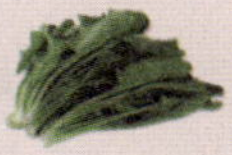

破坏营养

茄子

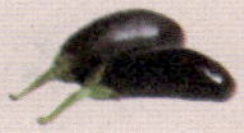

影响营养吸收

蓖麻子

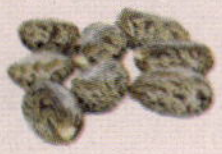

对身体不利

推荐养生食疗方

治肾虚、气血不足

材料：

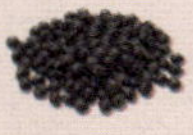

黑豆500克

做法：将黑豆洗净，放入锅中煮熟，再取出焙干，研成细粉服用。

滋阴补虚、止血健胃

材料：

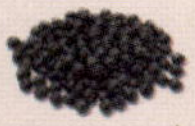

黑豆100克

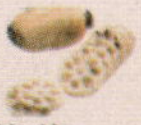

莲藕400克

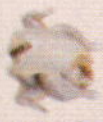

老母鸡1只

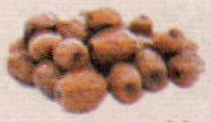

红枣15枚

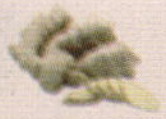

生姜适量

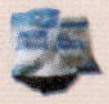

盐适量

做法：将黑豆干炒至豆衣裂开，备用；莲藕切块，红枣去核，生姜切片；将黑豆、莲藕、老母鸡、红枣、生姜入开水，中火炖3小时，入盐调味食用。

扁豆

Bian Dou

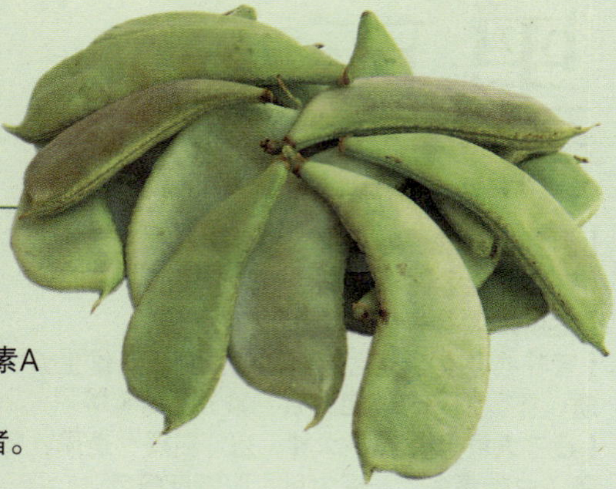

【别名】菜豆、季豆。

【性味归经】性平，味甘。归脾、胃经。

【适用量】每次50~70克。

【营养成分】蛋白质、脂肪、钙、磷、铁、维生素A原、维生素B_1、维生素B_2、维生素C、酪氨酸酶等。

【适宜人群】糖尿病患者、皮肤瘙痒、急性肠炎者。

【不宜人群】患寒热病者，患疟者、腹胀者。

小百科

◎扁豆别名眉豆、峨眉豆、羊眼豆、茶豆等。扁豆有黑、白之分，黑的古称“鹊豆”，白的叫白扁豆。白扁豆营养丰富，既可作滋补珍品，又可作盛暑清凉饮料。

保健功效

1.增强食欲

扁豆中的泛酸能制造抗体功能，促进食欲。

2.祛肿瘤

扁豆中含有血球凝集素，能激活淋巴细胞，有消退肿瘤作用。

相宜食物搭配及功效

花菜	鸡肉	老鸭肉	猪肉
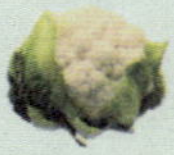	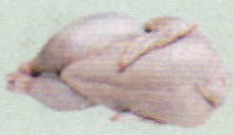	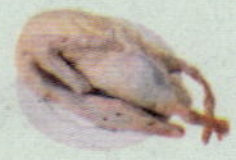	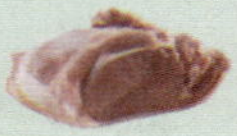
补肾脏、健脾胃	填精补髓	养胃益肾	补中益气

相克食物搭配及后果

橘子	蛤蜊	牛奶	柿子
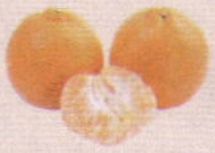	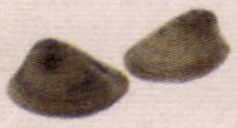	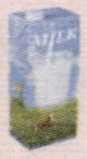	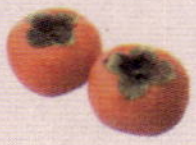
导致高钾血症	腹痛腹泻	影响营养吸收	破坏营养

推荐养生食疗方

治肥胖、体毒

材料：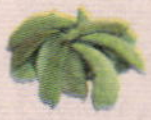 扁豆200克　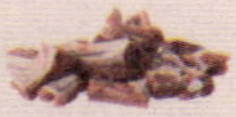 排骨500克

做法：将扁豆去头尾；将排骨剁块，入油锅炒至金黄，入扁豆，调味焖煮至汤汁收浓，调味食用。

治癌症

材料：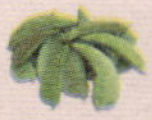 扁豆200克　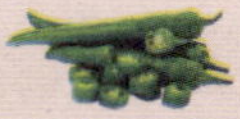 青椒100克　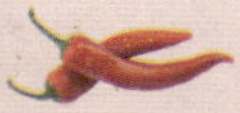 红椒100克　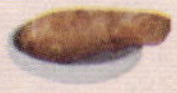 姜5克

做法：将扁豆切丝，入开水锅中焯水后捞出，备用；将青椒、红椒、姜切丝，入油锅炒熟，加盐、味精炒匀，佐膳食用。

毛豆

Mao Dou

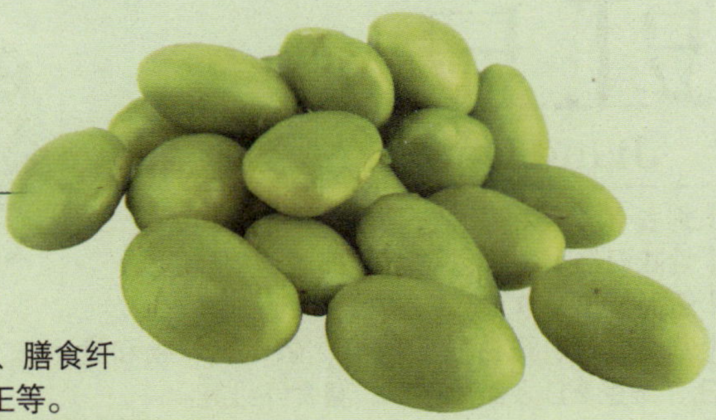

【别名】菜用大豆。晒干之后又称大豆。

【性味归经】性平，味甘。归脾、大肠经。

【适用量】一般人皆可食用，每餐40克。

【营养成分】含蛋白质、钙、锌、铁、糖类、膳食纤维、卵磷脂、异黄酮素、维生素B_1和维生素E等。

【适宜人群】高胆固醇血症、高脂血症、动脉硬化等症患者。

【不宜人群】幼儿、尿毒症、对黄豆有过敏体质者。

小百科

◎毛豆因其鲜豆荚上长满茸毛而得名。鲜毛豆，风味清香，口味极佳。毛豆按照豆荚上茸毛的颜色分为白毛、棕毛两种。茸毛的颜色与品质有密切的关系。

保健功效

1.促脑发育

毛豆所含维生素B_1可促脑部发育。

2. 降血脂

毛豆中的豆固醇，能明显地改善和降低血脂，从而降低患心血管疾病的概率。

相宜食物搭配及功效

丝瓜	花生	平菇	鸡腿菇
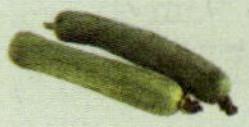	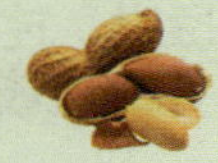	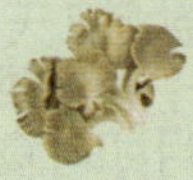	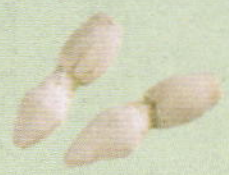
增强抵抗力	健脑益智	预防感冒	降血糖、降血脂

相克食物搭配及后果

牛肚	羊肝	鲤鱼	菠菜
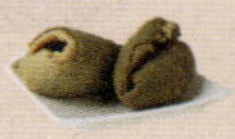	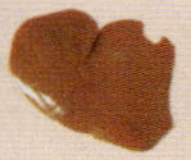	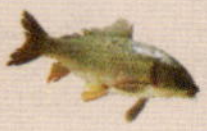	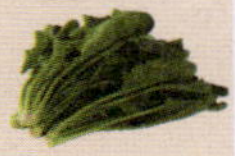
破坏营养	破坏营养	破坏维生素B_1	影响铁的吸收

推荐养生食疗方

健脾宽中，润燥消水	材料	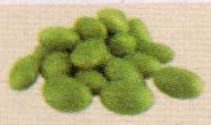 毛豆40克 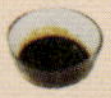 老抽适量 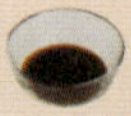 生抽适量 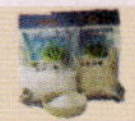 糖适量
	做法	毛豆去两头，入开水中氽烫3分钟；炒锅下油，下佐料煸香，下毛豆、老抽、生抽、糖，炒熟起锅，佐膳食用。
治老年斑、老年夜盲症	材料	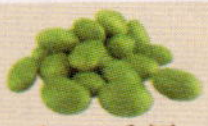 毛豆适量 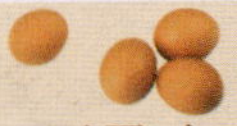 鸡蛋2个 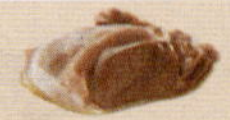 猪瘦肉末50克 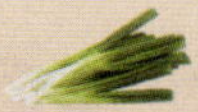 葱适量 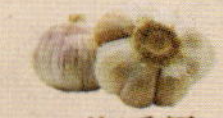 蒜适量 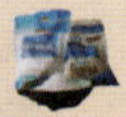 盐适量 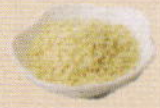 鸡精适量
	做法	鸡蛋搅匀；葱切葱花、蒜拍切，入油锅煸香，直接加水、毛豆同煮，加盐、鸡精，大火烧开，调味食用。

豇豆

Jiang Dou

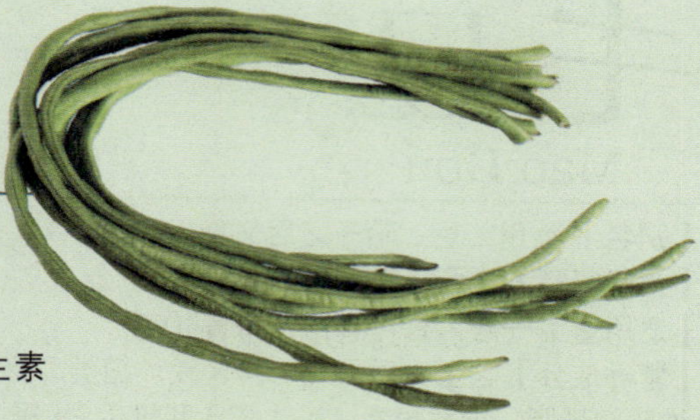

【别名】豆角、江豆、腰豆、裙带豆。
【性味归经】性平，味甘。归脾、胃经。
【适用量】每次150克左右。
【营养成分】蛋白质、糖类、磷、钙、铁和维生素B_1、维生素B_2及维生素B_3、膳食纤维等。
【适宜人群】糖尿病、脾胃虚弱、消化不良、腹胀、多尿、妇女带下、肾衰肾虚、脚气、尿毒等。
【不宜人群】气滞便结之人应慎食。

小百科

◎豇豆属于豆科植物豇豆的种子，主要分布于热带、亚热带和温带地区，是世界上较古老的蔬菜作物之一。豇豆成熟后呈肾脏形，富含多种颜色。

温馨提示

1.促进消化

豇豆中的B族维生素能抑制胆碱酶活性，助消化增食欲。

2.抗病毒

豇豆中的维生素C能提高抗病毒能力。

推荐养生食疗方

治脾胃虚弱

材料：

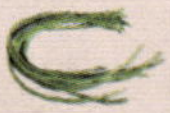
豇豆1000克

盐150克
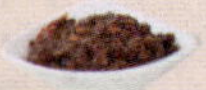
豆瓣酱300克

做法：将豇豆切长段，用豇豆重量15%的盐腌1天后捞出，控净盐水，晾干入布袋，扎口入酱缸腌渍一个月即可食用。

治癌症

材料：

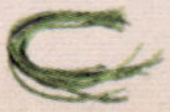
豇豆200克
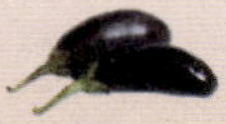
茄子200克
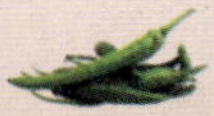
辣椒15克

做法：将茄子、辣椒、豇豆切段；将辣椒入锅爆香，加茄子、豇豆大火煸炒，调味炒匀食用。

治便秘

材料：

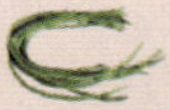
豇豆100克
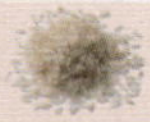
粳米100克

盐2克
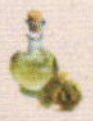
色拉油10克

做法：将豇豆切长段，粳米浸泡半小时，捞起沥干；将豇豆入锅煸炒后取出；将粳米入锅，加水旺火煮沸，改小火熬粥，入豇豆略煮，加盐调味食用。

治高血糖

材料：

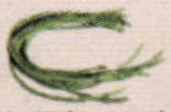
豇豆300克
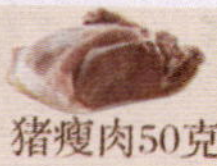
猪瘦肉50克
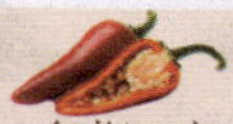
红椒50克
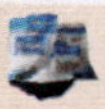
盐5克
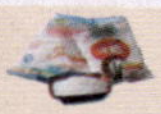
味精2克
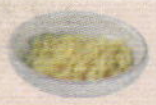
姜末10克
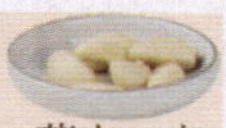
蒜末10克

做法：将豇豆切碎，瘦肉切末，红椒切碎；将肉末入锅炒香，加红椒、姜末、蒜末同炒片刻，加豇豆、盐、味精炒匀入味，即可食用。

相宜食物搭配及功效

蒜

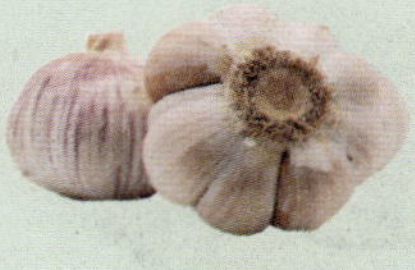

防治高血压

粳米

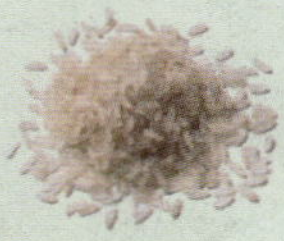

补肾健脾、除湿利尿

虾皮

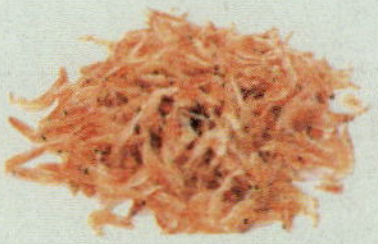

健胃补肾、理中益气

茄子

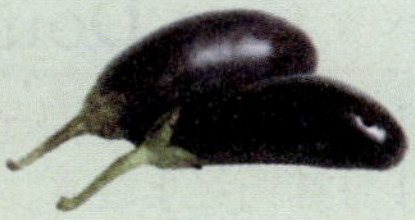

治脾虚湿盛、带下病

鸡肉

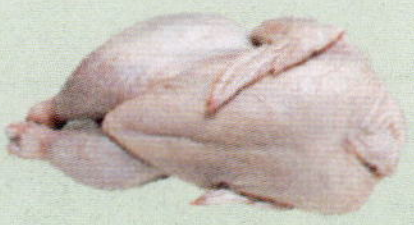

增进食欲

冬瓜

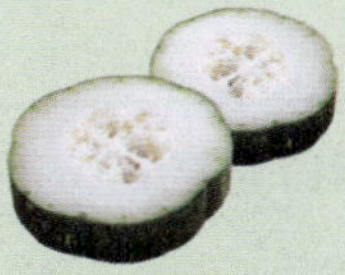

补肾消肿

土豆

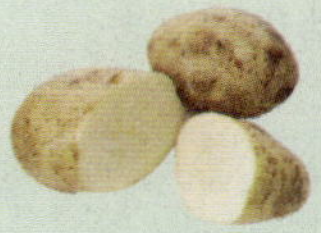

防呕止泻

木耳

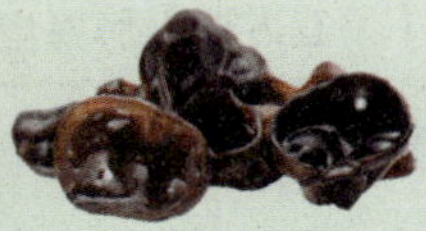

治疗“三高”

相克食物搭配及后果

牛奶

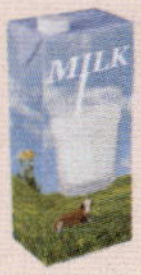

生成有害物质

蜂蜜

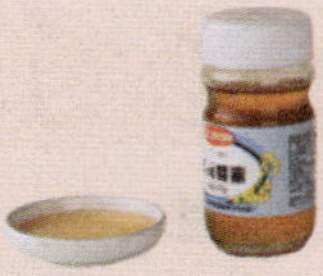

腹痛腹泻

虾

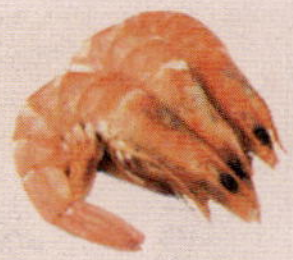

引起中毒

螃蟹

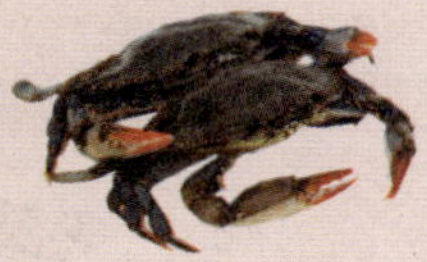

引起中毒

保健功效

1.促进新陈代谢

豇豆含有易为人体所吸收的优质蛋白质，一定量的碳水化合物、维生素以及钙、磷、铁等矿物质，有利于人体新陈代谢。

2.增进食欲

豇豆所含B族维生素能使机体保持正常的消化腺分泌和胃肠道蠕动的功能，平衡胆碱酯酶活性，有帮助消化、增进食欲的功效。

3.提高免疫力

豇豆中所含维生素C，具有促进抗体的合成，抑制病毒，提高机体免疫能力的功效。

蚕豆

Can Dou

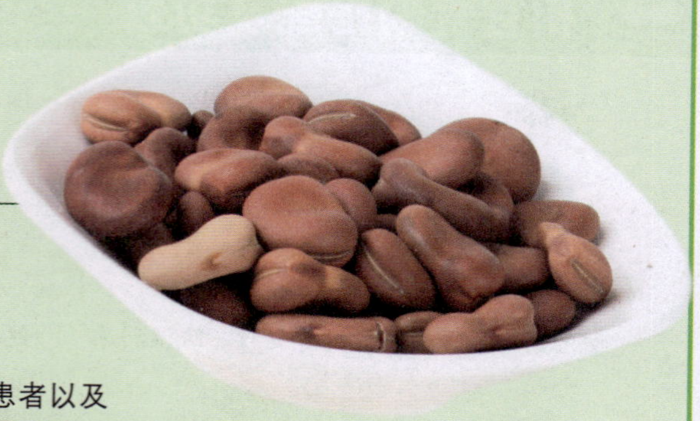

【别名】胡豆、马齿豆、南豆、大豌豆。
【性味归经】性平，味甘。归脾、胃经。
【适用量】每次30克。
【营养成分】钙、锌、锰、磷脂等。
【适宜人群】大便溏薄、慢性肾炎等病症患者以及老人、考试期间学生、脑力工作者、高胆固醇、便秘者。
【不宜人群】脾胃虚弱者、消化不良者。

小百科

◎蚕豆为豆科植物蚕豆的种子，又叫南豆、胡豆。其荚果大而肥厚，种子椭圆扁平。它是张骞出使西域时带回中原的。

温馨提示

①蚕豆含有导致过敏的物质，过敏体质的人吃了会产生不同程度的过敏、急性溶血等中毒症状。
②蚕豆勿生吃，应多次浸泡后再烹制。

推荐养生食疗方

治气血不足

材料

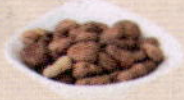
蚕豆300克

盐适量
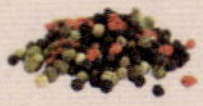
胡椒粉适量
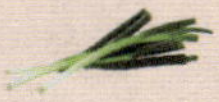
葱花适量

做法 将蚕豆去皮，入开水锅中煮熟，捞出沥干，加盐、胡椒粉拌匀，撒上葱花，佐膳食用。

治精神萎靡

材料

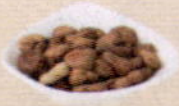
蚕豆300克
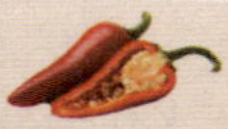
红椒15克
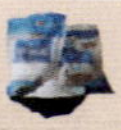
盐适量
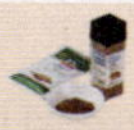
五香粉适量

做法 将蚕豆煮熟，捞出沥干；将切段红椒入油锅爆香，加盐、五香粉炒匀，与蚕豆拌匀食用。

治高血压

材料

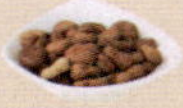
蚕豆250克
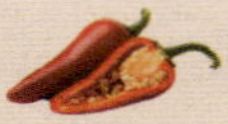
红椒30克
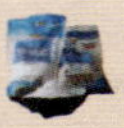
盐适量
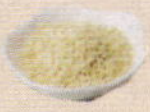
鸡精适量
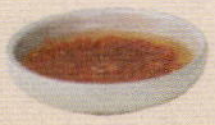
辣椒酱适量
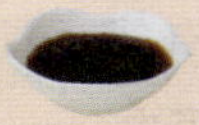
酱油适量
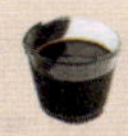
醋适量

做法 将红椒去蒂切圈；将蚕豆煮熟沥干，加盐、鸡精、辣椒酱、酱油、醋、红椒拌匀，佐膳食用。

相宜食物搭配及功效

白菜

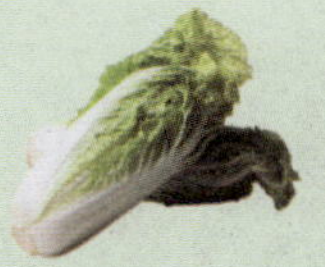

利尿、清肺

枸杞子

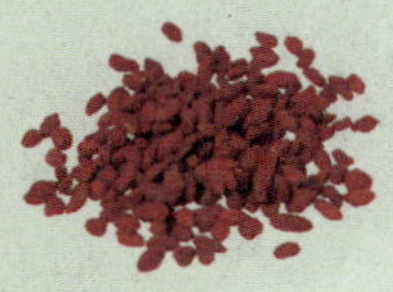

清肝祛火

土豆

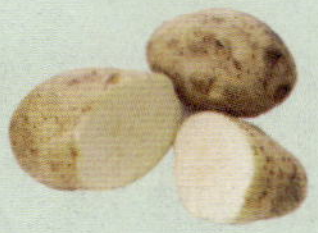

补充营养

龙虾

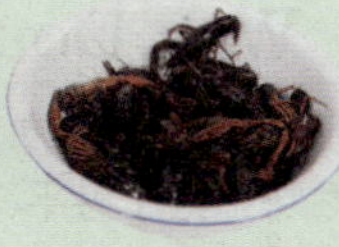

补充营养

花菜

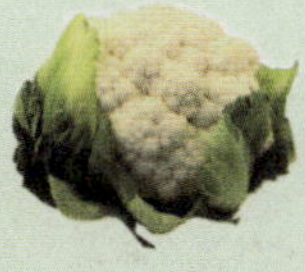

帮助营养吸收

葱

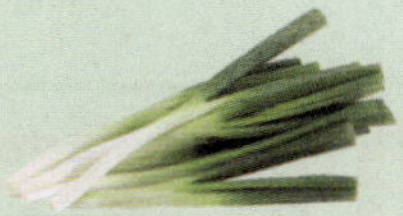

帮助营养吸收

月季花

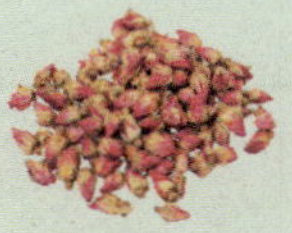

活血健脾

相克食物搭配及后果

田螺

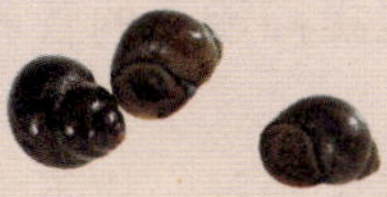

引起肠绞痛、长痔疮

牡蛎

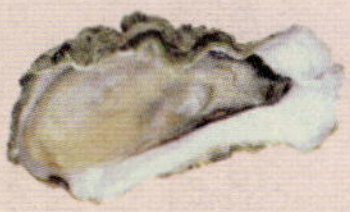

引起腹泻或中毒

榴莲

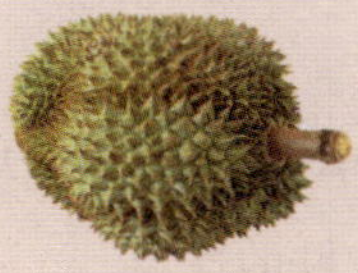

破坏营养

海螺

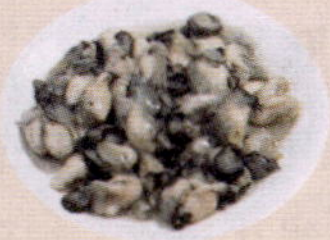

引起腹胀

保健功效

1.提神健脑

蚕豆中含有钾、磷等成分，能有效调节大脑和神经组织，增强记忆力，达到健脑作用。

2.降低胆固醇

蚕豆皮中的粗纤维有降低胆固醇、促进肠蠕动的作用。

3.预防心血管疾病

蚕豆中的蛋白质和维生素C含量丰富，且不含胆固醇，可以预防心血管疾病。

4.促进骨骼生长

蚕豆中含有的钙，能促进骨骼对钙的吸收与钙化，有利于骨骼的生长发育。

豌豆

Wan Dou

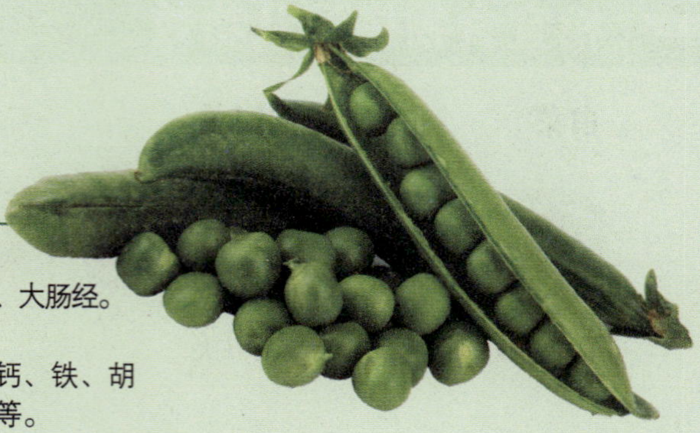

【别名】雪豆、寒豆、青豆。
【性味归经】性平、无毒，味甘。归脾、胃、大肠经。
【适用量】每次50克。
【营养成分】蛋白质、脂肪、糖类、磷、钙、铁、胡萝卜素、维生素B_1、维生素B_2、维生素B_3等。
【适宜人群】一般人均可食用。
【不宜人群】慢性胰腺炎患者。

保健功效

1.清肠通便

豌豆与一般蔬菜有所不同，所含的止杈酸、赤霉素和植物凝素等物质，具有抗菌消炎，增强新陈代谢的功能。在荷兰豆和豆苗中含有较为丰富的膳食纤维，可以防止便秘，有清肠作用。

2.润肤养颜

豌豆中含有丰富的维生素A原，可以在人体内转化为维生素A，起到润泽皮肤的作用。

3.增强免疫力

豌豆中富含人体所需的优质蛋白质，可以提高人体的抗病能力和康复能力。

4.防癌抗癌

豌豆中富含胡萝卜素，可有效防止人体致癌物质的合成，从而减少癌细胞的形成，降低人体癌症的发病率，而在豌豆荚和豆苗的嫩叶中，含有丰富的维生素C和酶，能分解体内的亚硝胺，起到抗癌作用。

5.降低血糖

豌豆中富含胱氨酸、赖氨酸、精氨酸等氨基酸，能有效降低血糖。

温馨提示

①豌豆可作主食，豌豆磨成豌豆粉是制作糕点、豆馅、粉丝、凉粉、面条、风味小吃的原料，豌豆的嫩荚和嫩豆粒可菜用也可制作罐头。

②豌豆适合与富含氨基酸的食物一起烹调，可以明显提高豌豆的营养价值。

③豌豆粒多食会发生腹胀，故不宜长期大量食用。

④炒熟的干豌豆尤其不易消化，过食可引起消化不良、腹胀等。

⑤买的青豌豆生的没吃，不要洗直接放冰箱冷藏；如果是剥出来的豌豆就适于冷冻。最好在一个月内吃完。

小百科

◎豌豆，又称雪豆、寒豆、青豆。因豌豆圆润鲜绿，十分好看，常用来配菜，以增加菜肴的色彩，促进食欲。

相宜食物搭配及功效

平菇

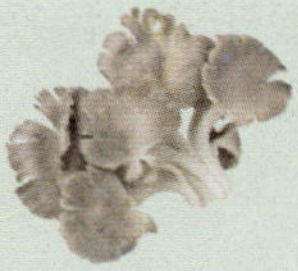

提高体质

草菇

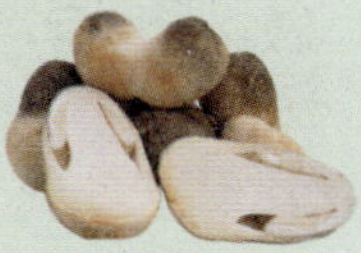

解毒、利尿

玉米

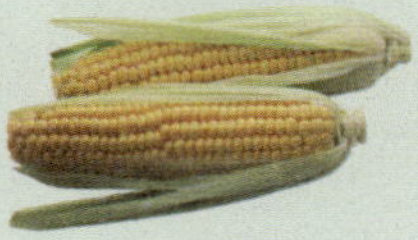

蛋白质互补

枸杞子

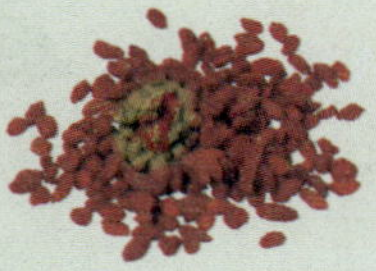

治腰酸背痛、糖尿病、耳鸣、双目模糊

虾仁

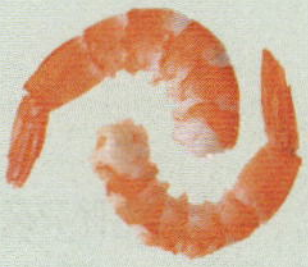

提高营养价值

红糖

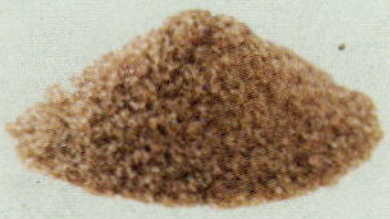

健脾、通乳、利水

绿豆

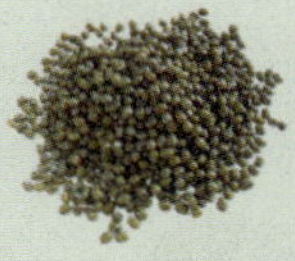

清热解毒

土豆

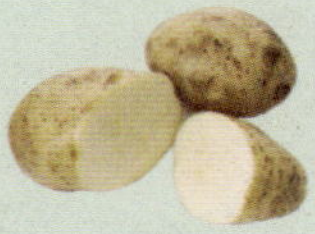

治急性肠胃炎、呕吐腹泻

相克食物搭配及后果

醋

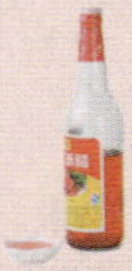

引起消化不良

羊肉

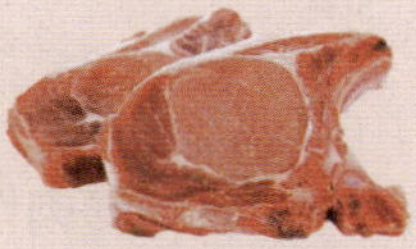

引起黄疸、脚气

红薯

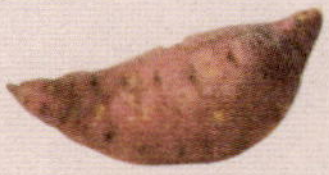

引起胀气

牡蛎

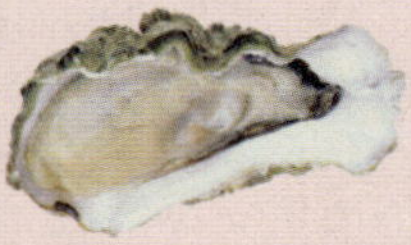

影响锌的吸收

菠菜

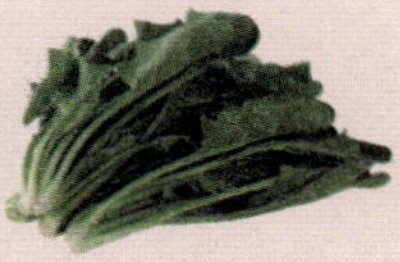

影响钙的吸收

蜂蜜

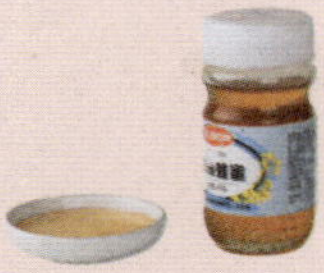

破坏维生素B_1

黄豆

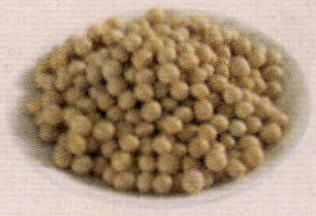

破坏营养

选购指南

◎选购豌豆时，要注意仔细挑选，以色泽嫩绿、柔软、颗粒饱满、未浸水者，为佳品。

保存窍门

◎保存豌豆时，用膜袋装好，扎口，装入有盖容器，置于阴凉、干燥、通风处保存即可。

功效	材料	做法
治高血压、冠心病	豌豆100克	将豌豆捣烂，榨取汁液，每次饮50毫升，一日2次。
治口干、产后缺乳	豌豆200克	将豌豆入锅，加水适量煮汤，调味佐膳食用。
治便秘	豌豆200、核桃仁200克、清水200毫升	将豌豆煮烂捣泥，与炒熟的核桃仁同入锅，加清水煮沸，每次吃50毫升，用温水服，一日2次。
治癌症	豌豆60克、虾300克、泡萝卜30克	将虾腌渍入味，入锅炒熟；将豌豆煮熟，萝卜切丁，同入锅炒熟，再入虾，调味炒匀，佐膳食用。
治食欲不振	豌豆200克、猪瘦肉100克、红椒50克	将猪瘦肉切片，加少许水，加淀粉腌渍5分钟，入三成油温中滑开；将红椒切圈，入锅爆香，入豌豆翻炒，再入少许水焖5分钟，放入肉片略炒，调味食用。
治体内毒素积压	豌豆300克、鸡腿100克、葱10克、姜5克	将鸡腿切块，葱切圈，姜切片；将豌豆、鸡腿入开水中焯后捞出，与葱圈、姜片同入锅煮熟，调味食用。
治脑力不足	豌豆100克、黄豆100克、冲菜200克、红椒适量、盐适量、醋适量、香油适量	将冲菜切碎、红椒切段，与豌豆、黄豆同入开水锅中汆烫，捞出沥干，加盐、醋、香油拌匀，佐膳食用。

芸豆

Yun Dou

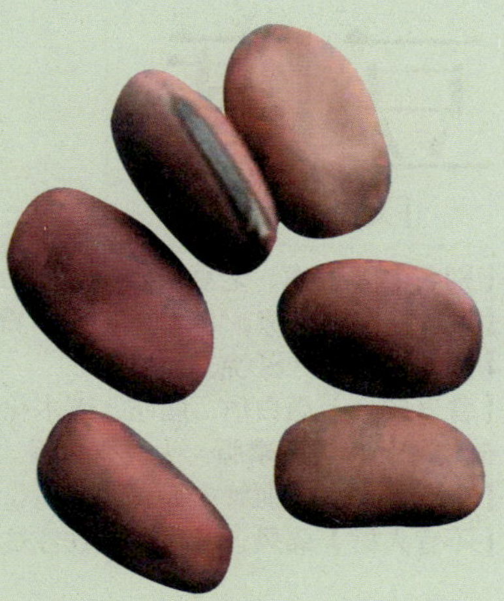

【别名】菜豆、四季豆、刀豆。
【性味归经】性平，味甘。
【适用量】每次100克。
【营养成分】蛋白质、钙、铁、B族维生素、皂苷、尿毒酶和多种球蛋白等成分。
【适宜人群】心脏病、动脉硬化、高血脂、低血钾和忌盐患者。
【不宜人群】有消化功能不良、慢性消化道疾病者。

小百科

◎芸豆是草生植物，茎蔓生，小叶阔卵形，花白色、黄色或带紫色，荚果较长，种子近球形。芸豆具有高钾、高镁、低钠的特点

保健功效

1.健脾胃、增食欲

芸豆中的蛋白质和氨基酸能健脾胃。

2.抗肿瘤作用

芸豆种子可激活肿瘤病人淋巴细胞，产生免疫抗体。

相宜食物搭配及功效

莴笋
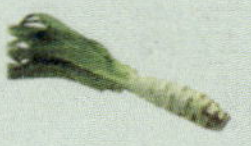
补钙

蜂蜜
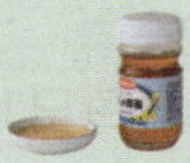
治百日咳、咳喘

猪肉
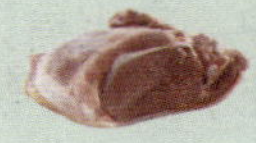
提高维生素B_{12}吸收率

豆腐
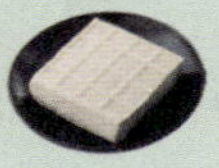
治慢性肝炎

相克食物搭配及后果

田螺
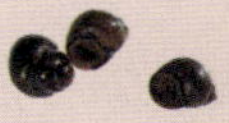
引起结肠癌

菠菜
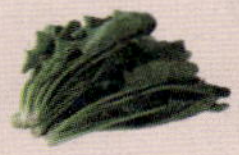
破坏营养

海带
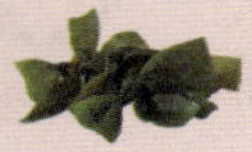
破坏营养

推荐养生食疗方

治疗胃炎

材料

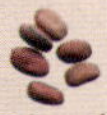
芸豆50克

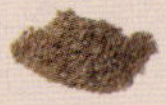
小麦150克

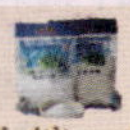
白糖50克

做法 将小麦泡2小时，入锅加1.5升水，旺火煮沸，去浮沫，入芸豆，改小火熬煮1小时，不时搅动以防粘锅，待米熟豆烂时，下白糖稍焖，调味食用。

防癌抗癌

材料

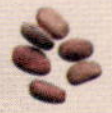
芸豆250克

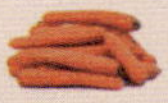
胡萝卜150克

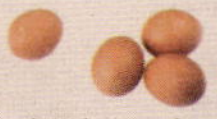
鸡蛋250克

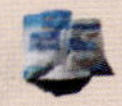
盐3克

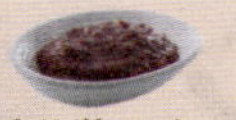
番茄酱20克

做法 将胡萝卜去皮切丁，芸豆去丝切丁，入碗加鸡蛋、盐拌匀，入油锅快炒，待快熟时加入番茄酱搅拌，装盘食用。

豆腐
Dou Fu

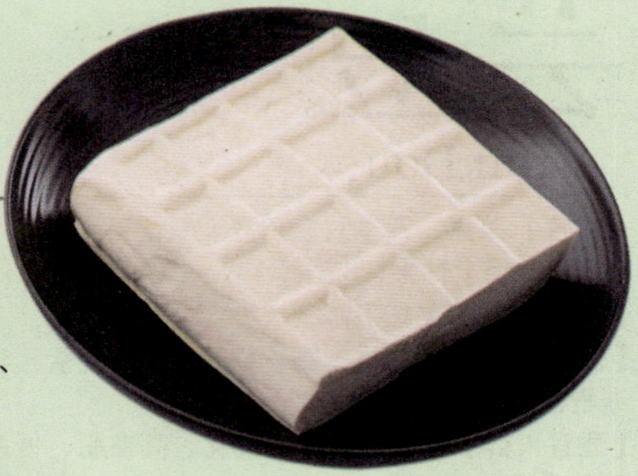

【别名】水豆腐、老豆腐。
【性味归经】性凉，味甘。归脾、胃、大肠经。
【适用量】每天80克。
【营养成分】蛋白质、脂肪、碳水化合物、维生素、矿物质、大豆卵磷脂、大豆蛋白等。
【适宜人群】心血管疾病、糖尿病、癌症患者。
【不宜人群】痛风、肾病、缺铁性贫血、腹泻患者。

小百科

◎豆腐是我国的一种传统食品，人们把黄豆加水发涨，磨浆去渣，煮熟后加入盐卤或石膏，使豆浆中的蛋白质凝固就做成了豆腐。

温馨提示

①将鲜豆腐放在淡盐水中泡半小时之后再烹调，就不会破碎了。
②豆腐下锅前，先在开水中浸泡十多分钟，可除去泔水异味。

推荐养生食疗方

功效	材料	做法
清热解毒	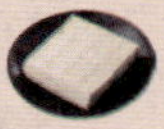 豆腐150克  大米100克	将大米入锅，加水适量浸泡5分钟，文火煮粥至沸，下豆腐，调味，煮至粥熟。每日1剂。
降脂减肥	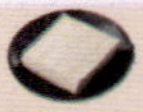 豆腐100克 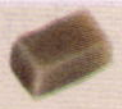 魔芋50克 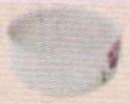 大米100克 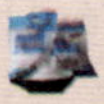 盐适量	将魔芋择净，切细备用；大米淘净，加清水适量煮粥，待沸后调入魔芋、豆腐、食盐，煮至粥熟即成，每日1剂。
安神健脑、益气养血	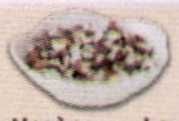 芡实10克 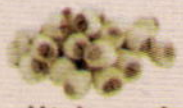 莲米10克 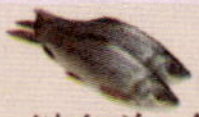 鲢鱼头1个 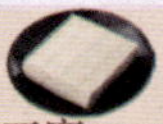 豆腐250克 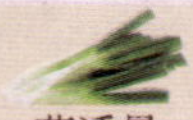 葱适量 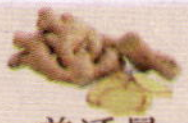 姜适量	将芡实、莲米、鲢鱼头同置锅中，加清水适量煮沸后，调入豆腐、葱、姜，调味煮熟，佐膳食用，每日1剂。
养肝补血	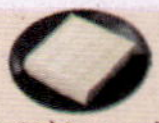 豆腐250克 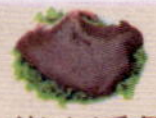 猪血适量 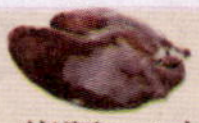 猪肝100克 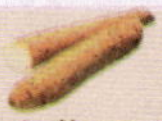 山药150克 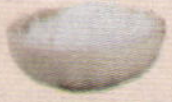 淀粉适量 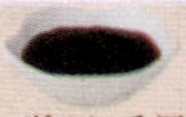 酱油适量 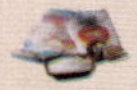 味精适量	将猪肝切片，加淀粉、酱油勾芡；山药去皮切片，与猪肝、猪血、豆腐同入开水锅，文火煮沸，调味待熟时，加味精食用。每日1剂。

相宜食物搭配及功效

鱼

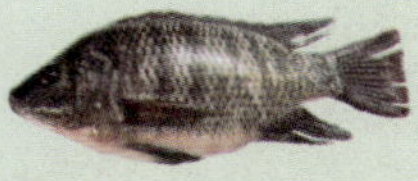

补钙

韭菜

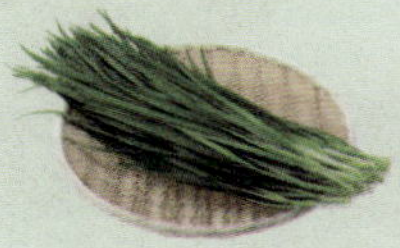

治便秘

姜

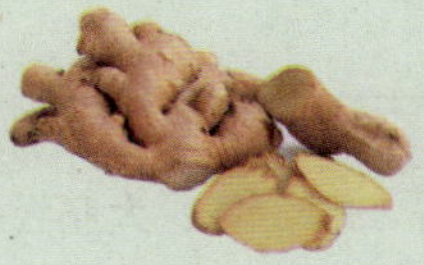

润肺止咳

西红柿

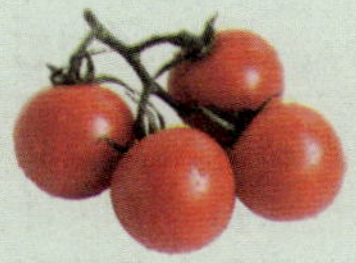

补脾健胃

油菜

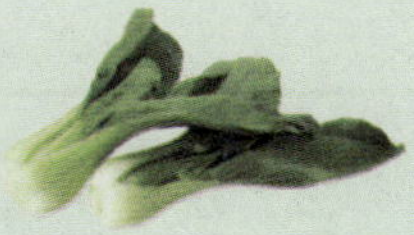

止咳、平喘

金针菇

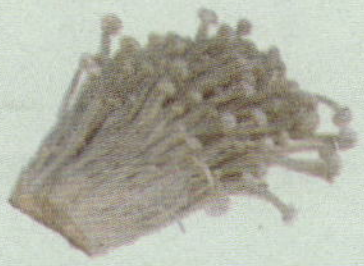

益智强体

鲜菇

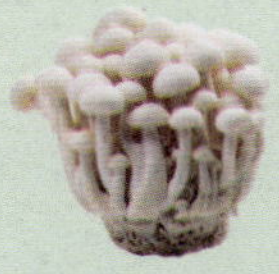

降血脂、降血压

草菇

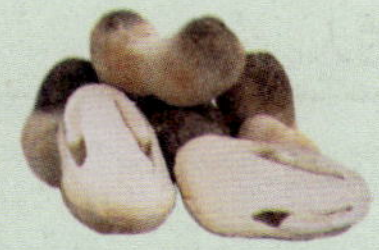

健脾补虚、增进食欲

相克食物搭配及后果

蜂蜜

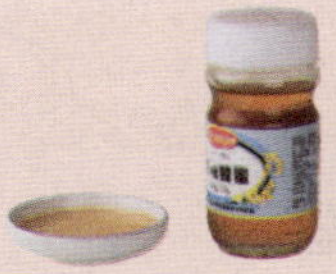

腹泻

葱

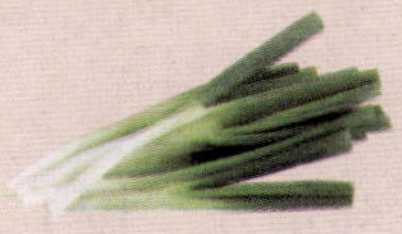

影响钙吸收

红糖

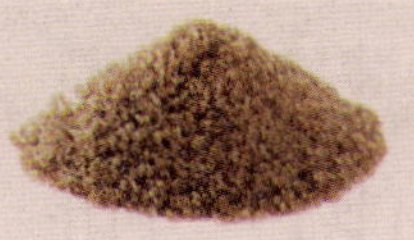

不利人体吸收

鸡蛋

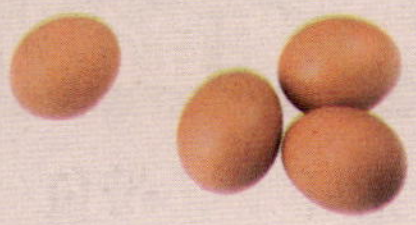

影响蛋白质吸收

保健功效

1.提神醒脑

豆腐中丰富的大豆卵磷脂有益于神经、血管、大脑的发育生长，同时，所含的豆固醇还抑制了胆固醇的摄入。

2.预防心脑血管疾病

豆腐中的大豆蛋白可以显著降低血浆胆固醇、三酰甘油和低密度脂蛋白，恰到好处地起到了降低血脂的作用，保护了血管细胞，有助于预防心血管疾病。

3.造血益齿

豆腐除有增加营养、帮助消化、增进食欲的功能外，对牙齿、骨骼的生长发育也颇为有益，在造血功能中可增加血液中铁的含量。

腐竹
Fu Zhu

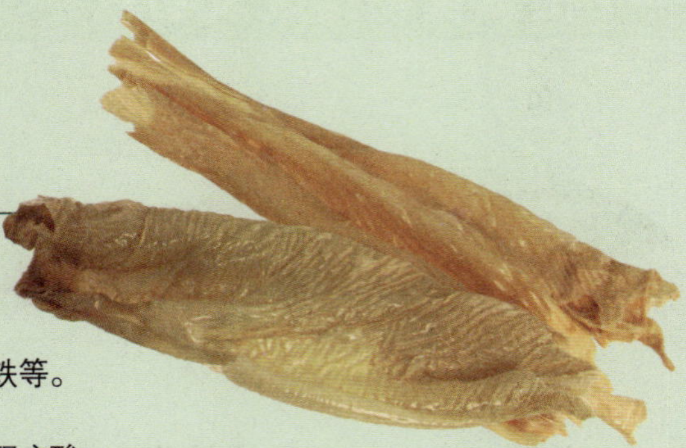

【别名】豆筋。
【性味归经】味甘，性平。归脾、胃，大肠经。
【适用量】每餐50克。
【营养成分】蛋白质、卵磷脂、多种矿物质、铁等。
【适宜人群】一般人群。
【不宜人群】患有肾炎、肾功能不全、糖尿病酮症酸中毒者、痛风患者及正在服用四环素、优降灵等药的人。

小百科

◎腐竹作为高蛋白的食品，深受大众欢迎。腐竹的质量分3个等级，颜色越浅，营养价值越高。有些看起来颜色特别鲜亮的腐竹，生产过程中可能添加了化学物质。

保健功效

1.预防阿尔茨海默病
腐竹中的谷氨酸具有良好的健脑作用。

2.防治高脂血症、动脉硬化
腐竹中含有的磷脂能降低胆固醇。

相宜食物搭配及功效

猪肝
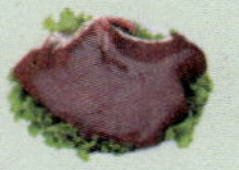
促进维生素B_{12}吸收

带鱼
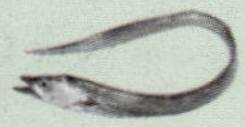
补钙

白萝卜
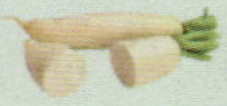
促进消化

西芹
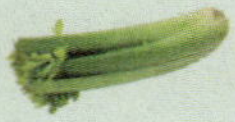
抵抗疲劳

相克食物搭配及后果

蜂蜜
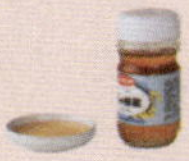
影响消化吸收

橙子

影响消化吸收

葱
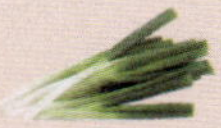
影响钙的吸收

推荐养生食疗方

治癌症

材料：
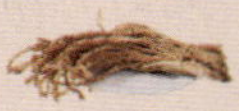 腐竹100克
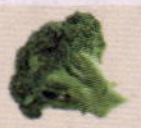 西蓝花160克
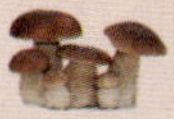 蘑菇50克
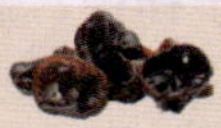 木耳100克
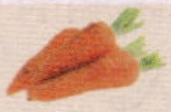 红萝卜100克
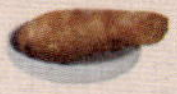 姜3克

做法：红萝卜去皮切片，煲开5分钟；姜切片；蘑菇切边；西蓝花择小朵，滚煮片刻浸冷；木耳浸1小时，撕小块煲开5分钟；腐竹剪小块；将萝卜、蘑菇、木耳、西蓝花入锅煲半小时，入腐竹再煲至熟透，调味食用。

治贫血、骨质疏松

材料：
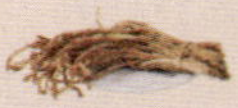 腐竹50克
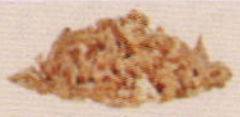 虾米5克
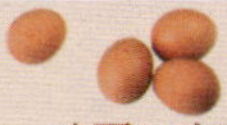 鸡蛋50克
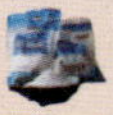 盐5克
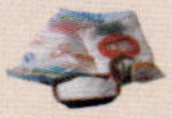 味精2克
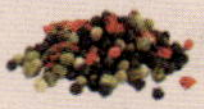 胡椒粉2克
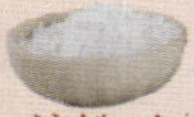 淀粉3克

做法：将腐竹水发切丝、虾米水发，与鸡蛋搅匀；将腐竹、虾米入开水煮至腐竹软散，加少许盐，搅匀蛋液，加味精、胡椒粉，勾薄芡食用。

芝麻

Zhi Ma

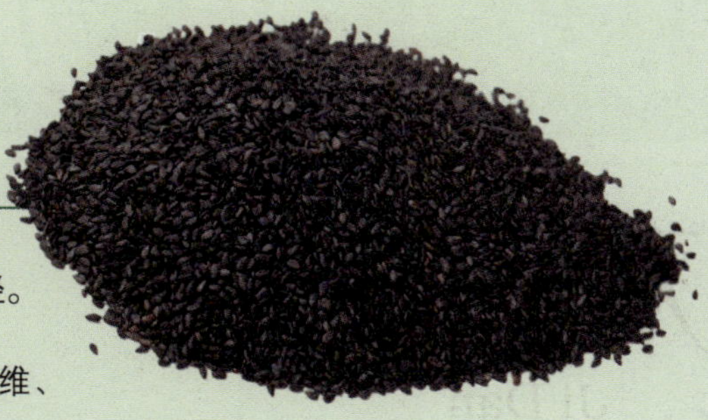

【别名】胡麻、黑芝麻。
【性味归经】性平，味甘。归肝、肾、肺、脾经。
【适用量】每天10~20克。
【营养成分】蛋白质、脂肪、亚油酸、膳食纤维、多种维生素、卵磷脂、钙、铁、镁等。
【适宜人群】高脂血症、高血压、贫血、哮喘、肺结核、荨麻疹、血小板减少性紫癜、糖尿病、痔疮患者。
【不宜人群】慢性肠炎、便溏腹泻、阳痿、遗精者。

小百科

◎芝麻为胡麻科植物芝麻的种子，又叫胡麻、油麻。主要有黑芝麻、白芝麻两种。古代养生学家陶弘景对芝麻的评价是“八谷之中，唯此为良”。

保健功效

1.去胆固醇

芝麻中含有的亚麻油酸可去除附在血管壁上的胆固醇。

2.预防皮炎

芝麻中含有的维生素E能防止皮炎。

相宜食物搭配及功效

海带

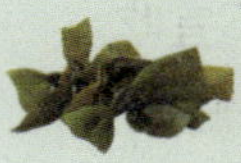

美容、抗衰老

核桃

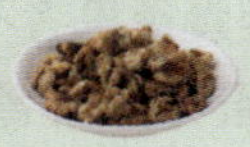

改善睡眠

桑葚

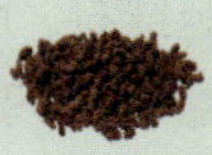

降血脂

冰糖

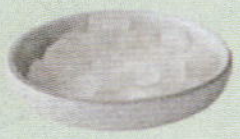

润肺生津

相克食物搭配及后果

鸡肉

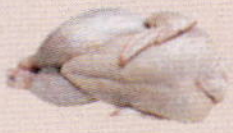

引起中毒

花生

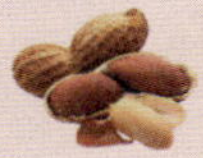

不利营养吸收

推荐养生食疗方

治肺炎、喉咙干涩

材料：

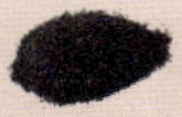

黑芝麻10克

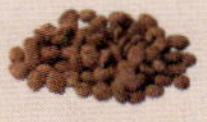

甜杏仁10克

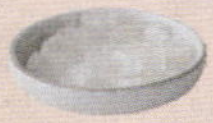

冰糖5克

做法：将黑芝麻洗净烘干，备用；将杏仁洗净晾干；将黑芝麻、杏仁同捣烂，用开水冲泡，加入冰糖食用即可。

治便秘

材料：

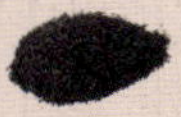

黑芝麻100克

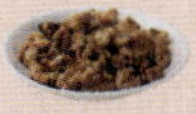

核桃100克

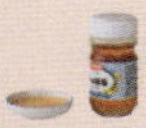

蜂蜜200克

做法：将黑芝麻、核桃用文火炒黄，勿焦，凉凉后一同研碎，放于器皿里，加蜂蜜调成糊状，食用。

蛋奶类

鸡蛋

Ji Dan

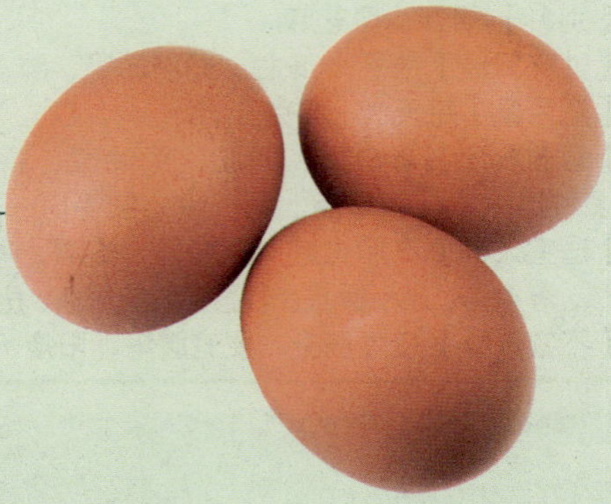

【别名】鸡卵、鸡子。
【性味归经】性平，味甘。归脾、胃经。
【适用量】每次50~70克。
【营养成分】蛋白质、脂肪、磷脂等。
【适宜人群】体质虚弱、营养不良、贫血、女性产后病后以及老年高血压、高血脂、冠心病等病症者。
【不宜人群】肝炎、高热、腹泻、胆石症、皮肤生疮化脓等病症者，肾病患者。

保健功效

1.健脑益智

鸡蛋黄中含有的卵磷脂、三酰甘油、胆固醇和卵黄素，对神经系统和身体发育有很大的作用，可避免老年人的智力衰退，并可改善各个年龄组的记忆力，起到健脑功效。

2.预防心血管疾病

鸡蛋黄中所含的维生素B_6、维生素B_{12}和叶酸，都有助于降低血液中同半胱氨酸的浓度，能有效防治心血管疾病。

3.防癌

鸡蛋中含有较多的维生素B_2，可以分解和氧化人体内的致癌物质，而鸡蛋中所含的如硒、锌等微量元素也具有防癌作用，肿瘤患者手术、放化疗后体质虚弱，可用鸡蛋来补身体。

4.护肝

鸡蛋中的蛋白质对肝脏组织损伤有修复作用，而蛋黄中的卵磷脂可促进肝细胞的再生，提高人体血浆蛋白量，增强机体的代谢功能和免疫功能。

温馨提示

①在煎、炒、烹、炸、煮、蒸等各种食法中，以煮、蒸较好，并注意宜嫩不宜老，这样容易消化吸收。
②煎、炸鸡蛋虽然好吃，但较难消化，胆结石、胆囊炎患者不宜吃。
③过量食用鸡蛋会加重肾脏负担。常吃油煎鸡蛋的妇女，患卵巢癌的概率较大。
④鸡蛋在煎炸过程中，营养成分会有很大破坏，且过多的油脂摄入也不利于健康。

小百科

◎鸡蛋是一种全球性普及的食品，营养丰富、用途广泛，含有高质量的蛋白质，常被用作度量其他蛋白质的标准。鸡蛋是日常生活中营养价值很高的天然食品。

相宜食物搭配及功效

苦瓜

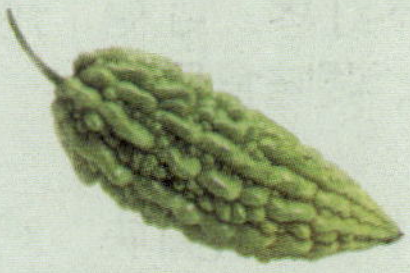

有利于骨骼、牙齿及血管的健康

醋

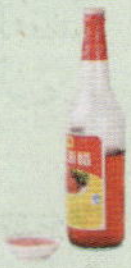

降低血脂

干贝

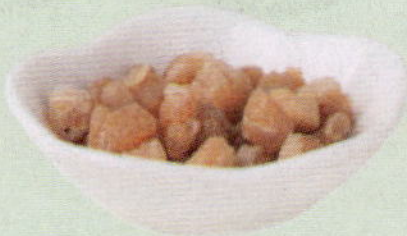

增强免疫力

百合

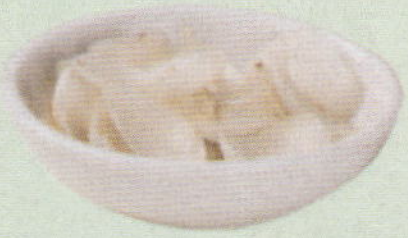

清热解毒、养心安神

荠菜

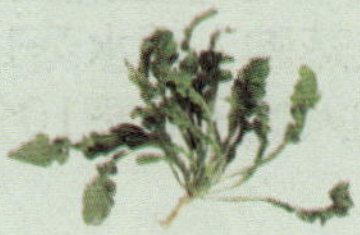

缓解眩晕、头痛

玉米

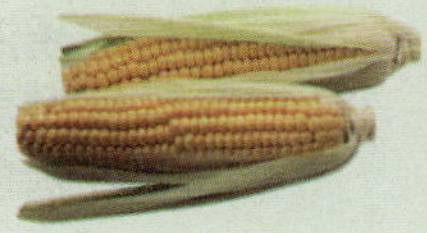

防止胆固醇过高

牡蛎

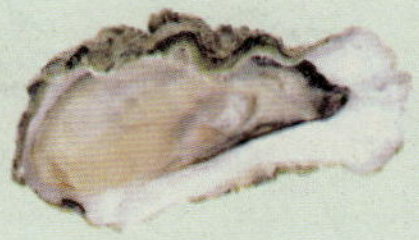

促进骨骼增长

菠菜

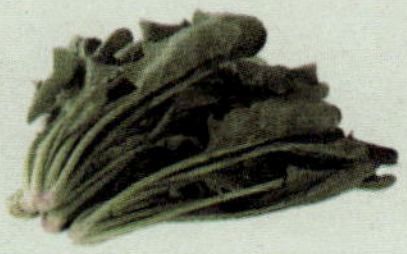

提高维生素B_{12}的吸收

相克食物搭配及后果

白糖

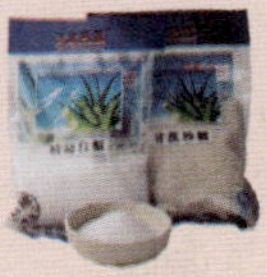

引起中毒

茶叶

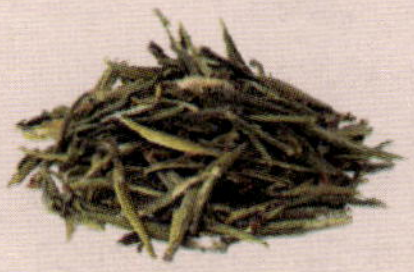

不利消化

兔肉

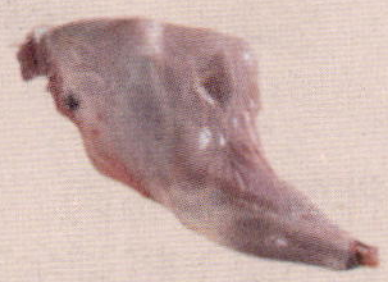

引起腹泻

柿子

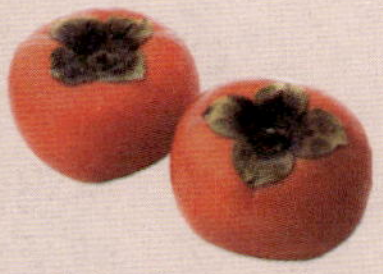

引起腹泻、结石

红薯

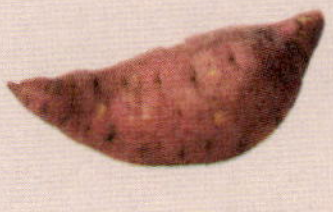

引起腹痛

鹅肉

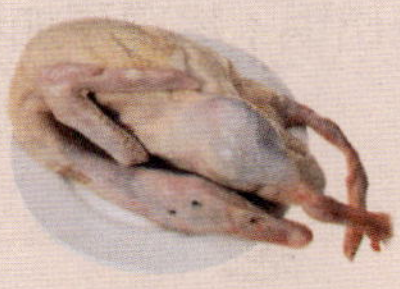

损伤脾胃

菠萝

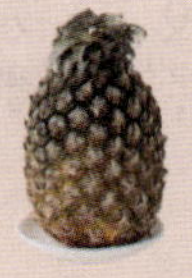

影响消化

豆浆

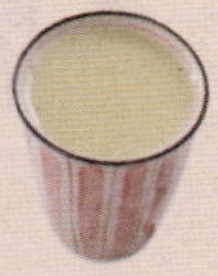

影响营养吸收

选购指南

◎挑选鸡蛋时，假鸡蛋的外壳颜色比真鸡蛋亮一些，蛋壳会比真鸡蛋粗糙一些，在晃动时会有声响，打开后不久，蛋黄和蛋清就会融到一起。

保存窍门

◎鸡蛋最好在冰箱内保存，把鸡蛋的大头朝上，小头朝下放，这样可以延长鸡蛋的保存时间。

推荐养生食疗方

治产后气血不足

材料

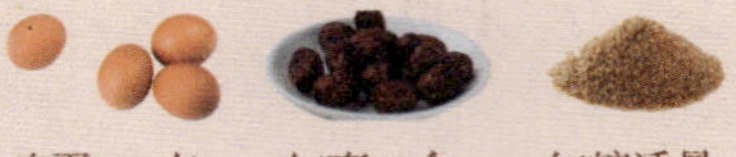

鸡蛋100克　红枣10个　红糖适量

做法 水沸后将鸡蛋打入锅中卧煮，等到水再沸时，下红枣、红糖，用文火煮20分钟，调味食用。

治免疫力低下

材料

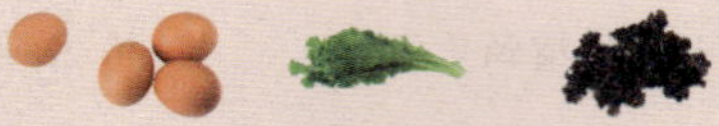

鸡蛋100克　芥菜200克　木耳50克

做法 将芥菜切碎、木耳水发撕块、鸡蛋打散；将葱入锅炝香，加水、芥菜、木耳，调味，打入鸡蛋煲至熟，调味食用。

治精神不振

材料

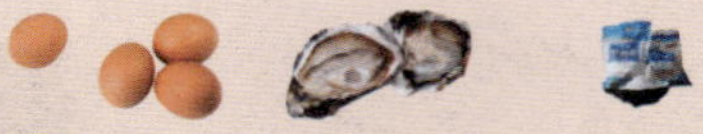

鸡蛋2个　蚝干100克　盐3克

做法 将蚝干汆水捞起；将鸡蛋加温盐水打成蛋液，入蒸碗，隔水蒸10分钟后掀盖，加入蚝干续蒸10分钟，佐膳食用。

治心肺衰弱

材料

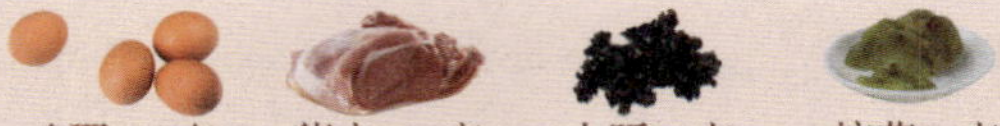

鸡蛋200克　猪肉100克　木耳50克　榨菜50克

做法 将鸡蛋加盐拌匀；将猪肉、木耳、榨菜切末，各取一半与蛋液混合，入锅煎至金黄，划小块；将剩余肉末与黑木耳、榨菜炒匀，置蛋上，调味。

治气血不足

材料

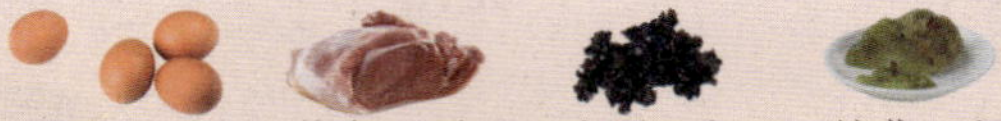

鸡蛋200克　猪肉100克　木耳50克　榨菜50克

做法 将鸡蛋加盐拌匀；将猪肉、木耳、榨菜切末，各取一半与蛋液混合，入锅煎至金黄，划小块；将剩余肉末与木耳、榨菜炒匀，置蛋上，调味。

治脑力不足

材料

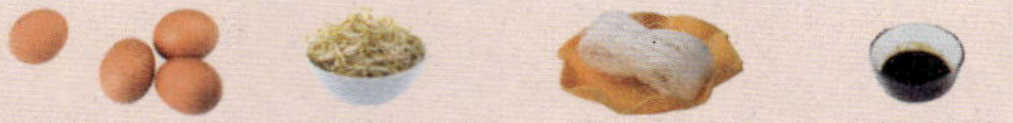

鸡蛋6个　豆芽10克　粉丝10克　老抽适量

做法 将粉丝泡发切段，入锅翻炒，调味出锅；将鸡蛋加老抽拌匀，入锅炒熟，加粉丝、豆芽拌匀，调味食用。

治体虚

材料

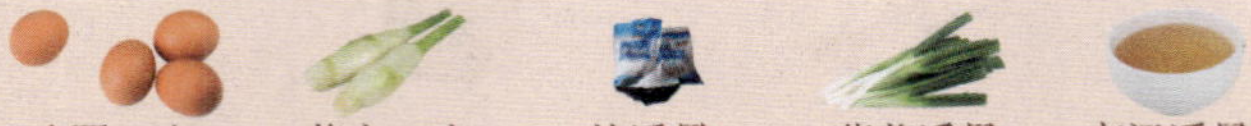

鸡蛋50克　茭白80克　盐适量　葱花适量　高汤适量

做法 将茭白去皮切丝、鸡蛋入碗加盐调匀；将葱花入油锅爆香，入茭白丝翻炒，加盐、高汤，炒干汤汁待熟，再入蛋液翻炒至蛋熟，调味食用。

治癌症

材料

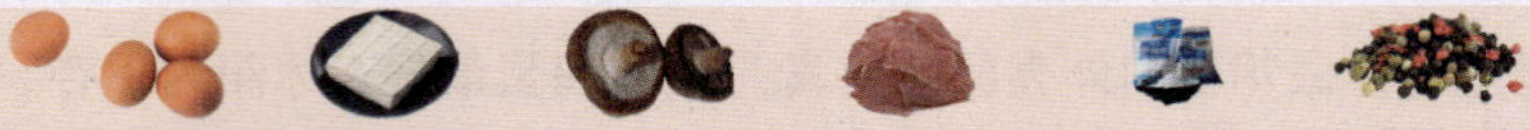

鸡蛋200克　豆腐300克　香菇50克　瘦肉50克　盐适量　胡椒粉适量

做法 将豆腐压碎，香菇、瘦肉切末，加盐、胡椒粉调味；将鸡蛋打散，加盐、胡椒粉调味，入锅摊成蛋皮；将其余诸料包入蛋皮中，蒸约8分钟食用。

鹅蛋

E Dan

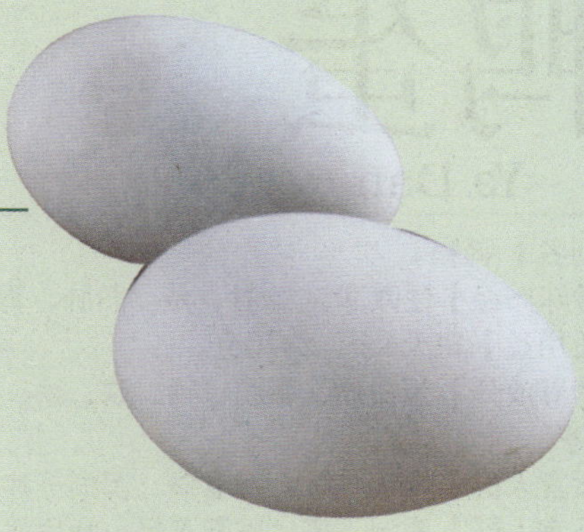

【别名】鹅卵。
【性味归经】性微温，味甘。归脾、胃经。
【适用量】每天约80克。
【营养成分】蛋白质、脂肪、矿物质、维生素A、维生素D、维生素E、维生素B_1、维生素B_2等。
【适宜人群】老人、儿童、体虚贫血者。
【不宜人群】低热不退、动脉硬化、气滞者。

小百科

◎鹅蛋是一种全球性的食品，营养丰富，和鸡蛋、鸭蛋相比体型较大，常制成咸鹅蛋食用，受到人们喜爱。

保健功效

1.提高免疫力

鹅蛋中含有的卵白蛋白和卵黄磷蛋白易于人体消化吸收，能提高免疫力。

2.改善记忆力

鹅蛋中的磷脂能促进大脑和神经发育。

相宜食物搭配及功效

土豆

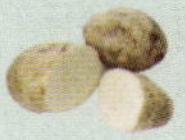

促进营养吸收

柿子

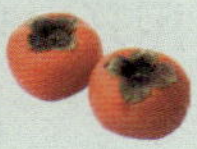

促进营养吸收

葱

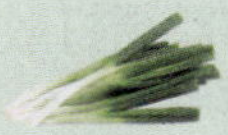

促进营养吸收

相克食物搭配及后果

鸡蛋

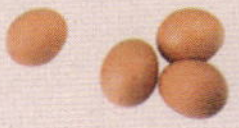

伤元气

海带

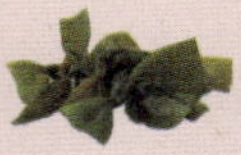

记忆力减退

蜂蜜

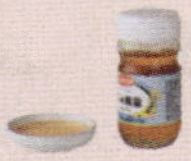

引起中毒

榴莲

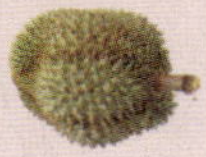

引起中毒

推荐养生食疗方

治记忆力减退

材料：

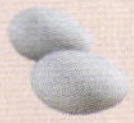

鹅蛋1个

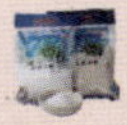

白糖适量

做法：将鹅蛋打散，加适量白糖搅匀，入锅蒸熟，调味空腹食用，每日早上1次，连服5天。

治气虚

材料：

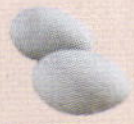

鹅蛋200克

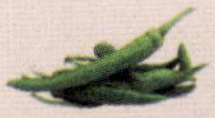

辣椒10克

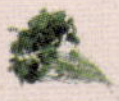

香菜20克

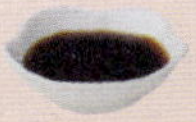

酱油适量

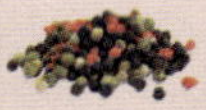

胡椒粉适量

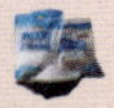

盐适量

做法：将鹅蛋煮熟凉凉，切小块；将辣椒、香菜切末，入油锅爆香，加少许水、酱油、胡椒粉、盐烧开，调味佐膳食用。

鸭蛋

Ya Dan

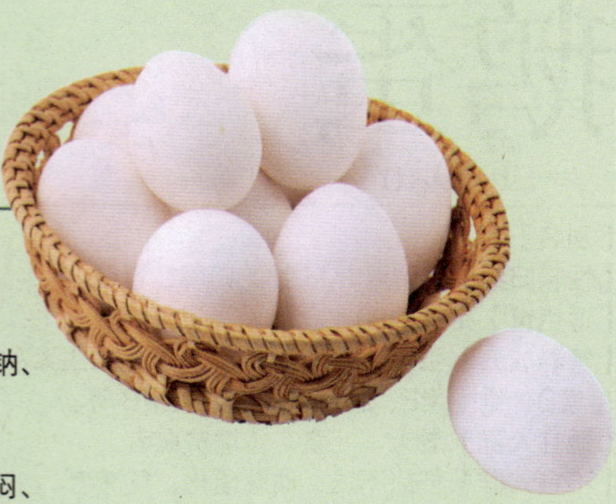

【别名】鸭卵。

【性味归经】性微寒，味甘、咸。归肺、胃经。

【适用量】每天1个，约70克。

【营养成分】蛋白质、脂肪、钙、磷、铁、钾、钠、氯等。

【适宜人群】肺热咳嗽、咽喉痛、泻痢等症者。

【不宜人群】寒湿下痢、脾阳不足、食后气滞痞闷、癌症、高脂血症、高血压、动脉硬化、脂肪肝等。

小百科

◎鸭蛋营养丰富，是补充B族维生素的理想食品，一般食用方法是将其制成咸鸭蛋和松花蛋，深受广大人民群众的喜爱。

温馨提示

①鸭蛋在开水中煮15分钟方可食用，且煮熟后要待冷后，方可取出。

②鸭蛋的胆固醇含量较高，有心血管病、肝肾疾病的人应少吃。

推荐养生食疗方

	材料	做法
治喉咙痛	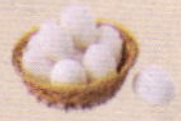 鸭蛋1个	将鸭蛋打散，用开水冲泡，即可食用。
治慢性咽炎	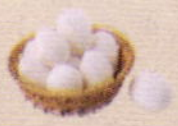 鸭蛋150克 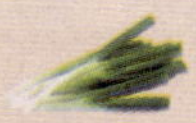 青葱连白数根	将诸料入锅，加水同煮，加适量糖调味食用。
治百日咳	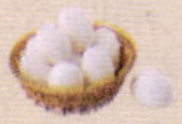 鸭蛋150克 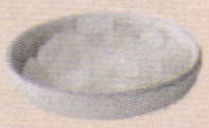 冰糖适量	将冰糖溶水，打入鸭蛋，拌匀蒸熟，调味食用。
治干咳	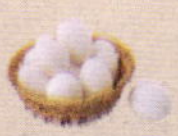 鸭蛋150克 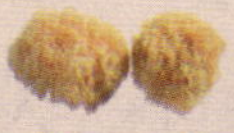 银耳10克 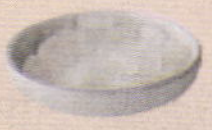 冰糖适量	将银耳水发、鸭蛋打散；将诸料入锅煮熟，调味食用。

相宜食物搭配及功效

百合

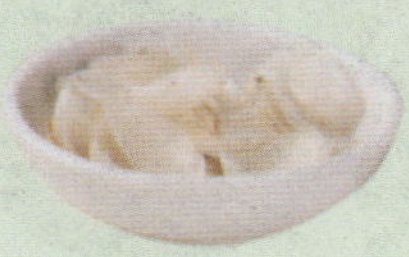

滋阴润肺

马齿苋

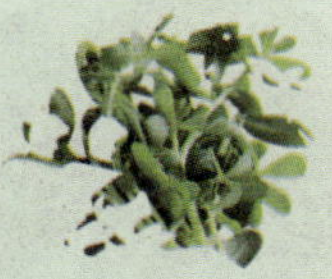

有利肠胃消化

银耳

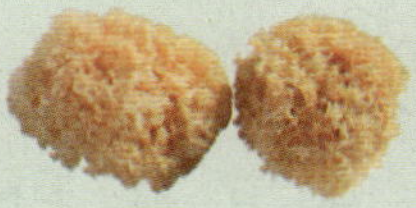

治咽喉干燥等

木耳

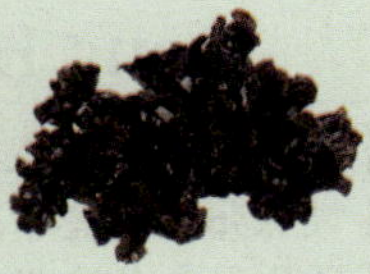

提神健脑

土豆

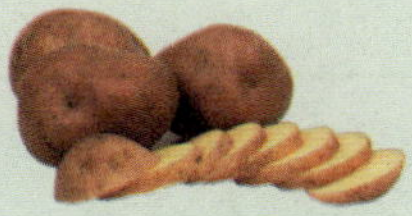

促进营养吸收

芋头

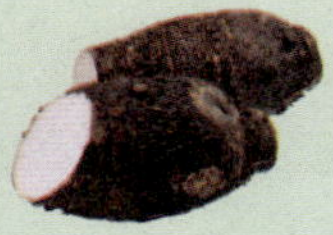

排毒除淋

大蒜

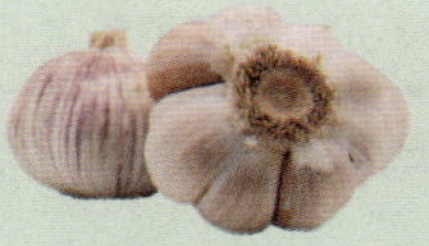

补充营养

红枣

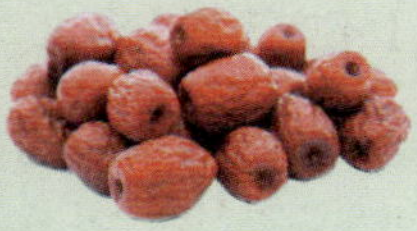

滋补营养

相克食物搭配及后果

李子

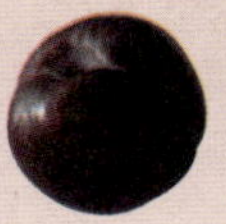

引起中毒

桑葚

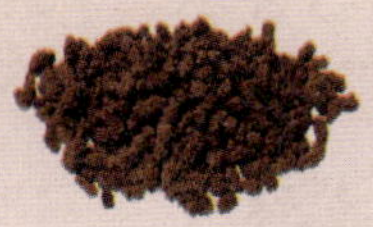

引起肠胃不适

牛奶

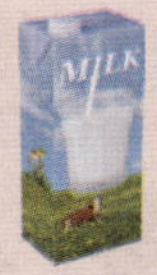

影响钙的吸收

保健功效

1.促进骨骼发育

鸭蛋中的蛋白质含量和鸡蛋相当，而矿物质总量远胜鸡蛋，能起到有效预防贫血、促进骨骼发育的功效。

2.防癌抗癌

鸭蛋中含有的维生素B_2要比鸡蛋中多1/5以上，是一种很容易缺乏的维生素，可以分解和氧化抗癌物质，适当多食鸭蛋，能有效补充B族维生素，有利于预防癌症等疾病，起到辅助治疗的功效。

3.预防贫血

鸭蛋中的铁、钙含量极为丰富，能起到预防贫血的功效。

松花蛋

Song Hua Dan

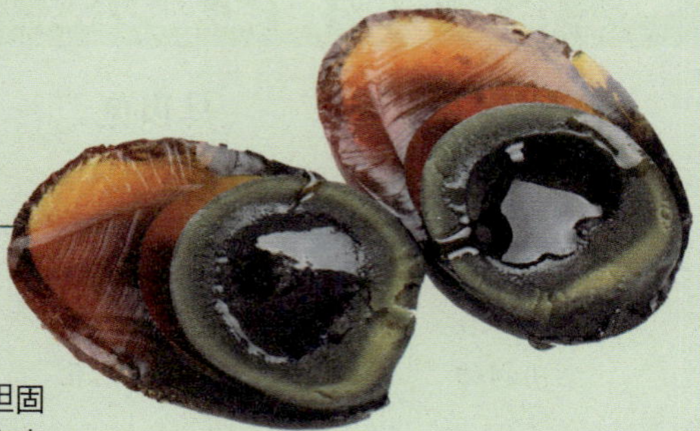

【别名】皮蛋、变蛋、灰包蛋。

【性味归经】性寒，味辛、涩、甘、咸。归胃经。

【适用量】每次半个，约50克。

【营养成分】蛋白质、脂肪、碳水化合物、叶酸、胆固醇、维生素A、维生素E、维生素B_1、维生素B_2、维生素B_3等。

【适宜人群】一般人群。

【不宜人群】少儿、脾阳不足、寒湿下痢者。

小百科

◎松花蛋又称皮蛋，是用石灰等原料腌渍后的蛋类制品，因拨开蛋壳后胶冻状的蛋白中常有松针状的结晶或花纹而得名。

温馨提示

①在食用松花蛋时，加入适量的姜醋汁，能消除碱涩味，起到杀菌作用。

②大部分松花蛋含铅，多食会引起铅中毒，致失眠、贫血、智力减退等症。

推荐养生食疗方

补脑

材料

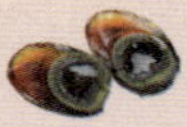
松花蛋200克
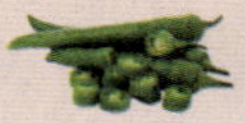
青椒15克
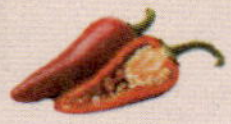
红椒15克
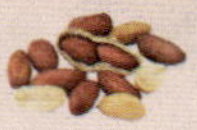
花生米80克

做法 将松花蛋切成小瓣，装盘；将青椒、红椒切丁，放入油锅中炒香，加盐、醋、香油、味精、生抽兑汁浇于松花蛋上，撒上花生米食用。

治食欲不振

材料

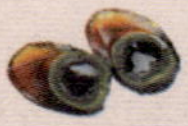
松花蛋100克
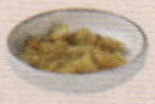
尖椒50克
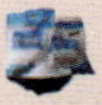
盐适量
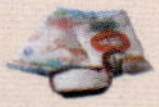
味精适量
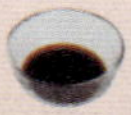
生抽适量
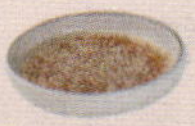
香油适量

做法 将松花蛋切小瓣；将尖椒去子切片，入油锅爆炒，加盐、味精、生抽调味，放入装有松花蛋的盘中，淋上香油食用。

治上火、高血压

材料

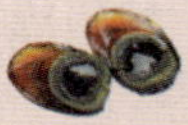
松花蛋200克
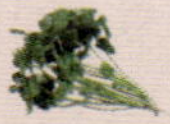
香菜150克
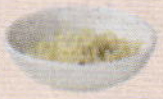
蒜蓉适量
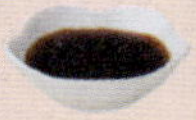
酱油适量
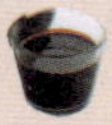
醋适量
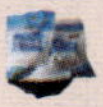
盐适量
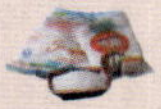
味精适量

做法 将皮蛋切瓣，放在切段的香菜上，加蒜蓉、酱油、醋、盐、味精兑汁浇于其上，食用。

相宜食物搭配及功效

西蓝花

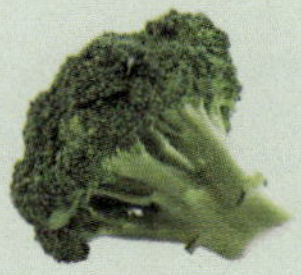

润肺爽喉、清热健胃

豆腐

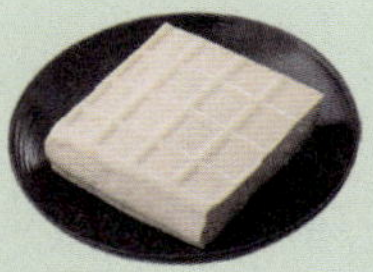

养肝明目、清热健胃

醋

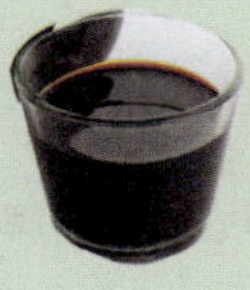

开胃消食

青椒

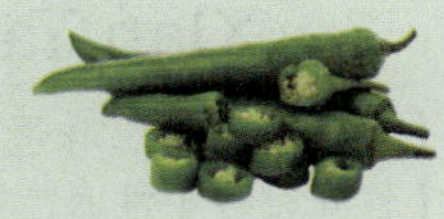

开胃消食

百合

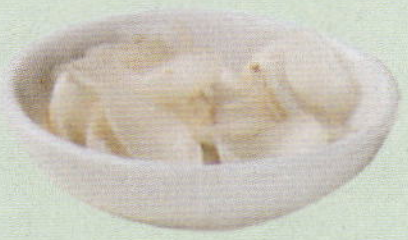

滋阴润肺

马齿苋

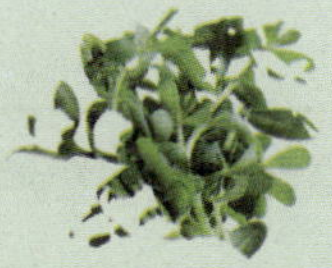

清热解毒

银耳

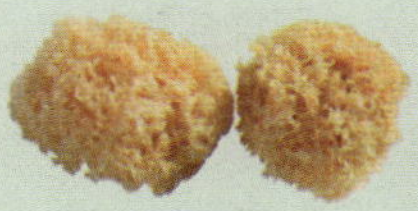

治皮肤瘙痒

木耳

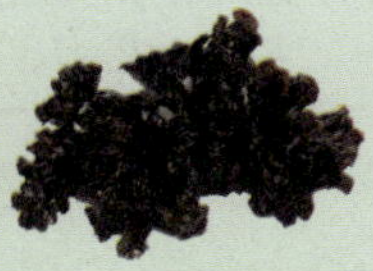

提神醒脑

相克食物搭配及后果

李子

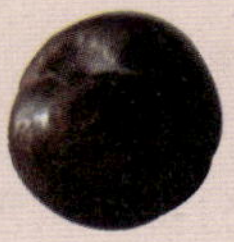

会产生不良反应

红糖

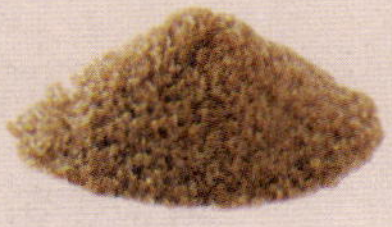

会产生不良反应

鳝鱼

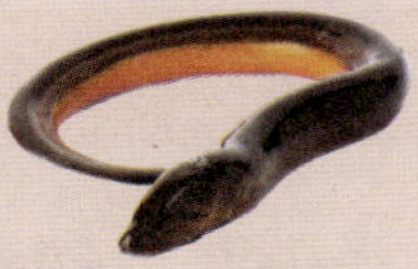

引起胃部不适

保健功效

1.开胃消食

松花蛋能有效刺激消化器官，增进食欲，促进营养的消化和吸收。

2.提神健脑

松花蛋含有较多的矿物质，能提高智力、保护大脑。

3.增强免疫力

松花蛋富含维生素A，有助于提高免疫力，保持身体健康。

4.促进骨骼发育

松花蛋中的蛋白质含量和鸡蛋相当，而矿物质总量远胜鸡蛋，能起到有效预防贫血、促进骨骼发育的功效。

咸鸭蛋

Xian Ya Dan

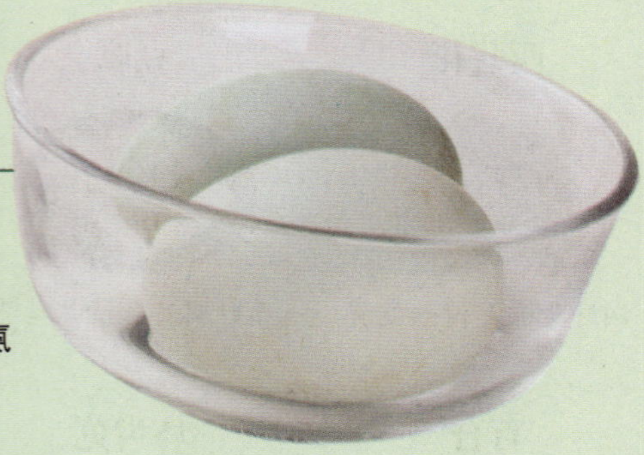

【别名】腌蛋、味蛋、盐蛋、青果。
【性味归经】性凉，味甘。归心、肺、脾经。
【适用量】每次半个，约50克。
【营养成分】富含脂肪、蛋白质及人体所需的各种氨基酸、钙、磷、铁、各种微量元素、维生素等。
【适宜人群】骨质疏松的中老年人。
【不宜人群】孕妇、脾阳不足、寒湿下痢者，高血压、糖尿病患者、心血管病、肝肾疾病患者。

小百科

◎咸鸭蛋，又名盐蛋、腌蛋，具有“鲜、细、松、沙、油、香”六大特点，煮后切开断面，黄白分明，蛋白质地细嫩，蛋黄细沙，味道鲜美，风味别具一格。

温馨提示

①咸鸭蛋一般煮熟即食。
②咸鸭蛋特别适宜于骨质疏松的中老年人食用。
③孕妇禁食咸鸭蛋，因为会导致水肿。

推荐养生食疗方

	材料	做法
治气血不足	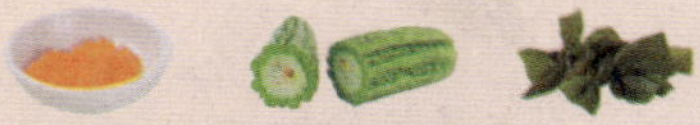 咸蛋黄200克、苦瓜200克、海带200克	将咸蛋黄入锅蒸15分钟；将苦瓜切丝、海带水发，浸烫后入锅，加少许水煮沸，调味食用。
治上火、食欲下降	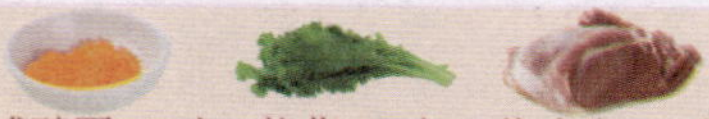 咸鸭蛋150克、芥菜200克、猪瘦肉100克	将咸鸭蛋取蛋黄切开；将瘦肉切薄片，腌渍10分钟，灼烫至半熟；将芥菜切段，入开水中煲至将熟，加瘦肉煲至熟，放入蛋白拌匀，食用。
治食欲不振	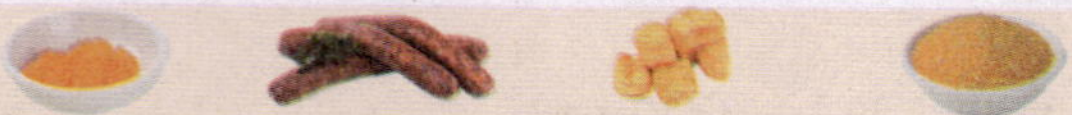 咸鸭蛋150克、腊肠100克、油豆腐皮200克、玉米淀粉20克	将咸蛋黄蒸熟碾碎；将玉米淀粉制成糊；取两张豆腐皮纵向平铺，抹一层咸蛋黄，腊肠置于其上，卷起用淀粉糊封口，入锅蒸15分钟，取出食用。
治小儿积食	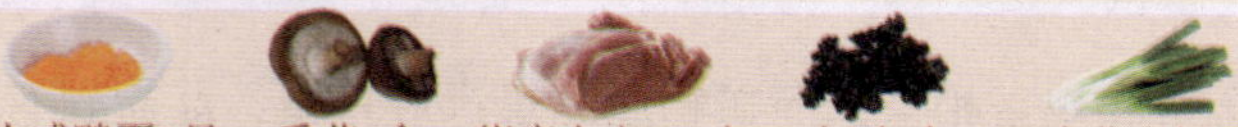 生咸鸭蛋1只、香菇2个、猪瘦肉末300克、木耳2个、小葱半根	将香菇、木耳水发切末，与葱花、肉末拌匀；取蛋清与肉末、绍兴酒、胡椒粉、糖拌匀后摊在盘上，蛋黄放在上面，入锅蒸20分钟，调味食用。

相宜食物搭配及功效

木耳

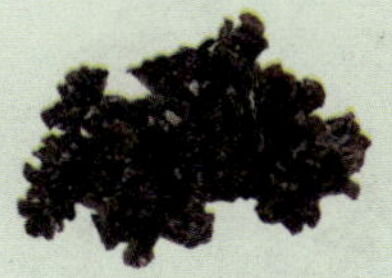

滋肾补脑

银耳

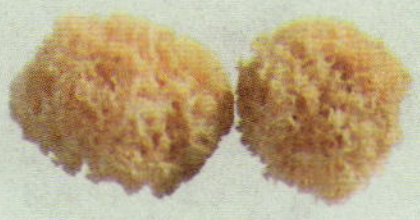

滋肾补脑

百合

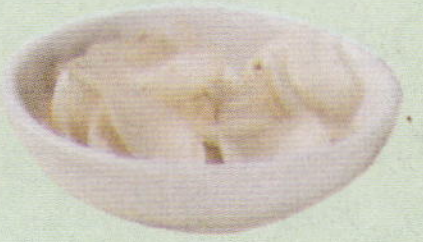

滋阴润肺

马齿苋

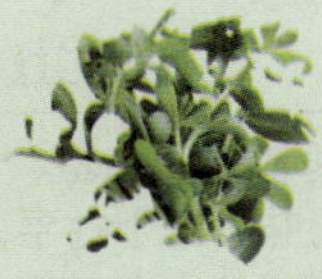

清热解毒

西蓝花

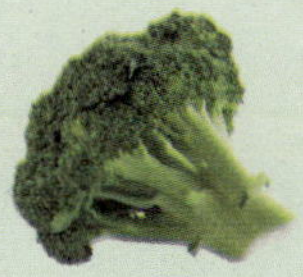

润肺爽喉

豆腐

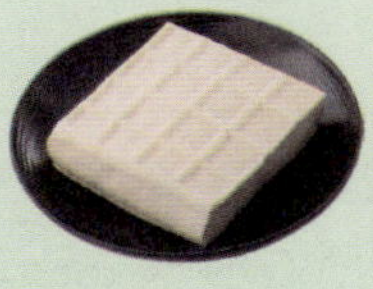

养肝明目

大蒜

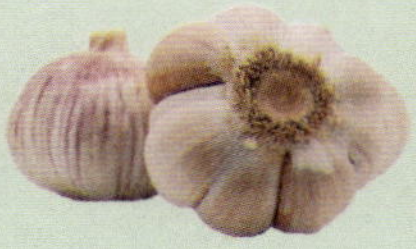

补充营养

相克食物搭配及后果

桑葚

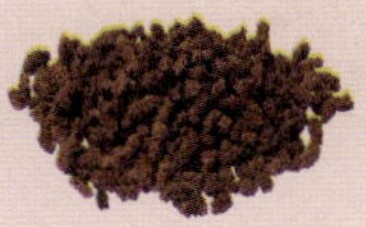

引起胃痛

红糖

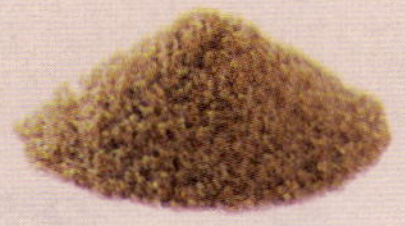

引起不良反应

保健功效

1.降火清肺

咸鸭蛋清肺火、降阴火的功能比未腌渍的鸭蛋更胜一筹，煮食可治愈泻痢。

2.明目养眼

咸鸭蛋中部分蛋白质被分解为氨基酸，由于盐腌，蛋白质会变性，并与脂肪分离，脂肪聚集在一起就成了蛋黄油，此油有明目养眼的功效，还可治小儿积食，外敷可治烫伤、湿疹。

3.促进骨骼发育、预防贫血

咸鸭蛋中钙质、铁质等无机盐含量丰富，对骨骼发育有善，并能预防贫血。

4.抗癌

咸鸭蛋中含有丰富的维生素B_2，可以分解和氧化抗癌物质。

鹌鹑蛋

An Chun Dan

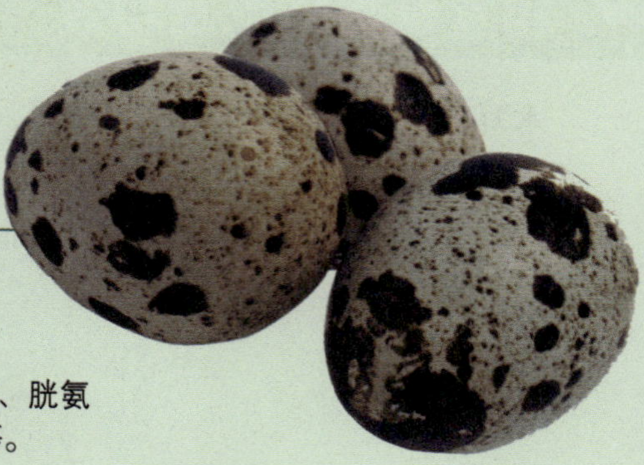

【别名】鹑鸟蛋、鹌鹑卵。
【性味归经】性平，味甘。归肝、肾经。
【适用量】每天3~5个。
【营养成分】蛋白质、脑磷脂、卵磷脂、赖氨酸、胱氨酸、维生素A、维生素B_2、维生素B_1、维生素D等。
【适宜人群】一般人群及心血管病患者。
【不宜人群】脑血管病人。

小百科

◎鹌鹑蛋因其营养价值高，被营养学家公认为天然食物中的佼佼者。一个鹌鹑蛋的营养成分相当于两个鸡蛋的营养成分，是老幼病弱者的上佳补品。

温馨提示

①用沸水和冰糖冲鹌鹑蛋花食用，可治肺结核或肺虚久咳。
②鹌鹑蛋含胆固醇的比例最高，患有心脑血管疾病的人，建议少食。

推荐养生食疗方

补脑

材料

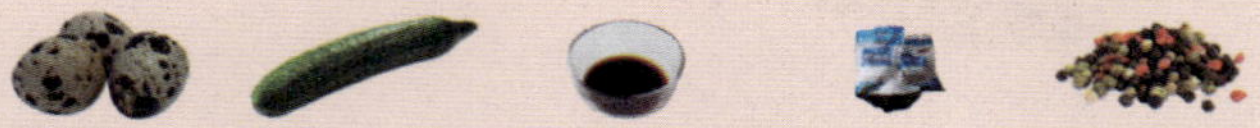

鹌鹑蛋20个　黄瓜1根　生抽适量　盐适量　胡椒粉适量

做法 将鹌鹑蛋煮熟去壳入碗，加切块黄瓜、生抽、盐，入锅蒸10分钟，将盐、胡椒粉淋上，食用。

治贫血、病后体虚

材料

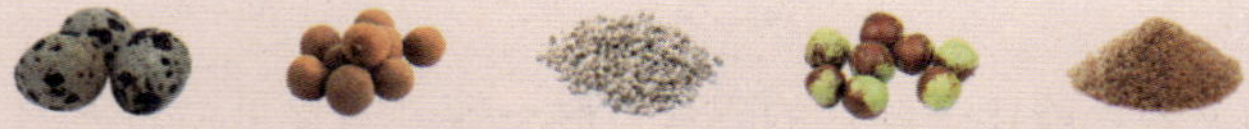

鹌鹑蛋4个　桂圆20克　薏米20克　大枣10个　红糖20克

做法 将鹌鹑蛋煮熟，剥皮待用；将桂圆、薏米、大枣入锅煮粥，熟后加鹌鹑蛋、红糖，调味食用。每日1次，持续60天。

治失眠、神经衰弱

材料

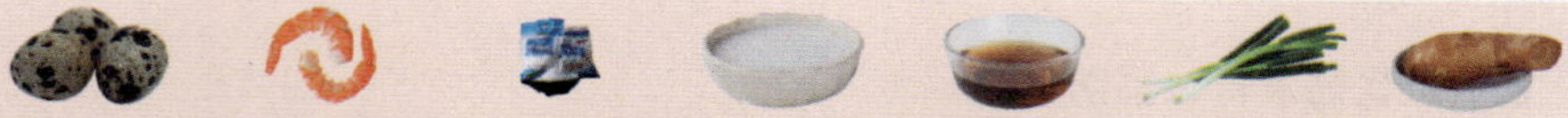

鹌鹑蛋500克　虾仁50克　盐适量　水淀粉适量　黄酒适量　葱适量　姜适量

做法 将虾仁与少许盐、水淀粉拌匀；将鹌鹑蛋加少许盐拌匀，下油锅炒熟，加水煮15分钟，入虾仁、黄酒、葱、姜末，食用。

相宜食物搭配及功效

银耳

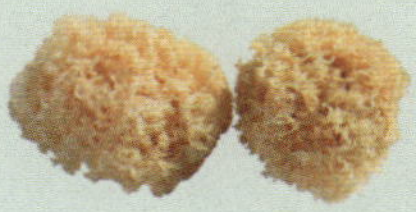

强精补肾、提神健脑

牛奶

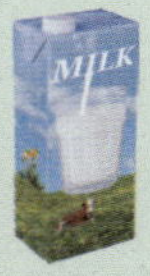

增强免疫力

韭菜

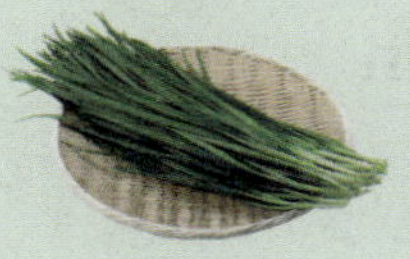

治腰痛、阳痿

鸡肉

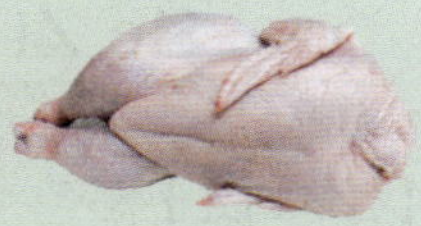

补充营养

鸡蛋

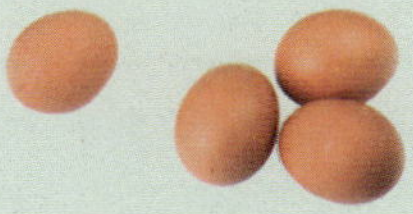

补充蛋白质

巧克力

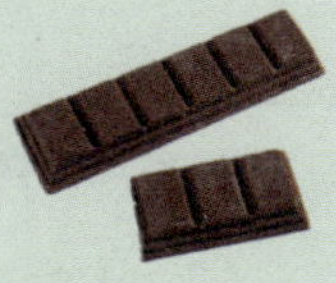

补充营养

山药

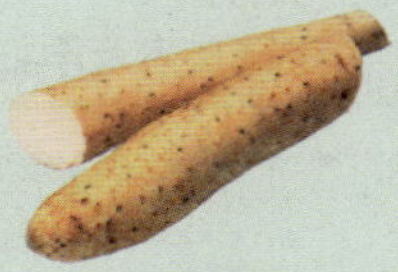

增强免疫力

相克食物搭配及后果

香菇

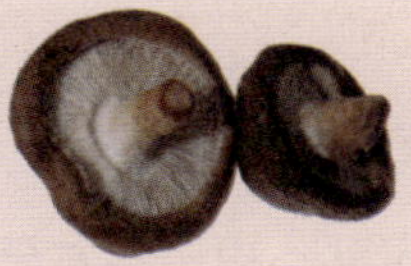

面生黑斑、长痔疮

猪肝

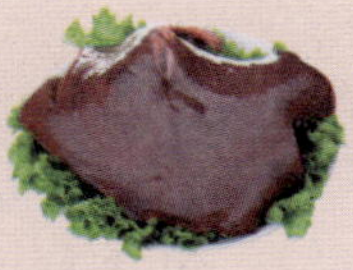

面生黑斑、长痔疮

螃蟹

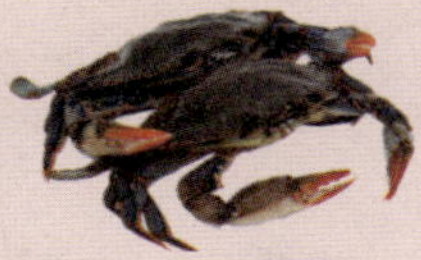

引起中毒

保健功效

1.提神醒脑

鹌鹑蛋中含有脑磷脂、卵磷脂、赖氨酸、胱氨酸等多种氨基酸，还含有多种高质量的磷脂、激素等人体必需成分，能显著改善人的记忆力和认知能力。

2.补血养颜

鹌鹑蛋中的铁含量，相比同量鸡蛋，高出两倍左右，能有效补血益气，起到补血养颜的作用。

3.抗癌

鹌鹑蛋中含有维生素B_2、硒、锌等，能补充人体各种营养需要，多吃能起到防癌抗癌的作用。

鸽子蛋

Ge Zi Dan

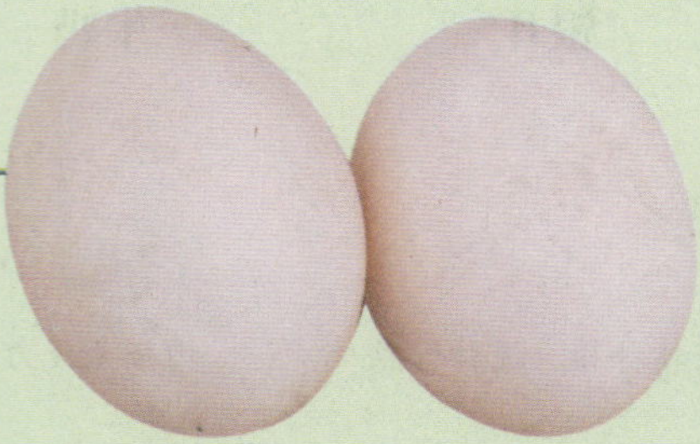

【别名】鸽子卵。
【性味归经】性平，味甘、咸。归肾经。
【适用量】每天2个。
【营养成分】含大量优质蛋白质及少量脂肪、磷脂、铁、钙、维生素A、维生素B_1、维生素D等。
【适宜人群】久病体虚、神经衰弱、慢性胃炎、贫血者以及月经不调、气血不足的女性。
【不宜人群】食积胃热者、性欲旺盛者及孕妇。

小百科

◎鸽子蛋，是鸠鸽科动物原鸽或家鸽等所产的卵，营养丰富，药用价值高，对女人特别滋补，是滋阴补肾之佳品，被人称为“动物人参”。

温馨提示

①在麻疹流行期间，让小儿每日食两枚煮熟的鸽蛋，既可预防麻疹又有解毒功效。
②鸽蛋乃孕妇、儿童、病人等人群的高级营养品，也是宴席上的一道时尚菜。

推荐养生食疗方

治免疫力低下

材料

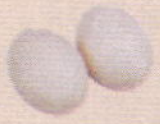
鸽子蛋10个

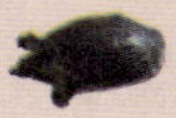
裙边200克

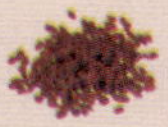
枸杞子适量

做法 将鸽子蛋入锅煮熟；裙边水发至软，两者入高汤中炖半小时，调味食用。

补脑

材料

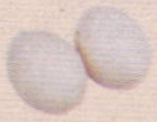
鸽蛋80克

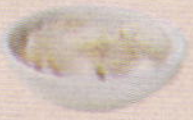
百合20克

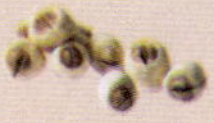
莲子30克

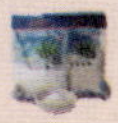
白糖20克

做法 将鸽蛋煮熟后去壳，与百合、莲子肉一起放入锅中，加水煮熟，加白糖调味食用。

治高血脂、阳气不足

材料

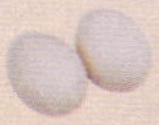
鸽子蛋200克

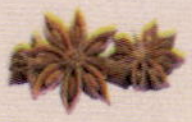
八角10克

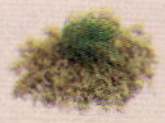
小茴香籽10克

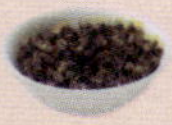
花椒5克

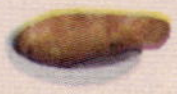
姜片2片

做法 将小茴香籽、八角、花椒、姜片用布包住，入锅熬煮，取药汁400毫升，过滤，滤液再入锅中烧沸，将鸽子蛋打下煮熟，调味食用。

相宜食物搭配及功效

枸杞子

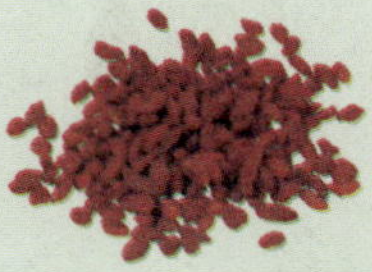

可治疗女性白带异常

牛奶

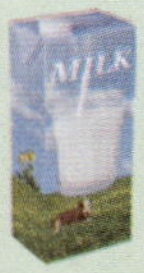

清凉解渴

花菜

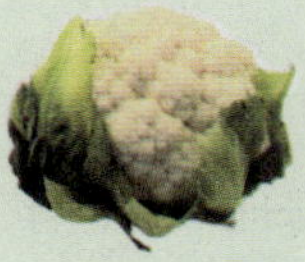

健脾养胃、防衰老

牛肉

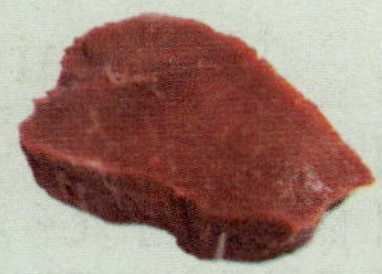

补充营养

豆浆

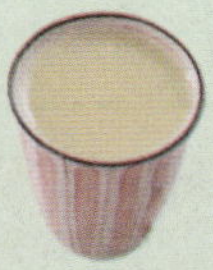

补充蛋白质

鸡肉

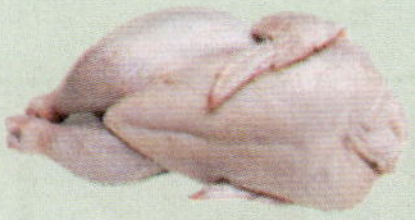

补充营养

松花蛋

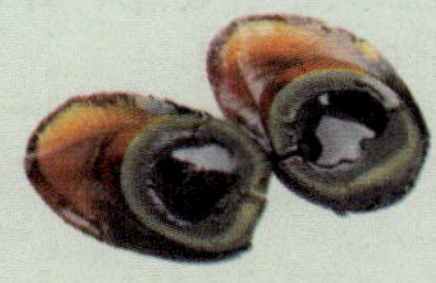

补充营养

相克食物搭配及后果

鹌鹑蛋

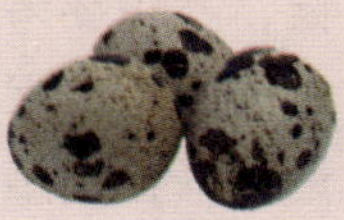

胆固醇过高

海带

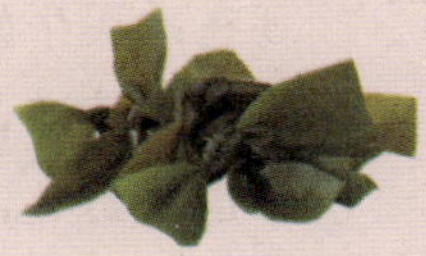

影响营养吸收

香菇

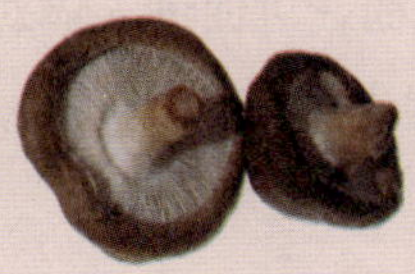

影响营养吸收

保健功效

1.增强免疫力

鸽子蛋中含有大量的优质蛋白质，可以增强人体的免疫力，达到强身健体的功效，在麻疹流行期间，小儿每日食用2枚煮熟的鸽子蛋，既可预防麻疹，又起到解毒功效。

2.改善皮肤

鸽子蛋中含有丰富的优质磷脂，能改善皮肤细胞活性和皮肤中的弹力纤维性，增加颜面部红润。

3.补血养颜

鸽子蛋中含有的铁元素能提供补血功能，有贫血、月经不调、气血不足的女性常吃鸽子蛋，不但有美颜滑肤作用，还可能治愈疾病，会使人精力旺盛，容光焕发，皮肤艳丽。

牛奶

Niu Nai

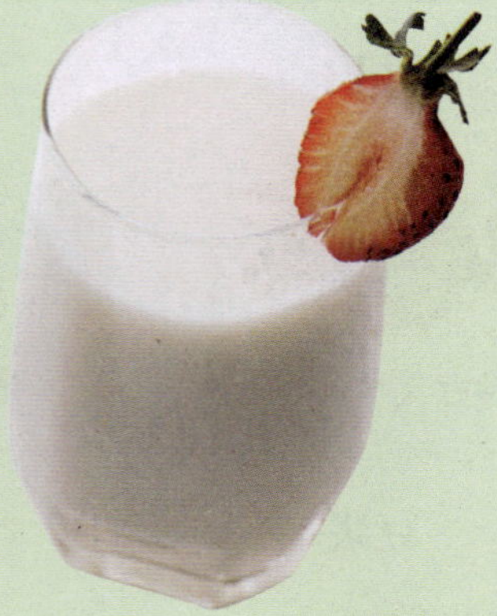

【别名】牛乳。

【性味归经】性平，味甘。归心、肺、肾、胃经。

【适用量】每天500毫升。

【营养成分】富含蛋白质、脂肪、碳水化合物、维生素A、乳糖、卵磷脂、胆固醇、色素等。

【适宜人群】消化道溃疡、体虚、黄疸、便秘者。

【不宜人群】胆囊炎、胰腺炎、肝硬化、肾功能衰竭、泌尿系统结石、缺铁性贫血患者。

保健功效

1.补充钙质

牛奶具有很高的含钙量，还含有适量的胆固醇成分，对处于生长发育期的婴幼儿更不可少。

2.预防便秘

牛奶中含有将近5%的乳糖，可促进人体对钙和铁的吸收，增强肠蠕动，促进排泄。

3.促进大脑发育

牛奶中的酪蛋白含有10%的磷，对促进幼儿的大脑发育有着至关重要的作用。

4.减少中风危险

牛奶中含有钾使动脉血管壁在血压增高时保持稳定，使中风危险减少一半，还能防止动脉硬化。

5.增强免疫力，抑制肿瘤

牛奶中的β－酪蛋白，具有较强的抗变异原机制，能减少癌变；而含有的生物活性物质SOD能清除体内有害物质，能增强免疫力，延缓衰老。

6.明目养眼

牛奶中的维生素B_2，可有效提高视力。

7.改善睡眠

牛奶具有镇静安神作用，睡前喝杯牛奶可助眠。

温馨提示

①袋装牛奶不要加热饮用，会破坏牛奶中的营养成分，牛奶中添加的维生素也容易遭到破坏。

②牛奶中胆固醇的含量较低，更适合中老年人饮用。

③在购买牛奶的时候，不仅要考虑牛奶的味道，对牛奶的质地、保存等也要留心，应尽量选择在奶源、加工工艺等有优势企业的产品。

④将鲜牛奶用小火煮沸以后，离火冷却，待奶的表面结成一层薄膜以后，将其轻轻揭下来，再将奶煮沸、冷却、去膜，如此反复几次，直到冷却后表面不再结膜。这样除掉了脂肪，就成了脱脂牛奶。

小百科

◎牛奶，是从雌性奶牛身上所挤出来的。在不同国家，牛奶也分有不同的等级，目前最普遍的是全脂、低脂及脱脂牛奶。

相宜食物搭配及功效

木瓜

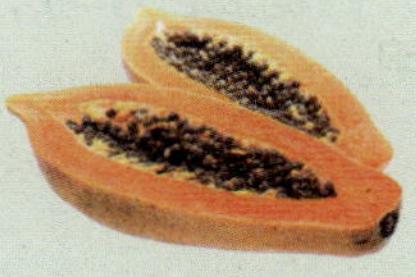

美白护肤、通便

火龙果

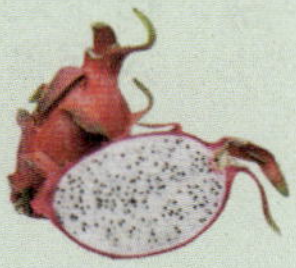

解毒功效

草莓

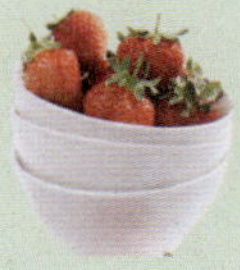

养心安神

芒果

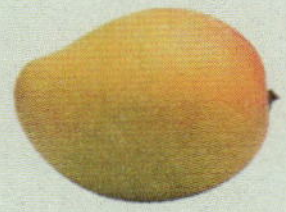

延缓衰老

鸡蛋

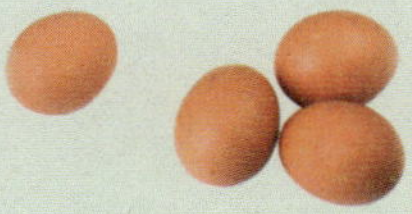

增强免疫力

桃

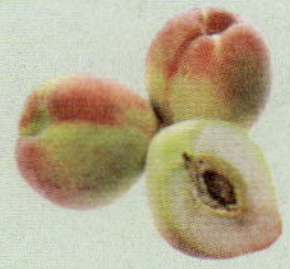

滋润皮肤

黑豆

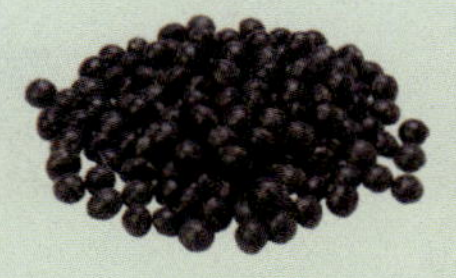

更好吸收维生素B_{12}

蜂蜜

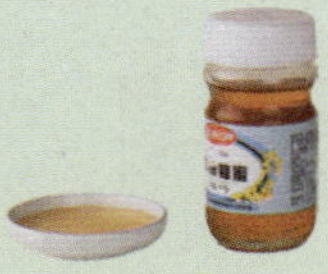

缓解贫血、痛经

相克食物搭配及后果

韭菜

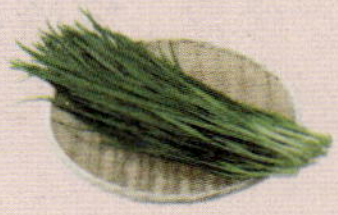

影响人体对钙的吸收

巧克力

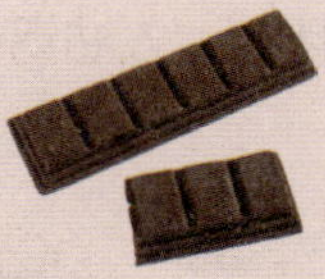

发生腹泻、头发干枯

柑橘

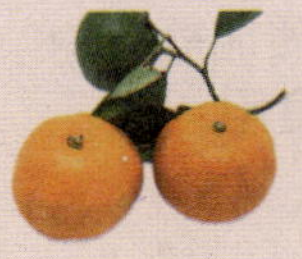

发生腹泻、腹胀

菠萝

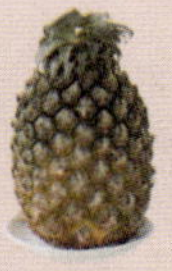

引起腹泻

红糖

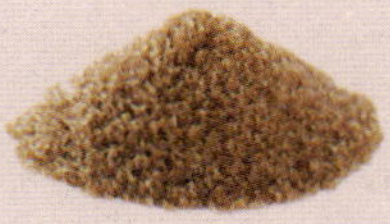

加速动脉粥样硬化

豆浆

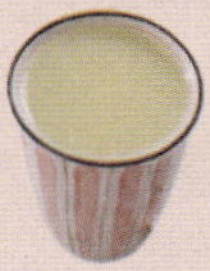

影响营养成分的吸收

食醋

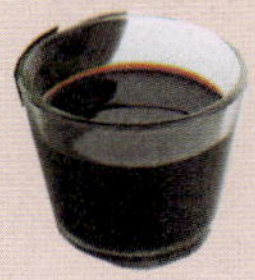

不易被人体吸收

米汤

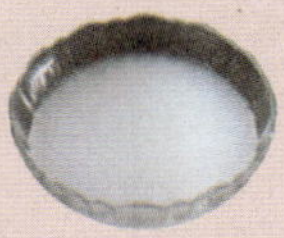

导致发育缓慢、体弱多病

选购指南

◎新鲜优质牛奶应有鲜美的乳香味，以乳白色、无杂质、质地均匀为宜。建议选购盒装、品质有保证的牛奶。

保存窍门

◎牛奶买回后应尽快放入冰箱冷藏，以低于7℃为宜。但是，其实牛奶不宜保存，建议现买现食。

推荐养生食疗方

治孕吐

材料

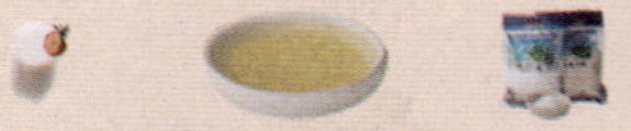

牛奶200克　姜汁10克　白糖20克

做法 将牛奶、姜汁、白糖混合拌匀，入锅煮沸后食用。

治便秘、上火

材料

牛奶300克　芝麻20克　蜂蜜30克

做法 将芝麻炒熟研细，将牛奶用小火煮沸，加蜂蜜、芝麻拌匀，即可食用。

治孕妇体虚

材料

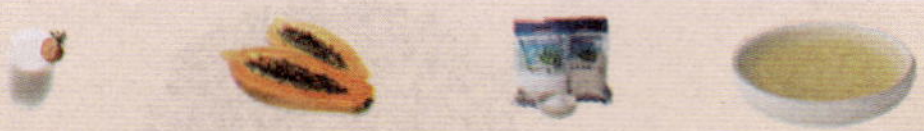

牛奶200克　木瓜500克　白糖10克　姜汁5克

做法 将白菜芯切瓣入鸡汤，调味炖烂后撕开；将葱、姜入锅烧热，调味，烧开后入菜芯，小火煨5分钟，加牛奶，熟后勾芡，食用。

补脑

材料

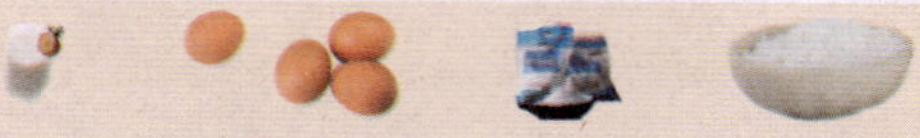

牛奶200克　鸡蛋50克　盐适量　生粉适量

做法 将牛奶、蛋清加盐拌匀，再加生粉拌匀，入油锅炒1分钟，装盘，将蛋黄倒于其上，食用。

治免疫力低下

材料

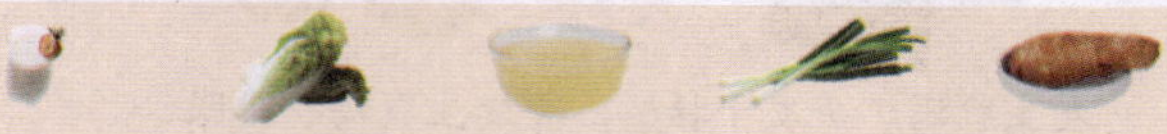

牛奶100克　白菜芯3棵　鸡汤600克　葱适量　姜适量

做法 将木瓜切细块，与牛奶、姜汁、白糖入榨汁机中搅拌数分钟，食用。

治骨质疏松

材料

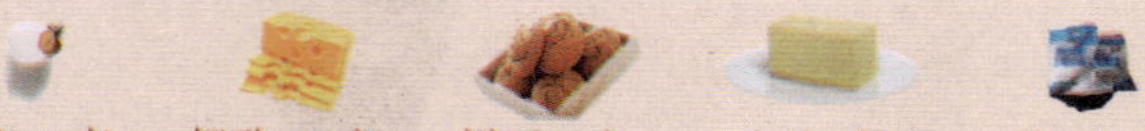

牛奶250克　奶酪100克　饼干50克　牛油4克　盐2克

做法 将鲜奶慢火煮至微沸，勿上盖；加入奶酪、牛油煮溶，加盐调味，之后起锅盛入碗内，将咸饼干弄碎放入汤内，佐膳食用。

治老人体虚

材料

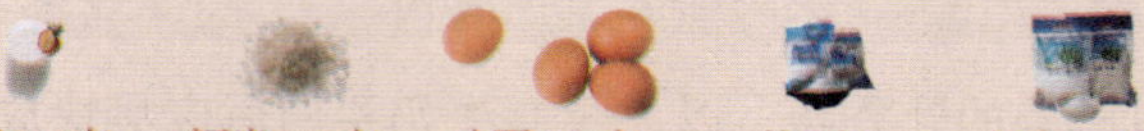

牛奶500克　粳米500克　鸡蛋100克　盐2克　白糖30克

做法 将粳米淘净入锅，加牛奶、清水，文火焖至米粒涨足；将鸡蛋加盐打成液，与米粒拌匀抹平，面上戳数个洞；文火焖至饭熟，加白糖调味食用。

酸奶

Suan Nai

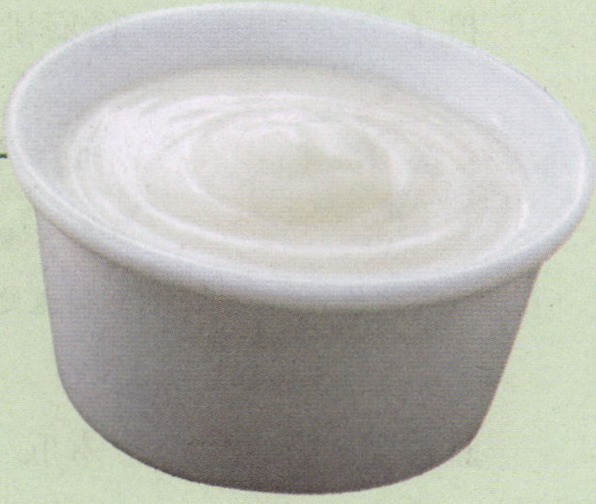

【别名】酸牛奶。
【性味归经】性平，味酸、甘。归心、肺、胃经。
【适用量】每日150~250毫升。
【营养成分】乳酸菌、B族维生素等。
【适宜人群】身体虚弱、气血不足、肠燥便秘以及患有高胆固醇血症、消化道癌症等病症者。
【不宜人群】泌尿结石、小儿痴呆、重症肝炎及肝性脑病、急性肾炎、肾功能衰竭者。

保健功效

1.补充钙质

酸奶中含的乳酸，能与钙结合，促进钙的吸收。

2.抵御辐射

酸奶中富含B族维生素，能够提高人体抵御辐射损伤的能力，从而减轻辐射对人的损伤，抑制辐射后人的淋巴细胞数目下降。

3.缓解疲劳

酸奶中含有的酪氨酸，能有效缓解因心理压力过大、高度紧张和焦虑而造成的疲惫。

4.延缓衰老

酸奶中含有的过氧化物歧化酶SOD以及其他抗氧化剂，能清除过量损害细胞功能的自由基，阻止细胞老化，帮助防衰老。

5.提高免疫力

酸奶中的益生菌，能形成生物屏障，抑制有害菌对肠道的入侵，使腐败有毒物质大大减少。

6.预防心血管疾病

酸奶含有多种酶，能促进消化吸收，降低血清中胆固醇含量，预防心脑血管疾病。

7.抗癌

酸奶中的乳酸菌能有效调节肠道菌群平衡，抑制致癌因子，降低有害物质浓度。

温馨提示

①饮用一杯150克的酸奶，可以满足10岁以下儿童一天所需钙量的1/3，成人钙量的1/5。

②空腹时饮用酸奶，乳酸菌易被杀死，保健作用减弱。

③饮用酸奶时最好不要加热，因酸奶中的有效益生菌在加热后会大量死亡，使营养价值降低。

④酸奶放置久了会变酸，因此一次准备500毫升左右为宜。

⑤选择容器时，最好选市场上那种冰箱和微波炉兼用保鲜盒，这种容器密封效果好，酸奶不易变质。

⑥自制酸奶时不要放糖，吃时再放口感更好。

小百科

◎酸奶是以新鲜的牛奶为原料，经过巴氏杀菌后再向牛奶中添加有益菌，经发酵后，再冷却灌装的一种牛奶制品。

相宜食物搭配及功效

桃子

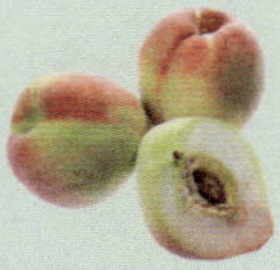

增加营养价值

猕猴桃

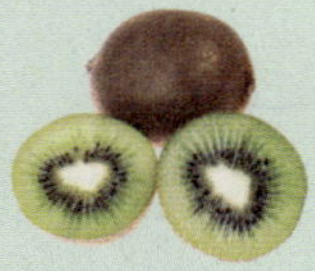

促进肠道健康

苹果

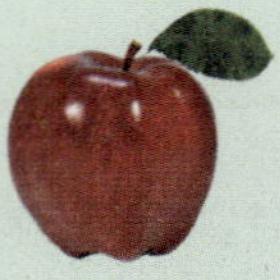

开胃消食

草莓

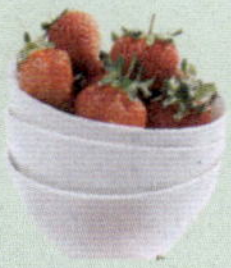

增加营养价值

蓝莓

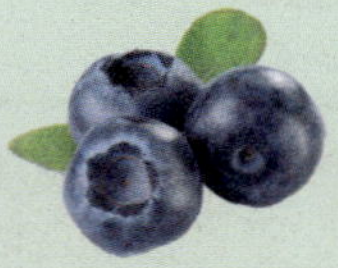

增强免疫力

木瓜

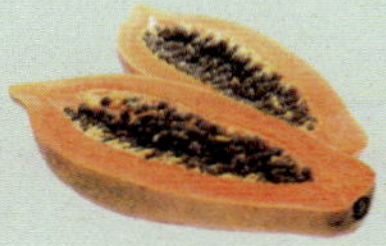

润肠通便

梨

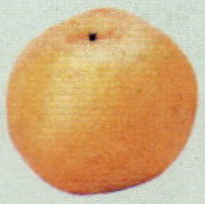

增加营养价值

鸡蛋

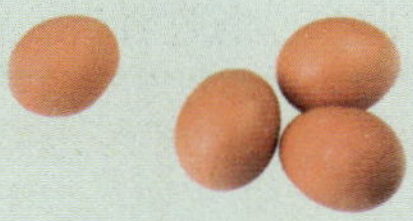

补充蛋白质

相克食物搭配及后果

香蕉

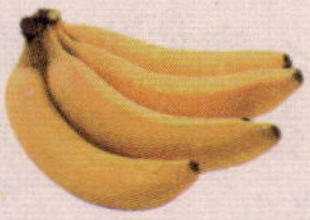

产生致癌物质

香肠

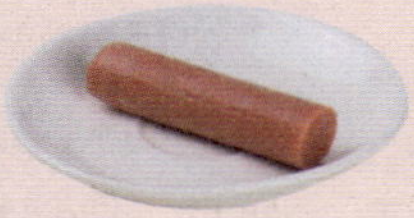

引发癌症

花菜

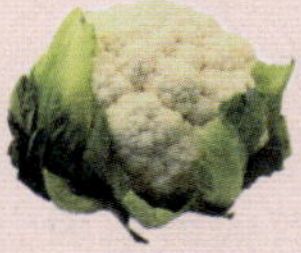

破坏酸奶的钙质

大豆

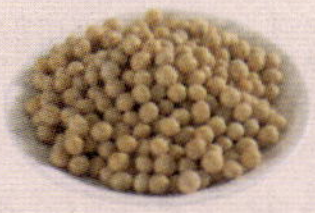

破坏酸奶的钙质

菠菜

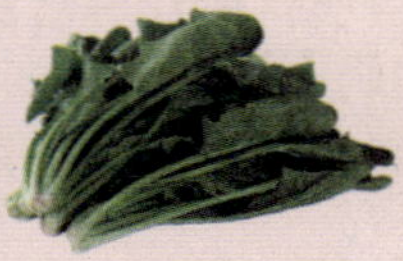

破坏酸奶的钙质

苋菜

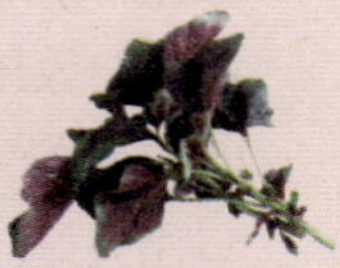

破坏酸奶的钙质

橘子

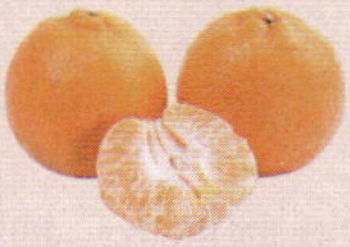

影响吸收

咸鱼

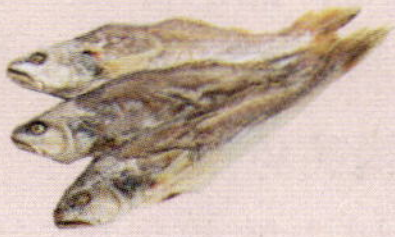

影响吸收

选购指南

◎建议选购盒装、品质有保证的酸奶。饮用酸牛奶不能加热，夏季饮用宜现买现喝。

保存窍门

◎保存酸奶时，建议要将酸奶保存在低温环境里，一般在2~8℃，这样才不易使酸奶变质。

推荐养生食疗方

治免疫力低下	材料：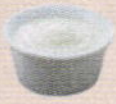 酸奶500克	做法：将酸奶移入冰箱中冷藏2小时以上，待其凝固后，放上各式水果块或水果酱拌匀食用。
治上火、食欲不振	材料：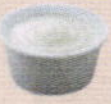 酸奶200克 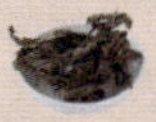 薄荷5克	做法：将薄荷装盘，酸奶淋于其上，拌匀食用。
治胃酸过多	材料：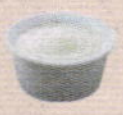 酸奶200克 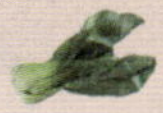 绿叶菜50克	做法：将酸奶、绿叶菜混合拌匀，晚餐食用。
治消化不良	材料：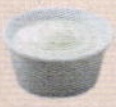 酸奶200克 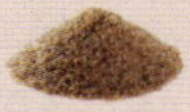 红糖2克	做法：将酸奶、红糖混合拌匀，饭后喝，每日2次。
补脑	材料：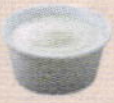 酸奶300克 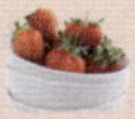 草莓六颗 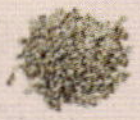 薏仁100克	做法：将薏仁加水煮开，水沸后等薏仁熟透、汤汁呈浓稠状，放凉后备用；将草莓去蒂切半，摆盘，浇入酸奶、薏仁食用。
治肥胖	材料：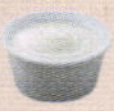 酸奶200克 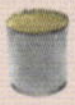 炼乳2匙 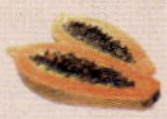 木瓜汁适量	做法：将酸奶、炼乳、木瓜汁混合拌匀，晚餐食用。
治肠胃不适、便秘	材料：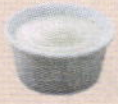 酸奶200克 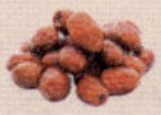 干枣5枚 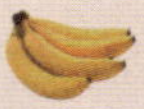 香蕉1根	做法：将酸奶、干枣、香蕉混合拌匀，早餐食用，每日1次。
治营养不良、阴虚	材料：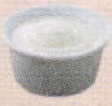 酸奶300克 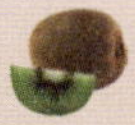 猕猴桃200克 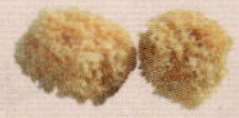 银耳100克 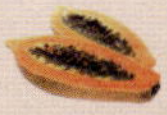 木瓜100克 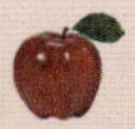 苹果100克 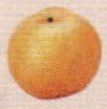 梨100克 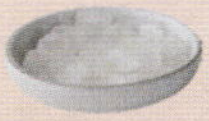 冰糖50克	做法：将银耳水发撕成片，入锅熬成稠状，中途加冰糖，熬好后放凉；将猕猴桃、木瓜、苹果、梨切丁，放入冰糖银耳中，最后加入酸奶拌好，食用。

水果类

苹果

Ping Guo

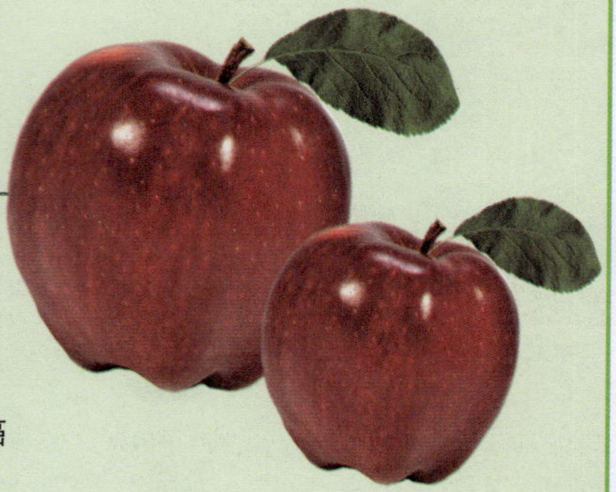

【别名】柰子、林檎。

【性味归经】性凉，味甘、微酸 。归脾、肺经。

【适用量】每天1~2个。

【营养成分】富含糖类、蛋白质、脂肪、磷、铁、钾、苹果酸、纤维素、B族维生素等。

【适宜人群】慢性胃炎、神经性结肠炎、便秘、癌症、贫血患者和维生素C缺乏者。

【不宜人群】胃寒病者、糖尿病患者。

小百科

◎苹果蔷薇科，落叶乔木，叶子椭圆形，花白色带有红晕。果实圆形，味甜或略酸，是常见水果，具有丰富营养成分。主产于东北、华北、华东、西北等地。

温馨提示

◎选购苹果时，应挑选个头适中、果皮光洁、颜色艳丽的。苹果放在阴凉处可以保持7~10天，如果装入塑料袋放进冰箱里，能保存更长时间。

推荐养生食疗方

	材料	做法
高血压	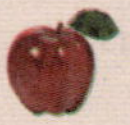 苹果200克	生食或榨汁服用，每日3次。
去除黑眼圈	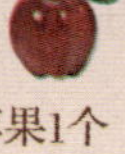 苹果1个	将苹果切成薄片，用温水洗干净脸，然后放松身体，将切好的苹果片敷在眼部大概10~15分钟。
去除青春痘	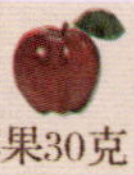 苹果30克 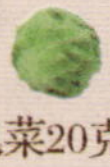 包菜20克 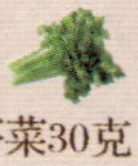 芹菜30克  柠檬40克 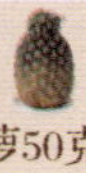 菠萝50克	将以上原料榨汁，过滤后调蜂蜜或冰糖服用。

相宜食物搭配及功效

银耳

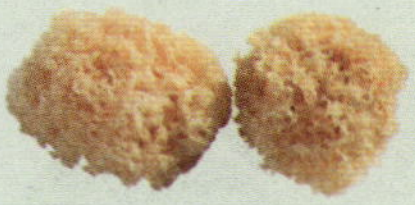

润肺止咳

香蕉

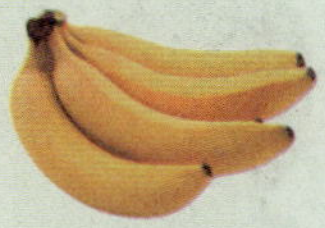

防止铅中毒

茶叶

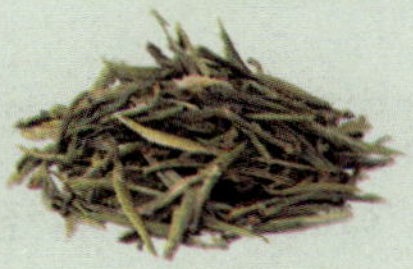

保护心脏

牛奶

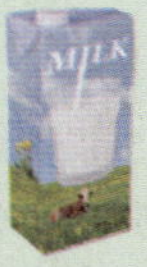

防癌抗癌、生津除热

枸杞子

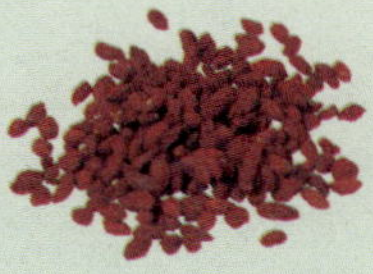

有利吸收营养

鱼肉

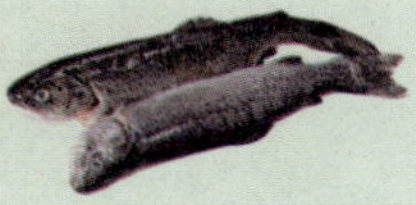

治疗腹泻

芦荟

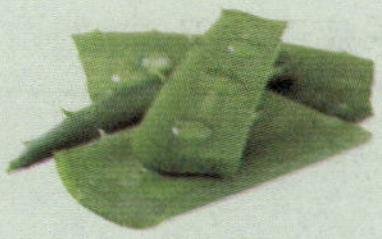

消食顺气

相克食物搭配及后果

胡萝卜

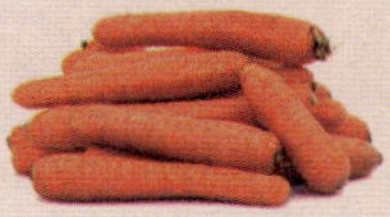

破坏维生素C

白萝卜

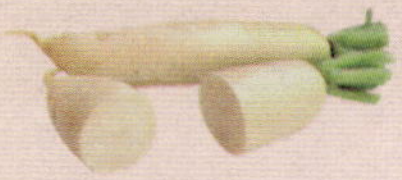

导致甲状腺肿大

海味

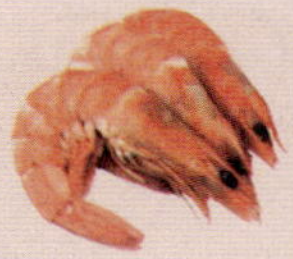

腹痛、恶心、呕吐

保健功效

1.降低胆固醇

吃苹果可以减少血液中胆固醇含量，增加胆汁分泌和胆汁酸浓度的功能，因而可避免胆固醇沉淀在胆汁中形成胆结石。

2.降低血压

苹果中含有较多的钾，能与人体过剩的钠盐结合，使之排出体外。当人体摄入钠盐过多时，吃些苹果，有利于平衡体内电解质。苹果中含有的磷和铁等元素，易被肠壁吸收，有补脑养血、宁神安眠作用。

3.预防癌症

苹果中的多酚能够抑制癌细胞的增殖。此外苹果中含有的黄酮类物质是一种高效抗氧化剂，它不但是最好的血管清理剂，而且是癌症的克星。

梨

Li

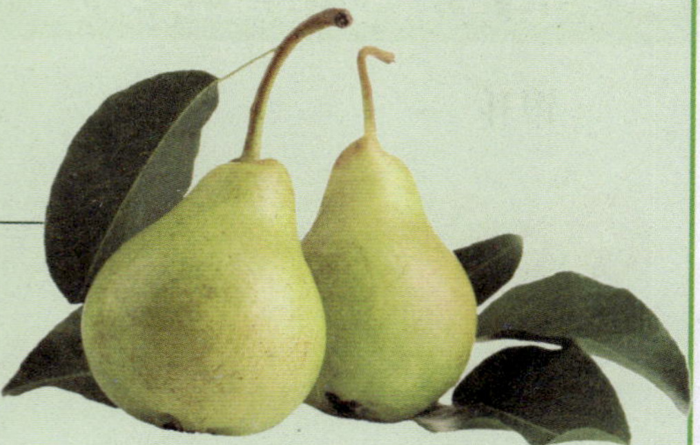

【别名】沙梨、白梨。
【性味归经】性寒，味甘、微酸。归肺、胃经。
【适用量】每天1个。
【营养成分】含有蛋白质、脂肪、糖类、粗纤维、铁、胡萝卜素、维生素C以及膳食纤维。
【适宜人群】咽喉发痒干痛、音哑者。
【不宜人群】脾虚便溏、慢性肠炎、胃寒病、寒痰咳嗽或外感风寒咳嗽以及糖尿病患者及产妇。

小百科

◎梨有“百果之宗”的美誉，为蔷薇科植物白梨、沙梨、秋子梨、西洋梨等的果实，多分布河北、山东、辽宁、江苏、四川、云南等地。

温馨提示

◎选购以果粒完整、无虫害、压伤、坚实为佳。置于室内阴凉角落处即可。如需冷藏，可以装在纸袋中放入冰箱储存2~3天。

推荐养生食疗方

肠炎

材料：

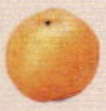

梨60克

做法：将梨洗净，捣烂后加水煎服，每日3次。

感冒咳嗽

材料：

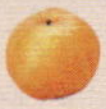

梨1个

做法：将梨洗净后，切碎，加入冰糖煎煮，用水服。

急支气管炎咳嗽

材料：

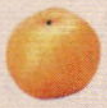

梨500克

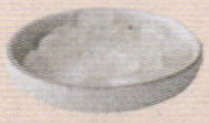

冰糖50克

做法：将梨削皮，熬浓去渣加冰糖收膏，每次1匙，以温水冲服，一日2次。

食道癌

材料：

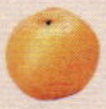

梨1个

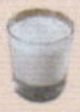

人乳

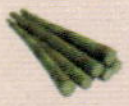

甘蔗汁

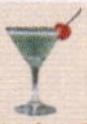

芦根汁适量

做法：将梨洗净榨汁，汁同人乳、甘蔗汁、芦根汁服之。

相宜食物搭配及功效

猪肺

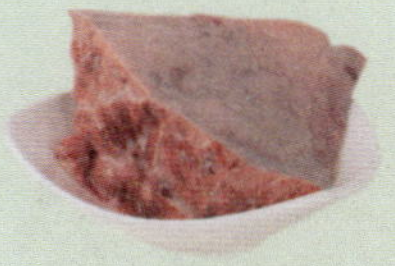

清热润肺、助消化

蜂蜜

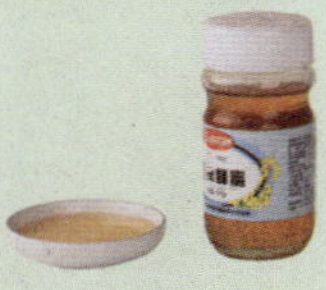

缓解咳嗽

冰糖

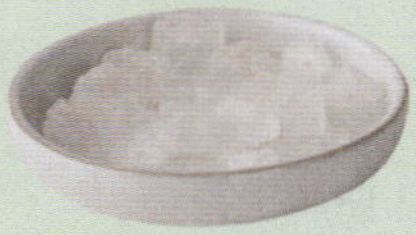

润肺解毒

姜汁

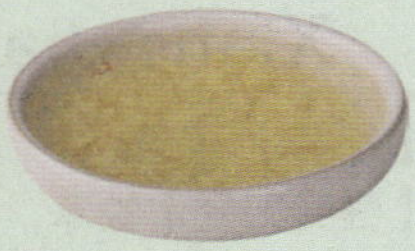

止咳去痰

丁香

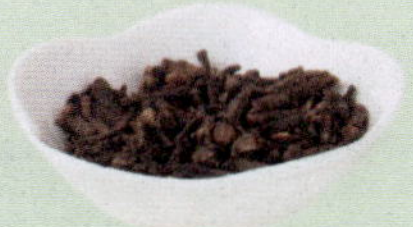

营养丰富

核桃

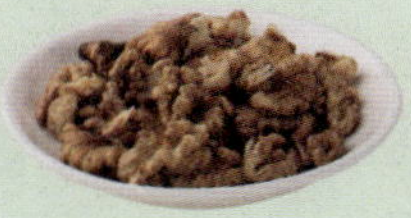

清热解毒

银耳

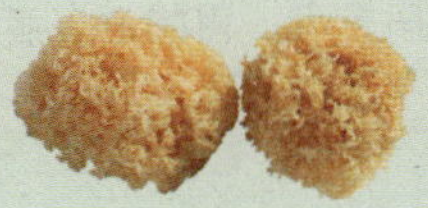

润肺止咳

相克食物搭配及后果

螃蟹

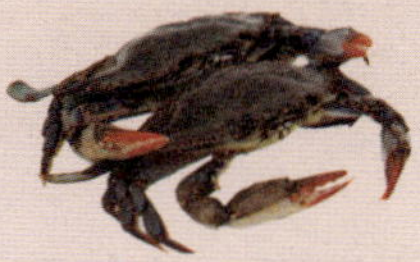

引起腹泻，损伤肠胃

开水

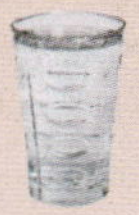

刺激肠胃，导致腹泻

猪肉

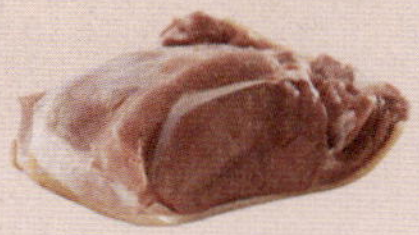

伤肾脏

白萝卜

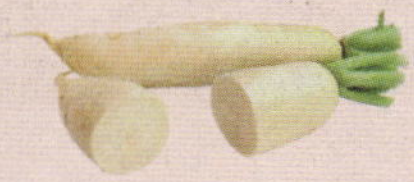

易诱发甲状腺肿大

保健功效

1.防辐射

美国生物科学家幔德斯·劳步斯的研究成果表明，未成熟或半熟的梨，具有防辐射的作用，梨的成熟需要大量的日射，能有效吸收阳光中的射线。

2.养肺

吃较多梨的人远比不吃或少吃梨的人感冒概率要低。所以，有科学家和医师把梨称为“全方位的健康水果”或称为“全科医生”。现在空气污染比较严重，多吃梨可改善呼吸系统和肺功能，保护肺部免受空气中灰尘和烟尘的影响。

3.镇静、降压

冠心病、高血压、肝炎、肝硬化等患者出现头晕目眩、心悸耳鸣，经常食梨会收到照好的康复疗效。

香蕉

Xiang Jiao

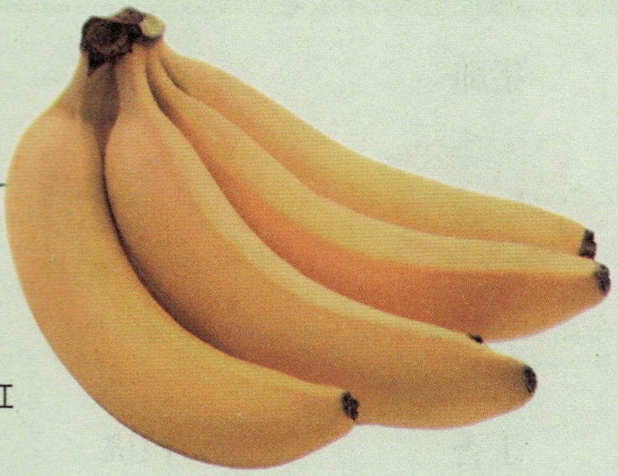

【别名】蕉果。
【性味归经】性寒，味甘。归脾、胃经。
【适用量】每天1～2根。
【营养成分】含有蛋白质、果胶、钙等营养成分。
【适宜人群】减肥者、发热、口干烦渴、喉癌、肛裂、癌症病人和中毒性消化不良者。
【不宜人群】慢性肠炎、虚寒腹泻、经常大便溏薄、急性风寒感冒咳嗽、糖尿病患者，胃酸过多者。

小百科

◎香蕉味香、富于营养，终年可收获，在温带地区也很受重视。植株为大型草本，从根状茎发出，由叶鞘下部形成高3～6公尺的假杆。

温馨提示

◎苹果放在阴凉处可以保持7～10天的新鲜，如果装入塑料袋放进冰箱里，能够保存更长时间。如果有剩余的苹果，可以做成蜜饯，再放入冰箱。

推荐养生食疗方

高血压	材料	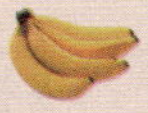 香蕉皮30克~60克	做法	将香蕉皮用清水洗净，放入锅中，加水煎汤后服用。
预防中风和心绞痛	材料	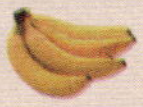 香蕉皮30克	做法	香蕉皮洗净，煎汤代茶饮，能扩张血管，防止中风和心绞痛。
痔疮	材料	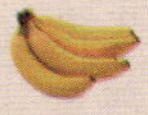 香蕉皮50克	做法	将香蕉取皮，用清水洗净，炖熟后服用。
香蕉面膜	材料	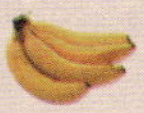 香蕉1根 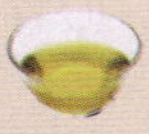 橄榄油3勺	做法	将两者搅匀成糊状，将香蕉糊敷在脸上，避开眼睛及嘴唇四周，待15分钟后用温水洗掉。

相宜食物搭配及功效

牛奶

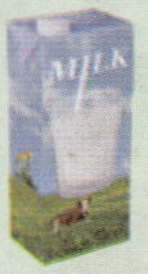

提高对维生素B_{12}的吸收

燕麦

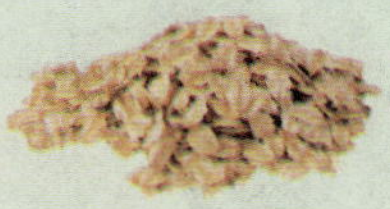

改善睡眠

李子

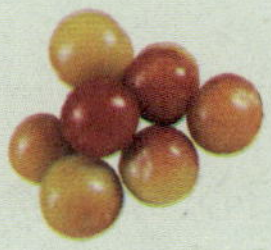

清热润肠

银耳

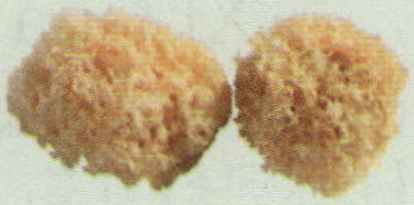

养肺、通便

百合

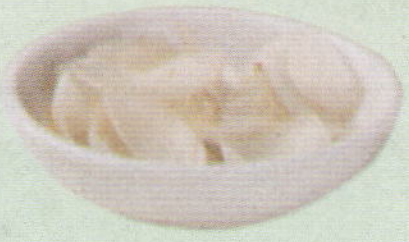

养肺、通便

芝麻

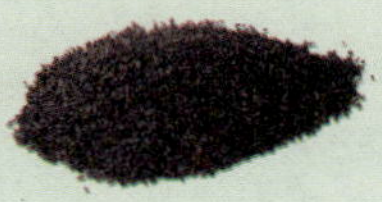

补益心脾、养心安神

川贝母

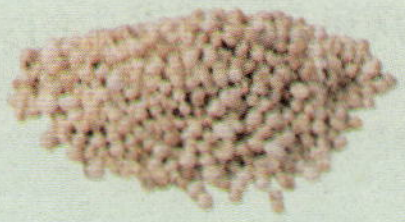

清热生津、润肺滑肠

巧克力

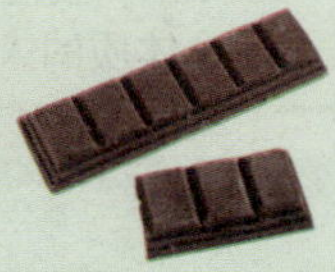

兴奋神经、改善心情

相克食物搭配及后果

芋头

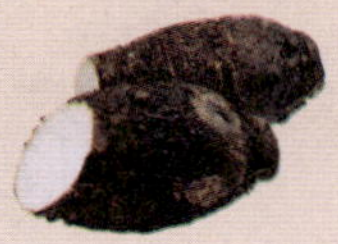

会腹胀

红薯

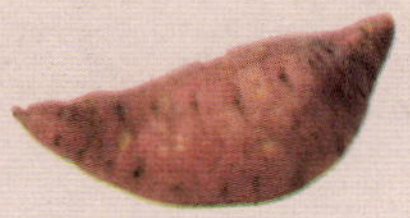

引起身体不适

酸奶

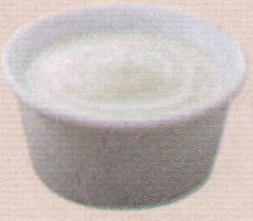

产生致癌物质

菠萝

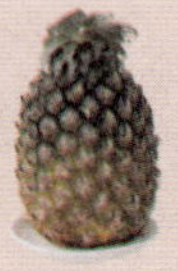

增加血钾浓度

保健功效

1.预防或控制高血压

香蕉内含高含量的钾，可将过多的钠离子排出，帮助控制血压降低；将香蕉切成小块后，跟牛奶一起放入果汁机打成香蕉牛奶，就成了最佳的抗高血压果汁了。

2.增加免疫力

多吃香蕉可增加体内白细胞，改善免疫系统的功能，增强人体抗癌的免疫力。

3.通便

香蕉含有许多纤维，可刺激肠胃蠕动，帮助排便。

4.减肥

香蕉中淀粉含量很高，很容易让肠胃有饱足感，很多人用来当作减肥的主食来源。

西瓜

Xi Gua

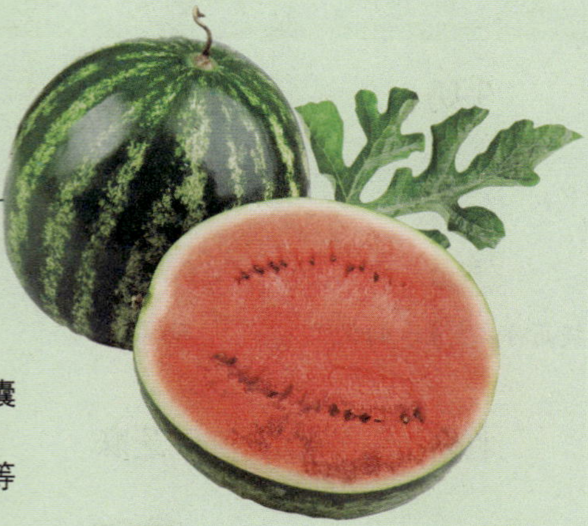

【别名】寒瓜、夏瓜。
【性味归经】性寒，味甘。归心、胃、膀胱经。
【适用量】建议每日不超过200克。
【营养成分】糖、蛋白质、维生素C、钙、铁等。
【适宜人群】慢性肾炎、高血压、黄疸肝炎、胆囊炎、膀胱炎、发热烦渴或急性病高热不退者。
【不宜人群】慢性肠炎、胃炎、胃及十二指肠溃疡等属于虚冷体质的人，糖尿病患者、经期中的女性。

小百科

◎西瓜的瓜瓤脆嫩，味甜多汁，含有丰富的矿物盐和多种维生素，是夏季主要的消暑果品。西瓜清热解暑，对治疗肾炎、糖尿病及膀胱炎等疾病有辅助疗效。

温馨提示

◎选购瓜时，应选择瓜皮表面光滑、花纹清晰、纹路明显、底面发黄的，手指弹瓜听到“嘭嘭”声的，瓜柄呈绿色的西瓜。

推荐养生食疗方

	材料		做法
尿道感染	材料	 西瓜1000克	西瓜去皮及籽，捣汁服用，每日2次。
咳嗽少痰	材料	 西瓜3000克 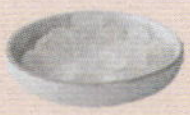 冰糖适量	以刀开一小口，取出部分瓜瓤，放入冰糖，以瓜皮封口，隔水煮60分钟，待凉后，吃瓜饮汤。
高血压	材料	 西瓜1000克 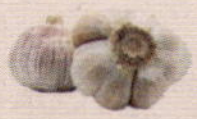 大蒜50克	把西瓜剖一个三角形的洞放进去大蒜，把剖去的瓜盖盖好，盛入大碗中，蒸10分钟即可。
夏季痤疮	材料	 西瓜皮500克 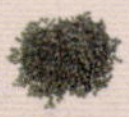 绿豆100克  水1500毫升	锅中加入适量清水，放入绿豆、西瓜皮煮汤，沸后10分钟去绿豆，西瓜皮，煮沸后冷却即可。

相宜食物搭配及功效

大蒜

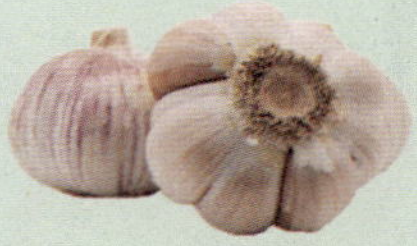

营养丰富

冬瓜

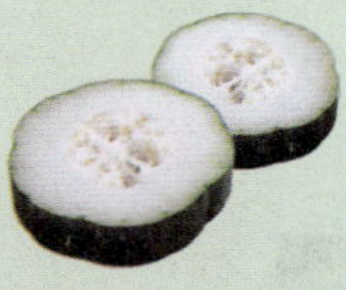

治疗暑热烦渴、尿浊等症

鸡蛋

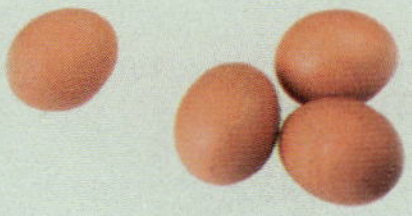

滋阴润燥

鳝鱼

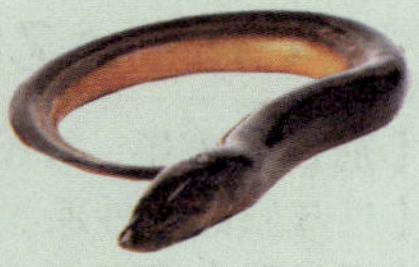

补虚损、祛风湿

冰糖

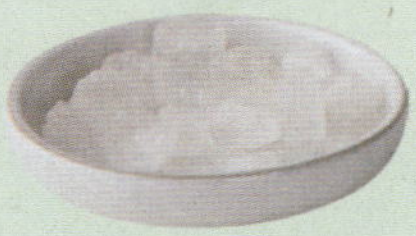

治疗大便下血

绿茶

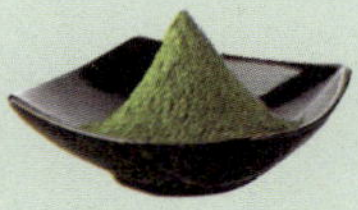

提神醒脑、振作情绪

薄荷

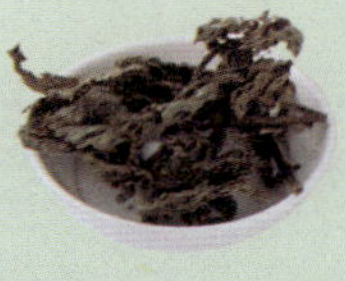

提神醒脑、振作情绪

相克食物搭配及后果

海虾

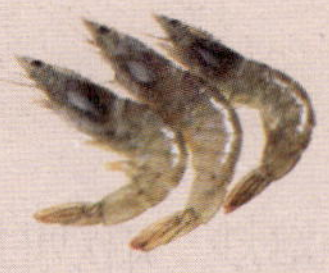

呕吐、头晕、恶心

冰激凌

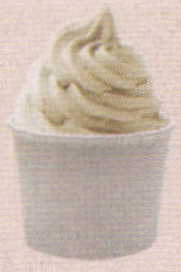

腹泻

羊肉

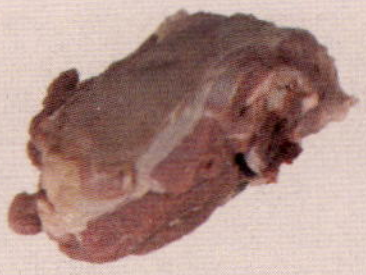

腹胀、腹泻、腹痛

鱼肉

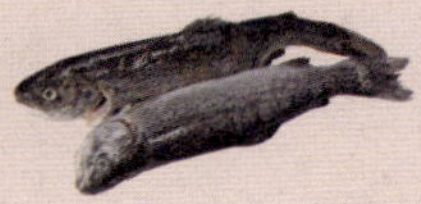

降低锌的吸收

保健功效

1.清热解暑，除烦止渴

西瓜中含有大量的水分，在急性热病发烧、口渴汗多、烦躁时，吃上西瓜，症状会马上改善。

2.美容作用

用西瓜汁洗面，会使黝黑的皮肤转白；西瓜皮贴于面部有斑处，可以去斑。

3.利尿降压

西瓜有利尿降压的功效，对于高血压、肾炎、浮肿等均有辅助作用。

4.利咽消肿

西瓜为原料之称的西瓜霜有消炎退肿的功效，吹敷患处，可治咽喉肿痛、口舌生疮等。

橙子

Cheng Zi

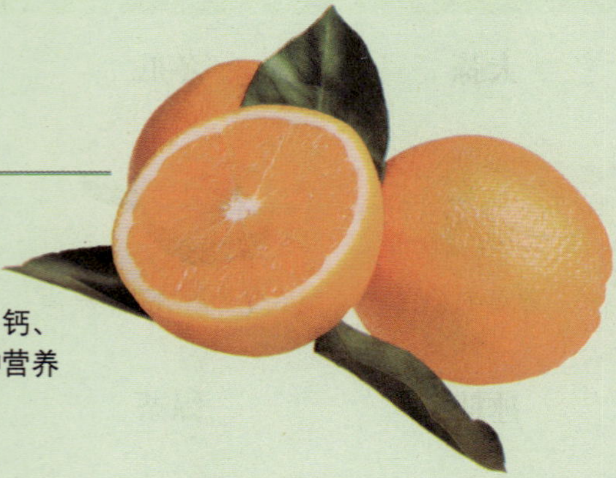

【别名】黄果、香橙、蟹橙、金球。
【性味归经】性凉，味酸。归肺经。
【适用量】每天1~2个。
【营养成分】橙子中含有丰富的果胶、蛋白质、钙、磷、铁及维生素B_1、维生素B_2、维生素C等多种营养成分，尤其是维生素C的含量最高。
【适宜人群】胸膈满闷、瘿瘤之人及饮酒者。
【不宜人群】糖尿病患者。

小百科

◎橙子为芸香科柑橘属植物甜橙的成熟果实，是大众化的水果，在国内外广泛种植，品种繁多，深受人们喜爱。此类水果果肉汁多味甘，是鲜食和做果汁的水果。

温馨提示

◎要选择果实饱满、有弹性、着色均匀、能散发出香气的果实。此类水果较耐储藏，可放在阴凉通风处保存半个月，但不要堆在一起存放。

推荐养生食疗方

	材料	做法
风湿	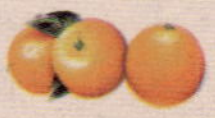 橙子50克	将橙籽放入锅中焙炒，焙炒时注意不要炒焦，但尽量将油分炒干。将橙籽打成粉末即可。
痰多咳嗽	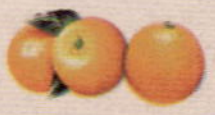 橙子皮3~5克	将橙子取皮，泡水饮用。
胸闷	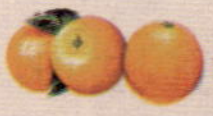 橙子皮5克 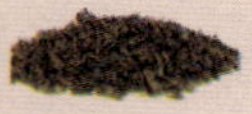 茶叶5克	将橙子取皮，与茶叶一起放入茶杯中冲泡，或煮汤饮用。
便秘	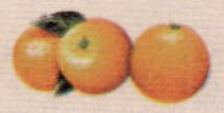 干橙皮50克 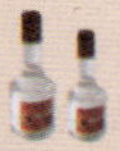 白酒适量	将橙皮洗净，放入锅中煮软，加入白酒调味即可。

相宜食物搭配及功效

奶油

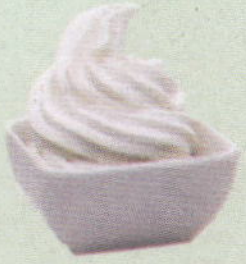

降低人体对胆固醇的吸收

橘子

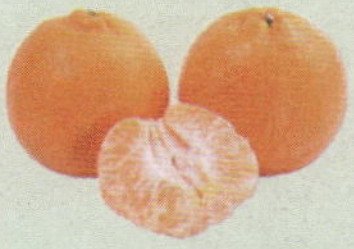

预防感冒

黄酒

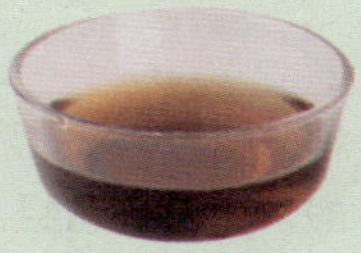

治疗乳腺炎

蜂蜜

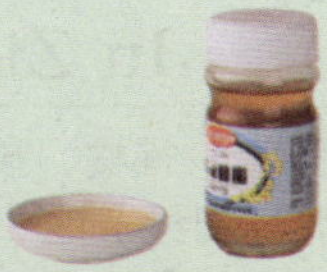

可治胃气不和、呕逆少食

玉米

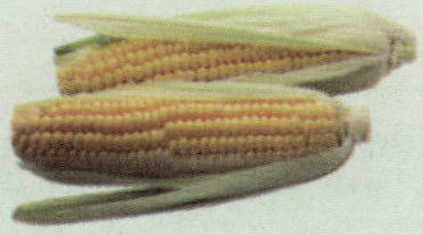

促进维生素的吸收

蛋黄酱

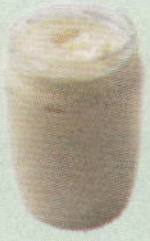

美容养颜

鸡蛋

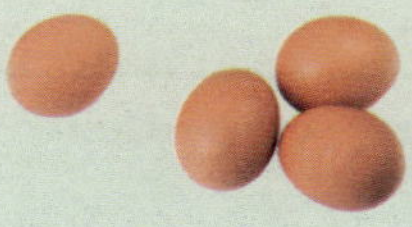

增强免疫力

相克食物搭配及后果

黄瓜

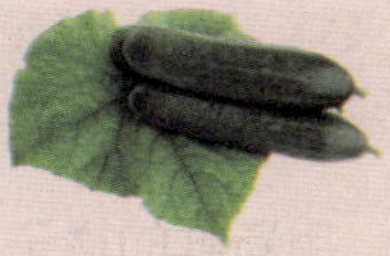

与这些食物同食破坏维生素C

螃蟹

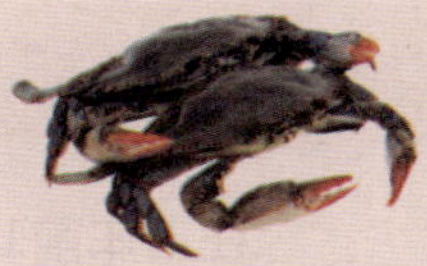

与这些食物同食破坏维生素C

动物肝脏

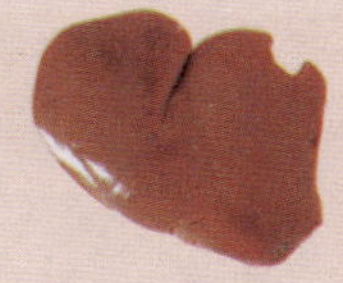

与这些食物同食破坏维生素C

牛奶

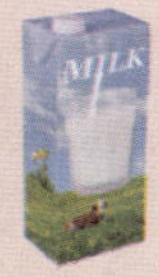

影响消化

保健功效

1.补充体力

运动后饮用橙汁，含量丰富的果糖能迅速补充体力，而高达85%的水分更能解渴提神。

2.深层洁肤

用洗面巾浸透橙汁擦拭面部皮肤，充分吸收5分钟后用清水洗净，既能卸妆，又可彻底清洁面部污垢和油脂，发挥深层洁肤功效。即使敏感的肌肤也可放心使用。

3.催眠、驱蚊

用平纹细布包裹橙皮制成香包，放在枕头旁不仅有催眠功效，还能驱蚊。

4.软化血管

橙皮饮略带苦味，其含有的橙皮苷成分能软化血管、降低血脂，日常饮用可预防心血管系统疾病。

橘子

Ju Zi

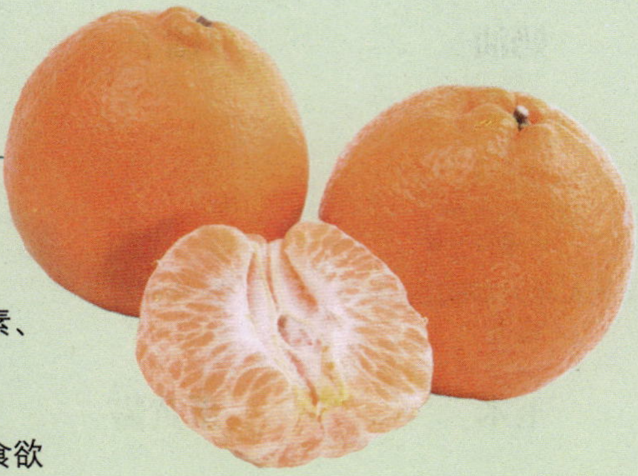

【别名】福橘、蜜橘、大红袍、黄橘。
【性味归经】性平，味甘、酸。归肺、胃经。
【适用量】每天1~2个。
【营养成分】含有蛋白质、碳水化合物、胡萝卜素、维生素、葡萄糖、果糖、苹果酸等营养成分。
【适宜人群】老年心血管病、慢性支气管炎患者。
【不宜人群】风寒咳嗽、多痰、糖尿病、口疮、食欲不振、大便秘结、咳嗽者。

小百科

◎橘子是芸香科柑桔属的一种水果。果实外皮肥厚，内藏瓤瓣，由汁泡和种子构成。橘子色彩鲜艳、酸甜可口，是秋冬季常见的美味佳果。

温馨提示

◎储存时装在有洞的网袋中，放置通风处即可。如果要长期储存，放进冰箱保鲜，可保存1个月不变质。

推荐养生食疗方

晕车	材料	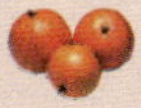 橘子皮50克	做法：在上车前1小时，用新鲜的橘子皮，向内折成双层，对准鼻孔，用手指挤提捏橘子皮，皮中就会喷射出无数股细小的橘香油雾并被吸入鼻孔。
冻疮	材料	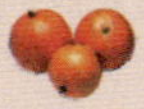 橘皮50克 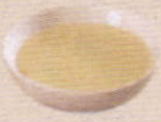 植物油5克	做法：将橘皮用火烤焦，研成粉末，再用植物油调均匀，抹在患处。
咳嗽	材料	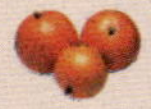 橘皮5克 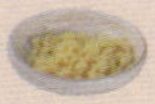 姜末5克 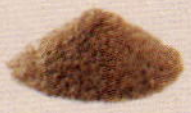 红糖10克	做法：用干橘皮，加水2杯煎汤后，放少量姜末、红糖趁热服用。

相宜食物搭配及功效

大红枣

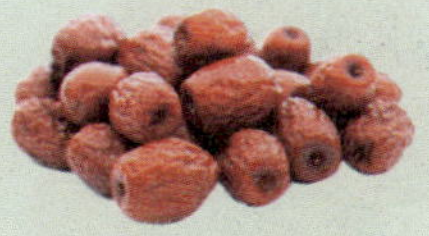

治疗消化不良

菠萝

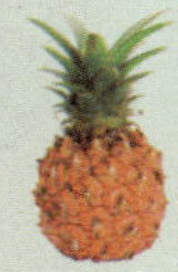

治疗急性喉炎、声音嘶哑

桂圆

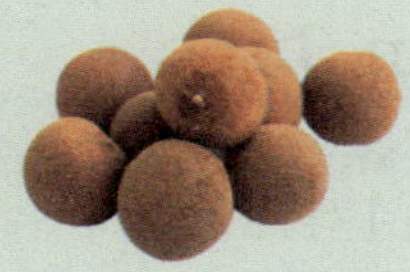

治疗痢疾

冰糖

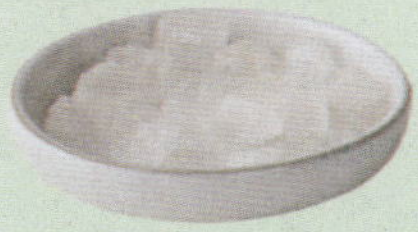

治疗痢疾

生姜

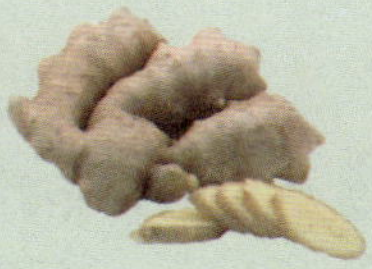

治疗感冒

玉米

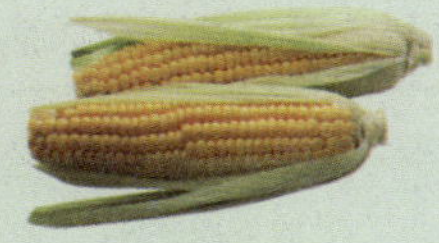

有利于吸收维生素

相克食物搭配及后果

白萝卜

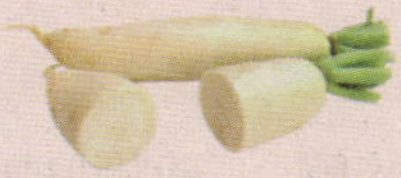

引发甲状腺肿病

兔肉

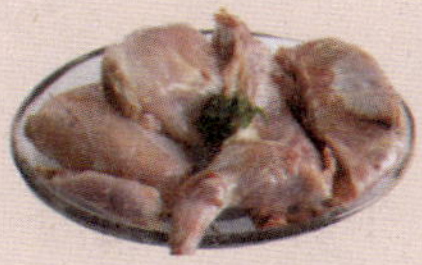

腹泻，损害肠胃

牛奶

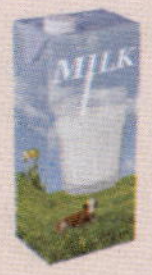

影响蛋白质的消化吸收，妨碍营养吸收

动物肝脏

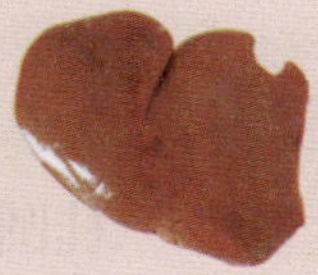

破坏维生素C

保健功效

1.预防高血压

橘皮苷可以加强毛细血管的韧性，降血压，扩张心脏的冠状动脉，故橘子是预防冠心病和动脉硬化的食品。

2.美容作用

橘子富含维生素C与柠檬酸，前者具有美容作用，后者则具有消除疲劳的作用。

3.抗癌

在鲜柑橘汁中，有一种抗癌活性很强的物质“诺米灵”，它能使致癌化学物质分解，抑制和阻断癌细胞的生长，能使人体内除毒酶的活性成倍提高，可抗癌。

4.通便

橘子内侧薄皮含有膳食纤维及果胶，可以促进通便，并且可以降低胆固醇。

金橘。

Jin Ju

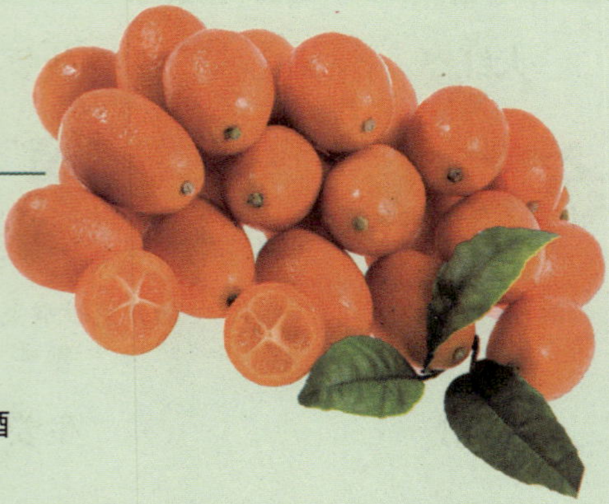

【别名】夏橘、金弹寿星柑、金橘饼、给客橙。
【性味归经】性温，味辛、甘、酸。归肝、肺、脾、胃经。
【适用量】每次5个。
【营养成分】含有胡萝卜素、蛋白质、脂质等。
【适宜人群】胸闷郁结、不思饮食或伤食饱满、醉酒口渴之人，急慢性气管炎、肝炎、高血压者。
【不宜人群】脾弱气虚、糖尿病、口舌生疮者。

小百科

◎金橘属芸香科，是著名的观果植物。特别是在广东及香港地区，很多市民为图吉利在春节购买。果多为椭圆形，金黄色，有光泽，部分品种可食用。

保健功效

1.预防高血压

金橘中的维生素P能强化微血管弹性。

2.抗衰老

金橘果实含丰富的维生素A，可预防色素沉淀、增进皮肤光泽。

相宜食物搭配及功效

生姜	桂圆	冰糖	萝卜
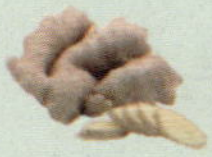	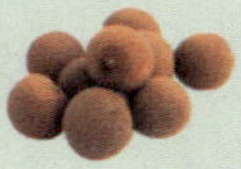	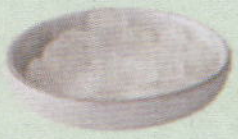	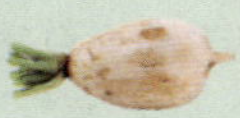
治疗感冒	治疗痢疾	治疗痢疾	治疗咳嗽

相克食物搭配及后果

牛奶	兔肉	螃蟹	动物肝脏
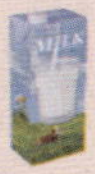	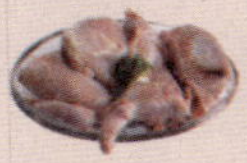	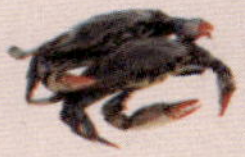	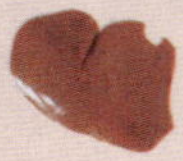
影响蛋白质的吸收	破坏维生素C	破坏维生素C	破坏维生素C

推荐养生食疗方

咳嗽、哮喘

材料：

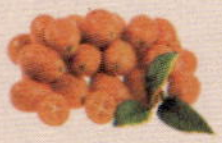

金橘5个 白糖适量

做法：切开去核，白糖适量，加水文火煮熟，食桔饮汤。

胸中郁闷

材料：

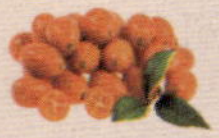

金橘2500克

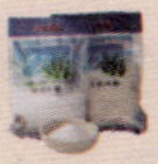

白糖2000克

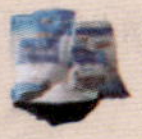

食盐100克

做法：金橘用小刀逐个划几道口，浸于用食盐配制的水溶液中过夜，次日捞出沥干，用白糖熬煮即可。

桃子

Tao Zi

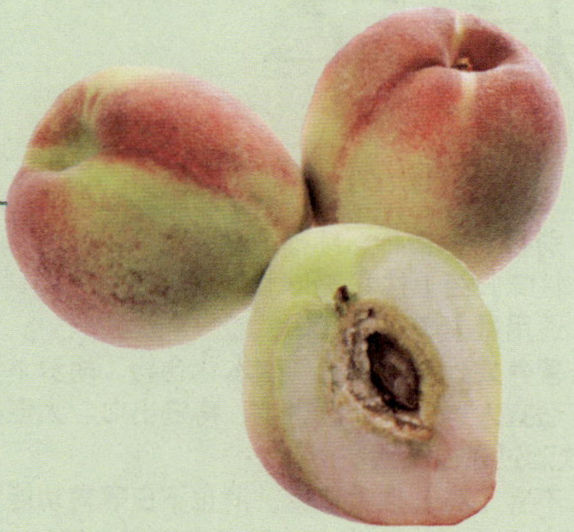

【别名】佛桃、水蜜桃。
【性味归经】性温，味甘、酸。归肝、大肠经。
【适用量】每次1~2个。
【营养成分】桃富含蛋白质、脂肪、糖、钙、磷等。
【适宜人群】低血糖、低血钾和缺铁性贫血者，肺病、肝病、水肿患者，消化力弱者。
【不宜人群】内热生疮、毛囊炎、痈疖和面部痤疮、糖尿病患者。

小百科

◎桃子为蔷薇科植物桃或山桃的成熟果实。桃子原产我国，栽培历史已有3000多年，《诗经》就有记载“桃之夭夭”。中医认为桃性温，有益颜色、解劳热之功效。

保健功效

利尿退黄

桃花中含有的萘酚有利尿作用，能除水气，消肿满，适用于黄疸、淋证等多种症状。

相宜食物搭配及功效

牛奶

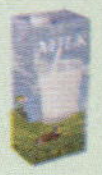

易滋养皮肤

莴笋

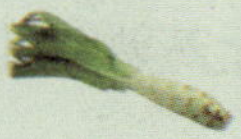

营养丰富

茶叶

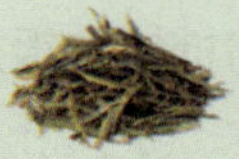

敛汗、止血

蜂蜜

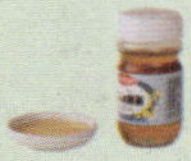

治疗急性胃炎

相克食物搭配及后果

白酒

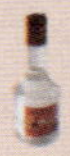

导致头晕

蟹

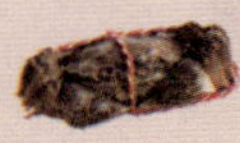

影响蛋白质的吸收

白萝卜

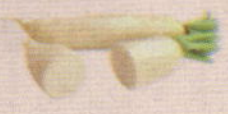

破坏维生素C

推荐养生食疗方

急性胃炎

材料：

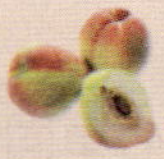

鲜桃1个

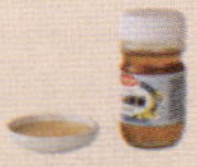

蜂蜜20克

做法：桃子去皮去核榨成桃汁后，加一些蜂蜜和适量的温开水。每天喝一到两次，每次一百毫升。

调节气血不足

材料：

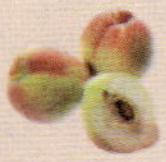

桃子2000克

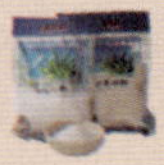

白糖500克

做法：将桃子洗净后去核，切成块与白糖混合，再晒去水分即可。

柿子

Shi Zi

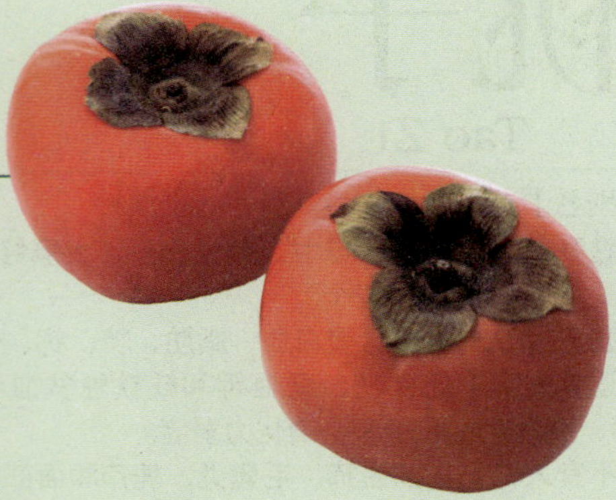

【别名】大盖柿、红柿。

【性味归经】性寒，味甘、涩。归心、肺、脾经。

【适用量】每日约100克。

【营养成分】富含糖、碳水化合物、胡萝卜素等。

【适宜人群】高血压患者、痔疮出血、大便秘结者、饮酒过量或长期饮酒者。

【不宜人群】慢性胃炎、消化不良等胃功能低下者、外感风寒咳嗽患者、体弱多病者、产妇。

小百科

◎柿子是人们比较喜欢食用的果品，甜腻可口，营养丰富。柿子主要有两种，即涩柿和甜柿，把摘下来就能吃的柿子叫甜柿，人工脱涩后才能吃的柿子叫涩柿。

温馨提示

◎吃柿子时，切忌空腹食用，以免形成结石。另外，柿子还不能与海鲜同食，食用后会出现呕吐、腹胀与腹泻等食物中毒现象。

推荐养生食疗方

	材料	做法
寒泻、水泻	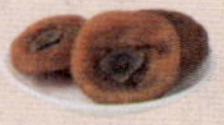 柿饼2个	将柿饼放饭上蒸熟即可。
治高血压	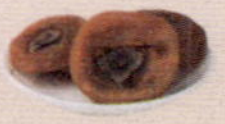 柿饼3枚（去蒂） 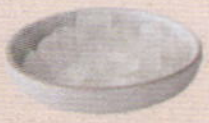 冰糖50克	锅中放入适量清水，将柿饼、冰糖放入碗中，加蒸至柿饼绵软后食用。
治泌尿道感染	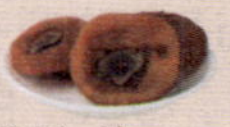 柿饼2枚 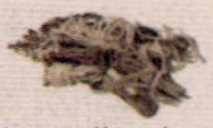 灯心草6克 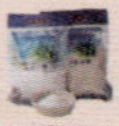 白砂糖10克	将柿饼、灯心草同煮汤，加白砂糖调味饮用。
治干咳咯血	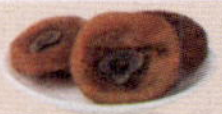 柿饼3枚 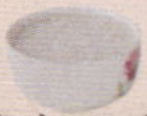 大米100克 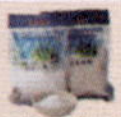 冰糖（白糖）适量	将柿饼切小块，大米同煮粥，用冰糖或白糖调味食用。

相宜食物搭配及功效

蜂蜜

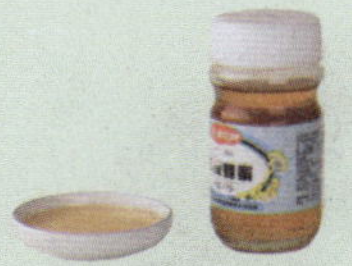

治甲状腺肿大

菜籽油

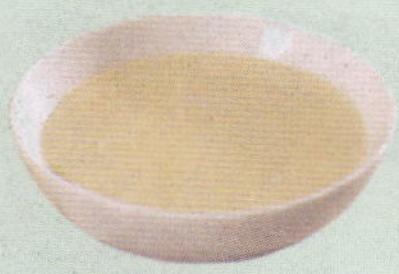

治疗冻疮

黑豆

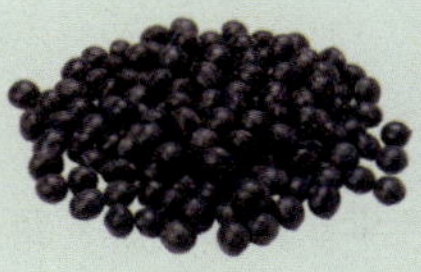

治疗尿血

黄豆

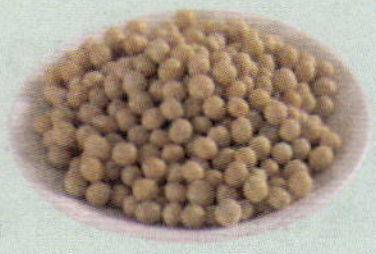

缓解更年期综合征

猪肉

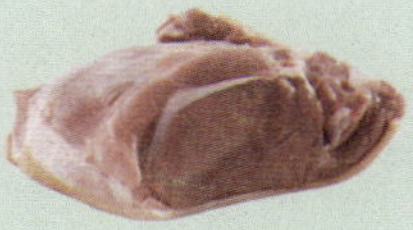

滋补身体

木耳

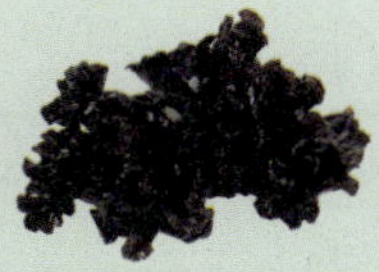

滋阴凉血、润肠通便

冰糖

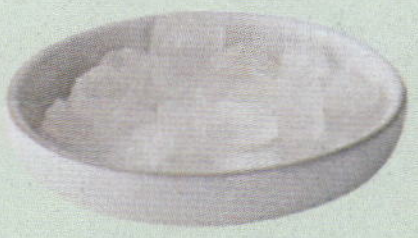

治疗高血压

红枣

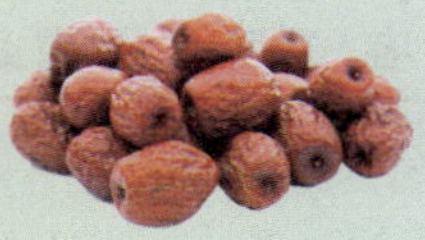

润肺通便

相克食物搭配及后果

章鱼

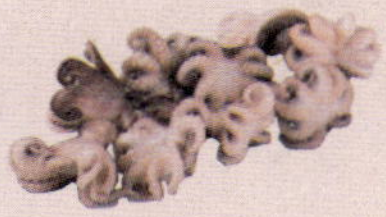

损肠胃、腹泻

梨

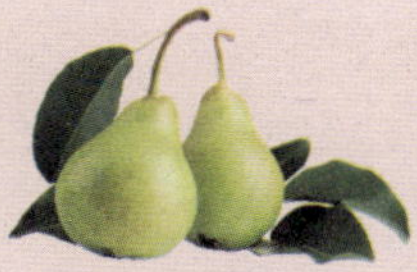

损肠胃、腹泻

白萝卜

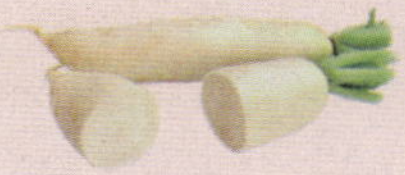

降低营养价值

酸菜

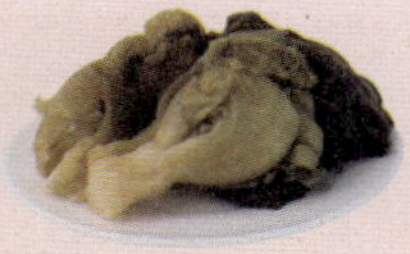

导致胃石症

保健功效

1.清热止咳

柿饼上的柿霜具有清热润燥、化痰止咳的功效，能治疗肺热咳嗽、喉痛咽干等症。

2.降气止咳

柿蒂对于呃逆、恶心、百日咳及夜尿症等有较好的治疗效果。

3.降压止血、抗菌消炎

柿叶制成茶，经常饮用，能使机体组织细胞复苏，并对稳定和降低血压、软化血管、防止动脉硬化、消炎等均有益处。

4.防治甲状腺

新鲜的柿子含碘量很高，甲状腺肿大的患者食用柿子有一定的益处。

葡萄

Pu Tao

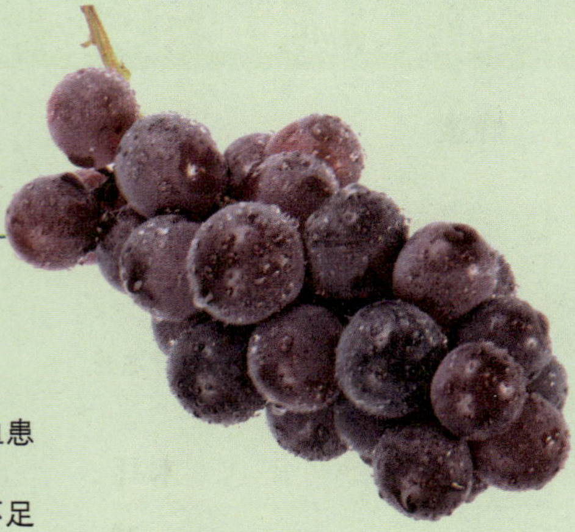

【别名】草龙珠、山葫芦、蒲桃。
【性味归经】味甘微酸、性平。归肺、脾、肾经。
【适用量】每天100克。
【营养成分】含有蛋白质、脂肪、碳水化合物等。
【适宜人群】冠心病、脂肪肝、癌症、肾炎、贫血患者、风湿性关节炎、四肢筋骨疼痛患者及儿童、孕妇。
【不宜人群】糖尿病、便秘、阴虚内热、津液不足者，肥胖者，脾胃虚寒者，服用人参者。

小百科

◎葡萄属落叶藤本植物，掌叶状，3~5缺裂，复总状花序，通常呈圆锥形，浆果多为圆形或椭圆，色泽随品种而异。主要产于新疆、甘肃、山西、河北、山东等地。

温馨提示

◎购买葡萄时可以摘底部的一颗尝尝，如果果粒甜美则整串都会很甜。葡萄保留的时间很短，最好购买后尽快吃完。剩余的可用保鲜袋密封好，放入冰箱。

推荐养生食疗方

	材料	做法
妊娠呕吐和浮肿	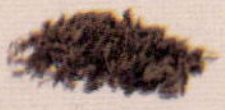 葡萄根30克	锅中注入适量清水，将葡萄根煎水服。
婴儿腹泻	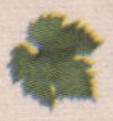 葡萄叶50克	葡萄叶煎水两次后去渣浓缩成糊状，加面粉和白糖各一半，拌匀后制成软粒，再烘干或晒干。
细菌性痢疾	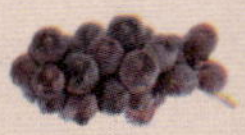 葡萄50克 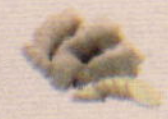 生姜5克	将葡萄、生姜洗净，分别捣烂，用清洁纱布纹汁备用;再泡浓绿茶一杯，对入葡萄汁、姜汁即可。
急性泌尿系统感染	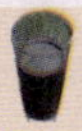 葡萄汁300毫升 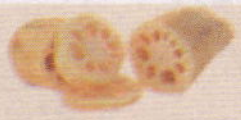 藕汁200毫升  生地黄汁400毫升 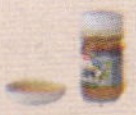 蜂蜜250毫升	取葡萄汁、藕汁、生地黄汁各300毫升，蜂蜜250毫升，共煮沸，每日饭前服120毫升。

相宜食物搭配及功效

薏米

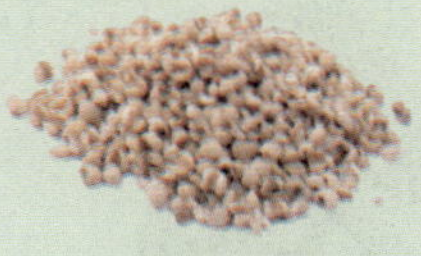

健脾利湿

枸杞子

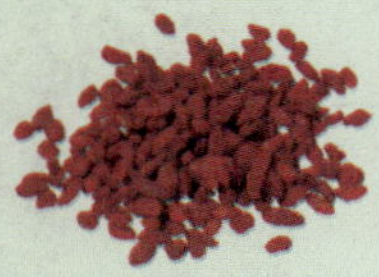

补血

蜂蜜

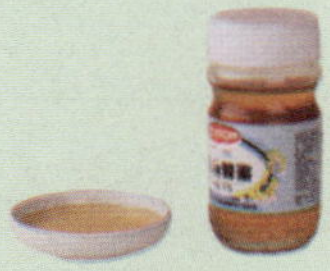

治感冒

橙子

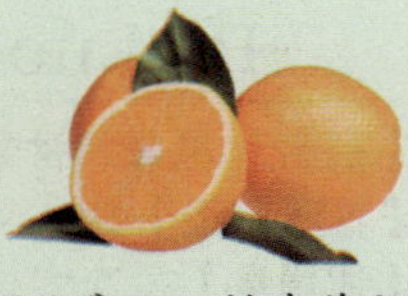

预防贫血、排毒养颜

山药

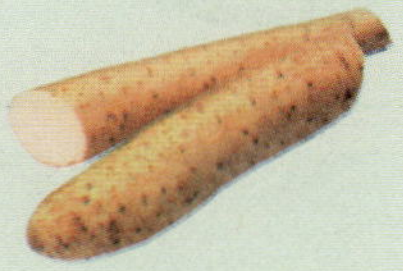

补虚养身

粳米

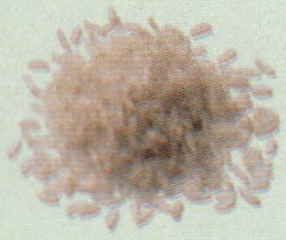

美容养颜

甘蔗

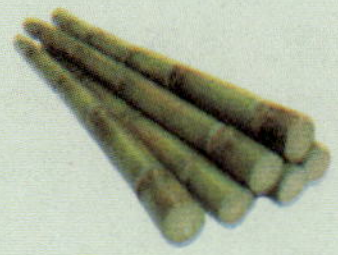

治疗声音嘶哑

生姜

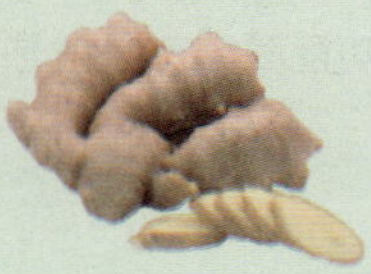

治疗痢疾

相克食物搭配及后果

开水

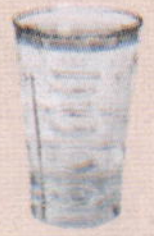

引起腹胀

白萝卜

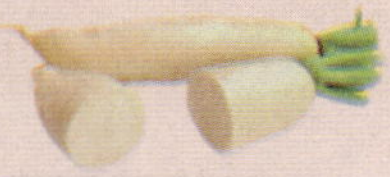

导致甲状腺肿

虾

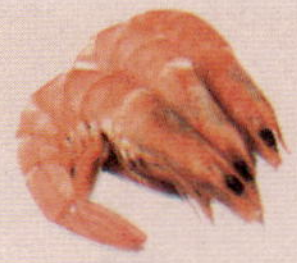

刺激胃肠道

海蜇

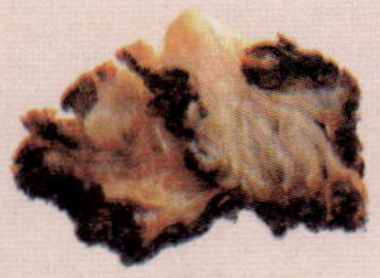

刺激胃肠道

保健功效

1.抗贫血

葡萄中含有抗恶性贫血作用的维生素B_{12}，常饮红葡萄酒，有益于治疗恶性贫血。

2.抗毒杀菌

葡萄中含有天然的聚合苯酚，能与病毒或细菌中的蛋白质化合，使之失去传染疾病的能力，常食葡萄对于脊髓灰白质病毒及其他一些病毒有良好杀灭作用。

3.改善过敏症状，防癌抗癌

葡萄皮中的白藜芦醇不仅能抑制发炎物质的运作，有效缓解过敏症状，还可以防止正常细胞癌变，并能抑制已恶变细胞扩散，有较强的防癌抗癌功能。

4.补益和兴奋大脑神经

葡萄含有葡萄糖、有机酸、维生素，可补益和兴奋大脑神经，能治疗神经衰弱。

菠萝

Bo Luo

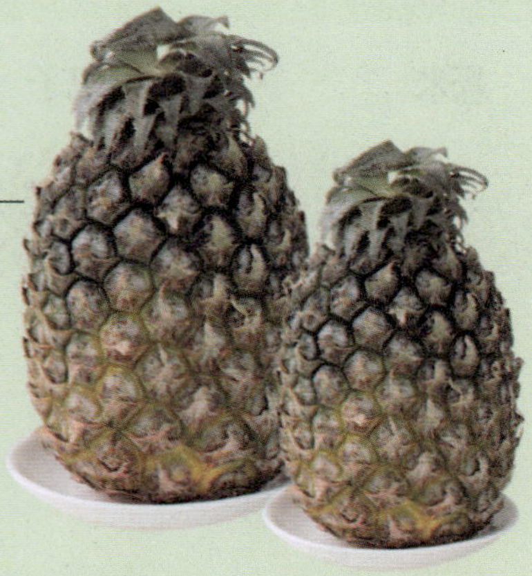

【别名】凤梨、番梨、露兜子。

【性味归经】性平，味甘、微涩。归脾、胃经。

【适用量】每次约100克。

【营养成分】菠萝含有脂肪、胡萝卜素等。

【适宜人群】肾炎、高血压病患、伤暑、身热烦渴、肾炎、高血压、支气管炎、消化不良者。

【不宜人群】过敏体质的人、溃疡病、肾脏病、凝血功能障碍者、发热及患有湿疹、疥疮者。

小百科

◎菠萝是一种原产南美洲巴西、巴拉圭的亚马孙河流域一带的热带水果，16世纪从巴西传入中国， 有70多个品种， 岭南四大名果之一。

温馨提示

◎优质菠萝的果实呈圆柱形或两头稍尖的卵圆形，大小均匀适中，果形端正，芽眼数量少。成熟度好的菠萝表皮呈淡黄色或亮黄色，两端略带青绿色。

推荐养生食疗方

虚热烦渴

材料：

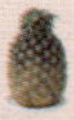

菠萝果肉250克

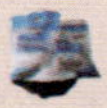

食盐少许

做法：将菠萝肉洗净，切成果丁，榨果汁备用；取一大口杯，盛入凉开水，加入菠萝汁、食盐，搅匀。

消渴、小便不利

材料：

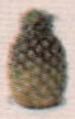

鲜菠萝3个

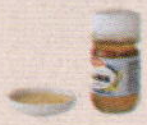

鲜蜂蜜1500毫升

做法：菠萝削皮洗净，切成丁状，榨汁备用;将果汁倒入砂锅，煮至果汁变稠，加入蜂蜜，拌成膏状。

治感冒

材料：

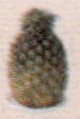

菠萝250克

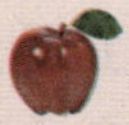

苹果200克

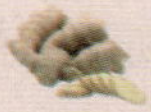

生姜5克

做法：菠萝、苹果分别洗净切片，生姜、苹果、菠萝合榨汁即可。

慢性气管炎、咽炎

材料：

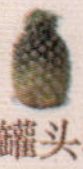

菠萝罐头500克

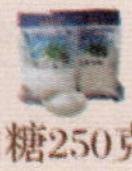

白糖250克

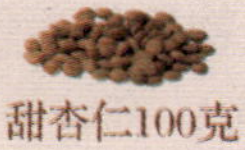

甜杏仁100克

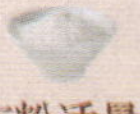

冻粉适量

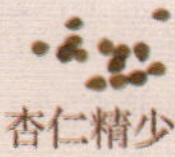

杏仁精少许

做法：杏仁磨浆，菠萝切片；冻粉蒸化，杏仁浆、冻粉同煮沸，放入杏仁精，搅匀入碗，凉凉后装入冰箱冷冻；白糖水冷冻；将杏仁切块，撒入菠萝片。

相宜食物搭配及功效

蜂蜜

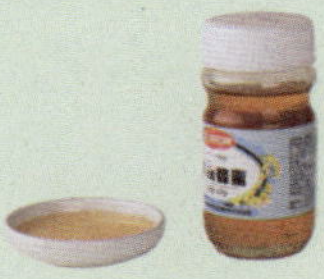

利小便

茅根

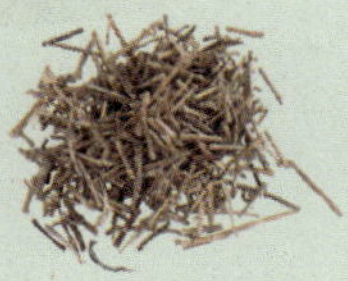

治疗肾炎

鸡肉

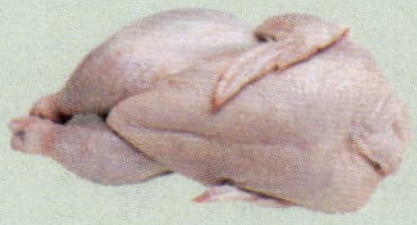

补虚填精、温中益气

猪肉

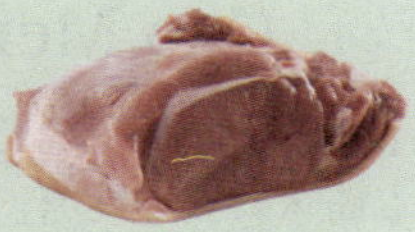

促进蛋白质吸收

鸡翅

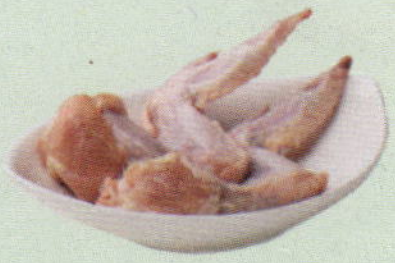

促进蛋白质吸收

苦瓜

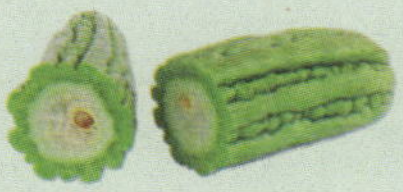

清热解毒

杏仁

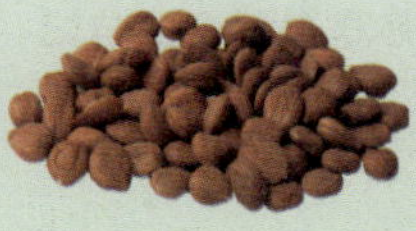

润肺止咳

相克食物搭配及后果

牛奶

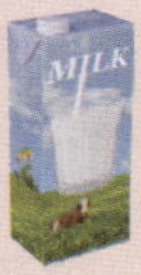

影响消化吸收

鸡蛋

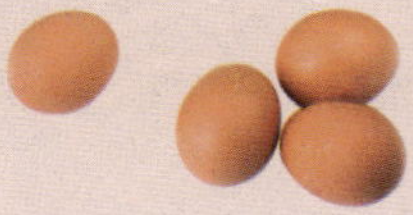

影响消化吸收

白萝卜

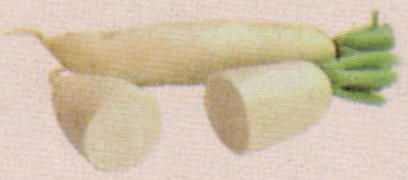

破坏维生素C

冰糖

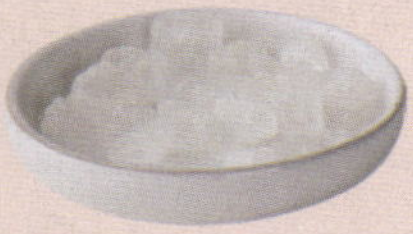

生津止渴

保健功效

1.美容

丰富的维生素B能有效地滋养肌肤，防止皮肤干裂，滋润头发的光亮，同时也可以消除身体的紧张感和增强机体的免疫力。

2.保健

促进血液循环酶，素来可以降低血压，稀释血脂，食用菠萝，可以预防脂肪沉积。运动员食用菠萝有消炎和消肿作用，能够促进血循环。

3.清理肠胃

菠萝中含有的菠萝蛋白酶能有效分解食物中的蛋白质，从而起到促进肠胃蠕动、促进消化和吸收的作用。

草莓
Cao Mei

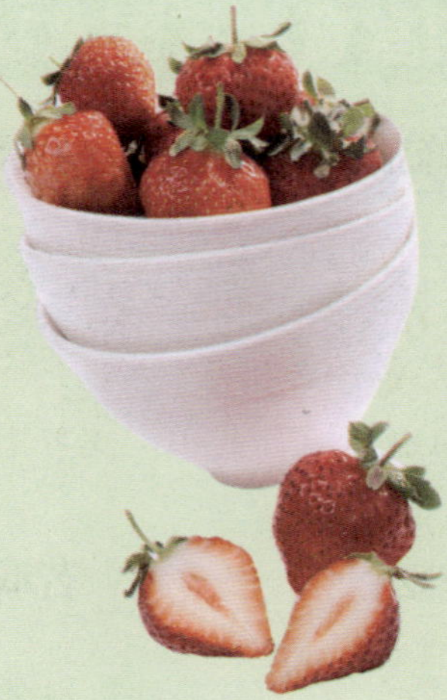

【别名】洋莓果、红莓、蛇莓、鸡冠果、蚕莓。
【性味归经】性凉，味酸甘。归肺、脾经。
【适用量】每次10个左右。
【营养成分】草莓果肉中含有大量的糖类、蛋白质、有机酸、果胶等营养物质。
【适宜人群】风热咳嗽、咽喉肿痛、声音嘶哑、夏季烦热口干、腹泻如水者及鼻咽癌患者。
【不宜人群】脾胃虚弱、肺寒腹泻者及孕妇。

小百科

◎草莓的外观呈心形，鲜美红嫩，果肉多汁，酸甜可口，香味浓郁，是水果中难得的色、香、味俱佳者，所以被人们誉为“果中皇后”。

温馨提示

◎草莓应选购硕大坚挺、果形完整、无畸形、外表鲜红发亮及果实无碰伤、冻伤或病虫害的果实。保存前不要清洗，带蒂轻轻包好勿压，放入冰箱中即可。

推荐养生食疗方

牙龈出血

材料：

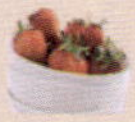
草莓60克

做法：将草莓洗净，捣烂，冷开水冲服，每日3次。

干咳无痰

材料：

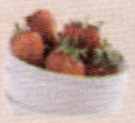
草莓6克

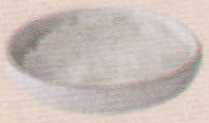
冰糖30克

做法：将草莓洗净，与冰糖同入锅，一同隔水煮烂，每天3次分服。

脾胃不和、食欲不振

材料：

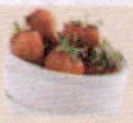
草莓200克

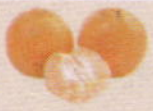
橘子100克

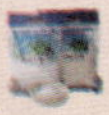
白糖100克

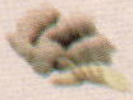
生姜适量

做法：将草莓洗净，橘子剥去外皮，分成橘瓣，姜两者共同放入砂锅中，加白糖、清水，旺火煮沸3分钟停火，待温饮用。

面疱、粉刺

材料：

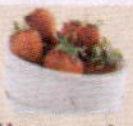
草莓100克

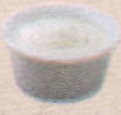
优酪乳1/2杯

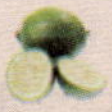
柠檬1/3个

冰片1~2片

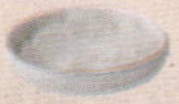
方糖1小茶匙

做法：将草莓、柠檬去皮，全部放进压榨器中榨汁，并与优酪乳混淆。再注进杯中，放进冰片与甜料。

相宜食物搭配及功效

牛奶

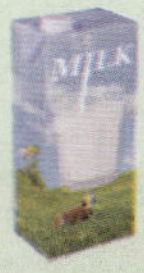

有利于吸收维生素B_{12}

红糖

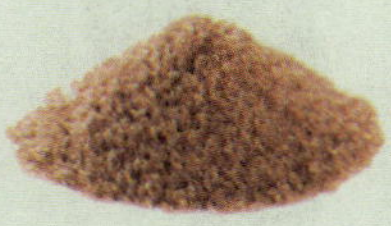

利咽润肺

麻油

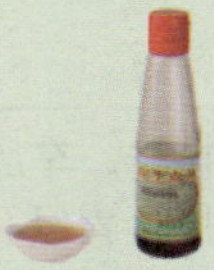

通肠润肺

蜂蜜

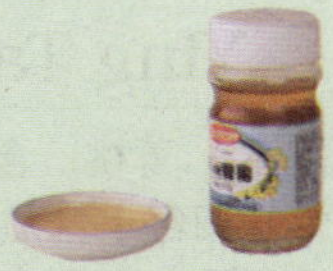

补虚养血

山楂

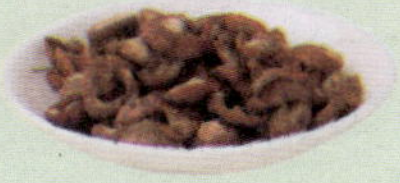

消食减肥

冰糖

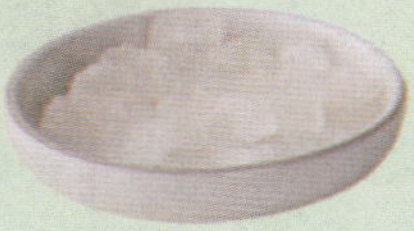

解渴除烦

哈密瓜

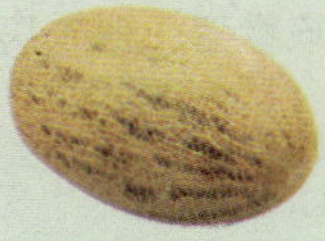

增强免疫力

猕猴桃

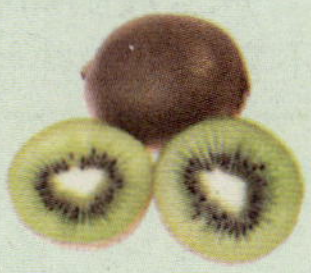

养胃护胃

相克食物搭配及后果

牛肝

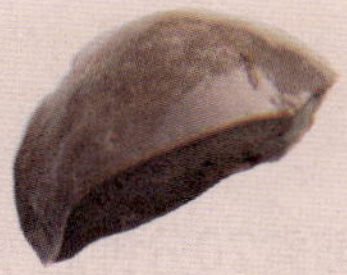

破坏维生素C

黄瓜

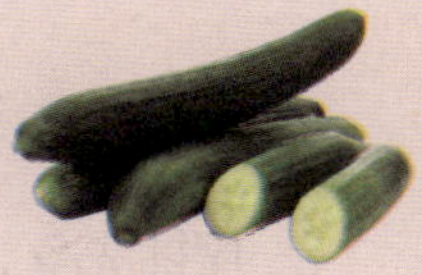

破坏维生素C

樱桃

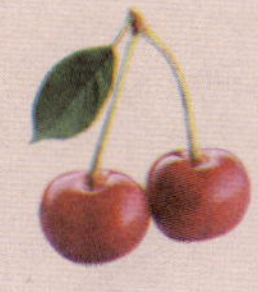

容易上火

绿豆

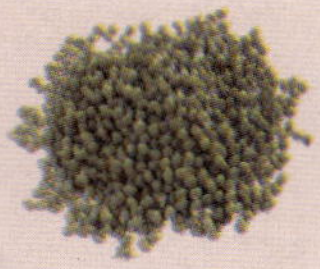

破坏营养

保健功效

1.调理作用

草莓对胃肠道和贫血均有一定的滋补调理作用。草莓除了可以预防坏血病外，对防治动脉硬化、冠心病也有较好的功效。

2.醒酒

酒后头昏不适时，可一次食用鲜草莓，洗净后一次服完，有助于醒酒。

3.美白牙齿

草莓中含有的苹果酸作为一种收敛剂，与发酵粉混合时产生氧化作用，可以去除咖啡、红酒和可乐在牙齿表面留下的污渍。

4.疗脓排疮

草莓含有多种有机酸、维生素及矿物质，外敷疮疖患处，可凉血解毒，排脓生肌。

樱桃
Ying Tao

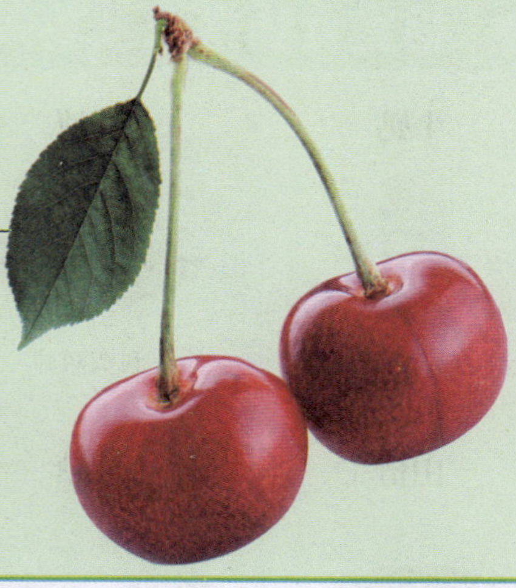

【别名】莺桃、含桃、荆桃、樱株、车厘子。
【性味归经】性热，味甘。归脾、胃经。
【适用量】每天10～20颗。
【营养成分】樱桃含铁、蛋白质、维生素A、维生素P，还有钾、钙、磷、铁等矿物质以及多种生物素。
【适宜人群】消化不良、饮食不香者、瘫痪、四肢麻木、风湿腰腿痛者、小儿麻疹透发不出者。
【不宜人群】热性病及虚热咳嗽者、糖尿病患者。

小百科

◎樱桃果实虽小如珍珠，但色泽红艳光洁，玲珑如玛瑙宝石一样，味道甘甜而微酸，即可鲜食，又可腌制或作为其他菜肴食品的点缀，因而倍受青睐。

温馨提示

◎樱桃应选颜色鲜艳、果粒饱满、表面有光泽和弹性的樱桃。樱桃不宜久存，放入冰箱中可储存3天。

推荐养生食疗方

缺铁性贫血	材料	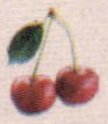 鲜樱桃2000克　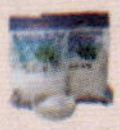 白糖1000克	做法	樱桃洗净，加水煎煮20分钟后，再加白糖继熬一、两沸后停火，即可饮用。
风湿腰腿疼痛	材料	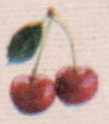 鲜樱桃500克　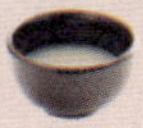 米酒1000毫升	做法	樱桃洗净置坛中，加米酒浸泡，密封，每2～3日搅动1次，15～20天即成。
皮肤暗疮疤痕	材料	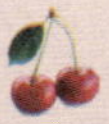 樱桃80克　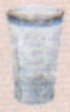 冷开水1杯	做法	樱桃洗净后去核，放入果汁机中加冷开水搅成樱桃汁即可。
高血压、高脂血症	材料	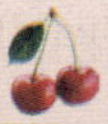 鲜樱桃50枚　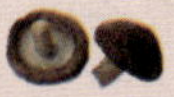 冬菇80克　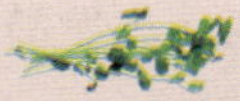 豌豆苗50克　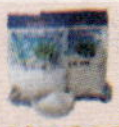 白糖适量　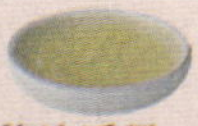 姜汁适量		
	做法	水发冬菇、鲜樱桃、豌豆苗分别洗净，豌豆苗切段；锅中放入油，烧热放入冬菇煸炒透，加入调料，鲜汤烧沸后，放入樱桃、豌豆苗，稍煮即可。		

相宜食物搭配及功效

桂圆

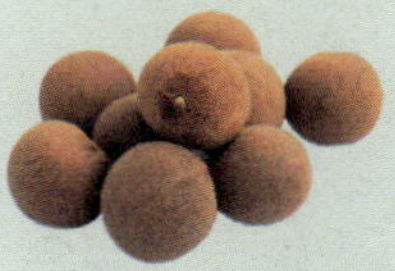

补肝益气

白酒

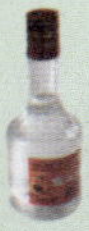

对瘫痪、风湿、腰腿疼痛有疗效

米酒

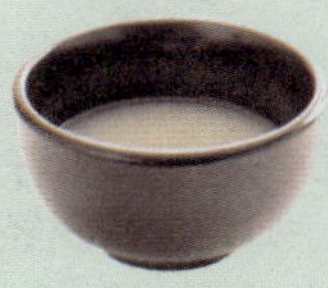

祛风活血

银耳

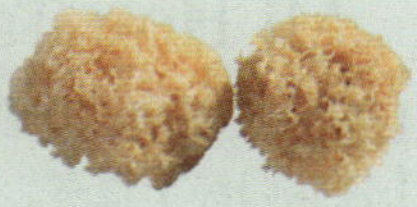

补虚强身、除痹止痛、美容养颜

白糖

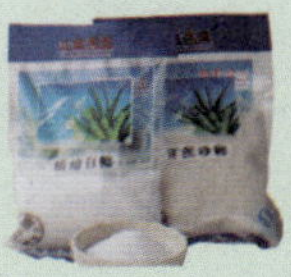

对慢性气管炎有疗效

葱

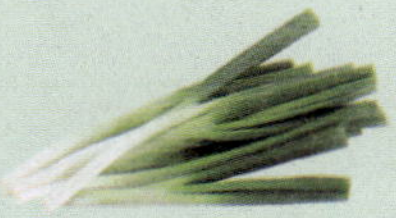

对麻疹有疗效

蜂蜜

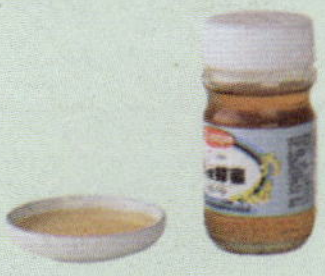

补中益气

相克食物搭配及后果

牛肝

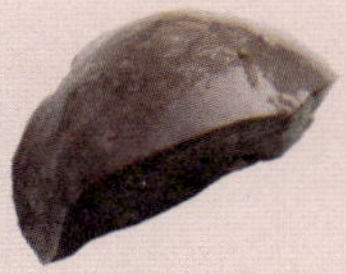

破坏维生素C

黄瓜

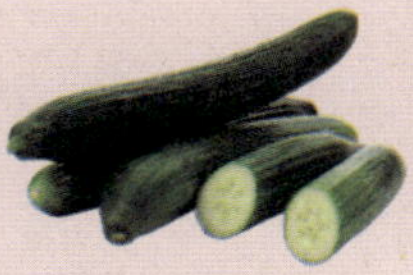

破坏维生素C

猪肝

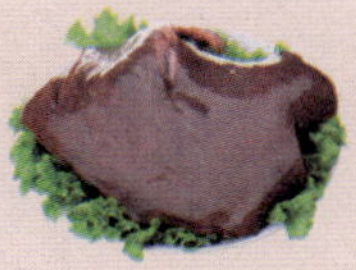

破坏维生素

胡萝卜

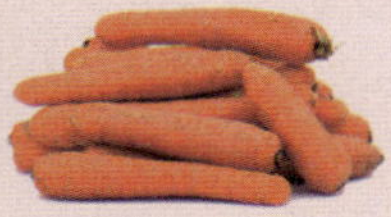

营养价值降低

保健功效

1.抗贫血

樱桃含铁量高，位于各种水果之首。铁是合成人体血红蛋白、肌红蛋白的原料，在人体免疫、蛋白质合成及能量代谢等过程中，发挥着重要的作用。

2.防治麻疹

麻疹流行时，给小儿饮用樱桃汁能够预防感染。樱桃核则具有发汗透疹解毒的作用。

3.祛风除湿、杀虫

樱桃性温热，兼具补中益气之功，能祛风除湿，对风湿腰腿疼痛有良效。樱桃树根还具有很强的驱虫、杀虫作用，可驱杀蛔虫、蛲虫、绦虫等。

4.收涩止痛

樱桃可以治疗烧烫伤，起到收敛止痛，防止伤处起泡化脓的作用。

猕猴桃

Mi Hou Tao

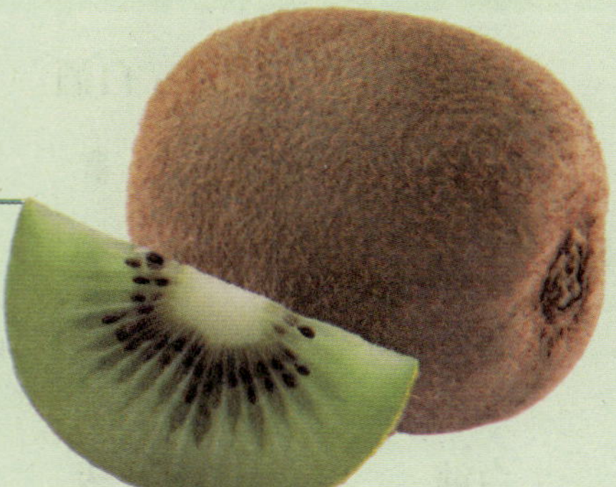

【别名】狐狸桃、野梨、洋桃、藤梨、猴仔梨。
【性味归经】性寒，味甘酸。归胃、膀胱经。
【适用量】每天1个即可。
【营养成分】蛋白质、水分、脂肪、膳食纤维等。
【适宜人群】胃癌、肺癌、乳腺癌、高血压病、冠心病、黄疸肝炎、尿道结石患者、食欲不振的人。
【不宜人群】脾胃虚寒、腹泻便溏者、糖尿病患者、先兆性流产和妊娠的女性。

小百科

◎猕猴桃是我国特有的果品，因为猕猴喜吃这种水果，又产于我国，故名。其果实细嫩多汁，酸甜适口，营养价值很高，是一种老幼皆宜的滋补佳品。

温馨提示

◎要选择果实饱满、绒毛尚未脱落的果实，过于软的果实不要买。还未成熟的果实可以和苹果放在一起，有催熟作用，保存时间不宜太长，应尽快食用。

推荐养生食疗方

	材料	做法
食欲不振	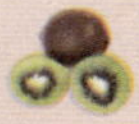 猴猴桃干果60～100克	用水煎服，每日早晚分服。
高热烦渴	 猕猴桃3～5个	将猕猴桃，洗净，捣烂，用凉开水浸泡，然后慢饮。
尿路结石	 猕猴桃6～10枚	猕猴桃剥皮洗净即可。
胃癌、食道癌	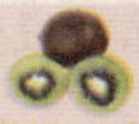 猕猴桃60克  猕猴桃树根30克  半枝莲30克	将上3味加水煎煮至1小碗即可。

相宜食物搭配及功效

银耳

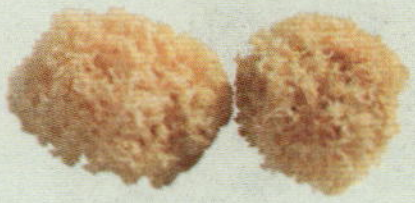

润肺生津，滋阴养胃

冰糖

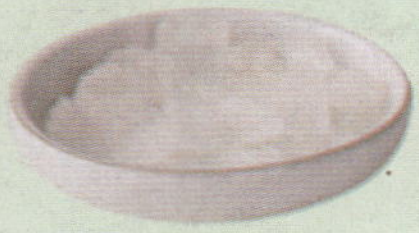

润肺生津，滋阴养胃

蜂蜜

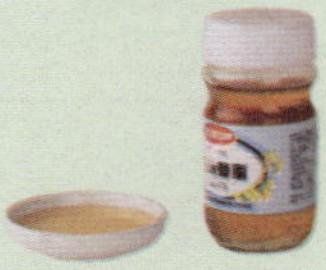

清热生津、润燥止渴

生姜

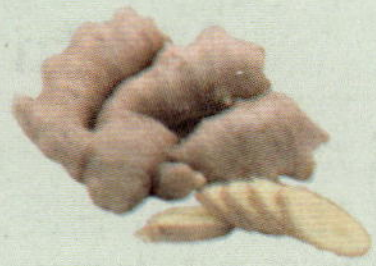

清热和胃

薏米

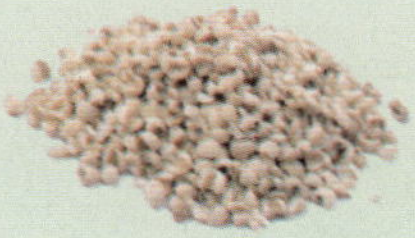

抑制癌细胞

橙子

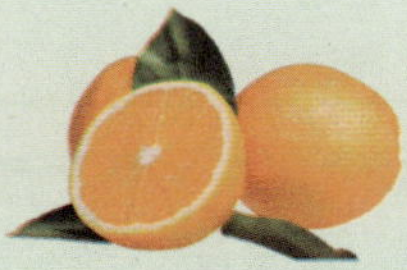

预防关节磨损

包菜

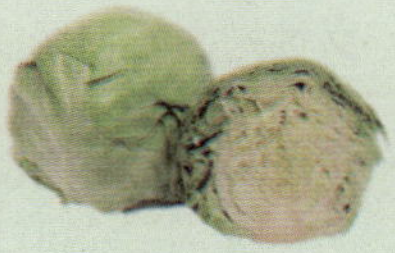

保肝护肾

柳橙

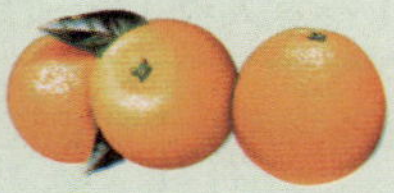

防治脱发

相克食物搭配及后果

牛奶

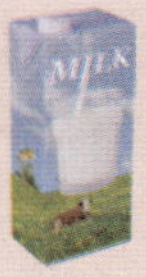

引起腹胀、腹痛

动物肝脏

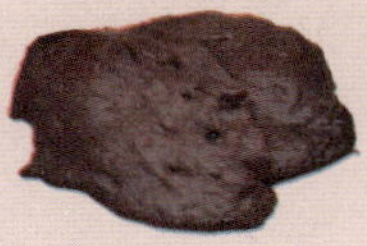

破坏维生素C

黄瓜

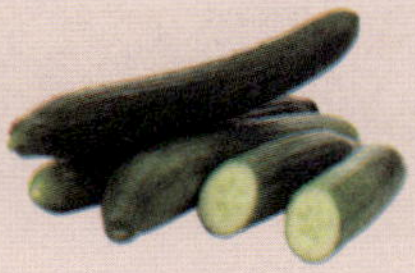

破坏维生素C

胡萝卜

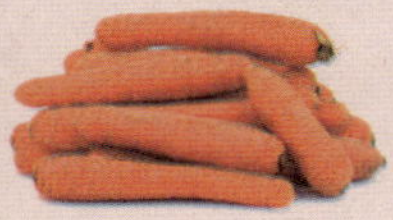

破坏维生素C

保健功效

1.预防癌症

猕猴桃含有一种抗突变成分谷胱甘肽，有利于抑制诱发癌症基因的突变。

2.增白、淡斑、除暗疮、排毒抗衰老

平均每500克红心猕猴桃的维生素C含量高达95.7毫克，号称水果之王。维生素C和维生素E能美丽肌肤、抗氧化、有效增白、消除雀斑和暗疮及增强皮肤的抗衰老能力。

3.减肥健美

猕猴桃果实含糖量低，是营养最丰富全面的水果之一。人们可从猕猴桃、甜瓜、番木瓜、柠檬果实中单位热量获得最平衡的营养。

4.治口腔溃疡

猕猴桃果肉中含有丰富的维生素C和B族维生素及微量元素，是预防口腔溃疡的天然药物。

荔枝

Li Zhi

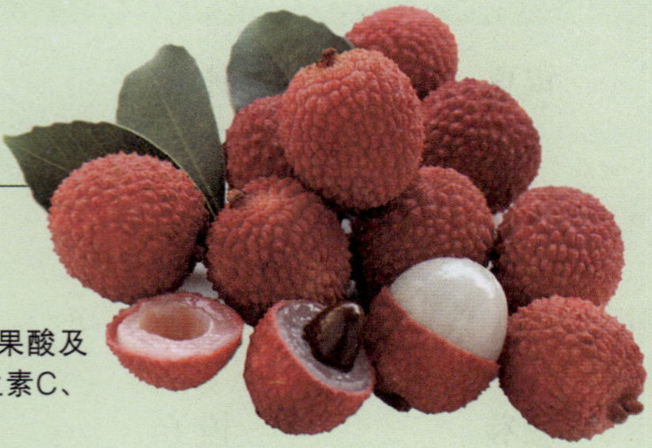

【别名】妃子笑、丹荔。
【性味归经】性温，味甘、酸。归心、脾经。
【适用量】每天5个左右。
【营养成分】含有葡萄糖、果糖、蔗糖、苹果酸及蛋白质、脂肪、维生素A、B族维生素、维生素C、磷、铁及柠檬酸等。
【适宜人群】体质虚弱、病后津液不足、贫血者。
【不宜人群】出血病患者、女性妊娠及糖尿病患者。

小百科

◎荔枝是亚热带果树，原产我国南部，古人把荔枝誉为“果之牡丹”“百果之王”，荔枝为果中绝品，离枝即可食用，越是新鲜味道越好。

温馨提示

◎要选择果肉透明但汁液不溢出、肉质结实的果实。荔枝的外壳龟裂片平坦、缝合线明显，那么味道一定会很甘甜。

推荐养生食疗方

	材料	做法
小儿遗尿	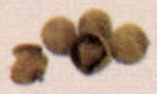 荔枝干10个	每天吃荔枝干10个。
产后出血	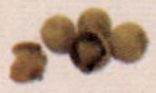 荔枝干7个（连壳和核一起打破）	用两碗水煎至一碗服下。
妇女虚弱贫血	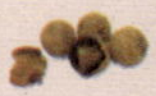 荔枝干7个 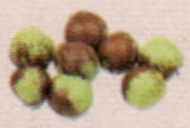 枣7个	锅中注入适量水，放入荔枝干、枣子，煎服即可。
老人晨起腹泻	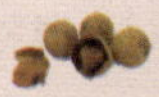 干荔枝肉50克 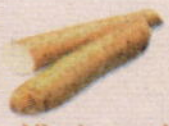 淮山10克 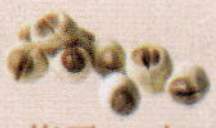 莲子10克 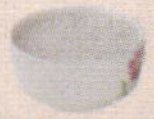 大米100克 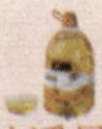 油适量 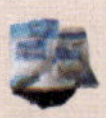 盐适量	淮山、莲子分别捣碎，水煮至荔枝软烂时，加入大米，同煮粥，用油、盐调味食用。

相宜食物搭配及功效

红枣

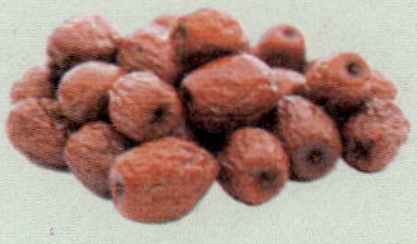

治脾虚腹泻

白酒

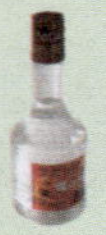

治胃痛

黄酒

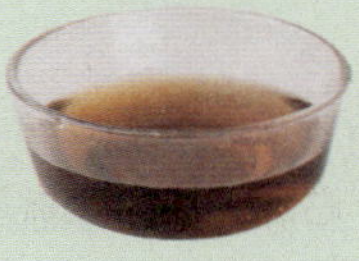

治感冒

鸭肉

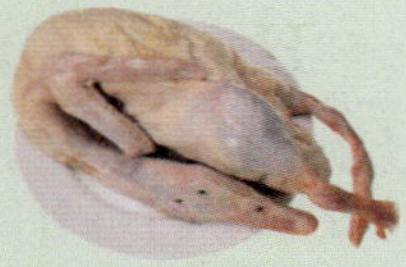

补中益气、补血生津

扁豆

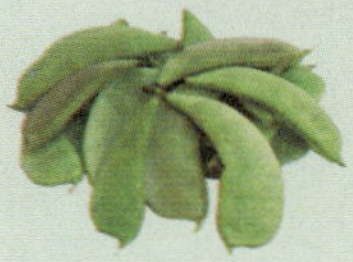

治慢性腹泻

山药

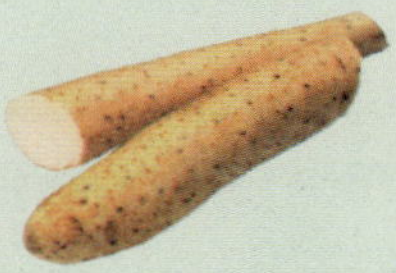

补益心肾、止渴固涩

柠檬

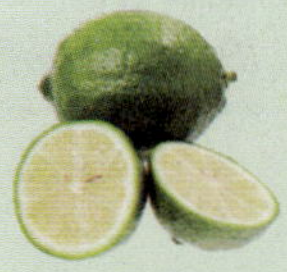

治疗腹泻

酸奶

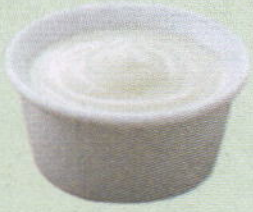

抗疲劳

相克食物搭配及后果

猪肝

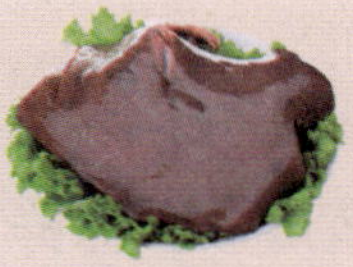

破坏维生素C

胡萝卜

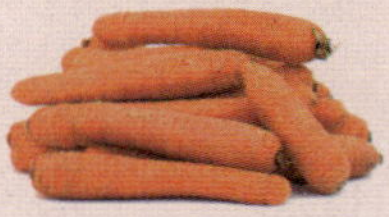

破坏维生素C

黄瓜

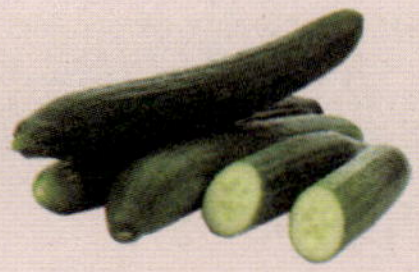

破坏维生素C

核桃

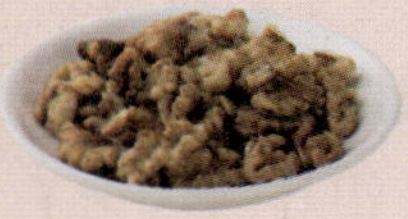

破坏维生素C

保健功效

1.补充能量

荔枝所含丰富的糖分具有补充能量，增加营养的作用。

2.增强免疫功能

荔枝肉含丰富的维生素C和蛋白质，有助于增强机体的免疫功能，提高抗病能力。

3.降低血糖

荔枝中含有一种氨基酸，具有降血糖的作用，对糖尿病患者十分适宜。

4.消肿解毒，止血止痛

荔枝除了有滋补的作用以外，还可以用于外科疾病，如肿瘤、瘰疬、外伤出血等多种症状。

哈密瓜

Ha Mi Gua

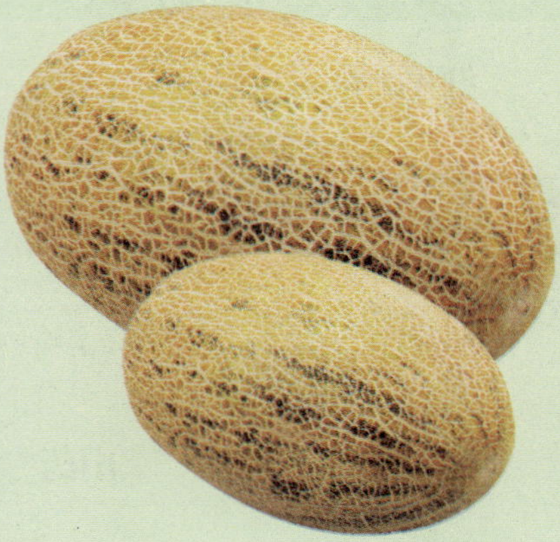

【别名】甜瓜、甘瓜、果瓜。

【性味归经】味甘、性寒。归肺、胃、膀胱经。

【适用量】建议不超过100克。

【营养成分】含有丰富的维生素、粗纤维、果胶、苹果酸及钙、磷、铁等矿物质元素。

【适宜人群】发烧、中暑、尿路感染、口鼻生疮、肾病、胃病、咳嗽痰喘、贫血、便秘者。

【不宜人群】脚气病、黄疸、腹胀、糖尿病者。

小百科

◎选购哈密瓜时，皮色越黄成熟度越好。哈密瓜不易变质，易于储存。但若是已经切开的哈密瓜，则要尽快食用，或用保鲜膜包好，放入冰箱。

保健功效

1.防晒

哈密瓜含抗氧化物质，能够有助于抵抗可对细胞造成损害的氧自由基。

2.预防冠心病

哈密瓜中的钾能有效预防冠心病。

相宜食物搭配及功效

银耳

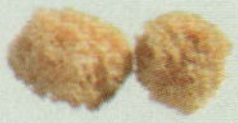

润肺止咳

李子

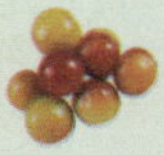

美容养颜

胡萝卜

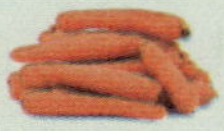

润肠通便

相克食物搭配及后果

香蕉

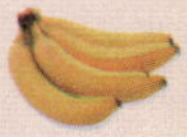

加重肾衰

梨

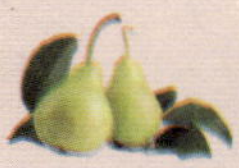

引起腹胀

黄瓜

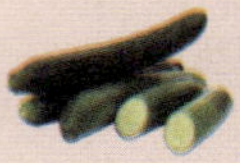

破坏维生素C

海鲜

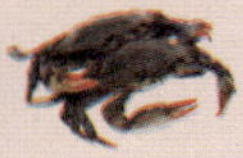

不利于消化

推荐养生食疗方

美容养颜

材料：

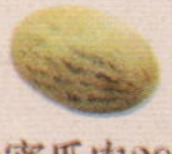

哈密瓜肉200克

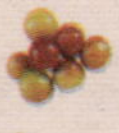

李子100克

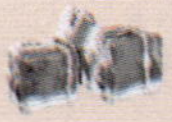

冰块100克

做法：李子洗净切块，哈密瓜切块，与冰块搅打成冰沙，装入盘中即成。

治疗便秘

材料：

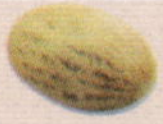

哈密瓜150克

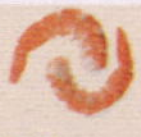

虾仁80克

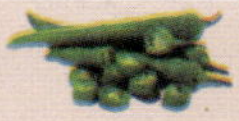

青椒1只

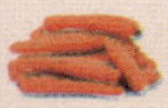

胡萝卜20克

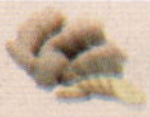

生姜10克

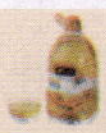

花生油500克

盐适量

做法：哈密瓜、胡萝卜、青椒、生姜分别切丁。锅内烧油，加入虾仁至九成熟时倒出。锅内加入原材料，炒至快熟时，投入虾仁、调料即可。

甜瓜

Tian Gua

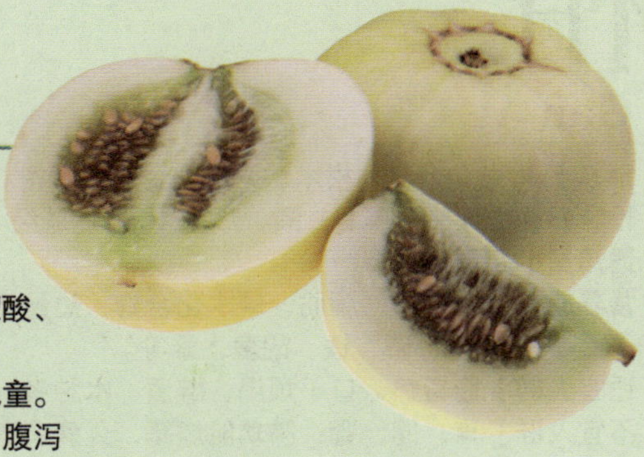

【别名】香瓜、果瓜、甘瓜、熟瓜。

【性味归经】性寒，味甘。归肺、胃经。

【适用量】每次约100克。

【营养成分】甜瓜含有大量的碳水化合物及柠檬酸、胡萝卜素和B族维生素、维生素C。

【适宜人群】肾病患者、口鼻生疮或中暑者及儿童。

【不宜人群】出血及体虚者、脾胃虚寒、腹胀、腹泻便溏者。

小百科

◎甜瓜为一年生蔓性植物，因味甜而得名，由于清香袭人故又名香瓜。甜瓜是夏令消暑瓜果，其营养价值可与西瓜媲美。有消暑热、解烦渴的功效。

保健功效

减轻肝损伤

甜瓜蒂所含的葫芦素B能明显增加实验性肝糖元蓄积，减轻慢性肝损伤，从而阻止肝细胞脂肪变性及抑制纤维增生。

相宜食物搭配及功效

糯米	白糖	蜂蜜	苹果
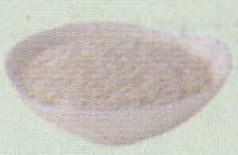	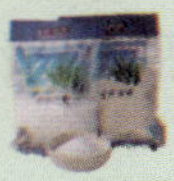	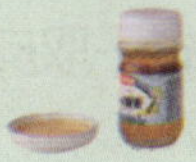	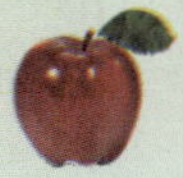
消暑止渴、除烦	清热排脓	治口臭	抗衰老

相克食物搭配及后果

田螺	油饼	螃蟹	柿子
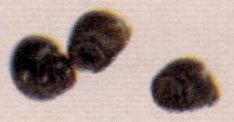	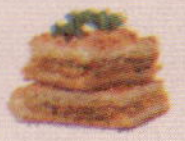	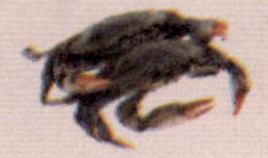	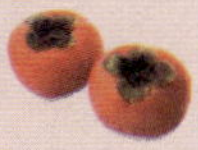
引起腹痛	引起腹痛	伤肠胃	引起腹泻

推荐养生食疗方

失眠

材料：

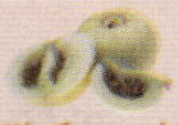
甜瓜200克

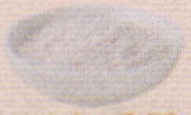
西米适量

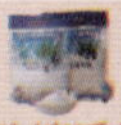
白砂糖适量

粳米适量

做法：将甜瓜去皮、瓤洗净，切丁；西米煮沸捞出；粳米、西米、甜瓜共煮粥，调入白糖即可。

营养不良

材料：

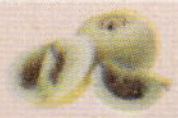
甜瓜300克

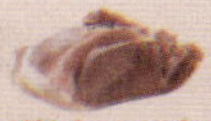
猪肉100克

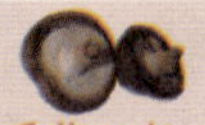
香菇10克

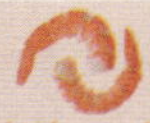
虾仁10克

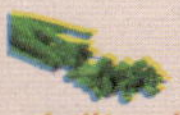
大葱10克

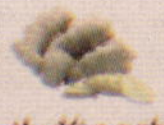
生姜10克

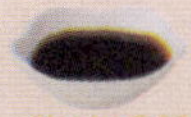
酱油适量

做法：香菇、干虾仁分别剁碎，与肉末拌匀成肉酱。香瓜挖出瓜瓤，成盅状，装入拌好的肉酱及调料拌匀，高火10分钟即可。

柑

Gan

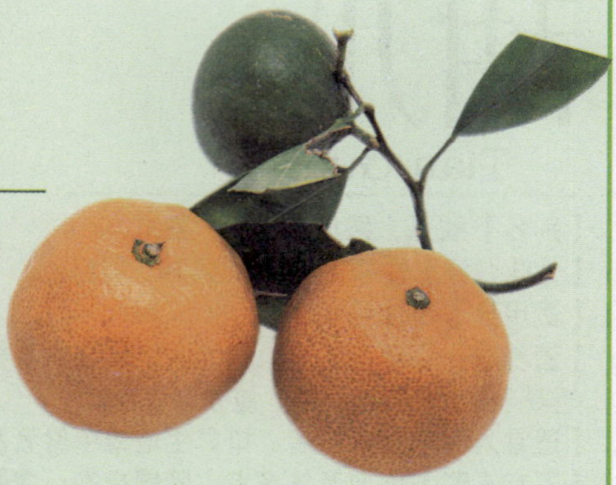

【别名】柑果、金实、柑木、奴瑞、金奴、蕉柑。
【性味归经】性凉，味甘、酸。归脾、胃、膀胱经。
【适用量】每天1~2个。
【营养成分】蛋白质、脂肪、碳水化合物、热量、粗纤维、灰分、钙、磷、铁、胡萝卜素等。
【适宜人群】肠胃热、口干烦渴、醉酒、水肿者。
【不宜人群】胃、肠、肾、肺功能虚寒，久病痰寒者及老人。

小百科

◎柑为芸香科植物多种柑类的成熟果实。果皮较厚，易剥离，果实比橘子大，橙黄色。柑是世界上最重要的水果之一。中国是世界柑橘类果树的原产中心。

温馨提示

◎选红的，越红糖分越多；要水分足的，要挑沉的。储存时装在有洞的网袋中，放置通风处即可。如要长时间保存，放进冰箱保鲜。

推荐养生食疗方

	材料	做法
咽喉疼痛	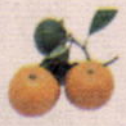 柑子50克	将柑子取皮，煎水，代茶频饮。
胃火亢盛	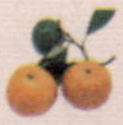 柑子1~2个 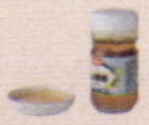 蜂蜜适量	将柑子剥皮洗净，榨汁，调入蜂蜜饮服即可。
饮酒过度	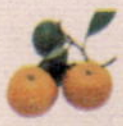 鲜柑子1个 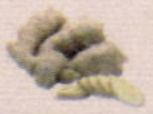 生姜2片 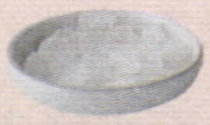 冰糖适量	将柑子洗净，带皮切块，放入容器中，加入生姜、冰糖及适量清水，隔水炖约30分钟即成。
肠胃积热，小便不利	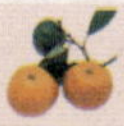 蜜柑250克 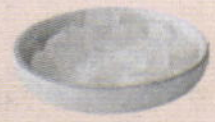 冰糖150克 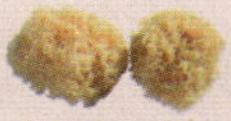 银耳30克 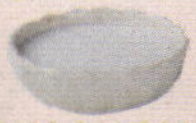 湿淀粉适量 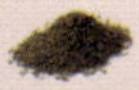 糖桂花少许	将蜜柑洗净去皮；银耳泡软洗净放入碗内，上笼蒸约1小时取出；锅放火上，将银耳连汤倒入，加入冰糖、蜜柑煮沸，勾芡，再放糖桂花即可。

相宜食物搭配及功效

银耳

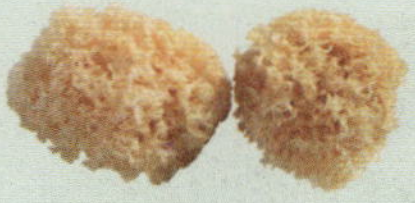

醒酒生津、润肺止咳

冰糖

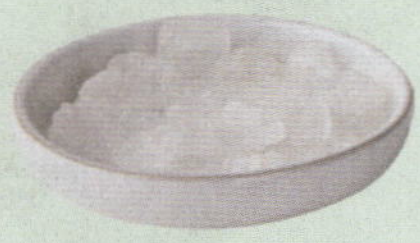

醒酒生津、润肺止咳

淀粉

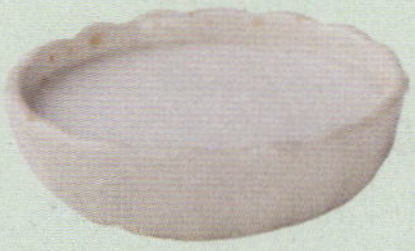

醒酒生津、润肺止咳

桂花

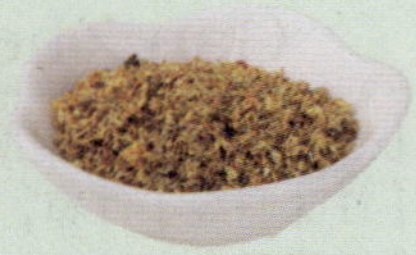

醒酒生津、润肺止咳

冬瓜皮

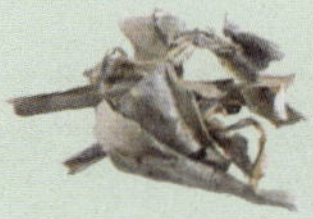

清咽利喉、利水

金橘

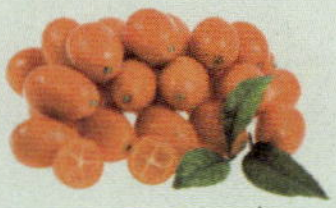

行气、散结止痛

蒜

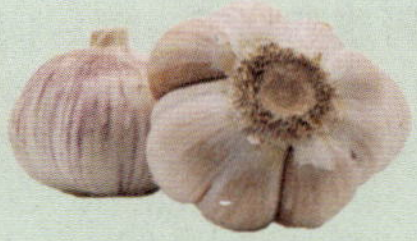

行气、散结止痛

生姜

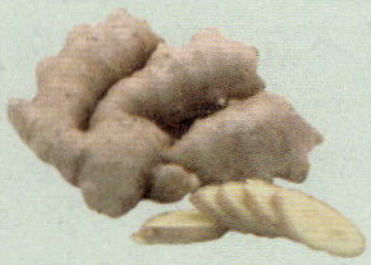

治感冒

相克食物搭配及后果

香蕉

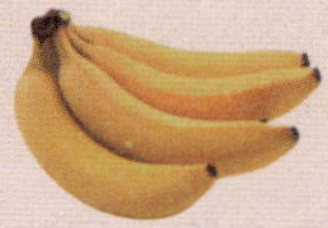

引起腹泻

动物肝脏

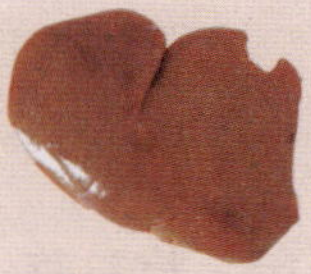

破坏维生素C

螃蟹

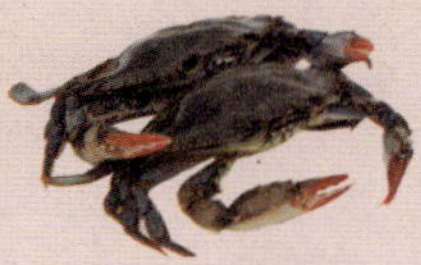

造成痰凝气滞

保健功效

1.强化末梢血管

柑以含维生素C丰富而著称，其所含维生素P能增强维生素C的作用，强化末梢血管组织，柑中的陈皮苷等也有降低毛细血管脆性的作用，高血压与肥胖症患者食之有益。

2.清利咽喉，生津止渴

柑果含有大量的维生素、有机酸等。味甘酸而性凉，能够清胃热，利咽喉，止干渴，为胸膈烦热、口干欲饮、咽喉疼痛者的食疗良品。

3.抗炎，抗过敏，降压降脂

柑果中含有橙皮苷及维生素P，对血管具有一定的抗炎、抗过敏及降脂、降压的作用。

4.祛痰平喘，消食顺气

柑皮中一样含有橙皮苷、川陈皮素和挥发油等，和中消食顺气的作用则强于陈皮。

甘蔗

Gan Zhe

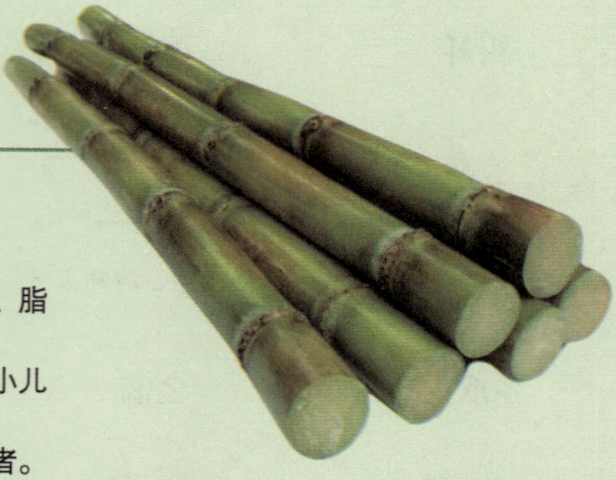

【别名】薯蔗、糖蔗、黄皮果蔗。
【性味归经】性凉，味甘。归肺、脾、胃经。
【适用量】每次1节。
【营养成分】含有蔗糖、果胶、葡萄糖、蛋白质、脂肪以及钙、磷、铁等矿物质。
【适宜人群】肺热干咳、胃热呕吐、肠燥便秘、小儿痘疹、饮酒过量、发烧、口干舌燥者。
【不宜人群】脾胃虚寒、胃腹寒痛者、糖尿病患者。

小百科

◎中国是世界上古老的植蔗国之一。甘蔗栽培具有悠久的历史，早在公元前4世纪，我国就有种植甘蔗的历史记载，至唐朝大历年间已有制冰糖的记载。

温馨提示

◎新鲜的甘蔗质地坚硬，瓤部呈乳白色，有清香。霉变的甘蔗质地较软，瓤部颜色略深，呈淡褐色，闻之无味或略有酒糟味。

推荐养生食疗方

慢性胃炎

材料：

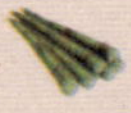
蔗汁50克

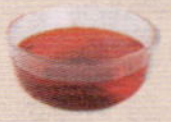
葡萄酒50克

做法：将甘蔗、葡萄酒混合服，早晚各一次。

脾肺不足

材料：

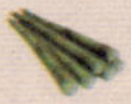
甘蔗500克

粟米60克

做法：将甘蔗切碎略捣，绞取汁液，加粟米，加水适量，煮成稀粥食。

高血压

材料：

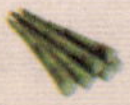
甘蔗2小节

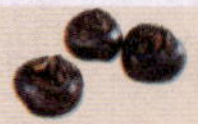
马蹄5个

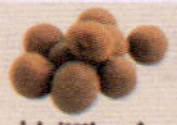
桂圆6个

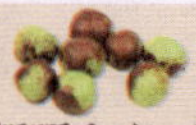
新疆大枣7个

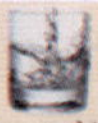
水1500毫升

做法：甘蔗去皮切小块，马蹄去皮切开，红枣洗净一切为二。放入砂锅或搪瓷锅或不锈钢锅内，加水大火烧开，转小火30分钟。

食欲不振

材料：

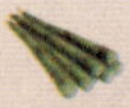
甘蔗适量

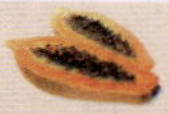
木瓜适量

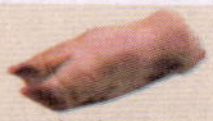
猪脚适量

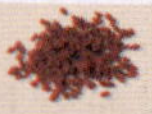
枸杞子适量

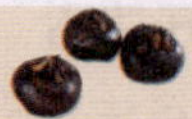
马蹄适量

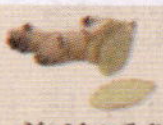
姜片适量

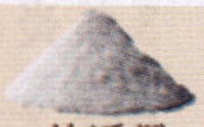
盐适量

做法：猪蹄过水捞出，甘蔗、马蹄、姜、木瓜分别切块。锅中放入猪蹄滚开后放入姜片煲40分钟。放入甘蔗、马蹄再煲，放入木瓜、枸杞子，调入盐即可。

相宜食物搭配及功效

莱菔

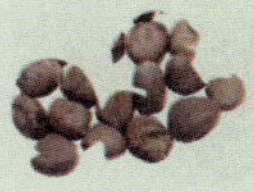

清热解酒

生姜

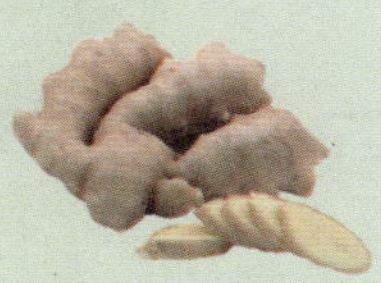

止呕去痰、生津下气

粟米

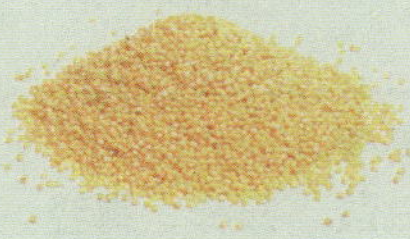

补脾润肺

菊花

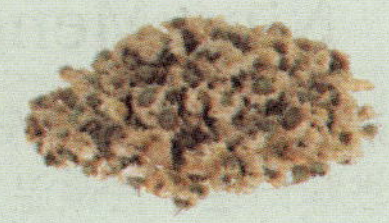

消暑解渴

高粱

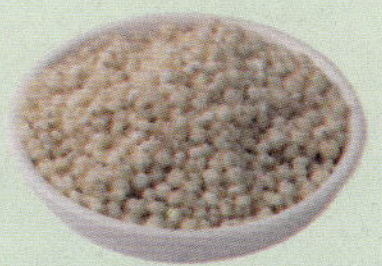

补阴益寿、滋阴润燥、清热和胃

牛肉

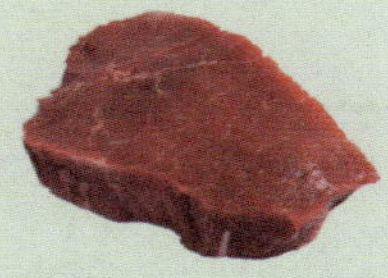

健脾开胃

西红柿

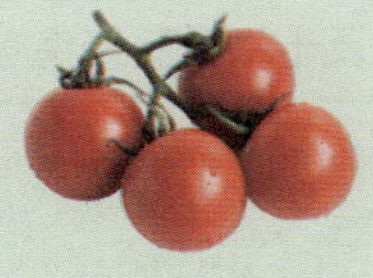

补血

相克食物搭配及后果

核桃仁

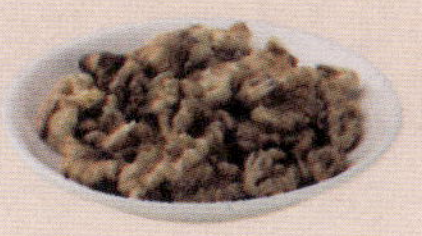

影响铜的吸收

贝类

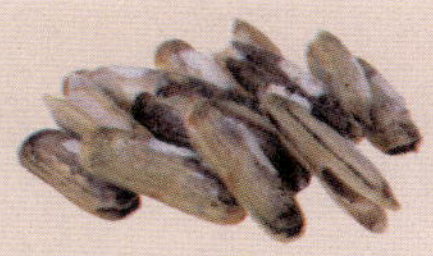

影响铜的吸收

动物肝脏

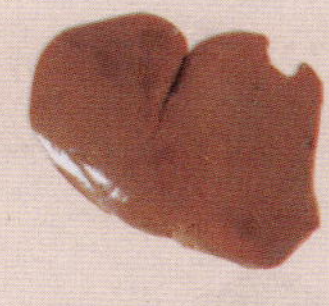

影响铜的吸收

鱼

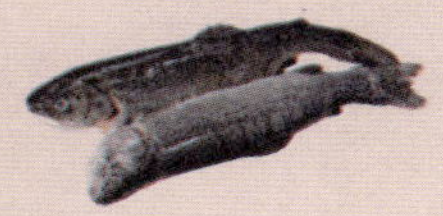

无益人体

保健功效

1.滋养润燥

适用于低血糖症、心脏衰弱、津液不足、咽喉肿痛、大便干结、虚热咳嗽等病症。

2.清热润肺

也可治疗肺热咳嗽、气喘痰多、口干咽燥等症状。

3.健入肝脾

治疗胃热呕吐，肠燥便秘，对消化不良也有一定的疗效。

4.生津解酒

甘蔗对酒后烦躁，酒后不适也有作用，用于醒酒护肝，也起到很好的效果。

5.美容脸部

同时咀嚼甘蔗，对牙齿和口腔肌肉也是一种很好的锻炼，有美容脸部的作用。

柠檬

Ning Meng

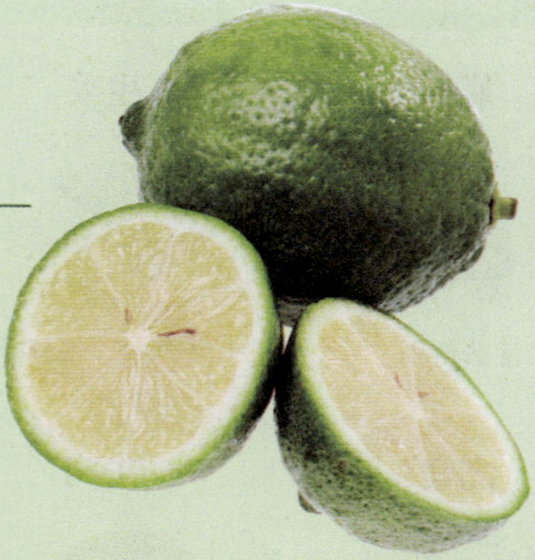

【别名】益母果、柠果、黎檬。
【性味归经】性微温，味甘酸。归肺、胃经。
【适用量】每次约50克。
【营养成分】柠檬富含维生素C、糖类、钙、磷、铁、维生素B_1、维生素B_2、维生素B_3、奎宁酸等。
【适宜人群】口干烦渴、消化不良、胃呆呃逆、维生素C缺乏者及肾结石、高血压、心肌梗死患者。
【不宜人群】糖尿病人、胃及十二指肠溃疡等者。

小百科

◎柠檬属于柑橘类水果，果实呈椭圆形，果皮橙黄色，果实汁多肉脆，闻之芳香扑鼻，一般不能像其他水果一样生吃鲜食，而多用来制作饮料。

温馨提示

◎要选果皮有光泽、新鲜而完整、手感结实表、皮亮丽的果实。放入冰箱中可长期保存。

推荐养生食疗方

暑热烦渴	材料	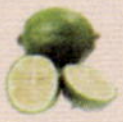 柠檬1个 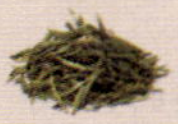 茶汁适量	做法	用新鲜带皮柠檬榨汁，与茶汁一起冲泡饮用。
咽喉不适	材料	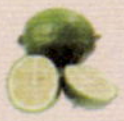 柠檬1个 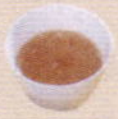 蜜糖适量	做法	用柠檬一个，带皮切片，加少量蜜糖冲水饮。
预防心血管病	材料	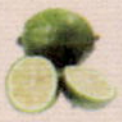 柠檬1个 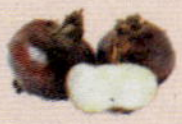 马蹄5个	做法	用新鲜柠檬1个，带皮切片，马蹄5个削皮，共同煮汤，每日饮用1次。
饮酒过度	材料	 柠檬60克 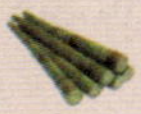 甘蔗250克	做法	柠檬、甘蔗切碎略捣，绞汁后徐徐服用。

相宜食物搭配及功效

马蹄

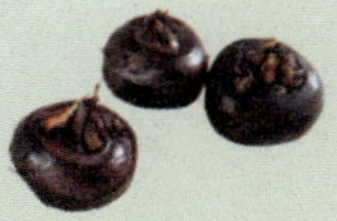

生津解渴

鸡肉

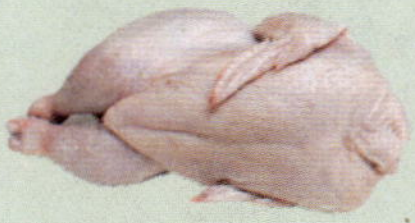

促进食欲

盐

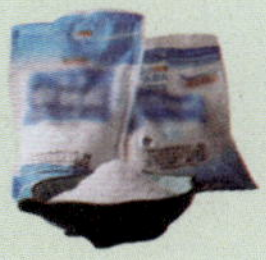

治疗伤寒

香菇

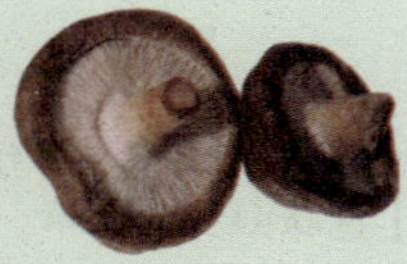

治风破血

蜂蜜

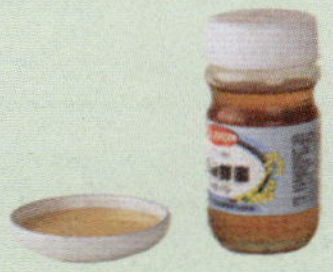

清热解毒

芍药

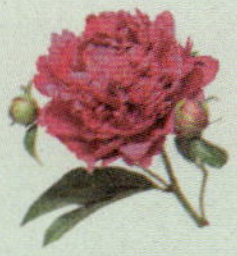

缓解压力

莲藕

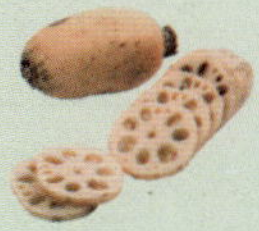

降血脂

白梨

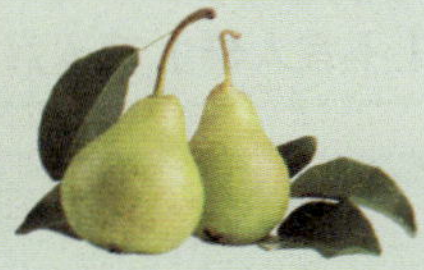

健脑益智

相克食物搭配及后果

牛奶

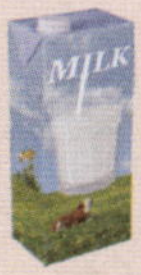

影响蛋白质的吸收

山楂

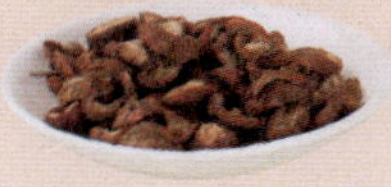

影响肠胃消化功能

胡萝卜

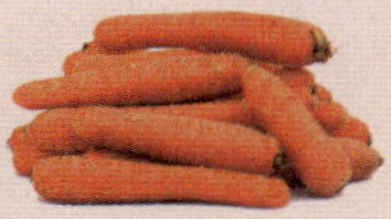

破坏维生素C

橘子

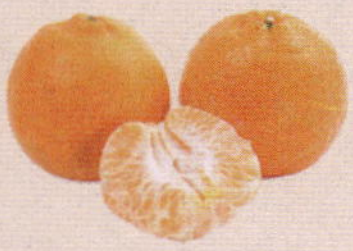

易导致消化道溃疡

保健功效

1.生津解暑开胃

柠檬果皮富含芳香挥发成分，可以生津解暑，开胃醒脾。夏季暑湿较重，很多人神疲乏力，长时间工作或学习之后往往胃口不佳，喝一杯柠檬泡水，清新酸爽的味道让人精神一振，更可以打开胃口。

2.预防心血管疾病

柠檬富含维生素C和维生素P，能增强血管弹性和韧性，可预防和治疗高血压和心肌梗死症状。

3.清热化痰

柠檬皮的祛痰功效比柑橘还强。夏季天气湿热，如果饮食上不加以注意，人体的内湿和自然气候的外湿相互感应，湿浊郁积日久就可生痰。

枇杷

Pi Pa

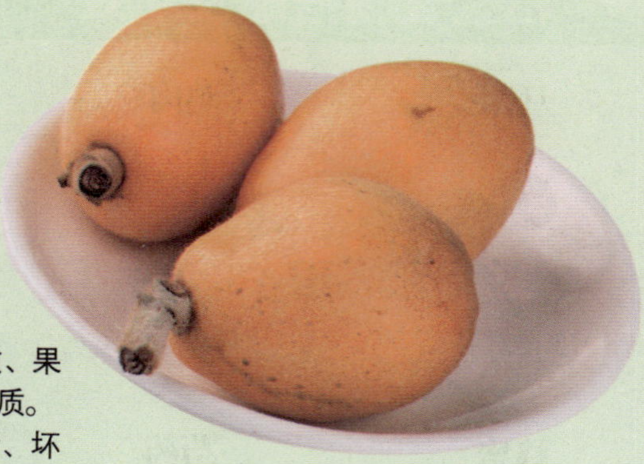

【别名】芦橘、芦枝、金丸、炎果、焦子。
【性味归经】性平，味甘酸。归脾、肺、肝经。
【适用量】每次1~2个。
【营养成分】含有糖类、脂肪、纤维素、蛋白质、果胶、鞣质、胡萝卜素、B族维生素、维生素C、矿物质。
【适宜人群】肺痿咳嗽、胸闷多痰及劳伤吐血者、坏血病患者。
【不宜人群】糖尿病患者。

小百科

◎是蔷薇科中的苹果亚科的一个属，为常绿小乔木。树冠呈圆状，树干颇短，一般树高3~4米。叶厚，深绿色，背面有绒毛，边缘成锯齿状。

温馨提示

◎选购枇杷时，应选择颜色金黄、颗粒完整、果面有茸毛和果粉的果实。在阴凉通风条件下可存放一周左右。

推荐养生食疗方

肺燥咳嗽

材料：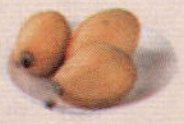
枇杷果肉5枚

做法：每次吃新鲜枇杷果肉5枚，每日可2次。

胃癌肺转移呕吐

材料：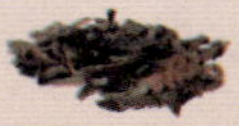
新鲜枇杷叶若干张
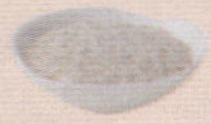
糯米250克

做法：将糯米清水浸泡一宿，新鲜枇杷叶去净叶上绒毛，洗净后包粽子，蒸熟后即可食用。

肺癌热性咳嗽

材料：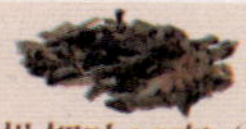
枇杷叶15克（鲜品60克）
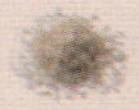
粳米100克
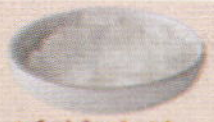
冰糖少许

做法：将枇杷叶用布包入煎，取浓汁去渣。或将新鲜枇杷叶刷尽叶背面的绒毛，切细后煎汁去渣，入粳米煮粥。粥成后入冰糖少许服用。

胃癌呕逆不止

材料：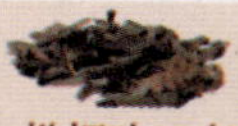
枇杷叶20克
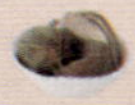
陈皮25克
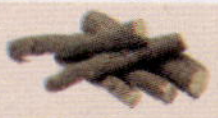
炙甘草15克
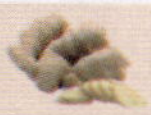
生姜3片

做法：锅中加入适量清水，放入枇杷叶、陈皮、炙甘草、生姜，水煎服用，每日2次。

相宜食物搭配及功效

银耳

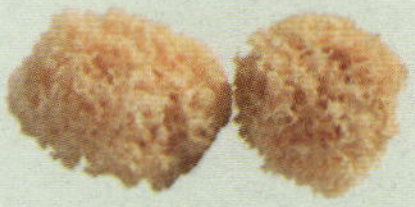

生津止渴

百合

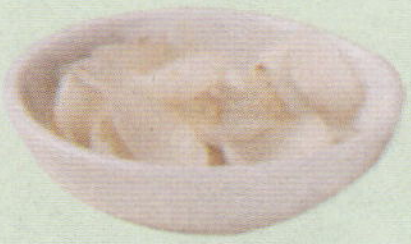

生津止渴

海蜇

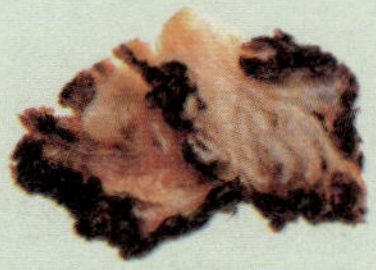

清热、化痰、止咳

蜂蜜

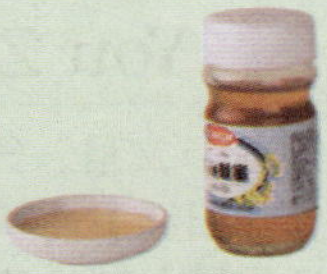

治伤风感冒

丁香

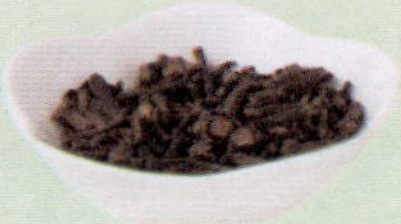

治反胃、呕逆

人参

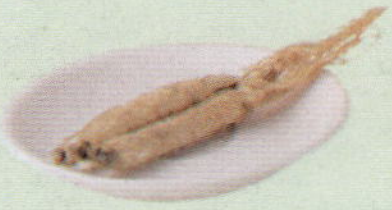

治反胃、呕逆

麦片

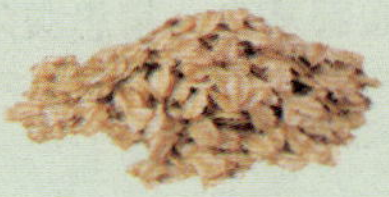

治反胃、呕逆

相克食物搭配及后果

黄瓜

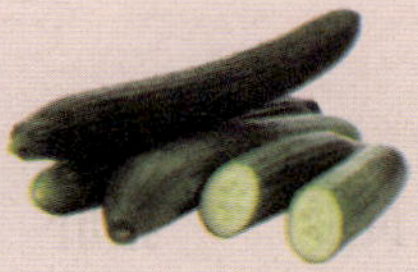

破坏维生素C

白萝卜

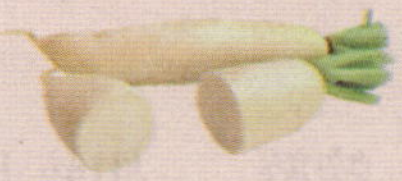

破坏维生素C

海味

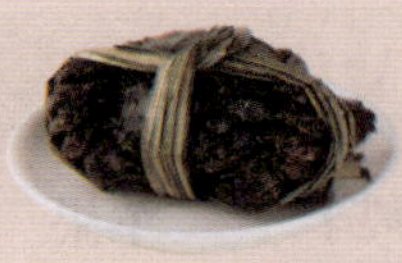

影响蛋白质的吸收

保健功效

1.润肺止咳

枇杷核中含有苦杏仁苷，能够镇咳祛痰，治疗各种咳嗽。

2.预防流感

枇杷果实及叶有抑制流感病毒作用，可以预防四时感冒。

3.补充营养

枇杷含有多种营养素，能够有效地补充机体营养成分，提高机体抗病能力，发挥强身健体的作用。

4.降胃止呕

枇杷叶泄热苦降，下气降逆，为止呕之良品，可治疗各种呕吐呃逆。

柚子

You Zi

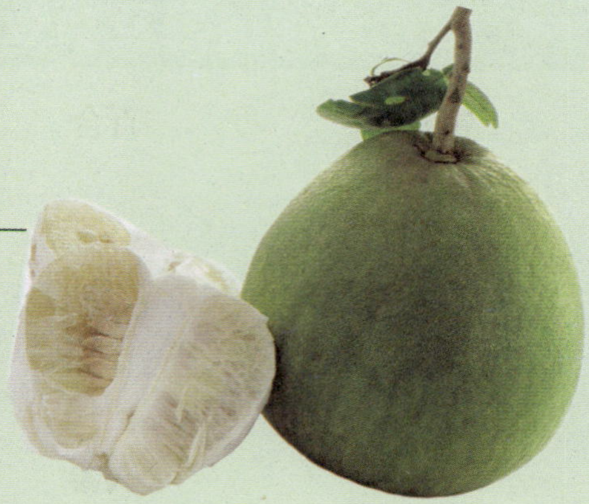

【别名】文旦、气柑。

【性味归经】性寒，味甘、酸。归肺、脾经。

【适用量】建议不超过200克，服药期间禁止食用。

【营养成分】柚子含有丰富的蛋白质、糖类、有机酸及多种维生素和钙、磷、镁、钠等。

【适宜人群】消化不良、慢性支气管炎、咳嗽、痰多气喘、饮酒过量者。

【不宜人群】气虚体弱、腹部寒冷、常患腹泻者。

小百科

◎吃药物后，要特别注意不宜吃柚子。因为柚子中含有的活性物质，对人体肠道的一种酶有抑制作用，使药物正常代谢受到干扰，令血液浓度明显增高。

保健功效

◎预防心脑血管疾病：柚子含有生理活性物质皮苷，可降低血液黏滞度，减少血栓形成，故而对脑血管疾病，如脑血栓、中风等也有较好的预防作用。

相宜食物搭配及功效

鸡肉	樱桃	梨子	苹果
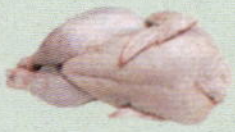	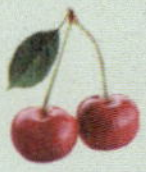	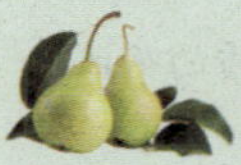	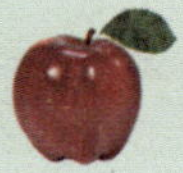
补肺、下气、消痰	预防感冒	治疗糖尿病	保护视力

相克食物搭配及后果

螃蟹	胡萝卜	黄瓜	猪肝
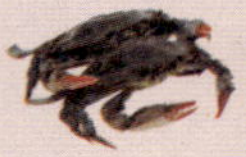	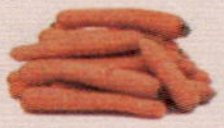	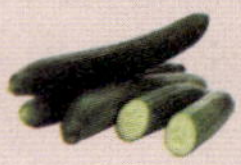	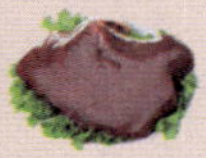
刺激肠胃	破坏维生素C	破坏维生素C	破坏维生素C

推荐养生食疗方

	材料	做法
头痛	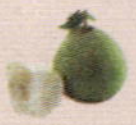 柚叶适量 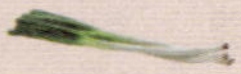 葱白适量	将柚叶、葱白一同捣烂后贴于太阳穴上。
痰气咳嗽	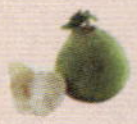 柚子1个 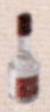 酒适量 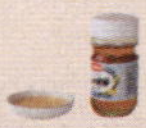 蜂蜜适量	将柚子去皮除核，切成片放入酒内浸泡一夜。煮烂，拌蜂蜜，时时含咽。

李子。

Li Zi

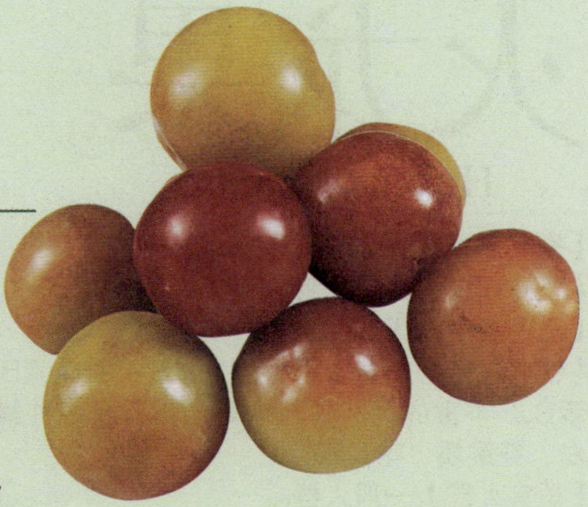

【别名】嘉庆子、李实、嘉应子。

【性味归经】李子味甘酸，性凉。归肝、肾经。

【适用量】每次3～5枚。

【营养成分】维生素B_{12}、蛋白质、脂肪、维生素A。

【适宜人群】发热、口渴、虚劳骨蒸、肝病腹水、消渴欲饮者、贫血者、慢性肝炎、肝硬变者。

【不宜人群】脾胃虚弱者、胃酸过多者、胃及十二指肠溃疡患者、体虚气弱者、肠胃消化不良者。

小百科

◎李树是樱桃属蔷薇科落叶果树，果实呈圆形，果皮呈紫红色、青绿或者黄绿色，果肉为绿色或暗黄色，近核部为紫红色，玲珑剔透，形态美艳，口味鲜甜。

保健功效

促消化

李子能促进胃酸和胃消化酶的分泌，促进肠胃蠕动，因而能增加食欲，适用于胃酸缺乏、食后饱胀、大便秘结等。

相宜食物搭配及功效

香蕉	绿茶	胡萝卜	芹菜
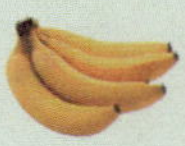	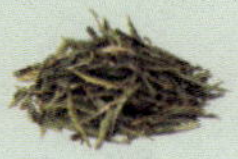	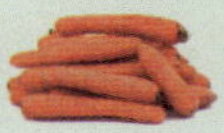	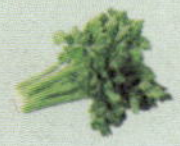
美容养颜	清热利湿、活血	抗衰老	抗衰老

相克食物搭配及后果

鸭蛋	鸡蛋	鸡肉
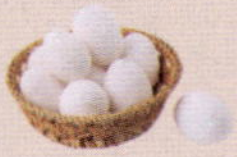	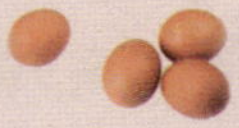	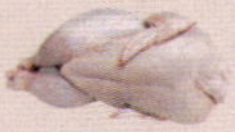
伤脾胃	引起中毒	引起腹泻

推荐养生食疗方

治疗小儿壮热

材料：

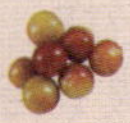

李子10个

做法：用李子放入锅中，加水煎汤，用于洗身。

治女人带下齿白

材料：

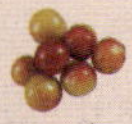

李子5个

做法：李子烤黄后煎汤，次日再饮。

火龙果

Huo Long Guo

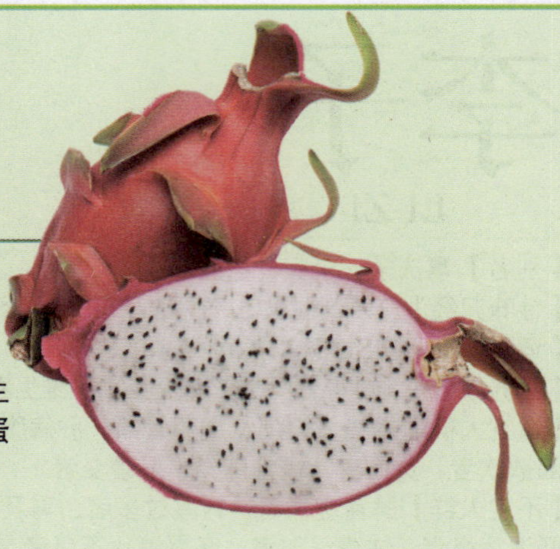

【别名】青龙果、红龙果。
【性味归经】性凉，味甜。归胃、大肠经。
【适用量】每天1个。
【营养成分】胡萝卜素，维生素B_1、维生素B_2、维生素B_3，丰富的钙、磷、铁等矿物质及各种酶、白蛋白、纤维质、花青素。
【适宜人群】一般人群。
【不宜人群】糖尿病患者。

小百科

◎火龙果是仙人掌科，三角柱属植物，原产于巴西、墨西哥等热带中美洲地区。火龙果是橄榄状果形，果皮颜色为紫红色，艳丽迷人，果肉雪白或血红，甜而不腻。

保健功效

1. 抗氧化、抗自由基、抗衰老

火龙果中花青素含量较高。花青素是一种效用明显的抗氧化剂。

2.保护胃壁

火龙果中含白蛋白，有利于保护胃壁。

相宜食物搭配及功效

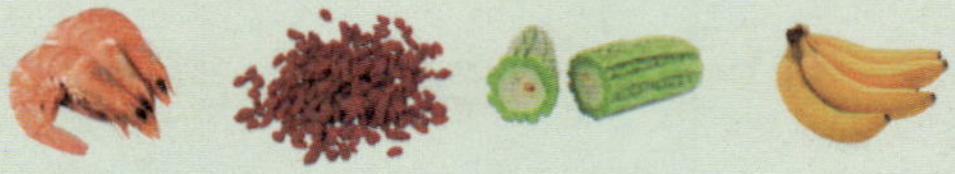

虾	枸杞子	苦瓜	香蕉
消热祛燥	补血养颜	降血压	健脑益智

相克食物搭配及后果

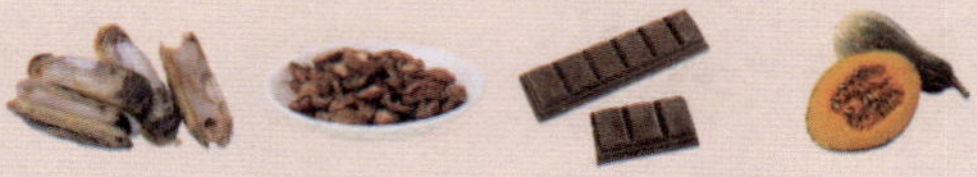

鲜贝	山楂	巧克力	南瓜
产生有毒物质	引起消化不良	影响钙吸收	破坏维生素C

推荐养生食疗方

预防便秘和肠癌

材料：

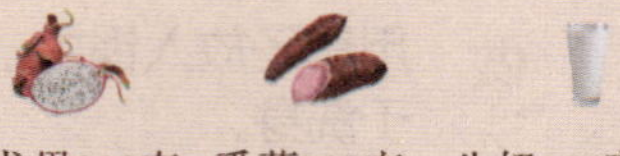

火龙果100克　番薯100克　牛奶250毫升

做法：番薯切成小方块，隔水蒸熟；火龙果切成方块，与蒸熟了的番薯一起装碗，淋上牛奶即可。

健脾养胃

材料：

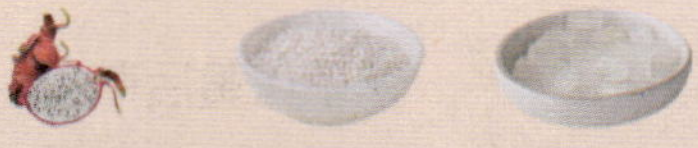

火龙果1个　西米一把　冰糖适量

做法：西米煮熟，火龙果对半切开，用挖勺挖出果肉，保持果皮完整，然后将挖出来的果肉粒放回果皮中，加入西米、冰糖即可。

芒果

Mang Guo

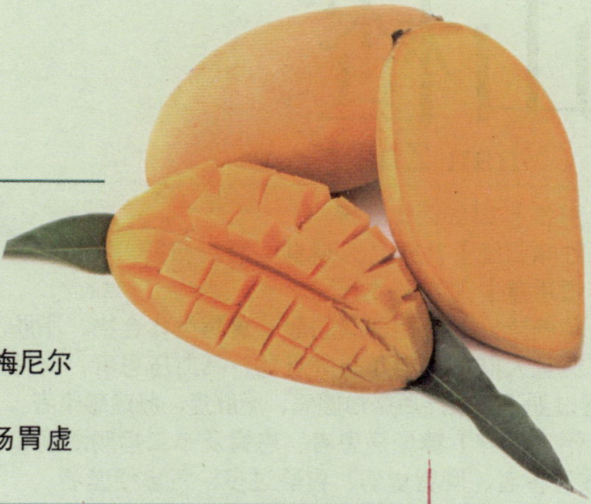

【别名】檬果、望果、羡仔、忙果、庵罗果。

【性味归经】性平，味甘。归肺、脾、胃经。

【适用量】每天1个。

【营养成分】维生素A、维生素C、膳食纤维。

【适宜人群】慢性咽喉炎、音哑者、眩晕症、梅尼尔综合征、高血压晕眩者及孕妇胸闷作呕时。

【不宜人群】皮肤病或肿瘤患者，糖尿病、肠胃虚弱、消化不良、感冒以及风湿病患者。

小百科

◎芒果，原产印度。果实形态有椭圆形、肾脏形及倒卵形等。成熟果之果皮有绿色、黄色，而至紫红色，果肉为黄色或橙黄色，果汁及纤维因品种而异。

保健功效

1. 防治心血管疾病

芒果能降低胆固醇、三酰甘油。

2.润肤美白

芒果的胡萝卜素含量特别高，有益于视力，能润泽皮肤。

相宜食物搭配及功效

蜂蜜

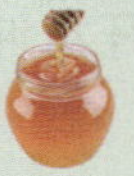

防治晕车

白糖

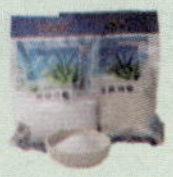

生津解渴

木瓜

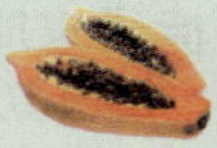

美肤养颜

猪肉

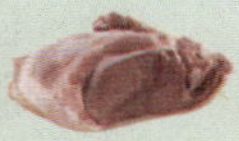

治疗鼻出血

相克食物搭配及后果

大葱

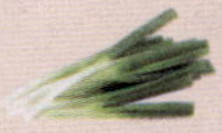

易致黄疸

大蒜

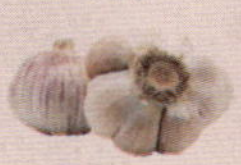

易致黄疸

竹笋

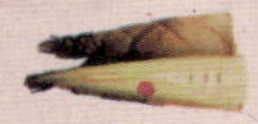

降低营养

推荐养生食疗方

治疗小便不利

材料

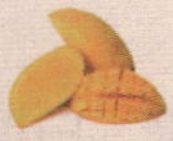

芒果3个

做法

生食芒果，或是用水浸泡芒果后代茶饮用。

治疗咳嗽痰多

材料

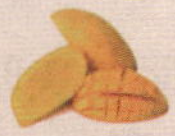

芒果50克

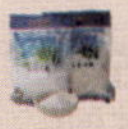

白糖25克

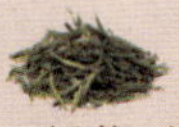

绿茶1克

做法

将芒果去核留皮肉，加水400毫升煮沸3分钟，加入绿茶与白糖即可。随意食用。

山楂。

Shan Zha

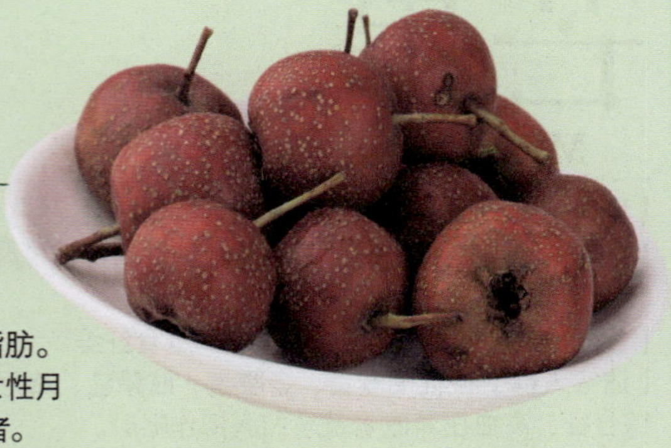

【别名】山里红、酸楂。
【性味归经】性微温，味酸、甘。归肝、胃经。
【适用量】每次3~4个。
【营养成分】不饱和脂肪酸、黄酮类化合物、脂肪。
【适宜人群】中老年心脏衰弱、高血压患者，女性月经过期不来或产后瘀血腹痛，肥胖症、肠道感染者。
【不宜人群】糖尿病患者、患胃及十二指肠溃疡和胃酸过多者、脾胃虚弱、胃酸过多、气虚便溏者。

小百科

◎山楂味甘酸，能够开胃，中老年人常吃山楂制品能增强食欲，改善睡眠，保持骨和血中钙的稳定，预防动脉粥样硬化，故山楂被人们视为“长寿食品”。

温馨提示

◎山楂不适合孕妇食用，因为山楂可以刺激子宫收缩，有可能诱发流产。食用山楂不可贪多，而且食用后还要注意及时漱口，以防对牙齿有害。

推荐养生食疗方

治消化不良	材料	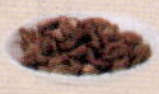 山楂10克 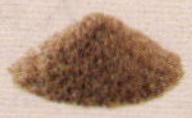 红糖10克	做法	山楂研末加适量红糖，开水冲服，每日3次。
治高血压	材料	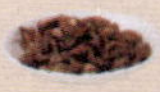 山楂15克 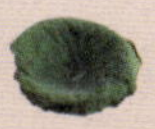 鲜荷叶50克	做法	将山楂、鲜荷叶洗净，共煎水代茶常饮。
治痢疾初起	材料	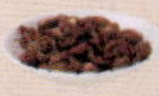 山楂30克 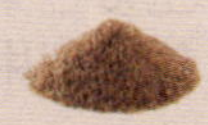 红白蔗15克 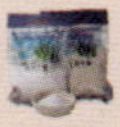 白蔗糖15克	做法	将山楂、红糖、白糖用水煎冲细茶5克饮服。
治高血脂症	材料	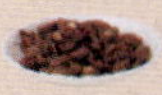 山楂10克 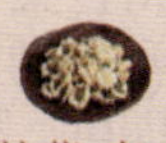 杭菊5克 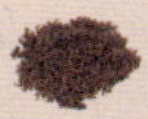 决明子15克	做法	将山楂、杭菊、决明子稍煎后代茶饮，每日1次。

相宜食物搭配及功效

芹菜

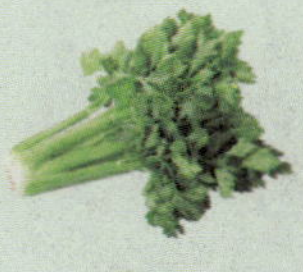

补血、消食、通便

鸡肉

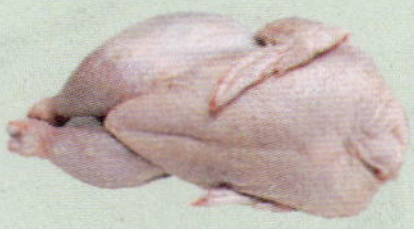

促进蛋白质的吸收

兔肉

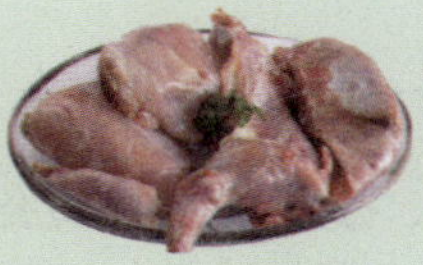

补益气血、养胃消食

排骨

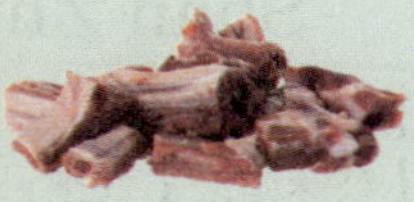

祛斑消瘀

白糖

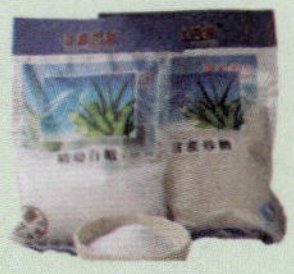

降血脂、改善消化

红糖

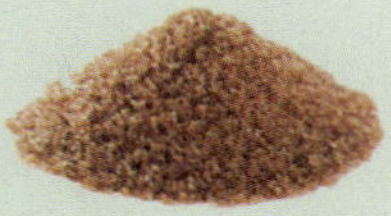

对血瘀、闭经有疗效

蜂蜜

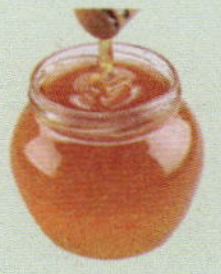

对小儿伤食有疗效

麦芽

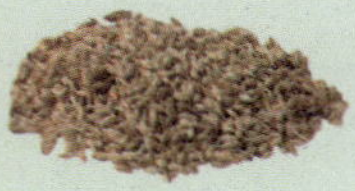

增加营养

相克食物搭配及后果

海鲜

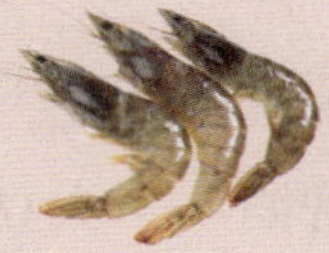

不易消化，导致便秘

猪肝

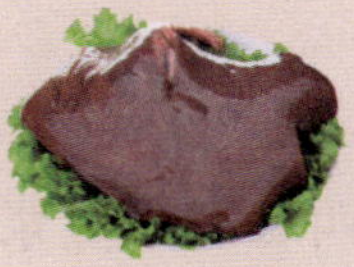

破坏维生素C

牛奶

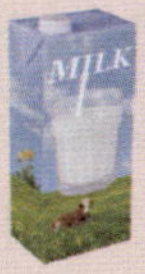

损坏消化功能

柠檬

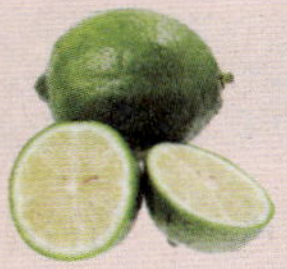

影响消化

保健功效

1. 防衰老

山楂所含的黄酮类和维生素C、胡萝卜素等物质能阻断并减少自由基的生成，能增强机体的免疫力。

2.抗癌

山楂中含有黄酮类化合物，具有较强的抗肿瘤作用，从山楂中提取的多酚类化合物，能阻断黄曲霉毒素的致癌作用。

3.开胃止痛、消食化积

山楂中含有丰富的有机酸类物质，能促进胃内酵酸的作用。

4.止泻收敛、治痢镇痛的作用

山楂有杀菌和消炎的作用。

山竹

Shan Zhu

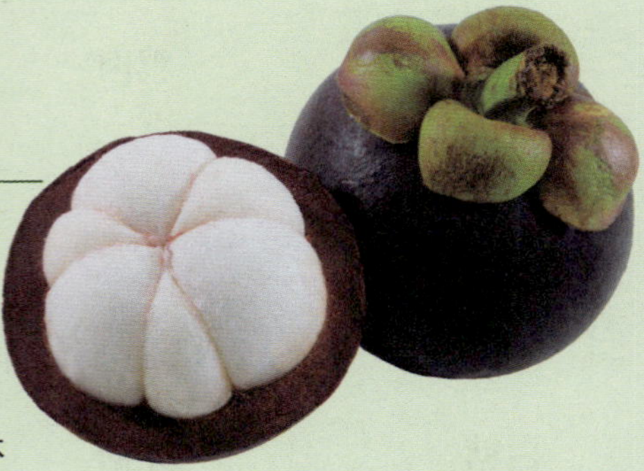

【别名】莽吉柿。
【性味归经】性平，味甘、微酸。归心、胃经。
【适用量】每天3个。
【营养成分】多种矿物质、维生素、蛋白质、脂肪。
【适宜人群】体弱、病后的人。
【不宜人群】肥胖、肾病、心脏病、糖尿病患者、体质虚寒者。

小百科

◎山竹原产于东南亚，一般种植10年才开始结果，其幽香气爽，滑润而不腻滞，与榴莲齐名，号称“果中皇后”。山竹富含蛋白质、膳食纤维等多种矿物质。

保健功效

1.降燥、清凉解热
山竹含有一种特殊物质，具有降燥、清凉解热的作用，这使山竹能克榴莲之燥热。
2.助消化
山竹能分解脂肪，有助于消化。

相宜食物搭配及功效

榴莲	哈密瓜	胡萝卜	生菜
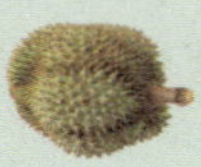	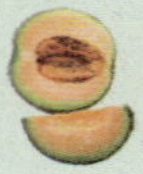	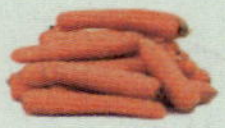	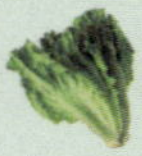
减轻火热	降低胆固醇	清热解毒	预防感冒

相克食物搭配及后果

西瓜	豆浆	啤酒	大豆
	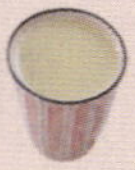	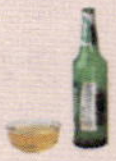	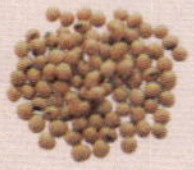
易导致腹泻	易导致腹泻	易导致腹泻	影响铁的吸收

推荐养生食疗方

益智醒脑

材料

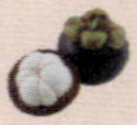
山竹2个

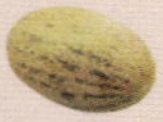
哈密瓜300克

做法 山竹去皮去籽、哈密瓜去皮去籽切小块，山竹、哈密瓜放入果汁机中，加冷开水，拌匀即可。

净化血液、降低胆固醇

材料

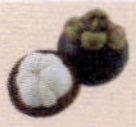
山竹2个

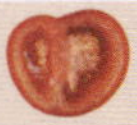
番茄1个

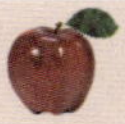
苹果1个

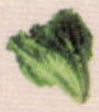
生菜1棵

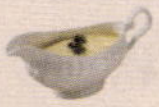
沙拉酱15克

做法 山竹去皮去籽、番茄切薄片、苹果去皮切片、生菜洗净。将其夹杂拼盘，淋上沙拉酱即可 。

桑葚

Sang Shen

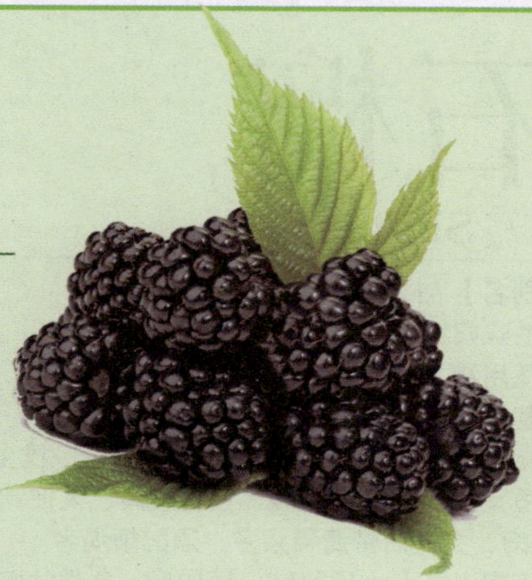

【别名】桑粒、桑果。
【性味归经】性寒，味甘。归心、肝、肾经。
【适用量】每次10颗。
【营养成分】蛋白质、纤维素、碳水化合物等。
【适宜人群】糖尿病、贫血、高血压、高血脂、冠心病、神经衰弱等病症患者。
【不宜人群】糖尿病患者以及平素大便溏薄、脾虚腹泻者。

小百科

◎桑葚色泽紫红，质地油润，甜酸可口，故又为入夏的时令水果，兼具药食两用价值。用来酿酒、做果酱或制成清凉料，均别具风味。

保健功效

防止血管硬化

桑椹中含有脂肪酸，主要由亚油酸。硬脂酸及油酸组成，具有分解脂肪，降低血脂，防止血管硬化等作用。

相宜食物搭配及功效

米酒
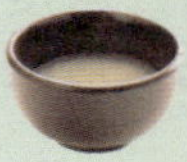
可治疗关节疼痛

糯米
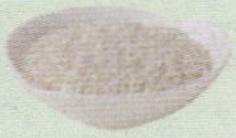
滋肝养肾、养血

蜂蜜
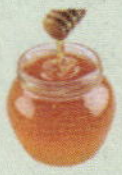
滋阴补血

大米
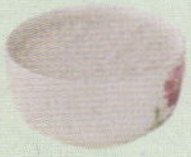
补肝益肾

相克食物搭配及后果

苦瓜
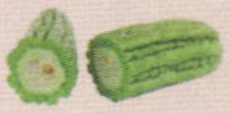
易导致腹泻

牡蛎
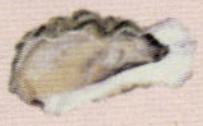
影响锌的吸收

鸭蛋
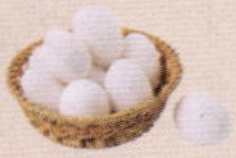
会引起胃痛

推荐养生食疗方

风湿性关节疼痛

材料

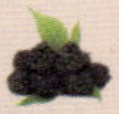
鲜黑桑葚30～60克

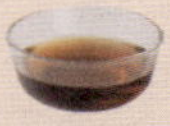
黄酒适量

做法 将黑桑葚用水煎服。或桑椹膏，每服一匙，以温开水和少量黄酒冲服。

肠燥便秘

材料

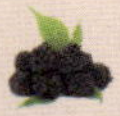
桑葚50克

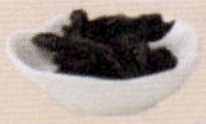
肉苁蓉15克

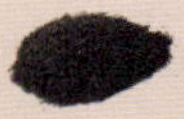
黑芝麻15克

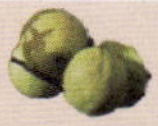
枳实10克

做法 将桑葚、肉苁蓉、黑芝麻、枳实用水煎服，每日1剂。

石榴

Shi Liu

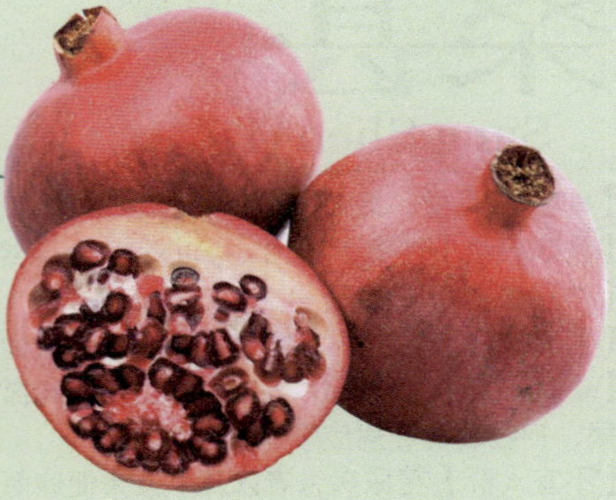

【别名】甜石榴、酸石榴、安石榴。
【性味归经】性温，味酸。归脾、胃经。
【适用量】建议每次1个即可。
【营养成分】蛋白质、脂肪、膳食纤维、碳水化合物、维生素B_1、维生素B_2、维生素C、维生素E等。
【适宜人群】口舌干燥、慢性腹泻、大便溏薄、肠滑久痢、女性白带清稀频多、酒醉烦渴者。
【不宜人群】大便秘结、糖尿病、急性盆腔炎者。

小百科

◎石榴是落叶灌木或小乔木。针状枝，叶呈长倒卵形或长椭圆形，无毛。花期5~6月，多为朱红色，亦有黄色和白色。浆果近球形，果熟期9~10月。

温馨提示

◎买石榴时可以用手轻轻捏一下，不要硬的尽量选择一些软的。石榴放在昏暗、阴凉处保存，如厨橱柜中，保存石榴长达一个月。

推荐养生食疗方

口疮	材料	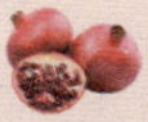 石榴果肉50克	做法	石榴果肉连籽捣烂，用开水浸泡，待凉后取水含漱，每天可服数次。
腹泻	材料	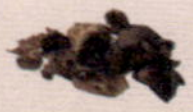 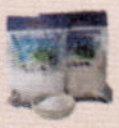 石榴皮15克 红糖（白糖）适量	做法	水煎后加红糖或白糖饮服，每日服2次，餐前服用。
便血	材料	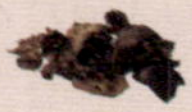 石榴皮适量	做法	炒干研末，每次服9克，每日服3次，开水送服。
痔疮	材料	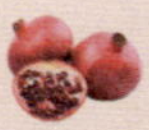 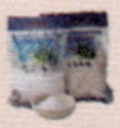 石榴50克 白砂糖10克	做法	连皮石榴煅炭，研成细末，加适量白砂糖拌匀即可。

相宜食物搭配及功效

小茴香

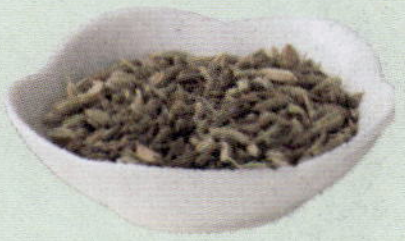

治疗久痢

生姜

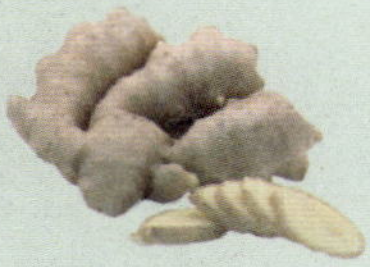

增加食欲

冰糖

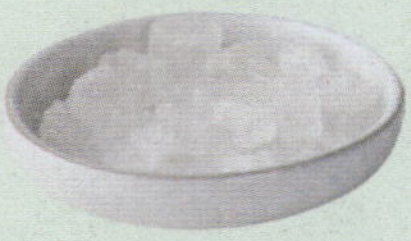

生津止渴、镇静安神

槟榔

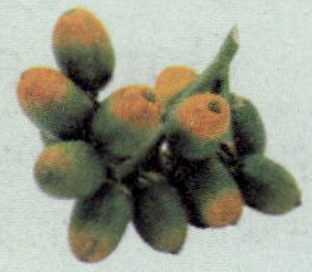

祛虫

山楂

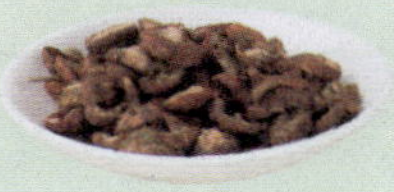

治痢疾

苹果

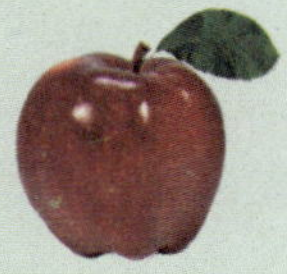

治疗腹泻

梨

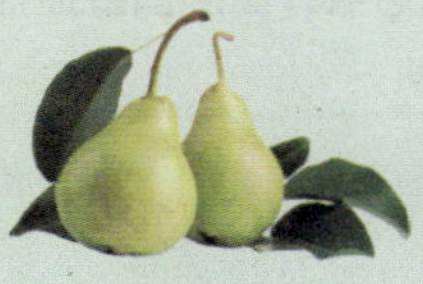

降血脂

葡萄

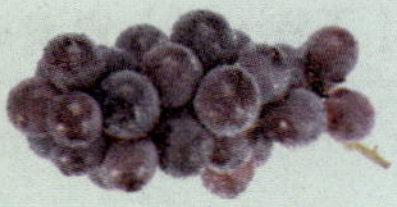

通便利尿

相克食物搭配及后果

螃蟹

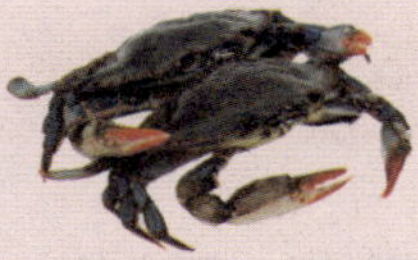

刺激肠胃、不利消化

土豆

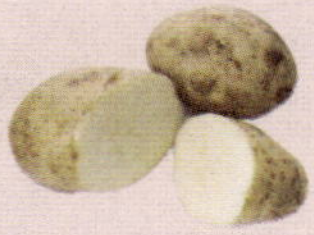

引起中毒

带鱼

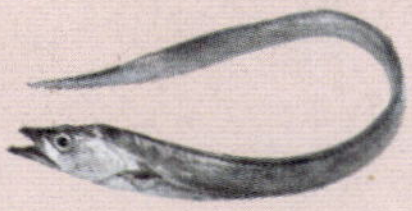

头晕、恶心、腹痛、腹泻

保健功效

1.具有广谱抗菌作用

石榴皮中含有多种生物碱，抑菌试验证实，石榴的醇浸出物及果皮水煎剂，具有广谱抗菌作用，其对金黄色葡萄球菌、溶血性链球菌、霍乱弧菌、痢疾杆菌等有明显的抑制作用，其中对志贺氏痢疾杆菌作用最强。

2.收敛，涩肠

石榴味酸，含有生物碱、熊果酸等，有明显的收敛作用，能够涩肠止血，加之其具有良好的抑菌作用，所以是治疗痢疾、泄泻、便血及遗精、脱肛等病症的良品。

3.驱虫杀虫

石榴皮以及石榴树根皮均含有石榴皮碱，对人体的寄生虫有麻醉作用，是驱虫杀虫的要药，尤其对绦虫的杀灭作用更强，可用于治疗虫积腹痛、疥癣等。

橄榄
Gan Lan

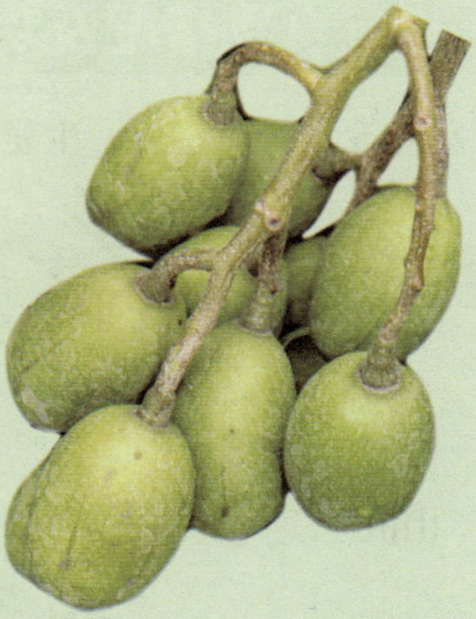

【别名】青果、忠果。
【性味归经】性凉，味甘、酸。归肺、胃经。
【适用量】每次3~5颗。
【营养成分】橄榄含有蛋白质、脂肪、糖类、钙、磷、铁、维生素C等多种营养成分。
【适宜人群】流感、呼吸道感染、白喉、醉酒、咳嗽咯血、急性痢疾、坏血病患者，高胆固醇血症患者。
【不宜人群】胃溃疡患者。

小百科

◎橄榄呈纺锤形，绿色，成熟后呈淡黄色。果形秀美，色泽鲜润，肉厚核小。吃起来始涩后甜，越嚼越香，回味无穷，有消食清肺利喉的功效。

温馨提示

◎要选择果实饱满、成熟度适中的果实食用，色泽特别青绿而没有一点黄色的，说明经矾水处理过，最好不要购买。放入冰箱中可保存1个月。

推荐养生食疗方

	材料	做法
急性扁桃体炎	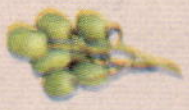 橄榄4个 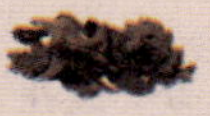 玄参9克	将橄榄、玄参共入锅，用水煎，代茶饮。
咽喉炎	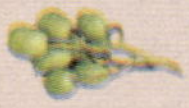 橄榄50克 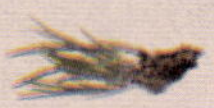 鲜苇茎30克	将橄榄、苇茎共入锅，用水煎，代茶饮。
消化道肿瘤	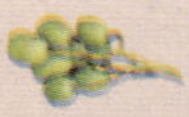 橄榄50克 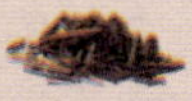 刺五加根5克	用白酒浸泡橄榄、刺五加根，2个月后服用。
流行性耳下腺炎	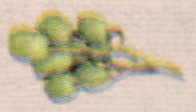 橄榄3个 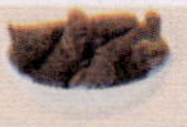 老姜2片 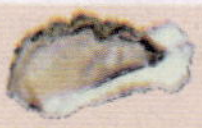 干燥牡蛎60克 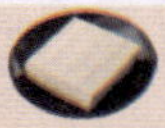 豆腐半块	将橄榄、老姜、牡蛎、豆腐共煮食用。

相宜食物搭配及功效

白萝卜

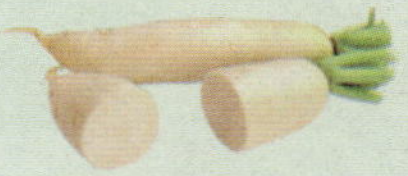

清热解毒、利咽泻火

猪肉

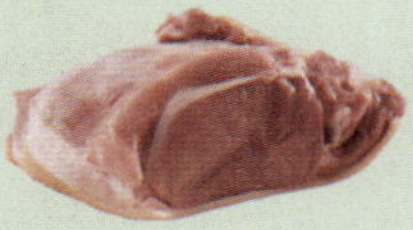

和胃止血、舒筋活络

郁金

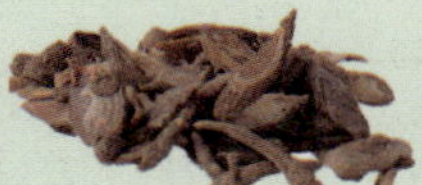

清心化痰

白矾

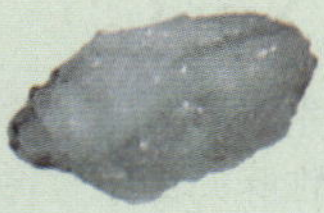

清心化痰

酸梅

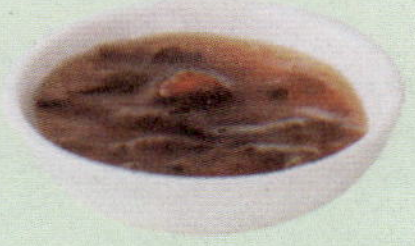

祛痰润喉

冰糖

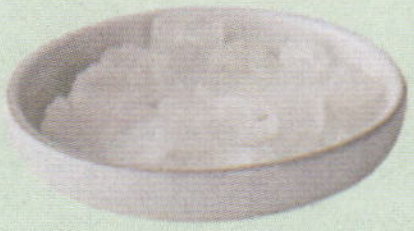

治咽痛

红糖

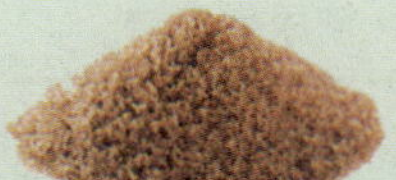

止痢消炎

生姜

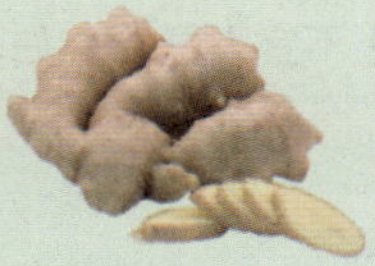

止痢消炎

相克食物搭配及后果

牛肉

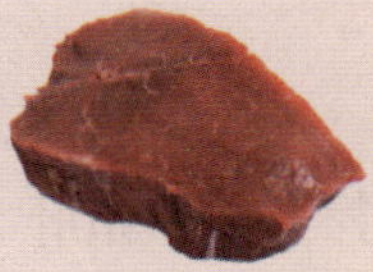

引起肠胃不适

海产品

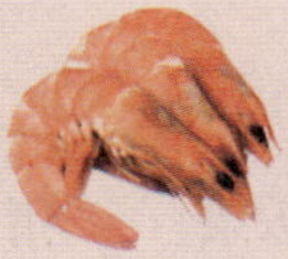

导致肚痛、恶心

黄瓜

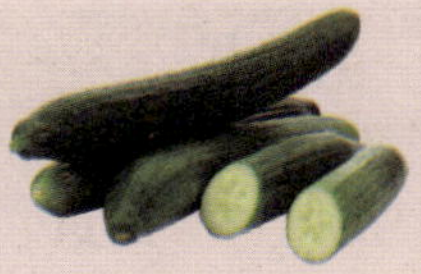

破坏维生素C

保健功效

1.利咽消肿的作用

橄榄中含有大量鞣酸、挥发油、香树脂醇等，具有滋润咽喉，抗炎消肿的作用。

2.生津止渴的作用

橄榄味道甘酸，含有大量水分及多种营养物质，能有效地补充人体的体液及营养成分，具有生津止渴之效。

3.解鱼蟹毒的作用

古人发现橄榄可解河豚、毒蕈中毒等，其解毒功能与橄榄含大量鞣酸、香树脂醇、挥发油等有关。

4.醒酒安神的作用

橄榄含有大量碳水化合物、维生素、鞣酸、挥发油及微量元素等，能帮助解除酒毒。

杏
Xing

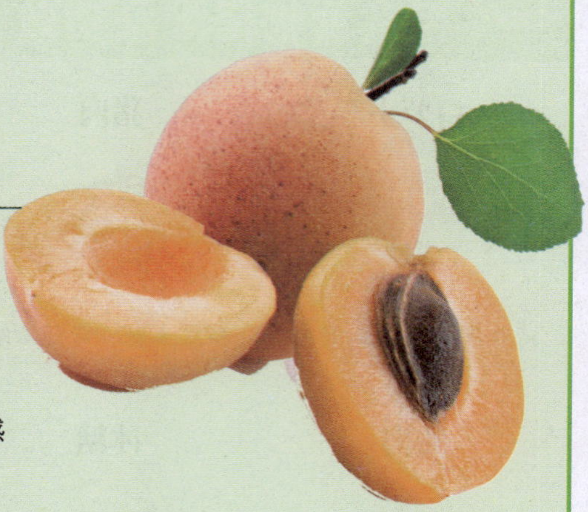

【别名】杏子。
【性味归经】性微温，味酸、甘。归肝、肾经。
【适用量】每次约50克。
【营养成分】蛋白质、粗脂肪、糖、磷、铁、钾、钙。
【适宜人群】干咳无痰、肺虚久咳、便秘、因伤风感冒引起的多痰、咳嗽气喘、大便燥结者。
【不宜人群】产妇、幼儿、糖尿病患者。

小百科

◎未成熟的杏不可生吃。杏虽好吃，但不可食之过多。杏的酸液能腐蚀牙齿，因此食用后应立即漱口或刷牙。

保健功效

抗肿瘤作用

杏仁具有抗肿瘤作用，主要是由于苦杏仁中含有一种生物活性物质--苦杏仁苷，可以进入血液专杀癌细胞。

相宜食物搭配及功效

猪肺	红枣	豆类	蛋黄
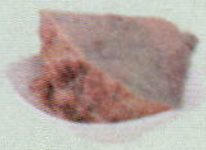	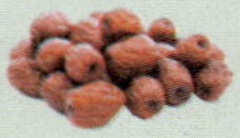	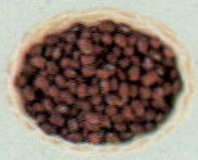	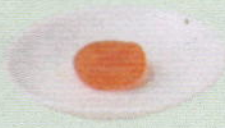
润肺、止咳、化痰	治神经衰弱、头晕	利于B族维生素吸收	利于B族维生素吸收

相克食物搭配及后果

板栗	猪肉	李子	猪肝
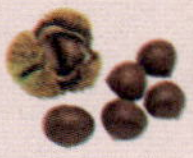	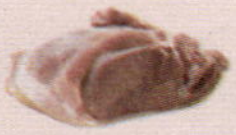	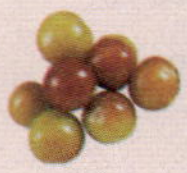	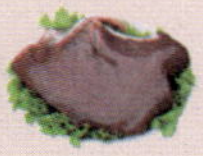
引起胃痛	引起腹痛	伤脾胃	引起腹胀

推荐养生食疗方

功效	材料	做法
咳嗽寒热	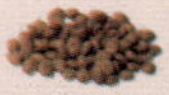 杏仁50克	杏仁去皮尖，在童便中浸七日，取出，温水淘洗，研如泥，加童便三升煎如膏。
治热疖	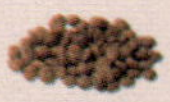 杏仁50克 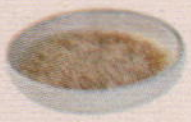 香油适量	将杏仁研末，用香油调搽。

杨梅
Yang Mei

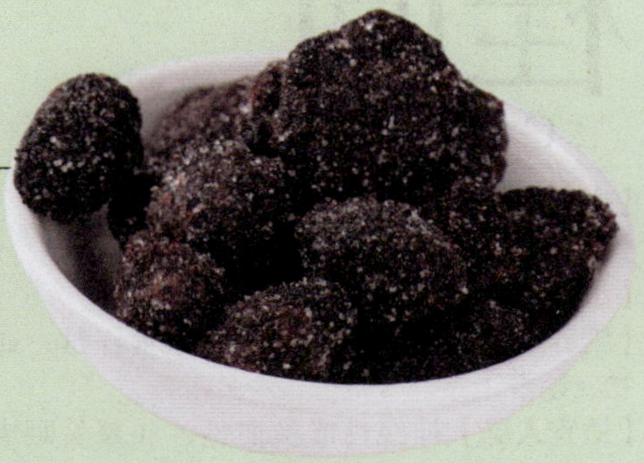

【别名】水杨梅、圣僧梅、龙睛、朱红。
【性味归经】性温，味甘、酸。归肝、胃经。
【适用量】每次50克。
【营养成分】蛋白质、脂肪、膳食纤维、碳水化合物、胡萝卜素。
【适宜人群】胃气痛、烦渴、急性胃肠炎、痢疾患者，口腔咽喉炎患者、肥胖者、癌症患者。
【不宜人群】阴虚、血热、火旺、牙齿疾患者。

小百科

◎杨梅果实色泽鲜艳。汁液多，甜酸适口，营养价值高。杨梅是中国特产水果之一，有“一颗值千金”之美誉，营养价值很高。

保健功效

①具有消食、御寒、消暑的功效。
②能生津止渴，和胃止呕，止泻。
③杨梅含有大量的维生素C，能增强毛细血管的通透性，能阻止致癌物质合成。

相宜食物搭配及功效

盐	白糖	马蹄	蜂蜜
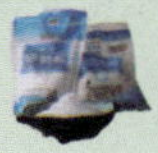	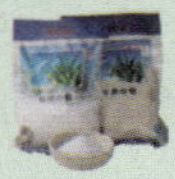	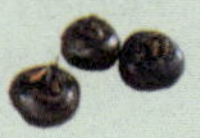	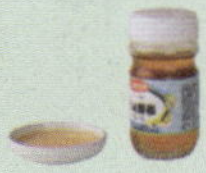
味道鲜美	易于人体吸收	营养丰富	生津润燥

相克食物搭配及后果

葱	鸭肉	猪肉	鳗鱼
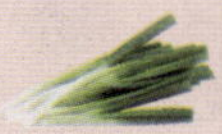	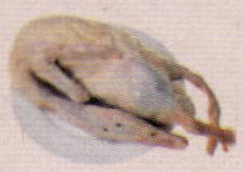	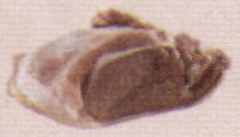	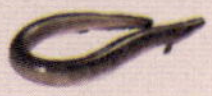
气壅胸闷	中毒	降低营养价值	中毒

推荐养生食疗方

治疗腹泻、痢疾

材料：

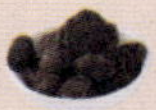
杨梅50克

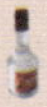
白酒适量

做法：将杨梅与白酒制成杨梅酒。

清热解毒

材料：

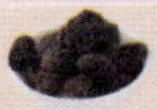
杨梅50克

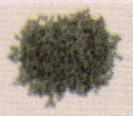
绿豆50克

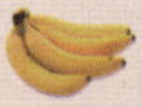
香蕉250克

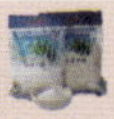
白糖15克

做法：香蕉去皮，切成小丁，将锅洗净，添入清水，下入白糖，糖化水沸时，撇去浮沫，加上杨梅，放入香蕉丁，待丁漂起即成。

桂圆

Gui Yuan

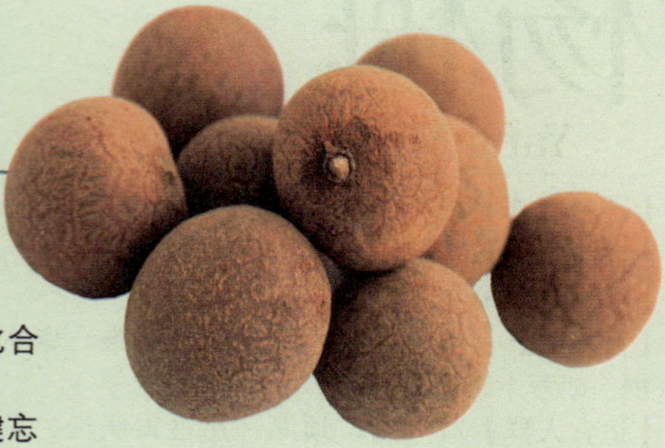

【别名】益智、桂圆肉、龙眼。
【性味归经】性温，味甘。归心、肝、脾、肾经。
【适用量】每天5颗左右。
【营养成分】蛋白质、脂肪、膳食纤维、碳水化合物、胡萝卜素。
【适宜人群】神经性或贫血性、头晕失眠者、健忘者、贫血患者、肿瘤病人及更年期女性。
【不宜人群】有上火发炎症状，以及舌苔厚腻者。

小百科

◎桂圆是中国南方的特产水果，已有2000多年的种植历史。果实形状浑圆，有圆球形的果壳，肉如弹丸大小，内含果浆。其干后就变成暗绿色，质柔韧，称龙眼肉。

温馨提示

◎果肉以透明而无汁液溢出、肉质清甜而结实的为好颗粒圆整、大而均匀、壳色黄亮质干、手捏易碎有声、肉质厚软黄亮半透明、味甜清香的为佳品。

推荐养生食疗方

减肥养颜

材料：

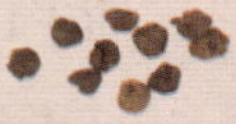
桂圆肉10克

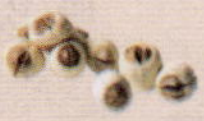
莲子15克

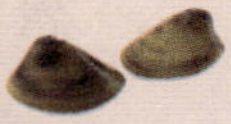
蛤蜊肉15克

做法：将桂圆肉、莲子、蛤蜊用武火煮沸后，文火煲2小时。

健脾补血

材料：

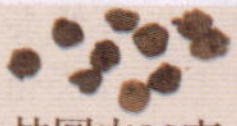
桂圆肉12克

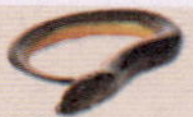
黄鳝100克

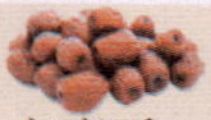
红枣5个

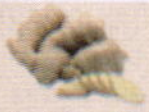
生姜2片

做法：将桂圆肉、收拾干净的黄鳝、红枣、生姜用文火炖2~3小时。

安神补脑

材料：

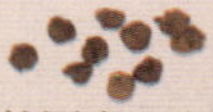
桂圆肉10克

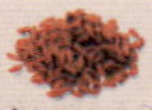
枸杞子15克

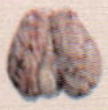
猪脑1副

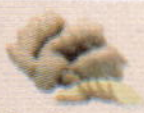
生姜1片

做法：将桂圆肉、枸杞子、猪脑、生姜用文火炖2~3小时。

益精补肾

材料：

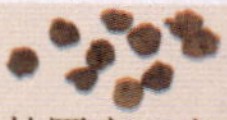
桂圆肉10克

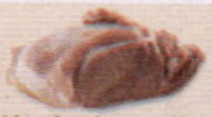
猪瘦肉60克

鹿角胶12克

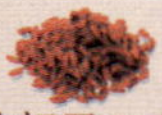
枸杞子10克

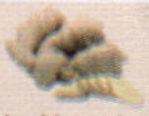
生姜2片

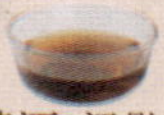
黄酒1汤匙

做法：将桂圆肉、猪瘦肉、鹿角胶、枸杞子、生姜、黄酒用文火炖1.5小时。

相宜食物搭配及功效

大米

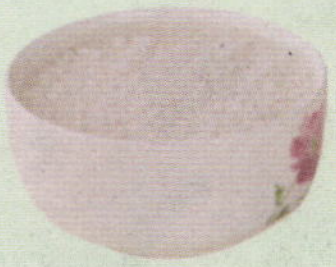

补充元气

莲子

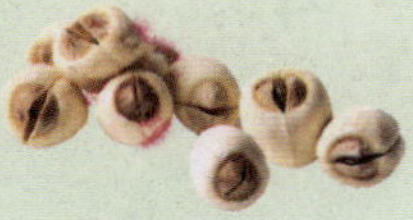

养心安神

鸡蛋

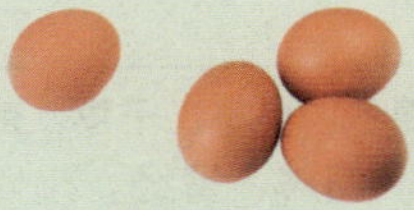

治血虚引起的头痛

人参

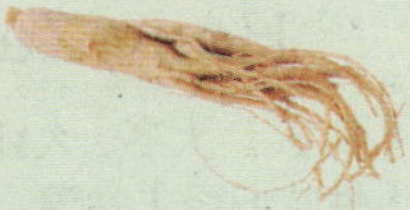

增强免疫力

百合

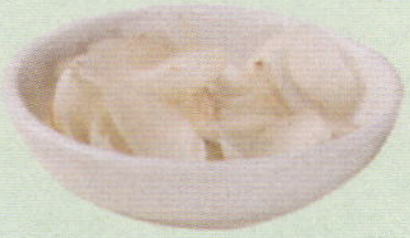

治疗失眠

红糖

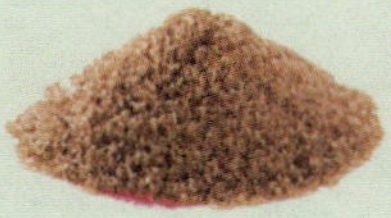

治疗失眠

山药

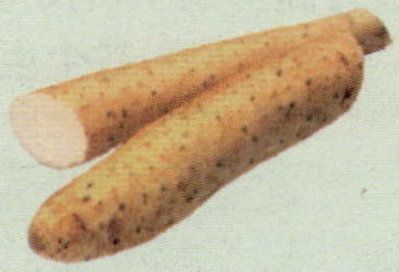

补脾胃、益心肺

相克食物搭配及后果

枸杞子

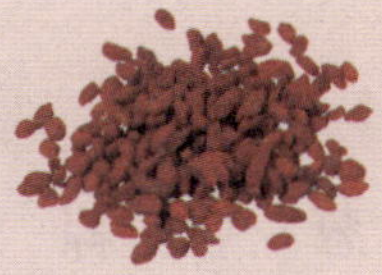

容易上火

萝卜

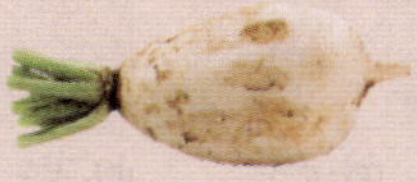

引起甲状腺肿大

海藻

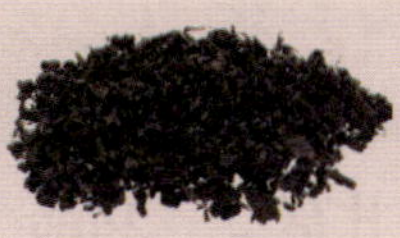

引起腹泻

保健功效

1.有补益的作用

桂圆的糖分含量很高，且含有能被人体直接吸收的葡萄糖，经常吃些桂圆很有补益。

2.抗衰老

桂圆肉能够抑制脂质过氧化和提高抗氧化酶活性。

3. 益气养血

桂圆有益气养血，健脾补心的功效。

4. 提高免疫力

桂圆具有提高机体免疫功能，抑制肿瘤细胞，降血脂。

5.养血安神

桂圆能养血安神、润肤美容。

红枣
Hong Zao

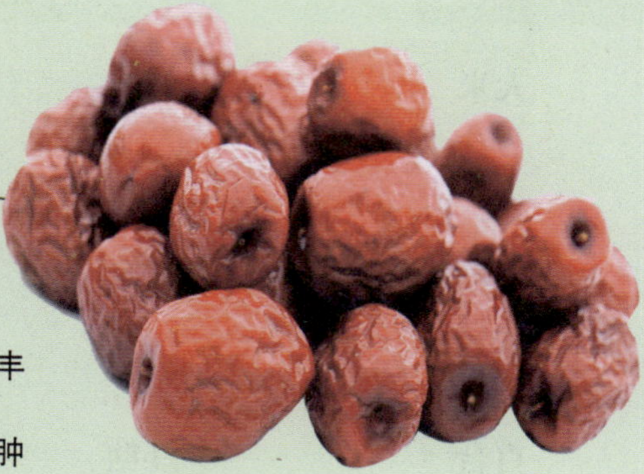

【别名】大枣、大红枣、姜枣、良枣、干枣、刺枣。
【性味归经】性温，味甘。归脾、胃经。
【适用量】每次约50克。
【营养成分】蛋白质、脂肪、糖、钙、磷、铁、镁及丰富的维生素A、维生素C、维生素B_1、维生素B_2。
【适宜人群】中老年人、青少年、女性、血头晕、肿瘤患者、放疗、化疗而致骨髓抑制不良反应者。
【不宜人群】湿热内盛、小儿疳积和寄生虫病儿。

小百科

◎大枣是一种药食兼用之品，营养价值很高，目前有300多个品种，有红枣、南枣、圆枣、金丝枣、布袋枣、扁枣、相枣、脆枣、大糖枣、无核枣等。

保健功效

1.扩张血管、抗过敏作用
红枣中有环磷酸腺苷，能扩张血管。
2.抗癌
红枣富含三萜类化合物和二磷酸腺苷。三萜类化合物能抑制癌细胞。

相宜食物搭配及功效

人参
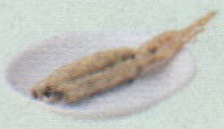
气血双补

小麦
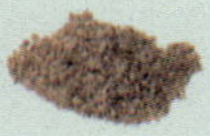
补血润燥

甘草
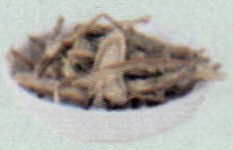
养心安神

猪蹄
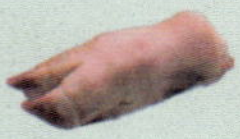
治疗女性鼻出血

相克食物搭配及后果

螃蟹
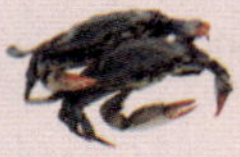
易导致寒热病

虾米
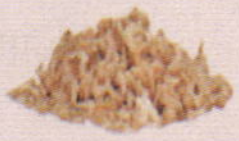
引起身体不适

葱
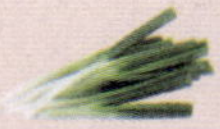
引起消化不良

蒜
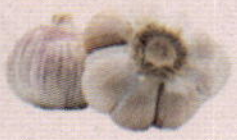
引起消化不良

推荐养生食疗方

治低血压

材料：
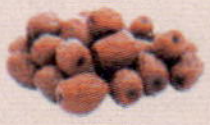
红枣20枚
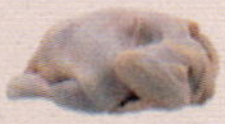
母鸡1只

做法：将鸡切成块，大火煸炒，加佐料，煮八成熟时加入大枣焖熟，分次食之。

活血止痛

材料：
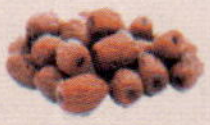
红枣50克
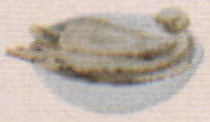
当归15克
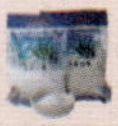
白糖20克
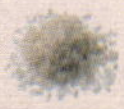
粳米50克

做法：先将当归用温水浸泡片刻，加水200克，先煎浓汁100克，去渣取汁，与粳米、红枣和白糖一同加水适量，煮至粥成。

椰子

Ye Zi

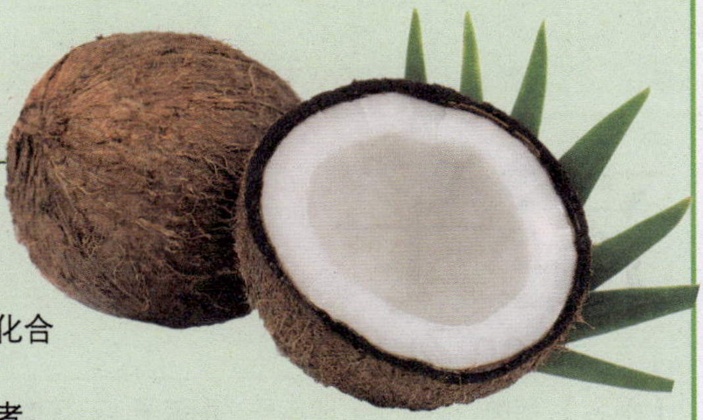

【别名】奶桃、可可、越王头、椰汁、椰酒。
【性味归经】性凉，味甘。归胃、脾、大肠经。
【适用量】椰汁每次约150毫升，椰肉每次30克。
【营养成分】椰子肉中含有蛋白质、脂肪、碳水化合物、纤维素、无机盐、钙、磷、铁、钠、钾等。
【适宜人群】发热、口干渴者及充血性心力衰竭者。
【不宜人群】糖尿病、脾胃虚弱、腹痛腹泻、长期睡眠不佳、爱吃煎炸食物、容易发脾气患者。

小百科

◎椰子为棕榈科椰属常绿乔木椰树的果实。椰树原产于美拉尼西亚群岛和新西兰等地，约在我国西汉时期传入到我国的海南，已有两千多年的历史了。

保健功效

抗衰老

椰汁中含维生素E，是优秀的抗氧化剂，是有益皮肤的养分，会帮助人体清除积累的氧自由基，使皮肤更细腻。

相宜食物搭配及功效

牛奶

利于营养吸收

白菜

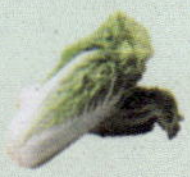

消除疲劳

白糖

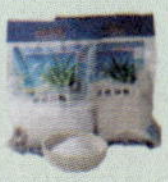

消暑解渴

糯米

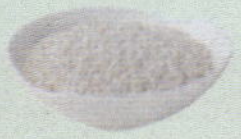

补气健脾

相克食物搭配及后果

海带

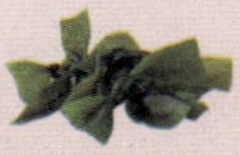

导致便秘

红薯

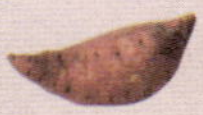

不易消化

萝卜

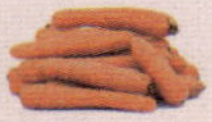

引起甲状腺肿大

推荐养生食疗方

预防空调病

材料：

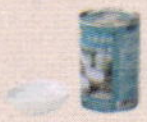

椰汁100毫升

做法：拿工具放出椰子汁，然后微火加热10分钟左右。

食欲不振

材料：

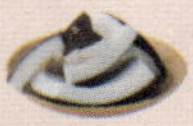

椰肉50克

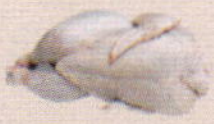

鸡肉100克

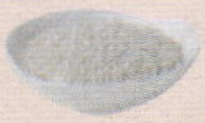

糯米100克

做法：将椰肉切碎，并加入适量的鸡肉和糯米，蒸熟后饮食。

干果类

莲子。

Lian Zi

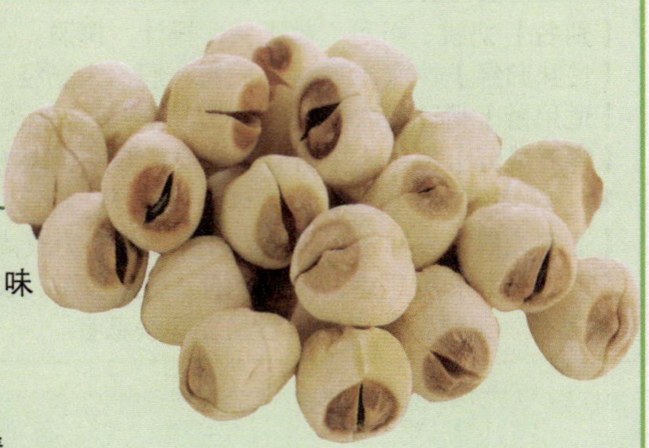

【别名】莲肉、白莲子、建莲子、湘莲子、石莲肉。

【性味归经】鲜者性平，味甘、涩；干者性温，味甘、涩。归脾、肾、心经。

【适用量】每次30~50克。

【营养成分】富含蛋白质、脂肪、淀粉等。

【适宜人群】慢性腹泻、癌症、失眠、多梦、遗精、心慌者。

【不宜人群】便秘、消化不良、腹胀者。

小百科

◎莲子是常见的滋补之品，有很好的滋补作用。古人认为经常服食莲子，百病可祛。莲子“享清芳之气，得稼穑之味，乃脾之果也”。

温馨提示

◎莲子是睡莲种植物莲的果实。有很好的滋补作用，常被用作制冰糖莲子汤、银耳莲子羹和八宝粥，经常服食对身体有益。

推荐养生食疗方

病后余热未尽	材料	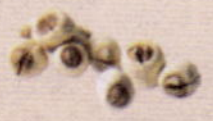 带心莲子15克　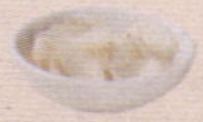 百合30克　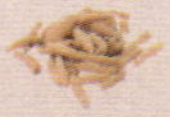 麦门冬12克
	做法	锅中注入适量清水，放入莲子、百合、麦门冬共煎服。
脾胃虚弱，饮食不化	材料	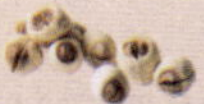 莲子肉200克　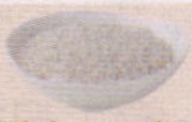 糯米200克　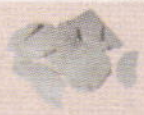 茯苓100克　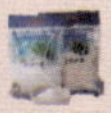 白糖适量
	做法	将茯苓、莲子肉、糯米共研为细末，加入白糖，一同拦匀，加水使之成泥状，蒸熟，待冷后压平切块即成。
腹泻	材料	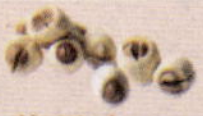 莲子肉120克　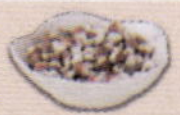 芡实120克　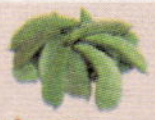 扁豆120克　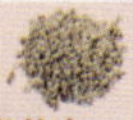 薏苡仁120克　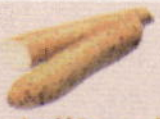 山药120克　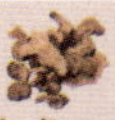 白术120克　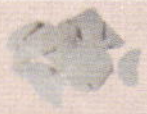 茯苓120克
	做法	将原材料共炒研末。用时加适量白糖。用温开水冲调服。

相宜食物搭配及功效

红薯

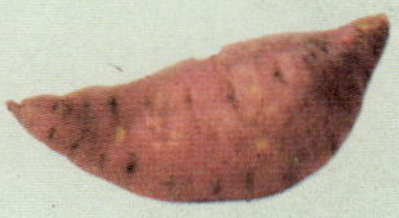

通便、美容

枸杞子

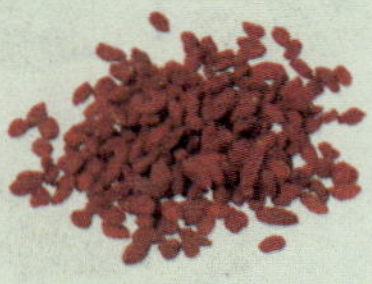

乌发明目、轻身延年

鸭肉

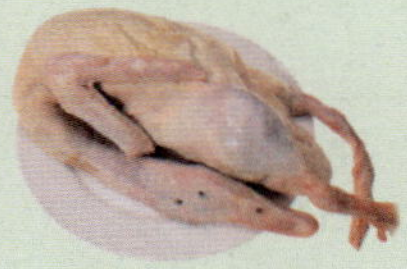

补肾健脾、滋补养阴

银耳

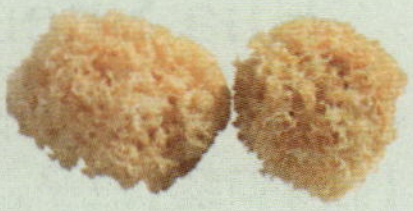

滋补健身

南瓜

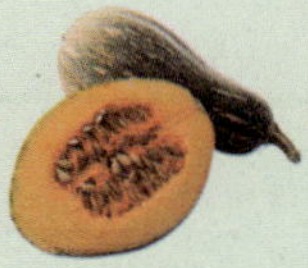

降脂降压、通便

百合

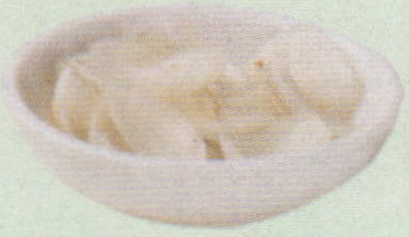

清心安神

红枣

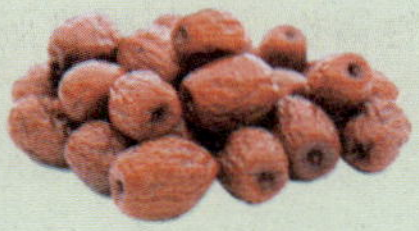

促进血液循环

相克食物搭配及后果

蟹

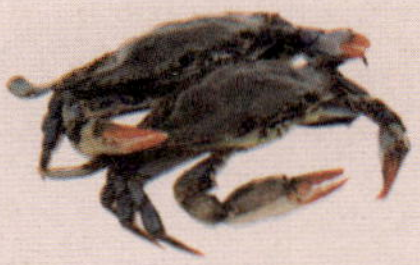

产生不良反应

猪肚

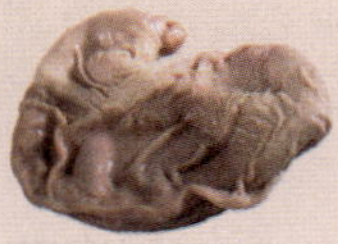

易中毒

保健功效

1.防癌抗癌

莲子善于补五脏不足，通利十二经脉气血，使气血畅而不腐，莲子所含氧化黄心树宁碱对鼻咽癌有抑制作用，这一切，构成了莲子的防癌抗癌的营养保健功能。

2.降血压

莲子所含非结晶形生物碱N－9有降血压作用。

3.强心安神

莲子心所含生物碱具有显著的强心作用，莲芯碱则有较强抗钙及抗心律不齐的作用。

4.滋养补虚、止遗涩精

莲子中所含的棉子糖，对于久病、产后或老年体虚者，更是常用营养佳品。

花生

Hua Sheng

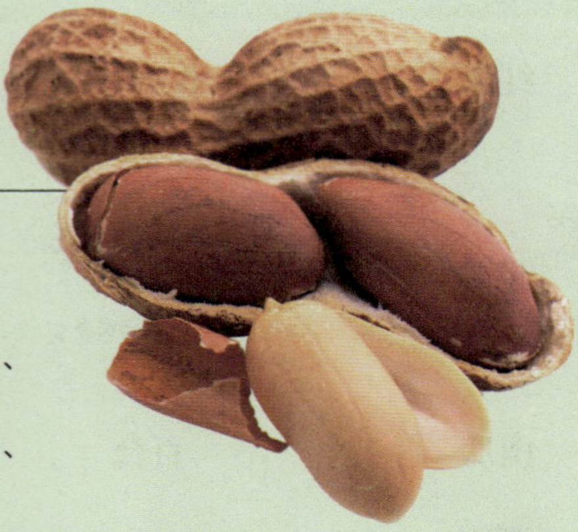

【别名】长生果、长寿果、落花生。

【性味归经】性平，味甘。归脾、肺经。

【适用量】每天80克。

【营养成分】含有蛋白质、脂肪、糖类、维生素A、钙、磷、铁、氨基酸、不饱和脂肪酸、卵磷脂。

【适宜人群】反胃、脚气病、咳嗽痰喘、乳汁缺乏、高血压、咳血、血尿、鼻出血、牙龈出血患者。

【不宜人群】胆囊炎、慢性胃炎、骨折慢性肠炎。

小百科

◎属蝶形花科落花生属一年生草本植物。原产于南美洲一带。世界上栽培花生的国家有100多个，亚洲最为普遍，次为非洲。花生被人们誉为“植物肉”。

温馨提示

◎在花生的诸多吃法中以炖吃为最佳。这样既避免了招牌营养素的破坏，又具有了不温不火、口感潮润、入口好烂、易于消化的特点，老少皆宜。

推荐养生食疗方

	材料	做法
血小板减少	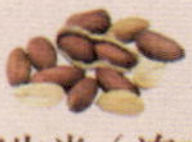 花生米（连衣）60克	锅中放入适量油，烧热，放入花生米炒熟即可。
肺结核	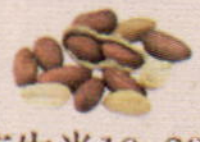 花生米10~20粒	花生米生食，每日4~5次，每次10~20粒。如果见咳血者，带衣食之。
久咳	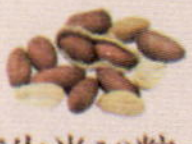 花生米10粒	花生去嘴尖，文火煎汤服用。
高血压	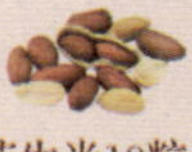 花生米10粒 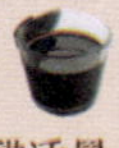 醋适量	花生米浸醋中，7日后食用，每天早晚各吃10粒。

相宜食物搭配及功效

红葡萄酒

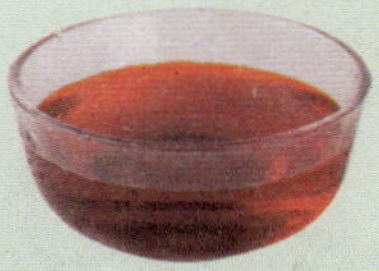

保心脏、畅通血管

红枣

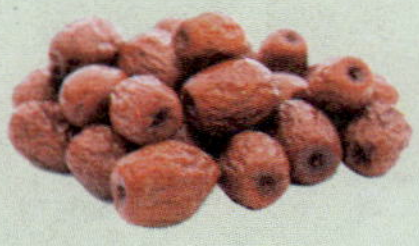

健脾、止血

醋

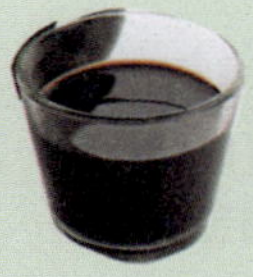

增食欲、降血压

芹菜

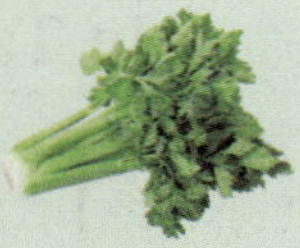

预防心血管疾病

猪蹄

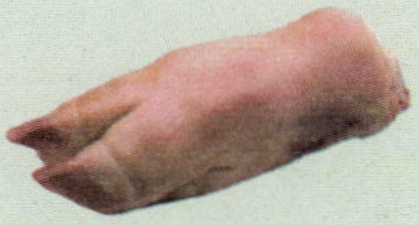

补血催乳

菊花脑

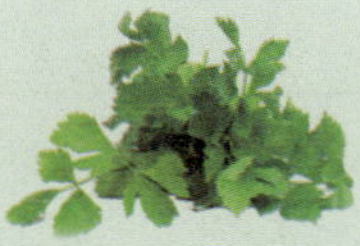

疏风散热、清热解毒

啤酒

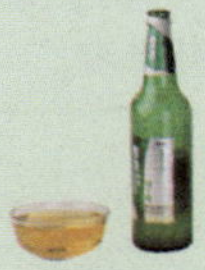

健脑益智

相克食物搭配及后果

螃蟹

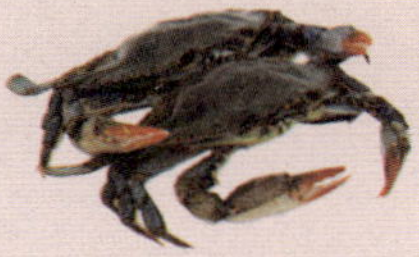

导致肠胃不适、腹泻

黄瓜

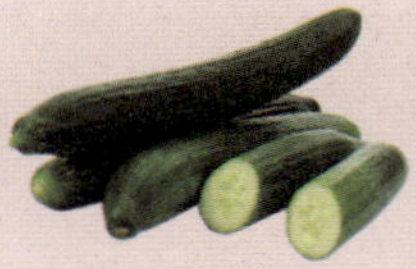

导致腹泻

蕨菜

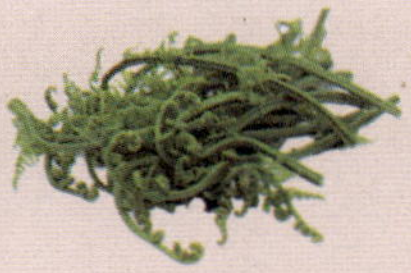

腹泻、消化不良

肉桂

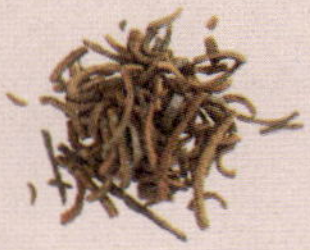

降低营养

保健功效

1.降低胆固醇

花生油中含有大量的亚油酸，这种物质可使人体内胆固醇分解为胆汁酸排出体外，避免胆固醇在体内沉积，减少因胆固醇在人体中超过正常值而引发多种心脑血管疾病的发生率。

2.延缓人体衰老

花生中的锌元素含量普遍高于其他油料作物。锌能促进儿童大脑发育，有增强大脑的记忆功能，可激活中老年人脑细胞，有效地延缓人体过早衰老，具有抗老化作用。

3.促进儿童骨骼发育

花生含钙量丰富，可以促进儿童骨骼发育，并有防止老年人骨骼退行性病变发生。花生中含有丰富的脂肪油和蛋白质，对产后乳汁不足者有养血通乳作用。

核桃

He Tao

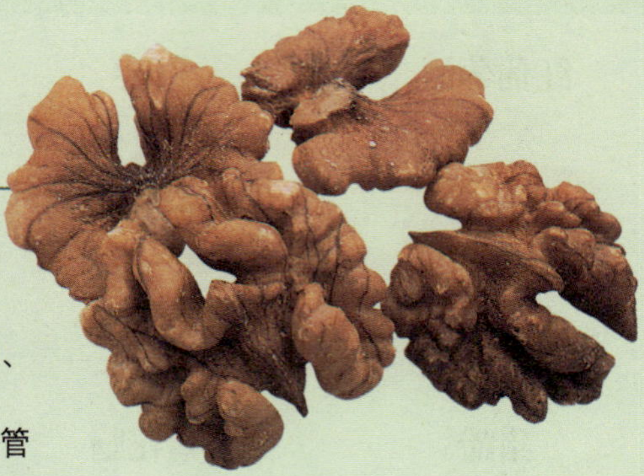

【别名】胡桃、英国胡桃、波斯胡桃。
【性味归经】性温，味甘。归肺、肾经。
【适用量】每次20克。
【营养成分】富含蛋白质、脂肪、膳食纤维、钾、钠、钙、铁、磷等矿物质元素。
【适宜人群】健忘怠倦、食欲不振、腰膝酸软、气管炎、便秘、神经系统发育不良、神经衰弱患者。
【不宜人群】肺脓肿、慢性肠炎患者。

小百科

◎核桃，落叶乔木，原产于近东地区，与扁桃、腰果、榛子并称为世界著名的“四大干果”。既可以生食、炒食，也可以榨油、配制糕点、糖果等。

温馨提示

◎核桃以个大圆整，壳薄白净，出仁率高，干燥，桃仁片张大，色泽白净，含油量高者为佳。挑选方法应以取仁观察为主。果仁丰满为上。

推荐养生食疗方

	材料	做法
慢性支气管炎	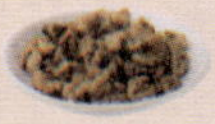 核桃3个	将核桃剥去壳，生食。
乳汁不通	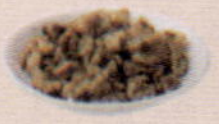 核桃肉5个 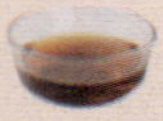 黄酒适量	将核桃肉捣烂，用黄酒冲服。
胆结石	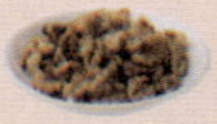 核桃肉500克 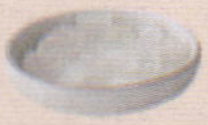 冰糖500克 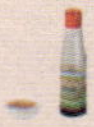 麻油500克	将核桃肉、冰糖、麻油共放入碗中，蒸熟，在7~10天内食完。
神经衰弱	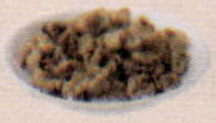 核桃肉30克 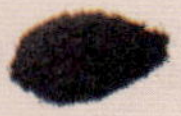 黑芝麻30克 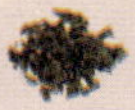 桑叶30克	将核桃肉、黑芝麻、桑叶共捣如泥状，作丸，每服10克，一日服两次。

相宜食物搭配及功效

鳝鱼

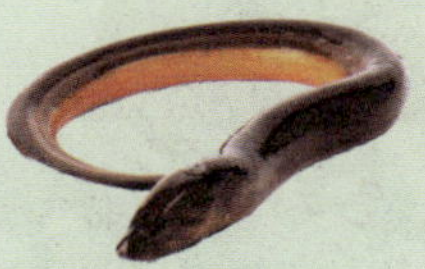

降低血糖

红枣

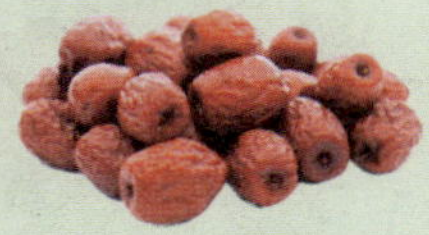

美容养颜

薏米

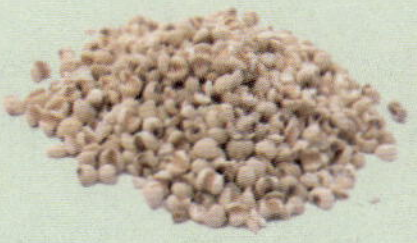

补肺、补脾、补肾

黑芝麻

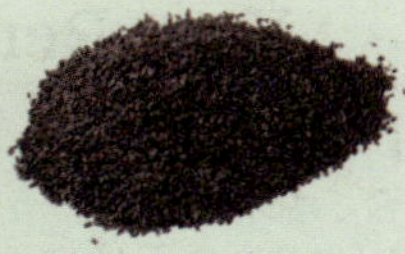

补肝益肾、乌发润肤

鹅肠菜

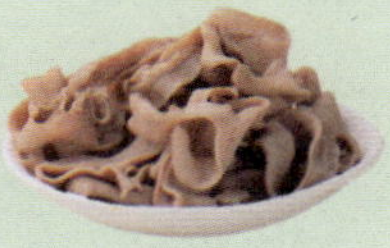

治子宫内膜炎

芹菜

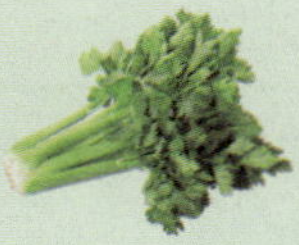

补肝肾、补脾胃

百合

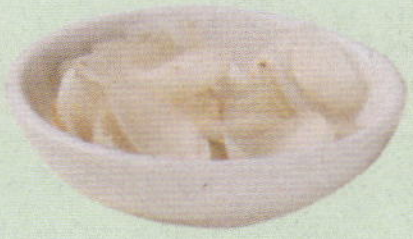

润肺益肾、止咳平喘

梨

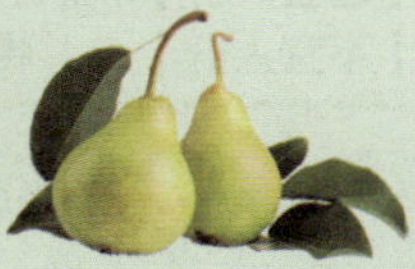

治百日咳

相克食物搭配及后果

白酒

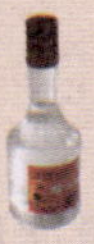

导致血热

鸡肉

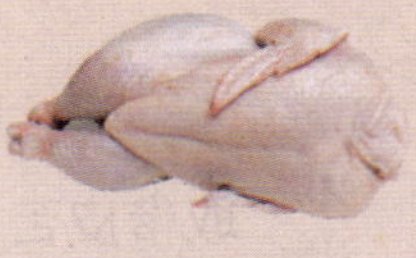

导致血热

黄豆

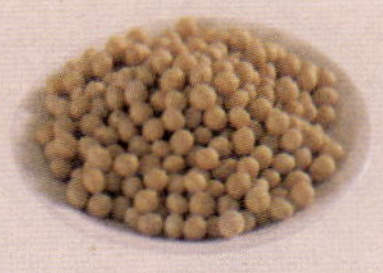

引发腹痛、腹胀

鸭肉

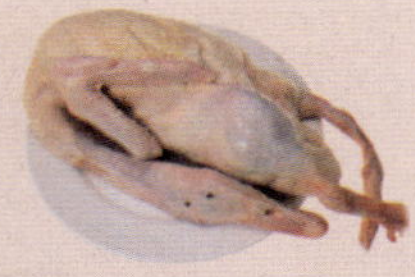

不利营养的吸收

保健功效

1.预防动脉硬化、高血压

核桃中还含有特殊的维生素成分，不但不升高胆固醇，还能减少肠道对胆固醇的吸收，适合动脉硬化、高血压和冠心病人食用。

2.延缓衰老

核桃含有丰富的B族维生素和维生素E，可防止细胞老化，能健脑、增强记忆力及延缓衰老。

3.润肌肤、乌须发

核桃仁含有亚麻油酸及钙、磷、铁，是人体理想的肌肤美容剂，经常食用有润肌肤、乌须发，及具有防治头发过早变白和脱落的功能。

4.缓解疲劳

核桃仁还含有多种人体需要的微量元素，当感到疲劳时，嚼些核桃仁，能缓解疲劳。

杏仁

Xing Ren

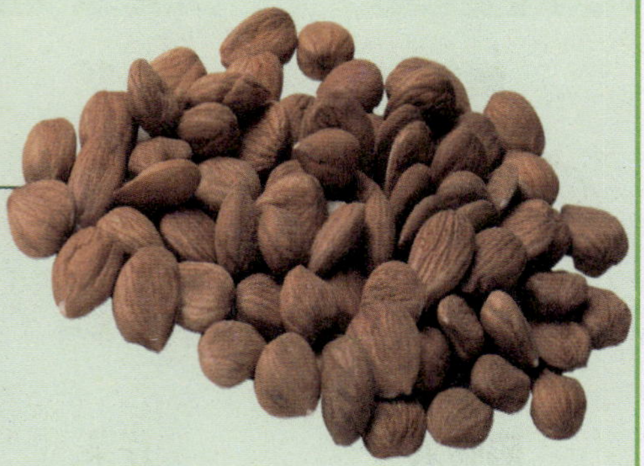

【别名】核仁、杏子、木落子、苦杏仁、杏梅仁、杏、甜梅。

【性味归经】性温，味苦。归肺、脾、大肠经。

【适用量】每次20克。

【营养成分】含有蛋白质、脂肪、多种维生素及钙、磷、铁等矿物质。

【适宜人群】伤风感冒、肺虚咳嗽、干咳无痰患者。

【不宜人群】急、慢性肠炎患者。

小百科

◎杏仁为蔷薇科植物杏的种子，杏仁果长在短距上，具有未成熟的外观。当果实成熟时，它绿色的外壳会裂开，而显露出包在粗糙外壳中的核仁。

温馨提示

◎杏仁仍在其硬壳内有最长的保质期。如果购买杏仁，寻找壳不分裂，发霉或染色的。储存在密封容器有壳的杏仁保存的时间将长于那些出售散装箱。

推荐养生食疗方

慢性气管炎	材料	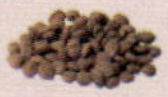 杏仁150克　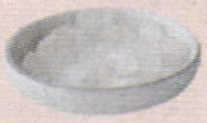 冰糖10克	做法	取带皮苦杏仁与等量冰糖研碎混合，制成杏仁糖。早晚各服3钱，10天为一疗程。
肠燥便秘	材料	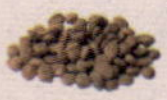 甜杏仁15克　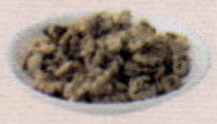 胡桃仁15克　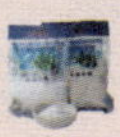 白糖适量	做法	将甜杏仁、胡桃仁微炒，共捣碎研细，加白糖适量。
外阴瘙痒	材料	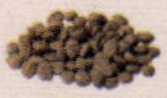 杏仁150克　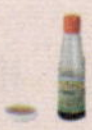 麻油100克　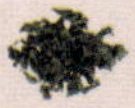 桑叶适量	做法	将杏仁炒熟研成细粉，加麻油调成糊状。用时先取桑叶煎水冲洗外阴，然后用杏仁油糊涂搽。
咳嗽、咽干	材料	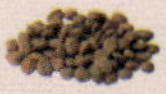 甜杏仁50克　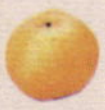 雪梨500克　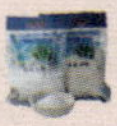 白糖30克	做法	甜杏仁煮熟，捞出，雪梨洗净去皮、核、籽，切成小块，与甜杏仁、白糖拌匀，装盘即成。

相宜食物搭配及功效

桔梗

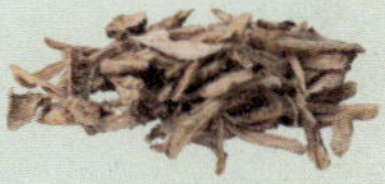

止咳、降气、祛痰

冬瓜子

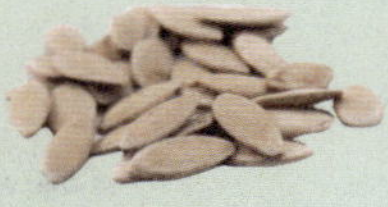

清热解毒、止咳化

鱼腥草

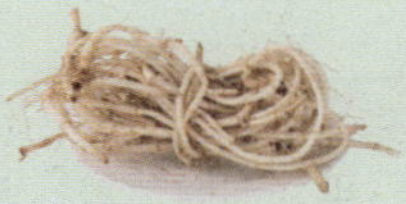

清热解毒、止咳化

桑叶

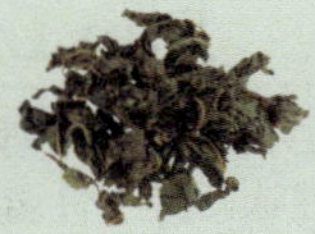

疏散风热、宜肺止咳

菊花

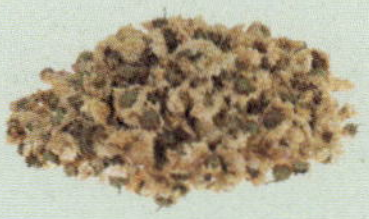

疏散风热、宜肺止咳

大米

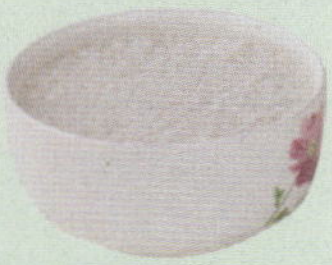

治痔疮、便血

牛奶

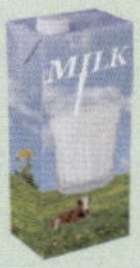

增加营养

相克食物搭配及后果

猪肉

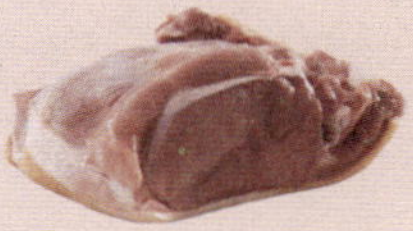

引起肚子痛

板栗

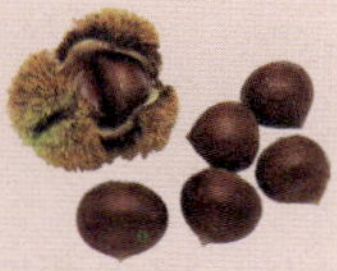

引起胃痛

菱角

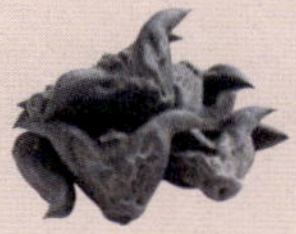

不利于蛋白质的吸收

梨

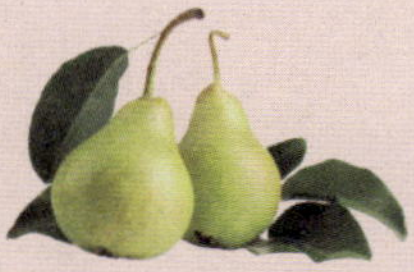

清热止咳

保健功效

1.镇咳、平喘作用

杏仁性平味甘，归肺经，且兼疏利开通之性，具有降肺气的作用，兼有宣肺之功，适当食用，能达到止咳、平喘的作用。杏仁有甜杏仁和苦杏仁之分，甜杏仁偏于滋润，治肺虚肺燥的咳嗽；苦杏仁善于降肺气平喘，治肺实的咳喘。

2.促进消化作用

杏仁味苦下气，且富含脂肪油。脂肪油能提高肠内容物对黏膜的润滑作用，故杏仁有润肠通便之功能。

3.降固醇作用

杏仁中含有丰富的黄酮类和多酚类成分，不但能够降低人体内胆固醇的含量，还能显著降低心脏病和很多慢性病的发病危险。

板栗

Ban Li

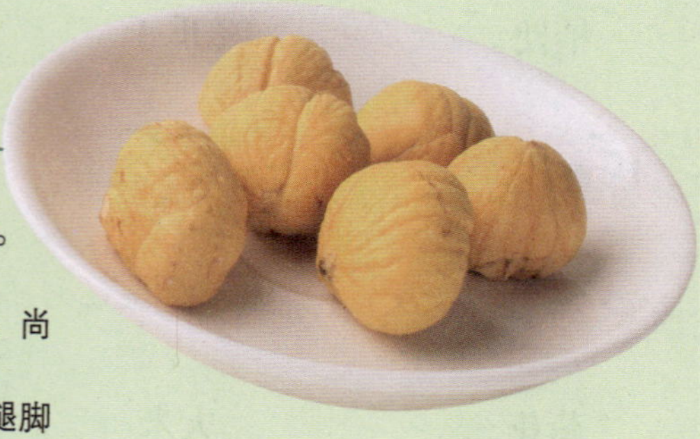

【别名】毛栗、瑰栗、凤栗、栗子。

【性味归经】性温，味甘、平。归脾、胃、肾经。

【适用量】每次10个（50克）。

【营养成分】板栗含有蛋白质、脂肪含量均较高，尚含胡萝卜素、维生素C、维生素B$_1$等多种营养素。

【适宜人群】气管炎咳喘、肾虚、尿频、腰酸、腿脚无力者。

【不宜人群】便秘者、产妇、儿童。

小百科

◎板栗是山毛榉科栗属中的乔木或灌木总称，有7~9种。原生于北半球温带地区，大部分种类栗树都是20~40米高的落叶乔木，只有少数是灌木。

温馨提示

◎选板栗宜选择外壳呈褐色，质地坚硬、表面光滑、无虫眼、无杂斑、呈半圆状的栗子。选购栗子的时候不要一味追求果肉的色泽洁白或金黄。

推荐养生食疗方

跌打损伤

材料：

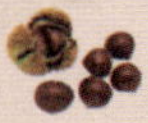
板栗250克

做法：将生栗捣烂成泥状，再敷于患处即可。

幼儿腹泻

材料：

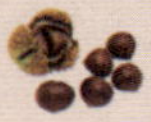
栗子500克

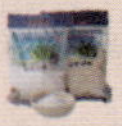
白糖适量

做法：将栗子研成粉，煮成糊，调入白糖即可。

肾虚腰痛无力

材料：

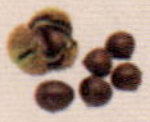
板栗300克

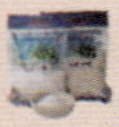
白糖100克

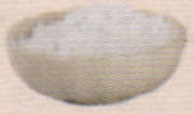
生粉50克

做法：将板栗，去壳去皮，栗肉上笼蒸酥，锅内加水、栗肉泥、白糖，煮30分钟，再用生粉勾薄芡即成。

肺燥型慢性气管炎

材料：

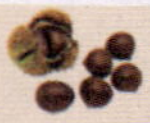
板栗125克

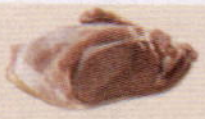
猪肉200克

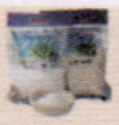
白糖适量

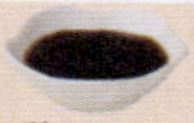
酱油适量

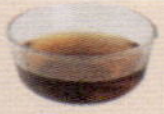
黄酒适量

精盐适量

做法：将猪肉洗净切块，板栗煮熟，去壳切块；把锅置火上，放入豆油、猪油，烹入黄酒，酱油、盐、白糖及适量清水，煮沸后，投入板栗，调味即可。

相宜食物搭配及功效

茱萸

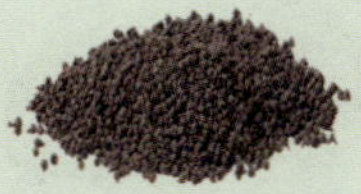

治疗动脉硬化、高血压等

红枣

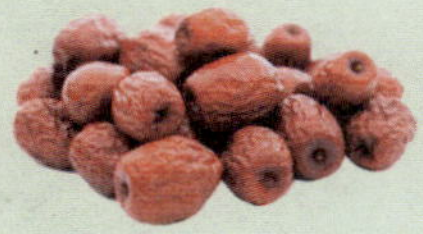

缓解肾虚、腰酸背痛、腿脚无力

鸡肉

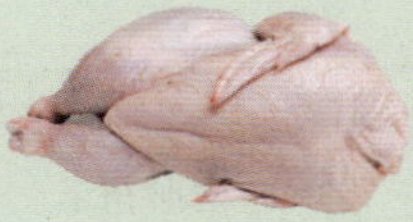

补肾虚、益脾胃

白糖

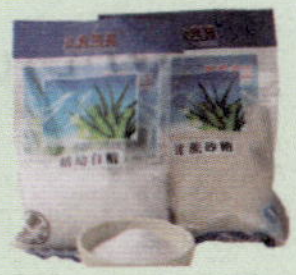

补肾虚、治腰痛

白菜

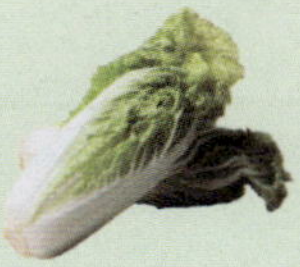

健脑益肾

猪肉

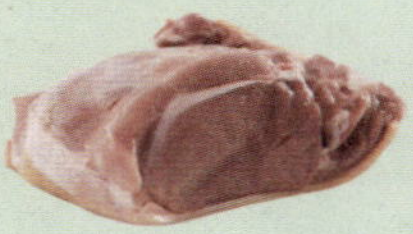

润肺止咳

蜂蜜

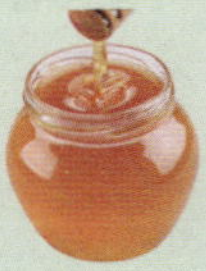

清热解毒

相克食物搭配及后果

牛肉

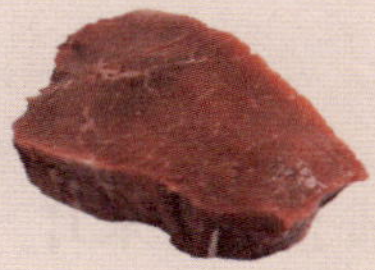

降低营养价值

羊肉

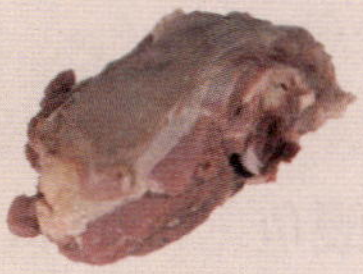

不易消化、呕吐

鸭肉

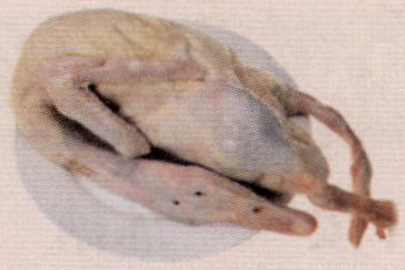

引起中毒

杏仁

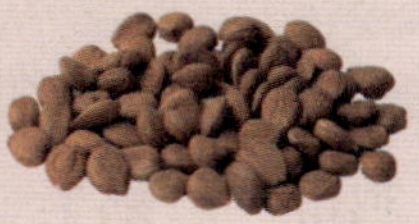

引起胃痛

保健功效

1.益气补脾，健胃厚肠

栗子是碳水化合物含量较高的干果品种，能供给人体较多的热能，并能帮助脂肪代谢，保证机体基本营养物质供应，有益气健脾，厚补胃肠的作用。

2.防治心血管疾病

栗子中含有丰富的不饱和脂肪酸、多种维生素和矿物质，可有效地预防和治疗高血压、冠心病、动脉硬化等心血管疾病，有益于人体健康。

3.强筋健骨，延缓衰老

栗子含有丰富的维生素C，能够维持牙齿、骨骼、血管肌肉的正常功用，可以预防和治疗骨质疏松，腰腿酸软，筋骨疼痛、乏力等，延缓人体衰老。

白果

Bai Guo

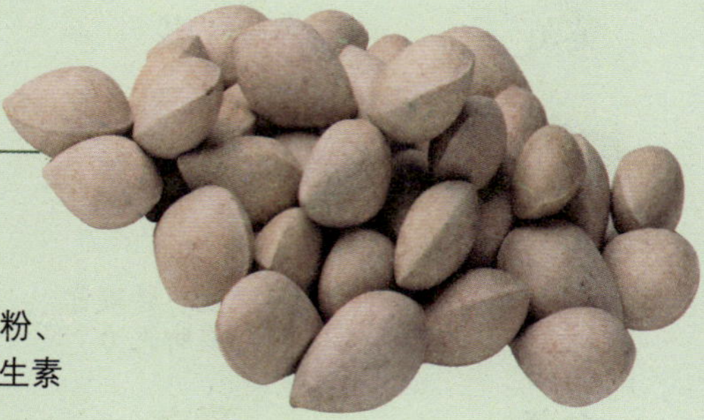

【别名】鸭脚子、银杏果。
【性味归经】性平，味甘、苦涩。归肺经。
【适用量】每天5～10克。
【营养成分】白果果仁含有多种营养元素，除淀粉、蛋白质、脂肪、糖类之外，还含有维生素C，维生素B_2、胡萝卜素、钙、磷、铁、钾、镁等微量元素。
【适宜人群】支气管哮喘、慢性气管炎者。
【不宜人群】呕吐者及儿童。

小百科

◎白果是银杏树的果实，原产我国。其树结果年限较长，有“公植树而孙得食”的说法，因此，也称“公孙树”。每年寒露时节采摘。

保健功效

抑菌杀菌

白果中的白果酸、白果酚有抑菌和杀菌作用，有利于缓解呼吸道感染性疾病。白果水浸剂对各种真菌有一定抑制作用。

相宜食物搭配及功效

鸡蛋	蜗牛	干姜	冰糖
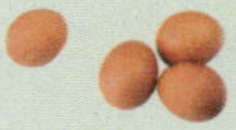	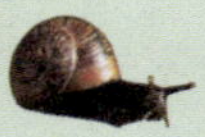	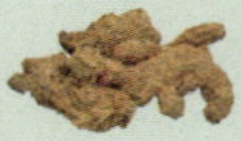	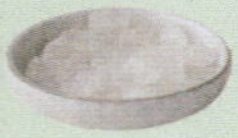
治疗小儿腹泻	治疗遗尿	治疗美尼尔综合征	用于喘咳痰稀

相克食物搭配及后果

鳗鱼	草鱼	柿子	木耳
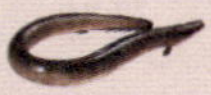	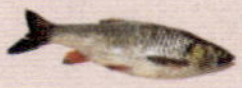	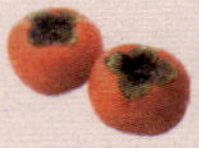	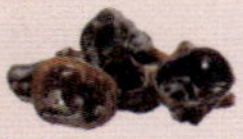
引起身体不适	引起身体不适	导致甲状腺炎	导致皮炎

推荐养生食疗方

小儿脾虚腹泻

材料

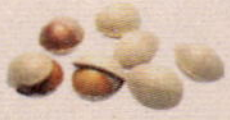

白果仁2~4粒

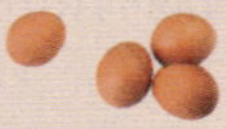

鸡蛋1个

做法

白果研成细末；将一端敲破呈一小孔，将白果粉末装入蛋内，放在火上烤熟。

慢性支气管炎

材料

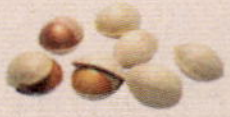

鲜白果10个

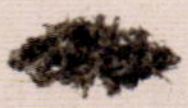

陈艾5克

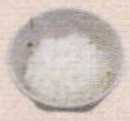

米饭适量

做法

将白果煨熟，陈艾捣绒，同适量米饭混合作团，将白果捏合其中，外用菜叶包裹，放火灰中煨香。只取白果食之。每日2次。

腰果

Yao Guo

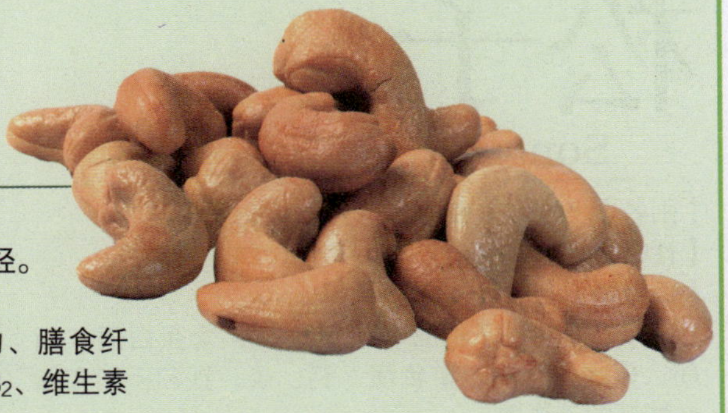

【别名】肾果、树花生、鸡腰果。
【性味归经】性平，味甘。归脾、胃、肾经。
【适用量】每次10~15粒。
【营养成分】蛋白质、脂肪、碳水化合物、膳食纤维、灰份、维生素A、胡萝卜素、维生素B_2、维生素C、维生素E、钙、磷、钾。
【适宜人群】风湿性关节炎、高血压、尿结石之人。
【不宜人群】过敏体质的人不宜食用腰果。

小百科

◎腰果是世界四大干果之一。其肉松软多汁，有麝香味，较甜美，可以当水果吃，营养丰富，可作果仁糖、点心、蜜饯或炸果仁、盐渍果仁等。

保健功效

预防高血脂、冠心病

腰果含有油酸和亚油酸，能预防高血脂、冠心病等症，可以帮中老年人预防动脉硬化、心血管疾病、脑中风和心脏病。

相宜食物搭配及功效

莲子	茯苓	薏米	芡实
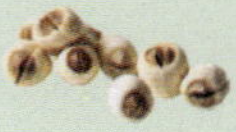	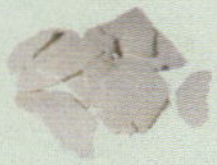	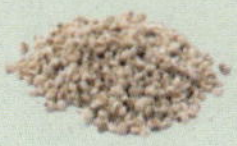	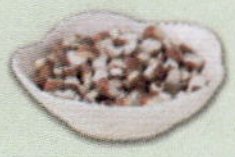
补润五脏、安神	补润五脏、安神	补润五脏、安神	补润五脏、安神

相克食物搭配及后果

虾仁	鸡蛋	兔肉	柿子
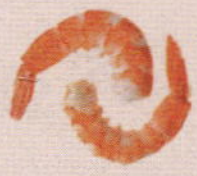	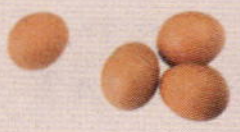	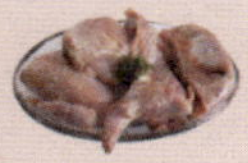	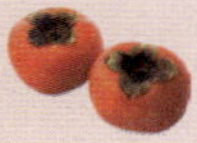
导致高钾血症	腹痛腹泻	引起腹泻	导致腹泻

推荐养生食疗方

高血压

材料：

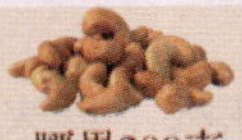
腰果200克

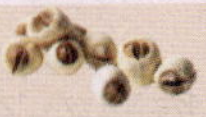
莲子200克

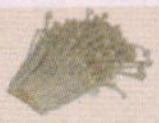
金针菇250克

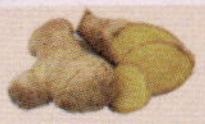
姜片少许

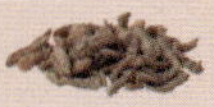
天麻5~10克

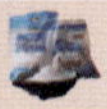
盐适量

做法：锅中注入适量清水，加入腰果、莲子、金菇、天麻、盐共煮，煮至将熟时调入盐即可。

神经衰弱

材料：

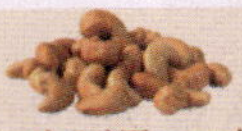
生腰果200克

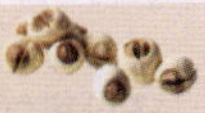
莲子200克

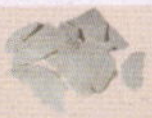
茯苓适量

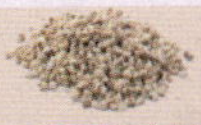
薏米适量

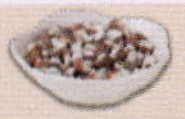
芡实适量

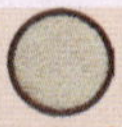
糯米适量

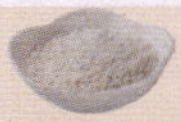
藕粉适量

做法：腰果、莲子加水煮熟，捞起沥干，茯苓、薏米、芡实、糯米加水煮软，放入果汁机中打成糊，将腰果、莲子加入米羹中，调入藕粉。

松子。

Song Zi

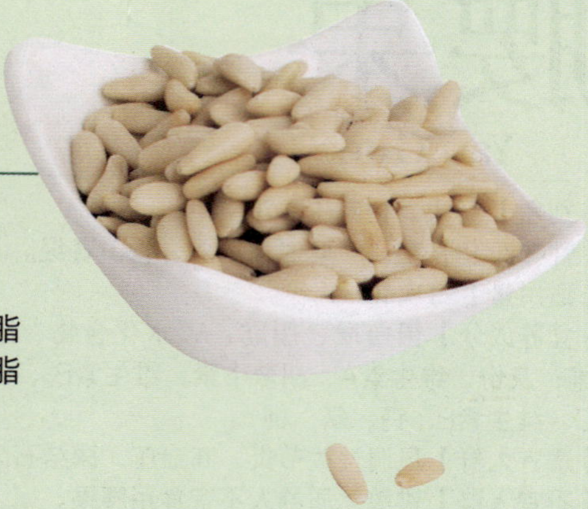

【别名】松子仁、海松子、红松果、罗松子。
【性味归经】性平，味甘。归肝、肺、大肠经。
【适用量】每次20克。
【营养成分】松子的营养价值很高，含蛋白质、脂肪、碳水化合物、矿物质、钙、磷、铁和不饱和脂肪酸等营养物质。
【适宜人群】心脑血管疾病患者。
【不宜人群】腹泻患者。

小百科

◎松子按产地分为东北松子、西南松子、西北松子。东北松子产于黑龙江和吉林，颗粒大而饱满；西南松子产于云南，颗粒中等；西北松子产于陕西，颗粒小。

保健功效

祛病强身，促进生长发育

松子中富含多种不饱和脂肪酸，有利于人体组织细胞的生成，能够促进儿童的生长发育和病后身体恢复。

相宜食物搭配及功效

鸡肉

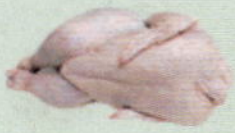

预防心脏病

兔肉

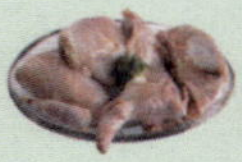

美容养颜

核桃

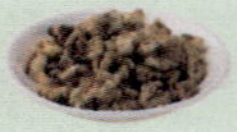

防治便秘

红枣

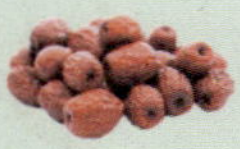

养颜益寿

相克食物搭配及后果

羊肉

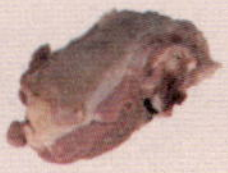

引起腹胀、胸闷

蜂蜜

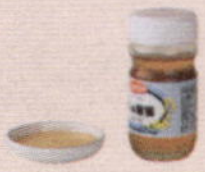

腹痛腹泻

西瓜

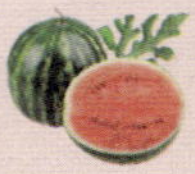

容易引起腹泻

推荐养生食疗方

肺阴亏虚

材料：

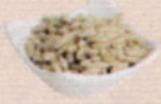

海松子20克

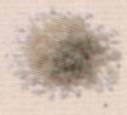

粳米100克

做法：将海松子研碎，粳米淘净，一并放入锅内，加入清水适量，煮至成粥即可。

肺脾两虚

材料：

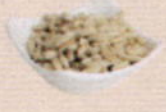

海松子250克

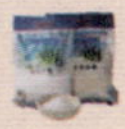

白砂糖500克

做法：白砂糖放入锅内，加适量清水溶化。趁热放人海松子，搅拌。倒入瓷盘内，摊平，用刀划块。

芡实

Qian Shi

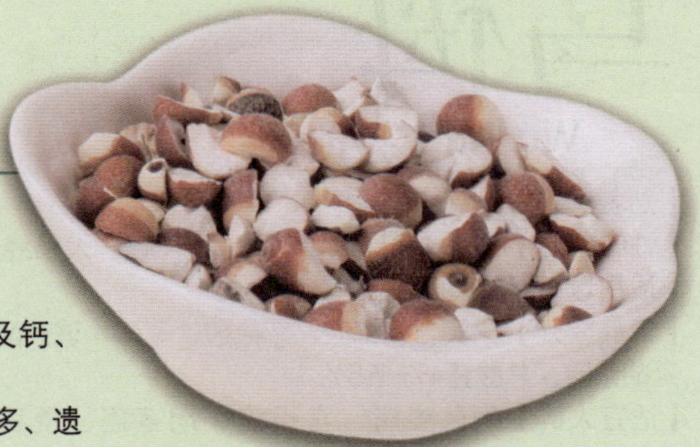

【别名】水鸡头、刺莲藕、鸡头苞、鸡头米。

【性味归经】性平，味甘、涩。归脾、肾经。

【适用量】每餐50克。

【营养成分】芡实含少量淀粉，少量脂肪油及钙、磷、铁、维生素B_2、维生素C等。

【适宜人群】白带多、肾亏腰脊背酸、体虚尿多、遗精早泄、慢性肠炎、糖尿病、脾虚水肿患者。

【不宜人群】便秘、尿赤者及产妇、婴儿。

小百科

◎芡实是睡莲科植物芡的成熟种仁。芡实在中国中部、南部各省均产，多生于池沼湖塘浅水中，果实具有“补而不峻”“防燥不腻”的特点。

保健功效

补脾益肾

芡实有补脾益肾、收敛止泻、镇痛镇静的作用，且带有收涩之力，能缓和腹泻、神经痛、风湿骨痛、关节痛等症。

相宜食物搭配及功效

猪肉

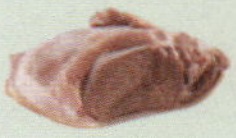

治神经痛

银耳

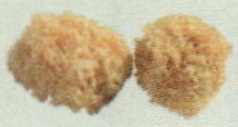

补脾止泻

花生

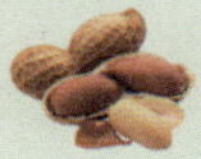

益气养血

莲子

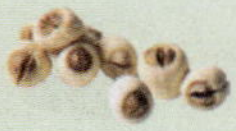

治遗尿

相克食物搭配及后果

虾米

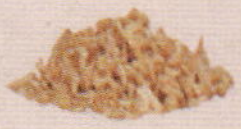

影响营养的吸收

绿豆

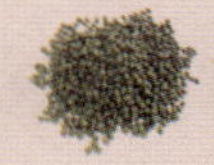

影响营养的吸收

茶叶

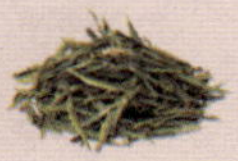

影响药性

推荐养生食疗方

贫血	材料	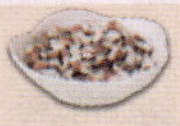 芡实60克 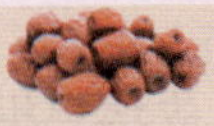 红枣10克 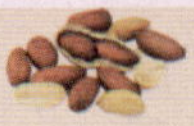 花生30克 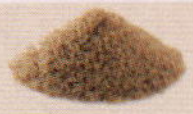 红糖适量
	做法	将芡实、红枣、花生共煮熟，加入适量红糖食用。
美容润肤	材料	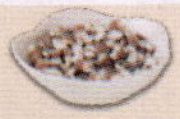 芡实30克 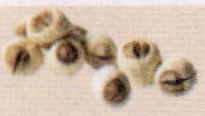 莲子30克 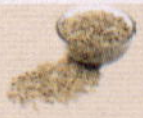 薏米50克 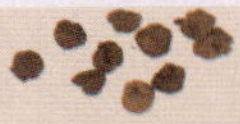 桂圆肉10克 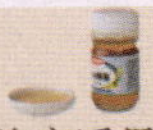 蜂蜜适量
	做法	锅中加入适量清水，放入莲子、芡实、薏仁米、桂圆肉共煮约1小时，熟后调后适量蜂蜜，每日1次。

乌梅

Wu Mei

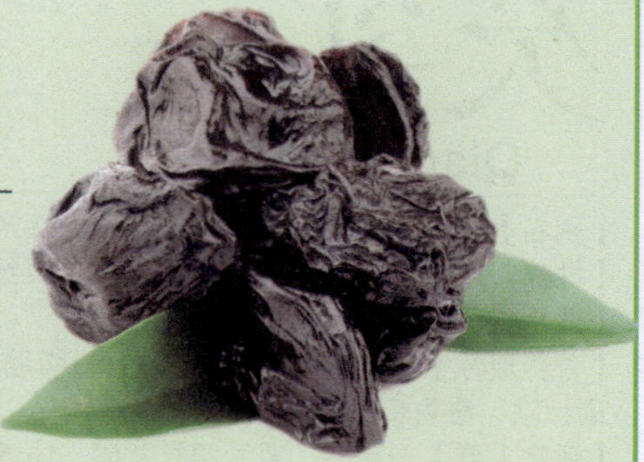

【别名】青梅、熏梅。
【性味归经】性平，味酸。归肝、脾、肺、大肠经。
【适用量】每次约30克。
【营养成分】果实含枸橼酸、苹果酸、草酸、琥珀酸和延胡索酸，总酸量4%~5.5%。
【适宜人群】病菌疾病、宫颈癌、阴茎癌、便秘等患者。
【不宜人群】感冒、气管炎、哮喘、实热内盛患者。

小百科

◎乌梅为蔷薇科落叶乔木植物梅的近成熟果实，经烟火熏制而成。梅的适应性较强，耐寒。喜温暖湿润气候，需阳光充足。

保健功效

◎梅子中的梅酸可软化血管，推迟血管硬化，具有防老抗衰作用。 梅子中含多种有机酸，有改善肝脏功能的作用，故肝病患者宜食之。

相宜食物搭配及功效

蒜	白糖	黄连	干姜
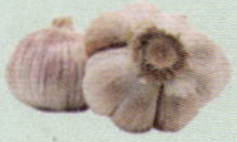	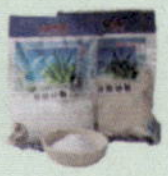	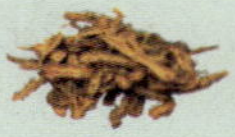	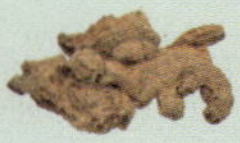
治细菌性痢疾	治口渴、咳嗽	消炎排虫	温脏驱蛔

相克食物搭配及后果

猪肉	红糖	白酒
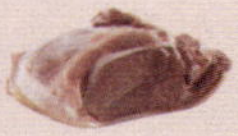	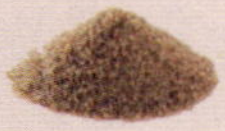	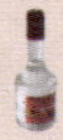
降低止咳止泻	恶心、呕吐	恶心、呕吐

推荐养生食疗方

治疗久咳、久泻	材料	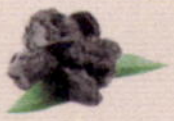 乌梅10克 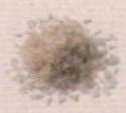 粳米100克 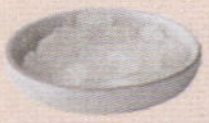 冰糖适量	做法	先将乌梅下锅煎煮，取浓汁（去渣）备用，再下粳米煮成粥，加入冰糖即可。
和胃止呕	材料	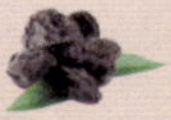 乌梅10克 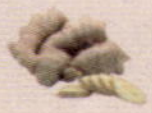 生姜10克 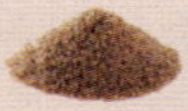 红糖适量	做法	将三味一同放人锅内，加水煎煮，约30分钟，滤出汤汁饮用。

开心果

Kai Xin Guo

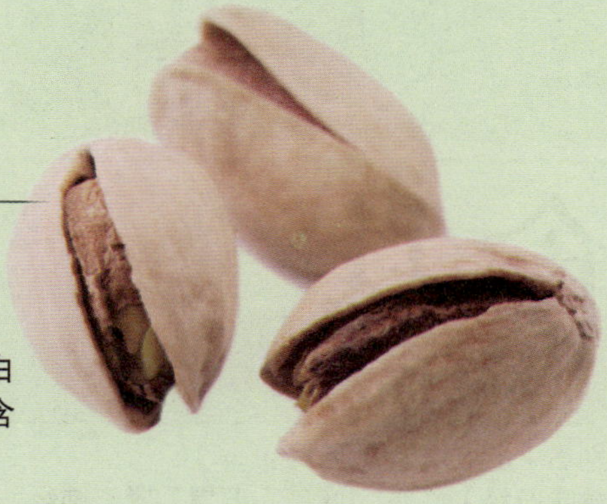

【别名】心思答、绿仁果。
【性味归经】性温、味甘。归肝、胃经。
【适用量】每次约50克。
【营养成分】开心果含不饱和脂肪酸、镁、磷、蛋白质、钙、铁和B族维生素、维生素E，碳水化合物含量仅为谷物和豆科的1/4左右。
【适宜人群】一般人皆可食用。
【不宜人群】血脂高的人不宜食用。

小百科

◎开心果主要产于叙利亚、伊拉克、伊朗、俄罗斯西南部和南欧，中国仅在新疆等边远地区有栽培。开心果富含维生素E、油脂等，而且含蛋白质、糖分等。

保健功效

◎果仁含有维生素E，具有较强抗氧化作用的维生素E可以保护不饱和脂肪酸，使其免于被氧化；在人体内，维生素E的抗氧化作用有助于延缓衰老、保养皮肤。

相宜食物搭配及功效

红椒

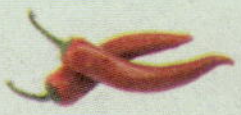

促进食欲

鸡肉

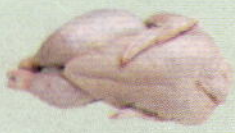

润肠排毒

包菜

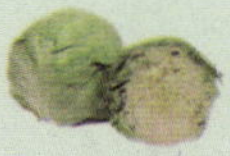

消耗脂肪

相克食物搭配及后果

黄瓜

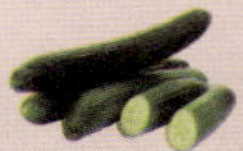

导致腹泻

梨

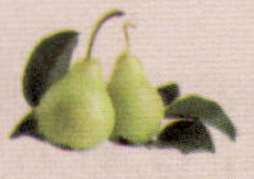

导致腹泻

推荐养生食疗方

补充能量

材料

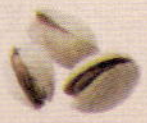

开心果200克

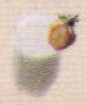

牛奶（酸奶）200毫升

做法 将开心果碾碎加入牛奶或酸奶内搅拌均匀即可。

益智补脑

材料

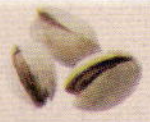

开心果50克

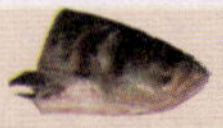

鳙鱼肉100克

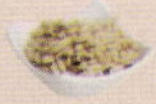

松子仁10克

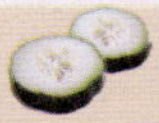

冬瓜25克

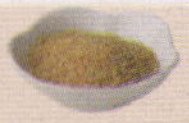

小米50克

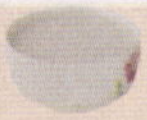

大米50克

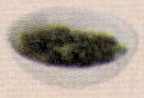

盐少许

做法 鳙鱼肉洗净去切成肉丁；开心果、松子仁分别碾碎；冬瓜切成丁；小米、大米入锅，放适量水，放入开心果、松子仁、冬瓜丁、鳙鱼、盐共煮熟。

调料类

食盐

Shi Yan

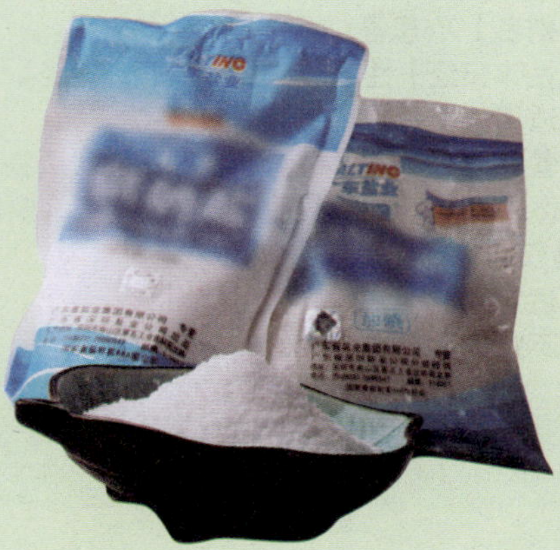

【别名】盐巴、盐、咸鹾。
【性味归经】性寒，味咸。归胃、肾、肺经。
【适用量】每次5克。
【营养成分】钾、磷、钠、铁。
【适宜人群】急性胃肠炎者，呕吐腹泻者，炎夏中暑、多汗烦渴者，咽喉肿痛、大便干结者。
【不宜人群】咳嗽消渴者、水肿病人、高血压患者、肾脏病患者以及心血管疾病患者。

小百科

◎食盐是一种调料，是海水或盐井、盐池、盐泉中的盐水经煎晒而成的结晶，无色或白色。它的香味有很强的渗透力，能提出各种原料中的鲜味。

保健功效

护发、改善粗糙皮肤和去除黑斑

盐有深层清洁、杀菌排毒、舒经活血、收敛皮脂腺的作用，用盐洗发是油性头发的首选。

相宜食物搭配及功效

黄豆

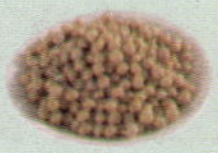

会降低营养价值

豆浆

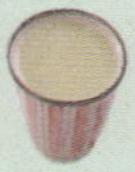

不利于人体吸收

茶叶

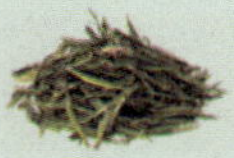

治疗感冒

相克食物搭配及后果

绿豆

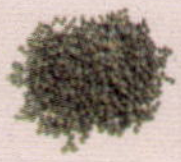

降低营养价值

红豆

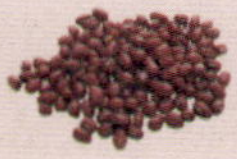

会降低药用价值

豆腐

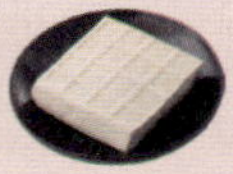

不利人体吸收

推荐养生食疗方

用于感冒声音嘶哑

材料

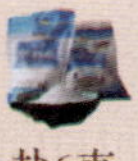

盐6克

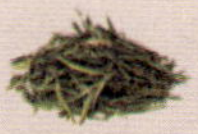

茶叶3克

苏叶3克

做法

先将茶叶、盐分别超熟，用500毫升水将苏叶、茶叶煮开后放盐溶化，慢慢咽汤。

酱油

Jiang You

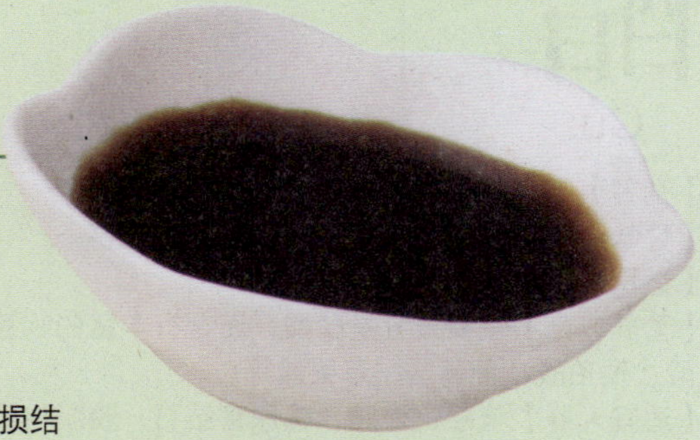

【别名】红酱油、白酱油、生抽、老抽。
【性味归经】性寒，味咸。归脾、胃、肾经。
【适用量】每次约5克。
【营养成分】异黄醇、氨基酸、有机酸。
【适宜人群】一般人群。
【不宜人群】高血压患者、心脏病患者、皮肤破损结痂时或脱痂时。

小百科

◎酱油起源于中国。中国的酱油在国际上享有极高的声誉。三千多年前祖先就会酿造酱油了。最早的酱油是用牛、羊、鹿和鱼虾肉等动物性蛋白质酿制的。

保健功效

1.增进食欲

酱油能提升食物的香味和色泽。

2.防癌

酱油是大豆，大豆及其制品因富含硒等矿物质而能防癌。

相宜食物搭配及功效

鸡肉

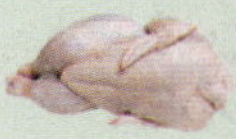

补充营养

牛肉

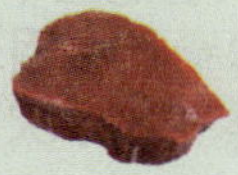

补充钙

瘦肉

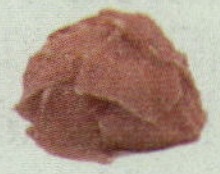

补充营养

相克食物搭配及后果

鲤鱼

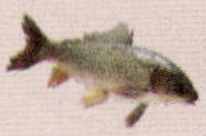

引发口疮

白糖

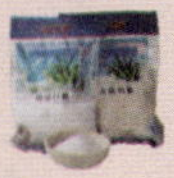

对身体不利

推荐养生食疗方

用途		材料		做法
用于蜂、蚊等虫类蛰伤	材料	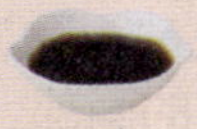 酱油100毫升；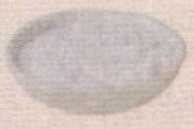 石碱1克	做法	将石碱溶入酱油中，涂敷于患处（未破溃时）。
用于痒疹	材料	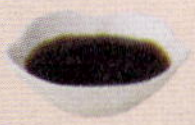 酱油100毫升；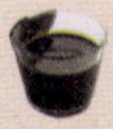 醋10克	做法	酱油、醋等量混合，涂于患处。

醋

Cu

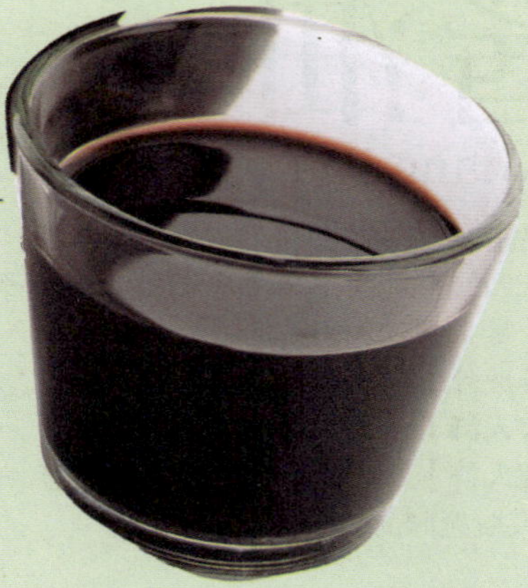

【别名】苦酒、醋酒、淳酢、酢、米醋。

【性味归经】性温，味酸、苦。归肝、胃经。

【适用量】每次约5克。

【营养成分】主要成分是醋酸，还含有丰富的钙氨基酸、琥珀酸、葡萄酸、苹果酸等。

【适宜人群】流感、流脑、输尿管结石、膀胱结石、癌症、高血压、传染性肝炎等症者。

【不宜人群】脾胃湿甚、胃酸过多、支气管哮喘者。

小百科

◎醋，是由古代酿酒大师杜康的儿子黑塔发明而来，因黑塔学会酿酒技术后，觉得酒糟扔掉可惜，由此不经意酿成了“醋”。

温馨提示

◎醋是日常生活中用得较多的酸性调味料。醋有米醋、陈醋、香醋、麸醋、酒醋、白醋、各种果汁醋、蒜汁醋、姜汁醋、保健醋等。

推荐养生食疗方

功效	材料	做法
预防流行性感冒	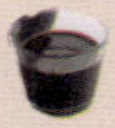 醋50毫升	关闭门窗，取适量醋（每立方米空间用2~10毫升）用1~2倍水稀释后加热蒸熏，每次1小时。
治疗胆道蛔虫病	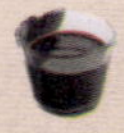 食用醋500毫升	按年龄大小服酸醋30~50毫升或更多，以后视情况可再次服用，直至不痛为止。
雀斑	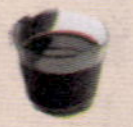 好米醋适量 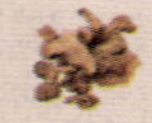 白术15克	将白术浸入醋中，7天后，用此醋擦有雀斑的面部。坚持天天擦拭，日久雀斑可退。
治疗慢性传染性肝炎	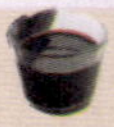 米醋1000毫升 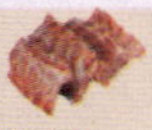 鲜猪骨500克 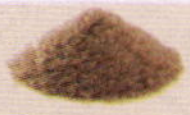 红糖200克 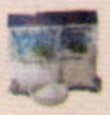 白糖200克	将原材料置锅内共煮（不加水），至沸后90分钟取出过滤。成人每次30~40毫升，小儿（5~10岁）10~15毫升，每日3次饭后服。

相宜食物搭配及功效

生姜

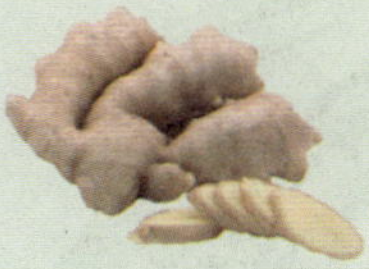

促进食欲

芦荟

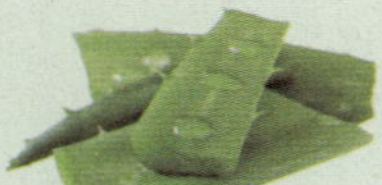

缓解紧张情绪

鲤鱼

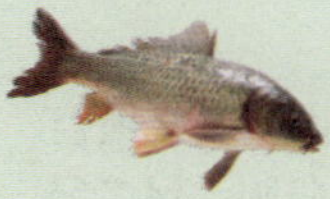

提供丰富营养

松花蛋

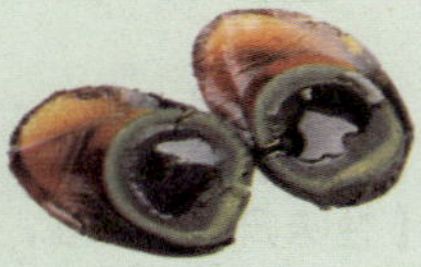

可降低有毒物质

莲藕

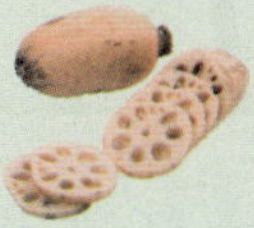

防止便秘

猪蹄

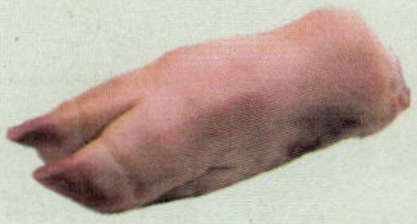

营养更丰富

白芝麻

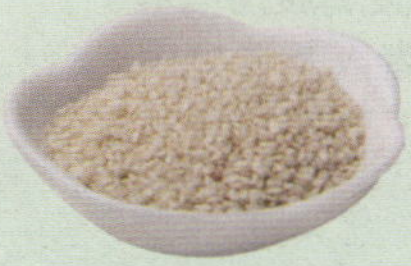

促进铁、钙吸收

骨头汤

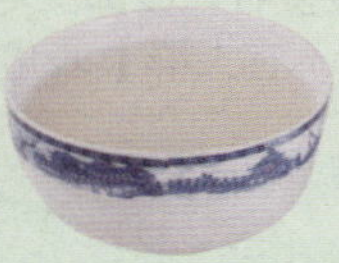

促进钙的吸收

相克食物搭配及后果

牛奶

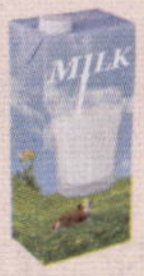

降低营养价值

胡萝卜

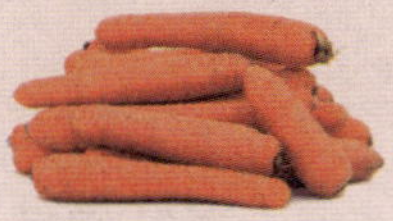

破坏胡萝卜素

丹参

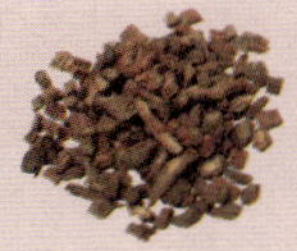

引起中毒

茯苓

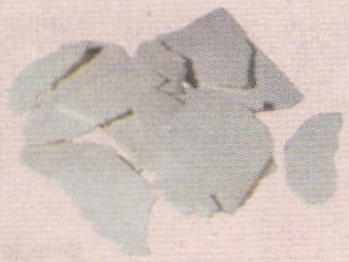

引起中毒

保健功效

1.抗菌作用

食醋具有一定的杀菌抑菌能力。食醋对芽胞杆菌属菌、微球菌属菌、荧光假单胞菌和亨片氏球菌、金黄色葡萄球菌、鼠伤寒沙门菌和病原性大肠菌等食醋都能完全抑制其繁殖。

2.防治感冒

在日常生活中，如遇感冒流行，不妨用食醋熏蒸。其方法是取醋适量（每立方米2～10毫升），用1～2倍水稀释，以文火加热熏蒸。

3.健胃与防治腹泻下痢

实验证明醋具有增加食欲、促进消化的作用。

葱

Cong

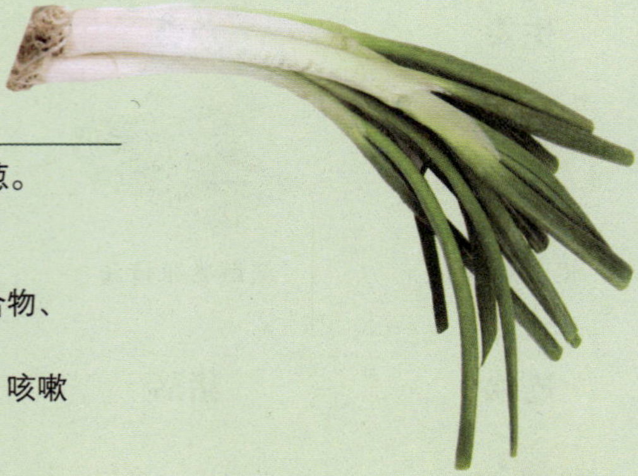

【别名】芤、鹿胎、莱伯、四季葱、葱白、大葱。

【性味归经】性温，味辛。归肺、胃二经。

【适用量】每次约10克。

【营养成分】含蛋白质、糖类、脂肪、碳水化合物、胡萝卜素，还含有苹果酸、碳酸糖、钙、镁等。

【适宜人群】伤风感冒、发热无汗、头痛鼻塞、咳嗽痰多者，腹部受寒引起的腹痛腹泻者者。

【不宜人群】表虚、多汗者以及溃疡病患者。

小百科

◎葱为百合科植物葱的鳞茎和地上茎叶，在东亚国家以及各处华人地区中，常作为一种很普遍的香料调味品或蔬菜食用；在东方烹调中，占有重要的角色。

温馨提示

◎百合科葱属多年生宿根草本。以叶鞘和叶片供食用。中国的主要栽培种为大葱。叶片管状，中空，绿色，先端尖，叶鞘圆筒状，抱合成为假茎。

推荐养生食疗方

辅治心气虚弱

材料：

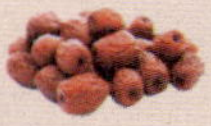

大枣20枚

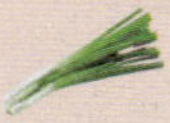

葱白7根

做法：将红枣洗净，入锅内，加水适量，用文火烧沸，再加入葱白，继续用文火煎10分钟即成。

治疗消化不良

材料：

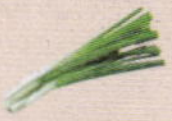

葱白5根

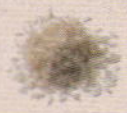

粳米100克

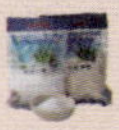

白糖适量

做法：粳米洗净，葱白切段，锅中注入适量清水，放入粳米，待米熟时把切成段的葱白及白糖放入即成。

补血消肿、通乳

材料：

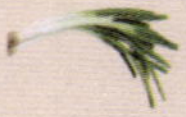

葱50克

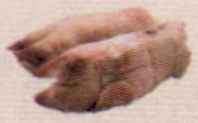

猪蹄4只

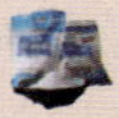

食盐适量

做法：将猪蹄拔毛洗净，用刀划口；葱切段，与猪蹄一同放入，加水适量，入食盐少许，煮烂即可。

治疗外感风寒

材料：

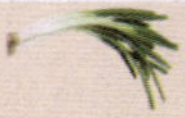

葱30克

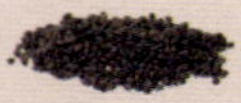

淡豆豉10克

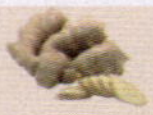

生姜3片

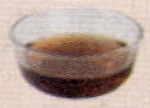

黄酒30毫升

做法：将葱、淡豆豉、生姜加水500毫升同煎，煎沸后再加入黄酒，煮开一两沸即可。

相宜食物搭配及功效

兔肉

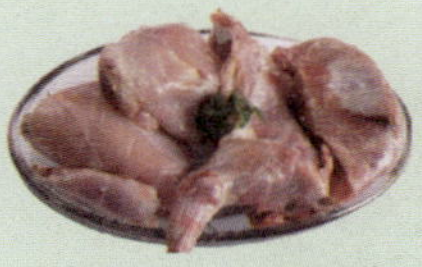

提供丰富的营养

动物肝脏

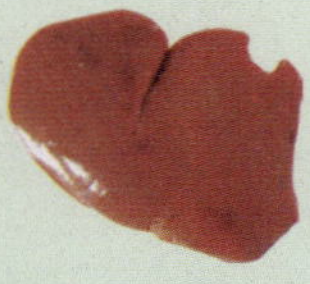

有利于营养物质的吸收

牛肉

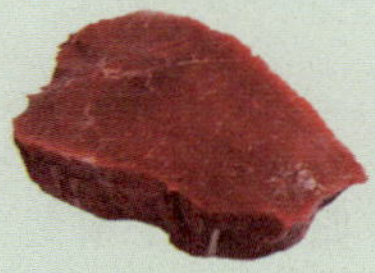

可预防和治疗风寒感冒、头痛鼻塞

蘑菇

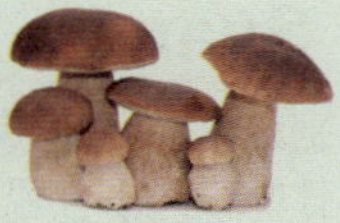

降低血脂

猪肉

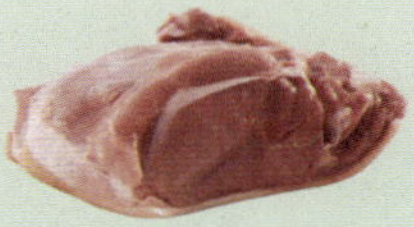

增强人体免疫力

毛豆

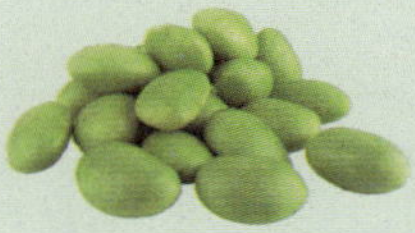

改善睡眠

粳米

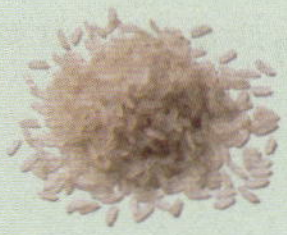

治疗感冒

相克食物搭配及后果

红枣

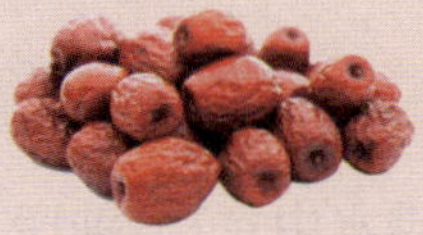

引起上火

鸡肉

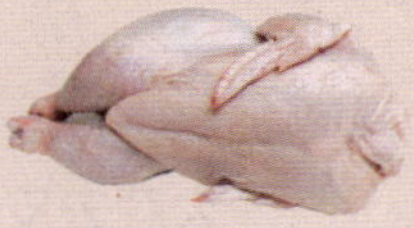

不宜同食

豆腐

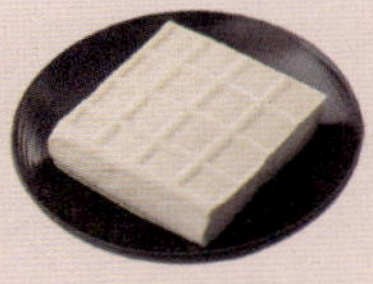

不利于人体吸收

保健功效

1.壮阳补阴

大葱中的各种维生素能保证人体激素正常分泌，还能有效刺激性欲，从而“壮阳补阴”。因此，对男性来说，每周吃3次大葱或细香葱，可炒菜、凉拌食用，也能当成调味剂，以达到壮阳补阴的功效。

2.解毒调味

大葱味辛，性微温，具有发表通阳、解毒调味的作用。

3.预防癌症

香葱所含的果胶，可明显地减少结肠癌的发生，有抗癌作用。葱内的蒜辣素也可以抑制癌细胞的生长；葱还含有微量元素硒，可降低胃液内的亚硝酸盐含量，对预防胃癌及多种癌症有一定作用。

蒜。

Suan

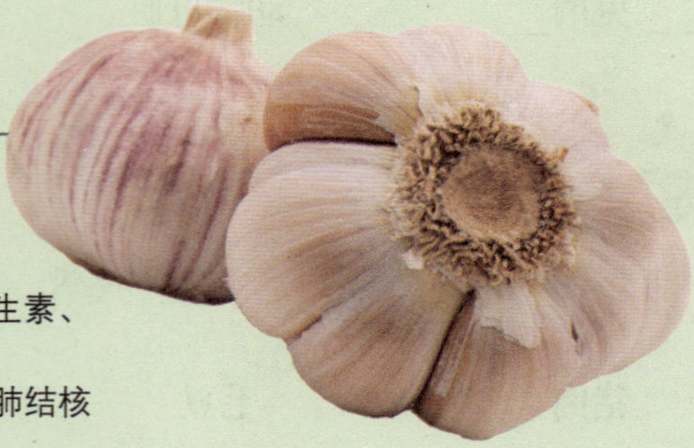

【别名】葫、葫蒜。
【性味归经】性温，味辛。归脾、胃、肺经。
【适用量】每次约5克。
【营养成分】含蛋白质、脂肪、糖类、B族维生素、维生素C等营养成分。
【适宜人群】糖尿病患者、有铅中毒倾向者、肺结核患者、百日咳患儿、痢疾、肠炎、伤寒患者。
【不宜人群】胃炎患者、胃溃疡患者、肝病患者。

小百科

◎蒜为多年生草本植物，地下鳞茎分瓣，按皮色不同分为紫皮种和白皮种。味辣，有刺激性气味，可食用或供调味，亦可入药。

温馨提示

◎选购大蒜时，以瓣种外皮干净，带光泽，无损伤和烂瓣的为上品。常温下，将蒜放网袋中，悬挂于通风处。

推荐养生食疗方

	材料	做法
用于急性菌痢	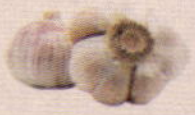 紫皮大蒜30克 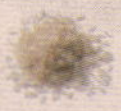 粳米100克	大蒜去皮，放沸水中煮1分钟捞出，然后取粳米，放入煮蒜水中煮成稀粥，再将蒜放入同煮粥。
用于肾虚妊娠水肿	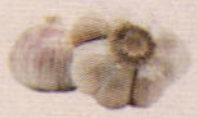 大蒜30克 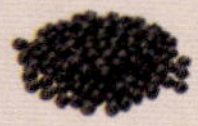 黑豆100克 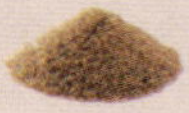 红糖10克	大蒜切片，将炒锅放旺火上，加适量水煮沸后，倒入黑豆、大蒜、红糖，烧至黑豆熟烂即成。
用于体虚乏力	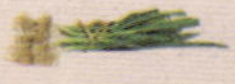 青蒜苗适量 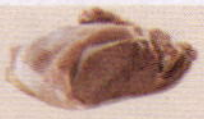 猪肉适量 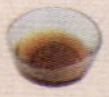 料酒适量 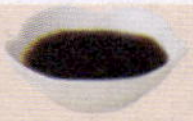 酱油适量 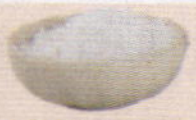 淀粉适量	猪肉切片，用料酒、酱油、淀粉拌好；青蒜切段；锅烧热加入猪肉炒，加盐、蒜、糖炒熟。
驱寒防感冒	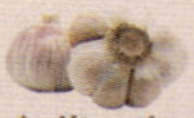 大蒜50克 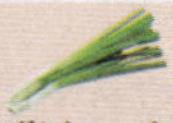 葱白50克 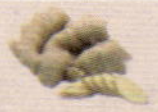 生姜50克 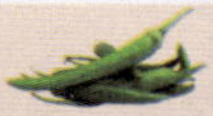 辣椒30克 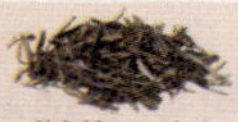 荆芥10克	先将大蒜、姜、葱分别洗净。大蒜切片，姜切丝，葱切段，放入锅中煮5分钟。

相宜食物搭配及功效

醋

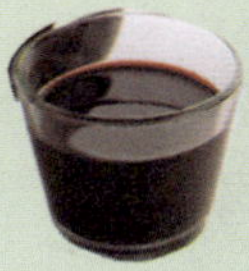

治疗痢疾、肠炎

猪肉

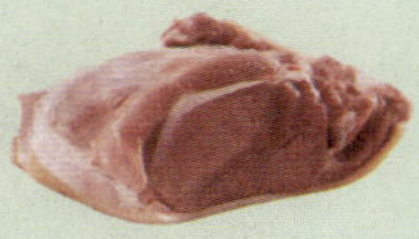

提供丰富的营养

洋葱

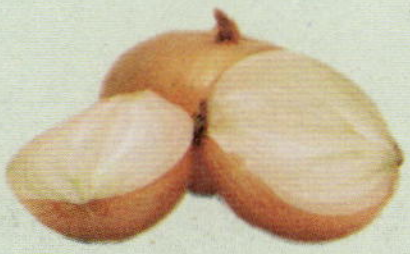

增强人体免疫力

马齿苋

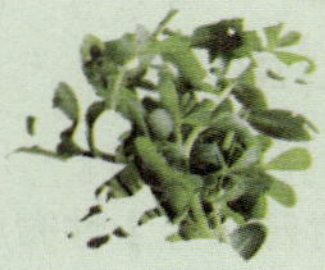

清热止痢

黄瓜

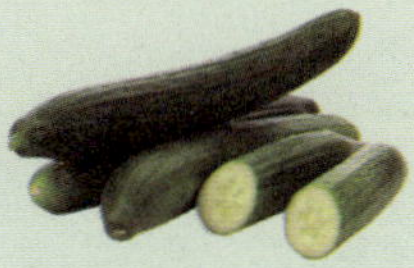

促进胆固醇的代谢

生菜

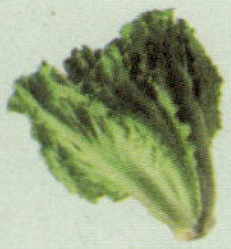

清热解毒

莴笋

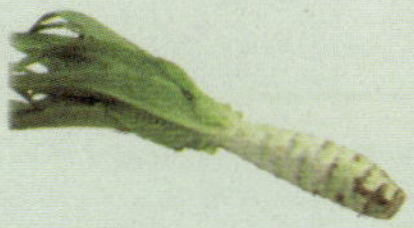

降低血压

豆腐

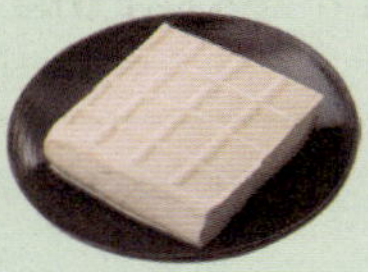

降压降脂

相克食物搭配及后果

蜂蜜

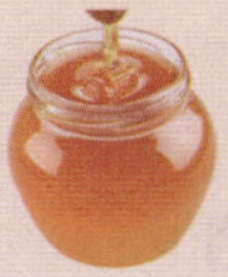

导致便秘

羊肉

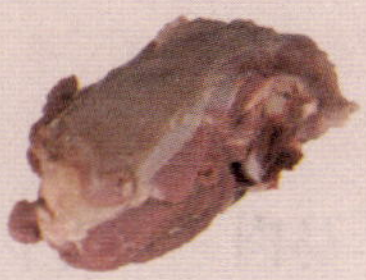

导致体内燥热

芒果

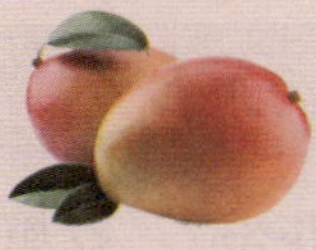

导致肠胃不适

山楂

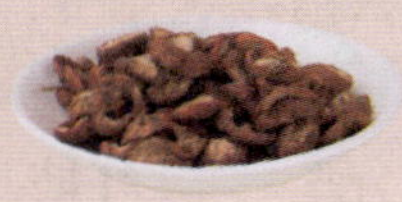

导致神经衰弱

保健功效

1.防治心血管疾病

大蒜中的一群含硫化合物（以下简称蒜精）可以抑制肝脏中胆固醇生合成 HMGCoA 作用，进而达到降低血胆固醇（高血胆固醇是构成动脉硬化心脏病、高血压的最主要因素）。

2.对抗细菌及病毒

蒜精具有广效杀菌作用，无论是喜氧菌（结核菌）或厌氧菌，蒜精都具有明显的杀灭作用。

3.天然的抗氧化剂

蒜精的抗癌防细胞变性（突变）之作用主要是来自它的抗氧化作用，对于过氧化物产生的自由基具中和消除作用。

姜。
Jiang

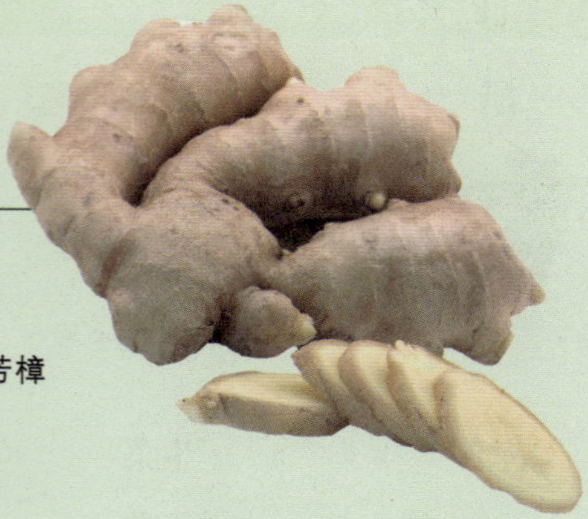

【别名】生姜。
【性味归经】性微温，味辛。归脾、胃、肺经。
【适用量】每次约10克。
【营养成分】姜醇、姜烯、水芹烯、柠檬醛、芳樟醇。
【适宜人群】伤风感冒、寒性痛经、晕车晕船者。
【不宜人群】阴虚内热及邪热亢盛者。

小百科

◎姜科姜属植物，也称“生姜”；开有黄绿色花并有刺激性香味的根茎。根茎鲜品或干品可以作为调味品。

保健功效

1.发汗解表
用于风寒感冒，常配大枣调和入味。
2.温胃止呕
生姜散逆气，为呕家圣药，用于胃寒腹痛呕吐，常配半夏。

相宜食物搭配及功效

醋	红糖	松花蛋	螃蟹
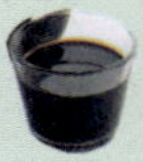	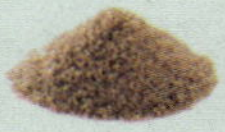	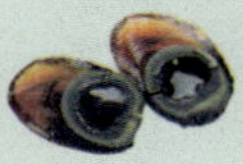	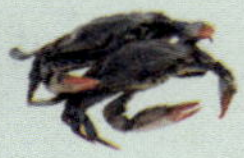
减缓恶心和呕吐	预防感冒	延缓衰老	祛寒杀菌

相克食物搭配及后果

马肉	牛肉	兔肉
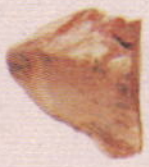	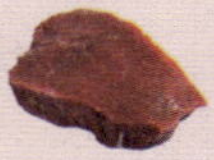	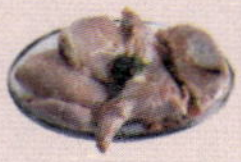
导致痢疾	引起上火	破坏营养成分

推荐养生食疗方

祛寒散瘀，增进营养

材料：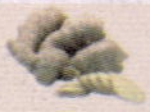 生姜适量　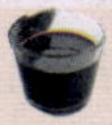 黑米醋适量　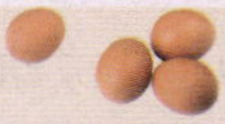 鸡蛋适量　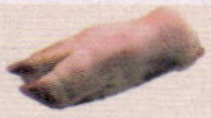 猪脚适量

做法：将生姜、黑米醋、鸡蛋、猪脚共用慢火熬透后浸渍。

治疗虚性水肿

材料：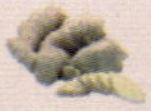 生姜30克　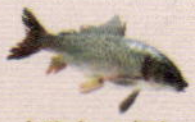 鲤鱼1尾　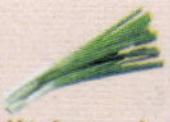 葱白15克　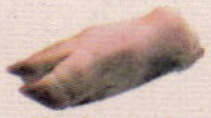 猪脚50克

做法：将鲤鱼、生姜、葱白、猪脚共用水煎浓汤即可。

花椒

Hua Jiao

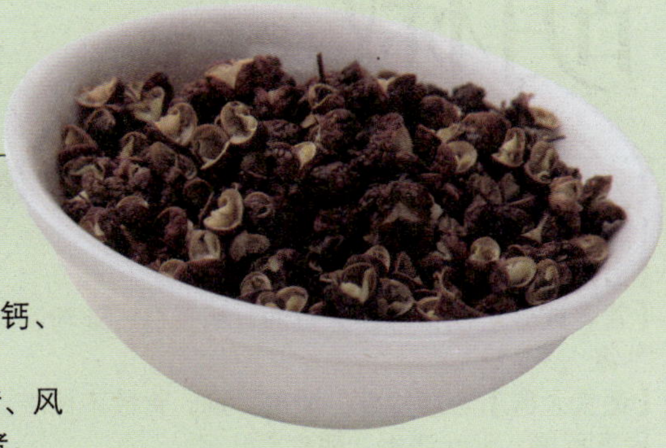

【别名】香椒、川椒、红椒、红花椒、麻椒。

【性味归经】性温，味辛。归脾、胃、肾经。

【适用量】每次约5克。

【营养成分】含蛋白质、脂肪、碳水化合物、钙、磷、铁等营养物质。

【适宜人群】肠鸣便溏者以及哺乳期妇女断奶者、风湿性关节炎患者、蛔虫病腹痛患者、肾阳不足者。

【不宜人群】阴虚火旺者或孕妇。

小百科

◎花椒，落叶灌木或小乔木，可孤植又可作防护刺篱。其果皮可作为调味料，并可提取芳香油，又可入药，种子可食用。

保健功效

镇痛作用

花椒水提物5~10克/千克和醚提物3.0~6.0毫升/千克对乙酸引起的小鼠扭体反应有明显的抑制作用。

相宜食物搭配及功效

红糖

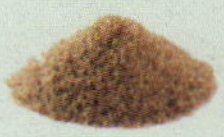

有回乳作用

胡椒

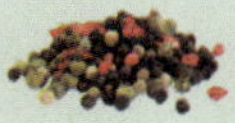

辅助治疗痛经

母鸡

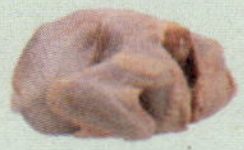

壮阳健体

相克食物搭配及后果

咖啡

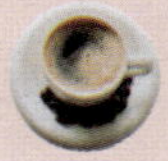

对身体不利

桑葚

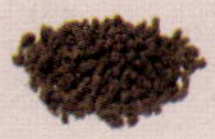

导致气壅胸闷

防风

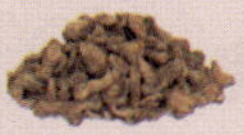

上火助湿

推荐养生食疗方

治疗蛲虫病

材料：

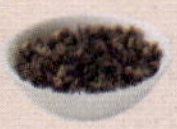

花椒50克

做法：锅中注入适量清水，放入花椒，煮沸40~50分钟，过滤即可。

治疗蛔虫性肠梗阻

材料：

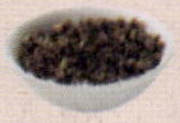

花椒15~20克

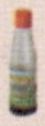

麻油100~200克

做法：麻油置锅中煎熬，投入花椒，至微焦即捞出弃去；待花椒油微温时1次服完。

胡椒
Hu Jiao

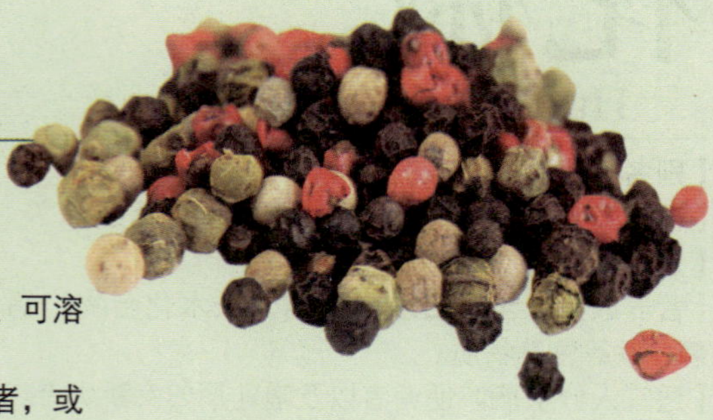

【别名】古月、黑川、白川。
【性味归经】性热，味辛。归胃、大肠经。
【适用量】每次约5克。
【营养成分】胡椒碱、芳香油、粗蛋白、淀粉、可溶性氮。
【适宜人群】心腹冷痛、泄泻冷痢、食欲不振者，或胃寒反胃、呕吐清水、朝食暮吐者。
【不宜人群】消化道溃疡、咳嗽咯血、痔疮患者。

小百科

◎胡椒是一种原产于印度的一种藤本植物，攀生在树木或桩架上。它只能生长在年降水量2500毫米的热带地区，生长期中间还需要一段干热的间隔时间。

保健功效

◎主下气，温中，祛痰，除脏腑中风冷。可用于胃寒所致的胃脘痛、呕吐、以及腹冷所致的泄泻、肠鸣等症。

相宜食物搭配及功效

红枣
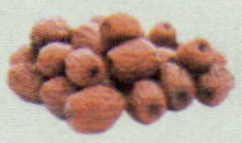
可治疗胃痛

大米
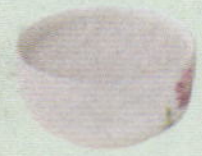
增强食欲

绿豆
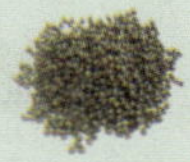
治疗痢疾

牛肉
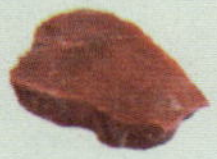
祛寒补血

相克食物搭配及后果

酒
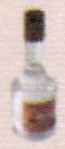
导致肠胃炎

芥末
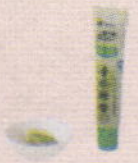
刺激眼睛

番茄酱
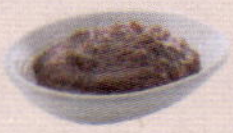
容易上火

推荐养生食疗方

治疗小儿消化不良

材料：
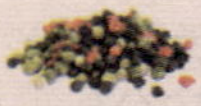
白胡椒5克

葡萄糖粉9克

做法：将白胡椒研成粉状，加葡萄糖粉配成散剂即可。

治疗肾炎

材料：
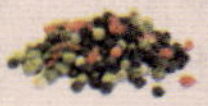
白胡椒7粒
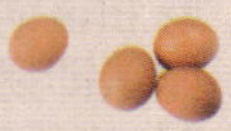
鸡蛋1个
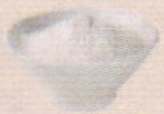
面粉适量

做法：先将鸡蛋钻一小孔，然后把白胡椒装入鸡蛋内，用面粉封孔，外以湿纸包裹，放入蒸笼内蒸熟即可。

茴香

Hui Xiang

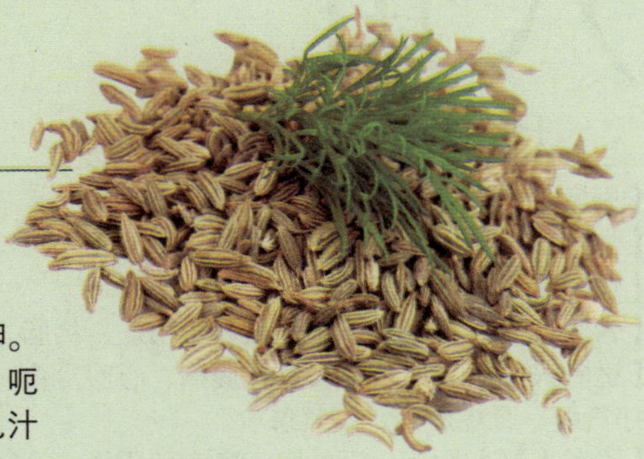

【别名】怀香、香丝菜，小茴香。
【性味归经】性温，味辛。归肾、膀胱、胃经。
【适用量】每次约5克。
【营养成分】蛋白质、食物纤维、维生素、钙、钾。
【适宜人群】小肠疝气痛、寒气腹痛、胃寒恶心、呃逆呕吐、睾丸肿痛、睾丸鞘膜积液、妇女产后乳汁缺乏者。
【不宜人群】结核病、糖尿病、干燥综合征者。

小百科

◎茴香原产欧洲地中海沿岸，新鲜的茎叶具特殊香辛味，可作为蔬菜食用。种子是重要的香料之一，也是常用的调料。

保健功效

1.抑菌作用
该品的水煎剂对人型结核杆菌及枯草杆菌有抑菌作用。
2.刺激作用
茴香中的茴香醚能促消化，缓解疼痛。

相宜食物搭配及功效

葱
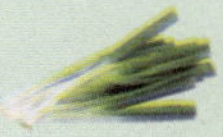
可治疗便秘

红糖
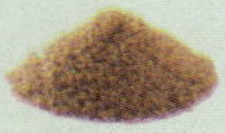
可治疗腰部扭伤

白酒
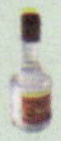
治疗疝气痛

鸡蛋
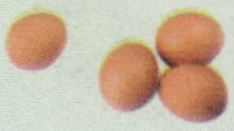
补虚止痛

相克食物搭配及后果

羊肉
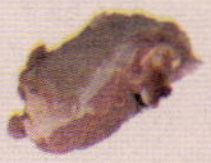
容易上火

蜂蜜
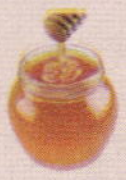
腹痛腹泻

推荐养生食疗方

治腰重刺胀

材料：
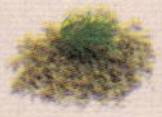
茴香50克
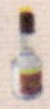
酒适量

做法：先将茴香炒熟，研为末即可。每次服用时用酒调匀。

腹寒性疼痛

材料：
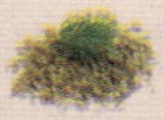
茴香5克
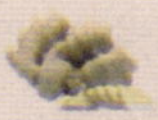
生姜3片
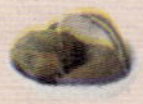
陈皮3克

粳米50克

做法：将茴香、干姜、陈皮共入锅中，水煎去渣取汁，再同粳米煮粥即可。

八角

Ba Jiao

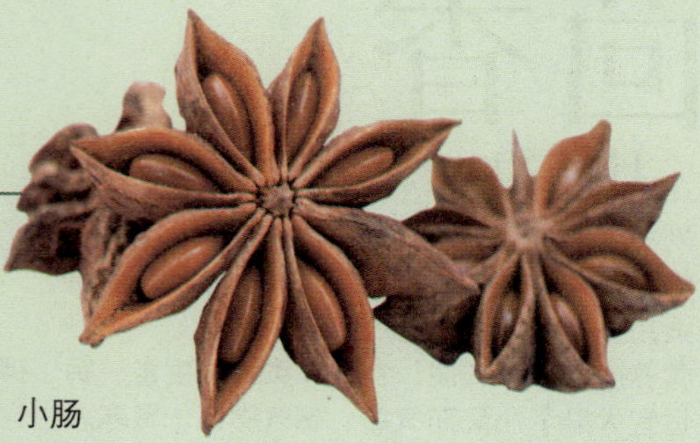

【别名】大料、中国大茴香、大茴香。
【性味归经】性温，味甘辛。归脾、肾经。
【适用量】每次约5克。
【营养成分】挥发油、脂肪油、蛋白质、树脂。
【适宜人群】胃寒呃逆、寒疝腹痛、心腹冷痛、小肠疝气痛、肾虚腰痛、脚气患者。
【不宜人群】阴虚火旺的眼病患者和干燥综合征、更年期综合征、活动性肺结核、支气管哮喘患者。

小百科

◎八角是八角茴香科八角属的一种植物。其同名的干燥果实是中国菜和东南亚地区烹饪的调味料之一。主要分布于中国大陆南方。果实在秋冬季采摘。

保健功效

治小肠气痛不可忍者

八角中的茴香油能刺激胃肠神经血管，促进消化液分泌，增加胃肠蠕动，有健胃、行气的功效，有助于缓解痉挛。

相宜食物搭配及功效

白酒 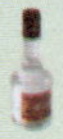 治疗小肠气痛

生姜 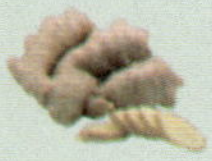 治疗腹痛膨胀

糯米 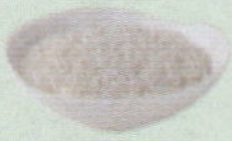 治疗腰痛

相克食物搭配及后果

羊肉 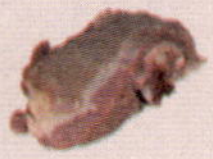 容易上火

蜂蜜 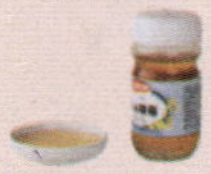 腹痛腹泻

推荐养生食疗方

用于胃脘寒痛	材料	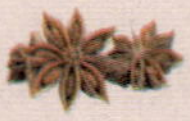 八角10克 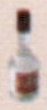 酒适量	做法：锅中注入适量酒，就八角茴香煎煮即可。
用于腹痛膨胀	材料	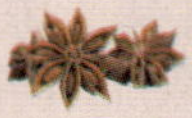 八角5克 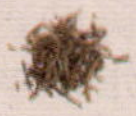 肉桂3克 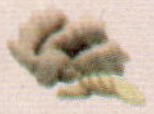 生姜3片	做法：锅中注入适量清水，放入八角茴香、肉桂、生姜煎服即可。

白糖

Bai Tang

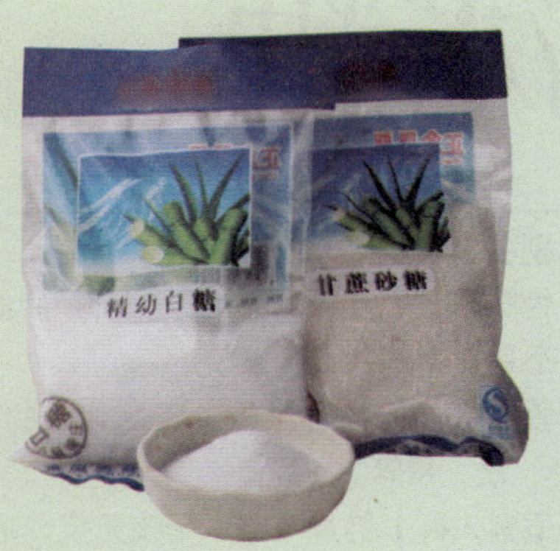

【别名】白洋糖、糖霜。
【性味归经】性平，味甘。归脾、肺经。
【适用量】每次约为20克。
【营养成分】葡萄糖、果糖、蛋白质、氨基酸、钙、铁。
【适宜人群】肺虚咳嗽者、口干燥渴者、醉酒者以及低血糖患者。
【不宜人群】糖尿病患者、平素痰湿偏重者、肥胖症患者、冠心病患者以及动脉硬化患者。

小百科

◎白糖是由甘蔗和甜菜榨出的糖蜜制成的精糖，白糖色白，干净，甜度高，主要分为二大类，即白砂糖和绵白。

保健功效

1.助钙吸收

白糖有助于提高机体对钙的吸收。

2.润肺生津、止咳

白糖中的蔗糖成分能起到润肺、生津、止咳的作用。

相宜食物搭配及功效

西红柿	柠檬	樱桃	李子
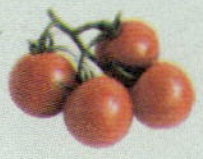	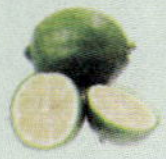	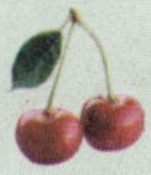	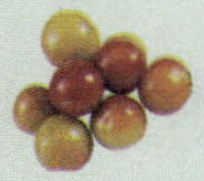
增进食欲	消暑止渴	增强体质	增进食欲

相克食物搭配及后果

羊肉	蛤蜊	白酒	秋葵
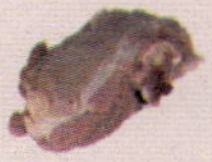	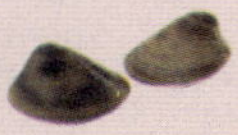	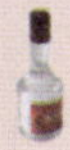	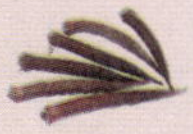
阻碍对铜的吸收	降低营养价值	诱发糖尿病	对身体不利

推荐养生食疗方

	材料	做法
补中缓急	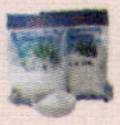 白糖15~30克	杯中放入适量的温开水、白糖，待糖溶化后即可服用。
生津止渴、敛汗	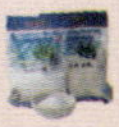 白糖20克 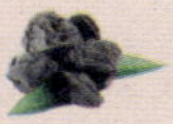 乌梅30克	锅中放入适量清水，放入乌梅煎汤，取汁，汁中加入白糖即可，代茶饮。

冰糖
Bing Tang

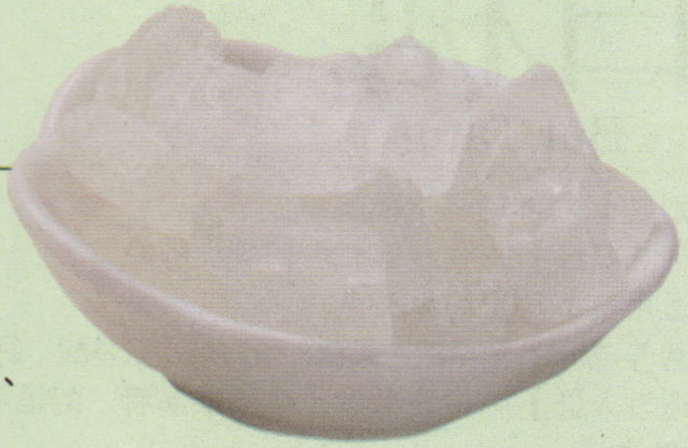

【别名】无

【性味归经】性平，味甘。归肺、脾经。

【适用量】每次约为20克。

【营养成分】含有热量、碳水化合物、维生素B_1、钙、铁、镁等。

【适宜人群】肺燥咳嗽、干咳无痰、咯痰带血者。

【不宜人群】糖尿病患者、高血糖患者。

小百科

◎冰糖是砂糖的结晶再制品。自然生成的冰糖有白色、微黄、淡灰等色，此外市场上还有添加食用色素的各类彩色冰糖（主要用于出口），如绿色、蓝色、橙色等。

保健功效

1.补中益气

冰糖有补中益气，和胃润肺的功效。

2.滋阴止嗽、润肠开胃

对中老年和高血压、动脉硬化以及肺结核患者，有良好的保健作用。

相宜食物搭配及功效

白萝卜

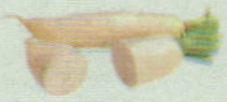

清热生津

雪梨

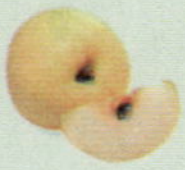

润肺养胃

百合

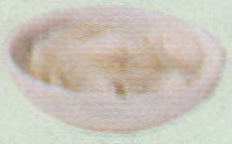

润肺止咳

银耳

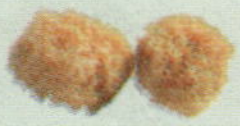

滋补、清泄

相克食物搭配及后果

田螺

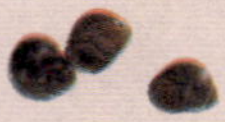

影响营养吸收

鸡蛋

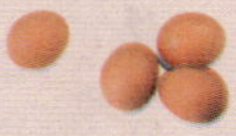

容易引起中毒

推荐养生食疗方

用于小儿热咳

材料：

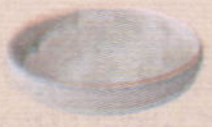

冰糖5克

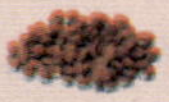

甜杏仁4克

做法：将杏仁研末，加入冰糖，用沸水冲服。

用于体虚乏力、头晕眼花

材料：

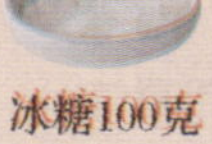

冰糖100克

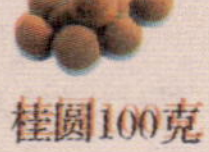

桂圆100克

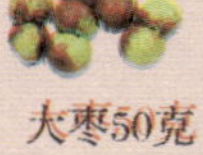

大枣50克

做法：将桂圆剥壳，大枣去核备用。再将桂圆、冰糖、大枣放入碗中，蒸煮成膏即可，每日20克。

红糖

Hong Tang

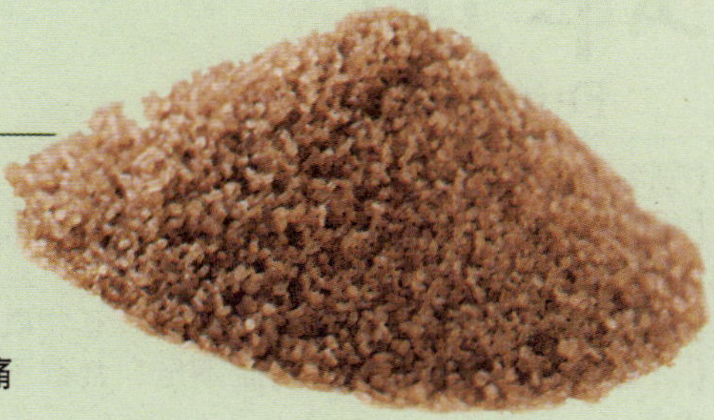

【别名】沙糖、赤沙糖、紫沙糖、片黄糖。

【性味归经】性温，味甘甜。无毒。归肝、脾经。

【适用量】每次约40克。

【营养成分】苹果酸、胡萝卜素、钙、铁。

【适宜人群】低血糖患者，妇女体虚、月经不调、痛经、腰酸、红色暗红有血块者以及孕产妇。

【不宜人群】平素痰湿偏盛者、消化不良者、肥胖症患者、糖尿病患者。

小百科

◎红糖通常是指带蜜的甘蔗成品糖，一般是指甘蔗经榨汁，通过简易处理，经浓缩形成的带蜜糖。红糖根据结晶颗粒不同，可分为赤砂糖、红糖粉、碗糖等。

保健功效

加速皮肤细胞的代谢

红糖中所含有的葡萄糖、果糖等多种单糖和多糖类能量物质，可加速皮肤细胞的代谢，为细胞提供能量。

相宜食物搭配及功效

木耳	八角	花椒	冬瓜子
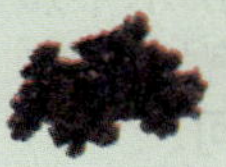	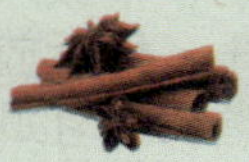	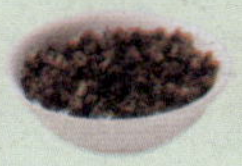	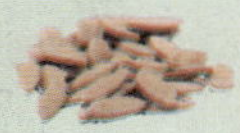
补血暖身	治疗腰部扭伤	有回乳作用	可治疗百日咳

相克食物搭配及后果

啤酒	竹笋	鲤鱼	蛤蜊
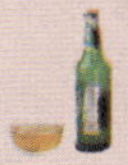	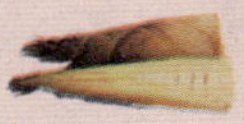	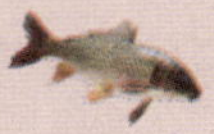	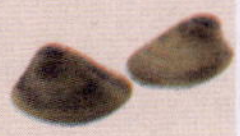
诱发糖尿病	对人体不利	导致中毒	引起中毒

推荐养生食疗方

用于泻痢日久

材料：

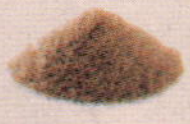

红糖120克

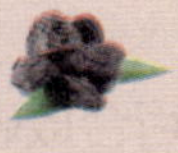

乌梅12克

做法：锅中注入适量清水，加入乌梅、红糖，煎至浓汤即可。

用于肺寒止咳

材料：

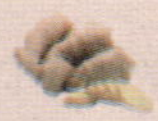

生姜250克

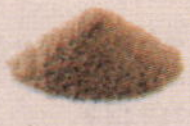

红糖150克

做法：将生姜绞汁，锅中注入适量清水，放入生姜、红糖，小火同煎至糖完全溶化即可。

蜂蜜

Feng Mi

【别名】白蜜、生蜂蜜、炼蜜。
【性味归经】性平，味甘。归脾、肺、大肠经。
【适用量】每次约40克。
【营养成分】葡萄糖、果糖、维生素、矿物质、氨基酸。
【适宜人群】营养不良、气血不足、食欲不振、年老体虚者。
【不宜人群】低血糖、过敏体质者，小儿不宜食用。

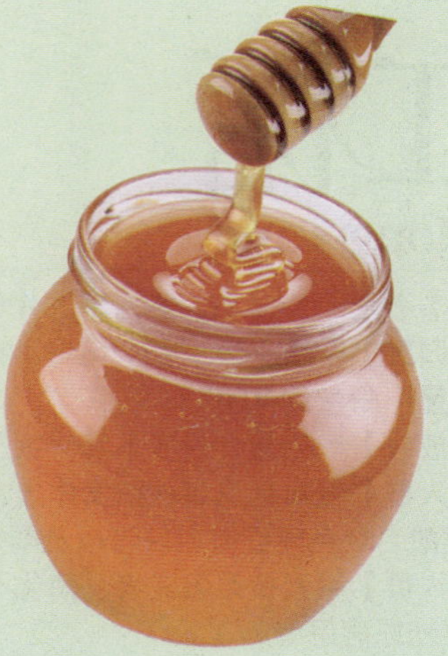

小百科

◎蜂蜜，是昆虫蜜蜂从开花植物的花中采得的花蜜在蜂巢中酿制的蜜。中国大部分地区均有生产。以稠如凝脂、味甜纯正、不发酵者为佳。

温馨提示

◎选购蜂蜜时，以含水分少，有油性、稠如凝脂，味甜而纯正，无异臭及杂质的蜂蜜为佳。蜂蜜一般放入铁桶或罐内盖紧，置阴凉干燥处。

推荐养生食疗方

	材料	做法
治疗消化不良	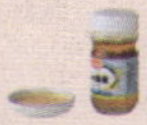 蜂蜜150克 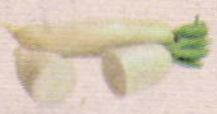 白萝卜1个	白萝卜洗净切丁，放入沸水中煮沸捞出，晾干，然后放锅中加蜂蜜，用小火煮沸调匀即可。
治疗热病烦渴	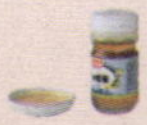 蜂蜜50克 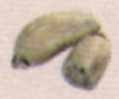 鲜藕适量	鲜藕洗净切片，压取汁液，按1杯鲜藕汁加蜂蜜1汤匙比例调匀服食。
治疗失眠	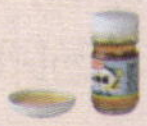 蜂蜜1～2匙 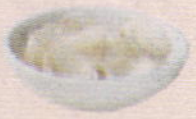 鲜百合50克	百合放碗中，上屉蒸熟，待温时加蜂蜜拌。
治疗肝炎	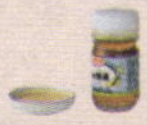 蜂蜜适量 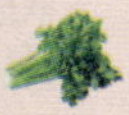 鲜芹菜100～150克	芹菜洗净捣烂绞汁，与蜂蜜同炖温服。

相宜食物搭配及功效

柿子

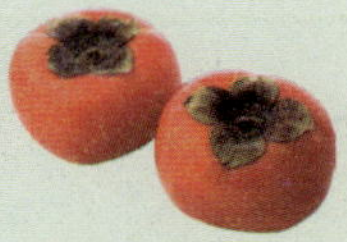

益气养阴、润肺止咳

西红柿

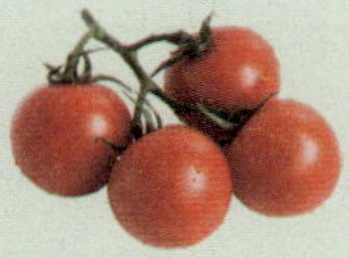

养血滋阴、利水降压

牛奶

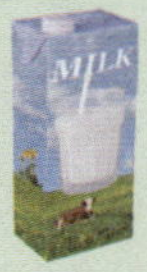

生津润喉

杨桃

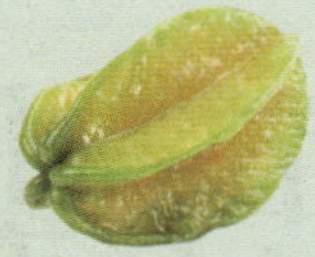

清热解毒

黄瓜

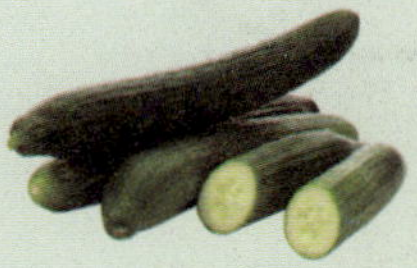

清热解毒

芹菜

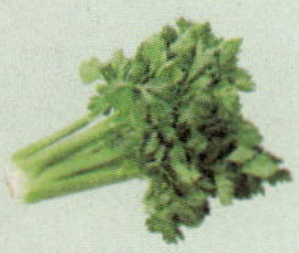

治疗肝炎

百合

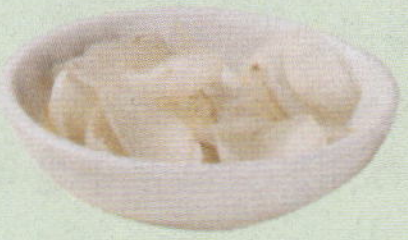

镇静安神

藕

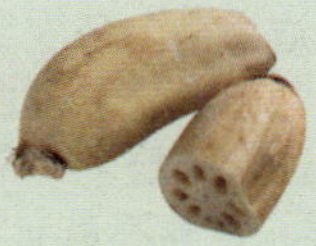

清热解毒

相克食物搭配及后果

大蒜

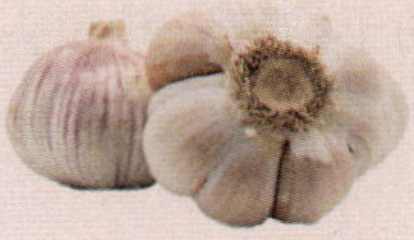

引起腹泻

莴笋

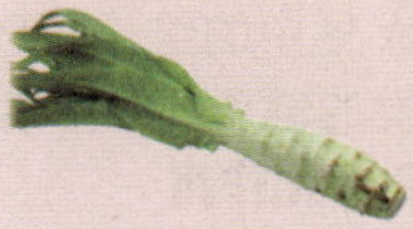

导致腹泻

韭菜

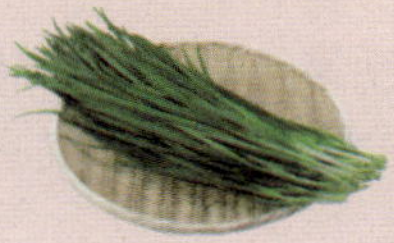

降低药效

豆浆

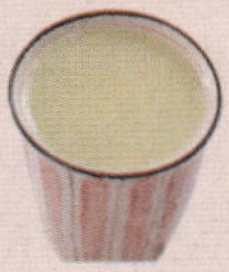

产生沉淀

保健功效

1.促进心脑和血管功能

蜂蜜能改善血液的成分，促进心脑和血管功能。

2.保护肝脏

蜂蜜对肝脏有保护作用，能促使肝细胞再生，对脂肪肝的形成有一定的抑制作用。

3.补充体力

食用蜂蜜能迅速补充体力，消除疲劳，增强对疾病的抵抗力。

4.杀菌

蜂蜜有杀菌的作用，经常食用，不仅对牙齿无碍，还能起到杀菌消毒的作用。

5.治疗中度皮肤伤害

蜂蜜能治疗中度的皮肤伤害，特别是烫伤，将蜂蜜当做皮肤伤口敷料时，细菌无法生长。

饮品类

豆浆

Dou Jiang

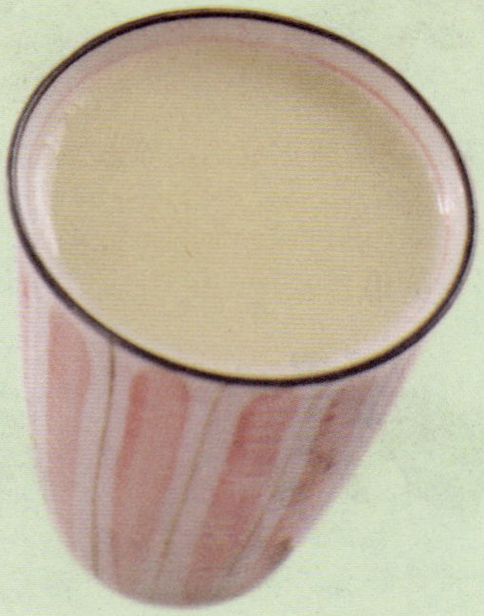

【别名】豆腐浆。

【性味归经】性平，味甘，归心、脾、肾经。

【适用量】每次约为200毫升。

【营养成分】蛋白质、钙、铁、磷、锌。

【适宜人群】一般人均宜食用。尤其是中老年体质虚弱、营养不良者宜经常食用。

【不宜人群】胃寒、腹泻、腹胀、慢性肠炎、夜尿频多、遗精患者忌食。

小百科

◎豆浆是将大豆用水泡后磨碎、过滤、煮沸而成。豆浆营养非常丰富，且易于消化吸收。豆浆是人们喜爱的一种饮品，又是一种老少皆宜的营养食品。

保健功效

1.美容养颜

大豆中的维生素B_2有助于维持皮肤和头发的健康，维生素E能促进新陈代谢。

2.净化作用

豆浆能使肠道顺畅，常饮有益。

相宜食物搭配及功效

花生

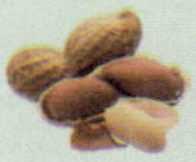

润肤、补虚

核桃

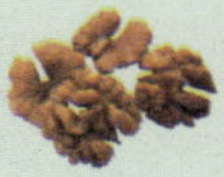

增强免疫力

胡萝卜

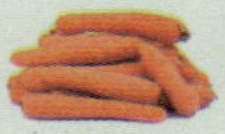

增强免疫力

黑芝麻

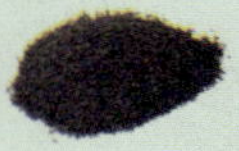

养颜润肤

相克食物搭配及后果

红糖

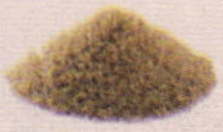

破坏营养成分

蜂蜜

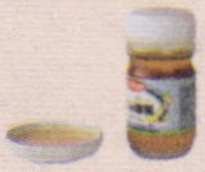

破坏营养成分

鸡蛋

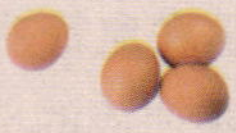

破坏营养成分

推荐养生食疗方

治疗体虚哮喘以及胃疼

材料

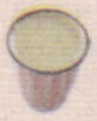

豆浆200毫升

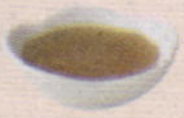

麦芽糖一汤匙

做法

将麦芽糖冲入滚沸的豆浆，搅匀即可饮服。

白酒

Bai Jiu

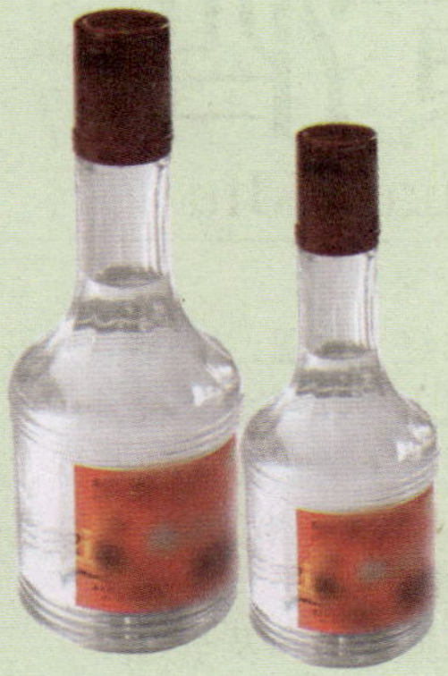

【别名】烧酒、白干儿。
【性味归经】性温，味甘、辛。归心、肝、肺、胃经。
【适用量】50毫升。
【营养成分】水、乙醇、铜、锌。
【适宜人群】风寒湿性关节炎者。
【不宜人群】高血压病、高血脂、痛风、血管硬化、冠心病、心动过速、癌症、肝炎、肝硬变、糖尿病、食管炎、溃疡等病症者忌饮。

小百科

◎白酒是用高粱、米糠、玉米、红薯、稗子等粮食或其他果品发酵、蒸馏而成，因没有颜色，所以叫白酒。白酒有清香型、浓香型、酱香型、米香型和其他香型。

保健功效

开胃消食

在进餐的同时，饮用少量的白酒，能够增进食欲，促进食物的消化，从而能使人在不知不觉之中增加食量。

相宜食物搭配及功效

蛇血

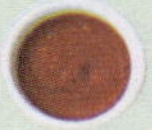

补养气血

龟肉

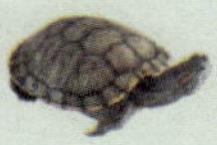

治疗多年咳嗽

红花酒

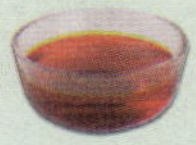

治疗血瘀性痛经

相克食物搭配及后果

啤酒

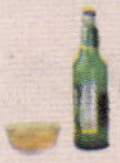

对身体不利

西红柿

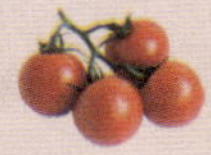

导致消化不良

胡萝卜

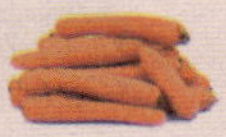

对肝脏不利

牛肉

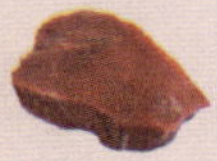

导致便秘

推荐养生食疗方

治疗骨折

材料：

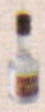

白酒500克

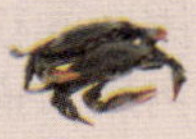

螃蟹1000克

做法：螃蟹洗净焙干研细粉，过80日筛装瓶。用白酒30～50克送服。

治疗胃寒

材料：

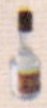

白酒50毫升

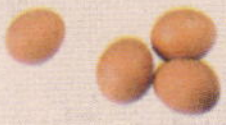

鸡蛋一个

做法：将白酒倒入茶盅里，打入一个鸡蛋，把酒点燃，酒烧干即可。

黄酒

Huang Jiu

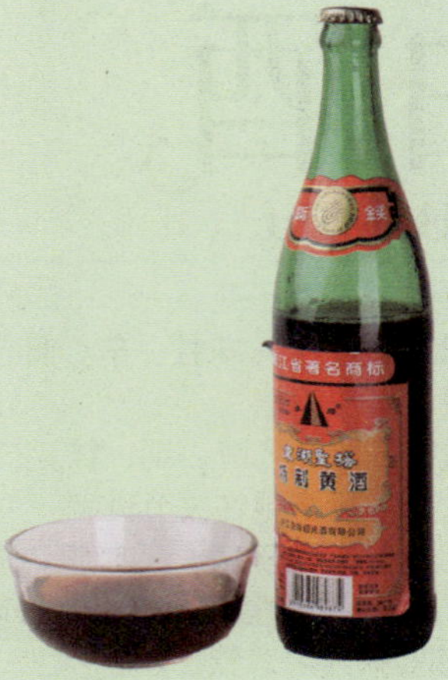

【别名】米酒
【性味归经】性温，味辛。归肝、肺、肾经。
【适用量】每次约为50毫升。
【营养成分】氨基酸、葡萄糖、麦芽糖、钙、乳酸。
【适宜人群】健康成年人可以直接饮用，较适宜老年人和女性。
【不宜人群】儿童及孕妇。

小百科

◎黄酒多用糯米或黄米等原料制成。黄酒的营养价值超过了啤酒和营养丰富的葡萄酒。黄酒含有多种营养成分，有人又将黄酒称之为“液体蛋糕”。

保健功效

抗癌、抗衰老

有清除自由基，预防心血管病、抗癌、抗衰老等生理功能，因为黄酒含有多酚、类黑精、谷胱甘肽等生理活性成分。

相宜食物搭配及功效

红糖
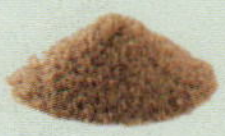
健身防寒

螃蟹
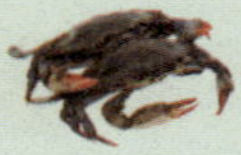
补血养颜

鲤鱼
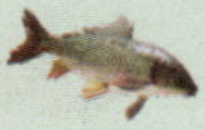
增进食欲

草鱼
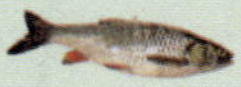
暖胃，去腥味

相克食物搭配及后果

柿子
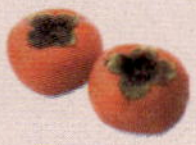
不易消化

茶水
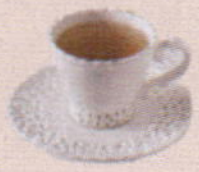
伤肾脏

牛肉
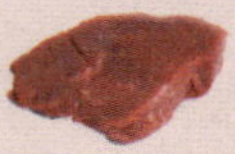
导致便秘

推荐养生食疗方

有防寒的功效

材料：
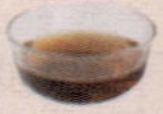
黄酒适量
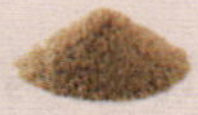
红糖适量
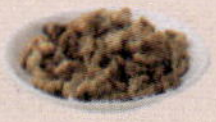
核桃仁5个

做法：用擀面杖将核桃仁碾碎成泥状，再放入锅中，加水，用小火煎煮10分钟，调入红糖、黄酒即可。

补钙

材料：
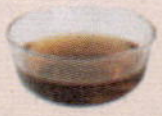
黄酒适量
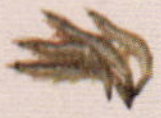
鲜虾500克
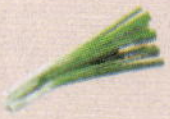
葱适量
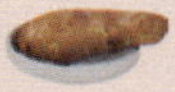
姜适量
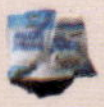
盐适量
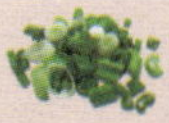
葱花适量
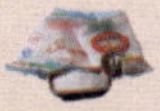
味精适量

做法：虾洗净，剪去须脚，将水分沥干，再把黄酒、盐、姜丝、葱花、味精加少许水一同放入大碗中，上笼蒸15 分钟即可食用。

糯米酒

Nuo Mi Jiu

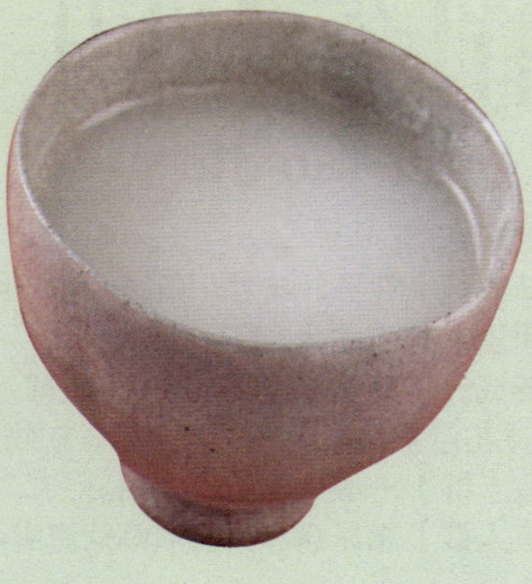

【别名】菠甜酒、酒酿、江米酒、醪糟。
【性味归经】性温，味甘、涩，归脾、胃经。
【适用量】每次约为100毫升。
【营养成分】葡萄糖、氨基酸、维生素。
【适宜人群】中老年人、孕产妇和身体虚弱者适合饮用。
【不宜人群】糖尿病患者、脾胃虚弱者不宜饮用。

小百科

◎糯米酒主要原料是糯米，酿制工艺简单，口味香甜醇美，乙醇含量极少，因此深受人们喜爱。在一些菜肴的制作上，糯米酒还常被作为重要的调味料。

保健功效

增进食欲、有助消化

糯米酒能刺激消化腺的分泌。糯米经过酿制，营养成分更易于人体吸收，是中老年人和身体虚弱者补气养血之佳品。

相宜食物搭配及功效

桂圆

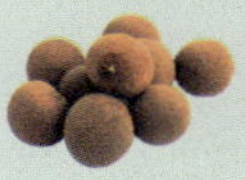

滋补气血

荔枝

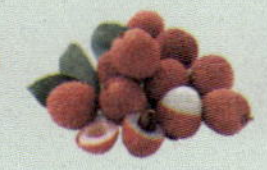

助阳壮力

红枣

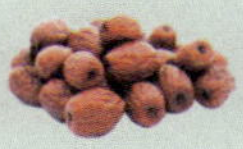

滋补气血

核桃

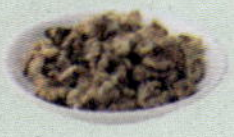

助阳壮力

相克食物搭配及后果

牛肉

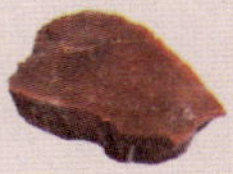

导致便秘

茶水

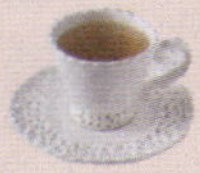

伤肾脏

柿子

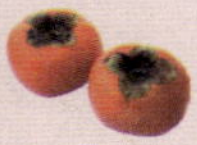

不宜消化

推荐养生食疗方

补血

材料：

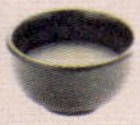

糯米酒500毫升

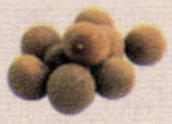

桂圆50克

做法：桂圆去壳，锅中放入糯米酒、桂圆共煮，煮沸即可。

驱寒散湿

材料：

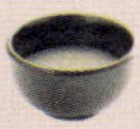

糯米酒500毫升

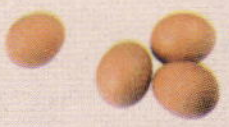

鸡蛋适量

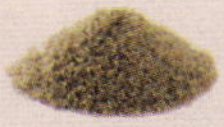

红糖适量

做法：锅中放入适量糯米酒，用旺火煮沸，放入鸡蛋、红糖，鸡蛋煮熟即可。

葡萄酒。

Pu Tao Jiu

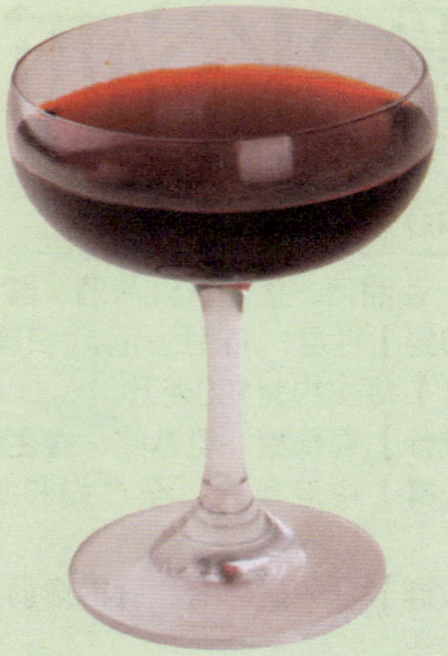

【别名】红酒。
【性味归经】性平，味甘。归肠、胃二经。
【适用量】每次约为100毫升。
【营养成分】糖、白藜芦醇、有机酸、氨基酸、单宁酸、原花色素、槲皮酮、维生素、矿物质等营养成分。
【适宜人群】一般人群皆可饮用。
【不宜人群】糖尿病和严重溃疡病患者不可饮用。

小百科

◎葡萄酒是用新鲜的葡萄或葡萄汁经发酵酿成的酒精饮料。通常分红葡萄酒和白葡萄酒两种。前者是红葡萄带皮浸渍发酵而成；后者是葡萄汁发酵而成的。

保健功效

有助于美容减肥

葡萄酒美容养颜、抗衰老功能源于其中的SOD能中和身体所产生的自由基，保护细胞和器官免受氧化，免于斑点。

相宜食物搭配及功效

牛肉

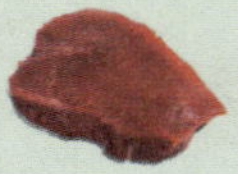

促进食欲

猪肉

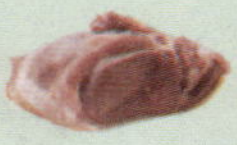

杀死大肠杆菌

鹅肝

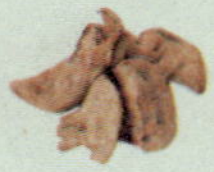

补充蛋白质

相克食物搭配及后果

茶水

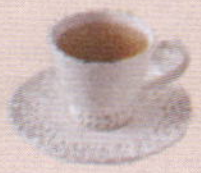

伤肾脏

柿子

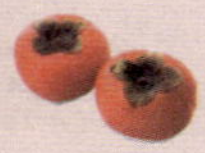

不易消化

推荐养生食疗方

治疗痛经

材料：

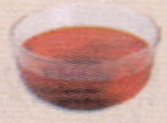

葡萄酒适量

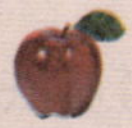

苹果一个

做法：将苹果洗净，榨汁。汁同葡萄酒兑饮。

治疗前列腺增生

材料：

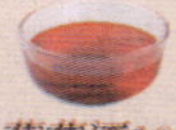

葡萄酒1000毫升

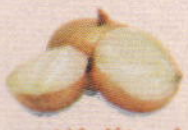

洋葱2个

做法：将洋葱洗净，切成细丝，加入葡萄酒，于阴凉处放置1周即可饮用。

绿茶

Lü Cha

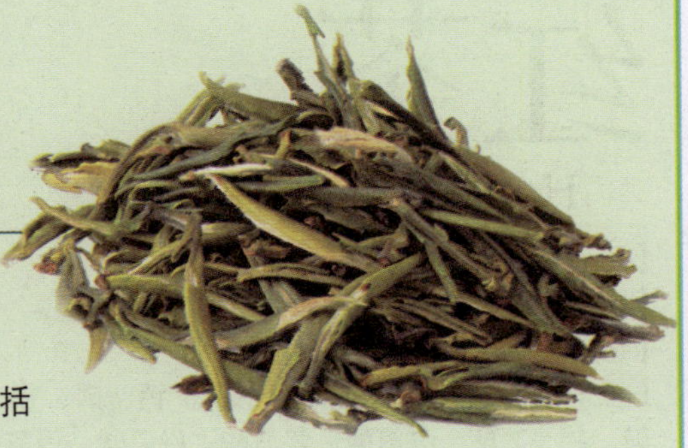

【别名】苦茗。
【性味归经】性凉，味甘、苦。归心、肺、胃经。
【适用量】每次3克左右。
【营养成分】绿茶中含有丰富的营养物质，其中包括叶绿素、维生素C、胡萝卜素、儿茶素等。
【适宜人群】高脂血症、糖尿病、高血压、白血病、贫血、冠心病、肝炎、肾炎等症患者宜食。
【不宜人群】失眠、胃寒、孕妇及产妇在哺乳期者。

小百科

◎绿茶属不发酵茶，以适宜茶树新梢为原料，经杀青、揉捻、干燥等一系列工艺制作而成。绿茶因其干茶呈绿色、冲泡后的茶汤呈碧绿、叶底呈翠绿色而得名。

保健功效

抑制心血管疾病

绿茶中的黄酮醇类有抗氧化性，能有效防止血液凝块、血小板成团，减少血液系统发生病变，能抑制心血管疾病。

相宜食物搭配及功效

蜂蜜	柠檬	枸杞子	菊花
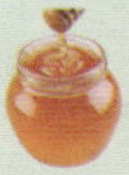	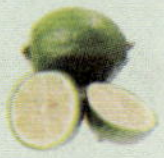	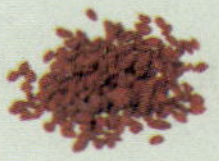	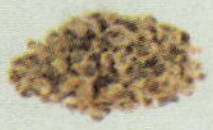
润肠通便	排毒养颜	治疗脂肪肝	降血压

相克食物搭配及后果

药物	羊肉	鸡蛋
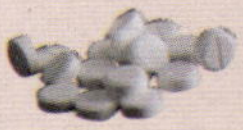	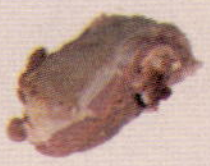	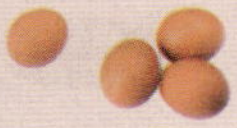
影响药物吸收	容易便秘	影响蛋白质的吸收

推荐养生食疗方

治疗脂肪肝	材料	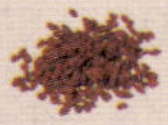 枸杞子10克	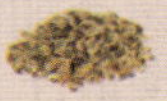 菊花5克	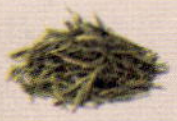 绿茶5克	做法：杯中放入枸杞子、菊花、绿茶，用沸水冲泡。
降血压	材料	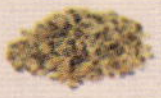 菊花3克	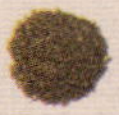 槐花3克	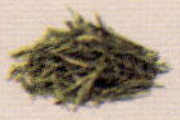 绿茶3克	做法：杯中放入菊花、槐花、绿茶，用沸水冲泡。

红茶

Hong Cha

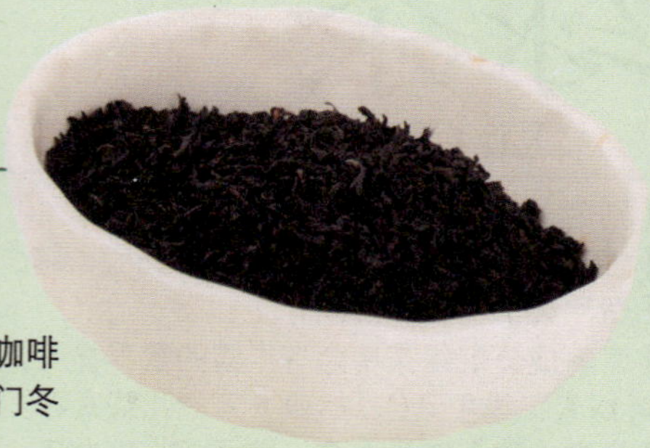

【别名】祁红、滇红等。
【性味归经】味甘。性凉。归心、肺、胃经。
【适用量】每次3克左右。
【营养成分】红茶富含胡萝卜素、钙、磷、镁、钾、咖啡碱、异亮氨酸、亮氨酸、赖氨酸、谷氨酸、丙氨酸、天门冬氨酸等多种营养元素。
【适宜人群】老少皆宜，尤其适合胃寒、糖尿病人饮用。
【不宜人群】孕妇、贫血患者、习惯性便秘患者。

小百科

◎世界上最早的红茶由中国福建武夷山茶区的茶农发明，属于全发酵茶类，是以茶树的芽叶为原料，经过萎凋、揉捻、发酵、干燥等过程精制而成。

保健功效

提神消疲

红茶中的咖啡碱能兴奋神经中枢，促成提神、思考力集中，进而使思维反应更形敏锐，记忆力增强。

相宜食物搭配及功效

柠檬

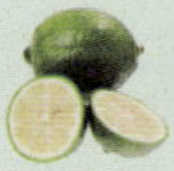

开胃消食

糖

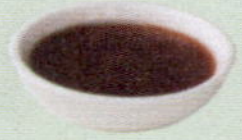

驱寒暖胃

牛奶

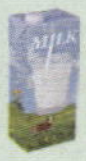

美容养颜

相克食物搭配及后果

酒

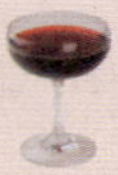

有损健康

药物

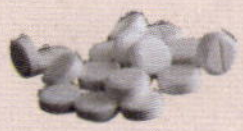

降低药效

西洋参

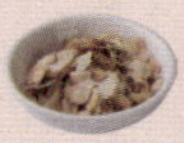

破坏西洋参的功效

人参

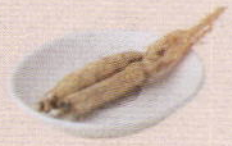

降低人参的功效

推荐养生食疗方

治疗慢性胃炎

材料：

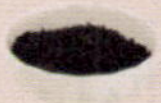

红茶1克

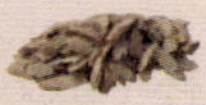

黄芪20克

做法：黄芪加水500克煎煮5分钟，去渣取汁，加入红茶。

补气血

材料：

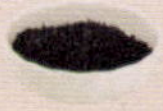

红茶3克

牛奶100克

食盐2克

做法：将红茶放入锅中，加水煎煮5分钟；红茶叶过滤掉，另以一只锅煮牛奶；将牛奶煮沸后加入茶汁，加入食盐搅拌。

菊花

Ju Hua

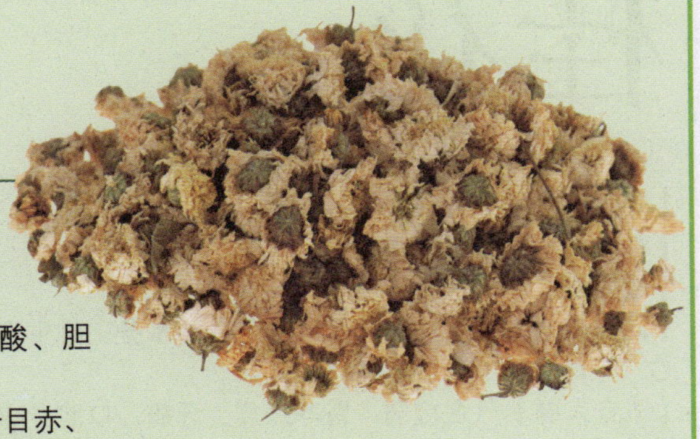

【别名】甜菊花、茶菊花。
【性味归经】性微寒，味甘苦。归肺、肝经。
【适用量】每次约为3克。
【营养成分】挥发油、菊苷、腺嘌呤、氨基酸、胆碱、水苏碱。
【适宜人群】菊花茶适宜中老年人饮用。口干目赤、头晕目眩、高血压、头痛、冠心病、眼疾等患者。
【不宜人群】体质虚寒、胃寒者忌饮。

小百科

◎菊花不因外观的可人而为上品，花朵白皙且朵大的菊花反而不如颜色泛黄且又小又丑的菊花品质高。菊花茶是将菊花的头经干燥处理后而制成的茶。

保健功效

清热解毒作用

菊花有清热解毒的作用，适用于热毒疮疡、红肿热痛等症，对疔疮肿痛毒尤有良好疗效，既可内服，又可捣烂外敷。

相宜食物搭配及功效

山楂	金银花	茉莉花	蜂蜜
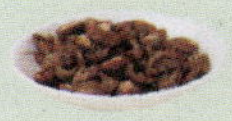	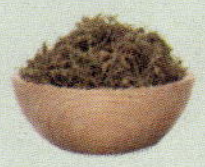	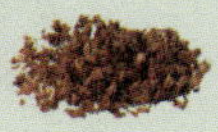	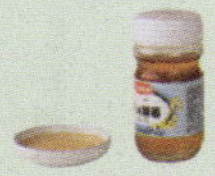
清凉降压	清热解毒	明目增视	清热解毒

相克食物搭配及后果

冰糖	人参	西洋参
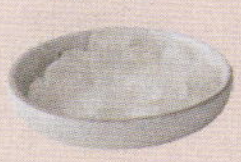	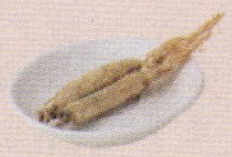	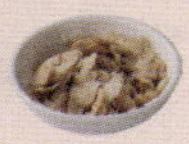
导致血糖增高	破坏药效	降低药效

推荐养生食疗方

辅助治疗头昏眼花

材料：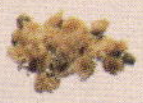 鲜菊花300克 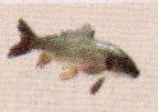 鲤鱼1条 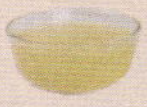 鸡汤2000毫升 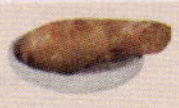 姜适量 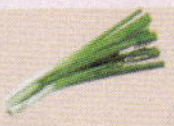 葱适量 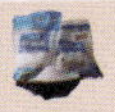 盐适量

做法：鸡汤烧开；鱼去磷及肠杂，取肉洗净，切作薄片，放入火锅鸡汤内，煮5分钟，再放入菊花瓣，下姜末、盐、葱等与鱼同煮2~3分钟即可食用。

用于头痛、眩晕

材料：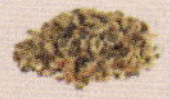 菊花瓣50克 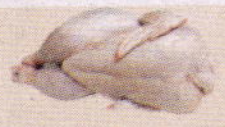 嫩鸡肉800克 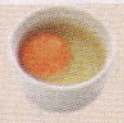 蛋清适量 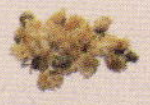 菊花适量 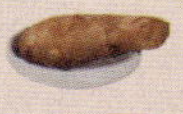 姜适量 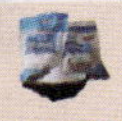 精盐适量 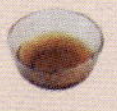 料酒适量

做法：鸡肉切片；碗内放入蛋清、精盐、料酒、姜同调拌匀；将调料对成汁；锅加入鸡肉片，倒入汁翻炒，投入菊花瓣，翻炒均匀即可出锅。

桂花

Gui Hua

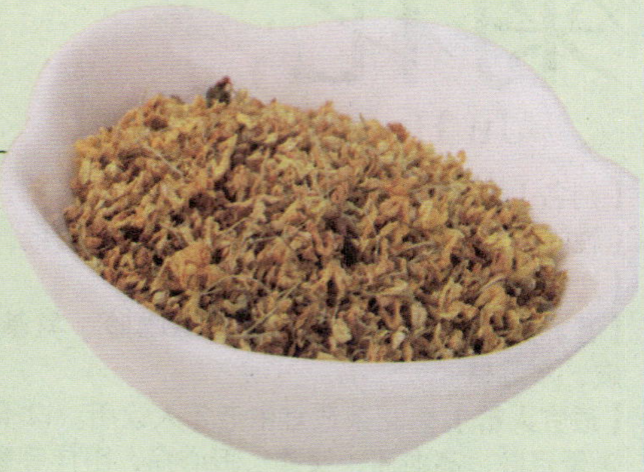

【别名】九里香、木樨花、岩桂。
【性味归经】性温，味辛。归肺、大肠经。
【适用量】每次约为5克。
【营养成分】可溶性糖、可溶性蛋白、水分、维生素C、花青素。
【适宜人群】气血虚弱、胃寒疼痛、牙痛、口腔异味者宜食。
【不宜人群】习惯性便秘患者、睡眠状况欠佳的人。

小百科

◎桂花叶为椭圆形，花小，黄或白色，味极香，含多种芳香物质，常用于糖渍蜜饯加工食品，民间百姓多以桂花泡茶或浸酒饮用。

保健功效

1.化痰止咳

桂花中的芳香物质能稀释痰液，促进呼吸道痰液的排出，有化痰止咳的作用。

2.止痛、化瘀

桂花能行气止痛、散瘀化痢。

相宜食物搭配及功效

桂圆

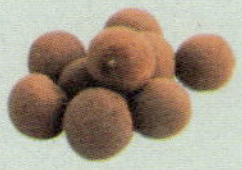

补气血

荷叶

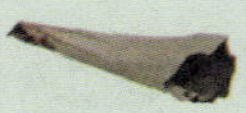

强肌滋肤

藕粉

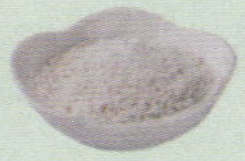

健脾开胃

白糖

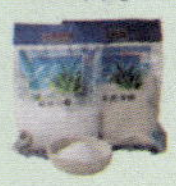

健脾开胃

相克食物搭配及后果

白酒

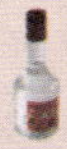

对肾脏不利

羊肉

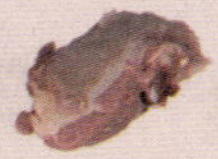

导致便秘

推荐养生食疗方

用于咳喘

材料：

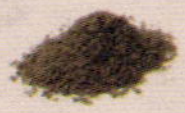

糖桂花50克

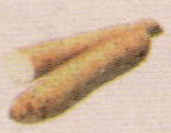

山药750克

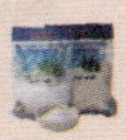

白糖适量

做法：将山药切段，竖码在盘内，放入笼中蒸30分钟，取出滤出汤汁；白糖与桂花拌匀，撒在山药上。

用于食欲不振

材料：

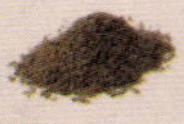

桂花酱25克

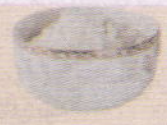

糯米粉500克

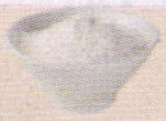

熟面粉50克

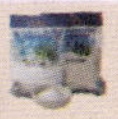

白糖适量

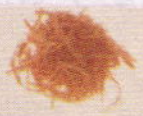

红绿丝适量

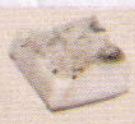

猪油适量

做法：将熟面粉、桂花酱和白糖、红绿丝、猪油拌匀做成40个馅坯；将桂花馅坯蘸少许水，放到糯米粉中滚动，锅内放水烧沸，下入圆球，煮熟即成。

茉莉花。

Mo Li Hua

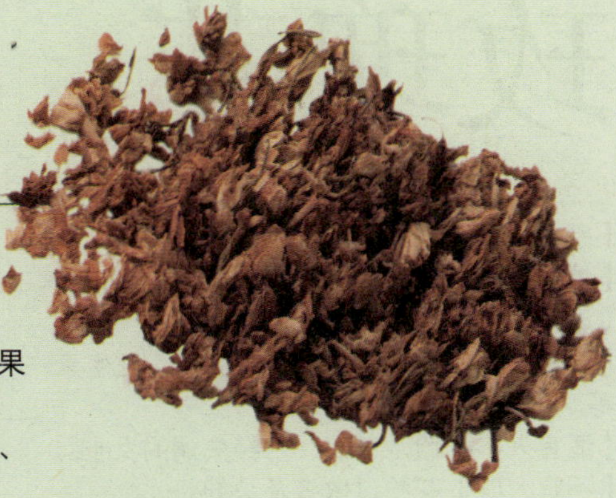

【别名】末丽花、抹丽花。

【性味归经】性温，味辛、甘。归肝、脾、胃经。

【适用量】每次约为5克。

【营养成分】植物碱、蛋白质、氨基酸、维生素、果胶素、有机酸。

【适宜人群】便秘、肝炎、慢性支气管炎、角膜炎、皮肤溃烂者。

【不宜人群】情绪容易激动者不宜饮用。

小百科

◎茉莉花为白色小花，香气袭人，是花卉中的佳品。茉莉花茶时将采摘来的含苞待放的茉莉鲜花与经加工干燥过的绿茶混合窨制而成的再加工茶。

保健功效

行气开郁

茉莉花所含的挥发油性物质能行气止痛、解郁散结，可缓解胸腹胀痛，下痢里急后重等病状，为止痛之食疗佳品。

相宜食物搭配及功效

鸡肉

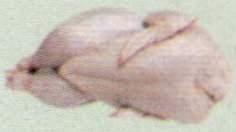

防病健身

银耳

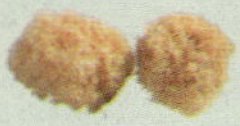

滋阴降火

冰糖

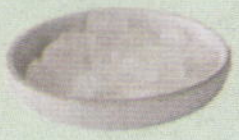

清热解毒

鸡蛋

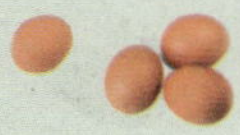

补虚健体

相克食物搭配及后果

薄荷叶

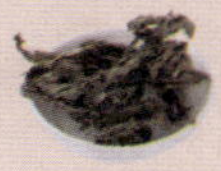

对身体不利

白酒

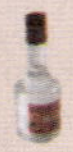

影响肾脏

推荐养生食疗方

治目赤肿痛

材料

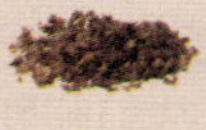

茉莉花适量

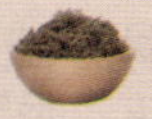

金银花9克

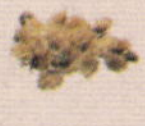

菊花6克

做法

锅中注入适量水，放入茉莉花、金银花、菊花，煎水服即可。

治痛经

材料

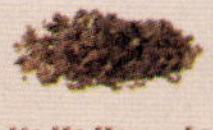

茉莉花10克

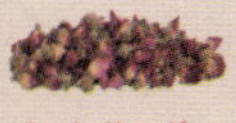

玫瑰花5朵

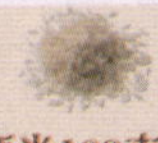

粳米100克

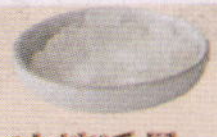

冰糖适量

做法

将茉莉花、玫瑰花、粳米分别去杂洗净，粳米放入盛有适量水的锅内，煮沸后加入茉莉花、玫瑰花、冰糖，改为文火煮成粥。

玫瑰花

Mei Gui Hua

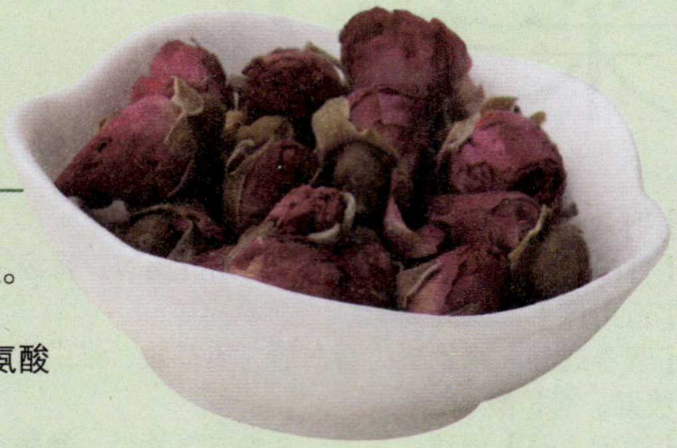

【别名】徘徊花。

【性味归经】性温，味甘、微苦，属肝、脾二经。

【适用量】每次约为5克。

【营养成分】维生素E、异亮氨酸、维生素、亮氨酸等。

【适宜人群】脸上长斑、月经失调的女士。

【不宜人群】花粉过敏者及孕妇。

小百科

◎世界上的花卉大多有色无香，或有香无色。唯有玫瑰、月季、红梅等，既美丽又芳香，除富有观赏的价值外，还是窨茶和提取芳香油的好原料。

保健功效

1.收敛性

玫瑰花有收敛性，适用于月经过多、赤白带下、肠炎、下痢等。

2.美容养颜

玫瑰花能有效清除自由基。

相宜食物搭配及功效

薰衣草

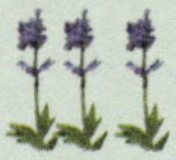

安抚、稳定情绪

苹果花

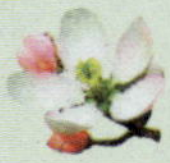

补血，纾解神经痛

金银花茶

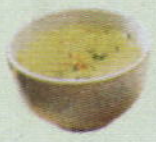

滋阴清热

桂圆

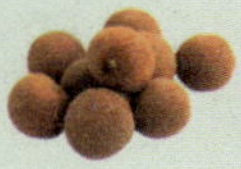

调节内分泌失调

相克食物搭配及后果

绿茶

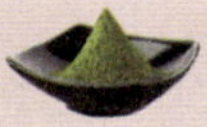

影响玫瑰花功效

羊肉

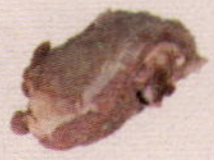

导致便秘

推荐养生食疗方

治胁胀闷作痛

材料

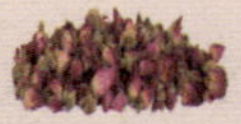

玫瑰花6克

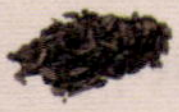

香附6克

做法 锅中注入适量清水，放入玫瑰花、香附，共煎服即可。

治肝胃气痛

材料

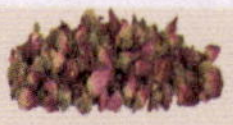

玫瑰花9克

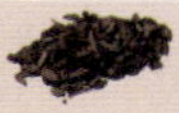

香附12克

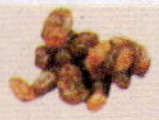

川楝子9克

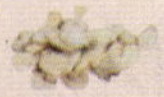

白芍9克

做法 锅中放入适量清水，放入玫瑰花、香附、川楝子、白芍共煎服。

金雀花

Jin Que Hua

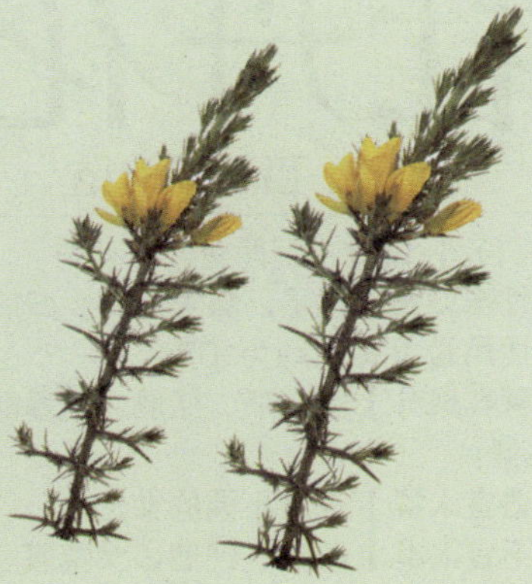

【别名】黄雀花、土黄豆、粘粘袜。
【性味归经】性温，味酸涩。归肝、脾、肺经。
【适用量】每次约为200克。
【营养成分】蛋白质、脂肪、碳水化合物、多种维生素、多种矿物。
【适宜人群】妇女及儿童。
【不宜人群】花粉过敏者忌孕妇。

小百科

◎金雀花为豆科锦鸡儿属落叶灌木，高数尺，丛生，枝条细长垂软；托叶常为三叉，有柔刺；花生叶腋，瓣端稍尖，势如飞雀，色金黄，故名“金雀花”。

保健功效

滋阴、和血、健脾

具有滋阴、和血、健脾的功效，主治劳热咳嗽、头晕腰酸、妇女气虚白带、小儿疳积、乳痈、跌扑损伤。

相宜食物搭配及功效

猪肉

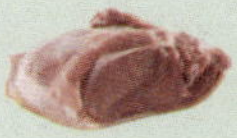

滋阴温阳

蜂蜜

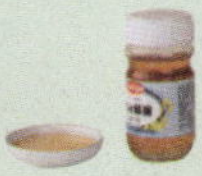

滋阴润肺

金针菜

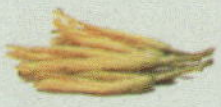

消痈解毒

鸡蛋

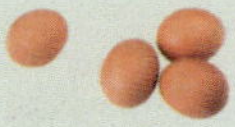

清热解毒

相克食物搭配及后果

白酒

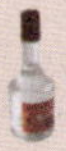

影响肾脏

推荐养生食疗方

用于乳痈

材料：

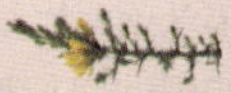

金雀花30克

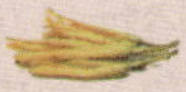

金针菜30克

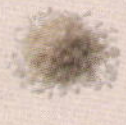

粳米50克

做法：将金雀花、金针菜置锅中放油微炒，入粳米煎煮，做成粥，分顿食用。

用于虚劳咳嗽

材料：

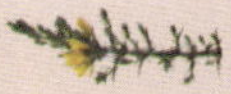

金雀花150克

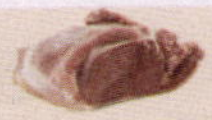

猪肉200克

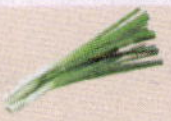

葱花适量

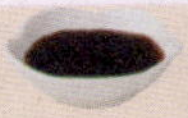

酱油适量

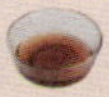

料酒适量

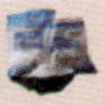

精盐适量

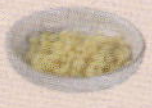

姜末适量

做法：将金雀花去杂洗净；猪肉洗净切丝；锅烧热下肉丝煸炒，加入酱油，放入姜、料酒、精盐、葱花和少量水煸炒至熟，投入金雀花煸炒至入味即可。

牡丹花。

Mu Dan Hua

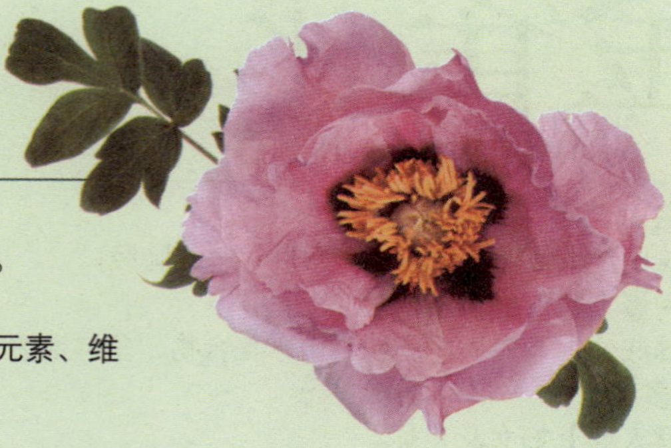

【别名】白茸、百两金、木芍药。
【性味归经】性平，味苦而淡。归肝、脾经。
【适用量】每次约为10克。
【营养成分】蛋白质、脂肪、氨基酸、矿质元素、维生素。
【适宜人群】月经不调的女士。
【不宜人群】孕妇、经期妇女慎服。

小百科

◎牡丹原产于中国西部秦岭和大巴山一带山区，为多年生落叶小灌木，生长缓慢，株型小。牡丹是我国特有的木本名贵花卉，素有“百花之王”之称。

保健功效

调经止痛

牡丹花能调理气机，疏利肝经，运脾化湿而益气血生化之源，因此能平调妇女经血而止经期腹痛。

相宜食物搭配及功效

桂鱼	鸡肉	鸡蛋	猪肉
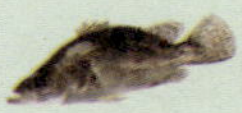	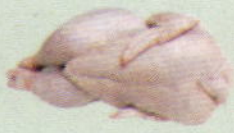	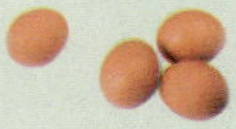	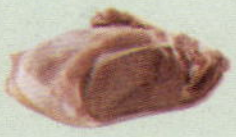
补气血、益脾胃	活血、益精	活血化瘀	补气血

相克食物搭配及后果

羊肉

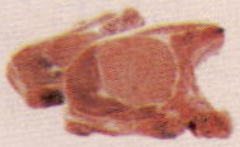

导致便秘

推荐养生食疗方

用于闭经

材料：

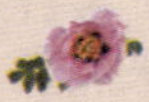
牡丹花（干）15克

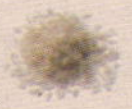
粳米50克

做法：将牡丹花研为细末，粳米淘洗干净；锅中加清水煎煮粳米为粥，待粥熟时，调入牡丹花，拌匀。

用于气血虚弱

材料：

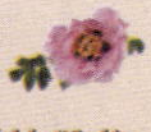
鲜牡丹花2朵

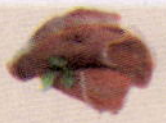
猪里脊肉250克

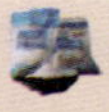
盐适量

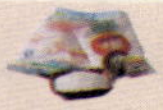
味精适量

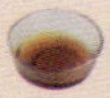
料酒适量

鸡汤适量

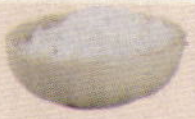
淀粉适量

做法：牡丹花洗净切丝；猪里脊肉切丝；用盐、味精、料酒、鸡汤、湿淀粉各少许对成汁；待汁收浓时，放入牡丹花丝，快速翻炒，盛入盘内即可。

栀子花。

Zhi Zi Hua

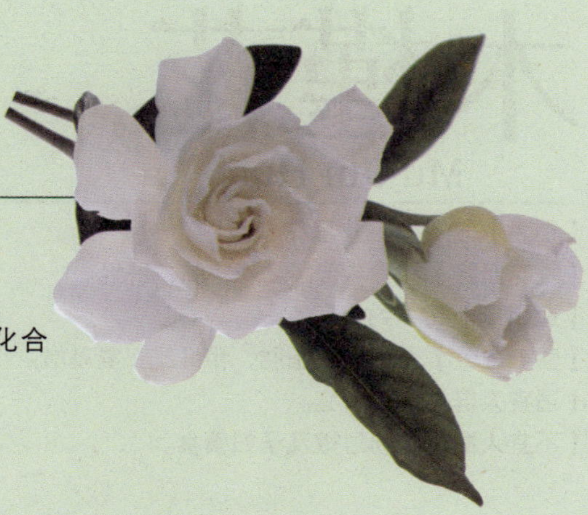

【别名】栀子、黄栀子。
【性味归经】性寒，味甘苦。归肺、肝经。
【适用量】每次约为10克。
【营养成分】栀子花酸A、栀子花酸B、碳水化合物、粗纤维。
【适宜人群】老少皆宜。
【不宜人群】脾虚泄泻，肾阳不足者慎食。

小百科

◎栀子花为龙胆目、茜草科、栀子属的常绿灌木，喜欢温暖湿润和阳光充足的环境，较耐寒，耐半阴，怕积水，要求疏松、肥沃和酸性的沙壤土，原产于中国。

保健功效

1.清热凉血

栀子花能活血散热，对疮疡肿毒、肠风下痢、血热妄行等病症有一定作用。

2.宽肠通便

栀子花有利于宽肠通便、防癌。

相宜食物搭配及功效

蜂蜜

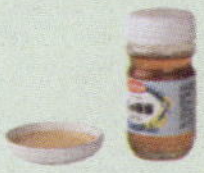

清热凉血

鸡蛋

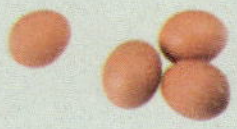

清热养胃

小竹笋

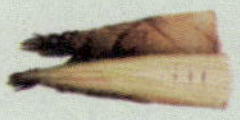

清热利肠

猪肉

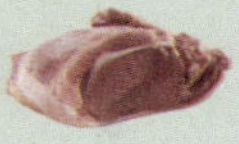

养胃补中

相克食物搭配及后果

白酒

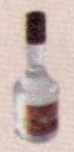

影响肾脏

推荐养生食疗方

用于胃热口臭

材料

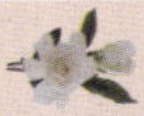

栀子花200克

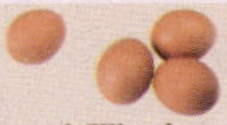

鸡蛋3个

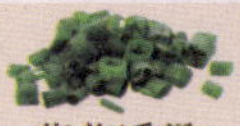

葱花适量

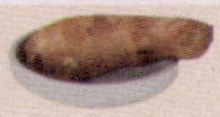

姜适量

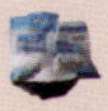

盐适量

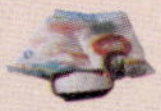

味精适量

做法 栀子花放入沸水中稍焯，切成碎末；鸡蛋打匀；将栀子花放入鸡蛋中，搅拌均匀；锅中入油，倒入栀子蛋花，放入葱花、姜，盐、味精即可。

用于体虚纳差

材料

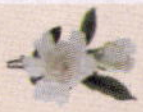

栀子花150克

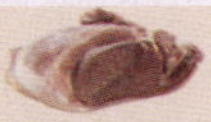

猪瘦肉100克

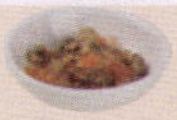

榨菜丝30克

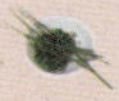

葱花适量

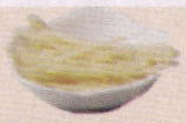

姜丝适量

做法 栀子花去杂洗净；猪肉切丝；锅中加水，煮沸后投入栀子花、猪瘦肉、榨菜丝，再煮至猪肉漂起，撇浮沫，加葱花、姜丝及其他五味佐料即可。

木槿花

Mu Jin Hua

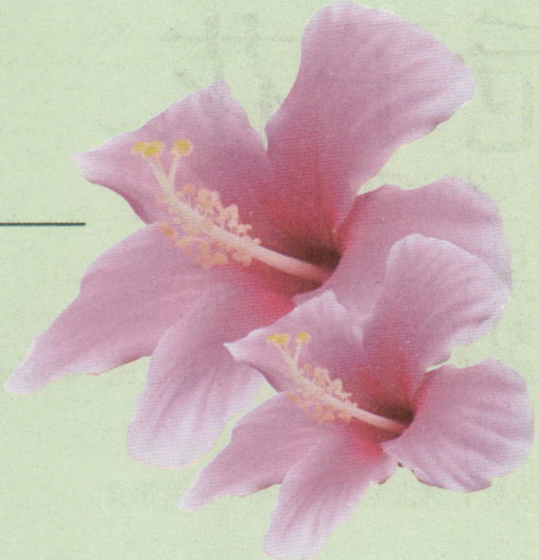

【别名】里梅花、川槿花。

【性味归经】性甘味苦，属脾、肺、肝经。

【适用量】每次约为30克。

【营养成分】蛋白质、脂肪、粗纤维、氨基酸。

【适宜人群】老少皆宜。

【不宜人群】花粉过敏及孕妇慎食。

小百科

◎木槿花，是锦葵科木槿属植物木槿的花，可孤植、列植或片植。它也可以作为一种中药使用，同时可以食用。并且历代的诗文都有对木槿花的记述。

保健功效

1.排毒养颜

清热利湿凉血，排毒养颜。

2.抗菌疗癣

木槿花提取液对真菌有抑制作用，能治疗疥癣。

相宜食物搭配及功效

猪肉

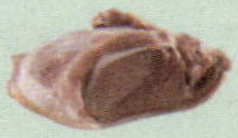

补中益气

蜂蜜

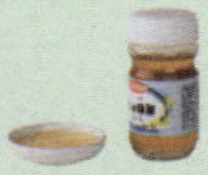

清热利湿

冰糖

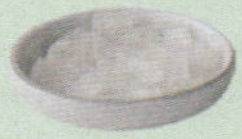

凉血止血

菊花

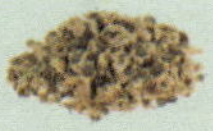

清热解毒

相克食物搭配及后果

白酒

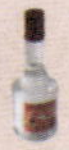

影响肾脏

推荐养生食疗方

治痔疮出血

材料

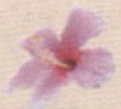

木槿花15克

做法

锅中注入适量清水，放入木槿花，煎服即可。

治痢疾

材料

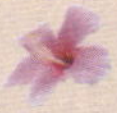

木槿花30克

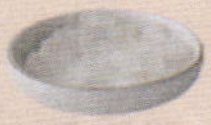

冰糖30克

做法

锅中注入适量，放入木槿花、冰糖，共煎服即可。

槐花

Huai Hua

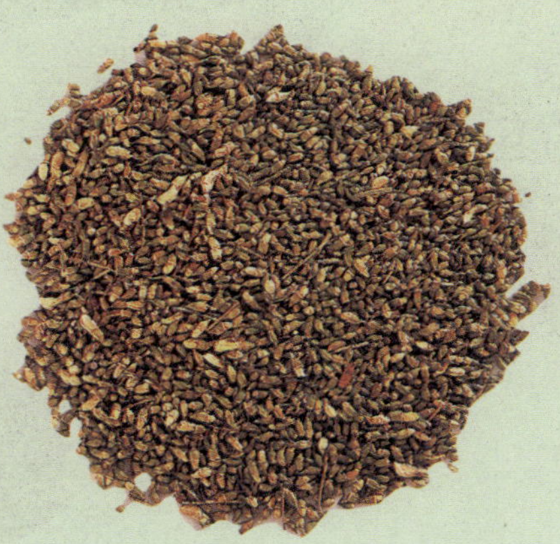

【别名】金药树、护房树、豆槐、槐米、槐蕊。
【性味归经】性寒、味苦，属肝、大肠经。
【适用量】每次约为30克。
【营养成分】糖类、维生素、槐花二醇、芳香苷。
【适宜人群】老少皆宜。
【不宜人群】糖尿病患者、老年人、过敏性体质者慎食。

小百科

◎槐花为多生花，总状花序，蝶形花冠，盛开时成簇状，重叠悬垂。小花多皱缩而卷曲，花瓣多散落，完整者花萼钟状，黄绿色，以黄色或黄白色多见，也有紫色。

保健功效

1.凉血止血

槐花主要用于出血属于血热的病症，可配合治疗下部出血如便血、尿血、痔血。

2.降血压、防中风

槐花有利于降低血压、预防中风。

相宜食物搭配及功效

猪肠	菊花	红糖	鲫鱼
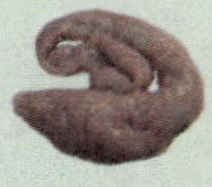	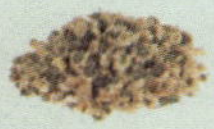	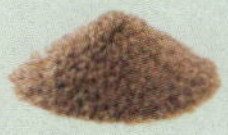	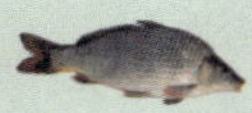
治疗便秘	清热解毒	润肠通便	清热利湿

相克食物搭配及后果

羊肉	白酒
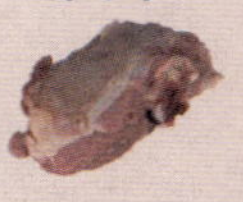	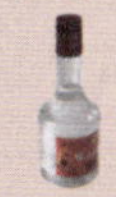
导致便秘	影响肾脏

推荐养生食疗方

功效	材料			做法
用于目赤、眼目昏花	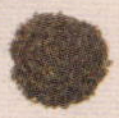 槐花3克	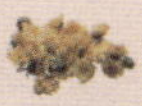 菊花3克	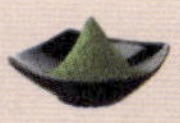 绿茶3克	菊花、槐花洗净，沥干水，与茶叶同放入杯中，用开水沏泡片刻，然后饮用。
用于便血、目赤	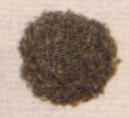 陈槐花10克	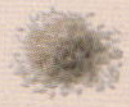 粳米30克	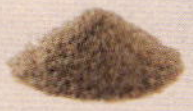 红糖适量	先煮粳米取米汤，将槐花研面调入米汤中，加红糖适量调服。

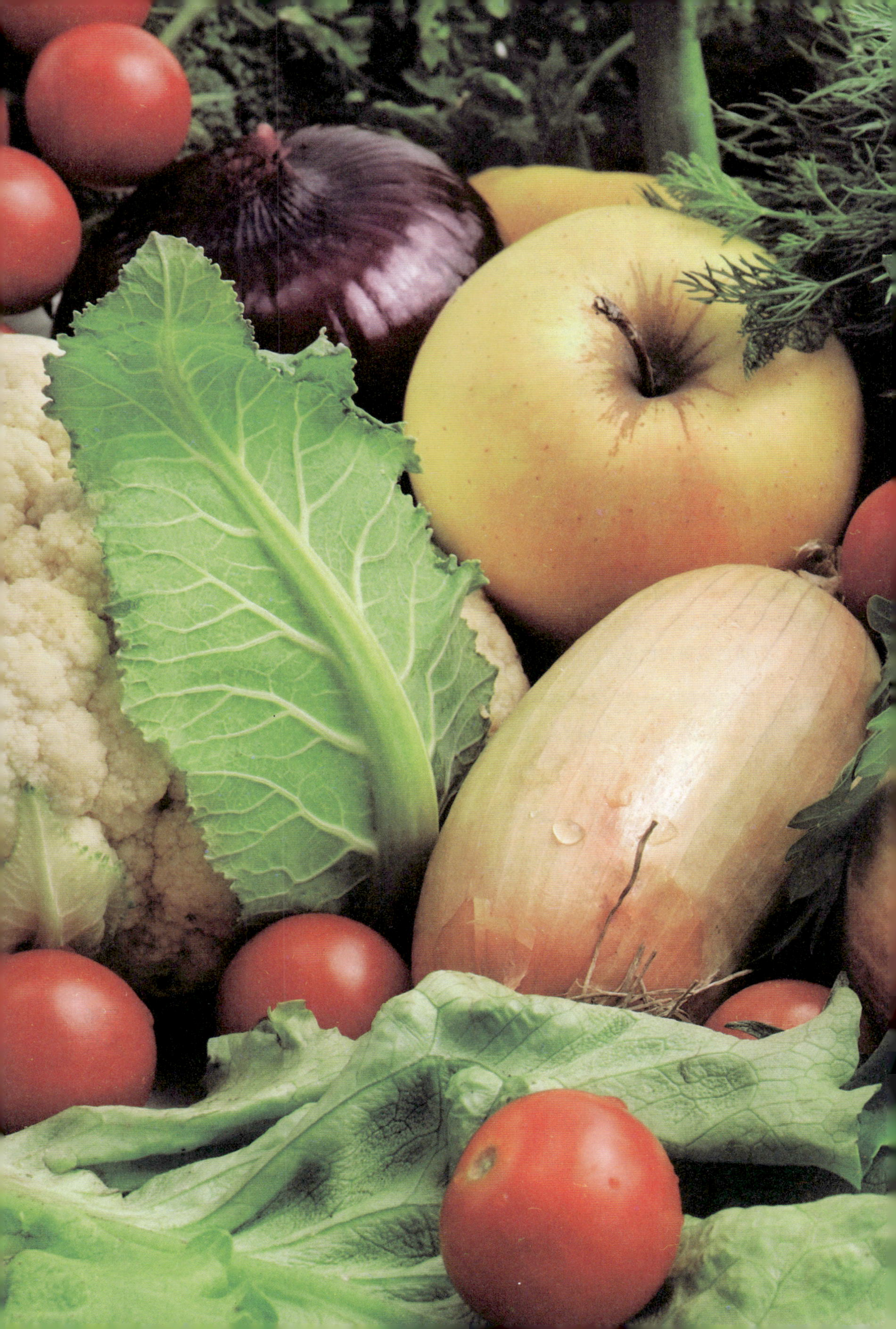

第三章

常见病症的食物治疗

●随着生活水平的不断提高，人们越来越重视身体健康，开始注重养生保健。而食疗是一种健康环保的最新治疗疾病的方法，即利用食物来影响机体各方面的功能，使其获得健康或愈疾防病的一种方法。

中医很早就认识到食物不仅能营养机体，而且还能疗疾祛病。如近代医家张锡纯在《医学衷中参西录》中曾指出：食物“病人服之，不但疗病，并可充饥”。

食物是人类治病最好的药品，食疗就是用食物代替药物而使疾病得到治疗、使细胞恢复功能、使人体恢复健康的治病方法。

本章针对一些常见的疾病按类别逐一进行介绍，一共分为七大科：即内科疾病，外科、骨科疾病，妇科疾病，男科疾病，儿童疾病，五官科疾病，癌症。了解常见疾病的临床表现、致病原因、宜吃忌吃食物及食疗方法等。

内科疾病

风寒型感冒

Feng Han Xing Gan Mao

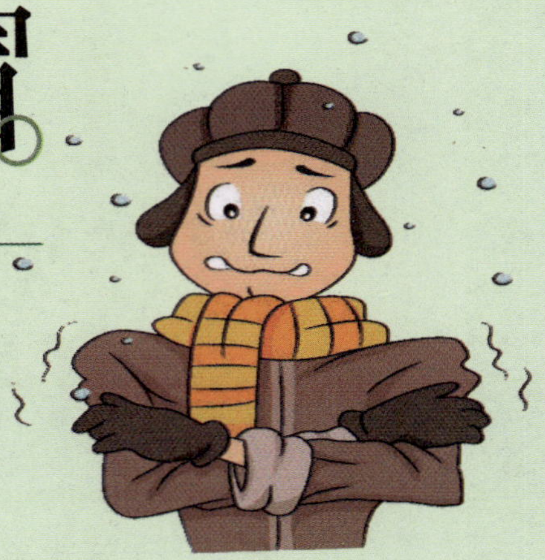

【病症简介】感冒四季皆可发病，以冬、春两季为多。风寒型感冒与病人感受风寒有关。病人除了有鼻塞、喷嚏、咳嗽、头痛等一般症状外，还有畏寒、低热、头痛身痛、流清涕、吐稀薄白色痰、咽喉红肿疼痛、口不渴或渴喜热饮、苔薄白等特点。治疗风寒感冒的关键就是需要出点汗中医称辛温解表。

临床表现

怕寒冷、少发热、无汗，头颈疼痛、四肢酸痛，鼻塞、声重、打喷嚏、流鼻涕、咳嗽，口不渴，或口渴时喜热饮，舌苔薄白，脉浮紧。

致病原因

风寒型感冒是因风吹受凉而引起的感冒，秋冬发生较多。这种感冒与病人感受风寒有关。

病症类型

中医依据病因把感冒分为**风寒型**、**风热型**和**暑热型**三种。也有的中医在上述三种不同类型的感冒外，又分出一种**外寒内热型感冒**。常吃高热量的食物，体质偏热，有内火，加上外感风寒，引起内热郁滞。也有的外感风寒，治疗不当，久拖不愈，引起郁热内生。外寒内热型感冒在治疗上宜先用辛温解表去除外寒，继而疏散郁热。

相关常识

感冒，四时皆有，以冬、春季节为多见。病情轻者，称为伤风；重者称为重伤风或时行感冒。病人除了有鼻塞、喷嚏、咳嗽、头痛等一般症状外，还有畏寒、头痛身痛、流清涕、吐稀薄白色痰、有汗、咽喉红肿疼痛等特点，通常要穿很多衣服或盖大被子才觉得舒服点。这种感冒与病人感受风寒有关。治疗应以辛温解表为原则。有很多方法的，如桑拿、用热水泡脚（最好加点酒）、盖上两层被子、喝姜糖水、喝姜粥等。

宜吃食物

洋葱、大蒜、南瓜、黄豆芽、赤小豆、肉桂、大米、金橘、柠檬、佛手柑、杏、桃、樱桃、山楂。

慎食食物

蚌肉、螃蟹、鸭肉、鸡蛋、海参、鸡肉、猪肉、蚬肉、乌梅、柿子、芦柑、西瓜、芹菜、芡实、百合、银耳。

推荐养生食疗方

生姜苏叶粥

材料

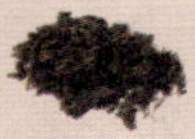
苏叶10克

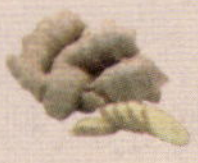
生姜3片

做法 将白粥熬好后放入材料，再煮沸就可食用了。

姜丝萝卜汤

材料

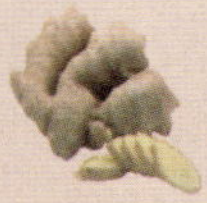
赤生姜25克

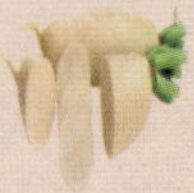
萝卜50克

做法 生姜切丝，萝卜切片，两者共放锅中加水适量，煎煮10～15分钟，再加入红糖适置，稍煮1～2分钟即可。

葱豉汤

材料

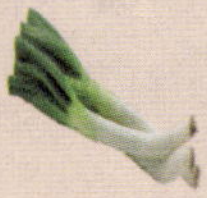
葱白2根

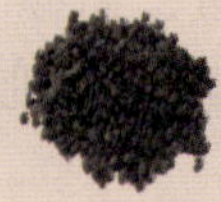
豆豉10克

做法 用水500毫升，入豆豉煮沸2～3分钟，之后加入葱白、调料出锅。

姜糖饮

材料

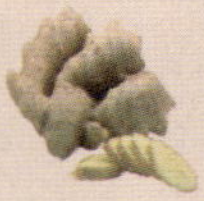
生姜

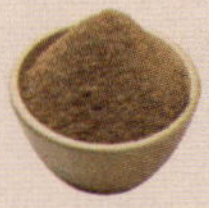
红糖

做法 生姜洗净，切丝，放入杯内，以沸水冲泡，盖浸5分钟，再调入少量红糖，应有足够的辛辣味，趁热服用。

神仙粥

材料

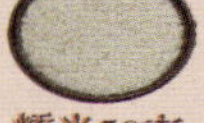
糯米50克

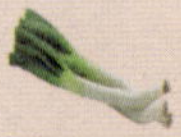
葱白7根

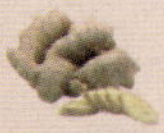
生姜7片

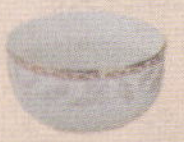
米醋50毫升

做法 将糯米冲洗净，加适量水煮成稀粥，再加入葱白，生姜，共煮5分钟，然后加入米醋，搅匀起锅。趁热服下后，使身体微热出汗。

风热型感冒

Feng Re Xing Gan Mao

【病症简介】中医认为，风热感冒是感受风热之邪所致的表证。《诸病源候论·风热候》："风热病者，风热之气，先从皮毛入于肺也。肺为五脏上盖，候身之皮毛，若肤腠虚，则风热之气，先伤皮毛，乃入肺也。其状使人恶风寒战，目欲脱，涕唾出。"

【病症类型】风热性感冒并非感冒受风热之邪，而是因体质等多因素的个性差异，在感受 风寒之后，旋即出现发热。

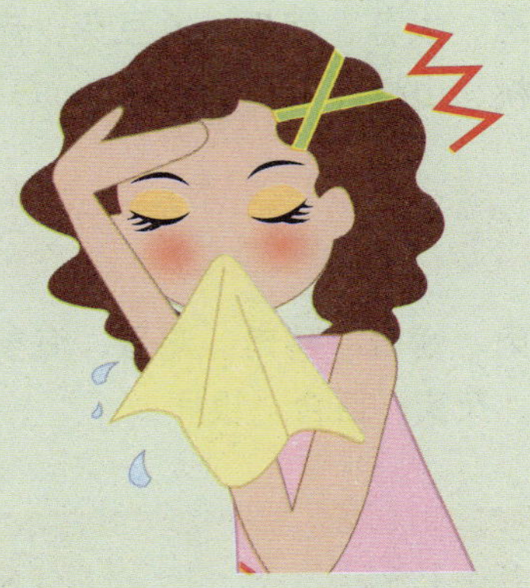

临床表现

不怕冷，或微怕风，发热较重，头胀痛、面赤，咽喉红肿疼痛，鼻塞、打喷嚏、流涕，涕稠，咳嗽痰稠，口干想饮，舌边尖红、苔薄黄，脉浮数。

致病原因

风热感冒是风热之邪犯表、肺气失宣所致，治法应以辛凉解表为主。

宜吃食物

绿豆、芹菜、苋菜、菠菜、莴笋、豆腐、豆筋、冬瓜、地瓜、丝瓜、苦瓜、番茄、绿豆芽、柿子、香蕉、西瓜、甘蔗、苹果、枇杷、橙子、猕猴桃。

慎食食物

羊肉、牛肉、海参、鸡肉、鹅肉、生姜、辣椒、茴香、胡椒、花椒、桂圆、荔枝、樱桃、阿胶、红枣。

推荐养生食疗方

薄荷粥

材料

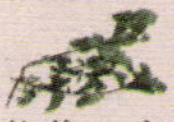
薄荷15克

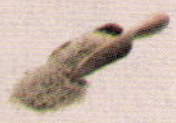
粳米60克

做法 将薄荷煎取药汁候凉，取粳米加水煮粥，待粥将成时，加入薄荷汁及适量冰糖。稍温即服，得汗最佳。

绿豆粥

材料

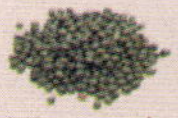
绿豆50克

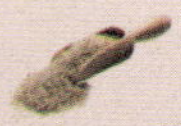
粳米100克

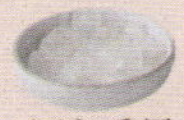
冰糖适量

做法 将绿豆、粳米洗净煮粥，煮好以后加入冰糖，搅拌均匀，即可食用。

暑湿型感冒

Shu Shi Xing Gan Mao

【病症简介】暑湿型感冒多发生在夏季伏天，因天气炎热，人们往往怕热贪凉，如在露天通风处睡觉等。稍有不注意就会感暑湿之邪而患感冒。

【病症类型】暑湿型感冒多发生于夏季或夏秋交界之时，病因为夏季暑湿之气过盛，加之在空调房间呆得太久，或过食生冷，感受暑湿夜寒，致寒邪直中胃肠。

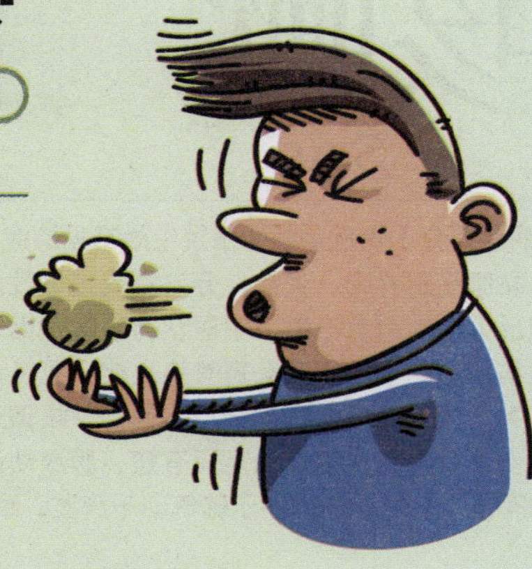

临床表现

发热，微恶风，汗少，汗出热不退，鼻塞流浊涕，头昏重、胀痛，胸闷腹胀，恶心，心烦口渴，排尿短赤，渴不多饮，苔薄黄腻，以夏季较多。

致病原因

暑湿型感冒多发生于夏季或夏秋交界之时，病因为夏季暑湿之气过盛，加之在空调房间呆得太久，或过食生冷，感受暑湿夜寒，致寒邪直中胃肠。

宜吃食物

薏苡仁、赤小豆、白扁豆、粳米、绿豆、山药、麦冬、冬瓜、玉竹、丝瓜、莴笋、葛根、西瓜、杨梅、菠萝。

慎食食物

羊肉、胡椒、花椒、砂仁、丁香、鸡蛋、海参、桂圆、青枣、荔枝、樱桃。

推荐养生食疗方

西瓜番茄汁

材料

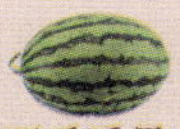
西瓜适量

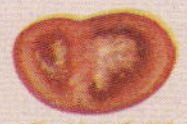
番茄适量

做法 先将西瓜取瓤去子，用纱布绞取汁，番茄用沸水烫2～3分钟，剥皮去子，也用纱布绞取汁，两汁等量和匀。可随量饮服。

香薷饮

材料

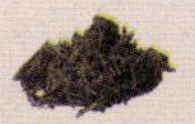
香薷10克

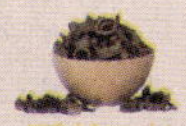
厚朴5克

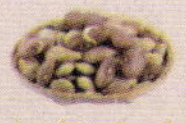
白扁豆6克

做法 先将香薷、厚朴洗净剪碎，白扁豆炒黄捣碎，一起放入保温杯中，以沸水冲入，加盖温浸30分钟。代茶频服，得汗后即减为日服两次。

咳嗽

Ke Sou

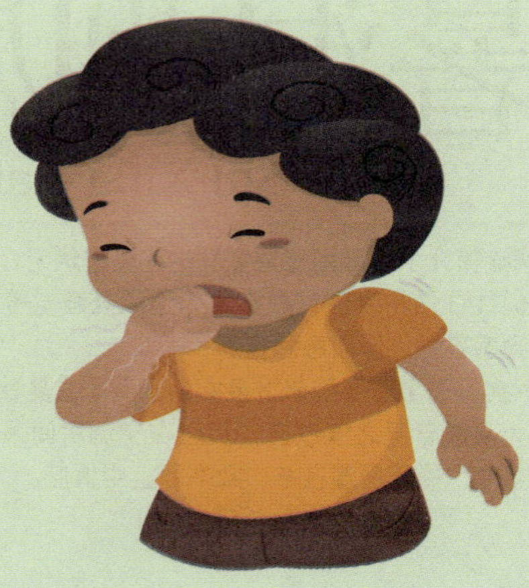

【病症简介】咳嗽是呼吸系统中最常见的症状之一，当呼吸道黏膜受到异物、炎症、分泌物或过敏性因素等刺激时，即反射性地引起咳嗽。中医认为咳嗽是因外感六淫，脏腑内伤，影响于肺所致有声有痰之症。见《素问·五脏生成篇》。《素问病机气宜保命集》：“咳谓无痰而有声，肺气伤而不清也；嗽是无声而有痰，脾湿动而为痰也。咳嗽谓有痰而有声，盖因伤于肺气动于脾湿，咳而为嗽也”。

临床表现

不同类型的咳嗽有不同的临床表现，比如：风寒型咳嗽初期有鼻塞流涕、舌苔稀薄，咳痰稀或白黏；风热型咳嗽咳痰黄稠，兼有口渴咽痛，喉咙发热发痛，舌苔薄黄；肺燥型咳嗽干咳无痰，或者有痰咳不出。

致病原因

咳嗽一般由呼吸道感染、支气管炎导致的。如咳嗽无痰或痰量很少为干咳，常见于急性咽喉炎的初期；急性骤然发生的咳嗽，多见于支气管内异物；长期慢性咳嗽，多见于慢性支气管炎、肺结核等。

病症类型

急性咳嗽：是指3周以内的咳嗽，是呼吸科门诊最常见的症状。病因包括病毒、支原体或细菌包括导致的急性支气管炎、肺炎、呼吸道感染、肺结核、气管异物。

亚急性咳嗽：持续时间超过3周，在8周以内的咳嗽称为亚急性咳嗽。

慢性咳嗽：持续时间超过8周，可持续数年甚至持续数十年。病因比较复杂。

相关常识

咳嗽是人体清除呼吸道内的分泌物或异物的保护性呼吸反射动作。虽然有其有利的一面，但剧烈长期咳嗽可导致呼吸道出血。正确区分一般咳嗽和咳嗽变异性哮喘，防止误诊。治疗咳嗽应区分咳嗽类型，西药、中药皆可，但以食疗为最佳。绝大部分咳嗽是由于呼吸道疾病引起的，因此预防呼吸道疾病是防止咳嗽的关键。要加强锻炼，多进行户外活动，提高机体抗病能力；气候转变时及时增减衣服，防止过冷或过热；经常开窗，流通新鲜空气。家人有感冒时，室内可用醋熏蒸消毒，防止病毒感染。

宜吃食物

梨子、无花果、西瓜、荔枝、石榴、樱桃、柚子、甘蔗、橄榄、薄荷、胖大海、金银花、白木耳、蜂蜜、牛肉、鱼肉、鸭肉、鸭蛋、竹笋、山药、藕、白菜、白萝卜、百合、薏苡仁。

慎食食物

香蕉、柿子、龙眼、栗子、杏、蚌肉、螃蟹、韭菜、芥菜、酸菜、胡椒、辣椒、茴香、爆米花、炒花生、核桃仁、巧克力、咖啡、酒。

推荐养生食疗方

苡仁煮猪肺

材料

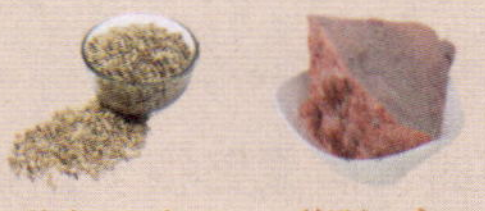

苡仁30克　猪肺1个

做法　苡仁（捣成碎末），猪肺（洗净，颜色呈白色），置于锅内，加水适量。先用大火煮沸，后以微火煮烂，即可食用。

银耳百合沙参汤

材料

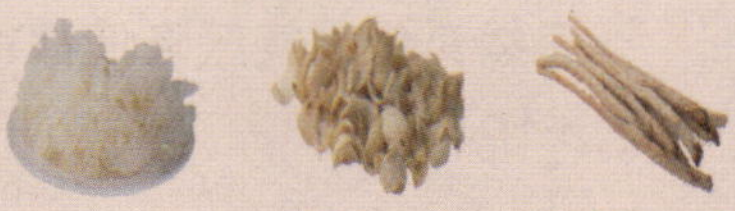

银耳10克　百合15克　北沙参10克

做法　银耳用清水浸泡数小时至胀开，与其他食材一同放入砂锅中，加清水适量，武火煮沸后改用文火煮约1小时，取汁，稍温饮服。

冬瓜汤

材料

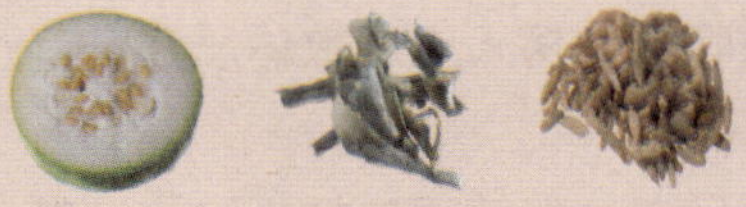

冬瓜仁15克　冬瓜皮15克　麦冬15克

做法　冬瓜仁、冬瓜皮、麦冬一起放入锅内，加适量水煎服。

梨子汁

材料

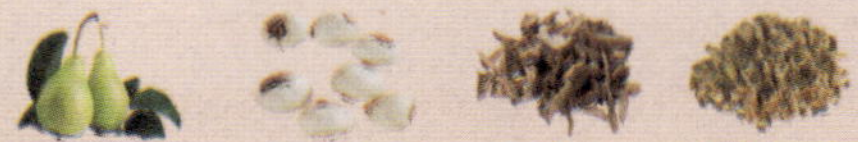

梨子100克　川贝母5克　桔梗8克　菊花10克

做法　梨子（洗净去核，切片），川贝母（捣烂），桔梗，一起入锅，水煎约10分钟，再加入菊花，再煮5分钟，去渣取汁，加入冰糖适量，即可温服。

黄芪虫草鸡汤

材料

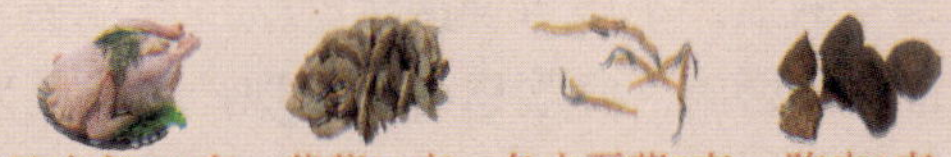

母鸡肉100克　黄芪10克　冬虫夏草5克　陈皮3克

做法　母鸡肉，洗净，去肥油，切块。将鸡块放入沸水中汆一下，与黄芪，冬虫夏草，陈皮一起放入炖盅内，盅内再加入适量开水，用文火隔水炖3小时，调味后即可食用。

哮喘

Xiao Chuan

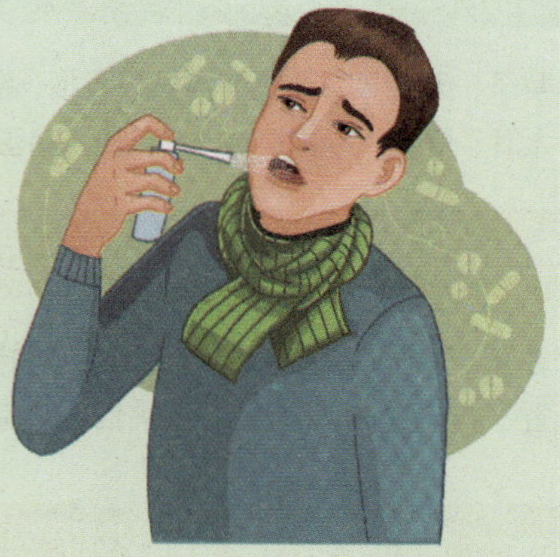

【病症简介】哮喘是一种慢性支气管疾病，病者的气管因为发炎而肿胀，呼吸管道变得狭窄，因而导致呼吸困难。哮喘患者的常见症状是发作性的喘息、气急、胸闷或咳嗽等症状，少数患者还可能以胸痛为主要表现，这些症状经常在患者接触烟雾、香水、油漆、灰尘、宠物、花粉等刺激性气体或变应原之后发作。很多患者在哮喘发作时自己可闻及喘鸣音。

临床表现

外源性哮喘常伴有发作先兆，如发作前先出现鼻痒、咽痒、干咳等，发作期出现喘息、胸闷等；内源性哮喘一般先有呼吸道感染，后逐渐出现喘息、胸闷、气短，多数病程较长，缓解较慢。

致病原因

哮喘病的发病原因很多，猫狗的皮垢、霉菌等过敏源的侵入、微生物感染、过度疲劳、气候寒冷导致呼吸道感染、天气突然变化或气压降低都可能导致哮喘病发作。

病症类型

内源性哮喘：大多数指非过敏原因引起的哮喘，病人中过敏体质和家庭过敏史较少，由感染（病毒、细菌）引起哮喘发作最常见。

外源性哮喘：是患者对致敏原产生过敏的反应，致敏原包括尘埃、花粉、动物毛发、衣物纤维等，患者应该认清对自己有影响的致敏原。

相关常识

支气管哮喘（简称：哮喘）是一种常见病、多发病。目前，全球哮喘患者约3亿人，中国哮喘患者约3000万。哮喘是影响人们身心健康的重要疾病。治疗不及时、不规范，哮喘可能致命，而规范化治疗，当今的治疗手段可使接近80%的哮喘患者疾病得到非常好的控制，工作生活几乎不受疾病的影响。哮喘患者若出现严重急性发作，救治不及时时可能致命。控制不佳的哮喘患者对日常工作及日常生活都会发生影响，哮喘反复发作可导致慢性阻塞性肺疾病、肺气肿、肺心病、心功能衰竭、呼吸衰竭等并发症。

宜吃食物

鱼、鸭肉、猪肝、猪骨、蛋黄、豆腐、番茄、胡萝卜、苋菜、南瓜、山药、芹菜、丝瓜、青椒、菌类、百合、梨、香蕉、杏、大枣、橘子、柚子、莲子、杏仁、核桃仁。

慎食食物

竹笋、贝类、虾、螃蟹、咸鱼、羊肉、鹅肉、姜、辣椒、大蒜、韭菜、葱、酒、冷饮。

推荐养生食疗方

无花果饮	材料：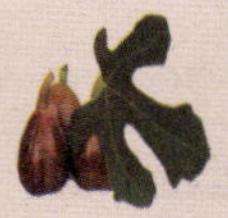 无花果100克	做法：新鲜无花果捣汁半杯，开水冲服，每日1次，以愈为度。
冰糖杏仁糊	材料：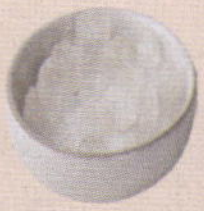 冰糖50克 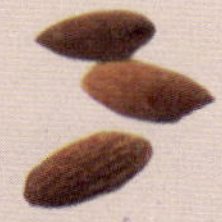 杏仁50克	做法：将冰糖、杏仁，加水适量同煎，文火煨，至药液黏稠呈糊状，去药渣，早晚2次分服。
白萝卜麻黄汤	材料：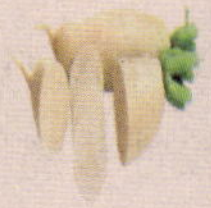 白萝卜1000克 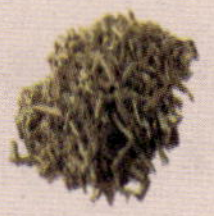 麻黄5克	做法：将萝卜去皮，洗净，切成小方块；麻黄打成细绒去灰，煮熬30分钟后，其药汤同萝卜入粉碎机搅拌成泥状，用干纱布过滤取汁即成。代茶饮。
五味肺	材料：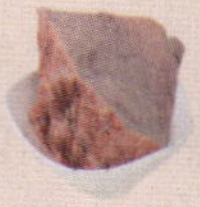 猪肺1只 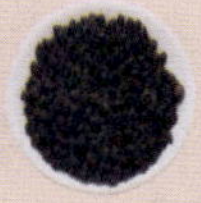 五味子50克	做法：猪肺（或羊肺）与五味子同煮至极烂，去药渣，分数次食肺饮汤。
丝瓜饮	材料：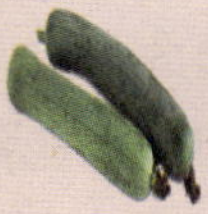 丝瓜藤1000克 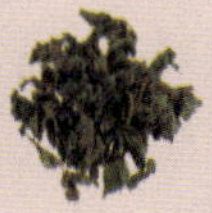 丝瓜叶200克	做法：哮喘发作期间，用丝瓜叶捣烂，过滤去渣，取汁服下，1日3次。哮喘缓解期，取鲜丝瓜藤捣汁去渣，每天服1匙，连服3天。

头痛

Tou Tong

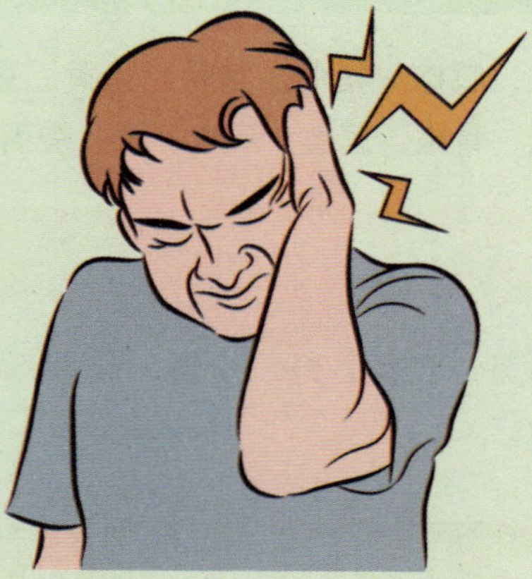

【病症简介】头痛是因头颈部痛觉末梢感受器受到刺激产生异常的神经冲动传达到脑部所致。是临床上常见的症状之一，原因繁多，其中有些是严重的致命疾患，但病因诊断常引起困难。症状起因头痛可由于头颅部任何具有疼痛感觉的组织受到刺激、牵拉或压迫所致。头痛多发于青年女性，以29~34岁患病率最高，男性以25~29岁患病率最高，50岁以上女性和儿童患病率较低。

临床表现

一般病势较剧，多表现为胀痛、重痛、痛无休止，多因外邪所致。起病较急，头痛持续不解，伴有恶寒、发热、鼻塞流涕、骨节疼痛、咳嗽等症。

致病原因

感受外邪，多因起居不慎，坐卧当风，感受风寒湿热等外邪上犯于头，清阳之气受阻，气血不畅，阻遏络道而发为头痛。

病症类型

急性起病的头痛：常见如蛛网膜下腔出血和其他脑血管疾病、脑膜炎或脑炎等。

亚急性起病的头痛：如颞动脉炎、颅内肿瘤等。

慢性起病的头痛：是指头痛频繁发作每月超过15天，每天头痛持续4小时以上。分原发性与继发性两种，如偏头痛、紧张性头痛、丛集性头痛、药物依赖性头痛等。

相关常识

头痛是临床常见的症状，通常将局限于头颅上半部，包括眉弓、耳轮上缘和枕外隆突连线以上部位的疼痛统称头痛。头痛病因繁多，神经痛、颅内感染、颅内占位病变、脑血管疾病、颅外头面部疾病、以及全身疾病如急性感染、中毒等均可导致头痛。发病年龄常见于青年、中年和老年。头痛的防治应减少可能引发头痛的一切病因，包括避免头、颈部的软组织损伤、感染、避免接触及摄入刺激性食物、避免情绪波动等。头痛的病人，应禁食火腿、干奶酪、保存过久的野味等食物，少吃牛奶、巧克力、乳酪、啤酒、咖啡、茶叶等食物。还应禁烟、禁酒、禁喝浓茶，因为这些食物可导致心率加快、小动脉痉挛，而导致头痛加重。

宜吃食物

鲜黄花菜、紫菜、雪里蕻、苋菜、白菜、茄子、牡蛎、海参、比目鱼、草鱼、龙虾、动物肝脏、猪脑、绿豆、赤小豆、葵花子、南瓜子、西瓜子、杨桃、绿橄榄、木瓜。

慎食食物

田螺、蛤蜊、莲藕、红薯、丝瓜、莼菜、马蹄、黄瓜、柿饼、香蕉、葡萄、西瓜、酒、黄油、奶油、熏鱼。

推荐养生食疗方

白菜汤	材料	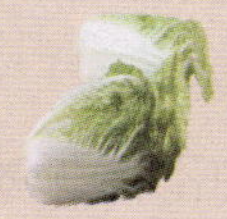 白菜50克 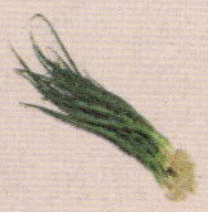 小葱3根	做法	取干白菜，小葱，切碎后加水，旺火烧沸后改文火煎煮约20分钟即成。每日2次，温服，每服400毫升。适用于风寒头痛患者。
苍耳金银花茶	材料	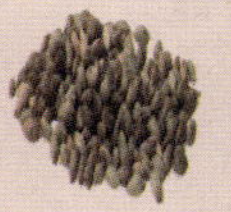 苍耳子3克 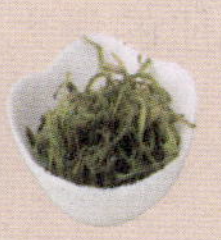 金银茶3克	做法	将苍耳子、金银茶，水煎代茶饮。适用于外感风热、头痛、鼻塞或流浊涕者。
绿豆粳米粥	材料	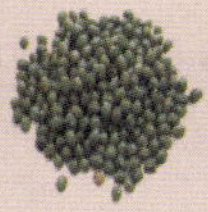 绿豆50克 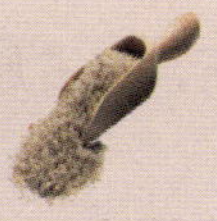 粳米100克	做法	将绿豆加水胀发后，与粳米、清水适量共煨粥。每日2次。适用于夏季中暑头痛患者。
荷叶粳米粥	材料	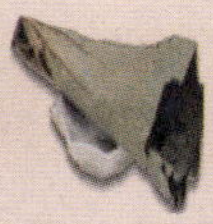 荷叶30克 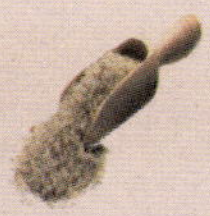 粳米50克	做法	将荷叶切细丝，入粳米，加水共煨粥。每日2次。适用于湿邪所致头痛、头重如裹者。
葱白桂皮粥	材料	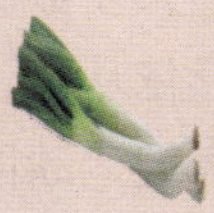 葱白10根 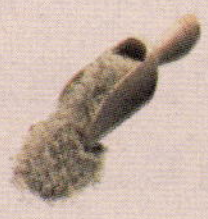 粳米50克 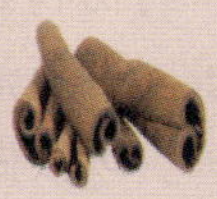 桂皮5克	做法	取连须葱白，洗净切细，加入粳米煮成薄粥，粥中再放入桂皮，煮20分钟即可。每日2次温服。适用于头痛、恶风、骨关节酸痛者。

高血压

Gao Xue Ya

【病症简介】高血压是指在静息状态下动脉收缩压和（或）舒张压增高，常伴有心、脑、肾、视网膜等器官功能性或者器质性改变以及脂肪和糖代谢紊乱等现象。在未用抗高血压药情况下，收缩压≥139毫米汞柱和（或）舒张压≥89毫米汞柱，按血压水平将高血压分为1，2，3级。收缩压≥14毫米汞柱和舒张压<90毫米汞柱单列为单纯性收缩期高血压。

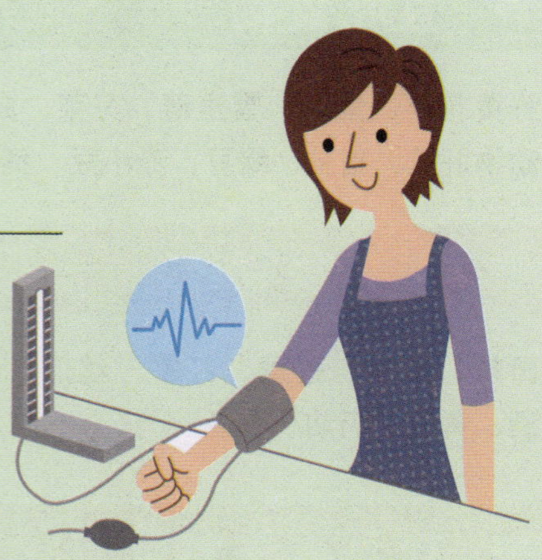

临床表现

①头晕，有些是一过性的，有些是持续性的。②头痛，多为持续性钝痛或搏动性胀痛，甚至有炸裂样剧痛。③烦躁、心悸、失眠。④注意力不集中，记忆力减退。⑤肢体麻木，常见手指、足趾麻木或项背肌肉紧张、酸痛。

致病原因

机体内长期反复的不良刺激致大脑皮质功能失调、内分泌的失调、肾缺血、食盐过多、胰岛素抵抗的影响等，这是导致高血压的最大可能。

病症类型

原发性高血压：发病原因不明了，又称原发性高血压，约占原发性高血压病人的95%以上，大多数病人有家族遗传史。

继发性高血压：是因全身性疾病引起的高血压，病因明确。最多见的是由肾脏疾病、内分泌疾病引起，其次是脑部炎症、肿瘤、外伤引起的高血压。

相关常识

高血压是持续血压过高的疾病，会引起中风、心脏病、血管瘤、肾衰竭等疾病，高血压是一种以动脉压升高为特征，可伴有心脏、血管、脑和肾脏等器官功能性或器质性改变的全身性疾病。抗高血压治疗包括非药物和药物两种方法，大多数患者需长期、甚至终身坚持治疗。患者应定期测量血压，规范治疗，改善治疗依从性，尽可能实现降压达标，坚持长期平稳有效地控制血压。可以做有氧运动，有氧运动同减肥一样可以降低血压，如散步、慢跑、太极拳、骑自行车和游泳都是有氧运动。

宜吃食物

海带、紫菜、木耳、银耳、山药、白菜、芹菜、莼菜、冬瓜、番茄、茄子、豆芽、豆腐、海蜇、洋葱、土豆、鱼类、大豆、花生、绿豆、小米、苹果、梨、猕猴桃。

慎食食物

红薯、动物内脏、贝类、五花肉、排骨、鳗鱼、金枪鱼、香肠、牛蒡、芥菜、辣椒、芥末、咸菜、酒、咖啡、浓红茶。

推荐养生食疗方

胡萝卜汁	材料	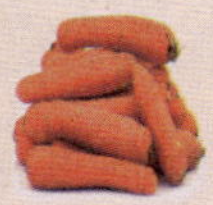 胡萝卜	做法	将胡萝卜榨汁，每天约需1000毫升，分次饮服。医学研究证明，高血压病人饮胡萝卜汁，有明显的降压作用。
芹菜粥	材料	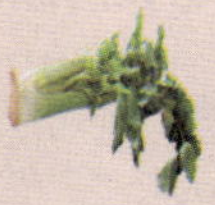 芹菜120克 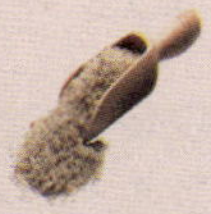 粳米250克	做法	将芹菜洗净，切成2厘米长的段，粳米淘净。芹菜、粳米放入锅内，加清水适量，用大火烧沸后转用文火炖至米烂成粥，再加少许盐和味精，搅匀即成。
淡菜荠菜汤	材料	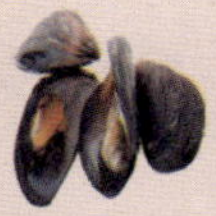 淡菜30克 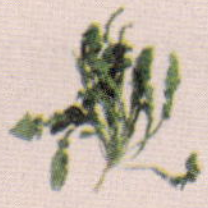 荠菜30克 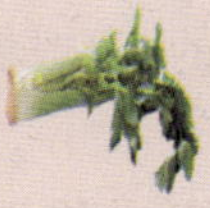 芹菜30克	做法	淡菜、荠菜或芹菜，每日煮汤喝，15日为一疗程，对降压有效。
绿豆海带粥	材料	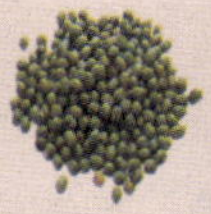 绿豆100克 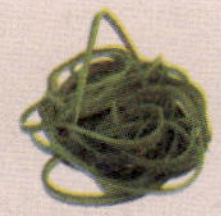 海带100克 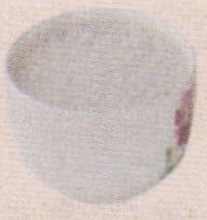 大米适量	做法	将海带切碎与其他两味同煮成粥。可长期当晚餐食用。
罗布麻五味子茶	材料	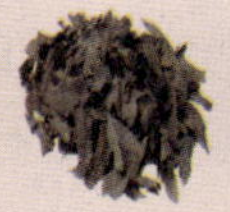 罗布麻叶6克 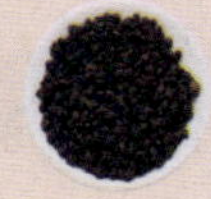 五味子5克 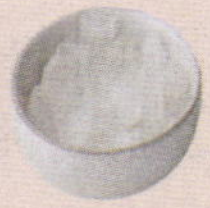 冰糖适量	做法	将罗布麻叶、五味子、冰糖用开水冲泡代茶饮。

糖尿病

Tang Niao Bing

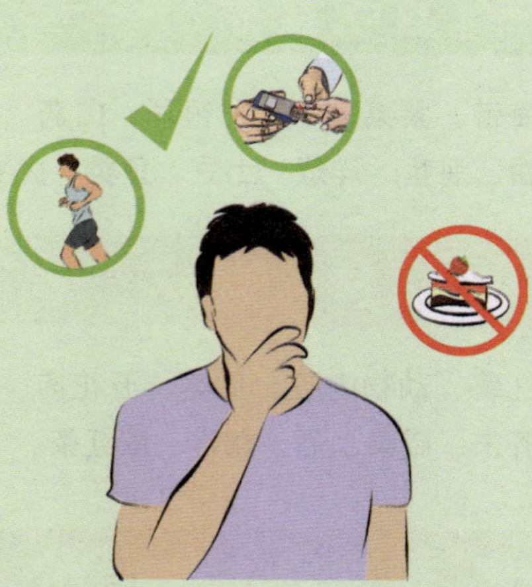

【病症简介】糖尿病是由遗传因素、免疫功能紊乱等各种致病因子作用于机体，导致胰岛功能减退、胰岛素抵抗等而引发的系列代谢紊乱综合征。随着社会经济的发展、人们生活方式的改变及人口老龄化，糖尿病发病率在全球范围内呈逐年增高趋势，尤其在发展中国家增加速度将更快，呈现流行态势。糖尿病现已成为威胁人们健康和生命的非传染性疾病。

临床表现

一般包括两个方面，一是血糖尿糖多造成的三多一少，吃得多、喝得多、排尿多、体重下降；另一个是并发症造成的症状，如心脏病、视网膜病变等。

致病原因

导致糖尿病的原因有很多种，除了遗传因素以外，大多数都是由不良的生活和饮食习惯造成的，如饮食习惯的变化、体力活动过少等都是致病原因。

病症类型

Ⅰ型糖尿病：病人有胰岛B细胞破坏，引起胰岛素绝对缺乏，有酮症酸中毒倾向。

Ⅱ型糖尿病：病人大部分超重或肥胖，也可发生于任何年龄，但多见于成年人。

妊娠糖尿病：指妊娠期初次发现任何程度的IGT或糖尿病，原来已有糖尿病而现在合并妊娠者不包括在内。

继发性糖尿病：是指由于已知的原发病所致的慢性高血糖状态，糖尿病是这些原发疾病的一种并发症。

相关常识

糖尿病是血中胰岛素绝对或相对不足，导致血糖过高，出现糖尿，进而引起脂肪和蛋白质代谢紊乱，临床上可出现多尿、烦渴、多饮、多食，消瘦等表现，重者容易发生酮症酸中毒等急性并发症或血管、神经等慢性并发症。糖尿病是一种常见的内分泌代谢性疾病。糖尿病患者可以通过改变环境因素和生活方式等，防止或降低糖尿病发生的一切活动，如适当限制能量摄入，避免肥胖，促进体重正常和鼓励进行较多的体力活动等。

宜吃食物

白菜、韭菜、西葫芦、冬瓜、南瓜、苦瓜、青椒、菠菜、洋葱、茄子、番茄、黄瓜、黄鳝、虾、海带、海参、菌类、荠菜、豆腐、玉米、小麦、柠檬、橙子、柚子。

慎食食物

红薯、土豆、莲藕、红果、蜜枣、柿饼、杏干、桂圆、苹果、柿子、梨、桃、哈密瓜、葡萄、糖、酒。

推荐养生食疗方

家常炒洋葱

材料

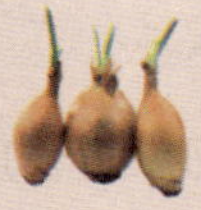

洋葱250克

做法

将洋葱用家常烹炒法制成菜肴，随饭食用。或取洋葱，水煮1～2分钟后服食。适用于糖尿病伴有动脉硬化患者食用。

蚌肉苦瓜汤

材料

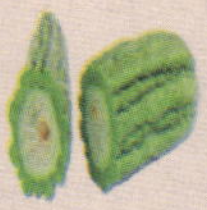

苦瓜250克

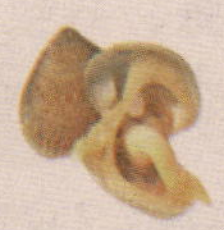

蚌肉100克

做法

将活蚌放清水中养两天，洗净后取蚌肉，与苦瓜共煮汤，熟后酌加油、盐调味，即可服食。适用于糖尿病之偏于胃阴虚有热者。

玉米须煲瘦肉

材料

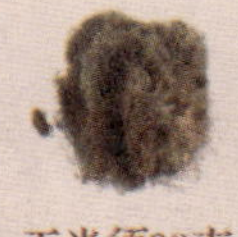

玉米须30克

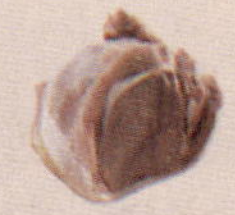

瘦猪肉100克

做法

取玉米须、瘦猪肉，加水共煮汤。待熟后去玉米须，饮汤食肉。本方适用于一般糖尿病患者，但偏于肾阳不足者不宜。

苦瓜茶

材料

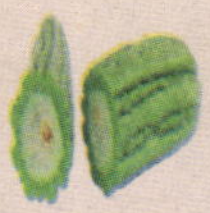

鲜苦瓜1个

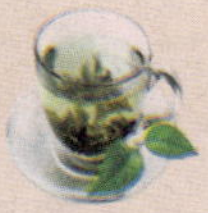

绿茶3克

做法

鲜苦瓜，洗净切片，与绿茶一起放人杯中，用热水冲泡，分次饮用。适用于轻型糖尿病患者。

菊槐绿茶饮

材料

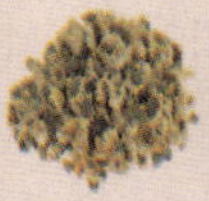

菊花3克

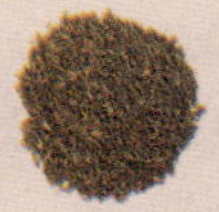

槐花3克

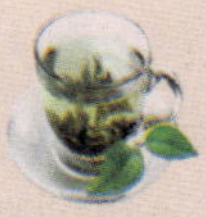

绿茶3克

做法

将菊花、槐花、绿茶，用沸水冲泡饮用。适用于糖尿病伴高血压的患者。

高脂血症

Gao Zhi Xue Zheng

【病症简介】高脂血症（HLP）是血脂异常的通称，由于脂肪代谢或运转异常使血浆一种或多种脂质高于正常称为高脂血症，脂质不溶或微溶于水必须与蛋白质结合以脂蛋白形式存在。如果符合以下一项或几项，就患有高脂血症：总胆固醇、三酰甘油过高；低密度脂蛋白胆固醇过高；高密度脂蛋白胆固醇过低。

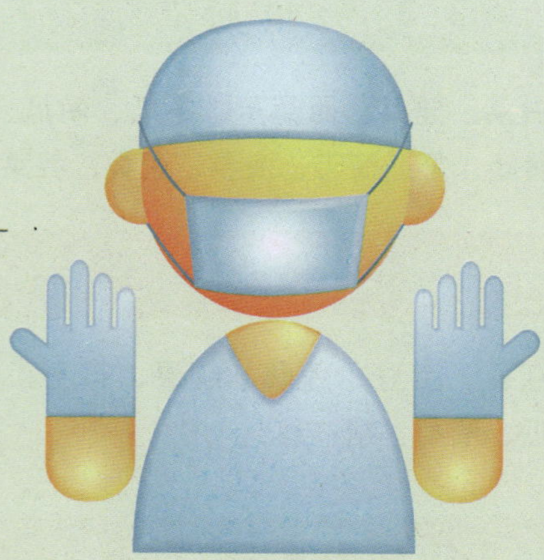

临床表现

高脂血症在发病早期可能没有不舒服的症状，但没有症状不等于正常。多数患者在发生了冠心病、脑中风后才发现血脂异常，可表现为头晕、头痛、胸闷、心痛、乏力等。

致病原因

高脂血症和饮食习惯密切相关。因偏食、暴饮暴食造成的肥胖，饮食不规律，是引发高脂血症的重要因素。长期精神紧张，导致内分泌代谢紊乱，天长日久形成高脂血症。

病症类型

原发性高脂血症：是指脂质和脂蛋白代谢先天性缺陷（家族性）以及某些环境因素，通过各种机制所引起的。

继发性高脂血症：指由于其他原发疾病所引起者，这些疾病包括：糖尿病、肝病、甲状腺疾病、肾脏疾病、胰腺、肥胖症、糖原累积病、痛风、阿狄森病、柯兴综合征、异常球蛋白血症等。

相关常识

高脂血症常为高脂蛋白血症，表现为高胆固醇血症、高三酰甘油血症或两者兼有。患者要限制高胆固醇食物的过多摄入，如动物脂肪，动物脑子，动物内脏，奶油，软体类，贝壳类动物的摄入，饮食结构应合理调配。高脂血症患者，除了饮食清淡，戒烟戒酒之外，还可以运动，运动类型和形式：以耐力运动为主，如慢跑、快步行走、上下楼、骑自行车、游泳等。一般以30～45分钟/次、每周3～5次为宜。运动前先做5~10分钟预备动作，运动终止前，也应有5～10分钟的减速期。

宜吃食物

鱼、海带、菌类、洋葱、大蒜、白菜、藕、黄瓜、萝卜、冬瓜、豆腐、西红柿、芹菜、马蹄、苹果、山楂、花生、玉米、小米、小麦、大豆。

慎食食物

猪肉、猪油、动物脑、黄油、蛋黄、鱼子、螃蟹、猪肝、全脂奶粉、乳酪、巧克力、冰激凌、油炸食品。

推荐养生食疗方

红花绿茶饮

材料

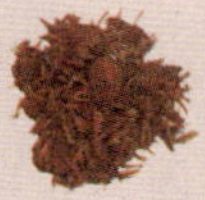
红花5克

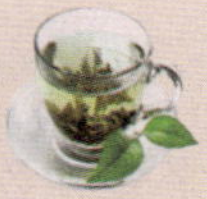
绿茶5克

做法：将红花、绿茶放入有盖杯中，用沸水冲泡。当茶，频频饮服，一般可冲泡3～5次。

沙苑子白菊花茶

材料

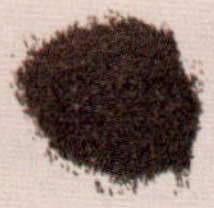
沙苑子30克

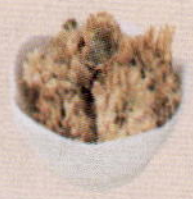
白菊花10克

做法：将沙苑子、白菊花同入砂锅，加水煎煮成300毫升。分6次，当茶饮，温服，当日服完。

山楂粥

材料

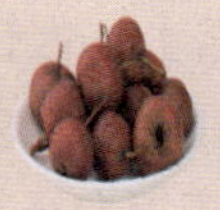
山楂30克

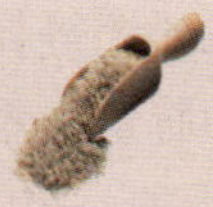
粳米100克

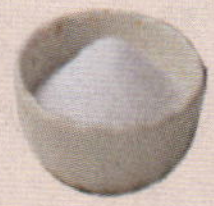
砂糖

做法：将山楂煎取浓汁，去渣，同洗净的粳米同煮，粥将熟时放入砂糖，稍煮1～2沸即可。作点心热服，10日为1疗程。

泽泻粥

材料

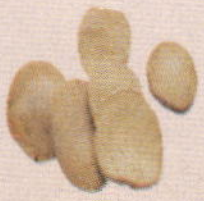
泽泻30克

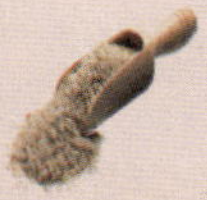
粳米50克

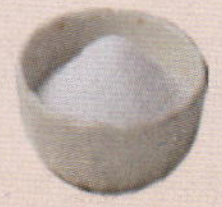
砂糖适量

做法：先将泽泻洗净，煎汁去渣，入淘净的粳米共煮成稀粥，加入砂糖，稍煮即成。每日1～2次，温热服。

菊花决明子粥

材料

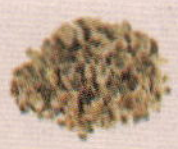
菊花10克

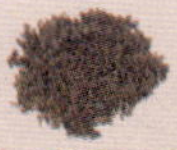
决明子10克

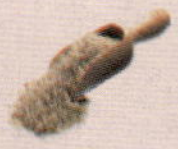
粳米50克

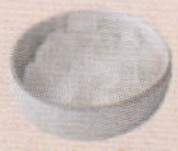
冰糖适量

做法：先把决明子放入砂锅内炒至微有香气，取出，待冷后与菊花煎汁，去渣取汁，放入粳米煮粥，粥将熟时，加入冰糖，再煮1～2沸即可食。每日1次，5～7日为1疗程。

冠心病

Guan Xin Bing

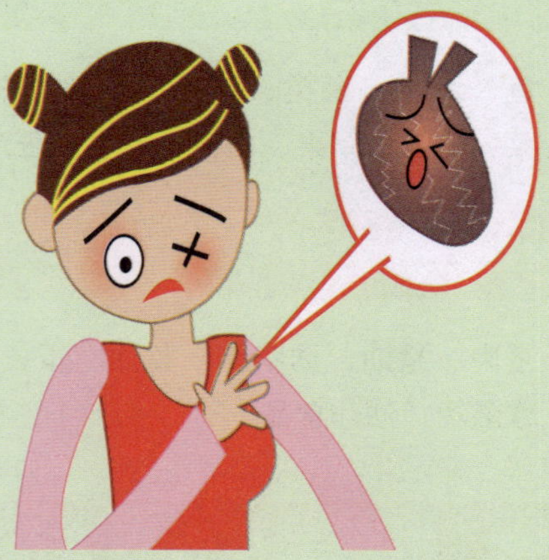

【病症简介】冠状动脉粥样硬化性心脏病，简称冠心病，冠心病是一种由冠状动脉器质性（动脉粥样硬化或动力性血管痉挛）狭窄或阻塞引起的心肌缺血缺氧（心绞痛）或心肌坏死（心肌梗死）的心脏病,亦称缺血性心脏病。冠心病最常见的原因是动脉粥样硬化，其他少见的原因，包括结缔组织病、风心病、川崎病、梅毒性心血管病、冠脉栓塞、大动脉炎、夹层动脉瘤、冠脉畸形、外伤等。

临床表现

发作性胸骨后疼痛、心悸、呼吸困难、心绞痛、心肌梗死、心律失常等。伴随明显的焦虑，常发散到左侧臂部、肩部、下颌、背部，也可放射到右臂。

致病原因

冠心病是多种致病因素长期综合作用的结果，不良的生活方式在其中起了非常大的作用。当人长期处于精神紧张或激动发怒时，容易导致冠心病。

病症类型

无症状性心肌缺血型：又叫无痛性心肌缺血或隐匿性心肌缺血，指确有心肌缺血的客观证据（心电活动、左室功能、心肌血流灌注及心肌代谢等异常），但缺乏胸痛或与心肌缺血相关的主观症状。心绞痛型：是指由冠状动脉供血不足，心肌急剧、暂时缺血与缺氧所引起的以发作性胸痛或胸部不适为主要表现的一组临床综合征。

缺血性心肌病型：是指由于长期心肌缺血导致心肌局限性或弥漫性纤维化，从而产生心脏收缩和（或）舒张功能受损，引起心脏扩大或僵硬、充血性心力衰竭、心律失常等一系列临床表现的临床综合征。

相关常识

患者应多食新鲜水果、蔬菜和五谷杂粮，少吃或不吃甜食；避免进食油炸食品及鱼子、蛋黄等；少吃含糖分高的食物；不抽烟；不吃或少吃牛油、奶油及各种油腻食物。维持血脂正常，防治高脂血症，高危人群要定期检查，低脂饮食，运动，和服用降脂药。同时参加一定的体力劳动和体育活动，对预防肥胖、锻炼循环系统的功能和调整血脂代谢均有裨益，是预防冠心病的一项积极措施。

宜吃食物

脱脂牛奶、豆制品、芝麻、小米、燕麦、大麦、山药、豌豆、玉米、枸杞子、桂圆、海带、莴苣叶、茄子、洋葱、大蒜、菠菜、芹菜、木耳、苹果、香蕉、樱桃、柚子。

慎食食物

螃蟹、蛤蜊、动物内脏、肥肉、墨鱼、鳗鱼、鱿鱼、猪油、羊油、蛋黄、土豆、糖果、甜点、奶油、浓茶、浓咖啡。

推荐养生食疗方

韭白粥

材料

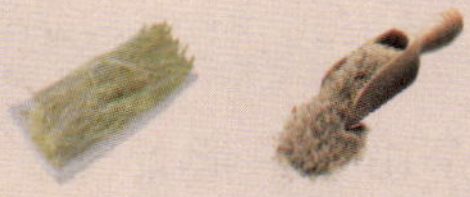

韭白30克　粳米100克

做法 韭白洗净，粳米淘净。韭白、粳米放入锅内，加清水适量，用武火烧沸后，转用文火煮至米烂成粥。每日两次，早、晚餐食用。

绿豆粥

材料

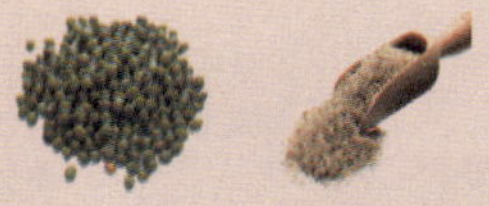

绿豆50克　粳米100克

做法 先将绿豆洗净，后以温水浸泡2小时，然后与粳米同入砂锅内，加水煮至豆烂米开汤稠。每日2～3次顿服。脾胃虚寒腹泻者不宜食用。

香菇木耳黄花菜

材料

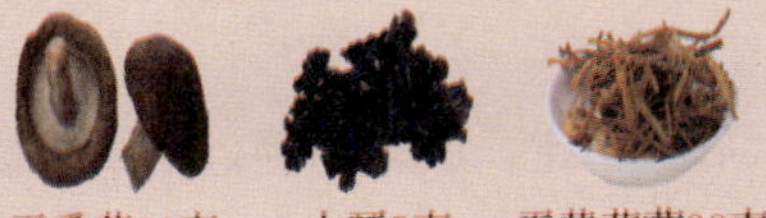

干香菇20克　木耳5克　干黄花菜30克

做法 将干香菇、木耳、干黄花菜，各自分开用水浸泡，洗净去杂质后，入锅加水750毫升，煎煮30分钟，起锅即成。早晚分服。

豆腐浆粥

材料

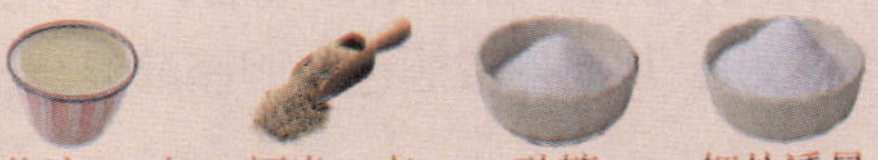

豆浆汁500克　粳米50克　砂糖　细盐适量

做法 将豆浆汁、粳米同入砂锅内，煮至粥稠，以表面有粥油为度，加入砂糖或细盐即可食用。每日早晚餐，温热食。

黄精玉竹牛肉汤

材料

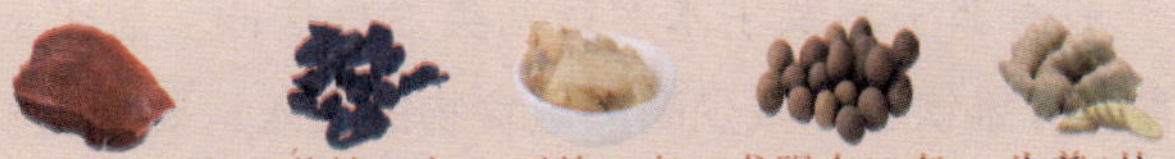

牛腿精肉500克　黄精30克　玉竹15克　龙眼肉15克　生姜4片

做法 将黄精、玉竹、龙眼肉洗净，牛腿精肉洗净，切块，并用开水汆去膻味。把全部用料一齐放入锅内，加清水适量，武火煮沸后，文火煮2～3小时，调味即可。

胆结石

Dan Jie Shi

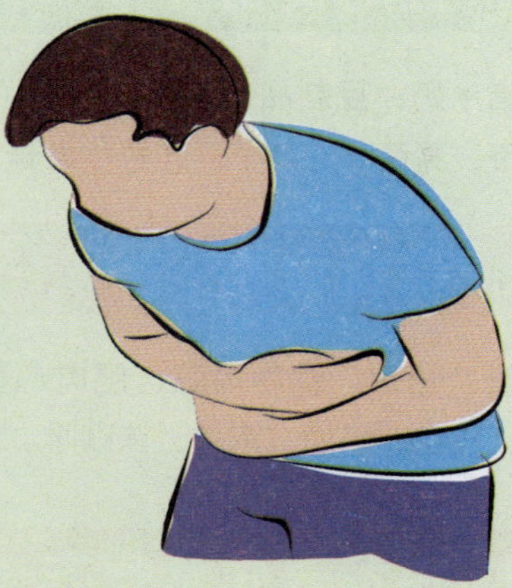

【病症简介】胆结石病是胆道系统的常见病，是胆囊结石、胆管结石的总称。是指发生在胆囊内的结石所引起的疾病，是一种常见病。随年龄增长，发病率也逐渐升高，女性明显多于男性。结石在胆囊内形成后，可刺激胆囊黏膜，不仅可引起胆囊的慢性炎症，而且当结石嵌顿在胆囊颈部或胆囊管后，还可以引起继发感染，导致胆囊的急性炎症。

临床表现

①发热与寒颤，发热与胆囊炎症程度有关。②胆囊结石急性发作时，继腹痛后有恶心、呕吐等胃肠道反应。③腹痛，胆囊结石发作时多有典型的胆绞痛。

致病原因

胆结石是由于肝胆郁滞，气机升降失常，横逆犯脾，中焦健运失职，湿热内生，煎熬胆汁所致。

病症类型

胆固醇结石：由于胆汁中所含的胆固酵过多，溶解不掉而逐渐沉积。单发者居多，质地坚硬、呈圆形或椭圆形。

胆色素结石：是我国最多见的一种结石。形状不定，质软易碎，剖面无核心或分层，称“东方型结石”。

混合性结石：不论是胆色素结石或胆固酵结石，在结石形成后，又可以在原来的结石外面，再有胆固酵或胆色素、钙盐的沉积，从而形成胆色意胆固醇混合性胆石。

相关常识

由于结石对胆囊黏膜的慢性刺激，还可能导致胆囊癌的发生。胆结石应以预防为主，发病后应即时治疗，一般有非手术及手术治疗两类治疗手段。患者应该按时合理早餐；规律三餐；多进食高纤维饮食，减少高热量食物的摄入；要用植物油炒菜，所吃的菜以炖、烩、蒸为主；要吃早餐，不可让空腹的时间太长；避免不合理的快速减肥；适当增加运动。忌食辛辣刺激的调味品。

宜吃食物

胡萝卜、西红柿、菠菜、冬瓜、西蓝花、茄子、白菜、山楂、乌梅、玉米须、南瓜、豆类、瘦肉、鸡肉、海带、核桃、腰果、杏仁、木耳、鱼、花生。

慎食食物

动物内脏、蛋黄、鱼子、猪油、肥肉、辣椒、胡椒、马铃薯、甘薯、洋葱、汽水饮料、咖啡、可可。

推荐养生食疗方

玉米须茶

材料

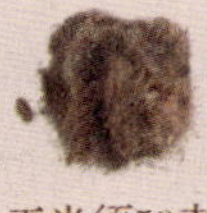
玉米须50克

做法 将玉米须洗净，晒干，剪成小段，开水冲泡，代茶饮用。清热利胆，适用于胆道结石。

玉米须炖蚌肉

材料

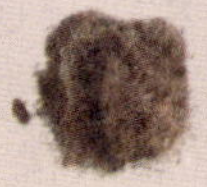
玉米须50克

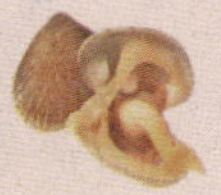
蚌肉200克

做法 将玉米须和蚌肉同放砂锅内，加水适量，文火煮至烂熟。隔日服1次。

鸡蛋黄瓜藤饮

材料

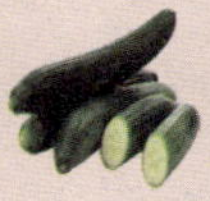
黄瓜藤100克

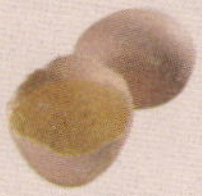
鸡蛋1个

做法 将黄瓜藤洗净后，用水煎至100毫升，再取汁冲服鸡蛋。每日1次，清热利胆，但对虚寒者不适用。

四味饮

材料

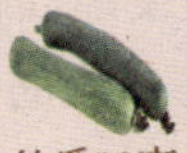
丝瓜10克

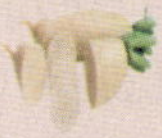
炒萝卜子10克

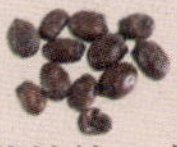
荔枝核10克

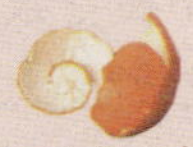
橘子皮10克

做法 丝瓜、炒萝卜子、荔枝核、橘子皮各10克。水煎，取汁。每日1次，温热服。

金钱银花炖瘦肉

材料

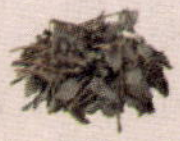
金钱草80克

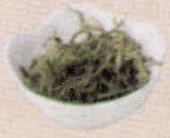
金银花60克

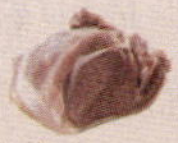
猪瘦肉600克

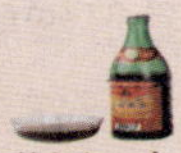
黄酒20克

做法 将金钱草与金银花用纱布包好，同猪肉块一同加水浸没，武火烧开加黄酒，文火炖2小时，取出药包。饮汤食肉，每次1小碗，日服2次。过夜煮沸，3日内服完。

脂肪肝

Zhi Fang Gan

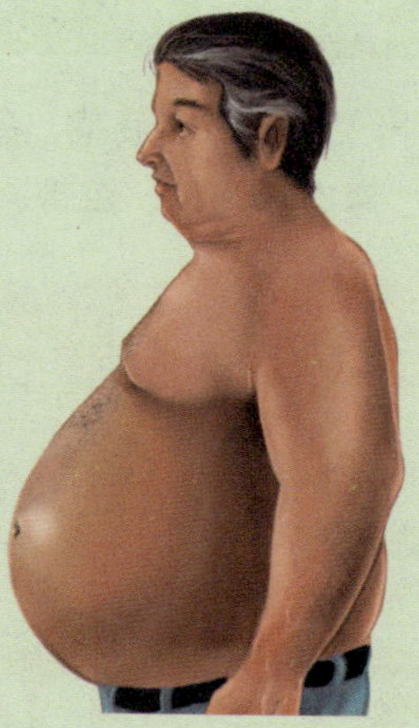

【病症简介】脂肪肝是指由各种原因引起的肝细胞内脂肪堆积过多的病变。肝内积聚的脂质依病因不同可以是三酰甘油、脂肪酸、磷脂或胆固醇酯等，其中以三酰甘油为多。一般而言，脂肪肝属可逆性疾病，早期诊断并及时治疗常可恢复正常。脂肪肝是一个常见的临床现象，而不是一个独立的疾病，包括脂肪变性，脂肪肝炎和肝硬化等病理改变。一般而言，早期诊断并及时治疗常可恢复正常。

临床表现

脂肪肝的临床表现多样，轻度脂肪肝患者通常仅有疲乏感，而多数脂肪肝患者较胖，故更难发现轻微的自觉症状。中重度脂肪肝患者有类似慢性肝炎的表现，可有食欲不振、疲倦乏力、恶心、呕吐、体重减轻、肝区或右上腹隐痛等。

致病原因

①长期饮酒，致使肝内脂肪氧化减少。②长期摄入高脂饮食或长期大量吃糖、淀粉等碳水化合物，使肝脏脂肪合成过多。③肥胖，缺乏运动，使肝内脂肪输入过多。④糖尿病。⑤肝炎。⑥某些药物引起的急性或慢性肝损害。

病症类型

肥胖性脂肪肝：肝内脂肪堆积的程度与体重成正比。30%～50%的肥胖症合并脂肪肝，重度肥胖者脂肪肝病变率高达61%～94%。

酒精性脂肪肝：长期嗜酒者肝穿刺活检，75%～95%有脂肪浸润。

营养不良性脂肪肝：营养不良导致蛋白质缺乏是引起脂肪肝的重要原因，多见于摄食不足或消化障碍，不能合成载脂蛋白，以致三酰甘油积存肝内，形成脂肪肝。

糖尿病脂肪肝：糖尿病患者中约50%可发生脂肪肝，其中以成年病人为多。

相关常识

①由于疾病或药物等因素导致肝细胞内脂质积聚超过肝湿重的5%，称之为脂肪肝，预防脂肪肝要从年轻时做起，从日常生活做起，养成良好的生活习惯，了解一些自我保肝的科普知识。

②肝保健有一个十六字要诀：“合理膳食，控制体重，适量运动，慎用药物。”做到这些，不仅可以拒绝脂肪肝，还可以将肥胖症、高血压、高血糖等拒之门外。

宜吃食物

苹果、雪莲果、山楂、无花果、牛奶、燕麦、玉米 、黑芝麻、木耳、大蒜、洋葱 、甘薯、海带、胡萝卜、花生、葵花子。

慎食食物

猪脑、鹅肉、鸭蛋、肥肉、蛋黄、油炸食品、猪油、蟹黄、大葱、生姜、辣椒、巧克力、糖、酒。

推荐养生食疗方

赤小豆鲤鱼汤

材料

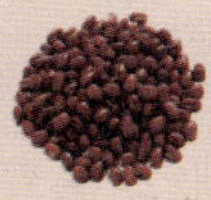
赤小豆150克

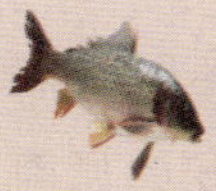
鲤鱼500克

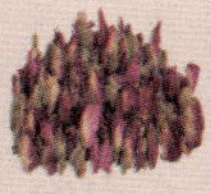
玫瑰花6克

做法 将鲤鱼活杀去肠杂，与余两味加水适量，共煮至烂熟。去花调味，分2~3次服食。

兔肉煨山药

材料

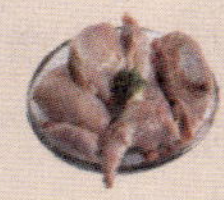
兔肉500克

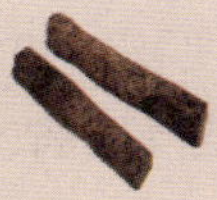
怀山药50克

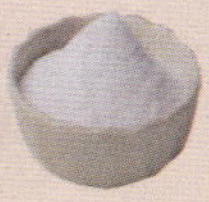
盐

做法 将兔肉洗净切块，与怀山药共煮，沸后改用文火煨，直至烂熟，饮汤吃肉。

红花山楂橘皮饮

材料

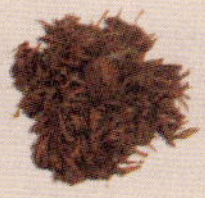
红花10克

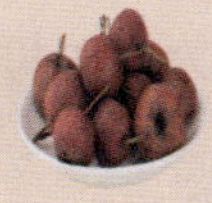
山楂50克

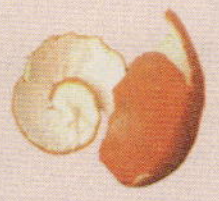
橘皮12克

做法 将红花、山楂、橘皮、加水煎煮，取汁。分2~3次服。

金归揸橘茶

材料

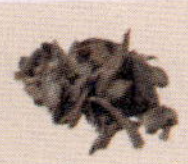
郁金12克

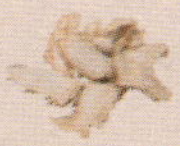
当归12克

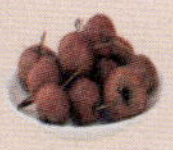
山楂25克

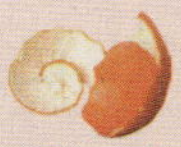
橘皮25克

做法 郁金、当归、山楂、橘皮加水同煎取汁代茶饮，每日1剂，分2~3次内服。

玉米须冬葵子赤豆汤

材料

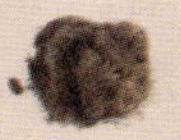
玉米须60克

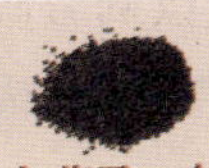
冬葵子15克

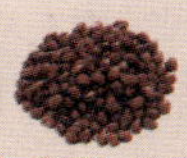
赤小豆100克

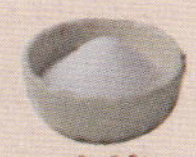
白糖

做法 将玉米须、冬葵子煎水取汁，入赤小豆煮成汤，加白糖调味。分2次饮服，吃豆，饮汤。

便秘
Bian Mi

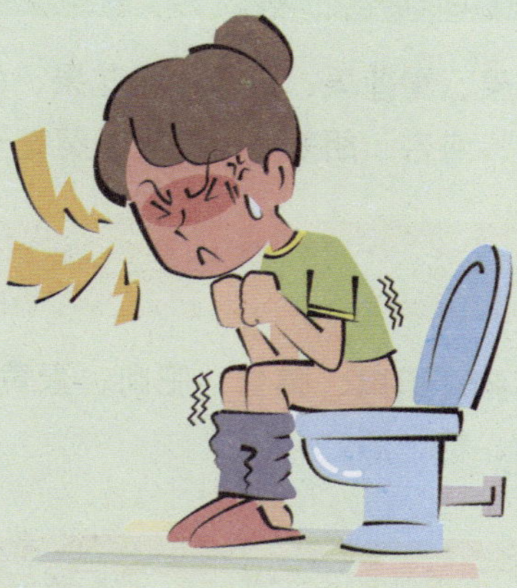

【病症简介】便秘是指排便频率减少，一周内大便次数少于2～3次，或者2～3天才大便1次，粪便量少且干结时称为便秘，但有少数人平素一贯是2～3天才大便1次，且大便性状正常，此种情况不应认为是便秘。对同一人而言，如大便由每天1次或每2天1次变为2天以上或更长时间才大便1次时，应视为便秘。便秘无规律性，粪质干硬，常伴有排便困难感，是一种临床常见的症状。

临床表现

急性便秘多由肠梗阻、肠麻痹、急性腹膜炎、脑血管意外、急性心肌梗死、肛周疼痛等急性疾病引起，主要表现为原发病的临床表现。慢性便秘多无明显症状。

致病原因

引起便秘的原因有肠道病变、全身性病变和神经系统病变，其中肠激综合征是很常见的便秘原因。经常服用某些药物易引起便秘，如抗帕金森病药、抗胆碱药、某些降压药、利尿剂等。

病症类型

功能性便秘：主要是由于肠功能紊乱所引起的。表现为平时排便顺畅的人，出现暂时性便秘的情形。

急性器质性便秘：主要是由胃肠道器质性病变引起的急性的排便困难，其代表有肠梗阻和肠扭转。

顽固性便秘：主要表现为便秘的症状，便次太少或排便不畅、费力、困难、粪便干结且量少。

相关常识

①便秘者首先要注意饮食的量，只有足够的量，才足以刺激肠蠕动，使粪便正常通行和排出体外。特别是早饭要吃饱；养成良好的排便习惯；积极锻炼身体，比如散步、跑步，做深呼吸运动、练气功、打太极拳。

②有关疾病的治疗对预防大便秘结亦有一定的作用，如过敏性结肠炎、大肠憩室炎、结肠肿瘤、结肠狭窄等，一定要积极治疗。

宜吃食物

大麦、燕麦、兔肉、菠菜、竹笋、空心菜、芹菜、韭菜、土豆、胡萝卜、洋葱、白萝卜、松子、核桃仁、甜杏仁、黑芝麻、花生、桃、香蕉、桑葚、柑橘、蜂蜜。

慎食食物

海蛰、蟹、田螺、螺狮、蚌、菱角、葫芦、苦瓜、辣椒、茴香、大蒜、大葱、姜、丁香、花椒、蚕豆、酒、咖啡、浓茶。

推荐养生食疗方

黄芪蜜茶

材料

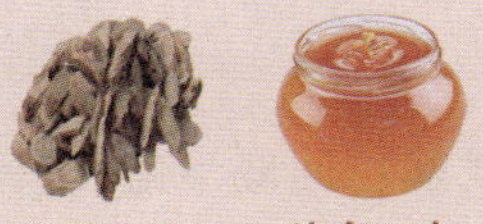

黄芪15克　蜂蜜30克

做法：将黄芪放入砂锅，加清水500毫升，煎至水剩300毫升，去渣取汁，加入蜂蜜，和匀煮1～2沸，代茶饮。

白薯粥

材料

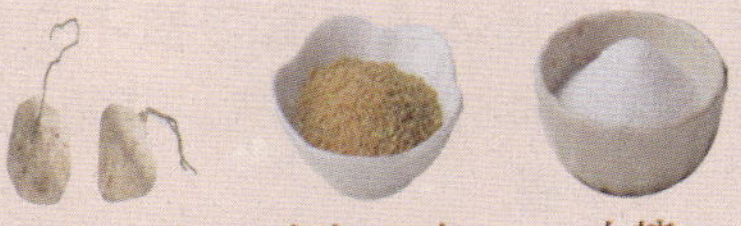

白薯300克　小米100克　白糖

做法：白薯、小米共煮粥，熟后加入白糖，每日早晚服用。适用于老年人及产后妇女肠燥便秘伴疲乏无力者。

菠菜猪血汤

材料

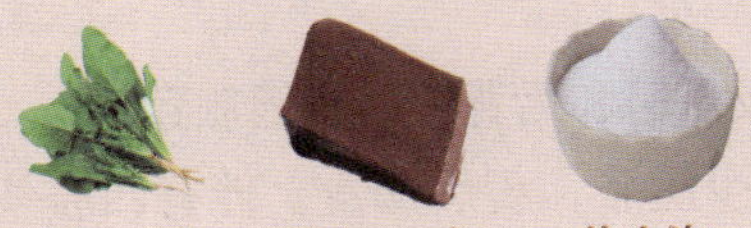

菠菜200克　猪血150克　盐少许

做法：将菠菜、猪血同煮，熟后加盐，然后饮汤。

玉竹沙参老鸭汤

材料

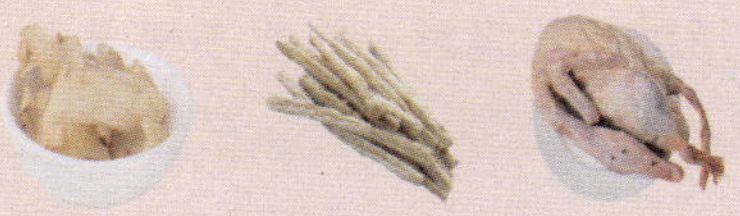

玉竹50克　沙参50克　老鸭1只

做法：将鸭除去毛和内脏洗净 ，与沙参、玉竹同放入瓦锅内，加水，文火焖煮至熟烂，佐料调味 ，饮汤食肉。用于治疗病后体弱、津亏肠燥引起的大便秘结等症。

五仁粳米粥

材料

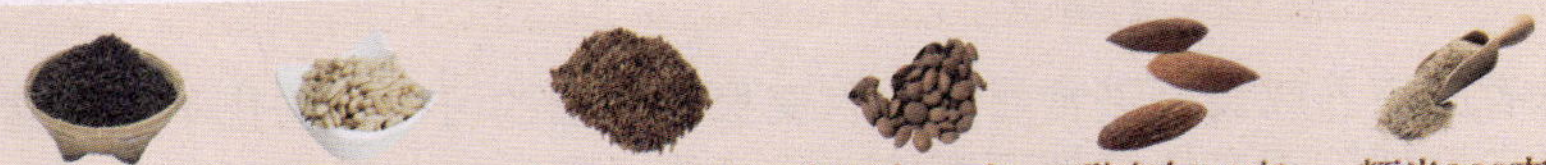

芝麻10克　松子仁10克　柏子仁10克　胡桃仁10克　甜杏仁10克　粳米100克

做法：将芝麻、松子仁、柏子仁、胡桃仁、甜杏仁等五仁碾碎，与粳米100克，加水煮粥。服用时加少许白糖，每日早晚服用。适用于中老年人气血两虚引起的习惯性便秘。

腹胀

Fu Zhang

【病症简介】腹胀即腹部胀大或胀满不适。正常人胃肠道内存在一定量（100~200毫升）的气体，气体多位于胃与结肠内，小肠腔内气体较少，当胃肠道内积聚过量的气体时，称为腹部胀气，简称腹胀。由于引起腹胀的病因甚多，故腹胀在临床上是十分常见的症状。可以是主观上感觉腹部胀满，常伴有呕吐、腹泻、嗳气等；也可以是客观上检查发现腹部膨隆。

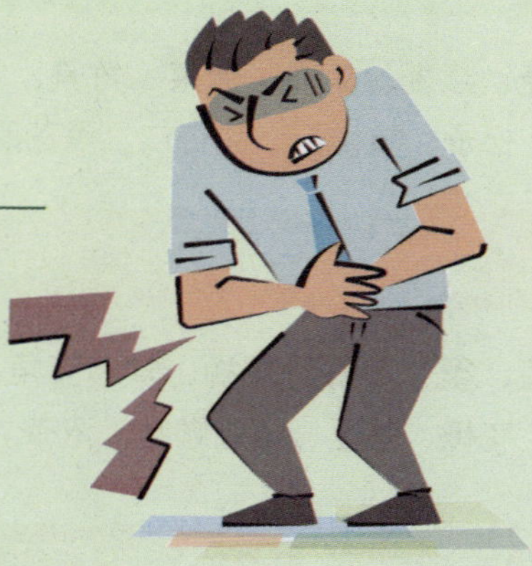

临床表现

一般说来胃肠气胀均有腹部膨隆。局限于上腹部的膨隆，多见于胃或横结肠积气所致。小肠积气腹部膨隆可局限于中腹部，也可为全腹部膨隆。结肠积气腹部膨隆可局限于下腹部或左下腹部。

致病原因

①食物发酵：回肠下端和升结肠如果有食糜，可以引起食糜发酵，产生大量的气体，引起腹胀。②吸入空气：吃东西时因讲话或饮食习惯不良吸入大量空气，而引起肠胀气。③胃肠道中气体吸收障碍。

病症类型

气滞作胀：患者自觉上腹部胀满堵塞，连及肝区和后背，甚则因胀致痛。

脾虚腹胀：肝炎日久，长期食欲不振，食少腹胀，食后加重，伴有四肢倦怠乏力，小腹重坠。

血瘀腹胀：病人小腹部持续性胀满，昼轻夜重，形体消瘦微血管怒张，舌绛脉涩。

湿热腹胀：胃脘小腹胀满，甚至满腹胀，持续不能缓解，口渴不想喝水，恶心，厌油腻，大便黏滞不爽。

相关常识

①腹胀患者应该养成良好进食习惯，改变狼吞虎咽的习惯；防止不良情绪焦躁、忧虑悲伤、沮丧抑郁等不良情绪都可能使消化功能减弱，或刺激胃部制造过多胃酸，其结果是胃气增多，腹胀加剧。

②增强体质，注意锻炼身体每天坚持适量室外运动，不仅有助于克服不良情绪而且可帮助消化系统维持正常功能；适度补充纤维食物。

宜吃食物

金橘皮、佛手柑、白萝卜、青菜、西红柿、胡萝卜、冬瓜、苦瓜、香菜、紫苏、白豆蔻、大麦芽、山楂、杨梅、啤酒花。

慎食食物

羊肉、鸡蛋、番薯、大枣、辣椒、生姜、芥末、白酒、糯米、蚕豆、菱角、栗子、芋头、莲子、龙眼。

推荐养生食疗方

橘皮玫瑰茶

材料

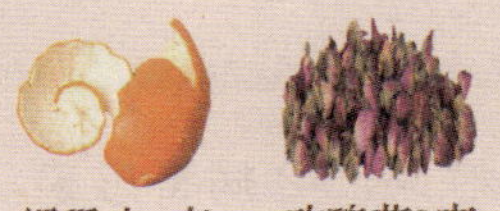

橘子皮6克　玫瑰花3克

做法 将橘子皮、玫瑰花，加热开水充泡，当饮料喝，有消除胀气的功效。

夏朴蜜汁

材料

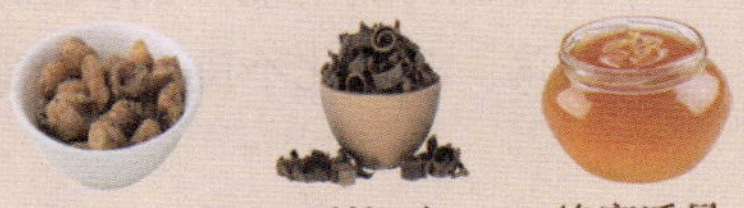

半夏6克　厚朴6克　蜂蜜适量

做法 将半夏、厚朴煎取药汁，然后加入蜂蜜和开水服用。1日服1次。适用于烦躁不安、脘腹胀满等症。

消胀健胃粥

材料

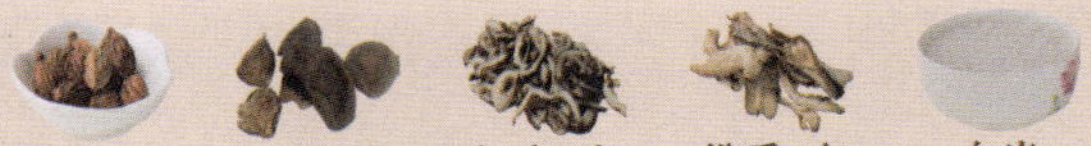

砂仁3克　陈皮6克　枳壳6克　佛手6克　白米

做法 将前4种中药水煎取汁，并过滤药渣，再加入白米100~150克和适量的水，熬煮成粥，1天内分两或三次服完。

砂仁鲫鱼汤

材料

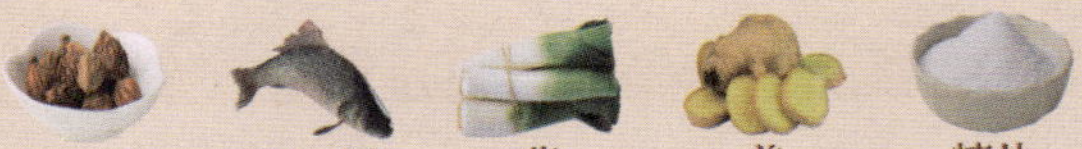

砂仁3克　鲫鱼1尾　葱　姜　精盐

做法 将鱼去鳞、鳃、内脏洗净，将砂仁洗净，嵌入鱼腹中；鱼置于锅中，加水适量。武火烧开后用文火炖至鱼熟，加调料焖数分钟即可。食肉饮汤。适用于由脾胃虚弱引起的食少腹胀，泄泻腹痛等症。

参芪鸽肉汤

材料

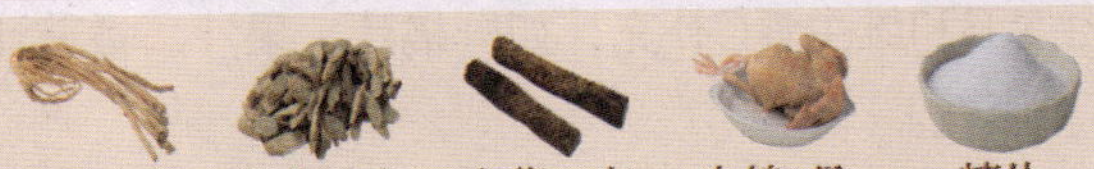

党参20克　黄芪20克　山药10克　白鸽1只　精盐

做法 将鸽肉切块，放砂锅中，加党参、黄芪、山药、盐、调料和适量水，文炖煮50分钟，闷熟后饮汤食肉。隔日1次，连用10天。适宜于脾胃气虚所至纳食不振，食后腹胀等症。

腹泻

Fu Xie

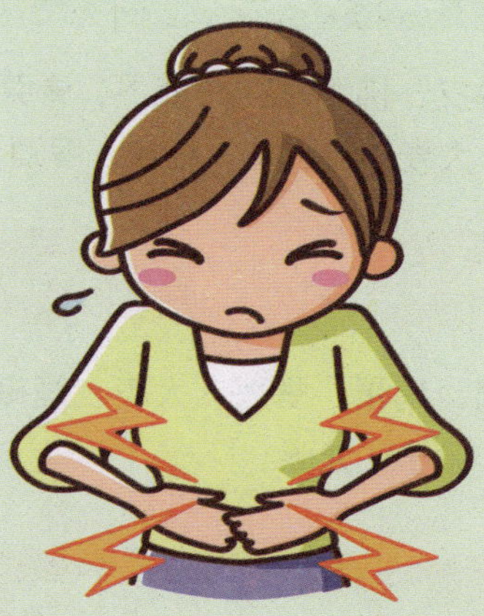

【病症简介】腹泻是一种常见症状，是指排便次数明显超过平日习惯的频率，粪质稀薄，水分增加，每日排便量超过200克，或含未消化食物或脓血、黏液，腹泻常伴有排便急迫感、肛门不适、失禁等症状。可因多种疾病而引起。正常人每天排便1次，排出粪便的量200～400克。也有少数人每天虽排便2～3次，但粪便性状正常，则不能称为腹泻。

临床表现

便意频繁，每次排便不多并有里急后重感者，病变多在直肠或乙状结肠。小肠病变则无里急后重感。腹痛在下腹或左下腹，排便后腹痛可减轻者，往往为直肠病变。小肠病变腹泻，疼痛多在脐周，排便后疼痛多不缓解。

致病原因

①细菌感染。②病毒感染。 ③食物中毒。④饮食贪凉，吃冷食，喝凉啤酒，结果可导致胃肠功能紊乱，肠蠕动加快，引起腹泻。⑤消化不良。⑥着凉腹泻。

病症类型

急性腹泻：发病急剧，病程在2～3周。

慢性腹泻：指病程在两个月以上或间歇期在2～4周的复发性腹泻。

相关常识

①腹泻大多数是因为季节交替，天气变化免疫力下降，胃肠道感染病毒、细菌所致。建议注意用餐卫生，注意保暖。

②如果出现恶心、呕吐、腹痛、腹泻、发热等症状应及早到医院就诊，需要检查血、便的常规，及时用药。同时少食凉性及油腻的食物。

③补充维生素：注意复合维生素B和维生素C补充，如鲜橘汁、果汁、番茄汁、菜汤等。

④少吃甜食：因糖类易发酵和胀气。

⑤饮食禁忌：禁酒，忌肥肉，坚硬及含粗纤维多的蔬菜、生冷瓜果，油脂多的点心及冷饮等。

宜吃食物

肉桂、红枣、淮山药、栗子、扁豆、糯米、莲子、苹果、荔枝、石榴、草莓、无花果、苋菜、马齿苋、鹌鹑。

慎食食物

茄子、芝麻、松子仁、鸭肉、螃蟹、田螺、白鳝、梨、香蕉、桑葚、甜瓜、芦柑、百合、枸杞子、当归。

推荐养生食疗方

荞麦面

材料

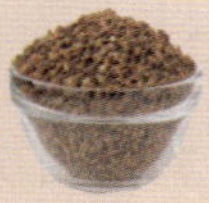

荞麦面

做法

荞麦面适量做饭吃，连吃4天。荞麦宽肠降气，治积滞，消肿痛。本法专治腹泻。

锅巴莲子末

材料

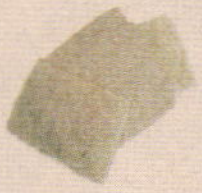

饭锅巴

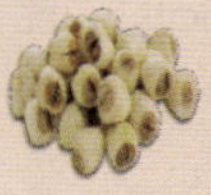

莲子肉

做法

等量饭锅巴、炒莲子肉研成粉，拌入适量白糖。

猪腰骨碎补汤

材料

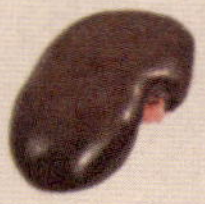

猪腰子2只

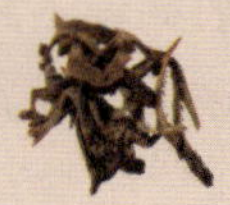

骨碎补30克

做法

猪腰子、骨碎补，共煮食，喝汤食腰。用于肾亏虚寒者。

黄牛肉汤

材料

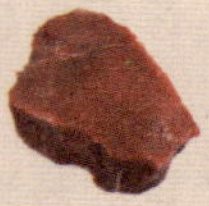

黄牛肉100克

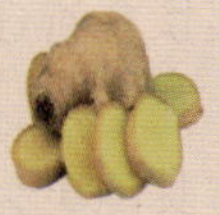

姜

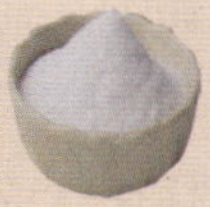

盐

做法

黄牛肉、姜、盐，煮汤适量常服。黄牛肉补脾胃，疗百损，能治脾虚久泻。

猪肚山药粥

材料

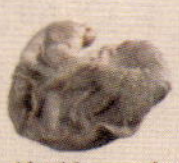

猪肚50克

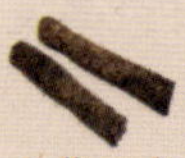

山药15克

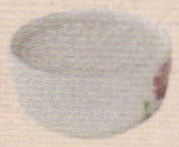

大米100克

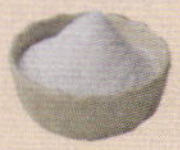

盐

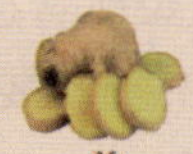

姜

做法

猪肚洗净切片，与大米、山药煮粥，加盐、姜调味服食。每次食50克左右，每日3 次。

肝炎

Gan Yan

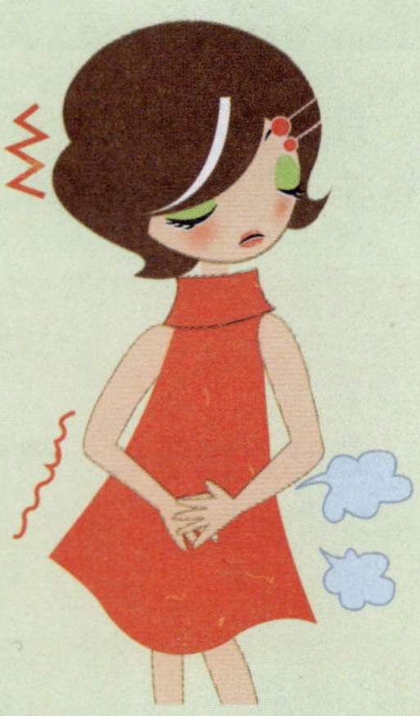

【病症简介】肝炎，是肝脏的炎症。是指一组病毒性疾病，即通常所说的甲、乙、丙、丁、戊等型肝炎，也包括由于滥用酒精、使用药物或摄入了环境中毒物引起的肝炎。肝炎是常见的严重传染病之一。肝炎的原因可能不同，最常见的是病毒造成的，此外还有自身免疫造成的。酗酒也可以导致肝炎。肝炎具有传染性强、传播途径复杂、流行面广泛，发病率较高等特点。

临床表现

①急性肝炎在临床上多表现为起病缓慢，畏寒、发热、乏力、肝区胀痛、腹泻等。②慢性肝炎病程一般超过一年，多表现为乏力、食欲不振、腹胀、肝区疼痛，蜘蛛痣、肝掌、肝脾肿大。

致病原因

肝炎有多种致病因素，如病毒、细菌、寄生虫、化学毒物、药物和毒物、酒精等，侵害肝脏，使得肝脏的细胞受到破坏，肝脏的功能受到损害。

病症类型

急性肝炎：是指由于感染肝炎病毒引起肝脏病变，一般病程不超过6个月。

慢性肝炎：多是由急性乙肝，急性丙肝病程超过半年演变而成。

相关常识

①肝炎的预防措施包括：早期发现和隔离病人、加强饮食管理、诊疗器械的消毒、献血员的选择、保护易感人群。

②出现了以下情况应去就医：持续的流感样症状或者其他更为严重的表现，慢性肝炎可以导致肝硬化或死亡。

③朋友或家庭成员发生了肝炎或者症状出现在去过一个肝炎高发国家或地区后，也可能感染此病，因此一旦发现被感染，要及时去医院诊断治疗。

④对一些刺激性食物，如姜、葱、辣椒等应少食为好，因为这些都属于辛辣之品，可以助湿热，使肝脏湿热加重，从而导致临床症状加重。

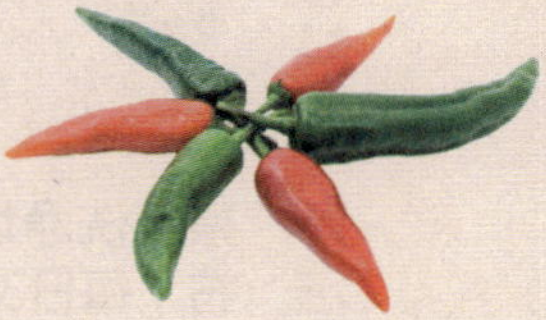

宜吃食物

香菇、苦瓜、西红柿、菠菜、薏米、乌鸡、鸡蛋、鸭肉、牛肉、鱼肉、泥鳅、黄鳝、田螺、芝麻、花生、大豆、菜子、玉米、葵花子、椰子、木耳、山楂、梨。

慎食食物

牛奶、南瓜、大蒜、洋葱、竹笋、黄花菜、大头菜、羊肉、鲤鱼、鲫鱼、海鲜、各种腌熏制品、油煎油炸品、肥肉、桃、荔枝。

推荐养生食疗方

茅根炖猪肉	材料	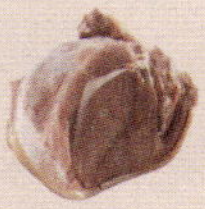 瘦猪肉250克 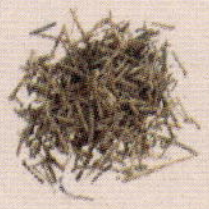 茅根250克	做法	将茅根洗净放在锅中。加水煮沸，去渣，然后放入切成片的瘦猪肉，煮汤。肉煮熟后加入调味品，吃肉喝汤，每日2次，每次1小碗。适用于急性病毒性肝炎。
泥鳅豆腐汤	材料	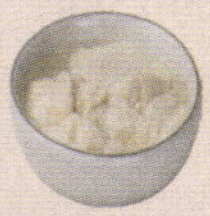 豆腐100克 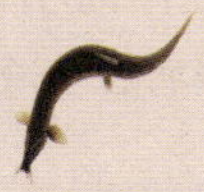 泥鳅数条	做法	将泥鳅放盆中养1～2日后取出，宰洗干净，切成段，与豆腐共放锅中，加水适量，煮至烂熟，吃泥鳅豆腐喝汤，每日1次，每次1小碗。用于急慢性黄疸型肝炎。
芹菜蜜汁	材料	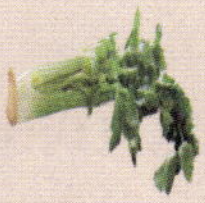 鲜芹菜100克 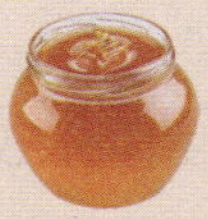 蜂蜜适量	做法	将芹菜洗净捣烂取汁，加蜂蜜炖服。每日1次，温服，疗程不限。
酸枣汤	材料	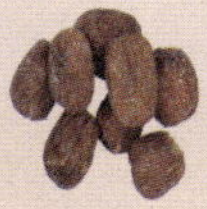 酸枣50克 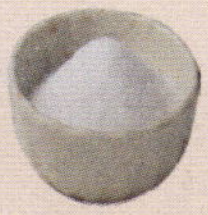 白糖适量	做法	将酸枣50克，加水500克，文火煎1小时，加白糖适量。每日服1次，随量饮。适用于急慢性肝炎、转氨酶高、心烦不安患者。

肥胖症

Fei Pang Zheng

【病症简介】肥胖症是一组常见的，古老的代谢症群。当人体进食热量多于消耗热量时，多余热量以脂肪形式储存于体内，其量超过正常生理需要量，且达一定值时遂演变为肥胖症。如无明显病因者可称单纯性肥胖症，具有明确病因者称为继发性肥胖症。单纯性肥胖是各类肥胖中最常见的一种，这种主要由遗传因素及营养过剩引起的肥胖，称之为单纯性肥胖。

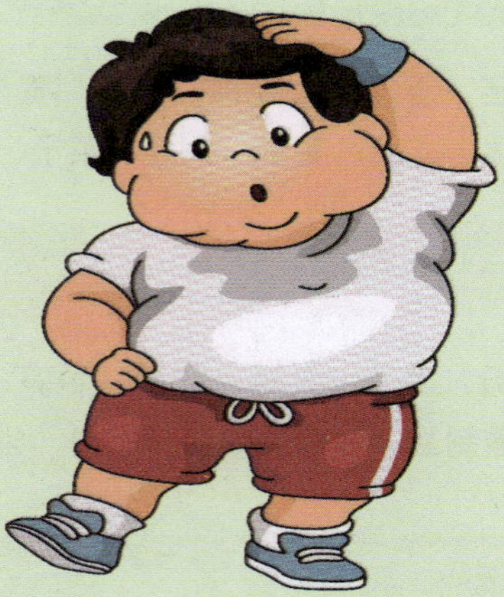

临床表现

单纯性肥胖多发于40岁以上的中年人，多见于女性，显著的肥胖常造成身体的额外负担，患者畏热、多汗，动则大汗淋漓，容易疲乏，并常有头晕、腹胀等症状，严重时会导致心肺功能衰竭。

致病原因

单纯性肥胖不是由某些特殊的疾病所引起，而主要是由于摄入能量过多，消耗热量减少，而使过多的热量转化为脂肪在体内贮存而引起的肥胖，平常我们所见的肥胖者，大多属于这类肥胖。

病症类型

单纯性肥胖：是各种肥胖最常见的一种，占肥胖人群的95%左右，简而言之就是非疾病引起的肥胖。

继发性肥胖：是由于疾病引起的肥胖。继发性肥胖是由内分泌紊乱或代谢障碍引起的一类疾病。

药物性肥胖：占肥胖病人群2%左右。有些药物在有效治疗某些疾病的同时，还有导致身体肥胖的副作用。

相关常识

①为预防肥胖，养成良好的生活规律是很有必要的。合理的饮食营养，每餐不要太饱；运动主要采取耐力性运动，如步行、慢跑、自行车、游泳、球类、体操、舞蹈等。

②运动不能剧烈，时间可以长一些，以消耗多余的能量，这种运动又称“有氧运动”。

③采取合理的饮食营养方法，尽量做到定时定量、少食甜、多素食、少零食；多喝水，喝足够多的水就能加速体内水的排泄，消除水的滞留。

宜吃食物

萝卜、土豆、绿豆芽、竹笋、冬瓜、黄瓜、番茄、南瓜、芹菜、茭白、四季豆、豆腐、虾、贝、黄鳝、鲤鱼、西瓜、苹果、橘子、草莓、枇杷、橙子、菠萝、葡萄。

慎食食物

肥肉、黄油、油炸食品、糖果、薯条、腌肉、巧克力、甜点、花生、核桃肉、松子、瓜子、芝麻、腰果。

推荐养生食疗方

雪梨兔肉羹

材料

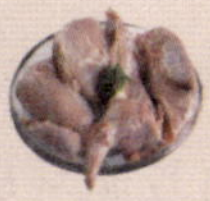
兔肉500克

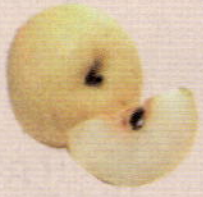
雪梨400克

车前子15克

做法 雪梨榨汁，车前子煎取汁100毫升，兔肉煮熟后，加梨汁、车前汁同煮，即可。

薏米赤豆粥

材料

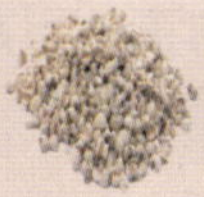
薏米50克

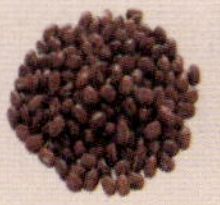
赤小豆50克

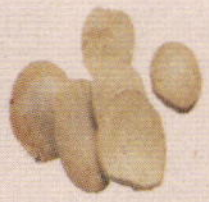
泽泻10克

做法 将泽泻先煎取汁，用汁与赤小豆、薏米同煮为粥。可作早晚餐或点心服食。

鸡丝冬瓜汤

材料

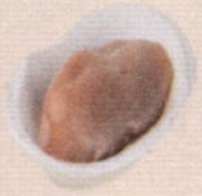
鸡脯肉200克

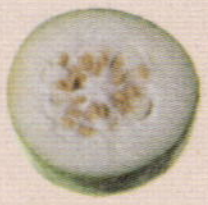
冬瓜200克

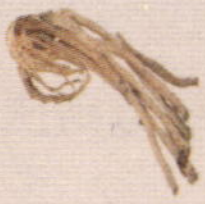
党参3克

做法 将鸡肉洗净切成丝，冬瓜洗净切成片。先将鸡丝与党参放砂锅中加水适量以小火炖至八成熟，放入冬瓜片，加盐、黄酒、味精适量调味，至冬瓜熟透即可。

菊楂决明饮

材料

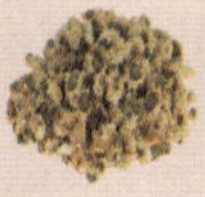
菊花10克

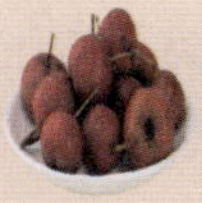
生山楂片15克

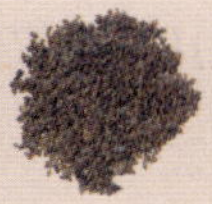
草决明子15克

做法 将草决明子打碎，与菊花、生山楂片共放锅中，水煎代茶饮。每日1剂，代茶频饮。

冬瓜烧香菇

材料

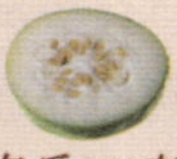
冬瓜250克

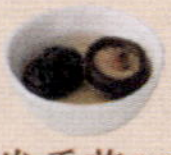
水发香菇50克

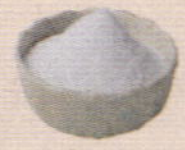
食盐

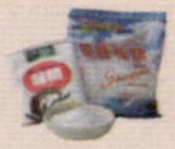
味精

做法 将冬瓜切成小方块，香菇浸泡后切块。锅中加油烧热，倒入冬瓜、香菇及泡香菇水，烧数分钟，加食盐、味精等调味，至熟即可。

失眠

Shi Mian

【病症简介】失眠，通常指患者对睡眠时间和或质量不满足并影响白天社会功能的一种主观体验。从而引起人的疲劳感，不安、全身不适、无精打采，反应迟缓、头痛，记忆力不集中等症状，它的最大影响是精神方面的，严重一点会导致精神分裂。表现为各种原因引起的入睡困难、早醒及睡眠时间不足或质量差等。

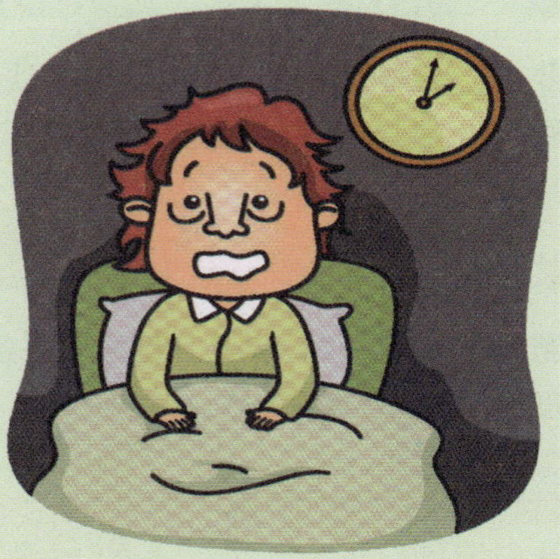

临床表现

①入睡困难，不能熟睡，睡眠时间减少。②早醒、醒后无法再入睡。③睡过后精力没有恢复。④容易惊醒，对声音或灯光敏感。⑤很多失眠的人喜欢胡思乱想。⑥长时间失眠会导致神经衰弱，而神经衰弱会加重失眠。

致病原因

环境方面，常见的有睡眠环境的突然改变；个体因素方面，不良的生活习惯，如睡前饮茶、饮咖啡、吸烟等；精神因素，包括因某个特别事件引起兴奋、忧虑所致的机会性失眠。

病症类型

短暂性失眠（小于一周）：大部分的人在经历到压力、刺激、兴奋、焦虑时；或者睡眠规律改变时都会有短暂性失眠障碍。

短期性失眠（一周至一个月）：严重或持续性压力，如严重的家庭、工作或人际关系问题等可能会导致短期性失眠。

长期失眠（大于一个月）：有些人面对压力(甚至仅仅为正常压力)时，就会失眠，已经形成了一种对压力的习惯性模式。

相关常识

①失眠者可以通过以下几种方式来提高睡眠质量：晚上7点后不要再吃正餐；泡个香精油澡或者海盐澡；要让自己按时睡觉；睡前喝杯温牛奶或温蜂蜜水。

②不宜服过于滋腻或温热的补品，如：熟地、鹿茸等。

③体育运动、经常活动有助于睡眠，但是，失眠者应该注意的是，睡前两小时内不要做剧烈运动。

宜吃食物

茄子、番茄、芹菜、豌豆、土豆、牡蛎、鱼类、瘦肉、小米、红枣、核桃、百合、莲子、桂圆、葵花子、牛奶、燕麦片。

慎食食物

豆类、包心菜、洋葱、花菜、青椒、辣椒、大蒜、马铃薯、地瓜、芋头、玉米、香蕉、柑橘、柚子、咖啡、浓茶。

推荐养生食疗方

龙眼冰糖茶

材料

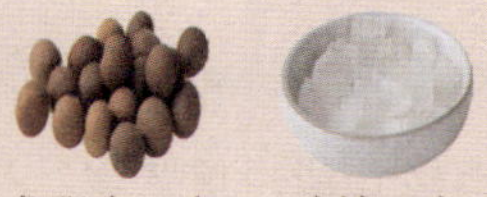

龙眼肉25克　冰糖10克

做法 把龙眼肉洗净，同冰糖放入茶杯中，沸水，加盖闷一会儿，即可饮用。每日1剂，随冲随饮，随饮随添开水，最后吃龙眼肉。

莲子百合瘦肉汤

材料

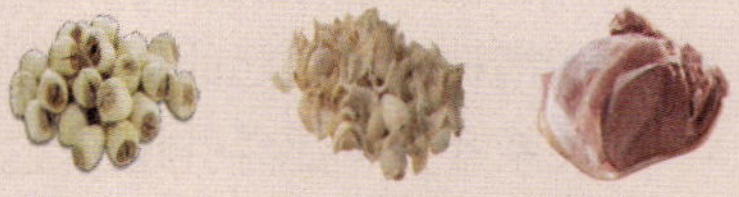

莲子30克　百合30克　猪瘦肉200克

做法 莲子、百合先用水浸泡2小时，洗干净，猪瘦肉切丝，加水一起煮汤，适用于体质较弱者的失眠。

小米枣仁粥

材料

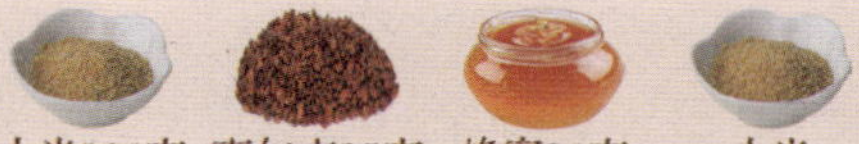

小米100克　枣仁末15克　蜂蜜30克　小米

做法 将小米煮粥，候熟，入枣仁末，搅匀。食用时，加蜂蜜，日服2次。治纳食不香、夜寐不宁、大便干燥。

桂圆芡实粥

材料

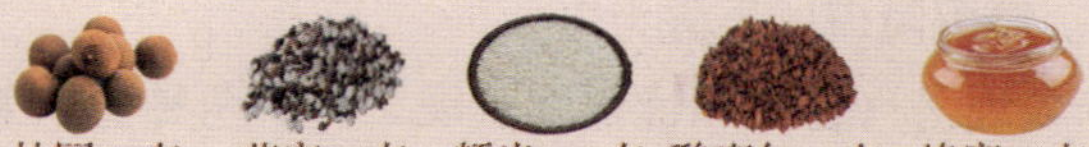

桂圆25克　芡实25克　糯米100克　酸枣仁20克　蜂蜜20克

做法 把糯米、芡实分别洗净，入适量清水锅中，加入桂圆，大火烧开，移小火煮25分钟，再加入枣仁，煮20分钟，食前调入蜂蜜。可治老年人神经衰弱、智力衰退、肝肾虚亏等症。

柏子仁炖猪心

材料

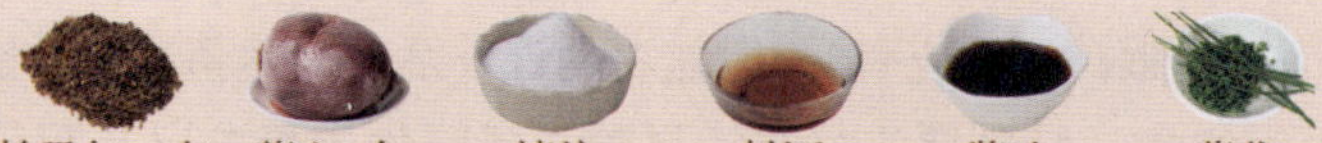

柏子仁15克　猪心1个　精盐　料酒　酱油　葱花

做法 把猪心洗干净，切成厚片，同柏子仁放入有适量清水的锅中，加放料酒、精盐，在小火上炖至猪心软烂后，加入酱油、葱花即成。佐餐食用。可治心血不足所致的心悸不宁、失眠多梦等症。

神经衰弱症

Shen Jing Shuai Ruo Zheng

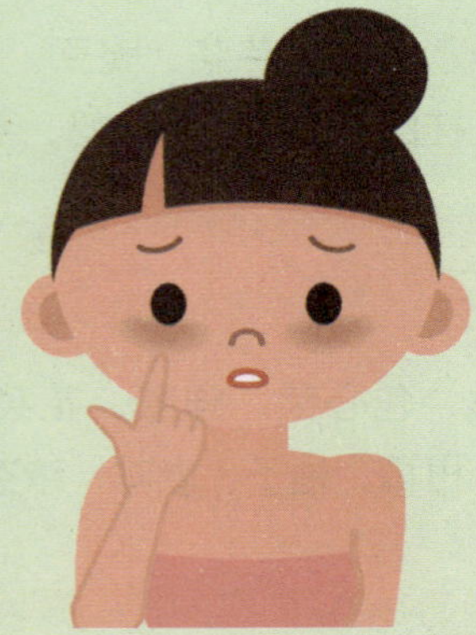

【病症简介】神经衰弱属于心理疾病，是精神容易兴奋和脑力容易疲乏，常伴有紧张、烦恼、易激惹等情绪症状及肌肉紧张性疼痛，睡眠障碍等生理功能紊乱症状。患者病前可存在持久的情绪紧张和精神压力。神经衰弱是由于长期情绪紧张和精神压力，使大脑精神活动能力减弱，病情迁延，时重时轻，病情波动。

临床表现

①脑力易疲乏，工作和学习时间稍长，就感到头胀、头痛。②脑力易兴奋，回忆联想增多。③头胀痛或紧张性头痛。④植物神经功能紊乱，心动过速。⑤睡眠障碍，出现入睡困难，醒后不易再睡，梦多。

致病原因

①神经系统功能过度紧张，生活无规律。②感染、中毒、营养不良、内分泌失调、颅脑创伤和躯体疾病等。③长期的心理冲突和精神创伤引起的负性情感体验以及人际关系紧张等都会引起该症。

病症类型

兴奋型：这类神经衰弱临床表现最明显的就是睡眠障碍症状，如入睡困难、早醒、醒后难以入睡等。常会出现无任何原因的心情紧张、心慌意乱。

忧郁型：此类神经衰弱临床表现的特点是思想忧郁消沉、对外界不感兴趣，多忧多虑，遇到问题喜欢钻牛角尖。睡眠障碍以早醒为主。

混合型：此类神经衰弱临床表现是兴奋型和忧郁型表现之和，两种症状兼有者就称为混合型。

相关常识

①每天至少保证8小时睡眠；每天应有1小时左右的课外活动，尽量在户外进行。

②科学地安排好每天饮食，特别要吃好吃饱早餐，多吃优质蛋白以及蔬菜、水果和硬果类食品。

③饮食清淡为宜，并且注意均衡饮食。

宜吃食物

小麦、糯米、百合、芝麻、大豆、玉米、莲子、猪心、鹌鹑蛋、猪脑、牡蛎、瘦肉、鱼类、牛肉、羊肉、龙眼、葡萄、胡桃、大枣、桑葚、牛奶。

慎食食物

烤肉、烤鸭、香肠、肥肉、辣椒、胡椒、葱、白酒、肉桂、槟榔、萝卜籽、咖啡、浓茶。

推荐养生食疗方

合欢叶汤

材料

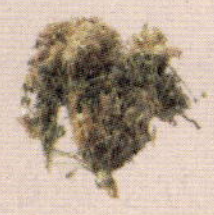

合欢叶100克

做法 将合欢叶水煎。睡前服，7～10天为1疗程。适用于心肾不交型患者。

鲫鱼糯米粥

材料

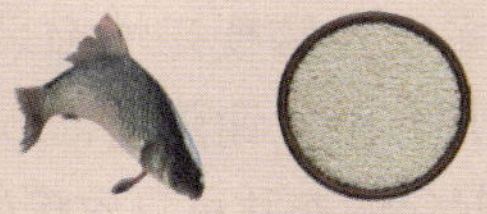

鲫鱼 糯米60克

做法 鲫鱼、糯米洗净，放入锅内，添水后先用大火煮开，再用小火慢熬，直至熬成稠粥。吃时添加少量碎生姜和细盐，隔日吃一次。

薏仁红枣粥

材料

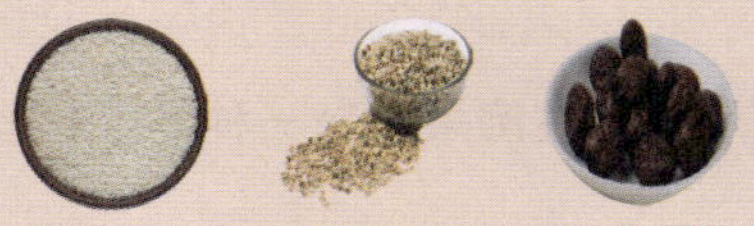

糯米50克 薏苡仁50克 红枣10枚

做法 将糯米、薏苡仁、红枣，加水共煨粥。日服2次，连服10天。适用于心肾不交型患者。

党参羊肉汤

材料

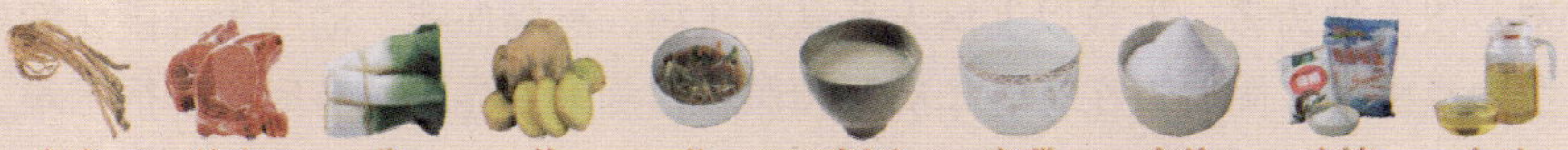

党参 羊肉 葱 姜 椒 米酒 米醋 食盐 味精 大油

做法 将羊肉洗净，切极薄片备用。锅中加清水适量煮沸后，下党参及葱、姜、椒、米酒、米醋等，煮沸后，再下羊肉片，煮至羊肉熟后，食盐，味精、大油等调味服食。适用于心脾两虚之心悸、失眠、健忘、胆怯或多寐等。

老年痴呆症

Lao Nian Chi Dai Zheng

【病症简介】老年痴呆症是发生在老年期及老年前期的一种原发性退行性脑病，指的是一种持续性高级神经功能活动障碍，即在没有意识障碍的状态下，记忆、思维、分析判断、视空间辨认、情绪等方面的障碍。是一种进行性发展的致死性神经退行性疾病，日常生活能力进行性减退，并有各种神经精神症状和行为障碍。

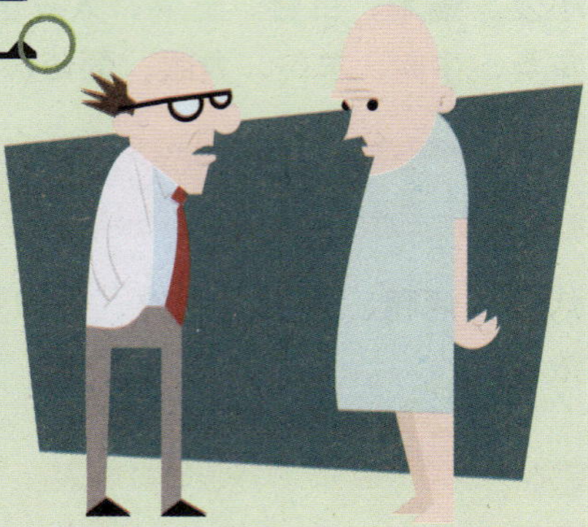

临床表现

①遗忘期：表现为特别健忘，并在有记忆障碍的同时，出现认识能力障碍。②精神错乱期：此期痴呆加重，认识功能进一步减退，个性人格改变明显。③痴呆期：患者严重痴呆，处于完全丧失生活自理能力的状态。

致病原因

①脑变性疾病：最为多见的是阿尔茨海默病性痴呆，在老年前期发病的又叫“早老性痴呆”。②脑血管病：最常见的有多发性脑梗死性痴呆。③遗传因素。④营养及代谢障碍。⑤肿瘤：恶性肿瘤引起代谢紊乱可导致痴呆。

病症类型

脑变性疾病引起的痴呆：主要是指阿尔茨海默病性痴呆，是一种发生在老年期或老年前期的慢性、进行性痴呆。

血管性痴呆：是指各种原因引起的脑血管供血障碍所致的痴呆。发病年龄多在50~60岁，以男性为多，半数以上病人有高血压病、高脂血症、动脉粥样硬化病史。

混合性痴呆：同时存在有老年痴呆和血管性痴呆的症状，有时鉴别很困难。

相关常识

①忧郁是老年痴呆症的天敌，要保持良好的心情，平时多笑笑。

②饮食要均衡，有节制，避免摄取过多的盐分及动物性脂肪。

③鼓励老年人多参加社会活动，有轻度症状的患者应进行力所能及的体力活动运动，多动手动脑；勤于动脑，以延缓大脑老化；有病就要早预防，早体检，可以检查出身体的各种不适。

宜吃食物

芹菜、豆芽、黄瓜、海带、萝卜、山楂、荔枝、葡萄、桂圆肉、桑葚、大枣、香蕉、桔子、莲子、核桃、芝麻、花生、黄豆、松子、银耳、蛋黄、排骨、瘦肉、鱼。

慎食食物

猪肝、猪肺、鱼子、熏肉、腌菜、香肠、肥肉、烤鸭、白酒、辣椒、大蒜、芥末、辣椒酱、奶油。

推荐养生食疗方

扁豆米粥	材料 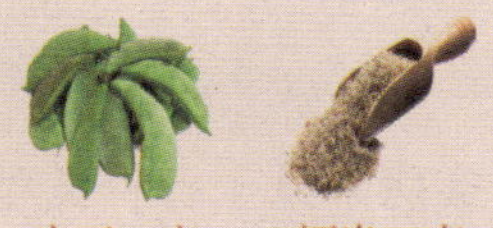 扁豆20克 粳米50克	做法 将扁豆洗净，置锅中，加清水500毫升，加粳米，急火煮开5分钟，改文火煮煎30分钟，成粥，趁热食用。主治心脾两虚型。
龙眼肉米粥	材料 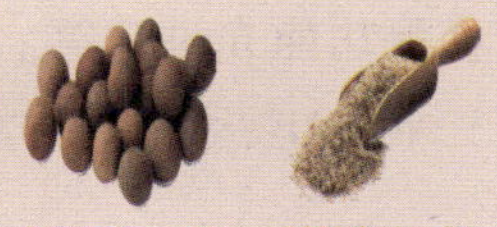 龙眼肉30克 粳米50克	做法 龙眼肉30克，粳米50克。将龙眼肉洗净，置锅中，加清水500毫升，加粳米，急火煮开5分钟，改文火煮煎30分钟，成粥，趁热食用。主治心脾两虚型。
猪蹄花生汤	材料 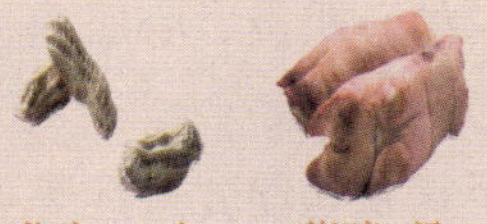 花生100克 猪蹄1只	做法 将花生、猪蹄，洗净，加水炖熟，加入调味品，每日1剂。
海带豆腐汤	材料 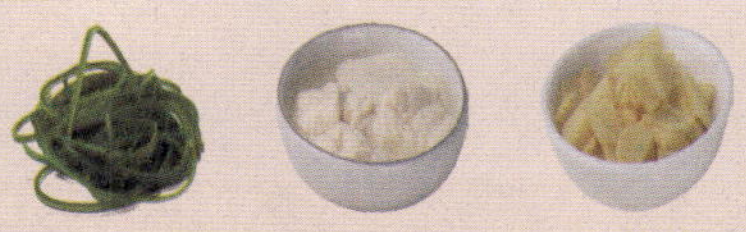 海带100克 豆腐200克 生姜片	做法 将海带，洗净，切丝，煮熟后加入豆腐及生姜片，再煮半小时，加入调味品，每日1剂。
肥羊肉汤	材料 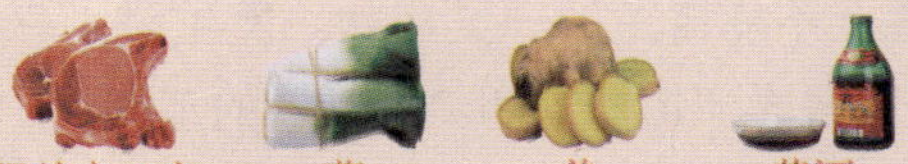 肥羊肉50克 葱 姜 黄酒	做法 将肥羊肉洗净，切小块，开水浸泡1小时，去浮沫，加葱、姜、黄酒，急火煮开2分钟，改文火煨1小时，分次食用。主治老年痴呆症，属心脾两虚型，思虑过度，纳差心悸，气短少言者。

心悸

Xin Ji

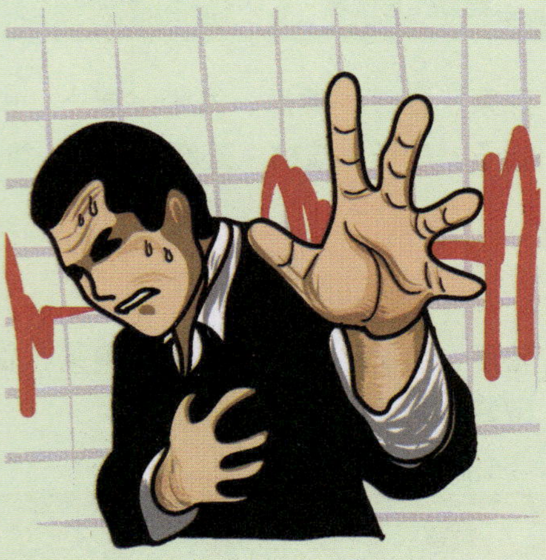

【病症简介】心悸指患者自觉心中悸动,甚至不能自主的一类症状。发生时，患者自觉心跳快而强，并伴有心前区不适感。该病虽没有生命之虞，但病情时好时坏，迁延不愈，严重者甚至不能正常生活和工作，使患者饱受痛苦。本病症可见于多种疾病过程中，多与失眠、健忘、眩晕、耳鸣等并存，凡各种原因引起心脏搏动频率、节律发生异常，均可导致心悸。

临床表现

心悸是一种自觉心脏跳动的不适感或心慌感。当心率加快时感到心脏跳动不适，心率缓慢时感到搏动有力。心悸时，心率可快可慢，也可有心率失常，心率和心律正常者也可以有心悸。

致病原因

心血管疾病常见于各种类型的心脏病，如心肌炎、心包炎、心律失常及高血压等。非心血管疾病常见于低血糖、高热、甲状腺功能亢进症等。神经因素方面，自主神经功能紊乱最为常见。

病症类型

心血管疾病引起的心悸：常见于各种类型的心脏病，如心肌炎、心肌病、心包炎、心律失常及高血压等。

非心血管疾病引起的心悸：常见于贫血、低血糖、甲状腺功能亢进症等疾病以及胸腔积液、气胸、肺部炎症、腹水、肠梗阻、肠胀气等。

神经因素引起的心悸：神经衰弱、更年期综合征、惊恐或过度兴奋、剧烈运动后均可出现心悸。

相关常识

①心悸，指患者自觉心中悸动，甚至不能自主的一类症状。发生时，患者自觉心跳快而强，并伴有心前区不适感。属祖国医学“惊悸”和“怔忡”的范畴。

②心悸患者室内室温不宜过高，湿度可略增高，睡眠时光线宜暗，最好拉上窗帘；注意腰部保暖，勿负重，起坐动作宜缓慢；烦热汗出者，衣被不宜盖得太多，及时更换湿衣；饮食以清淡养阴、降火而富于营养为原则，忌食辛辣刺激及肥甘厚味之品。

宜吃食物

鱼类、猪心、黄豆、黑芝麻、菠菜、胡萝卜、木耳、桂圆、葡萄、蜂蜜、红枣、黑米、牛奶、百合。

慎食食物

蚌肉、河蟹、螺蛳、羊肉、猪油、肥肉、地瓜、莴苣、胡椒、花椒、茴香、萝卜缨、绿豆、荔枝、柿子、西瓜、阿胶。

推荐养生食疗方

桂圆肉糯米粥

材料

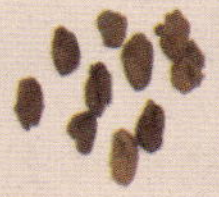
桂圆肉20克

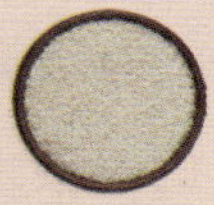
糯米60克

做法 将桂圆肉浸泡1小时，洗干净，与糯米一起加水煮粥。

枸杞叶炒猪心

材料

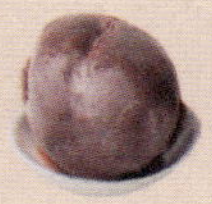
猪心1个

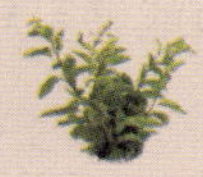
枸杞叶100克

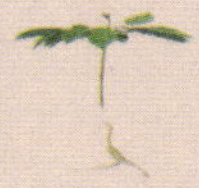
人参叶100克

做法 猪心切丁，与枸杞叶、人参叶用花生油按常法炒熟佐餐。适用于气血两虚型患者。

莲子百合猪心汤

材料

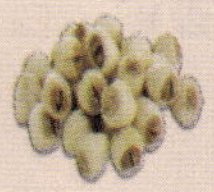
莲子30克

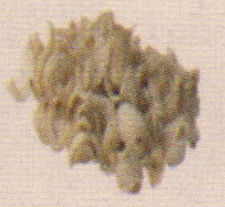
百合30克

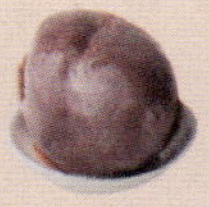
猪心200克

做法 猪心切片，加水与莲子、百合共煨汤，肉熟后调味即成。适用于心悸、失眠、头昏、遗精等。

黄芪黄鳝猪肉汤

材料

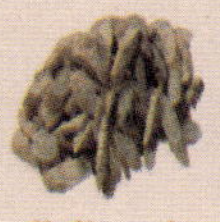
黄芪30克

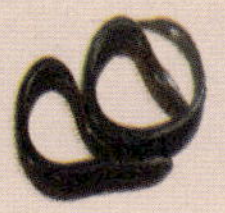
黄鳝2条

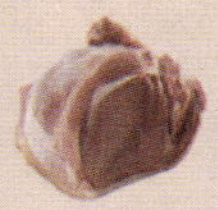
瘦猪肉60克

做法 将黄鳝去内脏，切段，同瘦猪肉、黄芪加水共煮熟去黄芪后食用。

羊肉枸杞子汤

材料

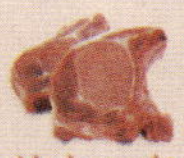
羊肉60克

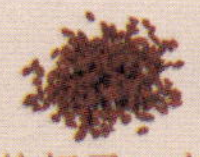
枸杞子30克

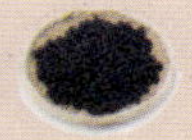
黑豆30克

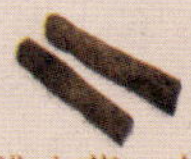
淮山药20克

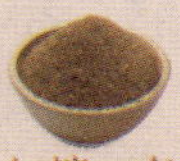
红糖25克

做法 将羊肉、枸杞子、黑豆、淮山药洗干净，羊肉切块，加红糖，一起用水煎熟，喝汤吃羊肉。

心绞痛

Xin Jiao Tong

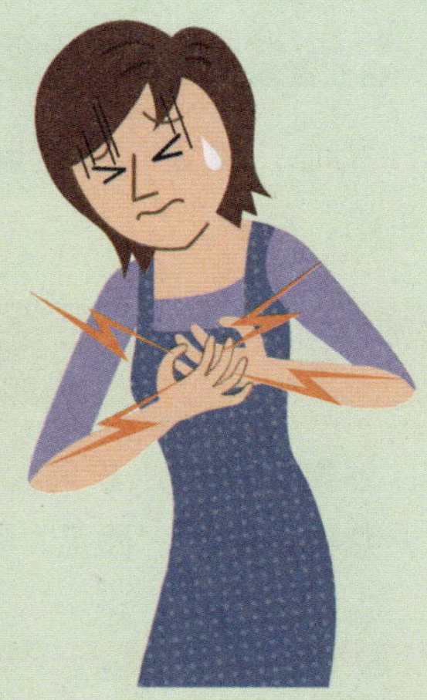

【病症简介】心绞痛是冠状动脉供血不足，心肌急剧的、暂时缺血与缺氧所引起的以发作性胸痛或胸部不适为主要表现的临床综合征。

【病症类型】劳力性心绞痛：患者心绞痛发作由体力劳累、情绪激动或其他引起心肌耗氧增加的情况所诱发。

自发性心绞痛：心绞痛发作与劳累或情绪激动无关。

混合性心绞痛：指患者胸痛的发作既可以在劳累时也可以在休息时。

临床表现

阵发性的前胸压榨性疼痛感觉，疼痛主要位于胸骨后部，可放射至心前区与左上肢，常发生情绪激动时，每次发作3～5分钟，可数日一次，也可一日数次，休息或用硝酸酯制剂后消失。

致病原因

心绞痛的直接发病原因是心肌供血不足，而心肌供血不足主要缘于冠心病。有时候，其他类型的心脏病或者失控的高血压也能够引起心绞痛。

宜吃食物

大豆、芝麻、菇类、大蒜、洋葱、木耳、紫菜、海带、青菜、胡萝卜、鲤鱼、海鱼、柑橘、大枣、山楂。

慎食食物

油炸食品、肥肉、辣椒、白酒、咖啡。

推荐养生食疗方

薤白粥

材料

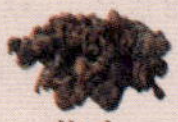
薤白

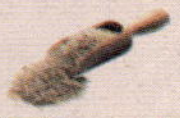
粳米100克

做法 将薤白与粳米100克共煮粥。煮熟后油盐调味食用。适用于冠心病之胸闷不舒或心绞痛，老年人慢性肠炎、菌痢。

蜂蜜水

材料

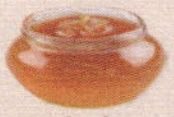
蜂蜜

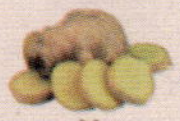
姜

做法 将蜂蜜加水调后饮用，或加少量姜汁服用。主治卒心痛。

变态反应性疾病

Bian Tai Fan Ying Xing Ji Bing

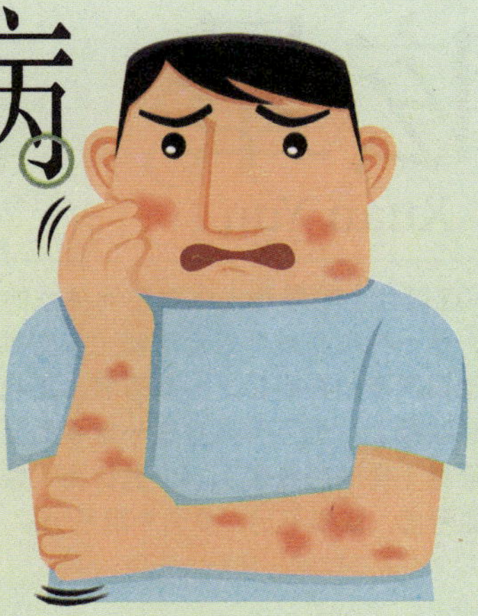

【病症简介】变态反应性疾病是一组包括免疫或非免疫机制、常常是突发的、涉及多个器官的严重临床症状，是一个具有多种诱发物、致病机制不尽相同的临床综合征。

【病症类型】变应性皮炎：主要表现为皮肤红肿、搔痒、疼痛、荨麻疹、湿疹、丘疹、风团皮疹等。

变应性哮喘：致敏介质作用于支气管上，使支气管平滑肌痉挛，导致广泛小气道狭窄。

变应性鼻炎：受到外界源引起的不断打喷嚏的病症。

临床表现

症状呈全身性，轻重不等。胃肠道症状有恶心、呕吐、腹绞痛、腹泻，其中腹痛常是本病的早期表现，胃肠道症状不常见，而且决不会单独出现。泌尿生殖系统表现有尿失禁、子宫收缩。

致病原因

①食物诱发，如牛奶、蛋清、花生和其他豆科植物、坚果等。②与禽类有关的疫苗易引起不良反应。③膜翅目昆虫，如蜂类，可引起致敏者发生局部或全身过敏症。④寒冷亦可诱发过敏症。

宜吃食物

小白菜、西红柿、包菜、花菜、菇类、洋葱、木耳、鹌鹑蛋、猪肉、柑橘、柠檬、菠萝、猕猴桃、黄豆、花生、核桃、芝麻。

慎食食物

海鲜、鸡蛋、花生、牛奶、茶、酒、辣椒、草莓。

推荐养生食疗方

红枣粥

材料

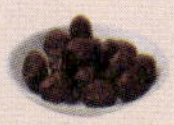

红枣20克

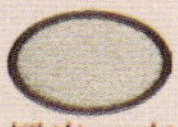

糯米60克

做法：将红枣对半切开，洗干净，浸泡30分钟，与糯米一起加水煮粥。

黑木耳炒青菜

材料

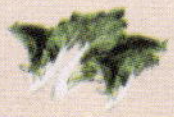

小白菜300克

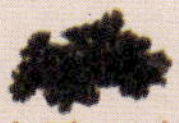

木耳100克

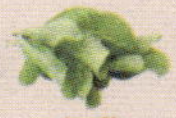

青菜

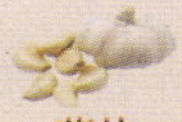

蒜片

做法：将泡好的木耳洗干净，切成小块，青菜洗干净切段，锅中放油，放入蒜片，然后放入青菜翻炒，待青菜变软时，加入木耳、盐一起翻炒。

眩晕

Xuan Yun

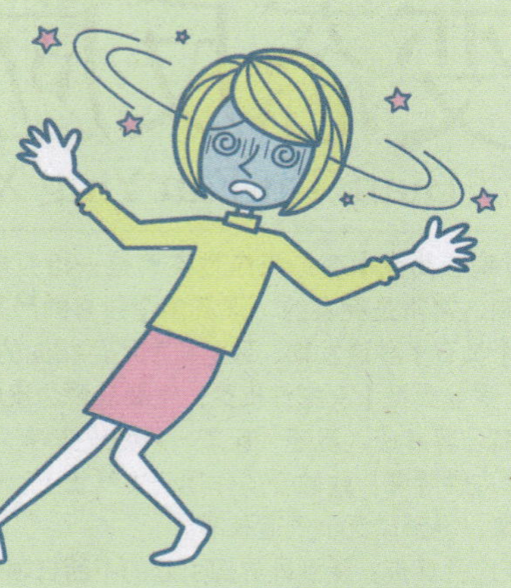

【病症简介】眩晕是人体对空间关系的定向或平衡感觉障碍，是一种自身或外景运动错觉或幻觉。发作时多数患者感觉周围事物在旋转，少数患者出现视物摆动或摇晃（他动感眩晕）；也可有自身在一定平面上转动、倾倒、沉浮或摇晃（自动感眩晕）。中医认为，眩晕多为肝阳上亢，气血亏虚，肾精不足，痰浊中阻所为。

临床表现

①真性眩晕呈阵发性的外物或本身的旋转、倾倒感、堕落感，症状重，多伴有明显的恶心、呕吐等植物神经症状，持续时间较短。②假性眩晕为外物或自身的摇晃不稳感，或左右或前后晃动。

致病原因

引起眩晕的疾病种类很多，不同的疾病的原因也是不一样的。贫血、高脂血、动脉硬化、颈椎病、心脏病、美尼尔综合征及白血病等血液疾病也可能会引起眩晕。

病症类型

旋转性眩晕：多由前庭神经系统及小脑的功能障碍所致，以倾倒的感觉为主，感到自身晃动或景物旋转。

一般性眩晕：多由某些全身性疾病引起，以头昏的感觉为主，感到头重脚轻。

相关常识

①患者应注意休息，适当参加体育锻炼，劳逸结合。
②调适情志，避免精神刺激；痰浊上扰者，饮食宜清淡。
③居室宜安静，光线暗淡，保证充足的睡眠，还应保持心情舒畅，情绪稳定。
④发作时应卧床休息，室内宜安静，空气要通畅，光线尽量暗些。避免刺激性食物及烟酒，饮食宜少盐。
⑤患高血压病的人应当慎用肥甘辛辣之物。在眩晕症的急性发作期，应适当控制水和盐的摄入量。现代医学认为，这样可减轻内耳迷路和前庭神经神经核的水肿，从而使眩晕症状缓解或减轻发作。

宜吃食物

牛肉、乌鸡、荠菜、菠菜、芹菜、核桃、黑豆、何首乌、枸杞子、猕猴桃、金橘、银耳、山药、莲子、红糖。

慎食食物

蛋黄、鹅肉、肥肉、熏肉、咸菜、辣椒、芥菜、蜂蜜、大枣、槟榔、青枣、桂圆、黄芪。

推荐养生食疗方

食疗方	材料	做法
鸡蛋红糖	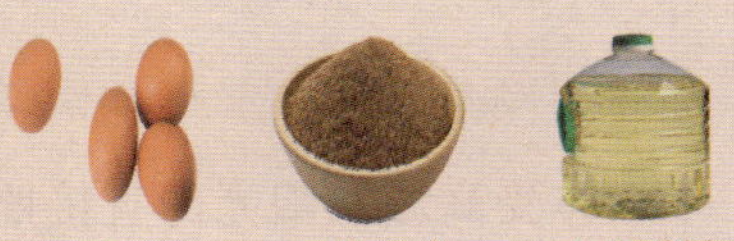 鸡蛋2个　红糖30克　豆油适量	豆油适量放锅内烧热，将鸡蛋，红糖（放一点水搅拌）倒入锅内煎熟，空腹服用，连服10天。为巩固疗效，也可多服几天。
芹菜苦瓜汤	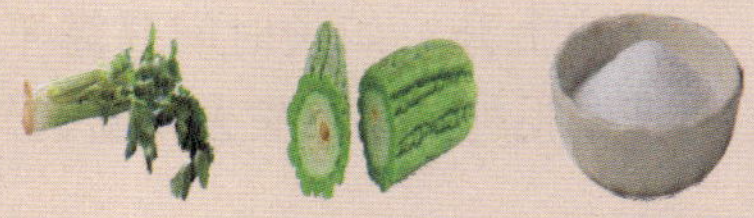 芹菜500克　苦瓜60克　砂糖适量	将芹菜、苦瓜，用沸水烫2分钟，切碎绞汁，加砂糖适量，开水冲服，每日1剂，连服数日。适用于高血压引起的眩晕。
乌鸡粳米粥	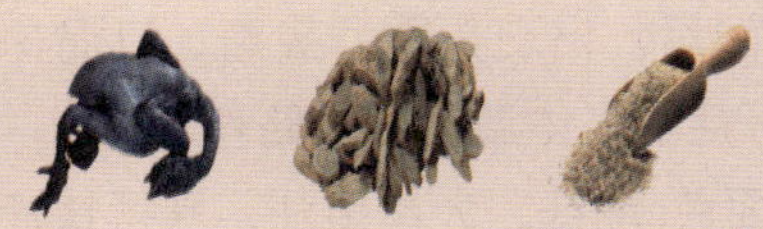 乌鸡1只　黄芪15克　粳米100克	乌鸡剖洗干净，浓煎鸡汁，黄芪煎汁，与粳米共煮粥，早晚趁热服食。适用于气血两亏之眩晕患者。
甘菊粳米粥	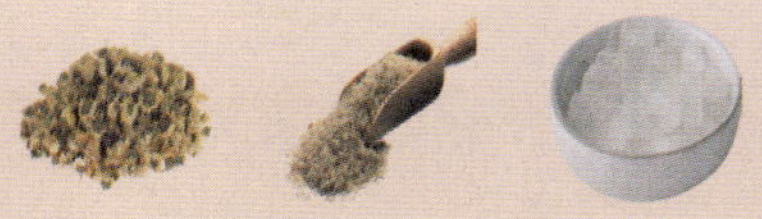 洋甘菊15克　粳米60克　冰糖	将洋甘菊洗净，与粳米、冰糖适量煮粥，早晚餐服用，每日1次，连服7日。适用于高血压、肝火亢盛之眩晕。
荔枝粳米粥	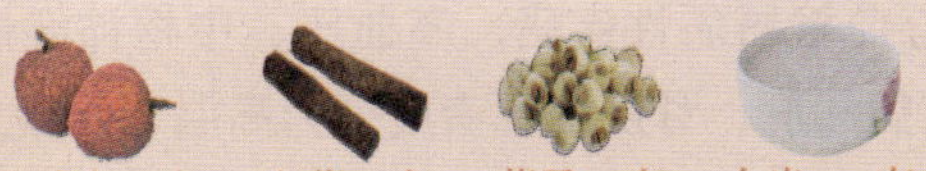 荔枝肉50克　山药10克　莲子10克　大米250克	将荔枝肉、山药、莲子加入适量水一起煎煮至软烂时再放入大米，煮成粥即可。日服2次，适用于脾虚血亏之眩晕者。

中暑

Zhong Shu

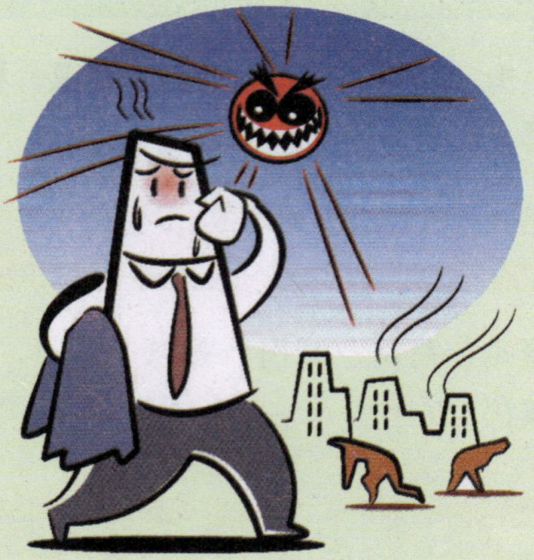

【病症简介】中暑是指在高温和热辐射的长时间作用下，机体体温调节障碍，水、电解质代谢紊乱及神经系统功能损害的症状的总称，颅脑疾患的病人，老弱及产妇耐热能力差者，尤易发生中暑。中暑是一种威胁生命的急诊病，若不给予迅速有力的治疗，可引起抽搐和死亡，永久性脑损害或肾脏衰竭。

临床表现

感觉烦热难受，体温升高（往往超过40℃），皮肤潮红，但干燥无汗，继而意识模糊、恶心呕吐、血压降低、脉搏快而弱，终至昏迷（可于数小时内致死）。患者以高温作业者为多。

致病原因

人体受高温及阳光的直接照射，使体温调节功能失常而发生排汗困难，又以外界气温太高而身体无法散温，因而体温急速上升。如长时间暴露于高温下，会使中枢神经系统失去体温调节作用。

病症类型

先兆中暑是患者在高温环境中劳动一定时间后，出现头昏，头痛，口渴，多汗，全身疲乏，心悸，注意力不集中，动作不协调等症状，体温正常或略有升高。

轻症中暑，除有先兆中暑的症状外，出现面色 潮红，大量出汗，脉搏快速等表现，体温升高至38.5℃以上。

重症中暑，包括热射病、热痉挛和热衰竭三型。

相关常识

①预防中暑应从根本上改善劳动和居住条件，隔离热源，降低车间温度，调整作息时间，供给含盐的清凉饮料。对有心血管器质性疾病、高血压、中枢神经器质性疾病，明显的呼吸、消化或内分泌系统疾病和肝、肾疾病患者应列为高温车间就业禁忌症。

②发现中暑者应迅速撤离引起中暑的高温环境，选择阴凉通风的地方休息，并多饮用一些含盐分的清凉饮料。还可以在额部、颞部涂抹清凉油、风油精等，或服用人丹、十滴水、藿香正气水等中药。

宜吃食物

海带、紫菜、豆制品、土豆、西红柿、丝瓜、冬瓜、黄瓜、苦瓜、扁豆、绿豆、马蹄、西瓜、香蕉、梨、猕猴桃、草莓。

慎食食物

牛肉、羊肉、鸡肉、肥肉、咸鱼、带鱼、黄鳝、鹌鹑、辣椒、胡椒、生姜、芥末、韭菜、洋葱、大蒜、荔枝、榴莲、金橘、芒果、桂圆、红枣、板栗。

推荐养生食疗方

	材料	做法
苦瓜茶	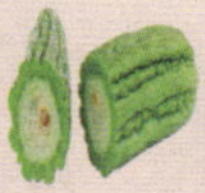 鲜苦瓜1个 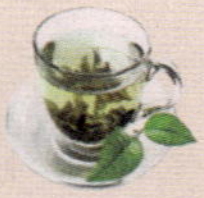 绿茶3克	将苦瓜去瓤切碎，与绿茶加水煎服。适用于重症中暑伴昏迷者。
绿豆酸梅汤	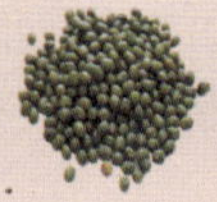 绿豆150克 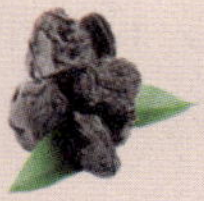 酸梅100克 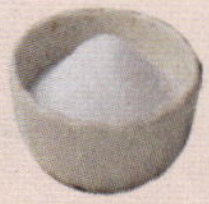 白糖	将绿豆、酸梅，加水煮烂，加适量白糖，凉后即成。
冬瓜米仁炖鸭	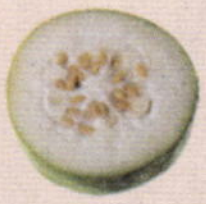 冬瓜500克 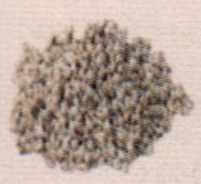 米仁30克 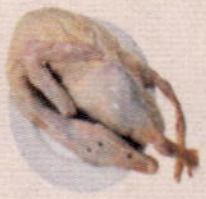 鸭1只	将鸭去毛及内脏，洗净切块，冬瓜去皮切块，与米仁同放锅中，加水适量煮汤服食。适用于中暑先兆及轻症患者。
冬瓜莲叶粥	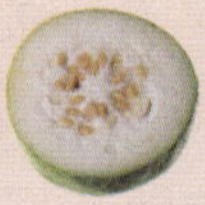 冬瓜10克 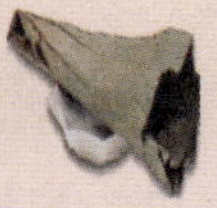 莲叶1张 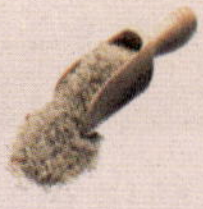 粳米60克	冬瓜、莲叶、粳米，加水同煮粥吃。每天一剂，连服4～5天。
山楂汤	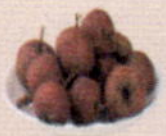 山楂片100克 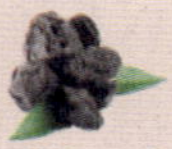 酸梅50克 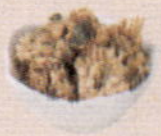 白菊花100克 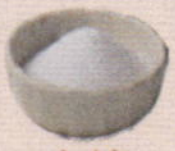 白糖	山楂片、酸梅、加水煮烂，放入白菊花，烧开后捞出，然后放入适量白糖，凉后即可饮用。

尿频

Niao Pin

【病症简介】正常成人白天排尿4~6次，夜间0~2次，次数明显增多称尿频。由于多种原因可引起排尿次数增多，但无疼痛，又称排尿频数。正常成人每天日间平均排尿4～6次，夜间就寝后0～2次，婴儿昼夜排尿20～30次。尿频的原因较多，最常见的为尿路感染，老年人尿频的主要原因是前列腺肥大，妊娠妇女尿频的主要原因是子宫压迫膀胱所致。

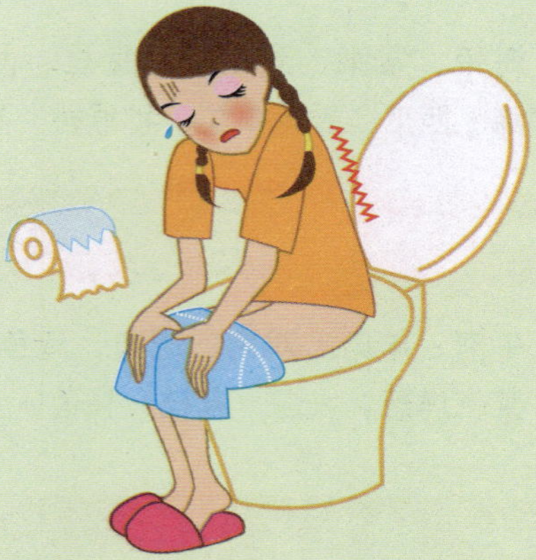

临床表现

尿次数增多而每次尿量正常，因而全日总尿量增多，见于糖尿病、尿崩症、急性肾功能衰竭多尿期等，排尿次数增多而每次尿量减少，或仅有尿意并无尿液排出。

致病原因

①生理情况，大量饮水或吃西瓜等，进食的水量增加，经过肾脏调节和过滤，尿量会增加。②炎症刺激，如果膀胱内有炎症，神经感受阈值降低，尿意中枢会处于兴奋状态，因此而产生尿频。

病症类型

夜间尿频：夜间尿量多，但是尿床的次数不多，白天无尿频。一般是由肾虚引起的。

觉醒障碍型尿频：觉醒障碍突出，白天无尿频。病理机制是神经传导功能调节障碍。

混合型尿频：分为三类：昼夜尿频+觉醒障碍；昼夜尿频+夜间多尿；觉醒障碍+夜间多尿。

相关常识

①尿频患者应及时排尿：排尿时，尿液将尿道和阴道口的细菌冲刷掉，有天然的清洁作用；避免污染：引起感染的细菌最常见的是大肠杆菌。所以大便后用干净的卫生纸擦拭，要按从前往后的顺序，以免污染阴道口。如果洗手间有冲洗设备，最好认真地冲洗肛门部位；②补充维生素C：维生素C能提高尿液的酸度，使各种诱发尿道感染的细菌不易生存。所以，多喝橙汁、柠檬酸、猕猴桃汁之类的富含维生素饮料对预防尿路感染有益。

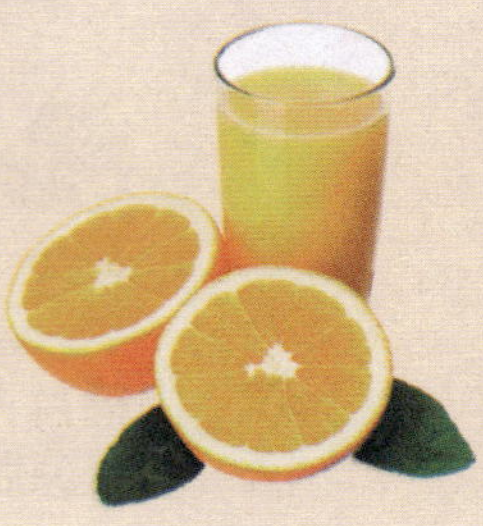

宜吃食物

鸡肠、猪肚、猪腰、猪肝、猪肉、鸭肉、海参、香菇、韭菜、豆腐、糯米、黑芝麻、银耳、绿豆、栗子、橘、柑、苹果、枣、桂圆、橙子、香蕉、猕猴桃、木瓜。

慎食食物

冬瓜、西瓜、玉米须、螺蛳、蚌肉、辣椒、芥末、胡椒、牛奶、巧克力、薏苡仁、赤小豆、鲤鱼。

推荐养生食疗方

糯米糕	材料 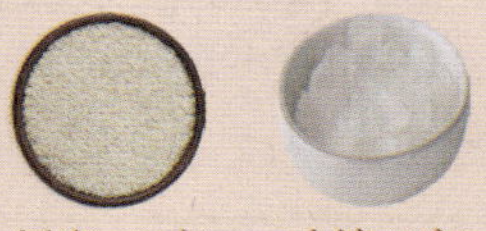 糯米120克 冰糖20克	做法 取糯米入笼加水蒸熟，拌入冰糖，再以文火蒸5分钟即可食用。每日1次，连吃1周。
羊肉黄芪汤	材料 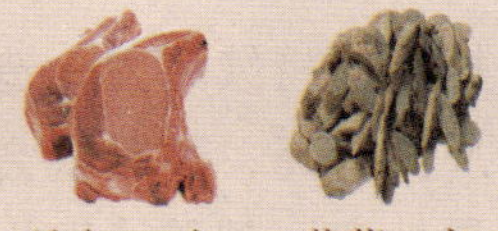 羊肉500克 黄芪50克	做法 将羊肉、黄芪一同放入锅内，加适量水及调料共煎汤，分次食服。
猪肝黑豆粥	材料 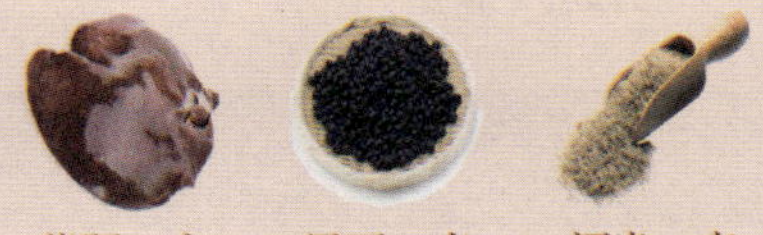 猪肝30克 黑豆30克 粳米15克	做法 将食材洗干净，猪肝切片，加清水适量，共煮成粥，连续服用7～10天。
香菇炖红枣	材料 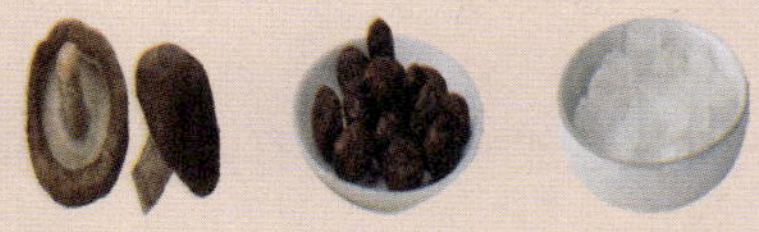 香菇40克 红枣40克 冰糖40克	做法 将香菇、红枣、冰糖共蒸熟。每日早晚各吃1次，连吃1周为一疗程。
巴戟鸡肠汤	材料 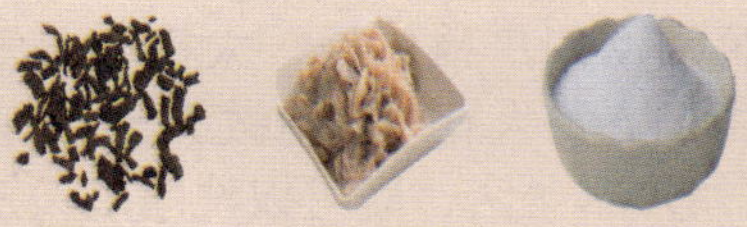 巴戟15克 鸡肠2副 食盐	做法 将鸡肠剪开洗净，加清水适量与巴戟同煎至1碗。用食盐调味，饮汤食鸡，每日分2次服用。

外科、骨科疾病

痔疮

Zhi Chuang

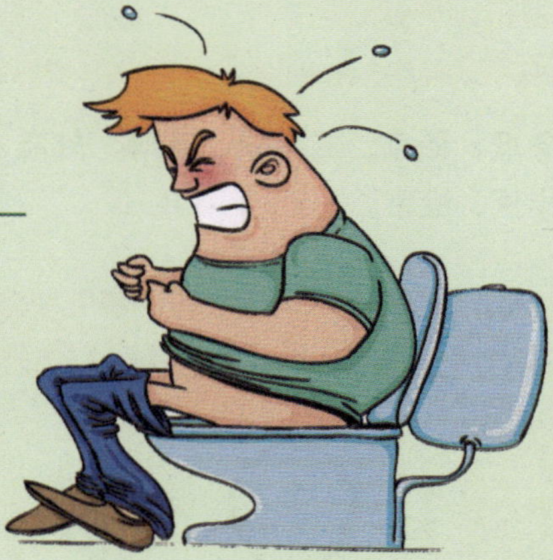

【病症简介】痔疮是一种最常见的肛门疾病，包括内痔、外痔、混合痔，是肛门直肠底部及肛门黏膜的静脉丛发生曲张而形成的一个或多个柔软的静脉团的一种慢性疾病。是发生在肛门内外的常见病、多发病。多数学者认为是“血管性肛管垫”，是正常解剖的一部分，只有合并出血、肛脱垂、疼痛等症状时，才能称为病。

临床表现

排便时出血：呈滴注或喷射状；痔块脱出：较重者在排粪或腹压增加时有痔块脱出肛外；疼痛：血栓性外痔、内痔发生感染或脱出嵌顿时疼痛明显；肛门皱襞充血、肿胀,并有少量分泌物。

致病原因

通常当排便时持续用力，造成此处静脉内压力反复升高，静脉就会肿大。无论内痔还是外痔，都可能发生血栓。在发生血栓时，痔中的血液凝结成块，从而引起疼痛。

病症类型

内痔：位于齿线以上，表面覆盖黏膜。

外痔：位于齿线下，表面覆盖皮肤，分为炎性外痔、静脉曲张性外痔、血栓性外痔、结缔组织性外痔。

混合痔：跨越齿线上下，内痔和外痔在同一部位连成一体，具有内痔、外痔的特征。

相关常识

痔疮患者应加强锻炼，经常参加多种体育活动如广播体操，太极拳，气功，踢毽子等；预防便秘；保持肛门周围清洁；收缩肛门，每天有意识地做3~5次肛门收缩，可增强括约肌功能，促进局部血液循环；便后用热水坐浴，既可以洗净肛门皮肤皱折内的污物，也可以促进局部血液循环，对保持肛门部的清洁和生理功能有重要作用。

宜吃食物

芹菜、菠菜、韭菜、黄花菜、茭白、竹笋、猪大肠、羊大肠、苹果、桃、西瓜、胡桃肉、赤小豆、槐花、黑芝麻、肉苁蓉。

慎食食物

辣椒、胡椒、生姜、大茴香、蒜、葱、虾、海参、海蜇、蟹、牛肉、公鸡、鲤鱼、鲫鱼、橘子、枣、龙眼、杏、李、菠萝、荔枝。

推荐养生食疗方

白糖炖鱼肚

材料

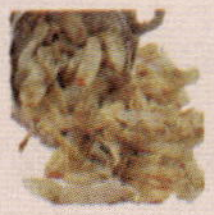
鱼肚25克

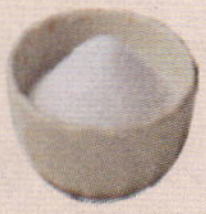
白砂糖50克

做法 将鱼肚和白砂糖同放砂锅内，加水适量炖熟。每日服1次，连续服用。适用于痔疮。

清蒸黄鳝

材料

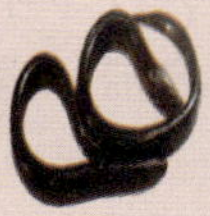
黄鳝250克

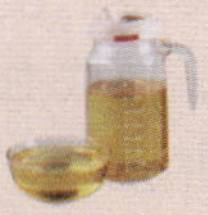
植物油适量

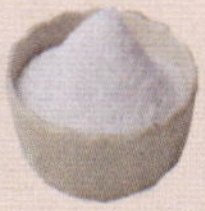
精盐适量

做法 将黄鳝去肠杂洗净，切段，加植物油、精盐调味，隔水蒸熟。佐餐顿服。适用于痔疮及痔疮出血等症。

绿豆糯米猪肠

材料

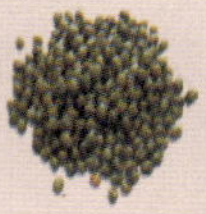
绿豆60克

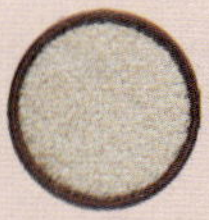
糯米30克

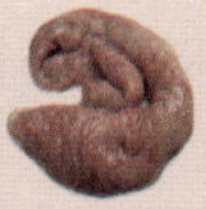
猪大肠300克

做法 将猪大肠洗净，把绿豆、糯米灌人猪大肠内并加水适量，肠两端用线扎紧，放砂锅内加水煮2小时即可。隔日1次，连服7～8日为1个疗程。适用于痔疮初起。

木耳柿饼汤

材料

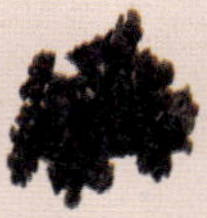
木耳6克

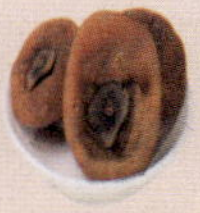
柿饼50克

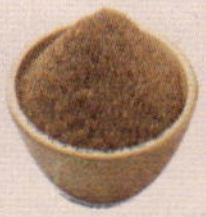
红糖50克

做法 将上3味同置锅中，加水适量，煮汤。每日服1剂，连服5～6日。适用于痔疮，痔核初发，黏膜瘀血，肛门瘙痒不适，伴有异物感，或轻微出血，疼痛等症。

黄花菜木耳汤

材料

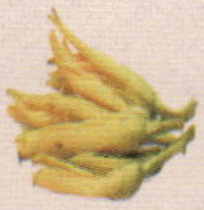
黄花菜100克

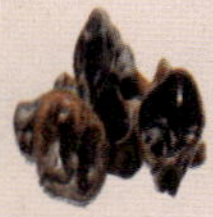
木耳25克

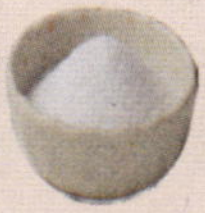
白糖5克

做法 将黄花菜、木耳洗净，拣去杂质，加水煮1小时，原汤加白糖调服。每日1剂。适用于痔疮。

冻疮

Dong Chuang

【病症简介】冻疮是由于寒冷引起的局限性炎症损害。冻疮是冬天的常见病，其中主要是儿童、妇女及老年人。冻疮一旦发生，在寒冷季节里常较难快速治愈，要等天气转暖后才会逐渐愈合。典型皮损为局限性指盖、蚕豆大小、暗紫红色隆起水肿性斑块或硬结，境界不清，边缘鲜红色，中央青紫色，表面紧张光亮、触之冰凉、压之褪色、去压后恢复较慢。

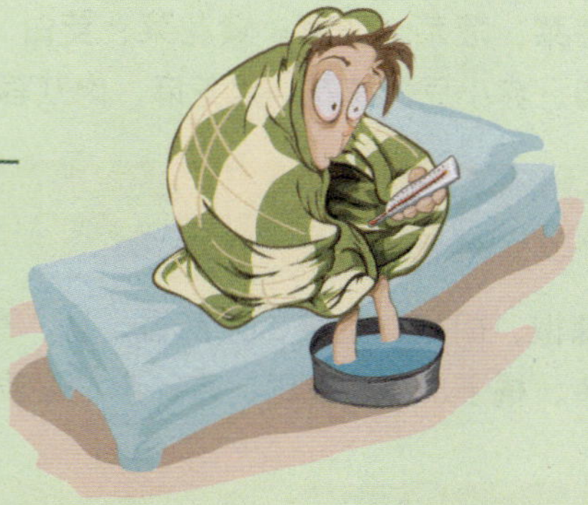

临床表现

冻疮初起为局部性蚕豆至指甲盖大小紫红色肿块或硬结，自觉局部有胀感、瘙痒，遇热后更甚，严重者可有水疱，破溃后形成溃疡，经久不愈。肢端血运不好，手足容易出汗以及慢性营养不良者更容易发生。

致病原因

中医认为冻疮是由于暴露部位御寒不够，寒邪侵犯，气血运行，凝滞引起西医认为是由于冬季气候寒冷，外露的皮肤受到寒冷的侵袭，皮下小动脉发生痉挛收缩，造成血液瘀滞，导致组织细胞受到损害所致。

病症类型

局部性冻疮：主要发于手背、足跟、耳廓等暴露部位，多呈对称性，皮肤红肿、硬结、斑块，暖热时自觉灼热、痒痛。

全身性冻疮：疲乏无力，视物模糊，不省人事，呼吸变浅，脉搏细弱，甚至呼吸、心跳停止而死亡。

相关常识

冻疮是长期暴露于寒冷环境中而引起的局限性红斑炎症性皮肤损伤。为冬季常见病，患者多具有冻疮素质。至春季转暖后自愈，但转年冬季易复发。入冬时节应该注意局部特别是冻疮好发部位的保暖；鞋袜不宜过紧，鞋袜过紧，会使脚部血液循环变差；有过冻疮病史的人，可在每年入冬以前，治疗其有关疾病或提早服用一些能改变远端末梢循环的药物。

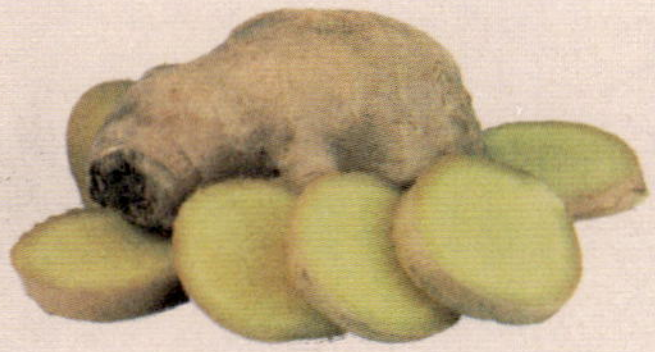

宜吃食物

猪肉、牛肉、羊肉、鲤鱼、肉桂、茴香、花椒、肉蔻、白菜、萝卜、茄子、冬瓜、山楂、西瓜。

慎食食物

桃子、杏、银杏、芒果、杨梅、樱桃、荔枝、甜瓜、梨子、甘蔗、虾、螃蟹、带鱼、鲫鱼、菠菜、香菇、香菜、韭菜、竹笋、芥菜、南瓜。

推荐养生食疗方

当归生姜羊肉汤

材料

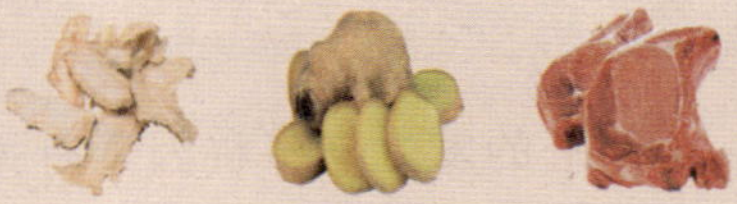

当归15克　生姜20克　羊肉500克

做法 全部食材进行水煎，待羊肉烂熟后去药渣，吃肉喝汤。1~2日一剂，以10剂为一个疗程，本方适用于有冻疮史的病人服用，可以预防冻疮。

桂姜粥

材料

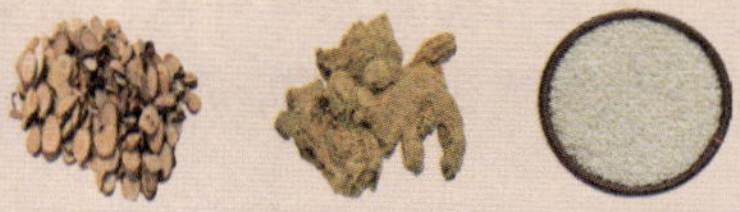

桂枝10克　干姜3克　糯米50克

做法 先把桂枝、干姜加水煎煮，用其汁液与糯米煮粥。早晚分次食用。适用于冻疮。

山楂当归红枣粥

材料

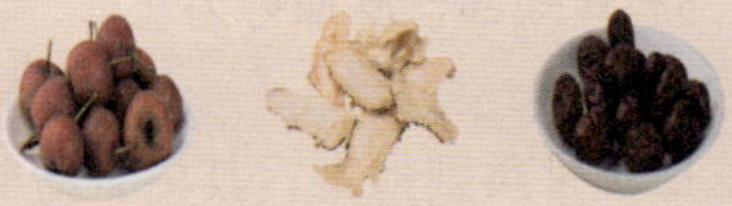

山楂15克　当归15克　红枣10克

做法 将山楂、当归、红枣，煮食食用。适用于冻疮。

川椒吴萸粥

材料

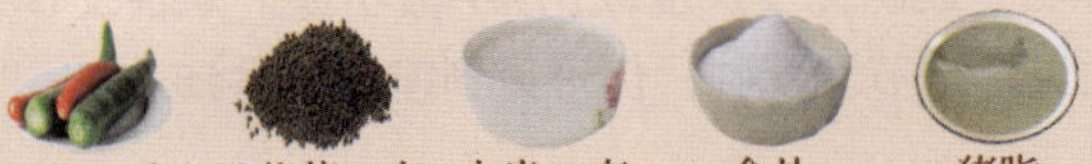

川椒 3 克　吴茱萸 3 克　大米50克　食盐　猪脂

做法 将川椒、吴茱萸研为细末备用，先取大米煮粥，待熟后，调入两药粉、食盐、猪脂等服食，每日1剂。适用于冻疮。

痤疮

Cuo Chuang

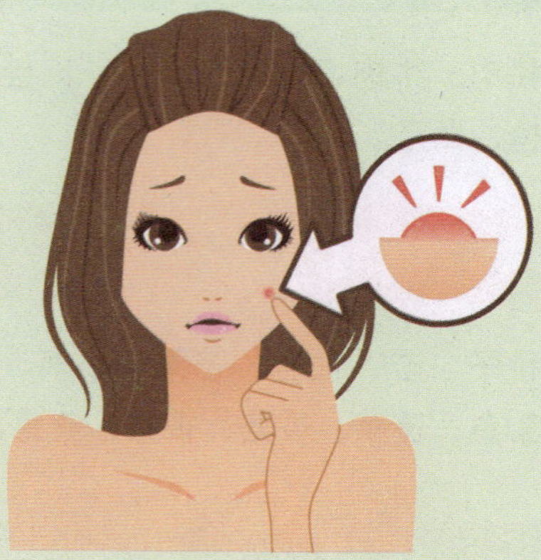

【病症简介】痤疮，俗称青春痘、粉刺、暗疮，中医古代称面疮，酒刺。是皮肤科常见病，多发病。是一种发生于毛囊皮脂腺的慢性皮肤病,多发于头面部，颈部，前胸后背等皮脂腺丰富的部位。好发于青春期的男性和女性，男性略多于女性，但女性发病早于男性。痤疮是一种多因素的疾病，其发病主要与性激素水平、皮脂腺大量分泌、痤疮丙酸杆菌增殖及炎症等因素相关。

临床表现

初起皮损多为位于毛囊口的粉刺，分白头粉刺和黑头粉刺两种，在发展过程中可产生红色丘疹、脓疱、结节、脓肿、囊肿及疤痕；皮损好发于颜面部，尤其是前额、颊部、颏部。

致病原因

痤疮的发生与多种因素有关，如饮食结构不合理、精神紧张、内脏功能紊乱等。但主要诱因是青春期发育成熟，体内雄性激素水平升高，聚集成黄白色物质栓塞在毛孔内，形成粉刺。

病症类型

寻常性痤疮：皮损好发于面颊、额部、颊部和鼻颊部，皮损可为丘疹、粉刺、炎性丘疹、脓疱等。

聚合性痤疮：是痤疮中最严重的一型，包括各种类型损害，其中有粉刺、丘疹、脓疱、囊肿及破溃流脓的瘘管，愈合后形成显著的瘢痕或瘢痕疙瘩。

爆发性痤疮：为痤疮丙酸杆菌引起的免疫反应或用维A酸引起。急性发作，全身不适，皮损多为囊肿性溃疡，痛性炎性结节及囊肿，仍可见到痤疮样发疹。

相关常识

①如果经常生青春痘，则应在生活中注意饮食的平衡搭配，有意识地调整饮食结构，有助于痤疮的预防。

②痤疮患者应多吃新鲜水果、果汁、各种新鲜蔬菜；在生活中要注意劳逸结合，规律生活，保证每天8小时的睡眠；痤疮患者在皮肤护理方面，应尽量不化妆或着淡妆。

③要根据皮肤类型，选择合适的面部清洁剂和保湿剂，并养成良好的洗护习惯。

宜吃食物

白菜、芹菜、苦瓜、西红柿、黄花菜、茭白、竹笋、萝卜、茄子、冬瓜、苹果、桃、西瓜、胡桃肉、柠檬。

慎食食物

辣椒、葱、蒜、猪油、奶油、肥肉、猪脑、猪肝、海鳗、海虾、海蟹、带鱼、白糖、冰糖、红糖、葡萄糖、巧克力、冰激凌。

推荐养生食疗方

绿豆薏苡仁汤

材料

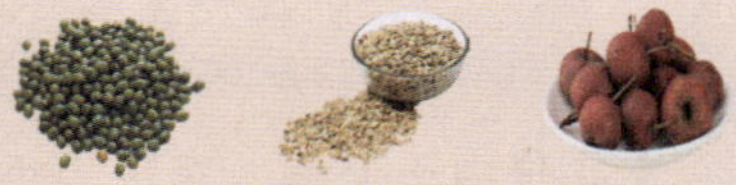

绿豆25克　薏苡仁25克　山楂10克

做法 将全部食材洗净，加清水，泡30分钟后煮开，沸几分钟后即停火，不要揭盖，焖15分钟即可，当茶饮。每天3～5次。

芹菜雪梨饮

材料

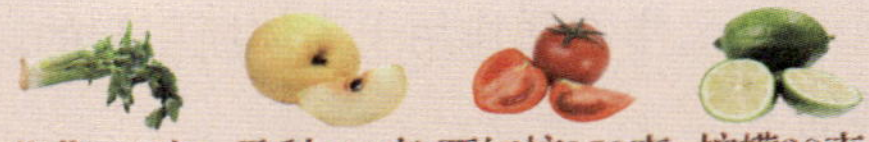

芹菜100克　雪梨130克　西红柿150克　柠檬30克

做法 将上四味同捣烂，绞汁服用，每日一剂。适用于面部炎症，丘疹、潮红，口干渴、唇红。

海带汤

材料

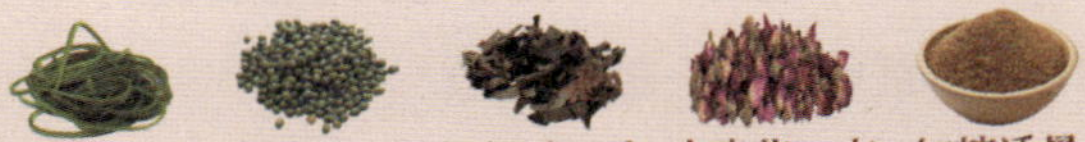

海带30克　绿豆30克　枇杷叶15克　玫瑰花10克　红糖适量

做法 将海带洗净，切碎，枇杷叶、玫瑰花用纱布包与绿豆同放锅中，加水适量煮沸15分钟后，兑入红糖，搅至糖完全融化，取出纱布即可。吃海带、绿豆，饮汤。适用于面部炎症，丘疹、潮红，口干渴、唇红。

海藻薏苡仁粥

材料

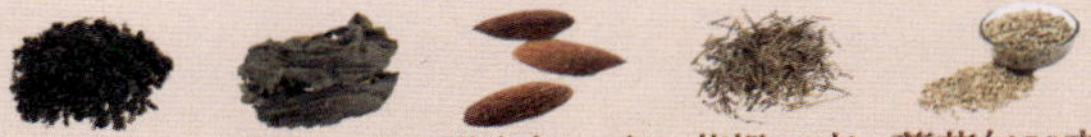

海藻10克　昆布10克　甜杏仁10克　茅根15克　薏苡仁50克

做法 将前四味药加950毫升，煎取汁500毫升，用药汁与薏苡仁同煮成粥即可食用，每日一剂，连用20剂。适用于皮疹色鲜红或伴有脓包，小便赤，舌质红润，苔黄腻，脉滑数。

黑豆仁苏木粥

材料

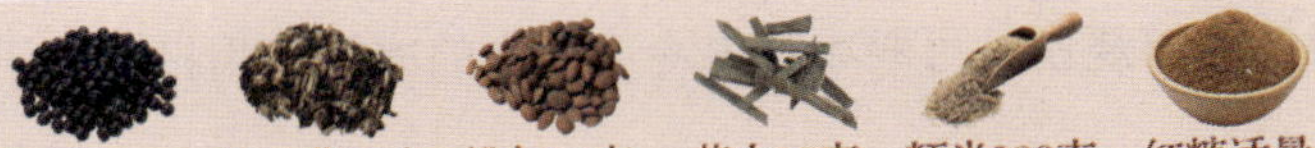

黑豆100克　益母草30克　桃仁10克　苏木15克　粳米100克　红糖适量

做法 将苏木、桃仁、益母草用水煎煮30分钟，取药液500毫升，再将黑豆、粳米加药液和适量水，煮至黑豆粥烂熟，加红糖即可食用。适用于皮疹色紫并见结节或囊肿等损害，舌质黯红或有瘀点，脉弦涩。

烧伤
Shao Shang

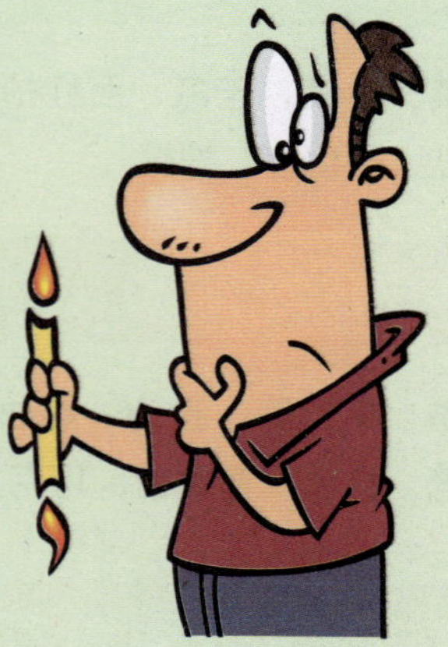

【病症简介】烧伤为日常生活、生产劳动中常见的损伤，烧伤不仅是皮肤损伤，还可深达肌肉、骨骼。一般是指由热力(包括热液，蒸汽、高温气体、火焰，电能、化学物质、放射线，灼热金属液体或固体等)所引起的组织损害。主要是指皮肤和/或黏膜的损害，严重者也可伤及其下组织，也有将热液、蒸汽所致之热力损伤称为烫伤，火焰，电流等引起者称为烧伤。

临床表现

一度烧伤表现为皮肤轻度红、肿、热、疼痛，感觉过敏，表皮干燥，无水泡；二度烧伤损伤较深。皮肤水疱。水疱底部呈红色或白色，充满了清澈、黏稠的液体。触痛敏感，压迫时变白。

致病原因

主要是由于火焰、蒸汤、热水、热油、电流、放射线、激光或强酸、强碱等化学物质作用于人体所引起的。

病症类型

Ⅰ度（红斑）烧伤：达表皮角质层 红肿热痛，感觉过敏。

浅Ⅱ度烧伤：达真皮浅层，部分生发层健在，剧痛，感觉过敏，有水疱，基底部呈均匀红色、潮湿。

深Ⅱ度烧伤：达真皮深层，有皮肤附件残留 痛觉消失，有水疱，基底苍白，间有红色斑点、潮湿。

相关常识

①一旦烧伤，除应立即脱离现场外，尚要迅速脱掉着火的衣服，用自来水冲洗。无自来水处可跳入附近浅塘、河湾，或者用不易着火的覆盖物如大衣、毛毯、雨布、棉被等覆盖灭火。如果是头部烧伤，可取冰箱中冷冻室内的冰块，用打湿的干净毛巾包住作冷敷。

②在饮食上，如果烧伤比较严重，注意要以清淡、易消化的食品为主；少吃辛辣刺激性食品，如辣椒、姜、蒜等；平时可多食鸡蛋、豆类及其制品等易吸收的优质蛋白。

宜吃食物

西瓜汁、梨汁、西红柿汁、菜汤、绿豆汤、红豆、豆浆、黄花菜、茭白、竹笋、芹菜、苦瓜、西红柿、苹果、梨、西瓜。

慎食食物

韭菜、蒜苗、芹菜、菠菜、橘子、樱桃、荔枝、羊肉、猪头肉、辣椒、辣油、芥末、茴香、洋葱。

推荐养生食疗方

	材料	做法
绿豆粉	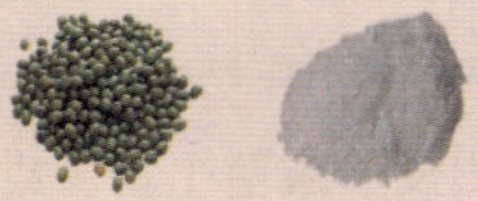 绿豆皮 冰片	绿豆皮适量炒黄，加冰片少许，研为细粉，撒敷于烫伤创面处，有解热、防止感染、保护创面等效果。
南瓜汁	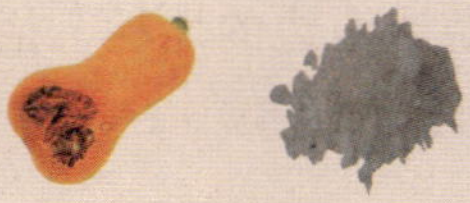 南瓜 芒硝少许	南瓜切开去掉籽，取瓤适量加芒硝少许，共捣成泥状，涂搽于创面处，每天1次，有止痛的作用。
大枣瘦肉汤	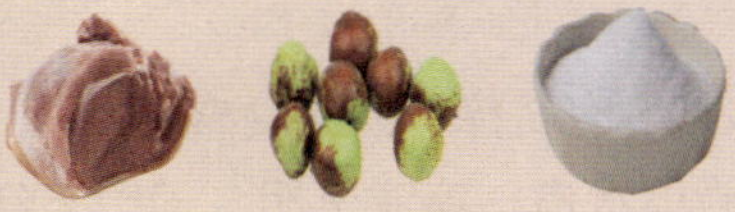 肉200克 枣20克 盐	枣去核洗净。瘦肉洗净切片并用盐和湿淀粉调匀码味；内放清水烧开，加入主料后，用大火烧沸约5分钟后加入葱花，以盐调味即可。
白糖冰片粉	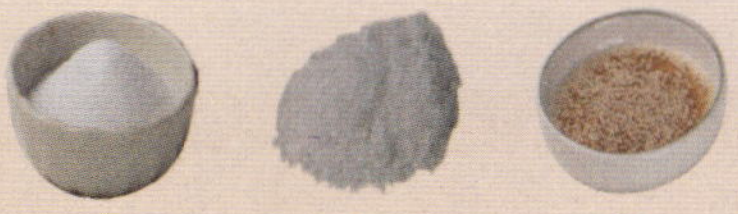 白糖30克 冰片3克 香油	将白糖、冰片研为细粉，用香油调和好，搽抹创面处，每天4次，对轻度烧烫伤有一定治疗效果。

脚气

Jiao Qi

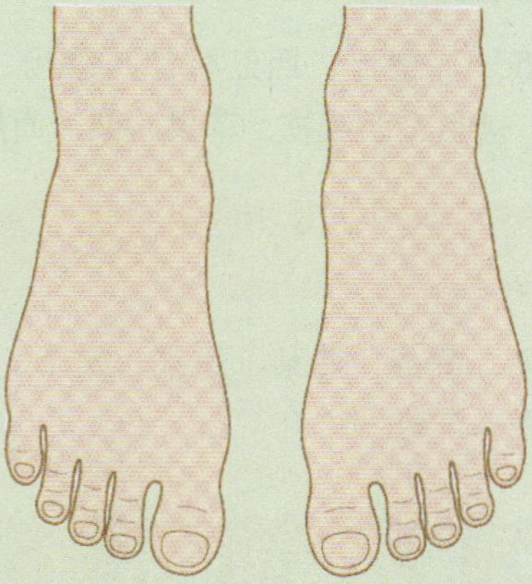

【病症简介】脚气是一种极常见的真菌感染性皮肤病。成人中70%~80%的人有脚气。常在夏季加重，冬季减轻，也有人终年不愈。多见于成年人，男女皆可发病，时轻时重，长期迁延。致病菌多系毛癣菌属与表皮癣菌种，主要菌种有红色毛癣菌、石膏样毛癣菌、絮状表皮癣菌、玫瑰色毛癣菌。红色毛癣菌因其抵抗力强，不易控制，已成为我国当前足癣的主要致病菌。

临床表现

①糜烂型：初起趾间潮湿，浸渍发白或起小水疱，干涸脱屑后，剥去皮屑为湿润、潮红的糜烂面，有奇痒，易继发感染。②水疱型：初起为壁厚饱满的小水疱，有的可融合成大疱，疱液透明，周围无红晕。

致病原因

本病是由皮肤癣菌（真菌或称霉菌）所引起的。足部多汗潮湿或鞋袜不通气等都可诱发本病。皮肤癣菌常通过污染的澡堂、游泳池边的地板、浴巾、公用拖鞋、洗脚盆而传染。

病症类型

糜烂型：初起趾间潮湿，浸渍发白或起小水疱，有奇痒，易继发感染。

水疱型：好发于足缘部，初起为壁厚饱满的小水疱，疱液透明，周围无红晕，自觉奇痒。

角化型：好发于足跟，主要表现为皮肤粗厚而干燥，角化脱屑，搔痒，易发生皲裂。

相关常识

①预防脚气，要保持脚的清洁干燥，汗脚要治疗，勤换鞋袜，趾缝紧密的人可用草纸夹在中间，以吸水通气，鞋子要通气良好。

②不要用别人的拖鞋，浴巾，擦布等，不要在澡堂，游泳池旁的污水中行走；公用澡堂，游泳池要做到污水经常处理，用漂白粉或氯亚明消毒，要形成制度，以防相互传染脚气。

宜吃食物

冬瓜、紫菜、海带、白菜、黄花菜、蘑菇、木耳、猪瘦肉、田螺、鲤鱼、百合、花生、赤小豆、薏苡仁、黄豆、小米、玉米、核桃仁、柑橘、紫葡萄、鲜枣、木瓜。

慎食食物

南瓜、鸡蛋、鸭肉、甜瓜、马蹄、白酒、大蒜、莼菜、蚕蛹、虾子、螃蟹、生鱼、生贝类、槟榔、咖啡、茶、腌制食品。

推荐养生食疗方

青鱼煮韭黄

材料

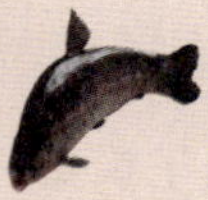
青鱼500克

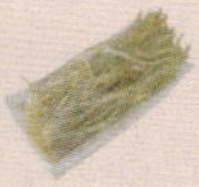
韭黄250克

做法

青鱼洗净，去内脏及鳞，加韭黄煮食。吃肉喝汤。

冬瓜赤小豆汤

材料

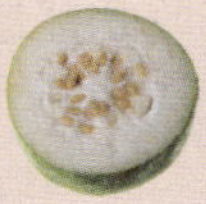
大冬瓜1个

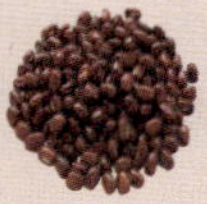
赤小豆130克

做法

将冬瓜切盖去内瓤，装入赤小豆，放糖水中煨熟淡食，或焙燥为丸食，或加水煮至烂熟，分两、三次食。

紫菜车前汤

材料

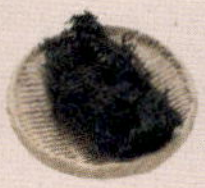
紫菜20克

车前子20克

做法

将紫菜、车前子，煎汤服用，每日1次。

乌梅粥

材料

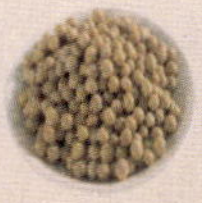
乌梅25克

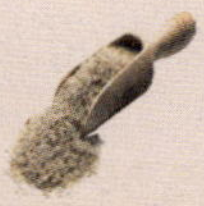
粳米100克

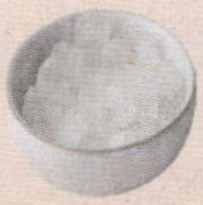
冰糖10克

做法

乌梅洗净，去核；粳米淘洗干净；锅中加入适量冷水，放入乌梅，煮沸约15分钟，去渣留汁；将粳米放入乌梅汁中，煮熟即可，然后加入冰糖。

皮骨黄豆汤

材料

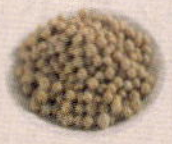
黄豆100克

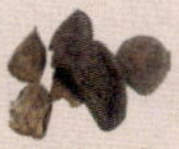
陈皮3克

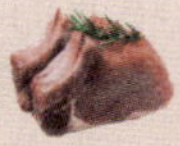
羊骨150克

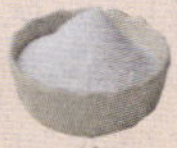
盐

做法

黄豆100克，陈皮3克，羊骨150克。将黄豆、陈皮与羊骨用水炖烂，适加调味品盐等食用。

脱发

Tuo Fa

【病症简介】脱发是指头发脱落的现象。正常脱落的头发都是处于退行期及休止期的毛发，由于进入退行期与新进入生长期的毛发不断处于动态平衡，故能维持正常数量的头发，这就是正常生理性脱发。病理性脱发是指头发异常或过度的脱落。患者通常表现为数量较多的头发脱落，致使头发呈弥漫性或局限性变稀或光秃，有时可伴有眉毛或睫毛等脱落。

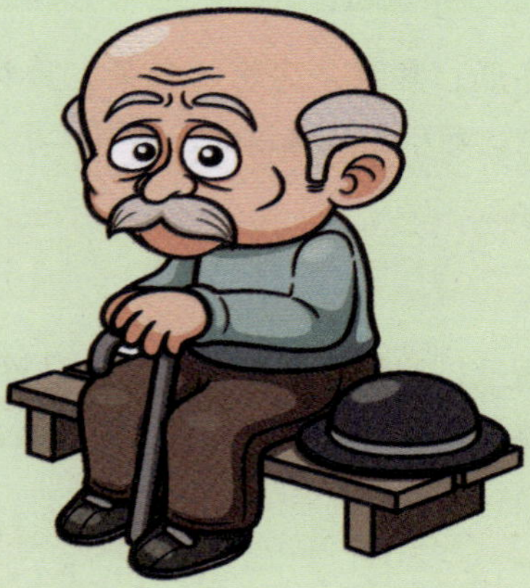

临床表现

脱发的主要症状是头发油腻，亦有焦枯发蓬，缺乏光泽，有淡黄色鳞屑固着难脱，或灰白色鳞屑飞扬，自觉瘙痒。若是男性脱发，主要是前头与顶部的头发稀疏、变黄、变软，终使额顶部出现一片光秃或有些茸毛。

致病原因

①病理性原因，由于病毒、细菌、高热使毛母细胞受到损伤。②物理性原因，空气污染物堵塞毛囊导致的脱发。③营养性原因，消化吸收功能障碍造成营养不良导致脱发。

病症类型

脂溢性脱发：因为腺体发育过大，包裹或挤压住发根的脖子，令发根吸收不到人体的营养而让头发死亡。

病理性脱发：是指因为身体的其他病变其健康的变异或头皮组织的表层皮肤病所造成的并发症脱发现象。

精神性脱发：精神性脱发是因精神压力过度导致的脱发。

相关常识

①随着社会压力不断增大和生活节奏的加快，环境的不断恶化，以及不良饮食的饮食习惯，伴随我们的非健康、亚健康也与日俱增，中国的脱发患者越来越多。

②脱发者要勤洗发，洗头的间隔最好是2～5天。洗发的同时需边搓边按摩，既能保持头皮清洁，又能使头皮活血；不用脱脂性强或碱性洗发剂。

③戒烟、戒酒；消除精神压抑感，精神状态不稳定，每天焦虑不安会导致脱发，压抑的程度越深，脱发的速度也越快。

宜吃食物

芹菜、苋菜、菠菜、芥菜、紫菜、海带、胡萝卜、马铃薯、蛋类、禽类、带鱼、虾、鲤鱼、花生、黑芝麻、玉米、黄豆、黑豆、香蕉、葡萄、柿子、无花果。

慎食食物

葱、蒜、韭菜、花椒、辣椒、腌菜、洋葱、芥末、肥肉、牛肉、金枪鱼、奶酪、黄油、冰激凌、油炸食品。

推荐养生食疗方

何首乌煲鸡蛋

材料

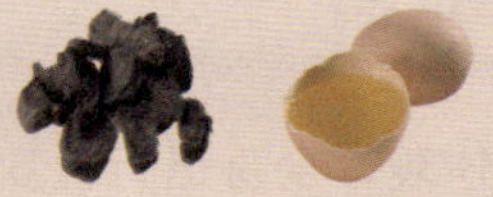

何首乌60克　鸡蛋2个

做法 将何首乌、鸡蛋加水同煮，鸡蛋熟后，去壳取蛋再煮约5分钟，吃蛋饮汤。本品适用于血虚体弱引起的须发早白，脱发过多。

生姜米醋汁

材料

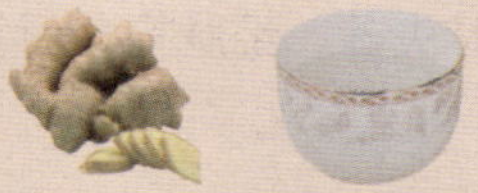

生姜30克　米醋30毫升

做法 将生姜捣烂，加米醋拌匀，涂在秃发处，用纱布捆住。每日更换一次药汁。本方有助于生发养发。

花生衣红枣汤

材料

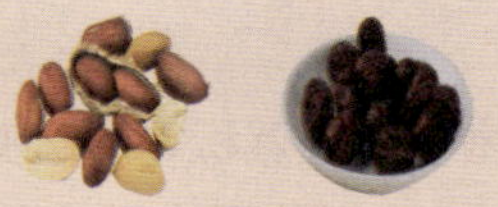

花生米100克　红枣10枚

做法 将花生在温水中泡后，与红枣同放入锅内，小火煎煮约半小时，加入适量红糖即成。每日饮3次，饮汤食枣。适用于身体虚弱者的生发、乌发。

羊骨粥

材料

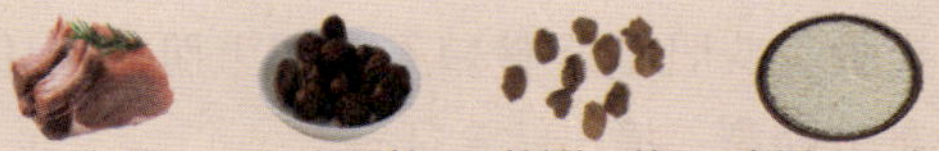

羊骨2根　红枣10枚　桂圆10枚　糯米100克

做法 羊骨捣碎，加红枣、桂圆、糯米，加水适量，煮粥食用。可从当年冬至吃到来年立春。适合脱发兼肾虚腰酸，轻度贫血者。

生发黑豆汤

材料

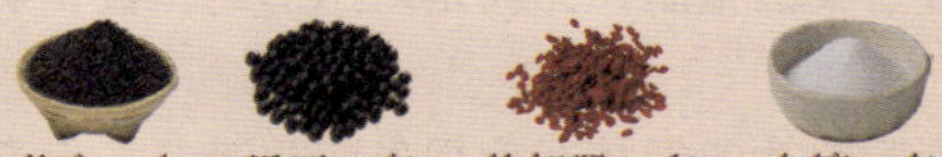

芝麻30克　黑豆30克　枸杞子12克　白糖20克

做法 将全部食材加水煮约半小时后，连汤渣同食。每日1次，连服60天。本品可滋养生发，对失眠多梦者尤其有效。

肩周炎

Jian Zhou Yan

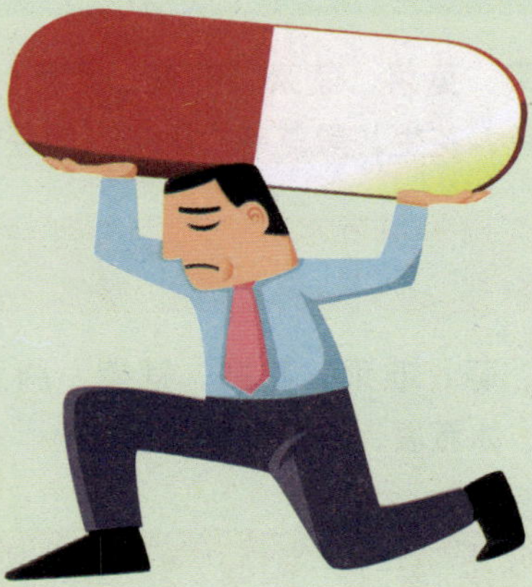

【病症简介】肩周炎是肩关节周围肌肉、肌腱、滑囊和关节囊等软组织的慢性无菌性炎症。炎症导致关节内外粘连，从而影响肩关节的活动。好发于40岁以上病人，女多于男（约3：1），左肩多于右肩。其特征是肩部疼痛和肩关节活动障碍逐渐加剧，经数月甚至更长时间，疼痛逐渐消退，功能慢慢恢复，最后自愈。

临床表现

肩部疼痛难忍，尤以夜间为甚，肩关节活动受限。病重时生活不能自理，日久者可见患肢肌肉萎缩，患肩比健肩略高耸、短窄，肩周有压痛点。局部肌肉粗钝变硬，肩关节活动范围明显受限，甚至不能活动。

致病原因

因年老体衰，全身退行性变，活动功能减退，气血不旺盛，肝肾亏虚，复感风寒湿邪的侵袭，久之筋凝气聚、气血凝涩、筋脉失养、经脉拘急而发病。

病症类型

肩周滑液囊病变：包括滑囊的渗出性炎症、粘连、闭塞及钙质沉积等病理变化。

盂肱关节腔病变：冻结肩或继发性粘连性关节挛缩症，早期均可有腔内的纤维素样渗出，晚期出现关节腔粘连、容量缩小。

肌腱、腱鞘的退化性病变：肱二头肌长头肌腱及腱鞘炎、冈上肌腱炎（疼痛弧综合征）、钙化性肌腱炎、肩袖断裂及部分断裂、撞击综合征等。

相关常识

①注意保暖防冷是防止肩周炎十分重要的措施，尤其是对患肩的保暖，切勿露卧当风受凉，天热久吹风扇、空调。

②忌食生冷、寒凉食物。推拿治疗配合功能锻炼对肩周炎疗效满意，但是，患者不要因为疼痛而不敢运动肩关节，必须在治疗的同时配合功能锻炼。要求持之以恒，循序渐进，因人而异，防止过度疲劳。

宜吃食物

薏米、葱白、白花椒、豆卷、西红柿、乌蛇、樱桃、桑葚、葡萄、木瓜、板栗、豆浆、桂皮、桃仁。

慎食食物

海参、海带、海菜、白萝卜、海鱼、地瓜、豆腐、绿豆、香蕉、柿子、西瓜、奶酪、肥肉、奶油、油炸食品。

推荐养生食疗方

白芍桃仁粥

材料

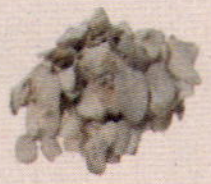
白芍20克

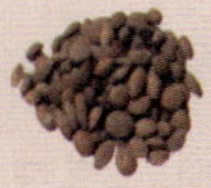
桃仁15克

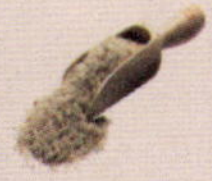
粳米60克

做法　先将白芍水煎取液，约500毫升；再把桃仁去皮尖，捣烂如泥，加水研汁，去渣；用二味汁液同粳米煮为稀粥，即可食用。适用于肩周炎晚期瘀血阻络者。

桑枝鸡汤

材料

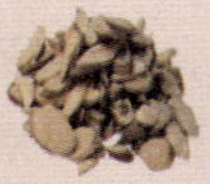
老桑枝60克

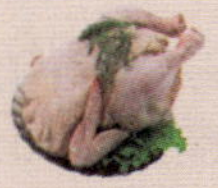
老母鸡1只

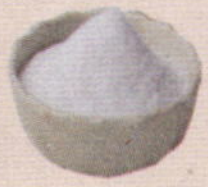
盐

做法　将桑枝切成小段，与鸡共煮至烂熟汤浓即成，加盐调味，饮汤吃肉。适用于肩周炎慢性期而体虚风湿阻络者。

川乌粥

材料

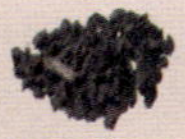
川乌头5克

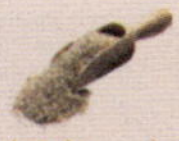
粳米50克

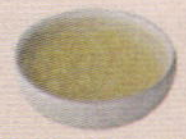
姜汁约10滴

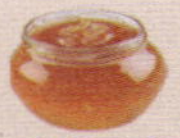
蜂蜜适量

做法　把川乌头捣碎，研为极细粉末。先煮粳米，粥快成时加入川乌末，改用小火慢煎，待熟后加入姜汁及蜂蜜，搅匀，稍煮即可。适用于肩周炎风湿寒侵袭所致者。

山楂玫瑰花茶

材料

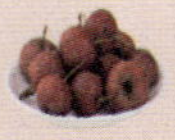
山楂50克

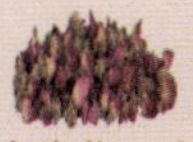
玫瑰花10克

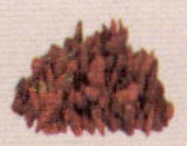
枸杞子15克

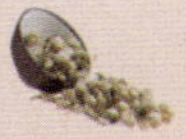
茉莉花10克

做法　先将山楂、枸杞子煎汁，然后冲入装有茉莉花、玫瑰花的容器中，再稍煮后即可饮用。此方能够补益肝肾，温经活血通络。

荨麻疹

Xun Ma Zhen

【病症简介】荨麻疹，俗称“风团”或“鬼风疙瘩”，是由各种因素致使皮肤黏膜血管发生暂时性炎性充血与液体渗出，造成局部水肿的常见皮肤病。主要是由于皮肤、黏膜小血管扩张及渗透性增加而出现的一种限局性水肿反应。临床表现为大小不等的风疹块损害，骤然发生，迅速消退，瘙痒剧烈，愈后不留任何痕迹。尽可能地找出发病诱因并将之除去。

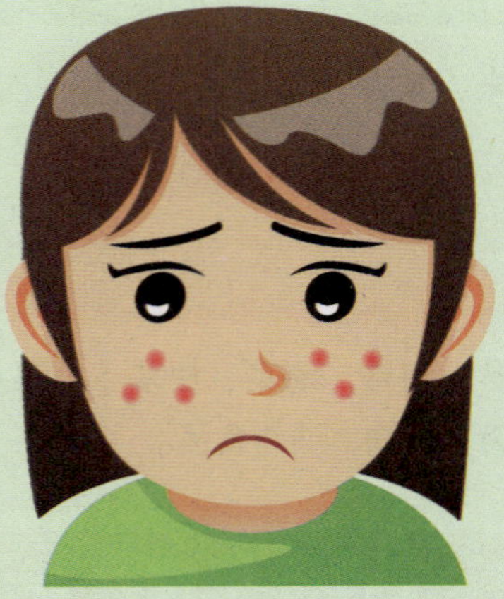

临床表现

皮肤瘙痒，随即出现风团，呈鲜红、苍白或皮肤色，少数病例亦有水肿性红斑。部分患者可伴有恶心、呕吐、头痛、头胀、腹泻等。急性变态反应，有时可伴有休克的症状。

致病原因

可由各种内源性或外源性的复杂因素引起。食物、药物、感染、吸入异物、动物及植物因素（如昆虫叮咬、毒毛刺入）、精神因素、遗传因素、内脏和全身性疾病（如风湿热、系统性红斑狼疮）都可能引发荨麻疹。

病症类型

急性荨麻疹：皮疹一般仅发作一次或数次，病程不到6周。常见于年轻人和有过敏史的病人。

慢性荨麻疹：发病率比急性荨麻疹稍低，风团时多时少，此起彼伏，反复发生，病程可达数月至数年。

相关常识

①患者应慎防吸入花粉、动物皮屑、羽毛、灰尘、蓖麻粉，避免接触致敏原，禁用或禁食某些机体过敏的药物或食物品等。

②如因冷热刺激而复发者，不应过分回避，相反应该逐步接触，逐渐延长冷热刺激的时间，以求适应。对于出游者来说，预防荨麻疹最好是在旅游时戴上一个口罩。

③宜进清淡饮食，多休息，勿疲累，适度的运动。多吃含有丰富维生素的新鲜蔬果或是服用维生素C与B族维生素，或是B族维生素中的维生素B_6。

宜吃食物

葡萄、香蕉、苹果、橘子、绿茶、蕃茄、黄瓜、海带、胡萝卜、荠菜、绿豆、薏仁、芝麻、瘦肉、豆制品。

慎食食物

虾、螃蟹、牡蛎、鳝鱼、公鸡、蘑菇、竹笋、辣椒、胡椒、桂皮、洋葱、茴香、酒、奶酪、咖啡。

推荐养生食疗方

名称	材料	做法
牛肉南瓜条	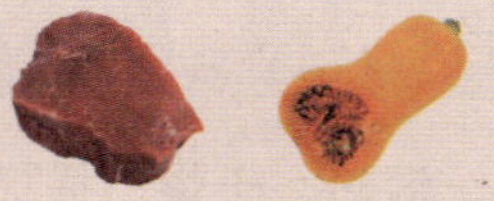 牛肉300克 南瓜500克	牛肉炖七成熟，捞出切条，南瓜去皮、瓤，洗净切条，与牛肉同炒即可。主治荨麻疹，属风寒者，皮疹色淡呈丘疹状，遇寒尤剧者。
山药炖甘蔗	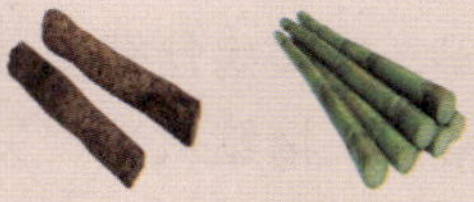 鲜山药200克 甘蔗汁半杯	鲜山药捣烂，与甘蔗汁和匀，炖热饮服，1日2次。主治肺气虚久咳，痰多气喘，周身乏力，胃纳差者。
银耳羹	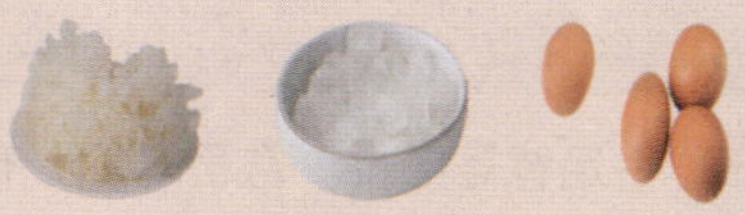 干银耳50克 冰糖600克 鸡蛋清1个	将银耳煮烂，放入冰糖溶化成汁。鸡蛋清加入清水少许搅匀后，冲人锅中搅拌，主治肺阴虚久咳干咳，低热，口干，痰少者。
生姜桂枝粥	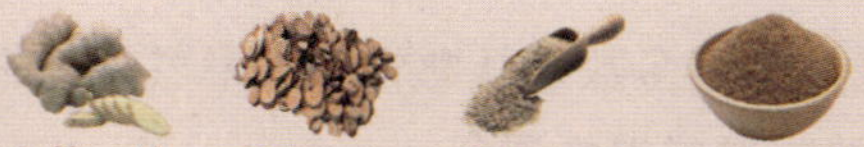 生姜10片 桂枝3克 粳米50克 红糖 30克	生姜、桂枝（研末）、粳米，红糖煮稀粥食，每日1～2次。适用于风寒型荨麻疹。
归芪防风猪瘦肉汤	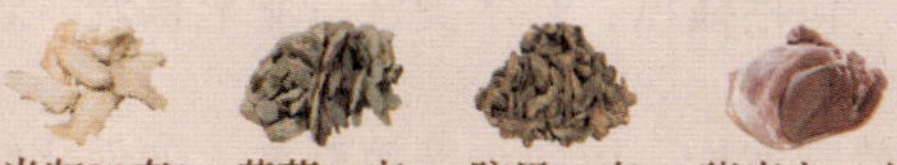 当归20克 黄芪20克 防风10克 猪瘦肉60克	将前3味中药用干净纱布包裹，与猪瘦肉一起炖熟，饮汤食猪瘦肉。适用于气血两虚型荨麻疹。

湿疹

Shi Zhen

【病症简介】湿疹是由多种内、外因素引起的浅层真皮及表皮炎症。病因复杂。一般认为与变态反应有一定关系，临床上瘙痒著明，急性期以丘疱疹为主，有渗出倾向，慢性期常以苔藓样变为主，易反复。其临床表现具有对称性、渗出性、瘙痒性、多形性和复发性等特点。 本病好发于夏季，有过敏体质的多发，婴幼儿的发病率高于成年人。一旦发生湿疹，避免用手搔抓，应及时就医。

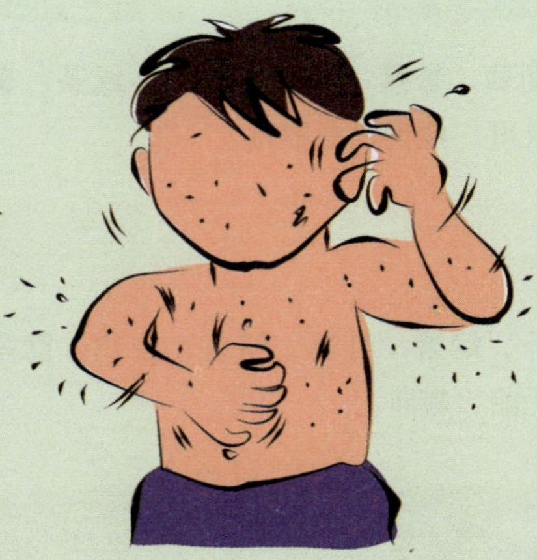

临床表现

湿热型表现为皮肤灼热红肿，或见大片红斑、丘疹，甚至黄水淋漓，黏而有腥味；血风型表现为全身起红丘疹，搔破出血，渗水不多，舌质红，苔薄白或薄黄；脾湿型表现为皮肤黯淡不红，搔痒后见渗水，后期干燥脱屑，瘙痒剧烈。

致病原因

①日光、湿热、干燥、搔抓、摩擦、化妆品、肥皂、皮毛、燃料、人造纤维等均可诱发湿疹。②内分泌，代谢及胃肠功能障碍，感染病灶等。③神经因素如忧虑、紧张、情绪激动、失眠、劳累等也可能导致湿疹。

病症类型

急性湿疹：较易见于头部，四肢屈侧、阴部、手足背等部位。常呈对称分布。

亚急性湿疹：整个病变以丘疹为主，间有轻度糜烂，少量渗液、且伴有少许结痂或鳞屑。

慢性湿疹：可以在发病伊始就呈慢性型，但多数是从急性、亚急性演变而成，还可见于急性湿疹反复在同一部位发生，最终转变成慢性湿疹。

相关常识

①作为患者，要尽量避免刺激因素，包括搔抓、开水烫洗、肥皂擦洗、饮酒及辛辣食物等，以免加重湿疹的病情。

②生活要规律，注意劳逸结合；衣着宜宽松，以减少摩擦刺激，勿使化纤及毛织品直接接触皮肤。

③早诊断、早治疗，根据临床瘙痒剧烈、多形性损害、有渗出倾向、好发四肢屈侧及容易反复发作的特点，容易诊断。

宜吃食物

黄花菜、苋菜、荠菜、芹菜、苦瓜、冬瓜、莴笋、西红柿、韭菜、绿豆、赤小豆、薏米、胡萝卜、柠檬。

慎食食物

羊肉、鸡肉、蛋类、螃蟹、虾子、牡蛎、带鱼、葱、茄子、芥菜、洋葱、大蒜、芥末、胡椒、辣椒、大枣、桂圆、荔枝、樱桃、蜂蜜。

推荐养生食疗方

	材料	做法
马齿苋煎	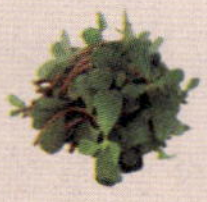 鲜马齿苋60克	鲜马齿苋，水煎，每日分数次服用，并可配合外洗。
冬瓜汤	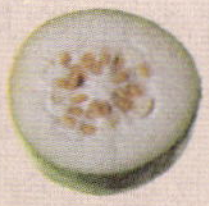 带皮冬瓜250克	带皮冬瓜，切块，煮汤食用。
黄瓜煎	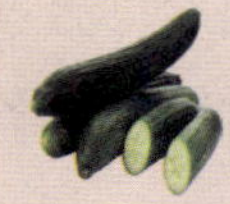 黄瓜皮30克 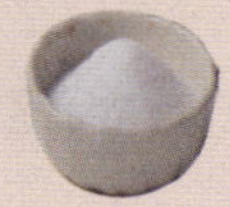 糖	黄瓜皮，加水煎煮沸3分钟，加糖适量，1日3次，分服。
薏米红豆煎	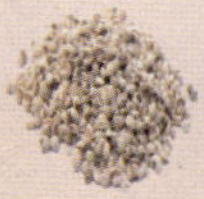 薏米30克 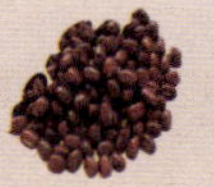 红小豆15克 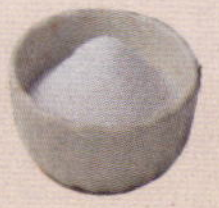 白糖	薏米、红小豆加水同煮至豆烂，酌加白糖，早晚分服。
绿豆海带粥	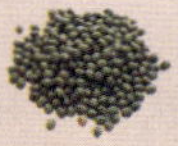 绿豆30克 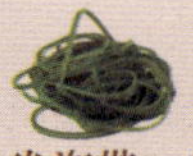 水发海带50克 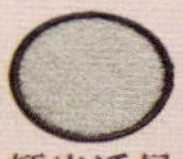 糯米适量 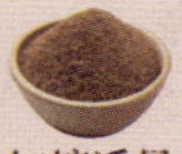 红糖适量	将海带切末，水煮绿豆、糯米成粥， 调入切碎的海带末，再煮3分钟加入红糖即可。1日3次，分服。

皮肤瘙痒

Pi Fu Sao Yang

【病症简介】皮肤瘙痒病是指临床上无原发损害，仅以皮肤瘙痒为主要症状的一种神经功能障碍型皮肤病，中医称之为痒症或瘙痒症。皮肤瘙痒症属于神经精神性皮肤病，是一种皮肤神经官能症疾患。临床上将只有皮肤瘙痒而无原发性皮肤损害者称之为瘙痒症。皮肤瘙痒与某些疾病有关，如糖尿病、肝病、肾病等，同时还与一些外界因素刺激有关，如寒冷、温热、化纤织物等。

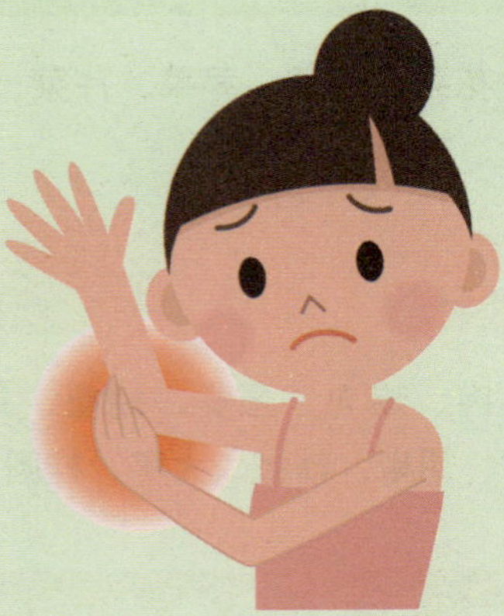

临床表现

①全身性瘙痒病患者全身各处皆有阵发性瘙痒，瘙痒程度不同，往往晚间加剧。②局限性瘙痒病指发生于身体的某一部位，临床主要分为肛门瘙痒病、女阴瘙痒病、阴囊瘙痒病及其他瘙痒病四种，患部可能发生红肿、糜烂等症状。

致病原因

全身性瘙痒病常与某些系统性疾病如糖尿病、尿毒症、肝胆疾病有关；肛门瘙痒病多与蛲虫病、前列腺炎、痔核及肛瘘等有关；阴囊瘙痒病常与局部多汗，摩擦及股癣等有关；女阴瘙痒病大多与白带、阴道滴虫病及宫颈癌等有关。

病症类型

泛发性皮肤瘙痒：患者最初皮肤瘙痒仅限局限于一处，进而逐渐扩展至身体大部或全身，皮肤瘙痒常为阵发性尤其夜间为重。

局限性皮肤瘙痒症：是指发生于身体的某一部位，常见的有肛门瘙痒症、阴囊瘙痒症、女阴瘙痒症、头部瘙痒症等。

相关常识

①对于预防皮肤瘙痒，我们首先要做到的就是具有很好的生活规律，早睡早起，适当锻炼；及时增减衣服，避免冷热刺激。

②全身性瘙痒患者应注意减少洗澡次数，洗澡时不要过度搓洗皮肤，不用碱性肥皂；一定要穿棉织品内衣，此外应宽松舒适，避免摩擦。

③精神因素也可导致皮肤瘙痒，因此大家要精神放松，避免恼怒忧虑，树立信心。最关键的是要积极寻找病因，去除诱发因素。

宜吃食物

梨、西瓜、葡萄、苹果、桃子、荔枝、山楂、柑橘、生菜、黄瓜、冬瓜、土豆、胡萝卜、菠菜、芹菜、黄豆、花生、红枣、红薯、花菜、白菜、白萝卜、西红柿、豌豆。

慎食食物

辣椒、大蒜、芥末、胡椒、辣椒酱、海鱼、虾、羊肉、烤肉、咸鱼、腌菜、碳酸饮料、茶。

推荐养生食疗方

银花枇杷饮

材料

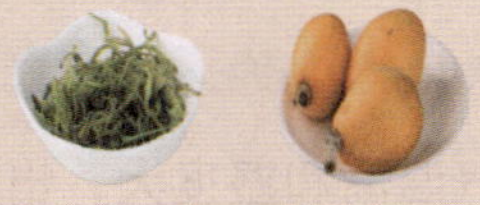

金银花10克　鲜枇杷4个

做法

枇杷洗净，切开去核，捣烂，放入金银花，用开水冲泡。代茶频饮。

姜芪鸡肉丝

材料

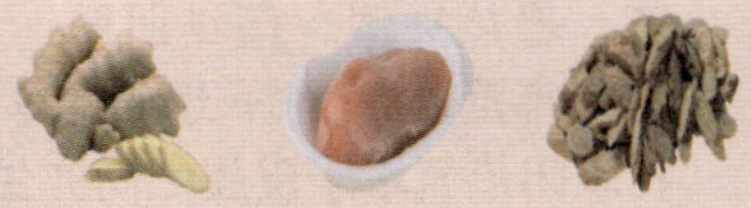

生姜50克　鸡脯肉250克　黄芪50克

做法

将黄芪煮后，去渣留汁，待用。生姜和鸡脯肉均切丝，先用温油煸炒鸡脯肉丝，待半熟时加入盐和姜丝，边炒边加入浓缩的黄芪汁，熟后出锅。

银花茅根薏仁粥

材料

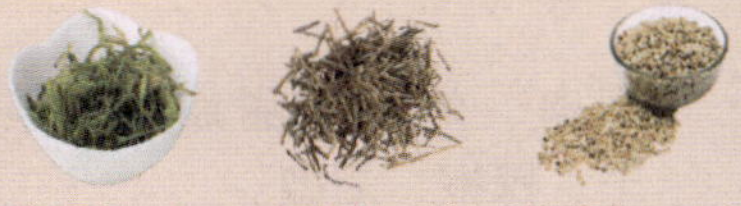

金银花3克　白茅根15克　薏苡仁200克

做法

先将金银花、白茅根煎煮20分钟，去渣留汁，纳入生薏苡仁，煮至烂熟成粥后食用。

凉拌肚丝

材料

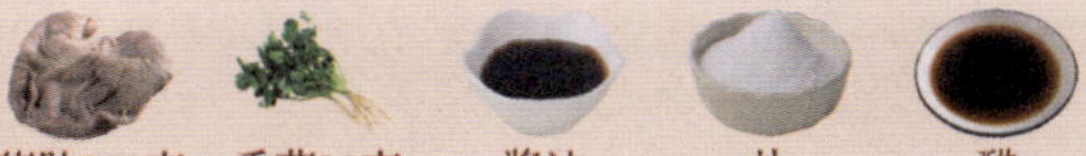

猪肚200克　香菜10克　酱油　盐　醋

做法

将猪肚洗净，加水煮至烂熟汁尽，放凉后切丝。加入调料和芥末、香菜末拌匀食用。

薄荷绿豆藕

材料

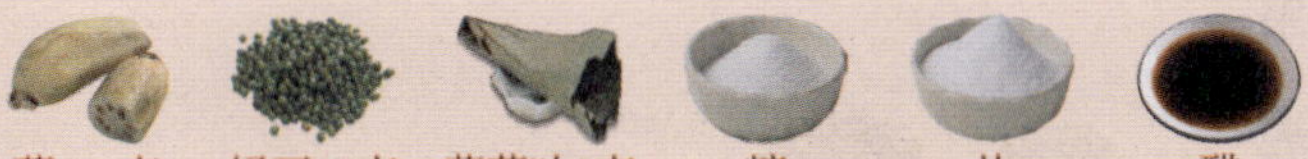

藕300克　绿豆20克　薄荷叶2克　糖　盐　醋

做法

将鲜藕洗净去皮，绿豆煮烂后装入藕孔内，将藕煮熟切片装盘，最后将鲜薄荷叶洗净切碎，撒在上面，加适量糖、盐、醋，凉拌后食用。

痱子

Fei Zi

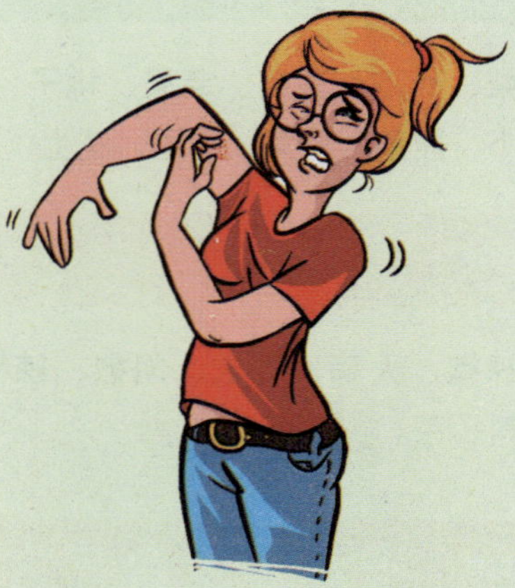

【病症简介】痱子是由于在高温闷热环境下出汗过多、汗液蒸发不畅，导致汗管堵塞、汗液外渗入周围组织而引起。

【病症类型】红痱：当气温高，天气潮湿，出汗不畅时，皮疹就成批发出，当气候转凉爽，皮疹在几日内很快消退。

白痱：常见于高热骤然出汗退热或大量出汗的患者。皮疹为针头大小的水疱，疱壁薄而微发亮，疱液清澈透明。

黄痱：皮疹多发于皮肤皱褶部位，皮疹为痱子顶端有针头大浅表性小脓疱，色黄。

临床表现

急性发病时皮肤出现红斑，不久发生密集的如针尖大小的丘疹、丘疱疹或小水泡，自觉很痒或有烧灼感。好发于后背、肘窝、颈部、胸背部、腰部、女性乳房下部、小儿头面部及臀部。本病往往成批发生，一批消退，一批再发。

致病原因

因外界气温高和湿度大，出汗过多，汗管和汗孔闭塞，汗液潴留所产生的丘疹或丘疱疹。中医认为痱子是由于盛夏时节，暑热夹湿、蕴结肌肤、毛窍郁塞，乃生痱疱。热盛汗出，以冷水洗浴，毛孔骤闭热气堵于皮腠之间亦生此病。

宜吃食物

苦瓜、生姜、丝瓜、冬瓜、黄瓜、海带、芦笋、马齿苋、牛肉、豆类、绿豆汤、西瓜。

慎食食物

肥肉、烤鸭、甜点、油条、花椒、芥末、辣椒、胡椒。

推荐养生食疗方

绿豆薄荷汤

材料

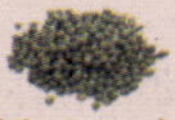
绿豆100克

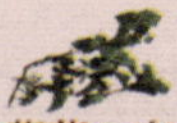
薄荷15克

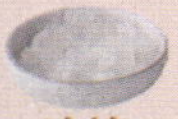
冰糖

做法 绿豆、薄荷煮汤，加入冰糖饮食。外用熟绿豆涂搽患处，有明显的止痒消肿效果。

三豆汤

材料

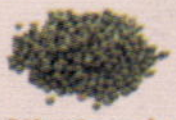
绿豆10克

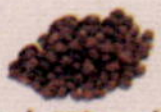
红小豆10克

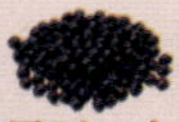
黑豆10克

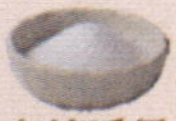
白糖适量

做法 绿豆、红小豆、黑豆加水600毫升，小火煎熬成300毫升，可以加适量白糖，可以长期服用。

白癜风

Bai Dian Feng

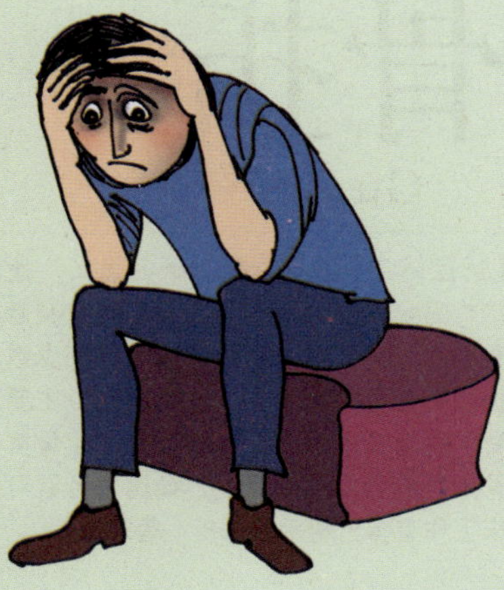

【病症简介】白癜风是一种原发性的皮肤色素脱失性疾病，主要表现为局部皮肤异样，全身多处都可能发生，一般无不适感。

【病症类型】先天性白癜风：是一种原发性、局限性或泛发性皮肤色素脱失症，是由于皮肤和毛囊的黑色素细胞内酪氨酸酶系统的功能减退、丧失而引起的。

创伤性白癜风：是一获得性、泛发性皮肤色素脱失症，是一种影响美容的常见皮肤病。易诊断而治疗难。

临床表现

白癜风在全身任何部位都可以发生，皮损部位颜色减退、变白。白斑多数对称分布，初期多为指甲大或钱币大，近圆形、椭圆形或不规则形。有的边缘绕以色素带。在少数情况下白斑中混有毛囊性点状色素增殖。

致病原因

中医认为主要是因血热、外受风湿之邪，停留在肌肤，导致气血失调，气滞则形成白癜风。在西医中，白癜风病因主要是缺乏多巴及铜离子和酪氨酶造成黑色素缺陷，白色素过多造成恶性循环，形成皮肤表皮白斑存在。

宜吃食物

牛肉、兔肉、猪瘦肉、螺、蛋、油菜、芹菜、南瓜、荠菜、萝卜、茄子、冬笋、木耳、海带、黄豆、绿豆、花生、黑芝麻、核桃、葡萄干、葡萄、苹果。

慎食食物

辣椒、菠菜、海鱼、螃蟹、虾、羊肉、酒、西红柿、橘子、猕猴桃、柚子、杏、山楂、樱桃、猕猴桃、草莓、杨梅。

推荐养生食疗方

硫磺豆腐	材料	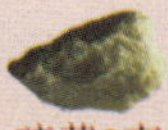 硫黄2克 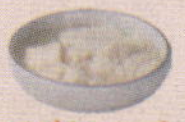 豆腐500克
	做法	将硫黄研成极细末，掺入豆腐中，临睡前1次吃完。连吃2周。
五谷粥	材料	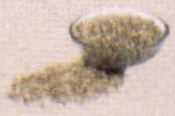 薏仁20克 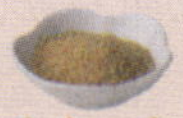 小米20克 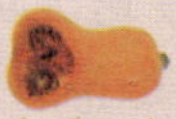 南瓜20克 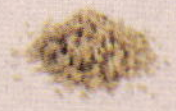 燕麦20克 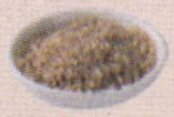 糙米20克
	做法	薏仁、小米、南瓜、燕麦、糙米洗净，共煮成粥，即可食用。

骨折

Gu Zhe

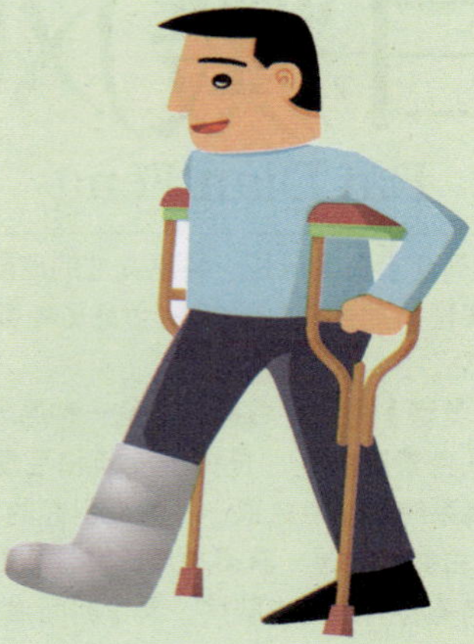

【病症简介】所谓骨折，顾名思义，就是指骨头或骨头的结构完全或部分断裂。多见于儿童及老年人，中青年也时有发生。病人常为一个部位骨折，少数为多发性骨折。骨折段移位可使患肢外形发生改变，主要表现为缩短。骨折后，两骨折端相互摩擦时，可产生骨擦音或骨擦感。部分骨折与疲劳及职业有关，如过于劳累可导致足部骨折、机床工作者多出现手部骨折，等等。

临床表现

骨折发生后，病人表情痛苦，局部疼痛；小儿哭闹不止；骨折局部可出现肿胀、淤血、变形和功能障碍；触摸局部可感觉骨头变形，压痛明显，有异常活动及骨茬磨擦音。

致病原因

发生骨折的主要原因是外伤，如打伤、撞伤、挤压、跌伤；其次是由全身性疾病及骨头本身的疾病所引起，如软骨瘤、坏血病、骨软化症、骨肿瘤、骨囊肿、急慢性骨髓炎等。

病症类型

单纯骨折： 无并发神经、重要血管、肌腱或脏器损伤者。

复杂骨折： 并发神经、重要血管、肌腱或脏器损伤者。

不完全骨折： 骨小梁的连续性仅有部分中断者。此类骨折多无移位。

完全骨折： 骨小梁的连续性全部中断者。管状骨骨折后形成远近两个或两个以上的骨折段。此类骨折断端多有移位。

相关常识

①骨折，经及时恰当处理，多数病人能恢复原来的功能，少数病人可留有不同程度的后遗症，骨折发生后，离医院较近者，可直接送医院或叫救护车，离医院比较远的病人，必须进行简单的处理，以防在送医院途中加重病情，甚至造成不可逆的后果。

②忌盲目补充钙质。对于骨折后卧床期间的病人，盲目地补充钙质，并无裨益，还可能有害。

宜吃食物

排骨、脆骨、动物肝脏、牛肉、鸡肉、蛋类、豆制品、奶类、鱼类、贝类、虾、胡萝卜、苋菜、香菜、芹菜、柑橘、苹果、葡萄、荔枝、栗子、红枣、核桃、枸杞子。

慎食食物

油炸食品、肥肉、烤鸭、辣椒、胡椒、花椒、山芋、红薯、花生、糯米、糖类、咖啡、浓茶、酒。

推荐养生食疗方

当归母鸡汤

材料

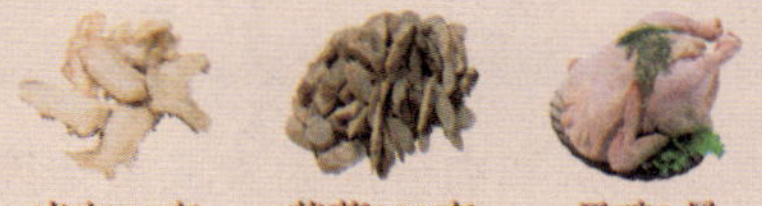
当归20克　黄芪100克　母鸡1只

做法　嫩母鸡去毛及内脏，洗干净与当归、黄芪加水同煮，喝汤吃肉。

赤小豆竹笋汤

材料

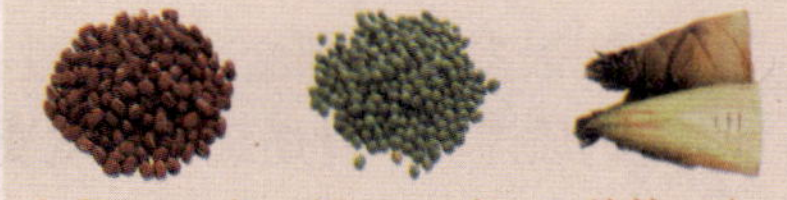
赤小豆100克　绿豆100克　竹笋30克

做法　将赤小豆、绿豆、竹笋分别洗净，置锅中，加清水500毫升；急火煮开3分钟，文火煮20分钟，分次食用。

黄豆烧排骨

材料

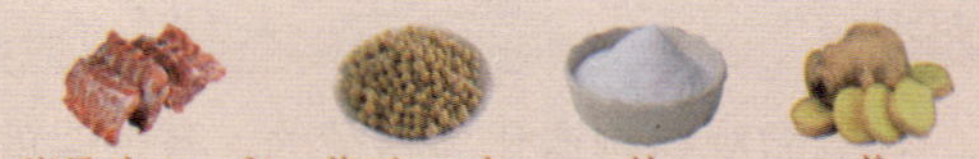
猪骨头1000克　黄豆250克　盐　姜

做法　将猪骨头、黄豆，加水小火烧烂，加盐、姜、调味分饮食之。

杞桂薏仁汤

材料

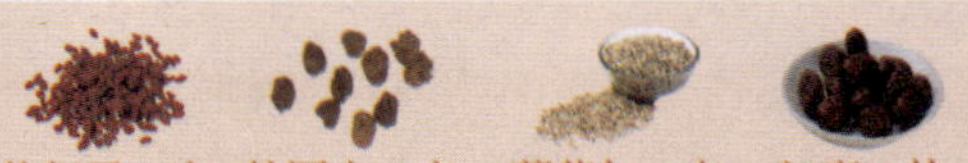
枸杞子60克　桂圆肉60克　薏苡仁60克　红枣10枚

做法　分别将杞子、桂圆肉、薏苡仁、大枣洗净，同置锅中，加清水1000毫升，急火煮开3分钟，改文火煮20分钟，分次食用。

当归羊肉羹

材料

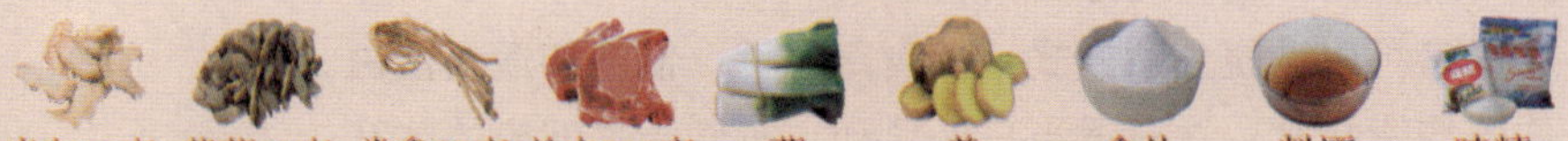
当归25克　黄芪25克　党参25克　羊肉500克　葱　姜　食盐　料酒　味精

做法　先将羊肉洗净放铁锅内，另将当归、黄芪、党参放入锅中，葱、姜、食盐、料酒也加入锅内，再加适量水，用武火煮沸，改文火慢炖。至羊肉烂熟即成，吃肉喝汤。可分2～3次用，日服1～2次，连服2～3周。

骨质疏松症

Gu Zhi Shu Song Zheng

【病症简介】骨质疏松症，是由于多种原因导致的骨密度和骨质量下降，骨微结构破坏，造成骨脆性增加，从而容易发生骨折的全身性骨病。原发性骨质疏松症主要是骨量低和骨的微细结构有破坏，骨组织的矿物质和骨基质均有减少，导致骨的脆性增加和容易发生骨折。除易骨折外，还可见弥漫性脊柱疼痛；腰骶关节、骶髂关节、膝关节疼痛；颈、腰椎、膝关节、足跟骨骨质增生等。

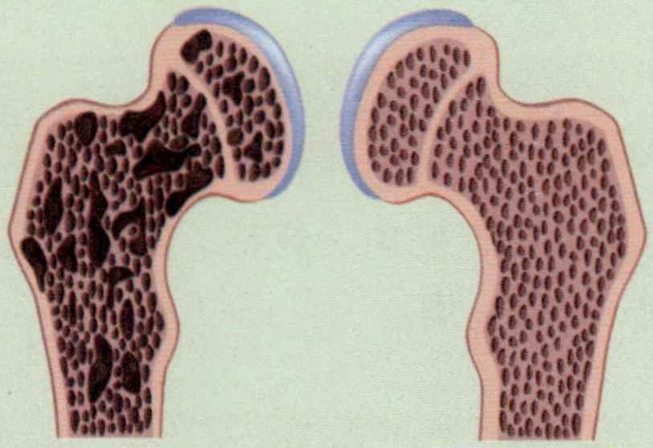

临床表现

骨质疏松者，钙丢失量30%左右来自脊柱，25%左右来自股骨，因此，病人常因脊柱骨折或股骨上段骨折就诊。脊柱骨折多以胸、腰椎压缩性骨折多见，轻微外伤或无外伤时便可发生。

致病原因

此病和内分泌因素、遗传因素、营养因素、废用因素等有关。因为饮食、生活习惯、周围环境、情绪等的影响，人的体液很多时候都会趋于酸性，酸性体质是钙质流失、骨质疏松的重要原因。

病症类型

原发性骨质疏松：是以骨量减少、骨的微观结构退化为特征的，致使骨的脆性增加以及易于发生骨折的一种全身性骨骼疾病。

继发性骨质疏松症：是由于疾病或药物等原因所致的骨量减少、骨微结构破坏、骨脆性增加和易于骨折的代谢性骨病。

相关常识

①预防骨质疏松症，从青少年期就加强运动，保证足够的钙质摄入，同时防止和积极治疗各种疾病，尤其是慢性消耗性疾病与营养不良、吸收不良等，防止各种性腺功能障碍性疾病和生长发育性疾病。

②患者可以调整生活方式，多食富含钙、低盐和适量蛋白质的均衡膳食；注意适当户外活动，有助于骨健康的体育锻炼和康复治疗；避免嗜烟、酗酒和慎用影响骨代谢的药物等。

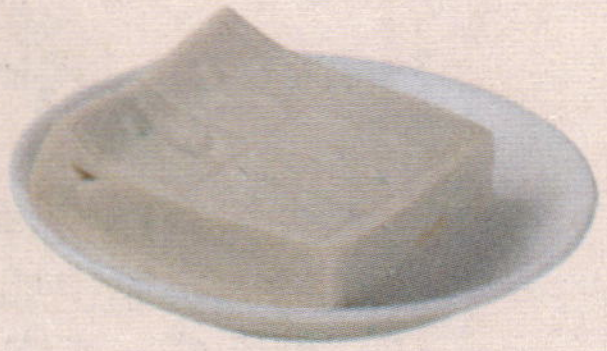

宜吃食物

排骨、脆骨、虾皮、螃蟹、海带、木耳、鸡蛋、鱼、鸡、瘦肉、豆类、豆制品、苋菜、雪里蕻、香菜、小白菜、核桃仁、牛奶。

慎食食物

咖啡、巧克力、奶油、冰激凌、酒、茶、辣椒、花椒、腌肉、咸鱼、咸菜、猪肝、口蘑、燕麦、瓜子。

推荐养生食疗方

红糖芝麻糊

材料

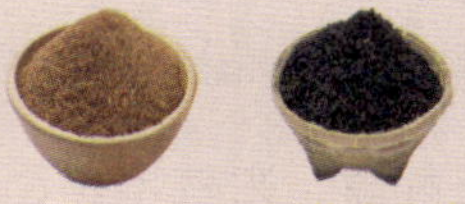

红糖25克　黑芝麻25克

做法 将黑芝麻炒熟后，用沸水冲好后放入红糖搅匀即可食用。

茯苓羊肉包子

材料

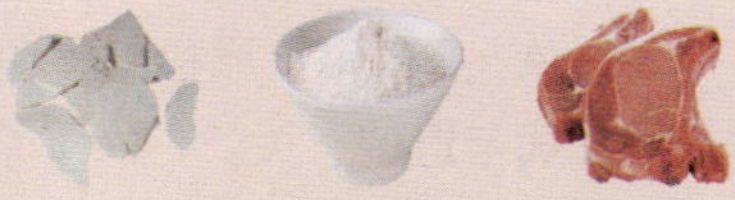

茯苓20克　面粉600克　鲜羊肉300克

做法 先将茯苓煎煮，沸后1小时取药汁。药液合并加入面粉，常法发面。将羊肉剁成肉末，与其他佐料拌成肉馅。待面发好后，做成包子，蒸熟。

海带菠菜汤

材料

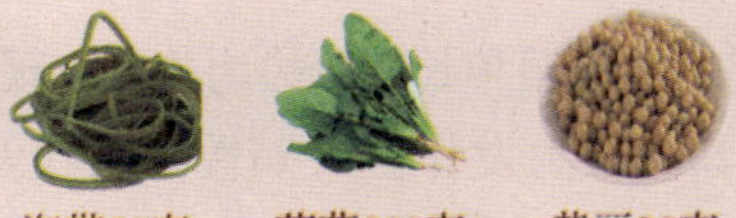

海带50克　菠菜200克　黄豆30克

做法 海带洗净切丝加水300毫升，煮15分钟，下入泡发好的黄豆煮沸后，再将洗净的菠菜切段放锅内，同煮10分钟，加入精盐、味精，淋入麻油。分1~2次趁热食菜喝汤。

黄豆猪骨汤

材料

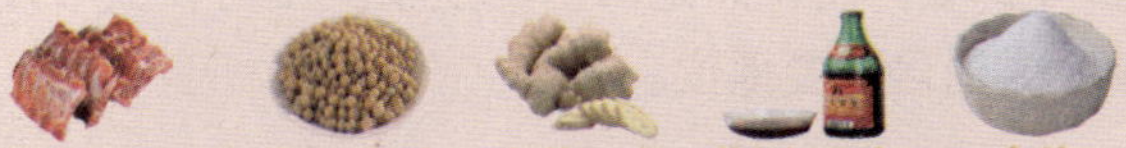

鲜猪骨250克　黄豆100克　生姜20克　黄酒200克　食盐

做法 黄豆提前用水泡6～8小时，将鲜猪骨洗净，切断，置水中烧开，去除血污;然后将猪骨放入砂锅内，加生姜、黄酒，食盐适量，加水1000毫升，经煮沸后，用文火煮至骨烂，放入黄豆继续煮至豆烂，即可食用。

虾皮拌豆腐

材料

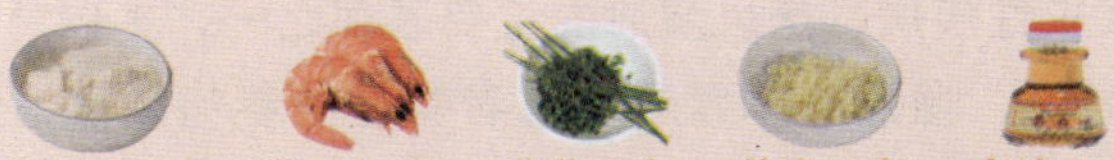

嫩豆腐750克　虾皮50克　葱花25克　姜末25克　麻油10克

做法 虾皮洗净，放入碗中，用煮沸的开水焖泡10分钟，凉凉后，沥干水。将嫩豆腐入沸水锅中煮一下，捞出，剖条后切成小方丁，放入盘碗内，盖上虾皮，加葱花、姜末、精盐、味精、麻油拌匀。佐餐服食。

风湿性关节炎

Feng Shi Xing Guan Jie Yan

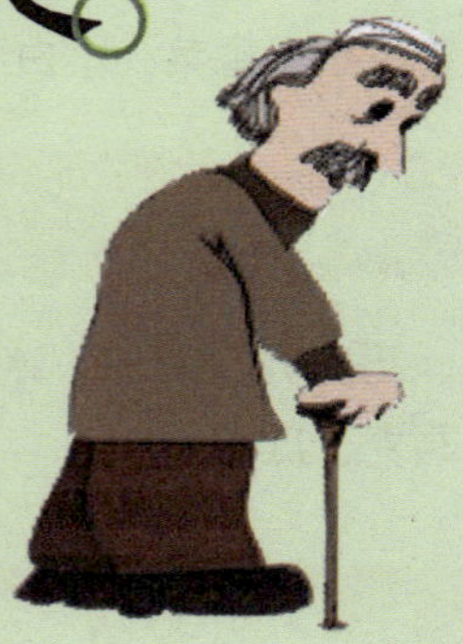

【病症简介】风湿性关节炎是一种常见的急性或慢性结缔组织炎症，可反复发作并累及心脏。临床以关节和肌肉游走性酸楚、重著、疼痛为特征，属变态反应性疾病，是风湿热的主要表现之一，多以急性发热及关节疼痛起病。典型表现是轻度或中度发热，游走性多关节炎，受累关节多为膝，踝、肩、肘，腕等大关节，常见由一个关节转移至另一个关节，病变局部呈现红，肿、灼热、剧痛。

临床表现

肢体关节、肌肉、筋骨发生疼痛、酸麻、沉重、屈伸不利，受凉及阴雨天加重，甚至关节红肿、发热等。一年四季均有，阴雨天会加重。疼痛游走不定，但疼痛持续时间不长，几天就可消退。

致病原因

为机体正气虚，阳气不足，卫气不能固表，以及外在风、寒、湿三邪相杂作用于人体，侵犯关节所致。此外，本病病人HLA－DRwu抗原检出率明显升高，提示发病与遗传有关。

病症类型

发热型类风湿：可分为长期高热为主要表现的类风湿和长期低热为主要表现的类风湿。

反复发作性风湿病：又称发作性风湿病。其特征为发作呈周期性，每次发作持续数小时，关节疼痛剧烈。

内脏型：多发生于儿童和青少年，其特点是当内脏症状突出时，关节痛的炎症表现一般是中等度的，有时轻微，或退居次要地位。

相关常识

①风湿性关节炎属变态反应性疾病，是风湿热的主要表现之一，多以急性发热及关节疼痛起病，患者要加强锻炼，增强身体素质。患者要经常参加体育锻炼，如保健体操、练气功、太极拳、做广播体操、散步等。

②避免风寒湿邪侵袭。要防止受寒、淋雨和受潮，关节处要注意保暖，不穿湿衣、湿鞋、湿袜等；注意劳逸结合。饮食有节、起居有常。

宜吃食物

山药、扁豆、豆腐、芹菜、苦瓜、丝瓜、香菇、木耳、腐竹、蛋类、动物血、猪蹄、猪肝、牛肉、鸡肉、鱼类、虾。

慎食食物

肥肉、火腿、炸鸡、螃蟹、竹笋、蛋糕、牛奶、羊奶、奶糖、巧克力、冰冻果汁、冰激凌、绿豆汤。

推荐养生食疗方

名称	材料	做法
辣椒萝卜汁	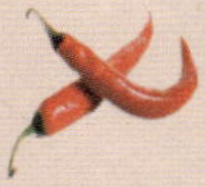 红辣椒8个 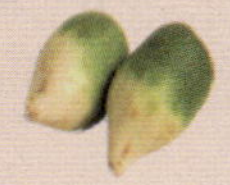 萝卜1个	将红辣椒、萝卜共捣烂，敷于患处，治风湿性关节炎，敷后暂有疼痛感。
老桑枝煲鸡	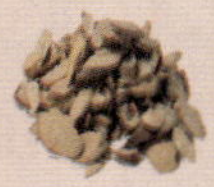 老桑枝60克 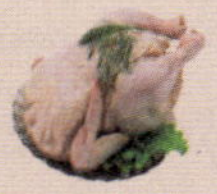 雌鸡1只 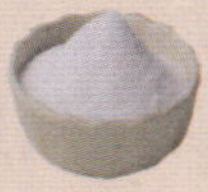 食盐	将雌鸡去毛及内脏，洗干净，加入老桑枝，加水适量煲汤，用食盐少许调味，喝汤吃肉。
木瓜粥	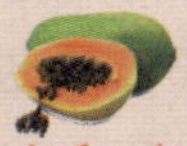 木瓜30克 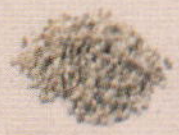 薏米20克 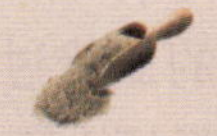 粳米50克 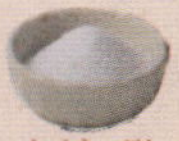 白糖1匙	木瓜与薏米、粳米一起放入锅内，加冷水适量、武火煲沸后文火炖薏苡仁酥烂即可食用。喜糖食者可加入白糖1匙，宜每日或间日食用。
川乌粥	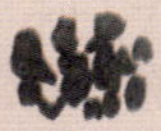 乌头3克 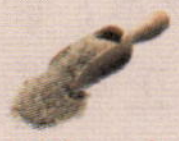 粳米50克 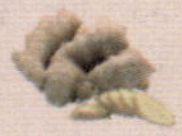 生姜6克 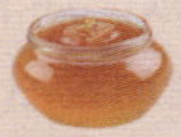 蜂蜜1匙	将乌头捣碎研为极细末，粳米煮粥，沸后加入川乌头末改文火慢煎，熟后加入生姜汁及蜂蜜搅匀，稍煮一两分钟即可。宜温服。患者有热性疼痛，在发热期间及孕妇忌服。

妇科疾病

月经失调

Yue Jing Shi Tiao

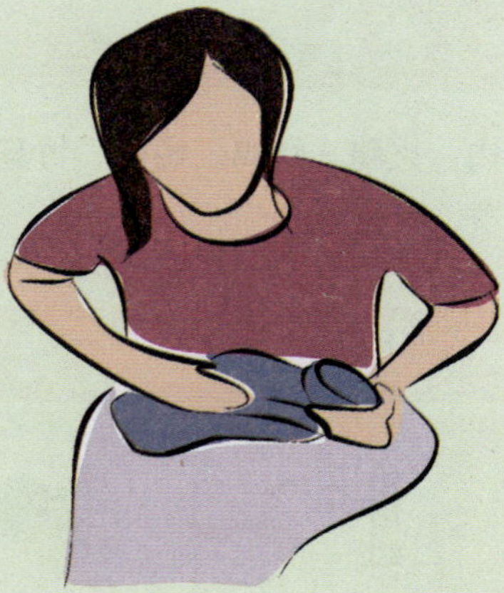

【病症简介】月经失调，也称月经不调，表现为月经周期或出血量的异常，或是月经前、经期时的腹痛及全身症状。病因可能是器质性病变或是功能失常。或者绝经后阴道出血，指月经停止6个月后的出血，常由恶性肿瘤、炎症等引起。分为血虚型月经不调、气郁型月经不调、血寒型月经不调、肾虚型月经不调。

临床表现

①不规则子宫出血，包括月经过多或持续时间过长；月经过少，经量及经期均少；不规则出血。②功能性子宫出血，由内分泌调节系统失调所引起的子宫异常出血。

致病原因

①情绪异常，长期的精神压抑、生闷气或遭受重大精神刺激和心理创伤。②寒冷刺激，经期受寒冷刺激，会使盆腔内的血管过分收缩。③节食过度，机体能量摄入不足。④嗜烟酒。

病症类型

血虚型月经不调：月经后期，量少色淡，质清稀，伴有眩晕，面色苍白，神疲乏力。

肾虚型月经不调：月经初潮较迟，经期延后，量少，色正常或暗淡，质薄，伴有腰酸背痛，舌正常或偏淡，脉沉。

血寒型月经不调：月经后期，量少色暗，有块，或色淡质稀，伴有小腹冷痛。

气郁型月经不调：月经后期，量少色暗有块，排出不畅，伴有少腹胀痛，乳胀胁痛。

相关常识

月经失调，要注意经期及性生活卫生，防止感染；经期应注意保暖；注意休息，减少疲劳，加强营养，增强体质。

宜吃食物

油菜、卷心菜、菠菜、苋菜、芹菜、藕、西红柿、胡萝卜、香菇、牛肉、羊肉、猪肝、兔肉、鸡肉、鱼、蛋、牛奶、苹果、梨、橘子、山楂、马蹄、石榴、杨梅。

慎食食物

可乐、雪碧、冰激凌、冰冻果汁、葱、蒜、韭菜、生姜、辣椒、花椒、胡椒、桂皮、八角。

推荐养生食疗方

黑木耳红枣茶	材料	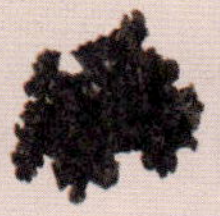 木耳30克 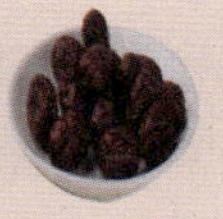 红枣20枚	做法	木耳红枣共煮汤服之。每日1次，连服。
浓茶红糖饮	材料	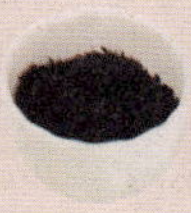 红茶5克 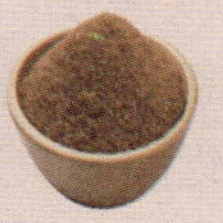 红糖10克	做法	煮浓茶1碗，去渣，放红糖溶化后饮。每日1次。
山楂红糖饮	材料	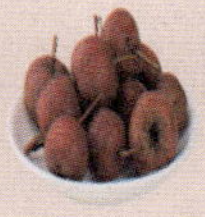 生山楂肉50克 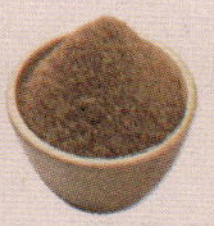 红糖40克	做法	山楂水煎去渣，冲入红糖，热饮。非妊娠者多服几次，经血亦可自下。主治妇女经期错乱。
茴香酒	材料	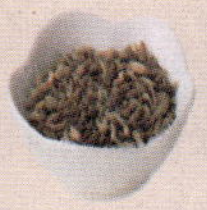 小茴香15克 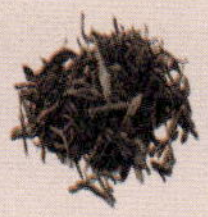 青皮15克 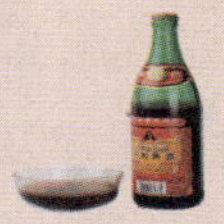 黄酒250克	做法	将小茴香、青皮洗净，入酒内浸泡3天，即可饮用。每次15～30克，每日2次，如不耐酒者，可以醋代之。主治经期先期先后不定，乳房及小腹胀痛等症。
山楂红花酒	材料	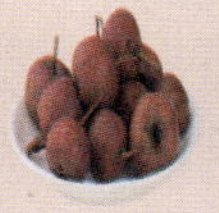 山楂30克 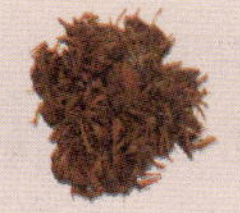 红花15克 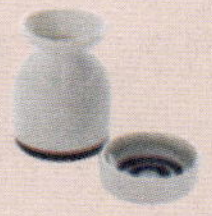 白酒250克	做法	将上述药入酒中浸泡1周。每次45～30克，每日2次，视酒量大小，不醉为度。主治经来量少、紫黑有块、腹痛、血块排出后痛减。

痛经

Tong Jng

【病症简介】痛经是指妇女在经期及其前后，出现小腹或腰部疼痛，甚至痛及腰骶。每随月经周期而发，严重者可伴恶心呕吐、冷汗淋漓、手足厥冷，甚至昏厥，给工作及生活带来影响。剧痛时应卧床休息，如出现面色苍白，肢冷出汗等虚脱症状，应立即平卧，保暖，必要时就诊。中医认为主要是由于寒湿之邪伤及下焦，客于胞中，血被寒凝，行而不畅，因而作痛，经血色暗黑而有块。

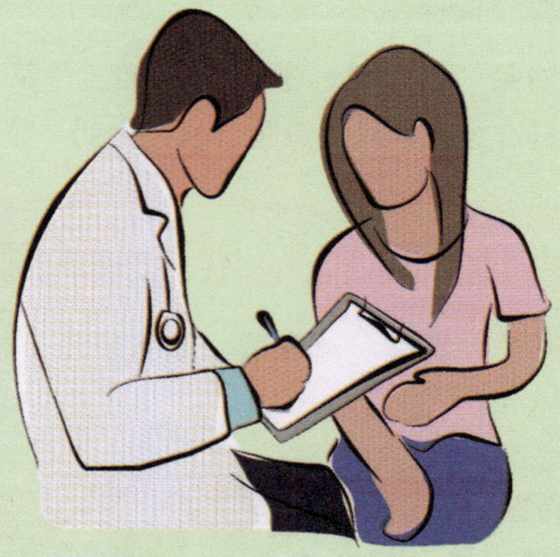

临床表现

发生在妇女经期或行经前后。疼痛部位多在下腹部，重者可放射至腰骶部或股内前侧。乳房胀痛、肛门坠胀、胸闷烦躁、悲伤易怒、头痛头晕、恶心呕吐、胃痛腹泻、倦怠乏力、面色苍白、四肢冰凉、冷汗淋漓、虚脱昏厥等症状。

致病原因

子宫异常、精神因素、遗传因素、妇科病、少女初潮、心理压力大、久坐导致气血循环变差、经血运行不畅、爱吃冷饮等造成痛经；经期剧烈运动、受风寒湿冷侵袭等均易引发痛经；受某些工业或化学性质气味刺激等造成痛经。

病症类型

原发性痛经：也称功能性痛经，指经过详细妇科临床检查未能发现盆腔器官有明显异常者。

继发性痛经：指生殖器官有明显病变者，如子宫内膜异位症、盆腔炎、肿瘤等。

相关常识

①应保持室内空气清新流通、安静、舒适、温度及湿度适宜；保持外阴部清洁，可用1／5000高锰酸钾溶液或温水清洗外阴，1~2次／日。

②经期及余血未净禁止性交、游泳及盆浴，勤换卫生巾垫，用合格的卫生巾垫。忌坐卧潮湿之地；正值经期，注意腹部保暖，两足勿下冷水，防止寒邪侵入。同时注意生活起居，避风寒，防感冒。月经期避免激烈运动及过度劳累。

③通过喝热水、多穿衣服等方法加热身体，能扩张血管、加快血流、对抗子宫平滑肌收缩，进而减轻疼痛。

宜吃食物

鸡蛋黄、菠菜、油菜、空心菜、花生油、香油、核桃、葵花子、花生、瘦肉、羊肉、红糖、红枣、胡萝卜。

慎食食物

巧克力、丁香、胡椒、柿子、咖啡、绿茶、螃蟹、田螺、梨、柿子、西瓜、黄瓜、马蹄。

推荐养生食疗方

月季花茶	材料：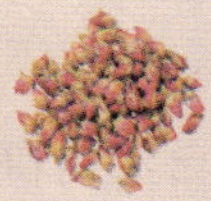 月季花花朵若干	做法：夏秋季节摘月季花花朵，以紫红色半开放花蕾、不散瓣、气味清香者为佳品。将其泡之代茶，每日饮用。适用于月经不调，痛经等症。
山楂酒	材料：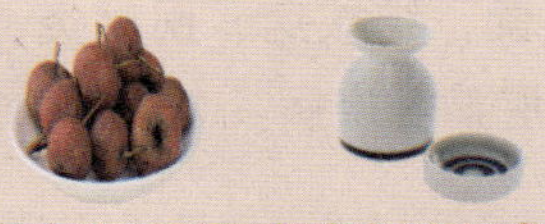 干山楂300克　低度白酒500毫升	做法：将山楂干洗净，去核，切碎，装入带塞的大瓶中，加入白酒，塞紧瓶口，浸泡7～10日后饮用。每次15毫升。浸泡期间每日摇荡1～2次。适用于妇女痛经症。
姜枣红糖水	材料：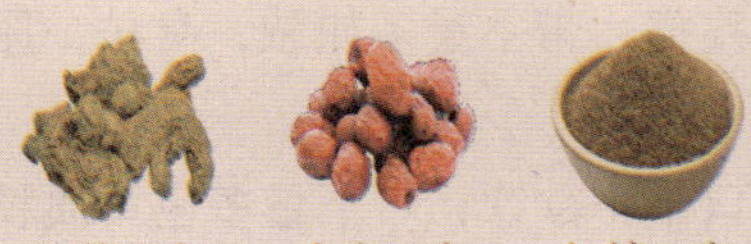 干姜30克　大枣30克　红糖30克	做法：将前两味洗净，干姜切片，大枣去核，加红糖煎。喝汤，吃大枣。适用于寒性痛经及黄褐斑。
姜枣花椒汤	材料：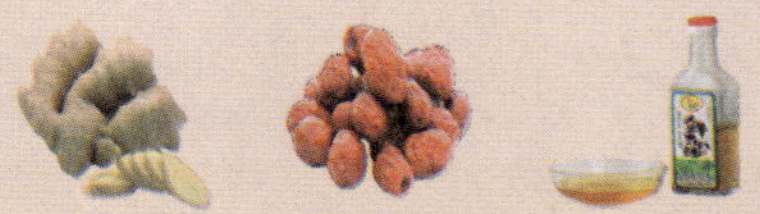 生姜25克　大枣30克　花椒100克	做法：将生姜去皮洗净切片，大枣洗净去核，与花椒一起装入瓦煲中，加水1碗半，用文火煎剩大半碗，去渣留汤。饮用，每日一剂。适用于寒性痛经。
乌豆蛋酒汤	材料：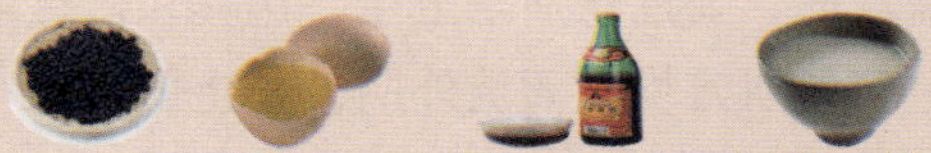 乌豆60克　鸡蛋2个　黄酒100毫升　米酒100毫升	做法：将乌豆与鸡蛋加水煮熟，然后加入黄酒或米酒再煮沸即可。治疗妇女气血虚弱型痛经。

盆腔炎

Pen Qiang Yan

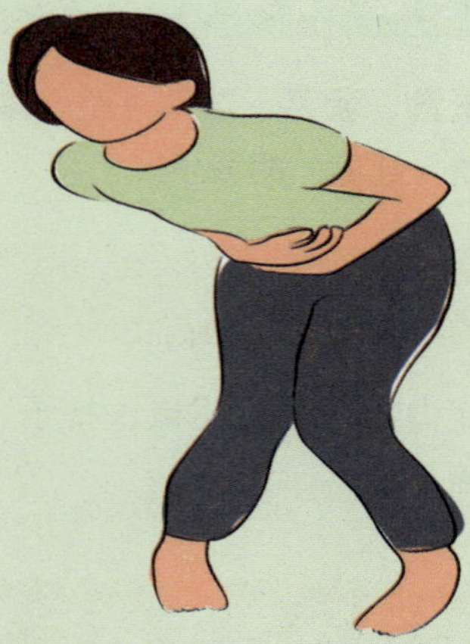

【病症简介】盆腔炎是以小腹或少腹疼痛拒按或坠胀，引及腰骶，或伴发热，白带增多等为主要表现的妇科疾病。女性盆腔生殖器官及其周围的结缔组织，盆腔腹膜发生炎症时，称为盆腔炎，包括子宫炎、输卵管卵巢炎、盆腔结缔组织炎及盆腔腹膜炎，可一处或几处同时发病，是妇女常见病之一。

临床表现

①急性盆腔炎多有高热、畏寒、下腹剧疼及压痛。②慢性盆腔炎多表现为：全身症状多不明显，有时可有低热，易感疲劳，病程时间较长，部分患者可有神经衰弱症状。

致病原因

①女性生殖器的自然防御机制容易受到破坏。②医源性感染，抗代谢药物的应用。③性行为、性生活过于频繁。④其他因素，结核病、阑尾炎、外科手术、妇科肿瘤等疾病。

病症类型

热毒型盆腔炎：高热，寒战，头痛，小腹疼痛，带下量多如脓，臭秽，尿黄便秘，舌质红，苔黄，脉滑数或弦数。

湿热型盆腔炎：低热，小腹疼痛灼热感，口干不欲饮，带下量多色黄质稠，或赤黄相兼，舌质红、苔黄腻，脉滑数。

淤血阻滞型盆腔炎：下腹持续疼痛拒按，或经行不畅，或量多有块，舌紫黯，或有瘀斑瘀点，苔薄，脉沉弦或涩。

相关常识

①妇科检查，分娩，流产，人工流产时，要注意清洁卫生，用具和器械要严格消毒，防止感染；要注意性生活的卫生，夫妻双方均应清洗外阴，防止将病菌，霉菌，滴虫等病原体带入阴道，进而引起盆腔炎，经期和产后60天内，严禁性生活。

②平时要经常清洗外阴，勤换内裤，经常保持外阴部的卫生，同时要加强营养，注意休息，调节情志，适当运动，增强体质和抗病能力。

宜吃食物

青鱼、草鱼、萝卜、荠菜、空心菜、苦菜、丝瓜、豆腐、赤小豆、枸杞子、核桃、蒲公英、咖啡、可可。

慎食食物

肥肉、羊肉、油炸食品、冷饮、冰冷瓜果、凉拌菜、浓茶、辣椒、麻椒、生葱、生蒜、白酒。

推荐养生食疗方

生姜大枣粥

材料

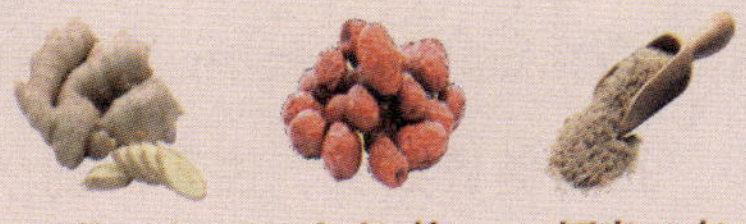

生姜12克 大枣6枚 粳米90克

做法 生姜洗净后切碎，用大枣、粳米煮粥。每日2次，做早晚餐食用，可常年食用。

双皮汤

材料

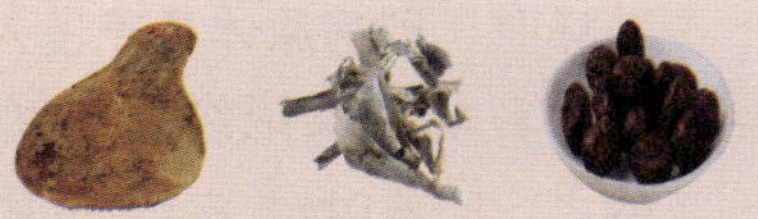

葫芦壳50克 冬瓜皮 30克 红枣 5枚

做法 把上述各味药共加水400毫升煎至150毫升，去渣留汁。每日1剂。

黑芝麻茯苓粥

材料

黑芝麻6克 茯苓20克 粳米60克

做法 茯苓切碎，放入锅内煎汤，再放入黑芝麻粳米煮粥即成。每日2次，早晚餐食用，连服15天。

山药粥

材料

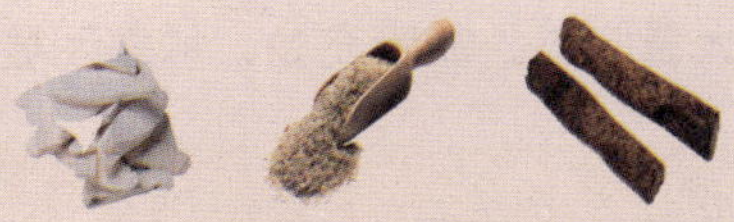

山药60克 粳米60克 鲜山药120克

做法 山药洗净切成片，与粳米共同煮成粥。每日2次，早晚餐服用，可常食用。

桂圆粥

材料

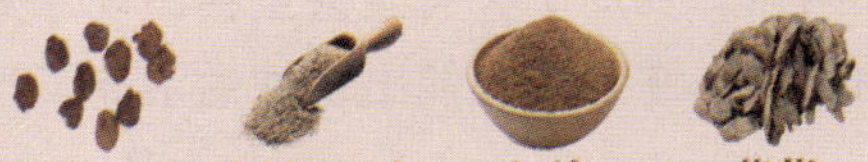

桂圆60克 粳米100克 红糖 黄芪

做法 黄芪切成薄片，粳米淘洗干净；黄芪放入锅内，加清水适量，用中火煮沸后，去渣取药汁；粳米放锅内，加药汁，清水适量，用武火烧混后，转用文火煮至米烂成粥。每日2次，早晚各1次。

阴道炎

Yin Dao Yan

【病症简介】阴道炎是阴道黏膜及黏膜下结缔组织的炎症。临床上以白带的性状发生改变及外阴瘙痒灼痛为主要特点，可有尿痛、尿急等症状。是妇科常见疾病，各个年龄阶段都可以罹患。阴道炎有多种分类，如细菌感染性、无菌性、特异感染性等，其中特异感染又包括很多，比如支原体、衣原体、霉菌、滴虫、病毒感染等。

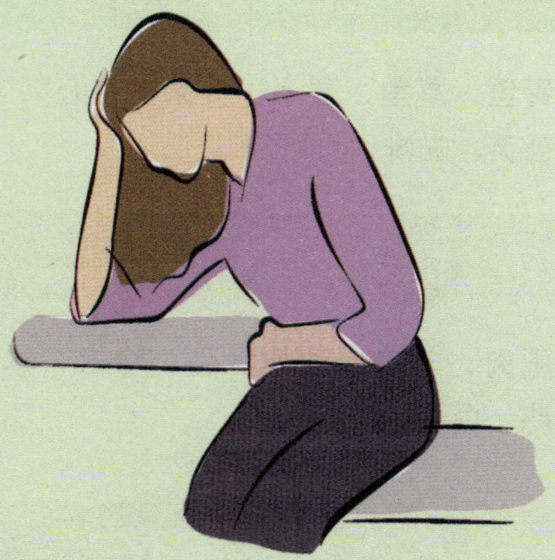

临床表现

白带增多且呈黄水样，感染严重时分泌物可转变为脓性并有臭味，偶有点滴出血症状。有阴道灼热下坠感、小腹不适，常出现尿频、尿痛。阴道黏膜发红、轻度水肿、触痛，有散在的点状或大小不等的片状出血斑，有时伴有表浅溃疡。

致病原因

正常健康妇女，由于解剖学及生物化学特点，阴道对病原体的侵入有自然防御功能，当阴道的自然防御功能遭到破坏时，则病原体易于侵入，导致阴道炎症。幼女及绝经后妇女由于雌激素缺乏，阴道pH高达7，故阴道抵抗力低下，比青春期及育龄妇女易受感染。

病症类型

霉菌性阴道炎：白带为大量水样或脓性，阴道黏膜发红，水肿，无严重瘙痒。

滴虫性阴道炎：阴道黏膜红肿，有散在出血点或草莓状突起。

老年性阴道炎：白带增多呈黄水样，分泌物可转变为脓性并有臭味。

非特异性阴道炎：有下坠和灼热感，上皮大量脱落，黏膜充血，触痛明显。

相关常识

①阴道炎的普遍症状是白带增多，外阴瘙痒及灼痛，有些甚至会出现尿痛、尿急。这些都给女性日常生活中带来了很多的不便，并且还可能出现性生活痛，严重影响夫妻生活。

②患者应保持外阴清洁、干燥，瘙痒时切勿搔抓摩擦、热水烫洗，可以用洁尔阴之类的卫生清洁剂浸泡，擦拭。

宜吃食物

小麦、高粱、芡实、蜂蜜、豆腐、韭菜、鸡肉、猪肾、鲤鱼、核桃、牛奶、苹果、猕猴桃。

慎食食物

辣椒、茴香、胡椒、花椒、八角、油条、油炸鹌鹑、烤鸡、油炸鸡翅、烤羊肉、炸猪排。

推荐养生食疗方

大蒜鲤鱼	材料 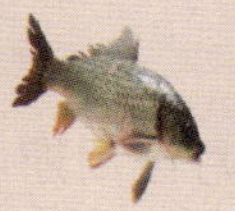 鲤鱼1条	做法 鲤鱼去内脏、洗净，放大蒜50克，同煮食。
洋葱猪肾汤	材料 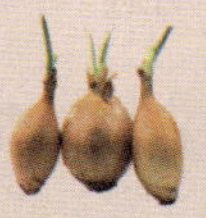 洋葱50克 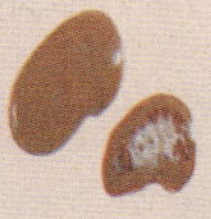 猪肾1枚	做法 洋葱捣成泥状，猪肾切片，同煮食。
核桃仁豆腐汤	材料 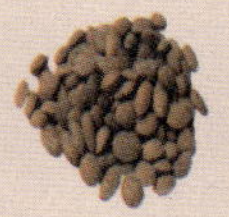 核桃仁10枚 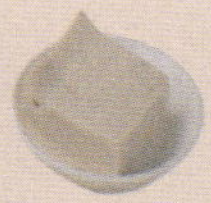 豆腐2块	做法 核桃仁，去皮尖。与豆腐同煮食。
秦皮乌梅汤	材料 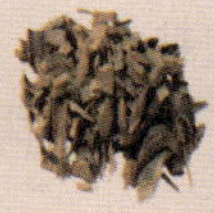 秦皮12克 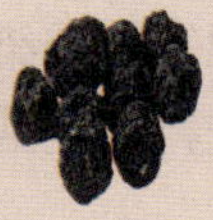 乌梅30克	做法 秦皮、乌梅加适量水煎煮，去渣取汁，临服用时加白糖适量。每日2次，早、晚空腹服，每日1剂，连服5日。
马齿苋饮	材料 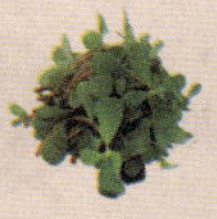 鲜马齿苋50克 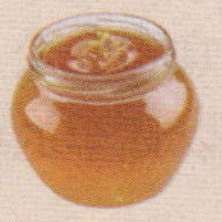 蜂蜜25毫升	做法 将鲜马齿苋洗净，冷开水再浸洗一次，切小段，搅拌机搅烂，榨取鲜汁，加入蜂蜜25毫升调匀，隔水炖熟即可，分2次饮用。

不孕症

Bu Yun Zheng

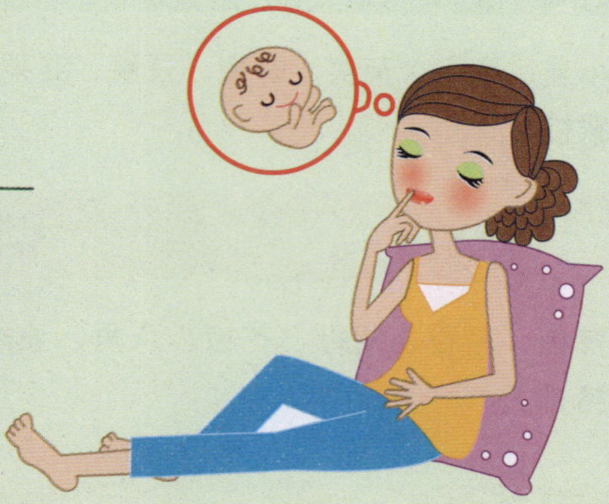

【病症简介】不孕症是指婚后有正常性生活，未避孕，同居2年而未能怀孕者，一般指女性。目前也有将期限定为一年的说法。不孕是一种常见的问题，影响到至少10%~15%的育龄夫妇。一般不孕症在前期都会有某些前兆，女性只有多留意自己身体的变化，及早发现问题，及时治疗，才是预防女性不孕的关键。

临床表现

①原发性不孕症的临床表现是婚后未避孕而从未受孕。②继发性不孕症的临床表现是曾有过妊娠而后并未避孕，连续2年以上不孕。

致病原因

①排卵功能障碍，月经周期中无排卵，或排卵后黄体功能不健全。②生殖器官先天性发育异常或后天性生殖器官病变，妨碍精子与卵子相遇。

病症类型

主要分为原发不孕症及继发不孕症。

原发性不孕症：从未受孕。受环境、经济、文化程度及医疗设备等多种条件影响，全球原发不孕的发病率在2%~32%，差别较大。

继发性不孕症：曾经怀孕以后又不孕。

相关常识

①不孕症应注意以下问题：人流不宜多，人流易引起宫腔感染或粘连等，对女性的生育能力会造成很大的影响；性生活不宜早，过早地进行性生活，易造成内分泌系统紊乱，使排卵功能也受到影响，从而影响生育。

②第二性征发育迟缓：女性应该密切注意身体的发育情况，有无生理发育的正常变化，如果出现第二性征发育迟缓的现象，一定要及时到医院予以检查。

③患者还应该少吃高蛋白的食物，过多的使用高蛋白食物会流产，日常生活中肉蛋奶与豆类中都含有丰富的蛋白质，所以怀孕的初期应该少吃这些食物。

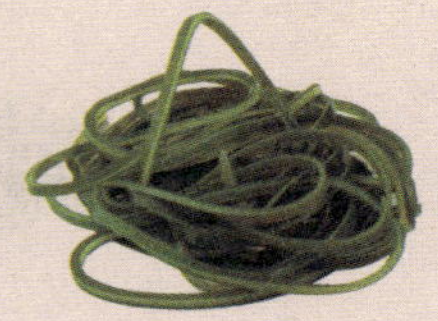

宜吃食物

杨梅、山楂、橘饼、核桃、栗子、牛奶、瘦肉、猪腰、淡菜、乌贼、荠菜、藕、蘑菇、马兰头、石耳、榧子、柿饼、芹菜、芝麻、荞麦、油菜、香椿、赤豆、绿豆。

慎食食物

葱、蒜、辣椒、桂皮、羊肉、肥肉、油炸食品、烤肉、熏肉、腌菜、酒、冰饮料。

推荐养生食疗方

红花蒸蛋

材料：

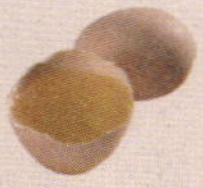

鸡蛋1个

做法：取新鲜鸡蛋，打一个孔，放入藏红花，搅匀蒸熟，经期来后第二日开始服食，连续服3～4个月经周期。

肉桂粥

材料：

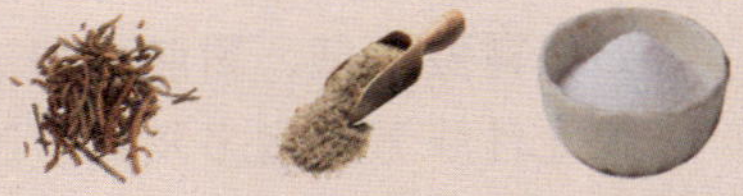

肉桂5克　粳米100克　砂糖适量

做法：肉桂研为细末，粳米、砂糖适量入砂锅内，加水煮为稀粥，然后取肉桂粉末1～2克，调入粥中，改用文火，再煮沸。空腹温食。可治虚寒痛经、宫冷不孕等症。

雪莲炖鸡

材料：

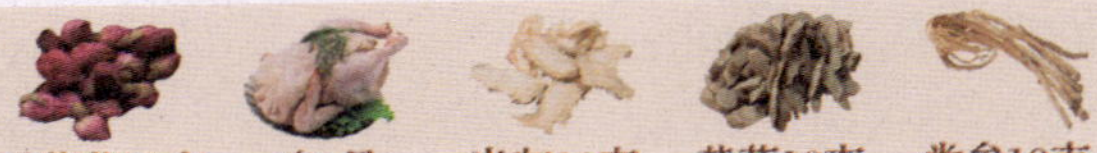

雪莲花30克　鸡1只　当归10克　黄芪10克　党参10克

做法：雪莲花30克，鸡1只，当归、黄芪、党参各10克。雪莲花、当归、黄芪、党参与鸡同炖，每日1～2次，吃肉喝汤，适用于气血不足所致的不孕。

海带薏仁蛋汤

材料：

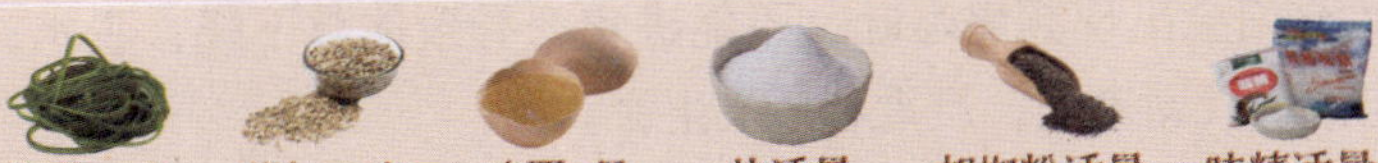

海带50克　薏仁50克　鸡蛋1只　盐适量　胡椒粉适量　味精适量

做法：海带洗净切成条、薏仁洗净，共放入高压锅内炖至极烂后备用，锅置旺火上，放油将打匀的鸡蛋炒熟，再放入海带、薏仁，加盐、胡椒粉、味精适量调味即成。主治痰湿内阻之不孕。

青虾炒韭菜

材料：

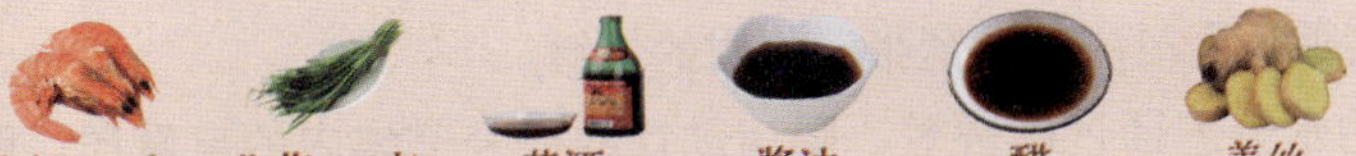

青虾250克　韭菜100克　黄酒　酱油　醋　姜丝

做法：青虾洗净，韭菜洗净切段，先以素油煸炒青虾，烹黄酒、酱油、醋、姜丝等调料，再加入韭菜煸炒，嫩熟即可。

妊娠呕吐

Ren Shen Ou Tu

【病症简介】妊娠呕吐是指孕妇在早孕期间经常出现择食、食欲不振，一般于停经40天左右开始，孕12周以内反应消退，而少数孕妇出现频繁呕吐，不能进食，导致体重下降，脱水，酸碱平衡失调，以及水、电解质代谢紊乱，严重者危及生命。妊娠呕吐主要与体内激素作用机制和精神状态的平衡失调有关，是由于雌性激素及体内绒毛膜促性腺激素增多，导致孕妇产生的怀孕初期的妊娠反应。

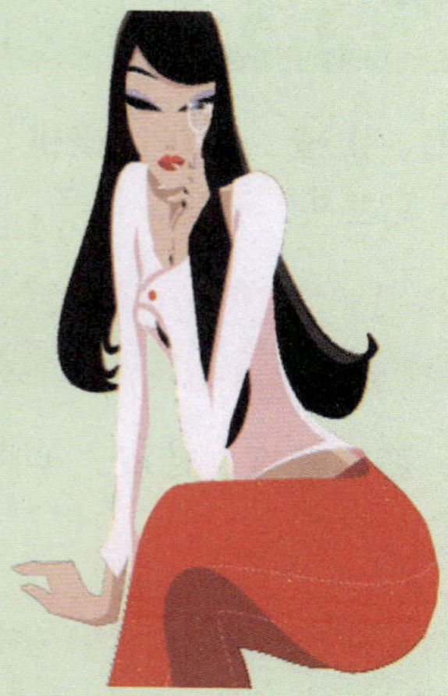

临床表现

妇女怀孕后出现呕吐，厌食油腻，头晕乏力，或食入即吐。通常停经6周左右出现恶心、流涎和呕吐并随妊娠逐渐加重，至停经8周左右发展为频繁呕吐，不能进食，呕吐物中有胆汁或咖啡样分泌物。患者消瘦明显，极度疲乏。

致病原因

此病为冲脉之气上逆，循经犯胃，胃失和降所致。妊娠呕吐多见于精神过度紧张，神经系统功能不稳定的年青初孕妇。胃酸降低，胃肠道蠕动减弱，绒毛膜促性腺激素增多及肾上腺皮质激素减少等原因，也会导致妊娠呕吐。

病症类型

轻度呕吐： 孕妇在早孕期间经常出现择食、食欲不振、轻微的呕吐，一般于停经40天左右开始，孕12周以内反应消退，对生活、工作影响不大不需特殊处理，这是正常的妊娠反应。

妊娠剧吐： 少数孕妇会出现频繁呕吐，不能进食，导致体重下降，脱水，酸碱平衡失调，以及水、电解质代谢紊乱，严重者危及生命。

相关常识

①有妊娠反应者应注意休息，保证充足的睡眠时间。容易失眠者，可用泡温水澡及喝热牛奶的方式催眠，同时应解除紧张、焦虑的情绪。

②要补充足够的水分。通过吃香蕉、喝运动饮料等补充体内的电解质。睡觉时发生抽筋者应多摄取一些含钙的食物或补充钙片。便秘者可多吃含纤维素丰富的食物。

③应大量摄入维生素B_6或锌。维生素B_6和锌对缓解孕吐都有很好的作用。

宜吃食物

生姜、砂仁、豆蔻、紫苏、冬瓜、花菜、西红柿、鸡肉、陈皮、柠檬、苹果、土豆、白萝卜、甘蔗、柚子、山药。

慎食食物

胡椒、花椒、白酒、咖啡、酒酿、蜂蜜、糖类、荔枝、红枣、黄芪、人参、燕麦、大麦芽。

推荐养生食疗方

生扁豆粉

材料：

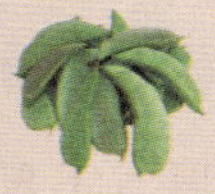
生扁豆100克

做法：将生扁豆晒成干，研成细末，每次10克，用米汤送服，对妊娠呕吐有一定疗效。

生姜韭菜生菜汁

材料：

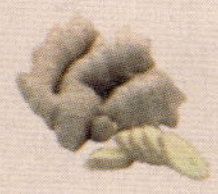
生姜20克

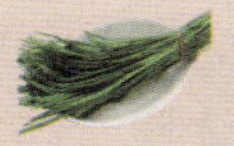
韭菜50克

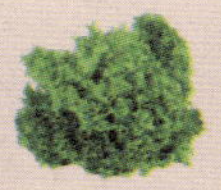
生菜50克

做法：生姜、韭菜、生菜共捣烂取汁服，每日2剂，7天为1疗程。

西红柿木瓜蜜汁

材料：

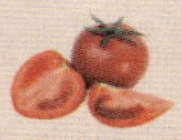
西红柿50克

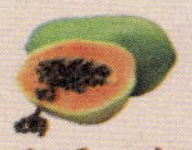
木瓜80克

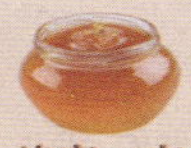
蜂蜜10克

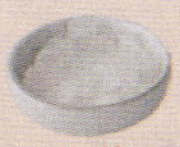
冰糖

做法：西红柿、木瓜、蜂蜜或冰糖水比例为5：8：1，西红柿与木瓜共榨汁。

砂仁蒸鲫鱼

材料：

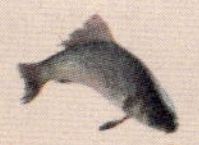
鲫鱼250克

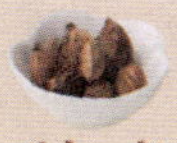
砂仁5克

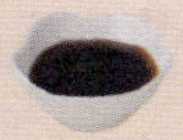
酱油

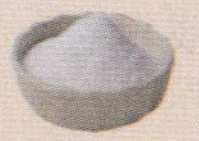
盐

做法：将砂仁研为细末与酱油、盐搅匀，之后将其放入处理好的鲫鱼腹中，用淀粉封住刀口，用笼蒸熟即可。适用于脾虚湿困型呕吐。

梅干菜瘦猪肉

材料：

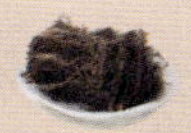
梅干菜15克

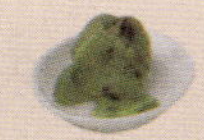
榨菜15克

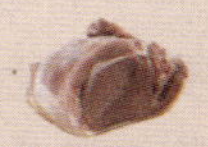
瘦猪肉丝100克

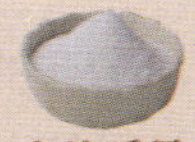
食盐适量

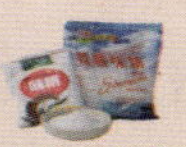
味精适量

做法：梅干菜、榨菜、瘦猪肉丝、食盐、味精适量，共煮汤服，常服，可辅助治疗妊娠呕吐。

胎动不安

Tai Dong Bu An

【病症简介】妊娠期出现腰酸腹痛，胎动下坠，或阴道少量流血者，称为“胎动不安”，又称“胎气不安”。本病类似于西医学的先兆流产、先兆早产。胎动不安是临床常见的妊娠病之一，主要由气血虚弱，脾胃亏损；血热或外伤，不能摄血养胎所致。分为肾虚型、气血虚弱型、血热型、外伤型。

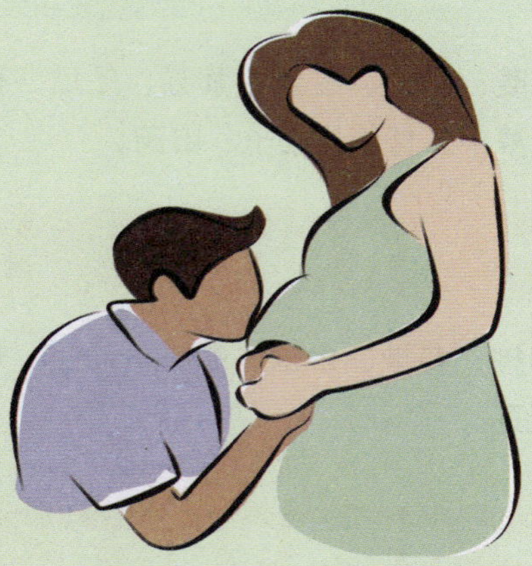

临床表现

先感胎动下坠，腰酸腹痛或坠胀不适，继而或有阴道少量出血；头晕耳鸣，两膝酸软，小便频数；精神倦怠，气短懒言；头晕眼花，心悸失眠，面色萎黄；烦少寐，渴喜冷饮。

致病原因

胎动不安多因先天肾气不足或孕期房事不节而肾气亏虚，或气血素亏，冲任失养；或过食辛辣厚味，或情志不畅，郁而化火，或跌仆闪挫而致。此外，也有因子宫畸形，子宫病变而致。

病症类型

肾虚型：怀孕期间阴道出血，出血量少，色淡红或暗褐色，下腹隐痛并有下坠感，头晕耳鸣，腰膝酸痛，倦怠乏力，小便频数，舌淡苔白，脉沉滑尺弱。

气血虚弱型：阴道出血、色淡，面色苍白或萎黄，心悸气短，神疲乏力，下腹坠痛，舌淡苔薄白，脉细弱无力。

血热型：阴道出血量较多、色鲜红或深红，小腹疼痛，心烦不安，口干咽燥，大便秘结，小便黄赤，舌红苔黄，脉滑数。

外伤型：怀孕后，因跌仆损伤而见阴道出血、色鲜红，小腹疼痛，腰部酸痛。

相关常识

孕妇体内叶酸缺乏是造成流产、早产的重要原因之一。叶酸缺乏引起的流产或早产，采取任何其他措施都难以避免。另外，动物实验表明，妊娠叶酸缺乏可引起胎儿多种畸形，包括唇裂、面部缺陷、并指（趾）、骨骼畸形，还有泌尿系统、心血管系统、肺以及腿部畸形等。孕妇饮食要多样化，不能偏嗜。

宜吃食物

鸭肉、牛肉、鸡蛋、鸡肉、淡菜、海参、牡蛎、菇类、西蓝花、葡萄、苹果、猕猴桃、莲子、黑芝麻、芡实、核桃仁、山药、枸杞子、牛奶。

慎食食物

蒜、胡椒、辣椒、蛤蜊、田螺、河蚌、蟹、鹿肉、兔肉、海带、韭菜、荠菜、马齿苋、咖喱、白酒、咖啡、山楂、桃子。

推荐养生食疗方

食疗方	材料	做法
熟扁豆	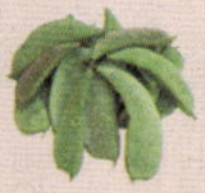 生扁豆100克	生扁豆煮熟食之，治妇女白带，胎动不安，呕逆少食（煮汤服食）。
黑豆泡酒	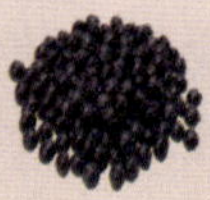 黑豆250克 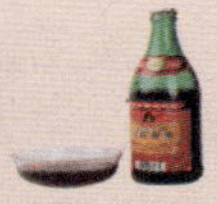 黄酒750克	将黑豆、黄酒水煎分作数次服食，治疗胎动不安，腰疼。
葡萄干大枣饮	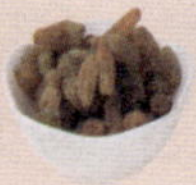 葡萄干30克 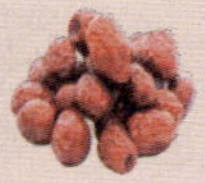 大枣15克	将葡萄干、大枣水煎服。代茶饮，每日1~2次。
蒸鲈鱼	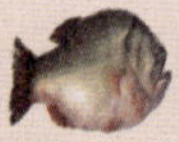 鲈鱼500克 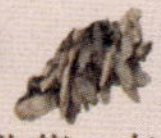 北芪40克 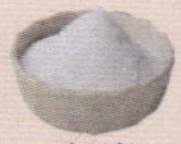 食盐	将鲈鱼去鳞、鳃及肠杂，北芪40克，食盐、水适量，同蒸熟食用。治手术后伤口难愈合、妊娠水肿、胎动不安。
鲤鱼糯米粥	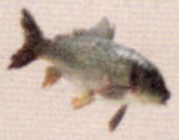 鲤鱼1条 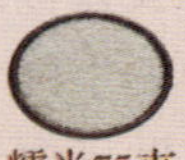 糯米75克 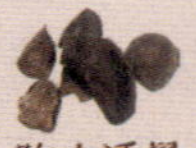 陈皮适量 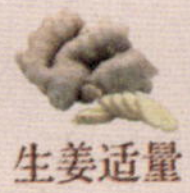 生姜适量 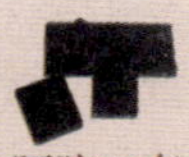 阿胶15克 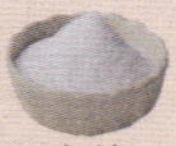 食盐	将鲤鱼留鳞去肠杂，糯米、陈皮、生姜适量，同煮粥，溶入阿胶，用少量食盐调味食用。治孕妇胎动不安或胎漏下血。

妊娠水肿。

Ren Shen Shui Zhong

【病症简介】妊娠后，肢体面目等部位发生浮肿称“妊娠水肿”，亦称“妊娠肿胀”。妊娠水肿一般发生在怀孕6个月之后，主要由于孕妇内分泌发生改变，致使体内组织中水分及盐类潴留（钠潴留）。水肿经常发生在肢远端，以足部及小腿为主。特别从事站立工作的妇女更为明显。如在妊娠晚期，仅见脚部浮肿，且无其他不适者，为妊娠后期常见现象，可不必作特殊治疗，多在产后自行消失。

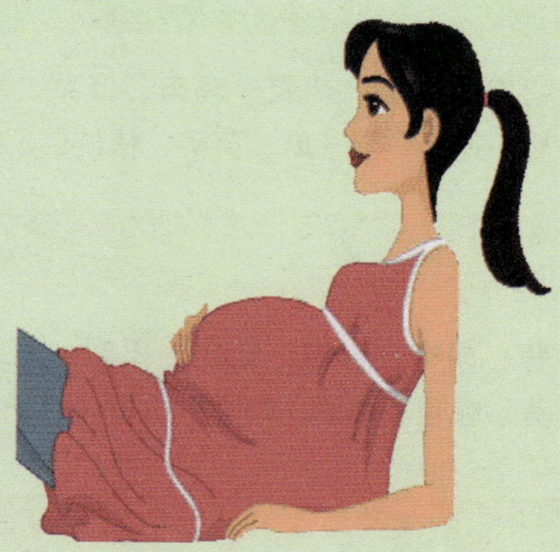

临床表现

肢体、面目发生肿胀，伴随尿量减少、体重增加。脾虚型表现为面目、四肢浮肿或遍及全身，伴胸闷气短、食欲不振、脉缓滑无力。肾阳虚型表现为面浮肢肿，尤以腰以下为甚，四肢欠温、腰膝无力，舌质淡或边有齿痕，苔白润。

致病原因

内分泌的影响：体内肾上腺皮质激素、雌性激素等分泌增多，肾小管对钠的重吸收作用增强，造成体内水钠潴留而发生水肿；血液回流受阻：随着胎儿生长和羊水增多，子宫逐渐增大，而增大的子宫压迫下腔静脉，使血液回流受阻。

病症类型

脾虚型：妊娠数月，面目四肢浮肿，或遍及全身，肤色淡黄或光白，皮薄而光亮，胸闷气短，舌质胖嫩，苔薄白或薄腻。

肾虚型：妊娠数月，面浮肢肿，心悸气短，下肢清冷，腰酸无力，舌淡苔白润、脉沉细。

气滞型：妊娠三、四月后，先由脚肿，渐及于腿，头晕胀痛，胸闷胁胀，食少。

相关常识

出现水肿之后孕妈妈要注意换穿比较宽松的鞋子，饮食上也要注意多吃些利水消肿的食物，红豆汤就是一个很好的选择。孕期水肿严重的就要警惕妊娠高血压综合征，所以孕妈妈一定要注意定期进行产检。要多休息。因为孕期水肿与子宫压迫有关，所以多休息是有帮助的。坐着的时候把脚垫高。把脚垫高有助于血液回流。很适合还在上班的孕妈妈。睡前泡脚。这样有助于血液循环，可以改善和缓解水肿。

宜吃食物

冬瓜、南瓜、赤小豆、西瓜皮、米糠、鲫鱼、鲤鱼、黑鱼、鲈鱼、排骨、鸭肉、蒜薹、豆腐、豆干、番茄、香菇、芦笋、扁豆、豆浆、荷叶、芦根、玉米须、绿豆。

慎食食物

咸鱼、腌菜、酱菜、冷冻食物、糯米、白薯、洋葱、土豆、肥肉、火腿、咸肉、咸鸭蛋、豆腐乳、胡椒、花椒、燕麦、薏米、白酒、咖啡。

推荐养生食疗方

	材料	做法
鸭汁粥	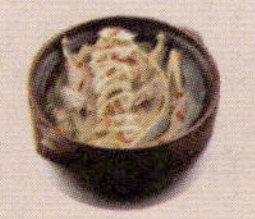 鸭汁1000克 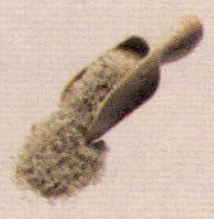 粳米50克	将粳米淘净。与鸭汤一起放入锅内，用武火烧沸后，转用文火煮至熟即成。每日2次，作早、晚餐食用。适用于肾虚型。
黑豆鲤鱼汤	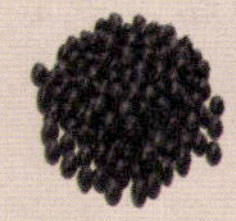 黑豆60克 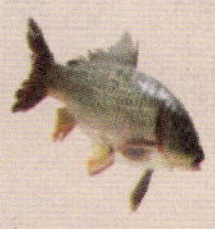 鲜鲤鱼	先将鲤鱼去鳞、鳃及内脏，黑豆淘净浸胖后放入鲤鱼腹中，加水煎至烂熟，吃鱼饮汤。常食之有效。适用于肾虚型。
萝卜鲤鱼饮	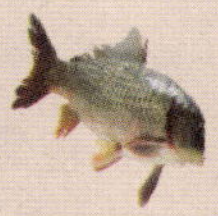 鲤鱼1条 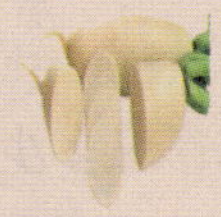 白萝卜100克	将鲤鱼去内脏洗干净，萝卜洗干净切片，加水和鱼一起炖汤，喝汤吃鱼和萝卜。每日1次，连服10～15天。
赤小豆炖鲫鱼	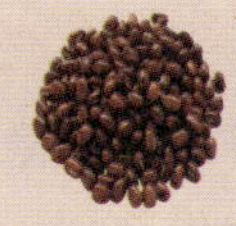 赤小豆100克 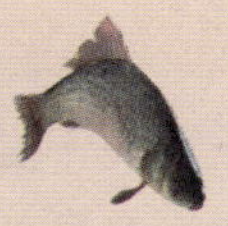 鲫鱼1条250克	将鲫鱼去鳞、鳃及内脏洗净，赤小豆淘洗浸胖，共置于瓷罐内，入少许佐料，加水500毫升，隔水用旺火煮烂。每日1次，7天为一疗程。用于脾虚型。
蜂蜜瓜皮煎	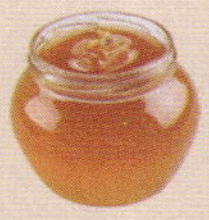 蜂蜜50克 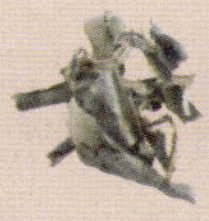 冬瓜皮15克 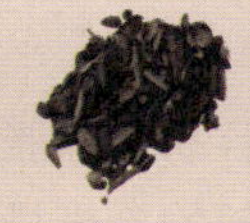 香附6克	冬瓜皮、香附加水适量煎煮，取汁，兑入蜂蜜。每日1次，连续饮数日。适用于气滞型。

产后腹痛

Chan Hou Fu Tong

【病症简介】产后腹痛，是指妇女下腹部的盆腔内器官较多，出现异常时，就容易引起产后腹痛。一般可以分为月经周期相关引起的疼痛和非月经周期引起的下腹疼痛，其中以小腹部疼痛最为常见，大多由于血瘀、气血虚弱或感受风寒所致。临床主要表现为新产后，下腹部疼痛，且多为阵发性疼痛，不伴有寒热等症，应与伤食腹痛和感染细菌的腹痛等相鉴别。

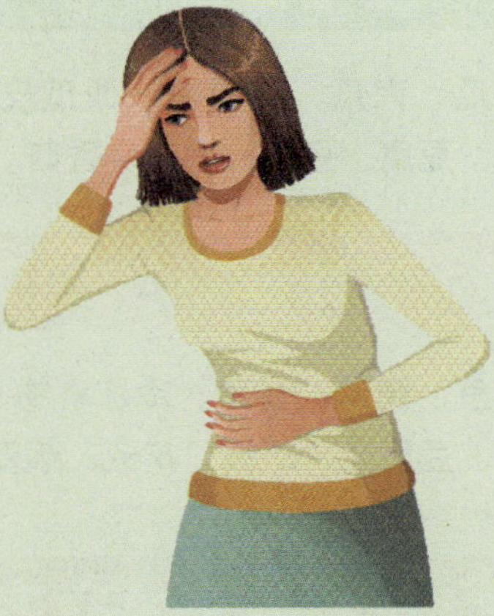

临床表现

腹部疼痛剧烈，按之有结块，恶露不肯下，或疼痛夹冷感，热痛感减轻，恶露量少，色紫有块。兼见头晕目眩，心悸失眠，大便秘结，舌质淡红，苔薄，脉细弱。产后出现下腹阵发性疼痛。

致病原因

产后腹痛的原因有很多，可因血虚体质，或产时失血过多，冲任空虚，胞脉失养，或因血少气弱，运行无力，以致血流不畅，迟滞而痛，或起居不慎，寒邪入侵胞脉而致。

病症类型

血虚型：产后小腹隐痛或绵绵作痛，持续不解。恶露量少，色淡，质稀。头晕眼花，心悸怔忡，大便干结，胃纳欠佳。舌淡苔白，脉细弱。

血瘀型：产后小腹刺痛或胀痛拒按，阵发性发作。恶露量多少不一，色黯有块，块下痛减。面色青白，胸胁胀痛，四肢不温。舌黯苔白，脉弦涩。

相关常识

①产后腹痛病大多是瘀和寒引起，但也有失血过多子宫失于滋养而表现隐痛空痛、恶露色淡的，此当以补养法治疗。分娩时防止产后出血，产后勿食生冷，注意保暖，情志要舒畅，在产后即服3~5剂生化汤，可以减少或预防此病的发生。

②如果腹痛剧烈并伴有其他兼证，如发热、腹泻，或有癥瘕病史者等，应注意是否有其他病变。

③饮食以清淡为主。少吃生冷食物，少吃容易引起胀气的食物。

④要注意通便。保持大便畅通，将体内积郁的毒素排出体外，便质以偏烂为宜。

宜吃食物

猪蹄、鲫鱼、鸡肉、瘦肉、猪肝、木耳、胡萝卜、鸡蛋、红枣、阿胶、燕窝、莲子、黑芝麻、桂圆、山楂、苹果、香蕉。

慎食食物

苦瓜、黄瓜、莲藕、竹笋、马兰头、螃蟹、蚌、绿豆、山芋、黄豆、蚕豆、豌豆、牛奶、白糖、西瓜、草莓、无花果、柿子、梨、猕猴桃、马蹄。

推荐养生食疗方

桂皮红糖汤	材料：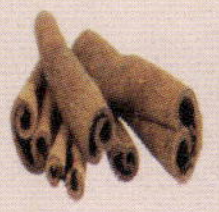 桂皮5克 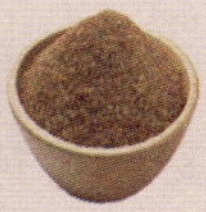 红糖20克	做法：将桂皮、红糖水煎，温服，对产后腹痛有一定的治疗作用。
红糖姜饮	材料：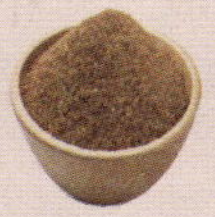 红糖100克 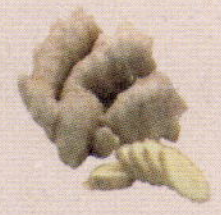 鲜生姜10克	做法：将红糖、鲜生姜水煎服，可辅助治疗产后腹痛和产后胃部疼痛。
桃仁汤	材料：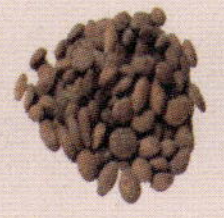 桃仁9克 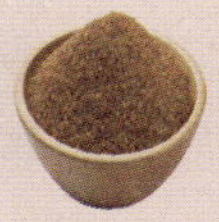 红糖20克	做法：桃仁、红糖，煎水，内服，治疗产后腹痛有较好的疗效。
黄瓜藤汤	材料：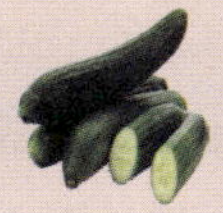 黄瓜藤适量 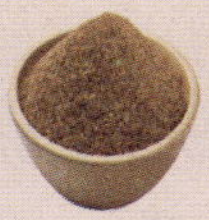 红糖50克 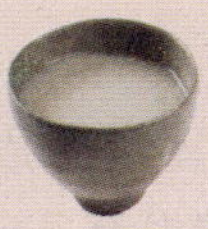 米酒50毫升	做法：取黄瓜藤适量，阴干，每服取30克，加红糖、米酒，加水适量，煎服，每日1次，连服3次，可辅助治疗产后腹痛。
干芹菜红糖汤	材料：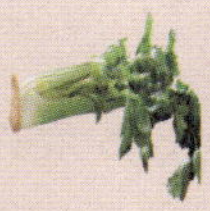 干芹菜100克 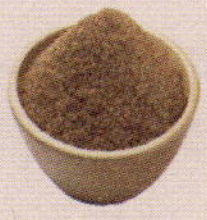 红糖 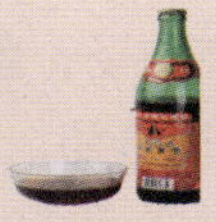 黄酒	做法：干芹菜（连根茎汁），水煎服或加红糖和黄酒，空腹徐徐服下，可缓解产后腹痛。

缺乳

Que Ru

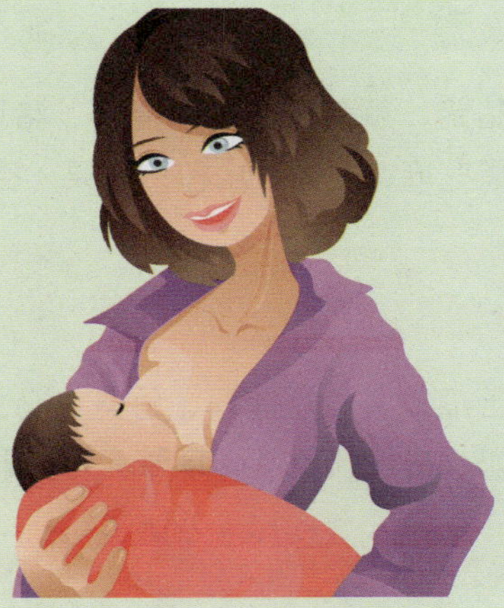

【病症简介】产后乳汁很少或全无，称为“缺乳”，亦称“乳汁不足”。不哺乳不但影响婴儿的健康成长，也不利于产妇的康复，甚至会增加患乳腺病的机会。乳汁的分泌与产妇的情绪、营养状况、身体状况都有关系，任何精神上的刺激，如忧虑、惊恐、烦恼、悲伤等，都有可能减少乳汁分泌。

临床表现

缺乳的程度和情况各不相同：有的开始哺乳时缺乏，以后稍多但仍不充足；有的全无乳汁，完全不能喂乳；有的正常哺乳，突然高热或七情过极后，乳汁骤少，不足于喂养婴儿。

致病原因

缺乳主要与精神抑郁、睡眠不足、营养不良、哺乳方法不当有关。中医认为，缺乳多因素体脾胃虚弱，产时失血耗气，产生气血津液生化不足，气机不畅，经脉滞涩，阻碍乳汁运行等引起。

病症类型

气血虚弱型缺乳：分娩1周以后或哺乳期中，乳汁甚少或全无，乳汁清稀，乳房柔软无胀痛，面色无华，头晕，神疲乏力，食少便溏，舌淡，少苔，脉虚弱。

肝郁气滞型缺乳：产后乳汁涩少或全无，乳汁浓稠，乳房胀痛，胸胁胃脘胀闷不舒，或有微热心烦，食欲不振，舌正常，脉弦细。

相关常识

①乳汁的分泌与乳母的乳腺发良、精神、营养状况、休息和劳动都有关系。为了避免缺乳的情况出现，女性在怀孕前，如有乳腺发育不良的情况，应尽早诊断治疗。

②怀孕期间要注意纠正贫血，清洁乳房。产后应注意调畅情志，保持轻松、愉快的心情，同时要保证充足的睡眠，预防感冒，注意营养，改善饮食，多吃新鲜的蔬菜、水果、蛋类、奶类、瘦肉等食物，适当喝一点肉汤，鱼汤。

③正常哺乳，尽早开始喂奶，可以刺激母乳分泌。按需哺乳，挤出多余的乳汁，可将乳汁分泌时间提前并产生更多的乳汁。坚持夜间哺乳，这样可使母乳分泌增多。

宜吃食物

鲈鱼、陈皮、蛋花汤、白萝卜、菱角、黄花菜、黑芝麻、花生米、猪蹄、鸡肉、猪肉、鲤鱼、鲫鱼、海带、豆浆、鸡蛋。

慎食食物

香瓜、西瓜、甜瓜、梨、猕猴桃、芒果、柚子、韭菜、麦芽水、人参、辣椒、咖啡、花椒、大蒜、咖喱、酒、浓茶。

推荐养生食疗方

名称	材料	做法
黄花菜炖肉	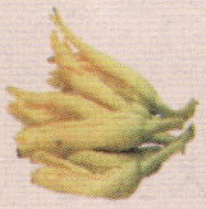 黄花菜30克 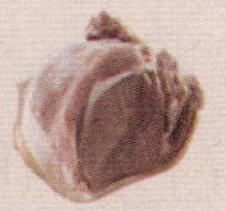 猪瘦肉250克	将瘦猪肉切成小块，与黄花菜一起放入锅内，加水适量，炖熟，调味即可。佐餐分3次吃完，5日为1个疗程。
海带佛手	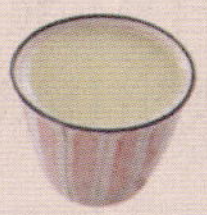 豆浆300克 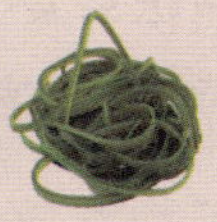 海带60克 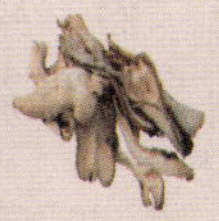 佛手10克	海带、佛手加水适量，煎煮30分钟，再入豆浆煮30分钟。 1次饮服，每日1次，连服5日。
橘叶青皮猪蹄汤	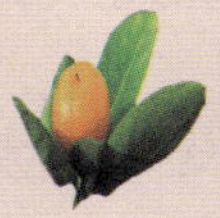 橘叶10克 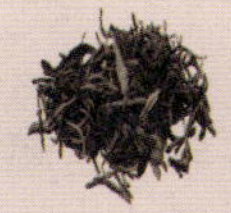 青皮10克 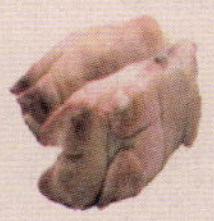 猪蹄1只	先把猪蹄洗净，再与橘叶、青皮加水适量同煮，炖至猪蹄烂熟。饮汤吃肉，每日数次。
鲫鱼通乳汤	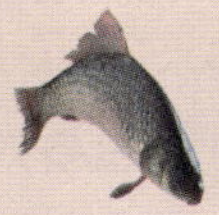 鲫鱼500克 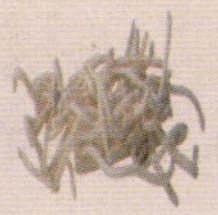 通草9克 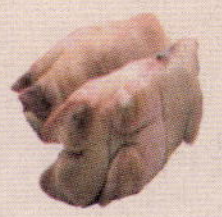 猪蹄	鲫鱼洗净，猪蹄洗净。两者与通草一起加水同煎，熟后去通草。饮汤吃肉，随量食用。
赤豆酒酿蛋	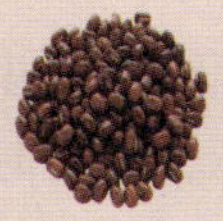 赤小豆50克 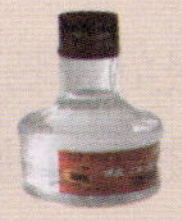 糯米甜酒250克 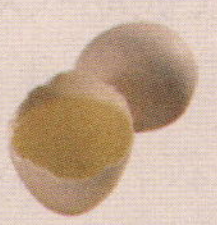 鸡蛋4个	赤小豆加水煮烂，入甜酒酿，烧沸，打入鸡蛋，待蛋凝固后调味。每日1剂，分2次服食。

习惯性流产

Xi Guan Xing Liu Chan

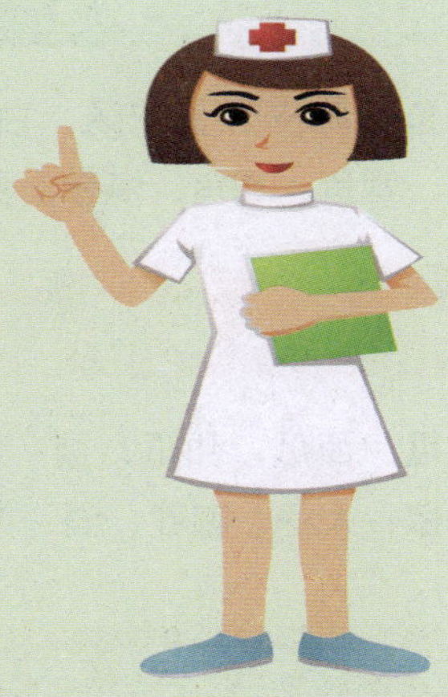

【病症简介】习惯性流产通常为自然流产连续3次以上者，每次流产往往发生在同一妊娠月份，中医称为“滑胎”。流产后，不要担忧，放松心情，不要在短期内有性生活。对习惯性流产，应到医院进行相关检查，听从医生建议，不可自行乱用药。再次怀孕时，不要做重体力劳动，尤其避免提举重物、用力大便，使腹内压增高而发生流产。

临床表现

阴道少许出血，或有轻微下腹隐疼，出血时间可持续数天或数周，血量较少。一旦阴道出血增多，腹疼加重，检查宫颈口已有扩张，甚至可见胎囊堵塞颈口时，流产已不可避免。

致病原因

习惯性流产的原因大多为孕妇黄体功能不全、甲状腺功能低下、先天性子宫畸形、子宫发育异常、宫腔粘连、子宫肌瘤、染色体异常、自身免疫等。习惯性晚期流产常为子宫颈内口松弛所致。

病症类型

早期习惯性流产：系指流产发生在妊娠12周以前的流产，一般多与遗传因素、母内分泌失调及免疫学因素等有关。

晚期习惯性流产：多指流产发生在妊娠12周以后，多与子宫畸形、宫颈发育不良、血型不合及母患疾病等因素有关。

相关常识

①妊娠早期禁止接触X线、超声波、放射性同位素，绝对避免用此类设备对腹部进行检查，以防胎儿发生畸形而流产。

②孕妇应尽量避免到流行性感冒、伤寒、肺炎等流行病区活动，也不应去人群拥挤的公共场所，以减少受感染机会；不要主动或被动吸烟。

③孕妇一定要养成良好的生活习惯，作息要有规律，最好每日保证睡够8小时，并适当活动。注意个人卫生，应勤洗澡、勤换内衣，但不宜盆浴、游泳，沐浴时注意不要着凉。要特别注意阴部清洁，可每晚用洁净温水清洗外阴部，以防止病菌感染。

宜吃食物

牛肉、鸡肝、鸭蛋、羊排、猪肉、猪肝、瘦肉、鳝鱼、海参、墨鱼、章鱼、木松鱼、鸡蛋、萝卜、大白菜、豆浆、花生、小米、芝麻、花生仁、核桃。

慎食食物

辣椒、胡椒、腌菜、咸鱼、冰冻饮料、冰激凌、螃蟹、芦荟、马齿苋、薏米、绿豆、白木耳、莲子。

推荐养生食疗方

母鸡黄米粥	材料	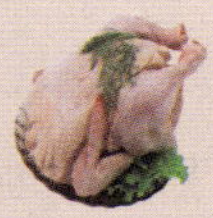 老母鸡1只 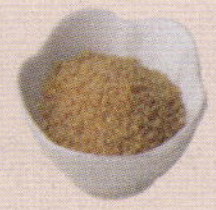 小黄米250克	做法：将鸡宰杀去毛及内脏，煮汤，用鸡汤煮粥。连续服用。
杜仲鸡	材料	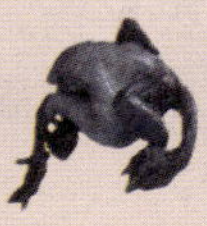 乌骨鸡1只 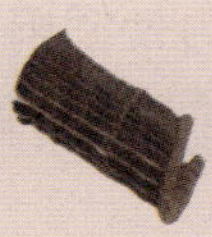 杜仲30克 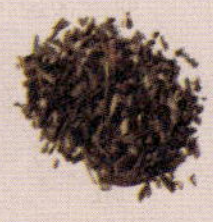 桑寄生30克	做法：先将乌骨鸡闷死(不用刀杀)，去除毛杂和内脏，用纱布将杜仲和桑寄生包好放入鸡腹内，然后加水将鸡煮至烂熟，之后将鸡腹内的杜仲和桑寄生丢弃，加入调料，即可食用。可饮汤食鸡。
阿胶鸡蛋汤	材料	 阿胶10克 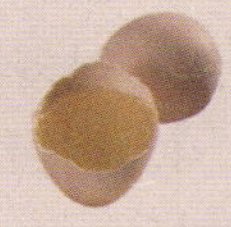 鸡蛋1个 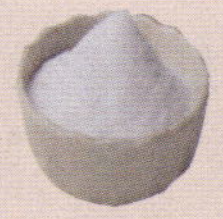 食盐适量	做法：阿胶用水1碗烊化，鸡蛋调匀后加入阿胶水中煮成蛋花即成。每日1～2次，食盐调味服。
菟丝子粥	材料	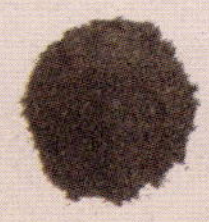 菟丝子60克 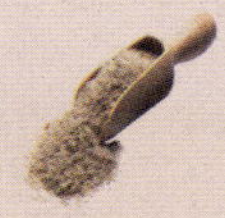 粳米100克 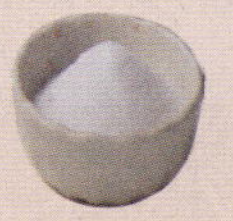 白糖适量	做法：将菟丝子捣碎，加水煎煮后去渣取汁，将粳米放入该药汁中煮成粥。粥熟时加入白糖即可食用。
核桃仁炒韭菜	材料	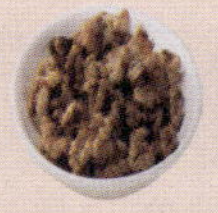 核桃仁50克 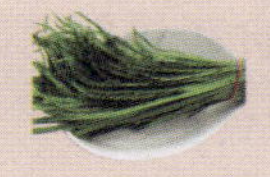 韭菜120克 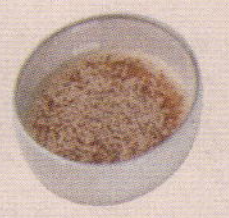 香油	做法：先将韭菜洗净切断，翻炒，再加人事先用香油炸黄的核桃仁，炒熟后用食盐调味．佐餐食用

女性更年期综合征

Nü Xing Geng Nian Qi Zong He Zheng

【病症简介】女性更年期综合征是妇女在绝经前后雌激素水平波动或下降，植物神经系统紊乱伴有神经心理症状的一组症候群。根据临床表现，本病属于中医学的“绝经前后诸证”的范畴。其突出症状为发热、汗出、四肢麻木、感觉异常、头晕耳鸣、心悸失眠、烦躁易怒等。女性更年期到来的时候，若出现潮热、汗出、眩晕、疲劳等多方不适的情况，要及时到医院找妇科大夫咨询或治疗。

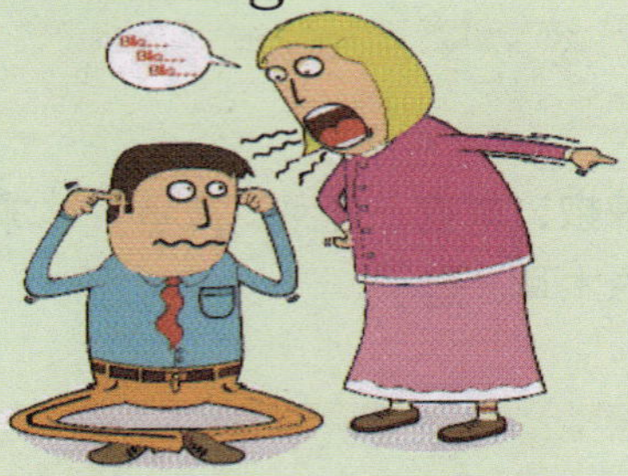

临床表现

月经紊乱或者绝经；阵发性潮热、出汗、伴头痛、头晕、心悸、胸闷、恶心等；思想不集中、易激动、失眠、多虑、郁抑等精神神经症状；生殖器官不同程度萎缩；乳房下垂、萎缩、尿频、尿失禁等；骨质疏松、腰背痛。

致病原因

妇女在绝经前后，肾气逐渐衰竭，冲任亏虚，精血不足，天癸渐绝，月经将断而至绝经所出现的生理变化，加之一些精神压力使阴阳失去平衡，脏腑气血功能失调而出现的一系列脏腑功能紊乱的证候。

病症类型

肝肾阴亏型更年期综合征： 主要症状是，月经紊乱，经量时多时少，经色鲜红，头晕耳鸣，烘热汗出，五心烦热，腰膝酸痛、心悸失眠，口燥便结，皮肤干涩，舌红少苔，脉细数。

心肾不交型更年期综合征： 主要症状是，心悸怔忡，虚烦不宁，失眠多梦，头晕耳鸣，精神不易集中，腰腿酸软，咽干口燥，月经紊乱，舌红少苔，脉沉弦细。

相关常识

①要正确认识更年期的生理特点：应有充分的思想准备，及时发现更的期的“信号”，并采取必要的治疗措施。

②注意安排好工作、生活与休息：在更年期中，饮食起居要有规律，劳逸适度，保持充分的睡眠时间，并要节制性生活，以每周一次较为合适。

③多食富含硼元素的食物：含硼丰富的食物，可减慢阴道萎缩的进度和骨质疏松。

宜吃食物

鸡蛋、瘦肉、牛肉、豆腐、洋葱、木耳、香菇、豆腐干、豆芽、萝卜、芋头、海藻、青菜、土豆、黄瓜、青椒、苹果、橘子、鲜枣、酸枣、猕猴桃、山楂、豆浆、牛奶。

慎食食物

蛋黄、肥肉、油炸食品、动物肝脏、葱、姜、蒜、辣椒、胡椒、糖、奶油、冰激凌、酒、咖啡、浓茶。

推荐养生食疗方

莲子百合粥

材料

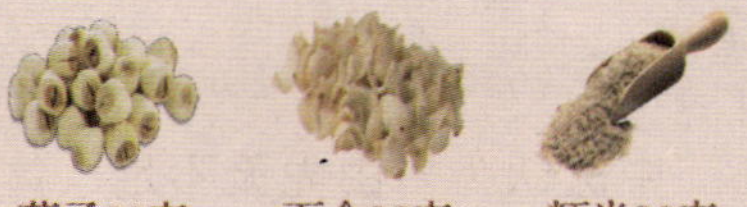

莲子30克　百合30克　粳米30克

做法：莲子、百合、粳米，同煮粥，每日早晚各服1次。适用于绝经前后伴有心悸不寐、怔忡健忘、肢体乏力、皮肤粗糙者。

合欢花粥

材料

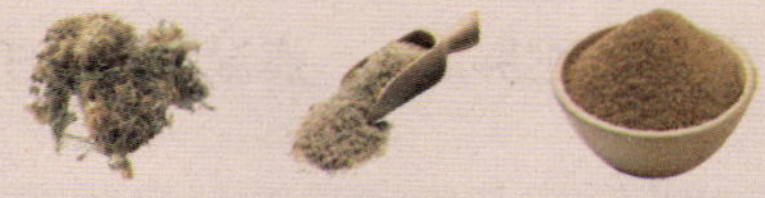

合欢花30克　粳米50克　红糖适量

做法：将合欢花、粳米、红糖同放锅内，加适量的水，用文火煮至粥熟即可。每晚睡前1小时空腹温热食用。

赤豆薏苡仁红枣粥

材料

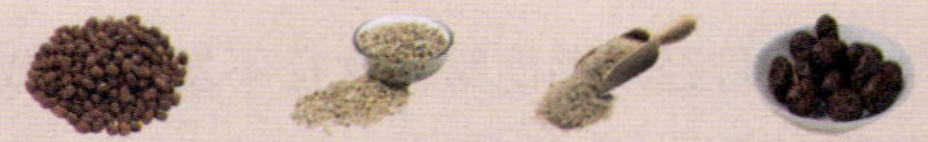

赤小豆30克　薏苡仁30克　粳米　红枣10枚

做法：赤小豆、薏苡仁、粳米、红枣，每日熬粥食之。1日3次。适用于更年期有肢体水肿、皮肤松弛、关节酸痛者。

杞枣汤

材料

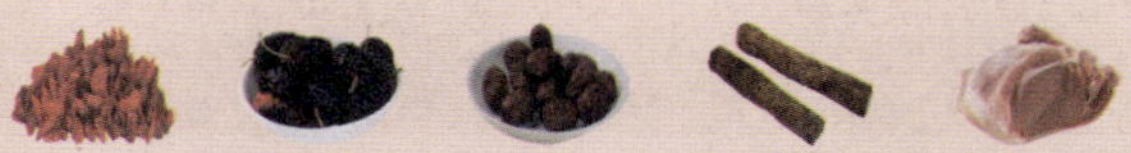

枸杞子　桑葚　红枣　淮山药30克　瘦肉100克

做法：枸杞子、桑葚、红枣各等份，水煎服，早晚各1次；或用淮山药、瘦肉炖汤喝，每日1次。适用于更年期有头晕目眩、饮食不香、困倦乏力及面色苍白者。

枸杞子肉丝冬笋

材料

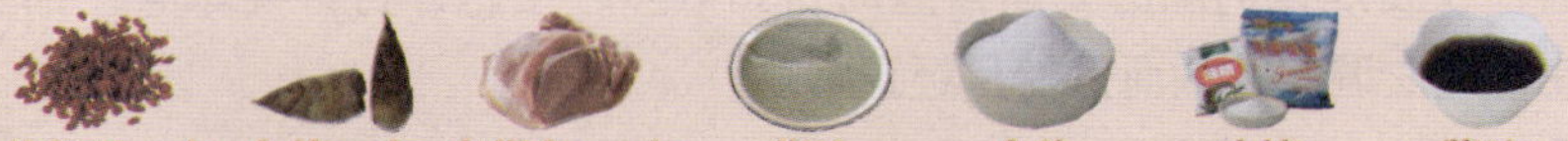

枸杞子30克　冬笋30克　瘦猪肉100克　猪油　食盐　味精　酱油

做法：炒锅放入猪油烧热，投入肉丝和笋丝炒至熟，放入其他佐料即成。每日1次。适用于头目昏眩、心烦易怒、经血量多、面色晦暗、手足心热等。

闭经

Bi Jing

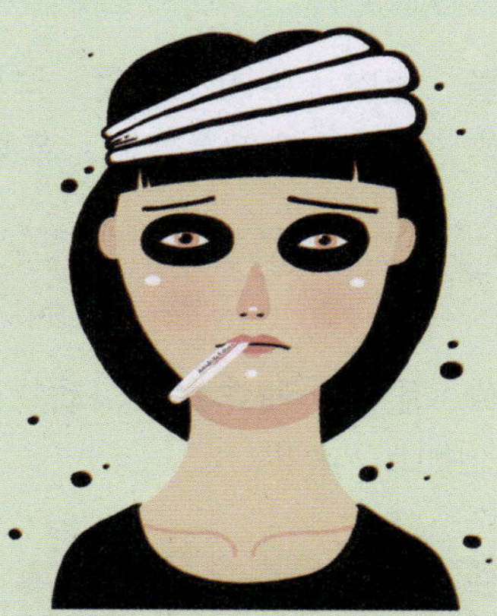

【病症简介】闭经，是指凡女子年龄超过十八岁，月经仍未来潮，或已形成月经周期，但又连续中断三个月以上者，称为“闭经”。闭经是妇产科病中常见的症状，而不是一种疾病闭经或为生理性或为病理性现象。生理状态下，如青春前期、妊娠期、哺乳期和绝经后期无月经属正常现象。通常将闭经分为原发性和继发性两种。

临床表现

已年满18周岁月经尚未来潮，或月经已来潮又连续6个月未行经。或伴有头痛、视力障碍、恶心、呕吐、周期性腹痛；或有多毛、肥胖、溢乳等。

致病原因

中医认为多由先天不足、体弱多病，或肾气不足，久病、或脾虚生化不足、情态失调，精神过度紧张，或气血郁滞不行，肥胖之人、痰湿阻滞冲任等引起。

病症类型

原发性闭经：国际上认为，年满14岁尚无月经来潮而第二性征不发育者;或年满16岁尚无月经来潮，不论第二性征是否正常者，均为原发性闭经。

继发性闭经：引发继发性闭经原因有，子宫内膜损伤或粘连(常见于多次刮宫以及刮宫过度损伤子宫内膜、造成宫腔粘连)及结核性内膜炎、卵巢功能早衰。

相关常识

①预防闭经应该注意日常生活。生活规律，保证充足睡眠；一日三餐要有规律且要吃得科学。多吃养血、益肾的山药、红枣、桂圆、阿胶等，少食辛辣上火的辣椒、火锅等；适当运动。

②生活、饮食规律的同时要适当运动，如散步、慢跑、打乒乓球等，都可缓解精神压力，使得气血调和，从而保持月经正常。

③避免劳累过度：在媒体、IT业等竞争压力大的行业工作的女性，特别要注意使精神放松的同时，尽量避免加班加点，以免因劳累过度造成肾气不足的闭经。

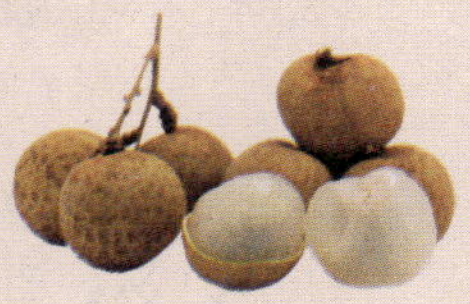

宜吃食物

羊肉、鸡肉、瘦猪肉、木耳、油菜、桂圆、核桃、枣、栗、莲子、枸杞子、山药、山楂、黑豆、橙子、橘饼。

慎食食物

皮蛋黄、鸡蛋黄、鸭蛋黄、猪脑、猪肝、猪肾、猪油、猪肥肉、猪肠、猪心、羊肉、羊肝、鲤鱼、墨鱼、青鱼、草鱼、虾、带鱼、蚬子、蟹、奶油、巧克力、生冷食物。

推荐养生食疗方

姜丝炒墨鱼

材料

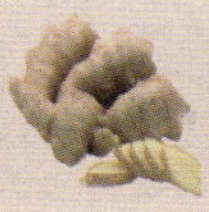
生姜30克

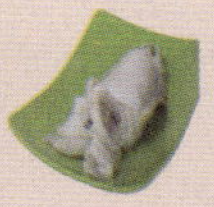
墨鱼1条

做法 墨鱼去骨，生姜切丝，墨鱼洗净切片，加油同炒，佐膳。具用补血通经及美容功效。对血虚闭经者有辅助治疗作用。

桃仁牛血汤

材料

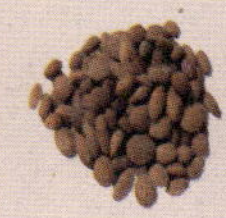
桃仁10克

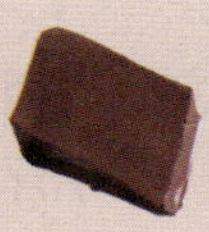
鲜牛血200克

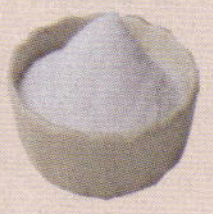
食盐

做法 将牛血切块，与桃仁加清水适量煲汤，食时加食盐少许调味。具有破瘀行血，理血通经。

乌豆双红汤

材料

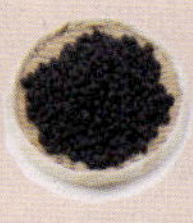
乌豆50克

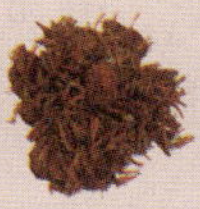
红花5克

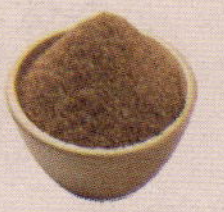
红糖30克

做法 将前2味置于炖盅内，加清水适量，隔水炖至乌豆熟透，去红花，放人红糖调匀。具有滋补肝肾、活血行经、美容乌发功效。适用于血虚气滞型闭经。

木耳核桃糖

材料

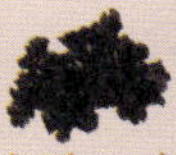
木耳120克

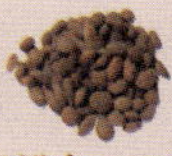
胡桃仁120克

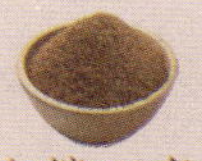
红糖200克

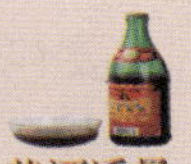
黄酒适量

做法 将木耳、胡桃碾末，加入红糖拌和均匀，瓷罐装封。每服30克，1日2次，直至月经来潮。具有滋肝肾、益气血、养冲任功效。适用于子宫发育不良之闭经。

男科疾病

阳痿。

Yang Wei

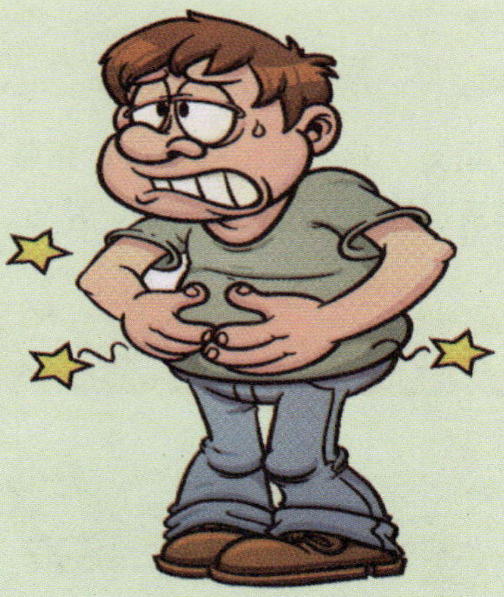

【病症简介】阳痿是指男性阴茎勃起功能障碍，表现为男性在有性欲的情况下，阴茎不能勃起或能勃起但不坚硬，不能进行性交活动。阳痿的发病率占成年男性的50%左右。阳痿即勃起功能障碍，根据发病原因可分为心理性勃起功能障碍和器质性勃起功能障碍。无论何型的阳痿，均应调饮食、慎起居、舒情怀、戒手淫，节房事，如此方能事半功倍。

临床表现

①阴茎不能完全勃起或勃起不坚，不能顺利完成正常的性生活。②偶有发生阳痿，可能是一时紧张或劳累所致，不属于病态。③阳痿虽然频繁发生，但于清晨或自慰时阴茎可以勃起并可维持一段时间。

致病原因

①精神方面的因素，因某些原因产生紧张心情。②手淫成习，性交次数过多。③阴茎勃起中枢发生异常，可致阳痿。④一些重要器官患严重疾病时。⑤患脑垂体疾病、睾丸因损伤或疾病被切除以后或糖尿病的病人，都会发生阳痿。

病症类型

器质性勃起功能障碍：占50%，主要包括血管性、神经性、内分泌性、糖尿病性、阴茎海绵体纤维化性等。

勃起功能障碍：根据轻重程度可分为轻度、中度和重度，其中重度勃起功能障碍指长期持续性大多数时间不能完成满意的性生活。

相关常识

预防阳痿，要从其病因出发。如与恣情纵欲有关，应清心寡欲，戒除手淫和体外射精等不良习惯，减少房事次数；如与全身衰弱、营养不良或身心过劳等因素有关，应适当地补充相关营养成分，进补，并且注意劳逸结合。

宜吃食物

羊肉、鹿肉、鸡肉、牛肉、鸡肝、羊肾、海虾、乌龟、泥鳅、河虾、鹌鹑蛋、鳝鱼、海参、墨鱼、章鱼、牡蛎、韭菜、茴香、花生米、山药、核桃。

慎食食物

肥肉、熏肉、腊肠、腌菜、冷饮、冰激凌、冰果汁、辣椒、咖啡、绿豆、冬瓜、芹菜、马蹄。

推荐养生食疗方

	材料	做法
白胡椒煲猪肚	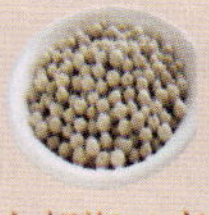 白胡椒10克 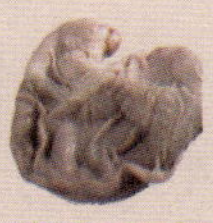 猪肚200克	白胡椒放入洗净的猪肚内，留少许水分，用线扎口，慢火烫熟。调味后服食猪肚，每日中餐空腹食。适用于脾胃虚弱的阳痿。
虾米煨羊肉	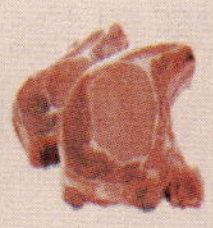 白羊肉250克 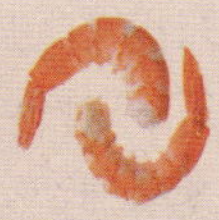 虾仁25克	白羊肉去脂膜，切成肉丁，加入虾仁、生姜、水煮至肉熟，分3次服完。每周制作1次，连服4周，有温肾壮阳的功效，适用于平素怕冷体质的阳痿。
韭菜炒虾米	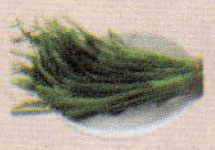 韭菜150克 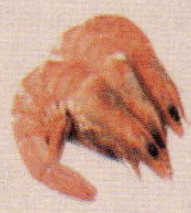 鲜虾50克 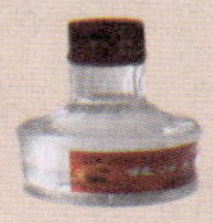 酒	韭菜、鲜虾炒熟佐膳或酒，每周2～3次，连食4周。用于命门火衰阳痿。
龙眼山药粥	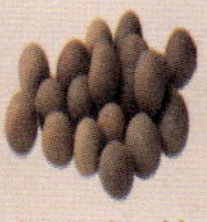 龙眼肉5枚 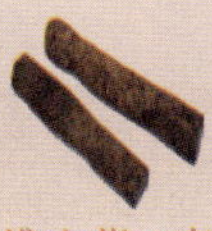 淮山药50克 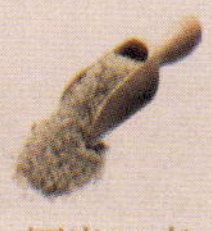 粳米50克	龙眼肉、淮山药、粳米，早上煮粥吃。10天为一疗程，停5天后再食，一般用3个疗程。用于心脾两亏的阳痿。

早泄

Zao Xie

【病症简介】早泄是指男子在阴茎勃起之后，未进入阴道之前或正当纳入以及刚刚进入而尚未抽动时便已射精，阴茎也随之疲软并进入不应期。有些男性原本无早泄，在某种精神或躯体的应激情况之后急性发生的早泄，常伴勃起乏力，这种属于偶尔早泄。一般分为老年性早泄、习惯性早泄、偶见早泄。

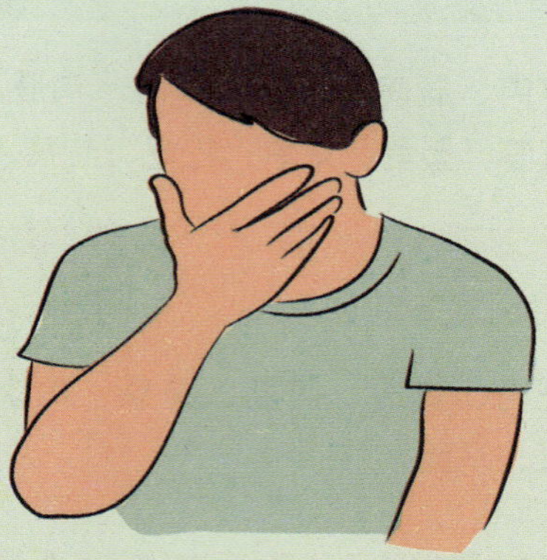

临床表现

性交时未接触或刚接触到女方外阴，抑或插入阴道时间短暂，尚未达到性高潮便射精，随后阴茎疲软，双方达不到性满足即泄精而萎软。同时伴随精神抑郁、焦虑或头晕、神疲乏力、记忆力减退等全身症状。

致病原因

早泄多半是由于大脑皮质抑制过程的减弱、高级性中枢兴奋性过高、对脊髓初级射精中枢的抑制过程减弱以及骶髓射精中枢兴奋性过高所引起。有些人对性知识缺乏，对性器官有神秘感，易紧张恐慌造成早泄。

病症类型

年老性早泄：由年龄增长而造成性功能减退，常伴有性欲减退与阴茎勃起无力引起。

习惯性早泄：指成年以后性交一贯早泄者，这种人的性生理功能正常，阴茎勃起有力，交媾迫不及待，大多见于青壮年人。

偶见早泄：大多在身心疲惫、情绪波动时发生。

相关常识

①早泄患者平时要注意多运动锻炼，多做慢跑、游泳、仰卧起坐、俯卧撑等有氧运动，特别是气功的操练，以提高身心素质，增强意念控制能力。

②调整情绪，消除因担心女方怀孕，或性能力不强等而产生的紧张、自卑和恐惧心理，性生活时要做到放松注意控制体重，少食烟酒。适当的手淫对身体有所益处，但是要控制好频。

③多食一些具有补肾固精作用的食物，如牡蛎、胡桃肉、芡实、栗子等。

宜吃食物

牡蛎、鸽蛋、猪腰、文蛤、羊肉、牛鞭、黄豆芽、绿豆芽、韭菜、胡桃肉、芡实、栗子、核桃、蜂蜜、豆浆。

慎食食物

冬瓜、黄瓜、茄子、地瓜、丝瓜、苦瓜、马蹄、莼菜、马兰头、地耳、莴苣、水芹菜、蚬肉、螺蛳、海松子、菜瓜、薄荷、西瓜、柿子、香蕉、柚子。

推荐养生食疗方

桂圆酒

材料

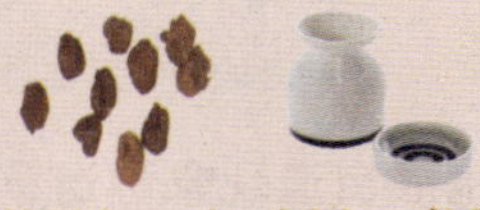

桂圆肉200克　白酒400毫升

做法 桂圆肉放在细口瓶内，倒入60度白酒，封闭瓶口，半个月后可饮用。每日2次，每次10～20毫升。

菊花糯米酒

材料

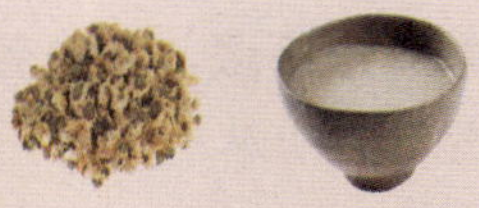

甘菊花10克　糯米酒酿适量

做法 甘菊花剪碎，与糯米酒酿适量放在小锅内拌匀，煮沸，顿食，每日两次，治相火妄动所致早泄。

腐皮白果粥

材料

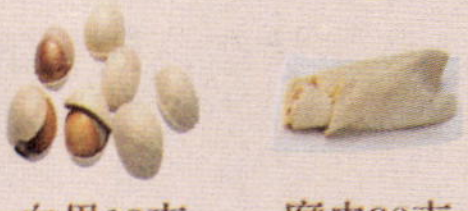

白果12克　腐皮80克

做法 白果去壳与腐皮，白米置砂锅中加水适量，煮调当早点吃。每日1次。

桃仁喇叭糕

材料

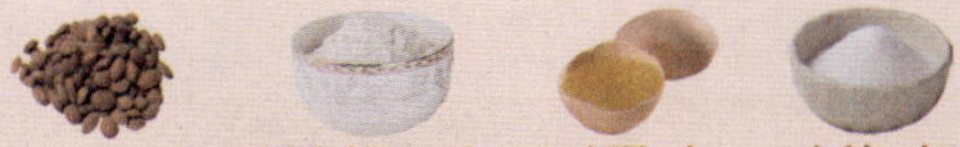

核桃仁50克　糯米粉200克　鸡蛋1个　白糖3克

做法 将核桃仁切成碎末，鸡蛋打散；核桃仁末、糯米粉、鸡蛋加适量水，与调味料一起拌匀；把合好的材料入蒸锅蒸45分钟，取出切块装盘即可食用。

熘炒黄花猪腰

材料

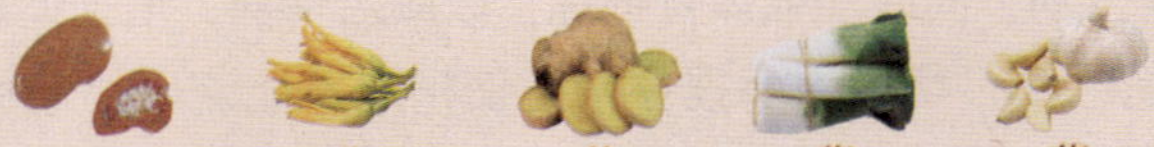

猪腰500克　黄花菜50克　姜　葱　蒜

做法 猪腰切开，剔去筋膜躁腺，洗净，切成腰花块；黄花菜水泡发切段；炒锅中置素油烧热，先放大葱、姜、蒜佐料煸炒，再爆炒猪腰，至变色熟透时，加黄花菜、食盐、糖煸炒，再入芡粉和汤汁即可。

遗精

Yi Jing

【病症简介】指男性在没有性交的情况下精液自行泻出的现象。有生理性与病理性的不同。一般来说，未婚而成熟的男性每月遗精1～2次，有时稍多几次，均属正常生理现象，若次数太多，就属于遗精的病理现象。遗精是没有规律可言的。以前有遗精，现在消失了，也是很正常的事情。尤其是男性进入中年，几乎就不再发生了。

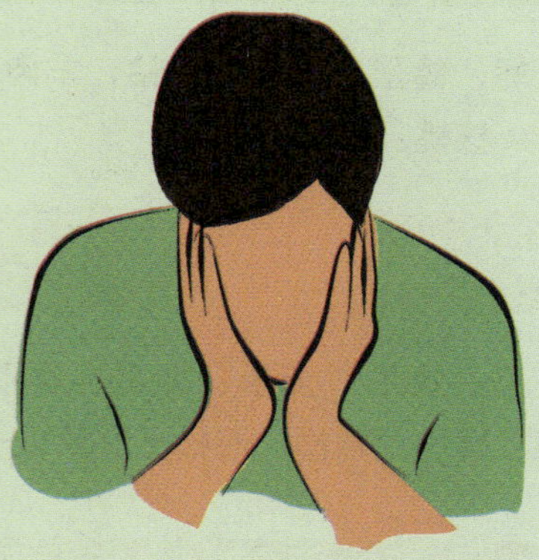

临床表现

①梦遗是指睡眠过程中，在睡梦中遗精。②滑精，指夜间无梦而遗或清醒时精液自动滑出的病症。③生理性遗精是指未婚青年或婚后分居，无性交的射精，一般2周或更长时间遗精1次。

致病原因

中医将精液自遗现象称遗精或失精。多由肾虚精关不固，或心肾不交，或湿热下注所致。常见病机有肾气不固、肾精不足而致肾虚不藏。可由劳心过度、妄想不遂造成。

病症类型

遗精可分为生理性遗精和病理性遗精，主要从年龄，身体状态，遗精时阴茎勃起情况、精液质量，和遗精后自觉症状上来鉴别。

生理性遗精：多见于青壮年，未婚或婚后分居。

病理性遗精：多见于中老年、或身体先天不足者。

相关常识

①遗精患者首先要意识到此症乃是一种生理现象，不要过分紧张，千万不要为此忧心忡忡，背上思想包袱，自寻烦恼。同时也应该消除杂念，少看色情电影、电视、书画等，适当地参加其他文娱活动，同时加强体育锻炼，以陶冶情操、增强体质。

②如发生遗精，切勿中途忍精，切勿用手捏住阴茎使精液不能流出，遗精后切勿用冷水清洗。慎起居，少进烟、酒、茶、咖啡、葱、蒜等刺激性食物，忌吃辣椒、胡椒、肉桂、花椒、丁香、茴香、洋葱、羊肉、烟酒等助火兴阳伤阴之品。

③不用烫水洗澡，睡前可用温热水洗脚，并搓揉脚底。

宜吃食物

山药、莲子、百合、芡实、胡桃仁、豇豆、韭菜、鸡蛋、腰花、虾、田螺、海带、紫菜、羊肉、猪肉。

慎食食物

芝麻、海松子、牡蛎肉、茭白、辣椒、浓茶、咖啡、蟹、柿子、河蚌、鸭子、冬瓜、黄瓜、茄子、绿豆。

推荐养生食疗方

韭菜子粥

材料：

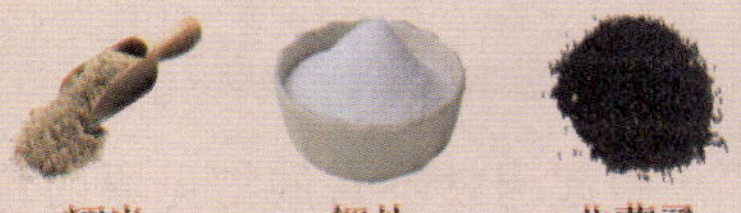

粳米　细盐　韭菜子

做法：将韭菜子用文火炒熟，与粳米、少许细盐同入砂锅内，加水，慢火煮至米开粥稠即可。每日服2次，温热食。

莲子百合煲猪肉

材料：

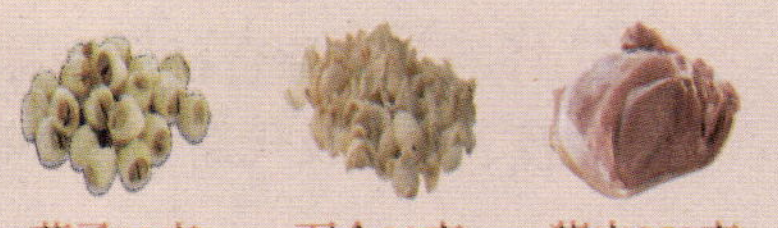

莲子30克　百合30克　猪肉250克

做法：将莲子、百合、瘦猪肉入锅，加适量水，置文火上煲熟，调味后服用。

龙骨粥

材料：

煅龙骨30克　糯米100克　红糖适量

做法：将龙骨捣碎，入砂锅内，加水200克，煎1小时，去渣取汁，入糯米，再加适量水、红糖，煮成稠粥。早、晚空腹热食，5天为1疗程。

羊肉虾米汤

材料：

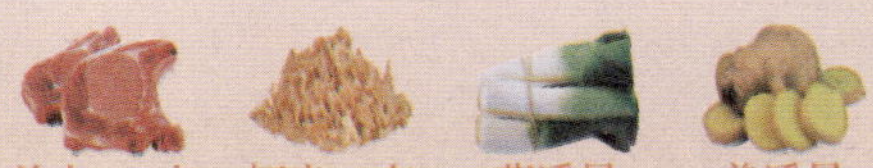

羊肉250克　虾米50克　葱适量　姜适量

做法：将羊肉洗净切片入锅，加适量水，煮成稠汤状，入葱、姜、虾米，等肉熟即成。吃肉喝汤，每2日1次，冬季常服尤佳。

鸡蛋三味汤

材料：

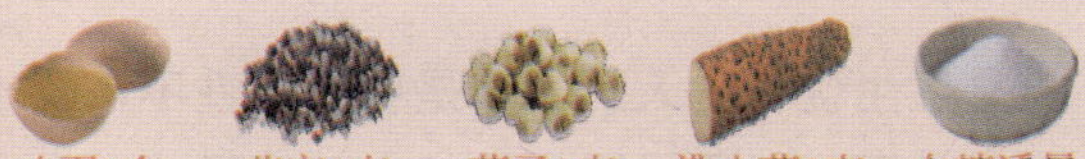

鸡蛋1个　芡实9克　莲子9克　淮山药9克　白糖适量

做法：将芡实、莲子、淮山药熬煎成药汤，再将鸡蛋煮熟，汤内加入白糖即可。吃蛋喝汤，每日服1次。

不育症

Bu Yu Zheng

【病症简介】指夫妇婚后同居2年以上，未采取避孕措施而未受孕，其原因属于男方者，亦称“男性生育力低下”。男性不育不是一种独立的疾病，而是一个较为复杂的临床综合征。生育的基本条件是具有正常的性功能和拥有能与卵子结合的正常精子。无论是性器官解剖或生理缺陷，还是下丘脑-垂体-性腺轴调节障碍，都可以导致不育。

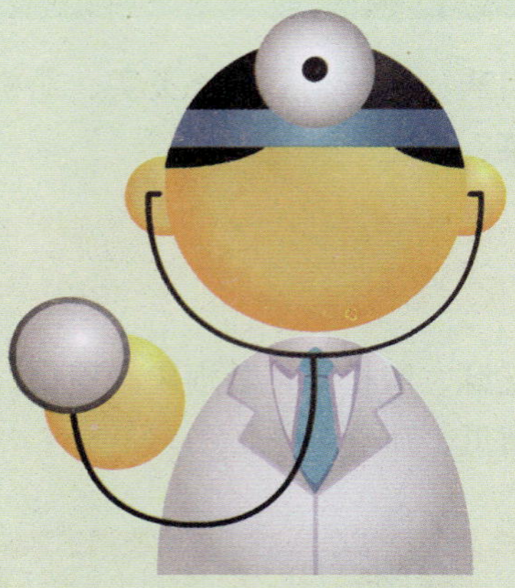

临床表现

原发性男性不育是指一个男子从未使一个女子受孕。继发性男性不育是指一个男子曾经使一个女子受孕，而近12个月有不避孕性生活史而未受孕，这种不育有较大的可能性恢复生育能力。

致病原因

引起男性不育的常见原因包括先天发育异常、遗传、精液异常、精子不能进入阴道、炎症、输精管阻塞、精子生成障碍、纤毛不动综合征、精神心理性因素和免疫、营养及代谢性因素等。

病症类型

按不育病史分类：可分为原发性不育与继发性不育。前者指婚后从未有过生养，后者指曾一次或几次生养，以后三年以上没有采用避孕措施，仍未再有生养者。

按治疗可能性分类：可分为绝对性不育和相对性不育。无治疗成功希望的不育症称绝对性不育，有治疗成功希望的不育症称相对性不育。

相关常识

①要有健康合理的饮食习惯，少糖、少脂肪，少吃快餐，避免食用含有防腐剂及着色剂的食物。应多摄入锌、硒含量高的可以促进精子活力的食品。水果、蔬菜在食用前都要反复清洗。

②不要抽烟、喝酒。烟酒不仅是优生优育的大敌，也是引起男性不育的一个原因。由于香烟的烟雾中含有强烈的致畸物质，故男子吸烟往往会使精子减少。过量饮酒可危及生殖系统功能，导致内分泌紊乱，并使生殖细胞染色体结构和数目发生变化。

③生活检点，避免各种生殖道感染。生殖道感染可可导致输精管道梗阻造成无精子。

宜吃食物

鳝鱼、海参、羊肉、冻豆腐、豆腐皮、银耳、木耳、花生、核桃、芝麻、山药、银杏、大枣、蜂蜜、葡萄、莲子、西瓜、提子、番茄。

慎食食物

肥肉、高脂牛奶、油炸食品、精面粉、黄豆、酒、辣椒、生葱、生蒜、花椒、胡椒、茴香、向日葵子、毛棉籽油。

推荐养生食疗方

生薏苡仁粥	材料	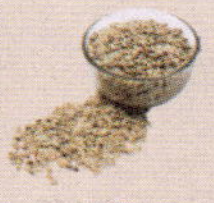 生薏苡仁	做法	生薏苡仁洗净，加水，煮酥烂如粥，每日250毫升空腹服用。
糖饯红枣花生	材料	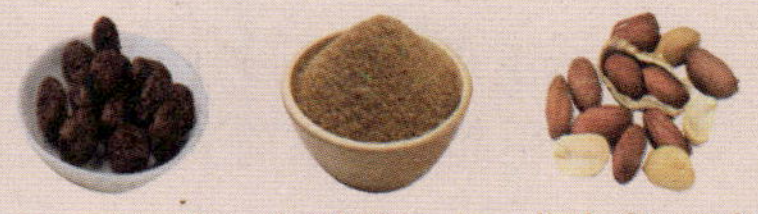 干红枣50克　红砂糖50克　花生米100克	做法	花生米略煮一下放冷，去皮，与泡发的红枣一同放入煮花生米的水中；加适量冷水，用文火煮半小时左右；加入红砂糖，待糖溶化后，收汁即可。
木耳冰糖羹	材料	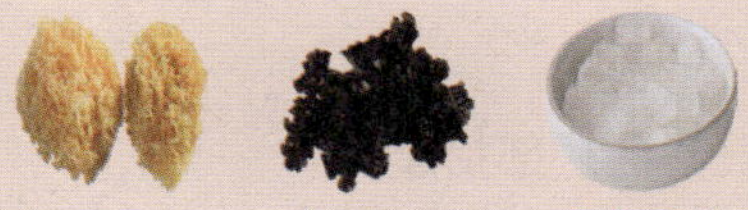 银耳50克　木耳50克　冰糖适量	做法	先煮开木耳，文火煨3小时，加银耳煮开后文火煨1小时至烂似细泥黏稠，加冰糖适量，备用，每日250毫升，空腹服用。冬季可加适量小枣。
双冬女贞子虫草汤	材料	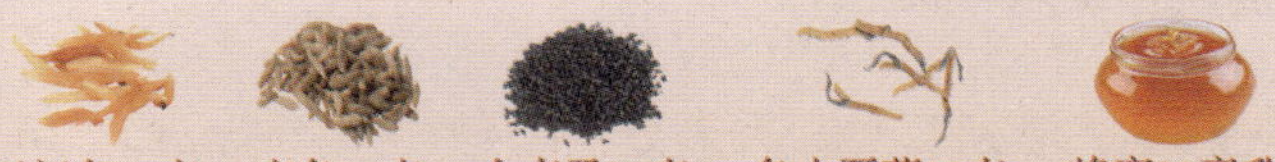 天门冬10克　麦冬10克　女贞子10克　冬虫夏草15克　蜂蜜30毫升		
	做法	将天门冬、麦冬、女贞子、冬虫夏草4味药材水煎取汁，加蜂蜜调服。温服，每日1剂，连用数剂。		

前列腺肥大

Qian Lie Xian Fei Da

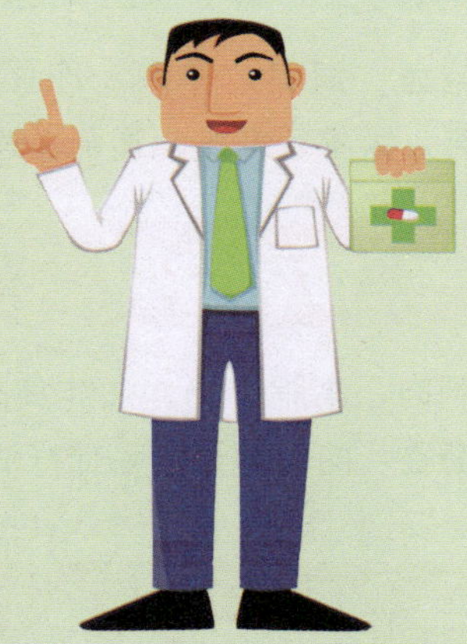

【病症简介】前列腺肥大是一种退行性病变，一般成年男性30～40岁时，前列腺就开始有不同程度的增生，50岁以后就出现症状。前列腺肥大虽然是中老年人的多发病常见病，但也是可以预防和减轻的。对于性生活，既不纵欲，亦不禁欲。切忌长时间憋尿，以免损害逼尿肌功能，加重病情。

临床表现

①尿频、尿急，是一种早期症状。日间及夜间排尿次数增多，且逐步加重。②排尿困难。开始表现排尿踌躇，要等待好久才能排出。③尿失禁。多为晚期症状，特别是夜间，尿液更易自行流出。

致病原因

这是由于前列腺组织增生，使前列腺功能紊乱，反馈性引起睾丸功能一时性增强所致。性生活会加重前列腺肥大，性生活本身会使前列腺长时间处于充血状态，引起和加重前列腺肥大。

病症类型

侧叶增生：产生前列腺尿道段受压、变形、弯曲。

后联合或中叶增生：突出至膀胱，使膀胱三角区底部抬起。

侧叶、中叶增生：突向膀胱及尿道。

颈下叶增生：突向膀胱，呈悬垂状。

相关常识

①适度进行体育活动，有助于机体抵抗力的增强，并可改善前列腺局部的血液循环。预防感冒，积极治疗身体其他部位的感染，提高机体抗病力。

②禁饮烈酒，少食辛辣肥甘之品，少饮咖啡，少食柑橘、橘汁等酸性强的食品，并少食白糖及精制面粉。多食新鲜水果、蔬菜、粗粮及大豆制品，多食蜂蜜以保持大便通畅，适量食用牛肉，鸡蛋。服食种子类食物。

③坚持清洗会阴部是前列腺增生症的护理一个重要环节。清洗要习惯用温水洗，经常洗温水澡可以舒解肌肉与前列腺的紧张，对前列腺增生症患者十分有好处。

宜吃食物

牛肉、鸡肉、鸡蛋、木耳、黄瓜、冬瓜、海带、紫菜、核桃、南瓜子、葵花子、绿豆、蜂蜜、猕猴桃。

慎食食物

大葱、生蒜、辣椒、胡椒、酒、羊肉、鹿肉、猪头肉、韭菜、蒜苗、肥肉、油炸食品。

推荐养生食疗方

冬瓜薏米汤

材料：

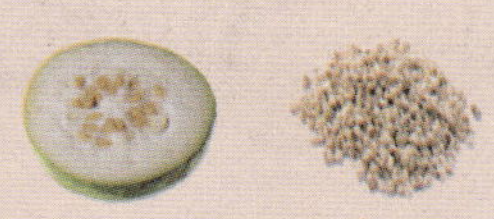

冬瓜350克　薏米50克

做法：将冬瓜切成块，与薏米煎汤，用糖调味。

肉桂车前粳米粥

材料：

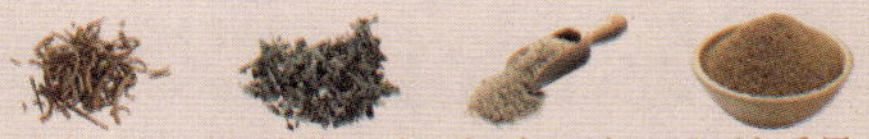

肉桂5克　车前草30克　粳米30克　红糖适量

做法：将肉桂、车前草煎水、去渣取汁，然后入粳米煮粥，熟后调入红糖，空腹食用。

加味猕猴桃饮

材料：

猕猴桃50克　车前子15克　滑石10克　甘草6克　白糖

做法：将车前子、滑石、甘草煎汁；猕猴桃洗净，去皮，绞取汁液；药汁与猕猴桃汁共兑，把白糖放入汁液中。温开水100毫升，冲入搅匀即成。

参芪冬瓜汤

材料：

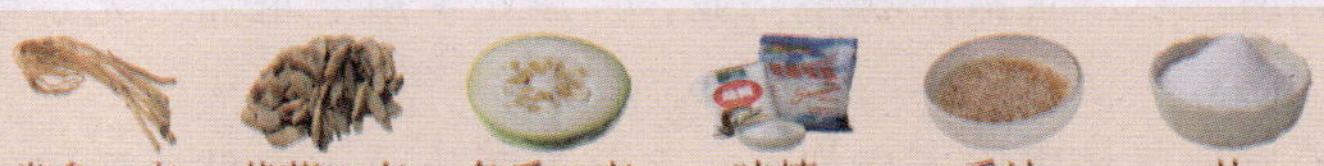

党参15克　黄芪20克　冬瓜50克　味精　香油　盐

做法：将党参、黄芪放砂锅内加水煎煮15分钟，去渣滤清，趁热加入冬瓜片，继续煮至冬瓜熟烂能食，加入调味料即可佐餐。

枯草王瓜汤

材料：

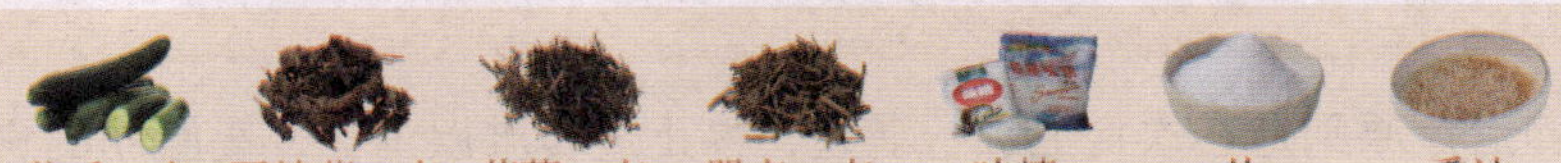

黄瓜50克　夏枯草15克　萹蓄10克　瞿麦10克　味精　盐　香油

做法：将夏枯草、萹蓄，瞿麦水煎，去渣取汁。将药汁重新煮沸，氽入黄瓜片，再加调味料后食用。

儿童疾病

小儿腹泻

Xiao Er Fu Xie

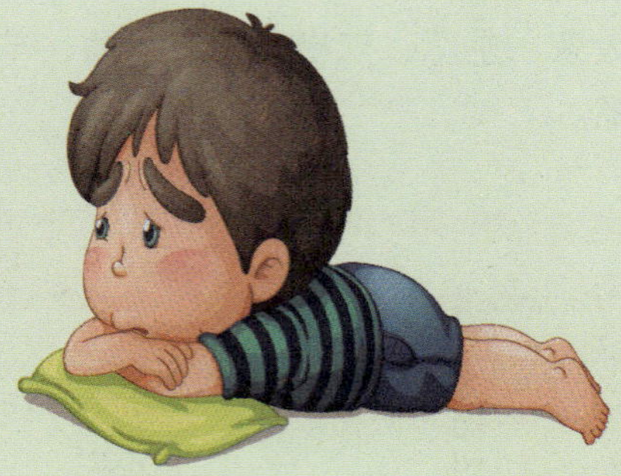

【病症简介】小儿腹泻是各种原因引起的，以腹泻为主要临床表现的胃肠道功能紊乱综合征。主要特点为大便次数增多和性状改变，可伴有发热、呕吐、腹痛等症状及不同程度水、电解质、酸碱平衡紊乱。腹泻病是小儿的常见病、多发病，严重的腹泻治疗不及时，如引发脱水、酸中毒，常可危及孩子的生命。如腹泻经久不愈，则会导致营养不良，影响孩子的生长发育。

临床表现

轻微的腹泻多数由饮食不当或肠道感染引起，病儿精神较好，无发热和精神症状；较严重的腹泻多为致病性大肠杆菌或病毒感染引起，大多伴有发热、烦躁不安、精神萎靡、嗜睡等症状。

致病原因

①非感染性因素包括：小儿消化系统发育不良，对食物的耐受力差；气候突然变化，小儿腹部受凉使肠蠕动增加，因而诱发腹泻。②感染性因素是指由多种病毒、细菌、真菌、寄生虫引起的。

病症类型

轻型腹泻：有胃肠道症状。全身症状不明显，体温正常或有低热。无水电解质及酸碱平衡紊乱。

重型腹泻：此型除有严重的胃肠道症状外，还伴有重度的水电解质及酸碱平衡紊乱、明显的全身中毒症状。

相关常识

腹泻营养治疗原则是在饮食上进行调整，停止进食难以消化、高脂肪的食物，以减轻胃肠负担，逐渐恢复消化功能，补充维生素，切忌滥用抗生素母乳喂养者可调整缩短喂乳时间，人工喂养者可先给米汤或稀释牛奶，由少到多，由稀到稠。

宜吃食物

苹果、山药、柑橘、红果、酸牛奶、小米、稀粥、胡萝卜、鸡蛋、青菜、西红柿、土豆、黄瓜。

慎食食物

苦菜、茄子、苦瓜、糖果、巧克力、奶油、肥肉、油酥点心、油炸食品、冷饮、芹菜、菠菜、韭菜、榨菜。

推荐养生食疗方

名称	材料	做法
熟苹果	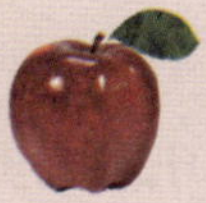 苹果1只	取苹果1只，连皮带核切成小块，置温水中煮3～5分钟，待温后食用，平均每日2～3次，平均每次30～50克。
焦米糊	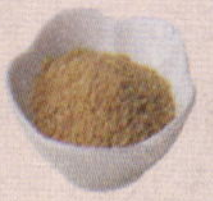 小米适量 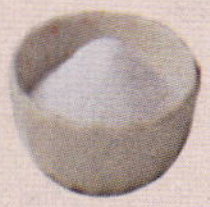 糖	取小米适量，研成粉末，放置锅内用文火炒至微黄，食用时将焦米糊加适量的水与糖煮成糊状，稍冷后服下，平均每日2～3次。有去毒止泻的功效。
山药粥	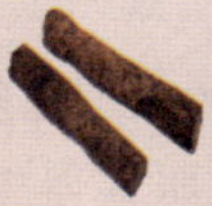 山药500克 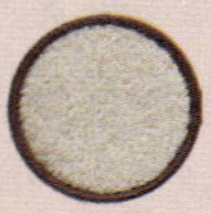 糯米250克	山药、糯米加水适量煮粥食用，每日2～3次，有健脾止泻作用。
栗子糊	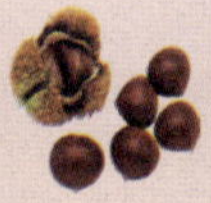 栗子3个 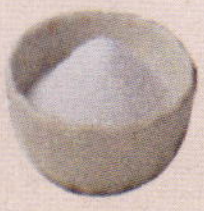 白糖	栗子，去壳捣烂加水适量煮成糊状，再调点白糖后一次服用，每天2～3次，有温中止泻作用。
姜茶饮	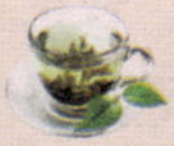 绿茶3克 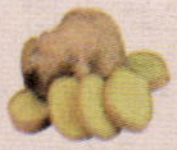 干姜丝3克 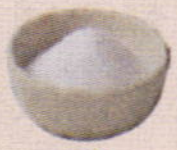 糖 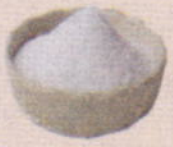 盐	绿茶、干姜丝加水150毫升煮开后随意饮用或姜粥（生姜5克，大米30克加水适量煮粥，再调一点糖和盐食用，每天2次），有祛寒止泻作用。

小儿多汗

Xiao Er Duo Han

【病症简介】出汗是一种生理现象，是机体通过排出汗液来散发热量，从而维持正常体温的过程。儿童多汗症是指儿童在安静的状态下，以全身或局部出汗过多为主的一种不正常出汗的儿科常见病。在儿童中多见，且多见于素体较弱的婴幼儿和学龄前儿童，故又称“虚汗”。长时间汗出过多，营养物质消耗太多，可使水、电解质丢失，导致儿童免疫力下降，受凉易感。如大汗淋漓又可引起脱水，甚则危及生命。

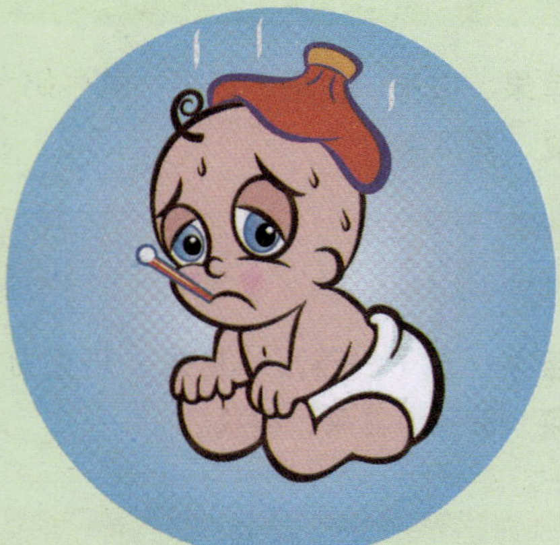

临床表现

①身体虚弱的小儿在白天过度活动，晚上入睡后往往多汗，但深睡后汗逐渐消退。②病理性多汗往往在儿童安静状态出现，也可见全身或大半身大汗淋漓或出汗不止。

致病原因

①生理性多汗多见于天气炎热、室温过高、穿衣或盖被过多、婴儿于寒冷季节包裹过多或体内供热和产热过多（如快速进热食、剧烈运动后）等。②病理性多汗多见于佝偻病、结核病、内分泌疾病、结缔组织病、苯丙酮尿症。

病症类型

出汗过多称为多汗，分为生理性和病理性两种，绝大多数婴幼儿为生理性多汗。

生理性多汗症：小儿没有病，不属于异常，如天气热、小儿衣服穿得太多、小儿活动、吃辛辣等刺激性食物时，或者在精神紧张、恐惧时出现多汗。

病理性多汗症：小儿因有某种疾病而出现小儿多汗症的表现，如佝偻病、结核病等。

相关常识

①宝宝睡眠出汗或稍一活动就出汗是一个十分普遍的现象，小儿新陈代谢旺盛，且活泼好动因此出汗比成人多。而人体中微量元素都能通过汗液排泄，锌是其中之一。因此儿童在生长发育过程中，对锌的需求量比较大，大量出汗会使锌丢失过多，所以多汗宝宝应适当补锌。

②经常食用健脾的食物，比如薏米、山药、扁豆、莲子、红枣等，可以提高消化系统的功能，增强宝宝的体质，减轻自汗现象。

宜吃食物

黑豆、莲子、红枣、银耳、百合、栗子、葡萄、桃子、桂圆、胡萝卜、猪肉、猪皮、鸡肉、鸭肉、鸡蛋、螃蟹、海蜇、海参、绿豆芽、菠菜、扁豆、酸奶。

慎食食物

菊花、苦瓜、黄瓜、猕猴桃、西瓜、冷饮、冰激凌、冰冻果汁、肥肉、烤肉、油炸食品、糯米糕、薯条。

推荐养生食疗方

山药百合饮

材料

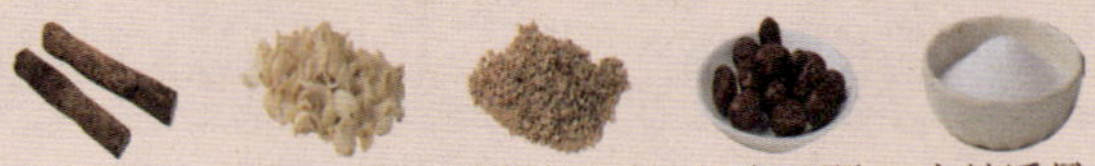

山药20克　百合20克　浮小麦30克　红枣10颗　白糖适量

做法 将山药、百合、浮小麦、红枣加水共煎，过滤取汁，加少许白糖即可。早晚饮用。

生地煲黑豆鸡

材料

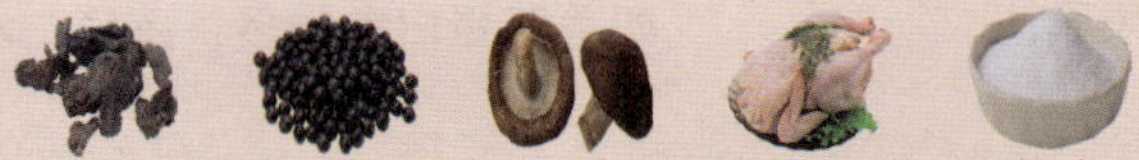

生地100克　黑豆50克　香菇30克　童子鸡1只　盐3克

做法 生地加水煎2次，去渣，合并2次药液约500毫升；将黑豆淘洗干净备用；将童子鸡去毛，洗净，摘除内脏备用；将黑豆、香菇填入鸡腹内，放入砂锅，加药液大火煮沸后加盐，小火煨至鸡肉、黑豆烂熟即可。

黄芪山药粥

材料

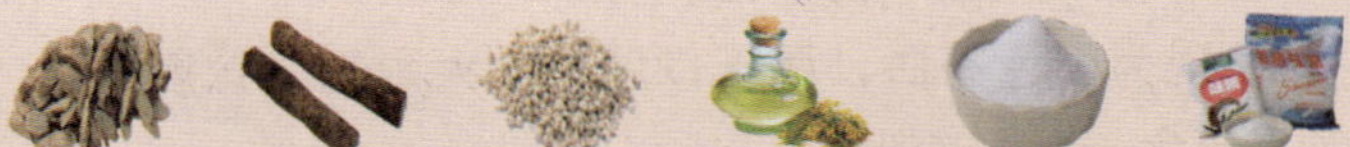

黄芪30克　山药60克　薏米60克　植物油　盐　味精

做法 黄芪洗净，切片，加水煎汁，去渣取汁500毫升；山药洗净，切片；将薏米放入黄芪汁中煮至粥将熟时，放入山药，继续煮至粥熟，调入盐、味精即可。

小麦黄芪泥鳅汤

材料

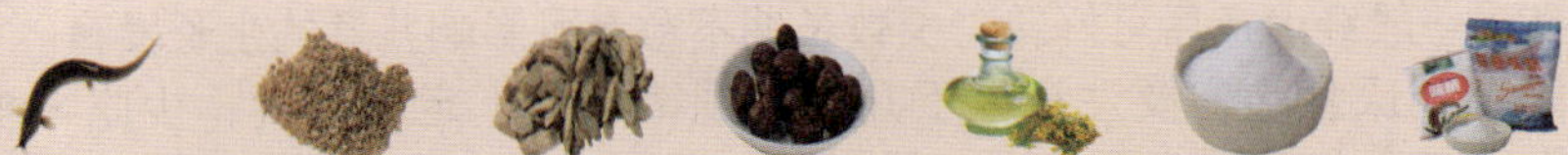

泥鳅100克　浮小麦15克　黄芪6克　红枣6颗　植物油　盐　味精

做法 泥鳅处理干净，滤干水分备用，泥鳅人热油锅炸至焦黄；取浮小麦、黄芪、红枣，加水500毫升煮成汤，滤去药渣；取汤汁煮油炸泥鳅，煮沸后加盐、味精调味即可。

厌食
Yan Shi

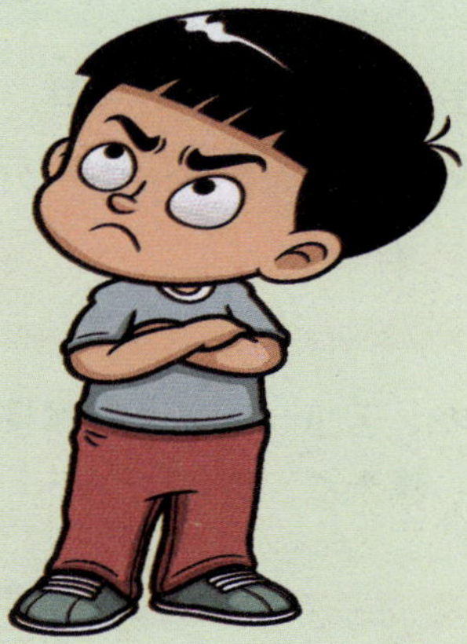

【病症简介】小儿厌食症是指长期的食欲减退或消失、以食量减少为主要症状，是一种慢性消化功能紊乱综合征，是儿科常见病、多发病，1~6岁小儿多见，且有逐年上升趋势。严重者可导致营养不良、贫血、佝偻病及免疫力低下，出现反复呼吸道感染，对儿童生长发育、营养状态和智力发展也有不同程度的影响。

临床表现

临床以不思饮食、食量较同龄正常儿童明显减少、对进食表示反感、病程一般持续2个月以上为特征。城市儿童发病率较高，一般经治疗后可好转。少数长期不愈者可影响儿童的生长发育。

致病原因

①不良的饮食习惯。过多地吃零食打乱了消化活动的正常规律。吃饭时不专心，对进食缺乏兴趣和主动性。②饮食结构不合理。主副食中的肉、鱼、蛋、奶等高蛋白食物多，蔬菜、水果少。

病症类型

胃阴不足型厌食：不思乳食，口渴多饮，大便干结，舌红少津、舌光少苔，脉细数。

脾胃气虚型厌食：积滞伤脾型：主要表现为面黄肌瘦，毛发稀疏，脘腹胀满，或食则呕吐，大便溏薄或干结，舌苔浊腻，脉滑细。

气血两虚型：主要表现为面色苍白，唇干口渴，头大颈细，骨瘦如柴，腹部凹陷如舟，发育迟缓，纳呆厌食，大便溏泄。

相关常识

①小儿厌食如果长期得不到矫正，会引发营养不良和发青迟缓、畸形。城市儿童发病率较高，一般经治疗后可好转。少数长期不愈者可影响儿童的生长发育。

②预防小儿厌食症需要注意以下几项：规律饮食，定时进食，少吃零食。食物多样化，平衡膳食，合理选择食谱，做到粗细调剂，荤、素菜搭配，让孩子吃杂、吃全；讲究花式品种。

③创造一个安静愉快的进食环境，用膳要有固定的地方，有适合孩子的餐具、桌椅，让孩子自己坐着吃饭，有事尽量放到饭后处理。

宜吃食物

白萝卜、菠菜、油菜、瘦肉、猪肝、蛋黄、鱼类、豆制品、核桃、花生、黄豆、山药、豆类、苹果、酸奶。

慎食食物

糖、巧克力、蛋糕、奶油、冰激凌、蜜饯、薯条、烤肉、油条、腌肉、油炸食品、桃子、梨。

推荐养生食疗方

胡萝卜汁

材料

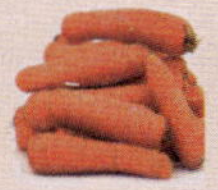
胡萝卜250克

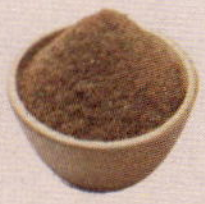
红糖适量

做法 胡萝卜洗净水煎，加入适量红糖，取汁代茶饮。

红枣粥

材料

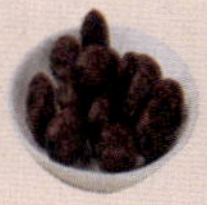
红枣9只

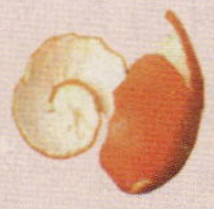
橘皮5克

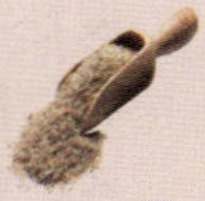
粳米50克

做法 红枣、橘皮、粳米，共置锅内，加水适量煮成稀粥。

金橘片水

材料

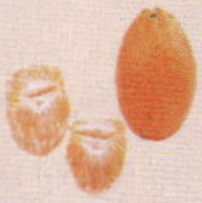
金橘500克

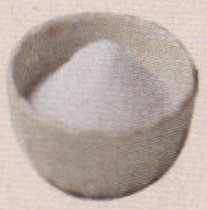
白糖500克

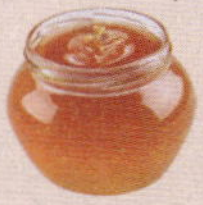
蜂蜜

做法 金橘切片，与白糖混匀，装瓶蜂蜜2周（现售的糖金橘亦可）。每次取25克，开水泡饮，连用1周。

酸梅雪梨汁

材料

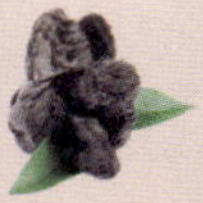
鲜酸梅150克

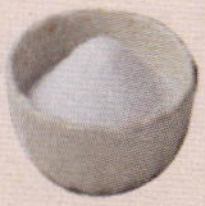
白糖50克

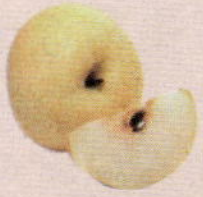
雪梨汁100毫升

做法 鲜酸梅洗净，温开水泡软去核，加白糖，同捣成浆，冲入雪梨汁，加凉开水500毫升。每次饮15～30毫升，每日4次。

锅巴麦芽汁

材料

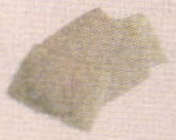
焦黄锅巴50克

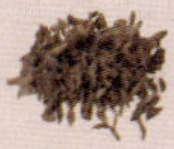
谷芽30克

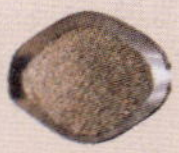
麦芽30克

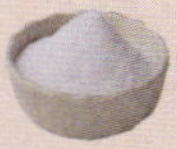
食盐

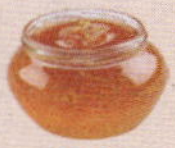
蜂蜜

做法 焦黄锅巴、谷芽、麦芽，加清水适量煮30分钟，取汁加少量食盐或蜂蜜调味饮用。

营养不良

Ying Yang Bu Liang

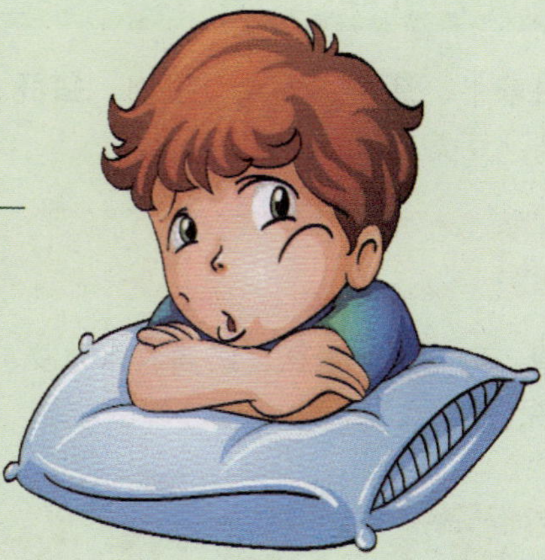

【病症简介】小儿营养不良是由于摄食不足，或由于食物不能充分吸收利用，以致不能维持正常能量代谢，出现体重不增加或减少、生长发育停滞、脂肪减少、肌肉萎缩的一种慢性营养缺乏症。随着人民生活不断提高，营养不良发病率已显著下降，目前所见营养不良多为婴儿期喂养方法不当或疾病因素所造成而且程度多较轻。

临床表现

①情绪变化：当孩子情绪发生异常时，应警惕体内某些营养素缺乏。②行为反常：孩子不爱交往，行为孤僻，动作笨拙。③过度肥胖。④其他：早期营养不良症状还有恶心、呕吐、睡眠减少、口腔炎、皮炎、舞蹈样动作、肌无力等。

致病原因

①喂养方法不当：配奶方法不对，热量、蛋白质、脂肪长期供应不足。②疾病因素：孩子体质差，反复发生感冒、慢性消耗性疾病，会增加机体对营养物质的需要量。③孩子生长发育过快，而各种营养物质不能供应上。

病症类型

原发性营养缺乏病：由膳食中的营养素不足造成。

继发性营养缺乏病：原因较多包括，机体对营养素的摄取消化吸收和利用障碍；机体对营养素的需要量增加；机体排泄营养素增多；体内营养素分解加剧等。其中以营养素摄入不足和吸收不良为主要原因，尤其是机体处于生长发育妊娠授乳和疾病状态时对营养素的需求增加，若营养素的摄取不足更易造成营养不良。

相关常识

①提倡母乳喂养，因为母乳是小儿最完善的食品，同时注意喂养方法，按年龄及时添加辅食，掌握先稀后干、先素后荤、先少后多的原则。1岁左右断乳，给予易于消化而具有营养的食品。

②注意户外锻炼，多晒太阳，让孩子多呼吸新鲜空气，增强体质。

③饮食逐渐增加，每次增加之量不可过多；如有消化不良症状出现，应酌量减量。注意质、量之合理分配。

宜吃食物

牛奶、果汁、米汤、山楂、鸡肉、鸭肉、鸡肝、排骨、海带、紫菜、鳗鱼、鹌鹑、银鱼、蛋黄、虾皮、虾、菜末。

慎食食物

豆类、花生、玉米、巧克力、奶油、糖、甜点、油条、烤肉、腌菜、辣椒、芝麻。

推荐养生食疗方

	材料	做法
石榴皮汤	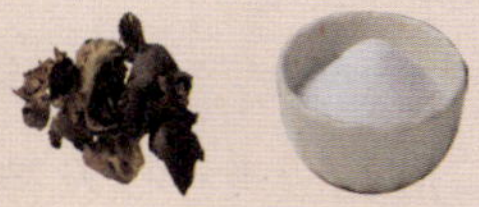 石榴皮30克 加糖适量	石榴皮，水煎，加糖适量调匀，代茶饮。
虾皮蛋羹	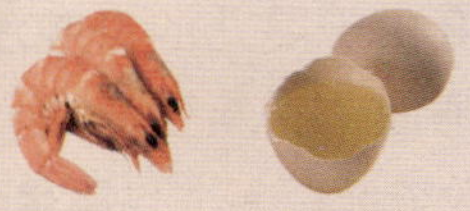 虾皮20克 鸡蛋1个	虾皮择去杂质，冲洗一下；鸡蛋，磕入碗内，搅打成泡，然后放入虾皮搅拌均匀；将鸡蛋液碗，放入蒸锅中蒸熟，取出，可用以佐餐。
香菇粥	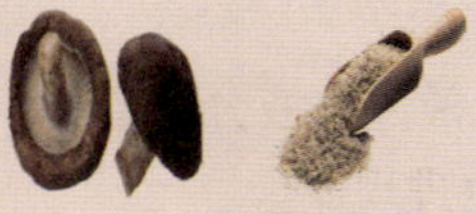 香菇5克 粳米50克	将香菇用冷水泡发好，洗净，切碎；粳米淘洗干净。锅置火上，放入适量清水、香菇、粳米，同煮，先用大火烧沸后，改为文火煮至粥熟，即成。
山楂山药汤	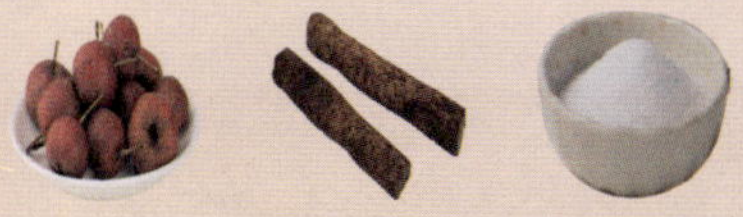 山楂9克 山药15克 白糖25克	山楂、山药、白糖，煎汤代茶，每日一剂，连服1周。
百合蒸鳗鱼	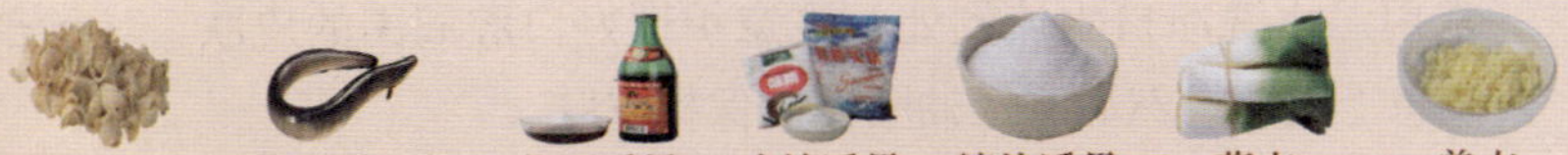 百合100克 鳗鱼肉250克 黄酒适量 味精适量 精盐适量 葱末 姜末	将鲜百合撕去内膜，用精盐擦透，洗净，切块放入碗内。鳗鱼肉，切成小块，放少许盐，用黄酒浸渍10分钟后，放在百合上面，撒上姜末、葱末、味精，上笼蒸熟，即成。

流涎

Liu Xian

【病症简介】流涎亦称“小儿流涎”，是指口中唾液不自觉从口内流溢出的一种病症。是幼儿最常见的疾病之一。多见于1岁左右的婴儿，常发生于断奶前后，是一种以流口水较多为特征的病症。一般来讲，1岁以内的婴幼儿因口腔容积小，唾液分泌量大，加之出牙对牙龈的刺激，大多都会流口水。随着生长发育，大约在1岁左右流口水的现象就会逐渐消失。

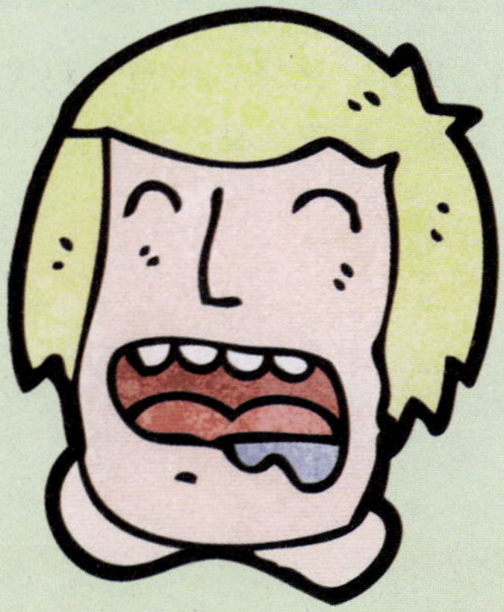

临床表现

宝宝口中唾液不自觉从口内流溢出，常常打湿衣襟，容易感冒和并发其他疾病，有的不经治疗甚至会数年不愈。流涎清稀，口淡无味，面色萎黄，肌肉消瘦，懒言乏力，饮食减少。大便稀薄，舌质淡红，苔薄白，脉虚弱。

致病原因

①当患口腔黏膜炎症以及神经麻痹、延髓麻痹、脑炎后遗症等神经系统疾病时，因唾液分泌过多所致者，为病理现象。②由于婴儿的口腔浅，不会节制口腔的唾液，在新生儿期，唾液腺不发达，以致流涎稍多，均属生理现象。

病症类型

生理性流涎：是指3~6个月的婴儿唾液腺发育逐渐完善，唾液分泌增多，当乳牙萌出时，刺激三叉神经使唾液分泌增加而流涎，属于正常生理现象。

病理性流涎：如果孩子超过7个月后还是流涎，应考虑是病理现象，多是因为脾胃虚弱不能摄纳津液所致。

相关常识

①对经常流口水的宝宝，应随时为他们擦去口水，轻轻将口水拭干即可，以免损伤局部皮肤。常用温水洗净口水流到处，注意护理好口腔周围的皮肤，让脸部、颈部保持干爽，以免患上湿疹。然后涂上油脂，以保护皮肤。

②让宝宝早些掌握吮吸和吞咽技巧，可减少正常流出的口水。在增加辅食开始吃米粉时，家长有意识地加强其吸、吮、吞、咽的能力；坚守辅食添加原则，开始喂辅食，从流质、半固体至固体的逐渐添加过程中，除可让孩子适应成人的饮食。

宜吃食物

绿豆、花生、核桃、雪梨、西瓜、金银花露、虾、海参、羊肉、韭菜、丝瓜、芦根。

慎食食物

辣椒、榨菜、巧克力、咖啡、浓茶、糖、巧克力、蛋糕、奶油、冰激凌、蜜饯、薯条、烤肉、油条、腌肉、油炸食品。

推荐养生食疗方

赤小豆鲤鱼汤

材料

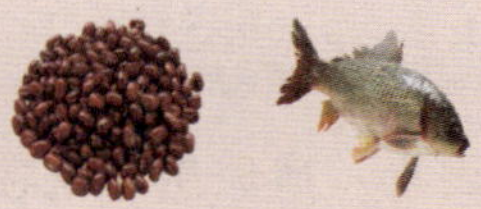

赤小豆100克　鲤鱼500克

做法 将赤小豆煮烂取汤汁，将鲤鱼洗净去内脏，与赤豆汤汁同煮，放黄酒少许，用文火煮1小时，取汤汁分3次服用，空腹服，连服7日。

山楂粥

材料

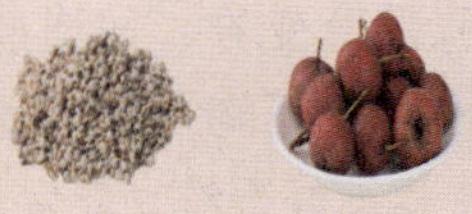

米仁100克　山楂20克

做法 米仁、生山楂（鲜的更好），加水，文火煮1小时，浓缩汤汁分3次服食(1日)，空腹服，连服7日。

姜糖神曲茶

材料

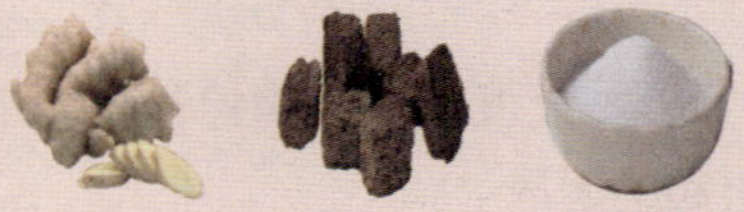

生姜2片　神曲半块　食糖适量

做法 将生姜、神曲、食糖同放罐内，加水煮沸即成。代茶随量饮或每日2～3次。

益智粥

材料

益智仁30克　白茯苓30克　大米30克

做法 先把益智仁同白茯苓烘干后，一并放入碾槽内研为细末；将大米淘净后煮成稀薄粥，待粥将熟时，每次调入药粉3～5克，稍煮即可；每日早晚2次。

摄涎饼

材料

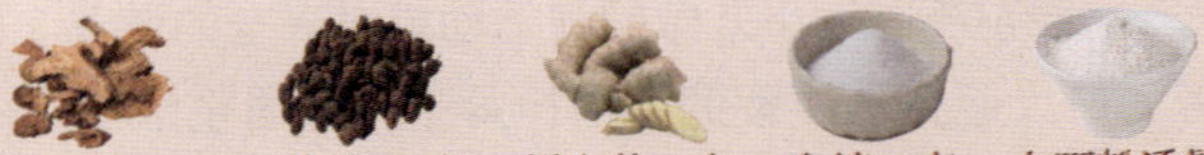

炒白术20克　益智仁20克　鲜生姜50克　白糖50克　白面粉适量

做法 先把炒白术和益智仁一同放入碾槽内，研成细末；把生姜洗净后捣烂绞汁；再把药末同白面粉、白糖和匀，加入姜汁和清水和匀，做成小饼，入锅内，如常法烙熟，备用。早晚2次，每次1块，嚼食，连用7～10天。

遗尿

Yi Niao

【病症简介】遗尿系指3周岁以上的小儿，睡中尿液自遗，醒后方觉的一种病症，俗称“尿床”。婴儿不能控制排尿应视为正常现象。遗尿可分为夜间遗尿及白天遗尿，以夜间遗尿为多。目前认为遗尿症的发病机制可能是膀胱逼尿肌与括约肌之间神经调节功能不平衡造成。当逼尿肌强烈的收缩力超过括约肌阻力时可出现遗尿现象。也可能与膀胱括约肌发育不全或麻痹有关。

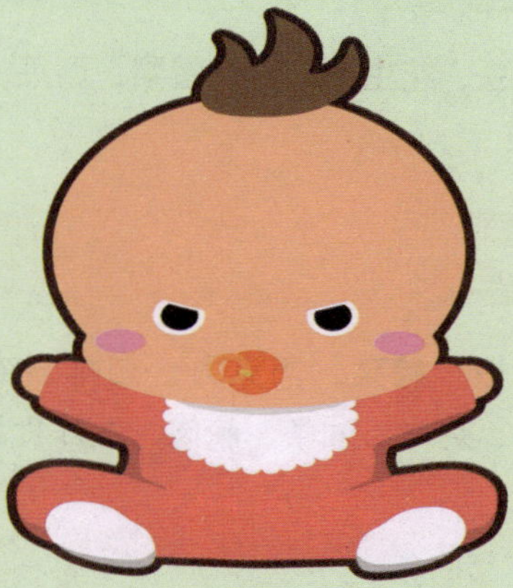

临床表现

多数患儿易兴奋、性格活泼、活动量大、夜间睡眠过深、不易醒，遗尿在睡眠过程中一夜发生1～2次或更多。主要类型分两种，一种为遗尿频繁，几乎每夜发生；另一种遗尿可为一时性，可隔数日或数月发作一次或发作一段时间。

致病原因

①遗传因素：遗尿患者常在同一家族中发病，其发生率为20%～50%。②泌尿系统解剖或功能障碍：泌尿通路狭窄梗阻、膀胱发育变异、尿道感染、膀胱容量及内压改变等均可引起遗尿。③控制排尿的中枢神经系统功能发育迟缓。

病症类型

原发性遗尿：是指因为家族遗传，患儿疲劳睡眠过度，或因精神过分紧张，或者因为大脑中枢与膀胱尿意神经反射功能不全所引起的遗尿。

继发性遗尿：是指患儿因后天患儿某些疾病引起。如：脑膜炎、癫痫病、脑外伤、脊柱外伤或因尿崩症、隐性脊柱裂泌尿畸形引起膀胱扩约肌开闭功能失调所致遗尿。

相关常识

①养成睡前排尿的习惯：每天睡前3个小时，不要再让小儿喝水，养成睡前把尿的习惯。睡前别让小儿太兴奋，睡前不宜让小儿做剧烈活动或太兴奋的游戏。

②白天别让小儿太疲劳：白天避免过度疲劳和精神紧张，起居生活要规律，最好能睡个午觉。训练宝宝的膀胱功能：督促小儿白天多饮水，并尽量延长两次排尿的间隔时间，促使尿量增多，训练小儿适当地憋尿，提高膀胱控制力。

③从饮食方面进行调整：白天禁喝饮料、果汁橙汁，每天下午4点后让小儿少喝水。

宜吃食物

鸡内金、山药、莲子、黑芝麻、桂圆、乌梅、银耳、绿豆、糯米、鸭肉、猪腰、豆腐、韭菜。

慎食食物

雪碧、可乐、橙汁、茶水、咖啡、橙子、生梨、鲤鱼、牛奶、巧克力、柑橘、西瓜、冬瓜、赤小豆、玉米。

推荐养生食疗方

	材料	做法
韭菜根汁	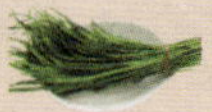 韭菜根15克	韭菜根，绞汁炖熟，温服，每日2次。
鸡肠煎	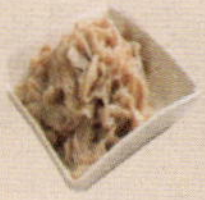 公鸡肠子1条 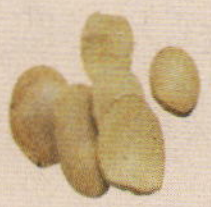 泽泻	小公鸡肠子，洗净，装入碾碎的泽泻，6岁以下每次2～6克，7～15岁每次10 克。用水炖煮，熟后吃鸡肠喝汤，数次可愈。
香酥山药	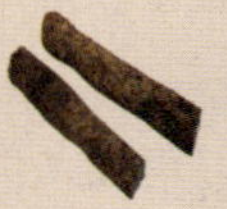 鲜山药500克 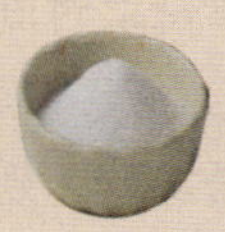 白糖125克 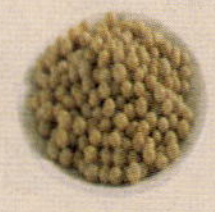 豆粉100克	将鲜山药洗净，蒸熟，去皮；炸至黄色时捞出备用；另烧热锅放入炸好的山药，入糖和水，文火烧5～6分钟后，即转武火，加醋、味精，用淀粉勾芡， 淋上熟油起锅装盘即成。
芡实山药粥	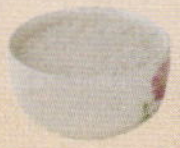 大米100克 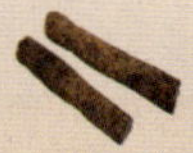 山药50克 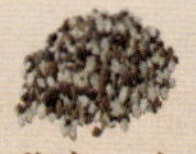 芡实20克 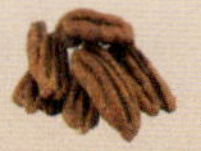 胡桃肉20克	大米、山药、芡实、胡桃肉，一起煮粥，常食。

多动症

Duo Dong Zheng

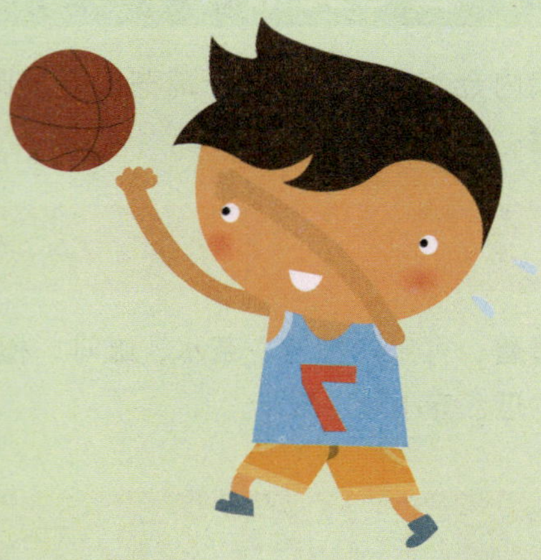

【病症简介】儿童多动症是儿童多动综合征的简称。儿童多动综合征即轻微脑功能障碍综合征，是一种比较常见的儿童心理障碍综合征。这类患儿的智能正常或基本正常，但学习、行为及情绪方面有缺陷，表现为注意力不易集中，注意短暂，活动过多，情绪易冲动以致影响学习成绩，在家庭及学校均难与人相处，日常生活中使家长和老师感到困难。

临床表现

注意力不集中：学习时不专心，上课时专心听课的时间短，对来自各方的刺激都起反应；情绪不稳，冲动任性，会无故叫喊，无耐心，做事急匆匆；常常手或脚动个不停或在坐位上不停扭动。

致病原因

遗传因素，如：患儿的血缘兄弟，父亲等有较多多动或注意不集中表现；患儿的母亲常在孕期或围产期有较多并发症，常有大量吸烟或酗酒史。不良的社会环境或家庭条件，如家庭破裂。

病症类型

1型多动症的类型：单纯活动过多和注意障碍，以注意持续时间短暂和活动过多为主要表现，无明显的发育迟延和行为障碍。

2型多动症的类型：伴有发育迟延的多动症，伴有言语发育迟延，笨拙，阅读困难或其他特殊技能的发育迟延。

3型多动症的类型：伴有行为障碍的多动症，伴有明显的行为障碍，但无发育迟延。

相关常识

①适龄结婚，切勿早婚、早孕，也勿过于晚婚、晚孕，避免婴儿先天不足；有计划地优生优育。为了避免产伤、减少脑损伤的机会，应自然顺产，因为临床中发现多动症患儿中剖腹产者所占比例较高。

②孕妇应注意陶冶性情，保持心情愉快，精神安宁，谨避寒暑，预防疾病，慎用药物，禁用烟酒，避免中毒、外伤及物理因素的影响。

③注意合理营养，使孩子养成良好的饮食习惯，不偏食、不挑食；保证充足的睡眠时间。定期地增加体育锻炼能够增强孩子自身的免疫力。

宜吃食物

菇类、豆制品、蛋类、动物肝脏、禽血、鱼头、鱼、虾、牡蛎、海带、柿子、桃子、牛奶、酸奶、核桃、黑豆、花生。

慎食食物

贝类、淡菜、干贝、驴肉、猪肉松、鸭掌、莴苣、甘蓝、西红柿、皮蛋、爆米花、南瓜子仁、糖、油炸食品、苹果、橘子。

推荐养生食疗方

参蛋汤

材料

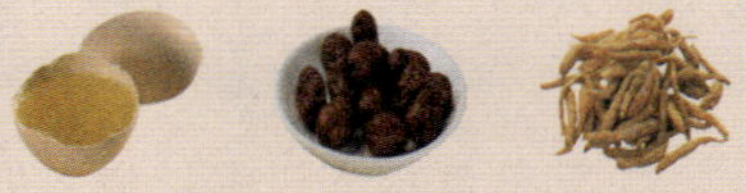

鸡蛋适量　红枣适量　太子参适量

做法 将以上食材置锅内加水同煮，沸腾3～5分钟后关火，将鸡蛋捞出，剥去蛋壳后再放入锅中煮片刻，即可吃蛋喝汤。每天1次，久服可见效果。

甘麦大枣核桃煲猪心

材料

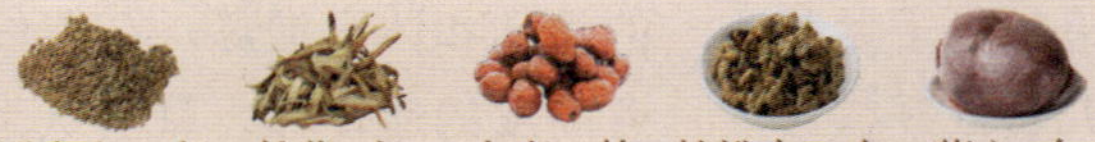

浮小麦60克　甘草3克　大枣10枚　核桃肉30克　猪心1个

做法 猪心（洗净、剖开留心内血），同4味药物一齐放锅内，加清水熬汤，调味后，饮汤吃肉。

猪肉莲子汤

材料

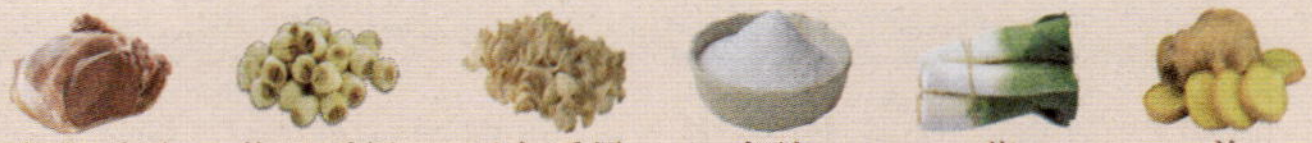

瘦肉适量　莲子适量　百合适量　食盐　葱　姜

做法 将以上食材一起放入砂锅内加水煮汤，放入食盐、葱、姜等调味后食用。每天1次，连服可见一定的效果。

花甲炒鸡心

材料

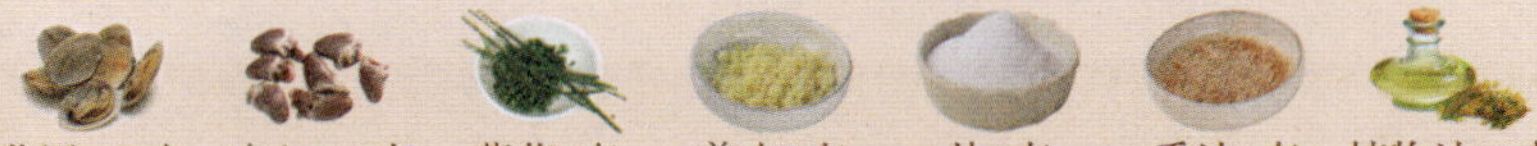

花甲100克　鸡心300克　葱花5克　姜末5克　盐2克　香油5克　植物油20克

做法 将花甲放入沸水中，煮至壳开后捞起，去壳后洗净备用；将鸡心洗净后切片，入沸水中汆烫后捞出备用；炒锅加植物油烧热，爆香姜末，放入鸡心和花甲翻炒；炒至菜熟时，加入盐和葱花，淋上香油即成。

小儿肥胖症

Xiao Er Fei Pang Zheng

【病症简介】小儿肥胖症是由于能量摄入长期超过人体的消耗，使体内脂肪过度积聚、体重超过一定范围的一种营养障碍性疾病。凡体重超过按身高计算的标准体重的20%~30%者为轻度肥胖，超过30%~50%者为中度肥胖，超过50%者为重度肥胖。患儿脂肪积累，以乳，腹，髋，肩部为显著，腹部往往出现粉红色皮肤浅纹，四肢肥大，尤以上臂和股部特别明显。

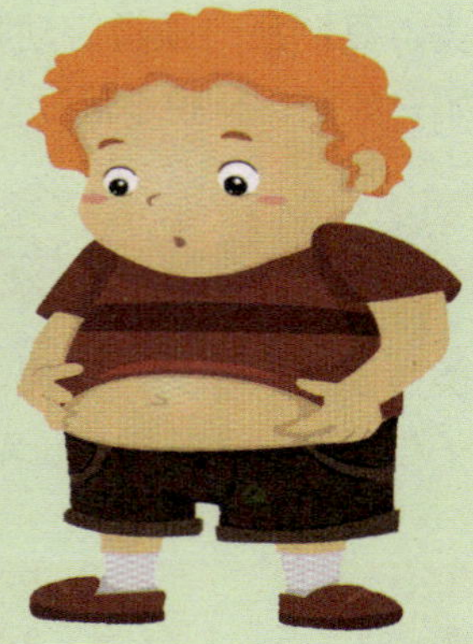

临床表现

小儿体重超过同性别、同身高正常儿均值20%以上者便可诊断为肥胖症。肥胖可发生于任何年龄，但最常见于婴儿期、5~6岁和青春期。患儿食欲旺盛且喜吃甜食和高脂肪食物。明显肥胖的儿童常有疲劳感，用力时气短或腿痛。

致病原因

①营养素摄入过多：摄入的营养超过肌体代谢需要。②活动量过少：缺乏适当的活动和体育锻炼。③遗传因素：肥胖有高度的遗传性，目前认为肥胖多与基因遗传有关。④其他：如调节饱食感及饥饿感的中枢失去平衡以致多食。

病症类型

单纯性肥胖症：无明显病因者，由于能量摄入长期超过人体的消耗，使体内脂肪过度积聚、体重超过一定范围的一种营养障碍性疾病。小儿体重超过同性别、同身高正常儿均值20%以上者便可诊断为肥胖症。

继发性肥胖症：有明显病因者，常由内分泌代谢紊乱、脑部疾病等引起的肥胖症。

相关常识

①防止儿童肥胖症，应从胎儿期着手，对孕妇加强营养教育，重视科学喂养、培养良好饮食习惯、避免摄食过多甜食、淀粉类及高脂肪食物。加强体格锻炼，定期监测小儿生长发育情况，并接受营养指导。

②限制饮食：限制饮食既要达到减肥目的，又要保证小儿正常生长发育，因此，开始时不宜操之过急，使体重骤减，只要求控制体重增长，使其体重下降至超过该身长计算的平均标准体重的10%，即可不需要严格限制饮食。

③增加运动：肥胖儿童应每日坚持运动，养成习惯。

宜吃食物

萝卜、土豆、绿豆芽、竹笋、冬瓜、黄瓜、番茄、青菜、卷心菜、胡萝卜、南瓜、芹菜、茭白、豆腐、虾、贝、黄鳝、鲤鱼、鲢鱼、黑鱼、西瓜、苹果、梨、橘子。

慎食食物

糖果、巧克力、炼乳、炸鸡、炸土豆条、肥肉、黄油、油条、花生米、核桃肉、松子、瓜子、芝麻、腰果、曲奇饼干。

推荐养生食疗方

炒魔芋：

材料

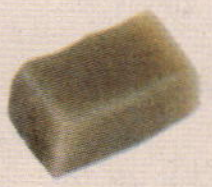

魔芋100克

做法

魔芋和调料一起入锅中，翻炒后出勺即可。佐餐食用。适用于肥胖症。

雪羹萝卜汤

材料

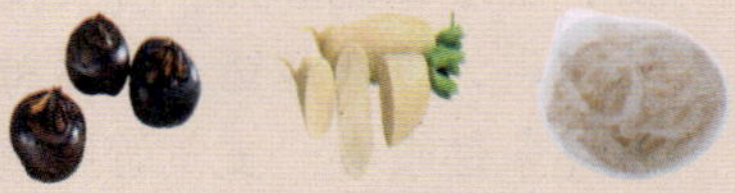

马蹄30克　白萝卜30克　海蜇30克

做法

三者切碎块，文火煮1小时至三者均烂即可。可随意食之。适用于肥胖症。

减肥茶

材料

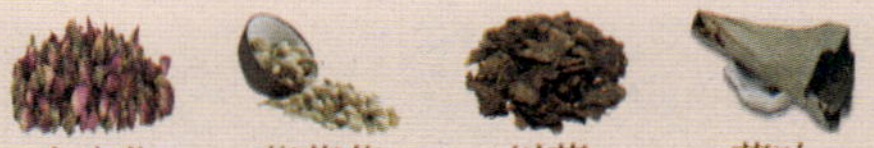

玫瑰花　茉莉花　川芎　荷叶

做法

将上药切碎，共研粗末，用滤泡纸袋分装，每袋3～5克。每日1小袋，放置茶杯中，用沸水冲泡10分钟后，代茶饮服。

冬瓜烧香菇

材料

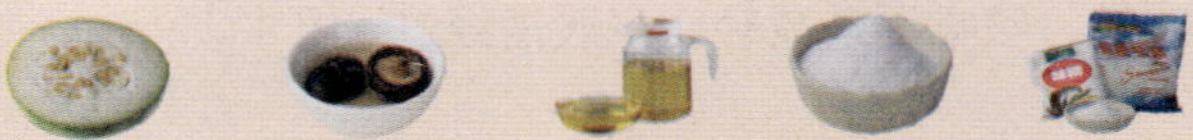

冬瓜250克　水发香菇50克　油　食盐　味精

做法

将冬瓜切成小方块，香菇浸泡后切块。锅中加油烧热，倒入冬瓜、香菇，焖烧数分钟，加食盐、味精等调味，至熟即可。佐餐食用。适用于肥胖症。

冬瓜汤

材料

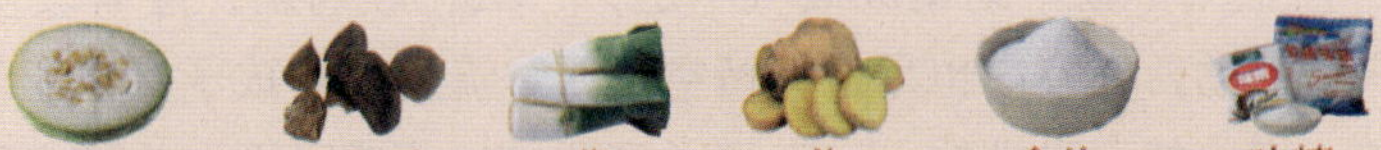

带皮冬瓜300克　陈皮2克　葱　姜　食盐　味精

做法

洗净冬瓜，切成块，放锅内，加陈皮、葱、姜片、食盐，并加适量水，用文火煮至冬瓜熟烂，加味精即成。

百日咳

Bai Ri Ke

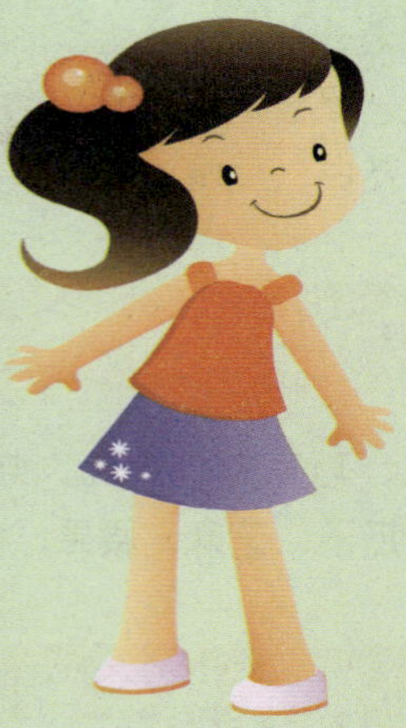

【病症简介】百日咳是急性呼吸道传染病，病人是唯一的传染源，潜伏期2~23天，传染期约一个半月。呼吸道传染是主要的传播途径。人群普遍易感，以学龄前儿童为多。患儿的年龄越小，病情越重，还会并发肺炎、脑病等症。临床特点为阵发性痉挛性咳嗽，鸡鸣样吸气声及外周血液中淋巴细胞增多。

临床表现

前驱期，仅表现为低热、咳嗽、流涕、打喷嚏等上呼吸道感染症状；7~10天后转入痉咳期，表现为阵发性痉挛性咳嗽，发作日益加剧，咳后伴一次鸡鸣样长吸气，此期可最长达2~6周；恢复期阵咳渐减甚至停止，此期2周或更长。

致病原因

百日咳杆菌为鲍特杆菌属，侵入呼吸道黏膜在纤毛上皮进行繁殖，使纤毛麻痹，上皮细胞坏死，坏死上皮及黏液排除障碍，堆聚潴留，刺激神经末梢，导致痉挛性咳嗽。支气管阻塞也可引起肺不张或肺气肿。

病症类型

初咳期：初起咳嗽、喷嚏、流涕，或发热等伤风感冒症状。

痉咳期：阵发性咳嗽，日轻夜重，咳剧时伴有深吸气样的鸡鸣声，必待吐出痰涎及食物后，痉咳才得暂时缓解，但不久又复发作。

恢复期：顿咳症状开始好转，咳嗽逐渐减轻，一般需经过 3周才咳止。

相关常识

孩子患了百日咳，在生活习惯和饮食上家长要注意以下几点：

①忌关门闭户，空气不畅。易造成氧气不足，一氧化碳潴留，应有较多的氧气补充，让孩子多在户外活动，在室内也尽量保持空气新鲜流通，对孩子有益无害。

②忌烟尘刺激。家中如有吸烟的人，在孩子病期最好不要吸烟，或到户外去吸烟。

忌卧床不动。百日咳的咳嗽是阵发性的，让孩子在空气新鲜的地方适当做些活动和游戏往往会减轻咳嗽。

宜吃食物

丝瓜、菠菜、蕹菜、鲜藕、马蹄、芹菜、马齿苋、大蒜、刀豆、黄豆芽、白菜、百合、淮山、扁豆、花生、梨、金橘、罗汉果、橄榄。

慎食食物

龙眼肉、石榴、梅子、荔枝、果脯、腌制咸酱瓜、咸肉、咸蛋、大葱、生姜、韭菜、辣椒、洋葱、胡椒、丁香、芥菜、肉桂、鸡肉、羊肉、鹅肉。

推荐养生食疗方

	材料	做法
大蒜疗法	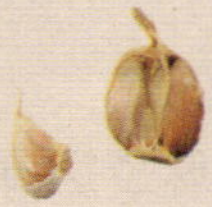 大蒜	用紫皮大蒜制成50%糖浆，5岁以内，每次5～10毫升，5岁以上，每次 15～20毫升，1日3次，连服7天。适用于百日咳。
马蹄甘蔗饮	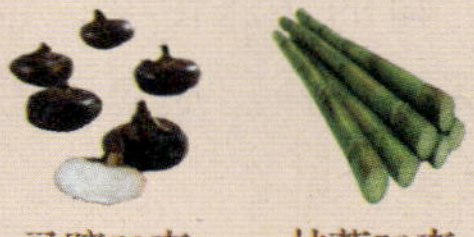 马蹄50克 甘蔗50克	洗净绞碎榨汁，加水适量即可饮用。
冰糖鸭蛋羹	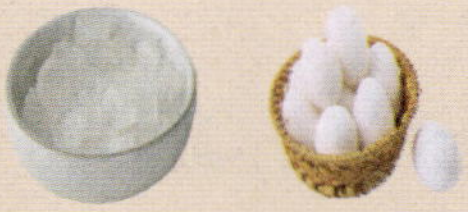 冰糖50克 鸭蛋两个	冰糖，加热水适量，将冰糖搅拌溶化，冷却后，打入鸭蛋两个，调匀，放蒸锅内蒸熟。一顿或分次食用，每日1剂。适用于百日咳。
饴糖萝卜汁	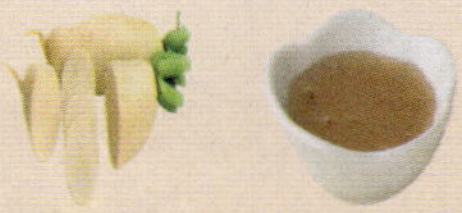 白萝卜 饴糖20毫升	白萝卜洗净、切碎，以洁净纱布绞汁，每次取白萝卜汁30毫升，调加饴糖，再加沸水适量，搅匀，顿服，每日3次。适用于百日咳。
花生糖蘸	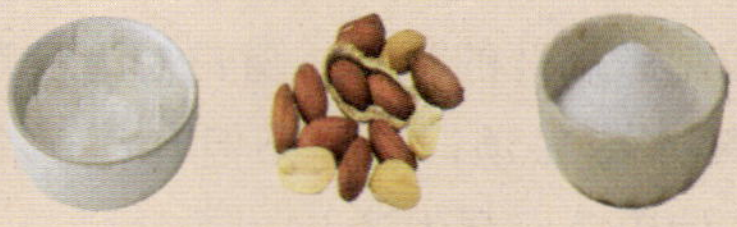 冰糖500克 花生米250克 糖	冰糖放在锅中，加水少许，以小火煎熬至用铲挑起即成丝状，趁热加入炒熟、去嘴尖的花生米调匀，倒在表面涂过食用油的大搪瓷盘中。再将糖压平。

麻疹

Ma Zhen

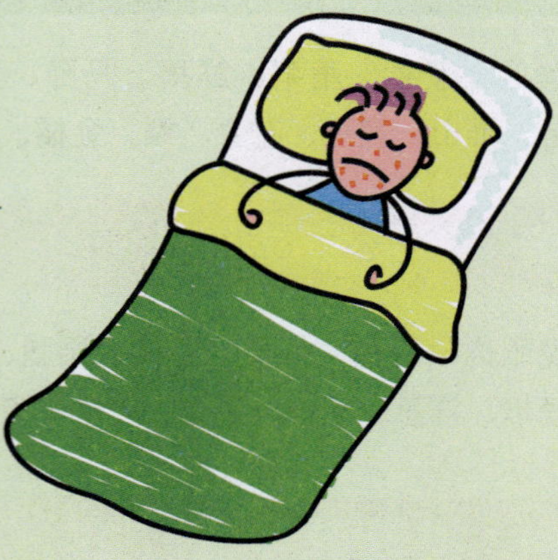

【病症简介】麻疹是由麻疹病毒引起的急性传染病，传染性极强，多见于儿童。其临床特征为发热、流鼻涕、咳嗽、眼结合膜炎，而以皮肤出现红色斑丘疹和颊黏膜上有麻疹黏膜斑为其特征，本病传染性极强，在人口密集而未普种疫苗的地区易发生流行。麻疹一般康复顺利，但也可引起严重并发症。我国自1965年，开始普种麻疹减毒活疫苗后，已控制了大流行。

临床表现

潜伏期：有轻度体温上升；发疹前期：发热、咳嗽、流涕、流泪、咽部充血等；出疹期：体温可突然升高至40~40.5℃，皮疹开始为稀疏不规则的红色斑丘疹，疹间皮肤正常，始见于耳后、颈部、沿着发际边缘。

致病原因

麻疹由副黏液属的麻疹病毒引起，麻疹（与水痘相仿）是具有强烈传染性的疾病，主要通过前驱期和出疹早期病人鼻，咽，口的飞沫传染，也可通过空气中的飞沫核传播。通过未感染的人或物品间接传染少见。

病症类型

典型麻疹分为潜伏期、前驱期、出疹期、恢复期。

轻症麻疹多见于在潜伏期内接受过丙种球蛋白或成人血注射者，或小于8个月的体内尚有母亲抗体的婴儿。

重症麻疹发热高达40℃以上，中毒症状重，伴惊厥，昏迷。

异型麻疹 为接种灭活疫苗后引起。

相关常识

①孩子出麻疹时，在生活习惯和饮食上要注意以下几项：居室经常开窗通风换气。卧床休息至疹子消退、症状消失。居室要安静、空气要新鲜湿润，要避免穿堂风，不要让冷风直接吹到病儿身上，要避免强烈光线刺激病儿的眼睛，窗户拉上窗帘。

②给以清淡、易消化的流食或半流食。多喝水或热汤，这样不但有利于将身体内的毒素排出，利于退热，还可以促进血液循环，使皮疹容易发透。

宜吃食物

黄花菜、萝卜、芦笋、南瓜、茄子、猕猴桃、白果、葡萄、苹果、乌梅、猕猴桃、西瓜、菠萝、橘、柠檬、橄榄、莲子、大枣。

慎食食物

辣椒、花椒、芥末、咖喱、茴香、桂皮、油条、油饼、麻球、炸猪排、炸牛排、油氽花生、油氽豆板、油酥饼、蛤蜊、蚌肉、蚶子、牡蛎肉。

推荐养生食疗方

名称	材料	做法
黄豆金针菜	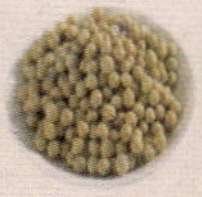 黄豆50克 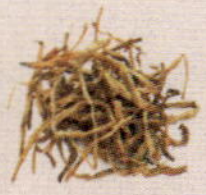 金针菜25克	黄豆浸一昼夜，金针菜洗净，共煮至熟，取汁代茶饮，日1剂，3次服完，连服3天。适用于麻疹初起。
二皮饮	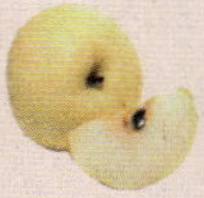 梨皮20克 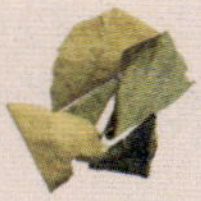 西瓜皮20克	梨皮、西瓜皮，洗净切碎共煎，去渣入冰糖代茶饮，每日1剂，连服5～7天。适用于出疹期。
豆腐绿豆汤	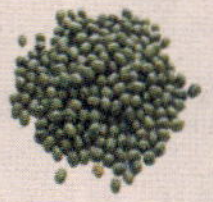 绿豆30克 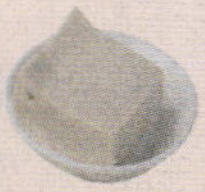 豆腐30克 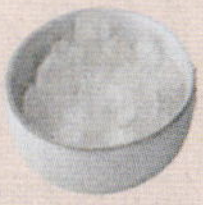 冰糖适量	将绿豆淘洗干净，放入锅中，加水适量，浸泡1小时后煮烂，加入豆腐，再煮20分钟，调入冰糖，使之融化即可。
莲子冰糖羹	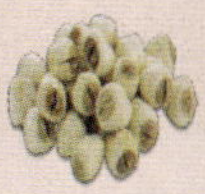 莲子30克 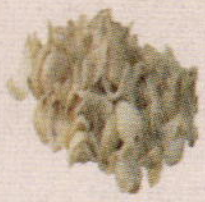 百合30克 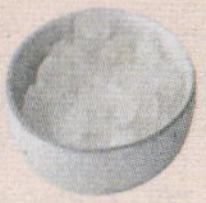 冰糖15克	莲子去心，与百合冰糖文火慢炖，待莲子百合烂熟即可。日1剂，连服7～10天。随意服。适用于麻疹恢复期。
五汁饮	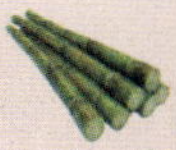 甘蔗汁60毫升 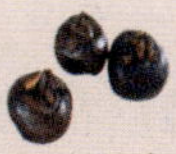 马蹄汁30毫升 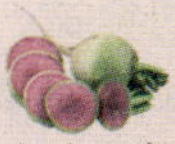 萝卜汁30毫升 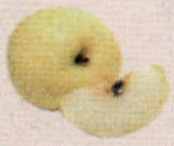 梨汁30毫升 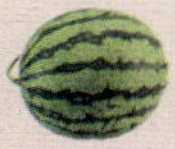 西瓜汁60毫升	甘蔗汁、马蹄汁、萝卜汁、梨汁、西瓜汁，隔水共蒸熟，凉后代茶饮。每日1～2剂。适用于出疹期。

水痘

Shui Dou

【病症简介】水痘是由水痘——带状疱疹病毒引起的原发感染，是以全身出疱疹为特征的急性传染性皮肤病。多见于儿童，具有高度的传染性，易造成小区域的流行，愈后可获终身免疫。水痘皮疹数量较多，数百至数千个不等。一般首先出现于面部、头皮和躯干，其分布呈向心性，以发际、胸背较多，四肢面部较少，手掌足底偶见。鼻、咽、口腔、外阴等部位的黏膜亦可发疹。

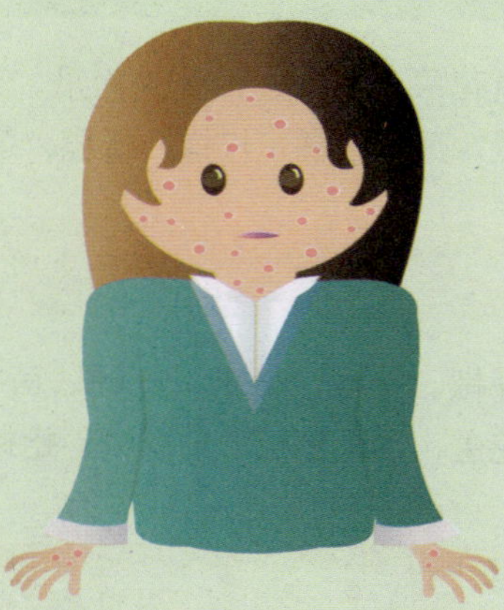

临床表现

患者身上出现小红点，由胸部、腹部，再扩展至全身。小红点变大，成为有液体的水疱。一两天后，水疱破裂、结成硬壳或疙瘩。成年人若患水痘，病情往往较严重，发烧、头痛、肌肉疼痛等。

致病原因

水痘的病原体是水痘——带状疱疹病毒，存在于患者的血液、疱疹的浆液和口腔分泌物中。水痘主要通过飞沫经呼吸道传染，接触被病毒污染的尘土、衣服、用具等也可能被传染。

病症类型

风热型症状：无发热或发热较轻，1～2日内出疹，先于躯干、头面部见红色小丘疹，疹色红润，疱浆清亮，根盘红晕不明显，疱疹稀疏，可伴有鼻塞流涕，咳嗽喷嚏等。

毒热型症状：因感染的病毒较重，或自身体质较弱，而导致水痘的重症。热毒型水痘主要是其皮疹在颜面及躯干部分布密集，颜色紫暗，疱浆混浊，皮疹周围红晕较重。

相关常识

由于水痘的传染性特别强，所以出水痘的孩子应该隔离到全部疱疹干燥结痂为止患儿如有发热，应卧床休息。如有高热，可服用退热剂。进食以易消化和富有营养的食品为主，平时多喝水和不吃辛辣、刺激性的食物。

隔离期间要保持孩子皮肤清洁，防止继发细菌感染。指甲要剪短，经常用温开水洗手。平时勤换内衣，衣服应宽松，以免刺激皮肤瘙痒处。

水痘的疱疹一般不会自破，不必涂药。如有破溃，局部可涂2%龙胆紫。

对被患儿飞沫或皮疹污染的空气、被褥、衣服和用具进行彻底消毒。

宜吃食物

白菜、芹菜、菠菜、豆芽、蕹菜、苋菜、荠菜、冬瓜、黄瓜、豆腐、豆浆、瘦猪肉、猕猴桃、葡萄、西瓜、苹果、乌梅、菠萝、橘、黄豆、黑豆、绿豆、蚕豆。

慎食食物

生姜、大葱、辣椒、辣油、芥末、咖喱、大蒜、韭菜、茴香、桂皮、胡椒、海虾、鳗鱼、带鱼、黄鱼、羊肉、鹿肉、雄鸡肉、鹅。

推荐养生食疗方

绿豆汤

材料

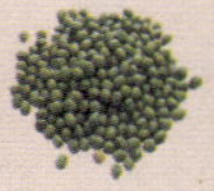
绿豆100克

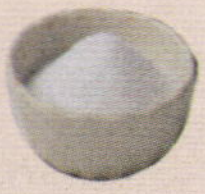
白糖适量

做法 将绿豆加水500克，煮汤。服用时加白糖适量，代茶饮。适用于水痘。

薏苡仁粥

材料

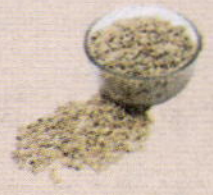
薏苡仁30克

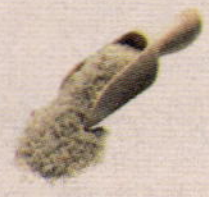
粳米60克

做法 将薏苡仁、粳米共同煮粥。每日2次，作主食吃可作为水痘患儿的辅助治疗。

竹笋鲫鱼汤

材料

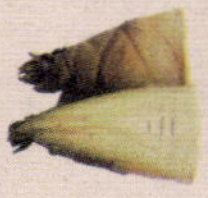
鲜竹笋

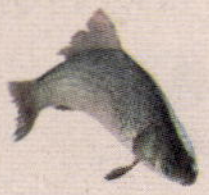
鲫鱼

做法 将鲜竹笋洗净切片，鲫鱼去鳞及内脏，同煮汤食。每日3次，随量食。适用于水痘初起、小儿麻疹、风疹等。

板蓝根银花糖

材料

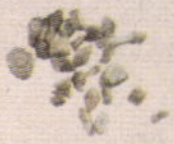
板蓝根100克

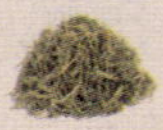
银花50克

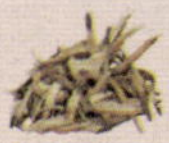
甘草15克

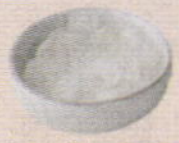
冰糖适量

做法 将上3味加水600克，煎取500克，去渣加冰糖适量。每服10～20克，每日数次。适用于水痘及一切病毒感染所引起的发热。

香菜汤

材料

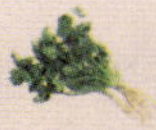
鲜香菜150克

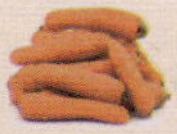
鲜胡萝卜200克

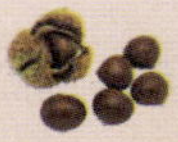
干板栗150克

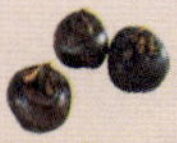
鲜马蹄100克

做法 先分别将香菜、胡萝卜、板栗、马蹄洗净，然后切碎。把上4味一同放入搪瓷锅或砂锅内，加水适量，煎沸后取汤2碗，去渣即可。以上为1日量，分作2次温热饮用，连用3～5天。适用于小儿水痘。

五官科疾病

鼻窦炎

Bi Dou Yan

【病症简介】鼻窦炎是鼻窦黏膜的非特异性炎症，为一种鼻科常见病。以鼻塞、多脓涕、头痛为主要表现，可伴有轻重不一的鼻塞、头痛及嗅觉障碍。在各种鼻窦炎中，上颌窦炎最多见，依次为筛窦、额窦和蝶窦的炎症，鼻窦炎可以单发，亦可以多发。在秋冬季或感冒流行期间，外出戴口罩，避免公众集会，尽量少去公共场所。

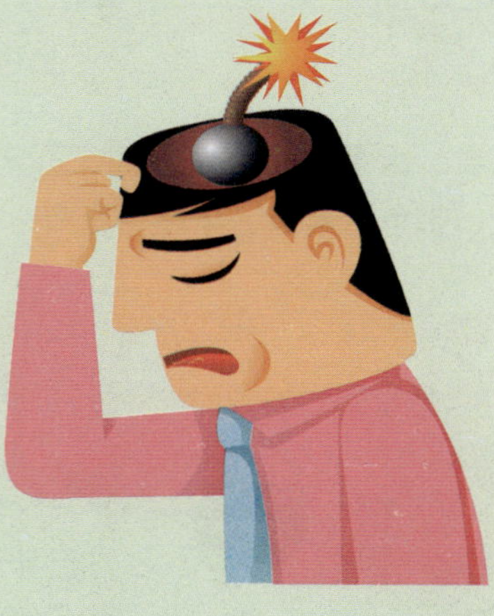

临床表现

①头痛：低头、用力、咳嗽时头痛加重。②鼻塞：患者常有较重的鼻塞。③流涕：鼻窦炎患者常诉鼻涕较多；有些向后鼻孔流入鼻咽部，导致病人常诉“痰多”。④嗅觉障碍：部分患者可有嗅觉减退或缺失。

致病原因

本病一般分为急性和慢性两类，其原因很多，比较复杂。除了病理原因，游泳时污水进入鼻窦，邻近器官感染扩散，鼻腔肿瘤妨碍鼻窦引流，以及外伤等均可引起鼻窦炎。

病症类型

急性鼻窦炎：多由上呼吸道感染引起，细菌与病毒感染可同时并发。

慢性鼻窦炎：较急性者多见，常为多个鼻窦同时受累。

相关常识

①加强体育锻炼，增强抵抗力，如晨跑、游泳、冷水浴、冷水洗脸等都可增强体质，提高人体对寒冷的耐受力。

②避免过度疲劳、睡眠不足、受凉、吸烟、饮酒等，因为这些因素能使人体抵抗力下降，造成鼻黏膜调节功能变差，病毒乘虚而入而导致发病。

宜吃食物

柑橘、葡萄、蓝莓、西红柿、豆类、葵花子、贝类、胡萝卜、西蓝花、菠菜、莲藕、冬瓜、茄子、白菜。

慎食食物

辣椒、胡椒、洋葱、大蒜、竹笋、油条、炸鸡、烤鸭、烧鹅、虾、蟹、公鸡、带鱼、浓咖啡。

推荐养生食疗方

葱白汁	材料	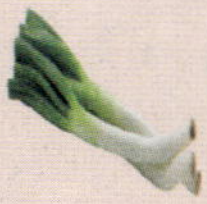 葱白10克	做法	葱白捣烂，绞汁，涂鼻唇之间，每日2次；或用开水冲后，趁温熏口鼻。
茶柏散	材料	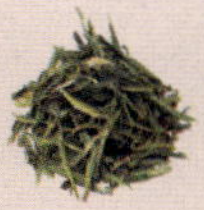 龙井茶30克 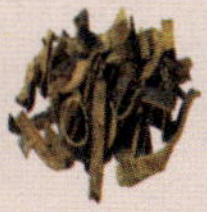 川黄柏6克	做法	龙井茶、川黄柏共研细末。以少许药末嗅入鼻内两侧，每日多次。
炒刀豆	材料	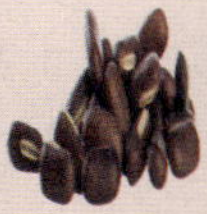 老刀豆100克 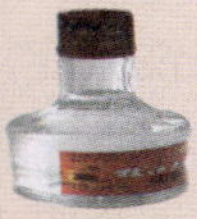 酒适量	做法	将老刀豆用文火焙干，然后再把它切成小碎末，最后重置锅中，放点酒(不放盐)进行翻炒一下即可。对防治鼻窦炎有很好疗效。
辛荑花煲鸡蛋	材料	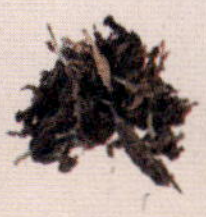 辛荑花20克 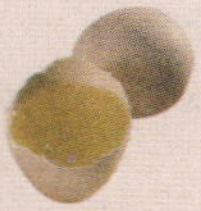 鸡蛋2只	做法	用辛荑花、鸡蛋加水适量同煮，蛋熟后去壳再煮片刻。饮汤吃蛋。
薄荷双花饮	材料	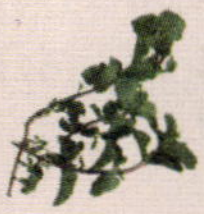 鲜薄荷叶10克 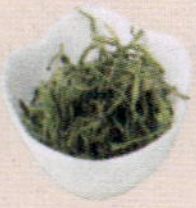 金银花10克 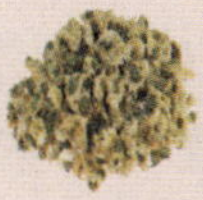 菊花10 克	做法	将上三者共放入锅中，加适量清水煎煮取汁。代茶饮用。对治疗急性化脓性鼻窦炎，脓涕淋漓，鼻塞不通有良效。

咽炎

Yan Yan

【病症简介】咽炎是一种常见的上呼吸道炎症，急性期若未及时治疗，往往转为慢性。患者出现咽痛、咽痒、声嘶、咽异物感、频繁干咳。咽炎多由病毒和细菌感染引起，主要致病菌为链球菌、葡萄球菌和肺炎球菌等。好发于长期吸烟者、长期遭受有害气体刺激者、多语、嗜酒或夜生活过度者。

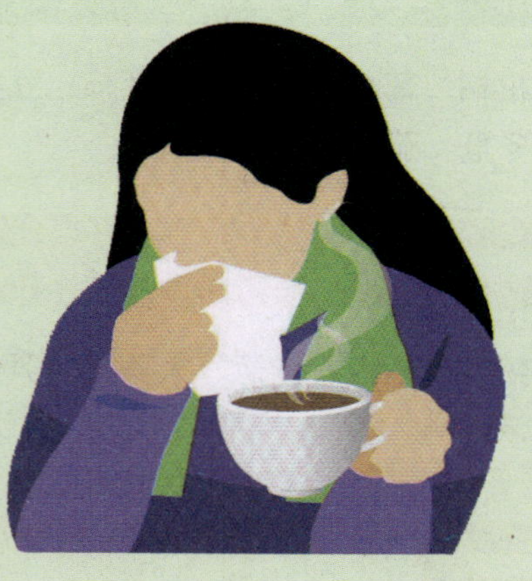

临床表现

起病急，初起时咽部干燥、灼热，继而疼痛；可伴发热、头痛、食欲不振和四肢酸痛；侵及喉部，可伴声嘶和咳嗽。口咽及鼻咽黏膜呈急性充血，咽后壁淋巴滤泡和咽侧索也见红肿，颌下淋巴结肿大并有压痛。

致病原因

①病原微生物，包括细菌、病毒、立克次体等。②物理或化学性刺激。③气候、季节因素，寒冷可直接对咽部黏膜造成刺激和损害。

病症类型

急性咽炎：是咽黏膜，并波及黏膜下及淋巴组织的急性炎症，常继发于急性鼻炎或急性扁桃体发炎之后或为上呼吸道感染之一部分。

慢性咽炎：主要为咽黏膜慢性炎症，弥漫性炎症常为上呼吸道慢性其他性炎症的一部分，局限性炎症则多伴有咽淋巴样组织的炎症。慢性咽炎在临床上是一种常见病、多发病，在常规的药物治疗中，比较顽固，且反复发作，感冒加重，以中年人多见。

相关常识

①慢性咽炎与患者自身免疫功能低下有直接关系，因此，应多食具有增强抗病能力的药材和食材，如香菇、猴头菇、黑木耳、银耳、百合、人参、灵芝等。
②急性咽炎都由溶血性链球菌引起，症状较严重，咽喉部红肿化脓，可用具有杀灭溶血性链球菌的药材和食材，如蒲公英、鱼腥草、连翘、升麻、射干、前胡、葛根等。
③宜常食具有清热退火，养阴润肺作用的食物，如冬苋菜、蜂蜜、番茄、杨桃等。

宜吃食物

萝卜、白菜、菠菜、冬瓜、苦瓜、苋菜、瘦猪肉、鸭肉、兔肉、猪肺、蛤蚌、牡蛎、干贝、淡菜、鲍鱼、梨、香蕉、柿子、枇杷、苹果、菠萝、西瓜、马蹄。

慎食食物

羊肉、腊肉、腊肠、辣椒、姜、芥末、酒、冷饮、冰激凌、炒花生、炒瓜子、薯片、炒蚕豆。

推荐养生食疗方

藕汁蜜糖露

材料

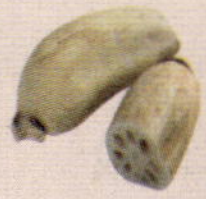
鲜藕适量

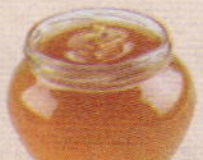
蜂蜜20克

做法 鲜藕适量，洗净，榨汁100毫升，加蜂蜜，调匀服用，每日一次，连服数日。

百合香蕉汁

材料

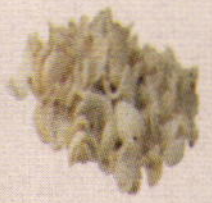
百合15克

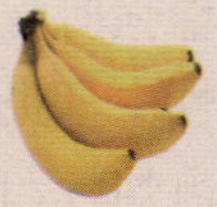
香蕉2根

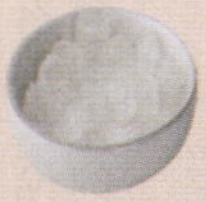
冰糖适量

做法 百合、香蕉(去皮)，冰糖适量，加水同煮。饮汁食香蕉。

百合绿豆汤

材料

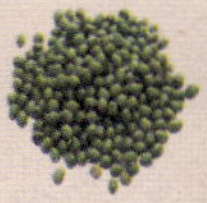
绿豆20克

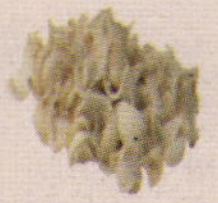
百合15克

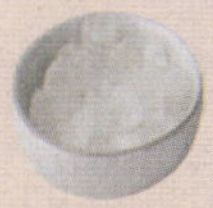
冰糖适量

做法 绿豆、百合、冰糖，加水同煮，饮汤食百合与绿豆，每日一次，连服数日。

薄荷粥

材料

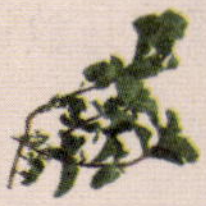
薄荷叶20克

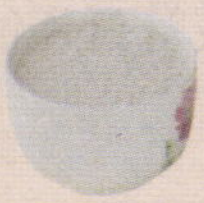
大米100克

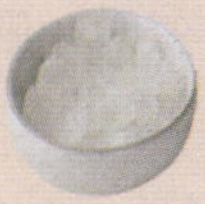
冰糖5克

做法 将薄荷叶清水洗净，沥干水。大米淘洗净，直接放入锅内，加水适量。煮锅置火上，先用武火煮沸，改用文火慢煮，米烂粥稠时，倒入薄荷叶及冰糖，烧沸。

炒丝瓜

材料

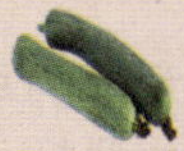
丝瓜250克

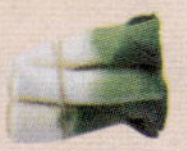
葱10克

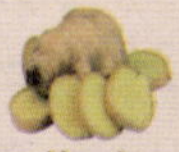
姜5克

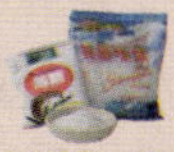
味精2克

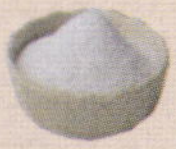
盐2克

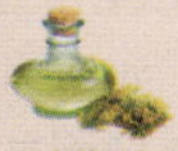
植物油

做法 丝瓜去皮洗净，切成薄片。植物油烧至九成热时，倒入葱煸香，放入丝瓜片、姜、盐翻炒，至丝瓜熟时，加入味精调味即可。

中耳炎

Zhong Er Yan

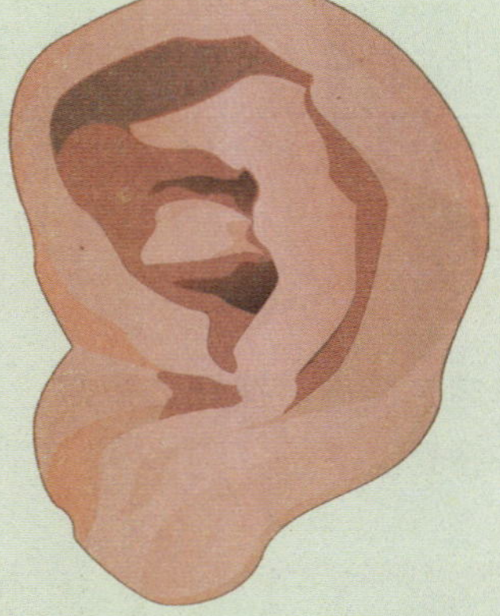

【病症简介】中耳炎是中耳鼓室黏膜的炎症。中耳炎是累及中耳全部或部分结构的炎性病变，绝大多数为非特异性安排炎症，尤其好发于儿童，是一种常见病，常发生于8岁以下儿童。多由细菌感染引起。中医称此病为“耳脓”“耳疳”，认为是因肝胆湿热（火）邪气盛行引起，是一种常见病。

临床表现

主要表现为耳内疼痛（夜间加重）、发热、恶寒、口苦、排尿红或黄、大便秘结、听力减退等。如鼓膜穿孔，耳内会流出脓液，疼痛会减轻，并常与慢性乳突炎同时存在。随着体质、气候的变化，耳内会经常性流脓液，时多时少，迁延多年。

致病原因

中医将本病称为“耳脓”“耳疳”，认为是因肝胆湿热、（火）邪气盛行引起。病菌进入鼓室，当抵抗力减弱或细菌毒素增强时就产生炎症。慢性中耳炎可由急性中耳炎、咽鼓管阻塞、机械性创伤、热灼性和化学性烧伤及冲击波创伤所致。

病症类型

急性化脓性中耳炎：是细菌感染引起的中耳黏膜的急性化脓性炎症。多见于儿童。

分泌性中耳炎：是以中耳积液及听力下降为特征的中耳非化脓性炎性疾病，为耳鼻喉常见疾病之一。儿童多见。

气压损伤性中耳炎：是指在大气压骤然改变时，咽鼓管口不能顺利开放以调节鼓室内压力，因而引起鼓室损伤，类似无菌性中耳炎。

相关常识

①给孩子洗澡、洗头时，避免让污水流入耳朵。孩子感冒时，注意他的耳部是否有异常，尤其是对得过中耳炎的儿童更要引起重视。给孩子挖耳朵动作要轻柔，避免损伤耳内的皮肤黏膜而引起感染。

②饮食忌辛辣、刺激的食物，如胡椒、酒、羊肉、辣椒、姜等，及热性补药如人参、鹿茸、牛鞭之类；宜清热消炎作用的新鲜蔬菜：如黄瓜、苦瓜等。

宜吃食物

芹菜、丝瓜、茄子、荠菜、茼蒿、黄瓜、苦瓜、白菜、扁豆、芡实、核桃、栗子、黑豆、猪肾、羊肾。

慎食食物

辣椒、姜、蒜、胡椒、酒、羊肉、肥肉、牛鞭、鱼、虾、蟹、人参、鹿茸、肉桂、冷饮。

推荐养生食疗方

苦瓜汁	材料	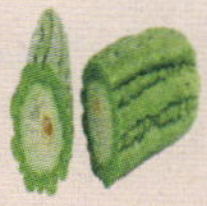 苦瓜 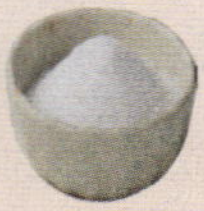 白糖	做法	苦瓜，切片，煮后滤渣取汁，加入白糖（或冰糖）适量。令溶即可，代茶饮用。
西瓜番茄汁	材料	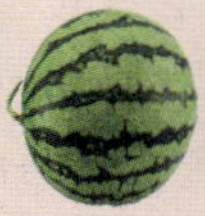 西瓜150克 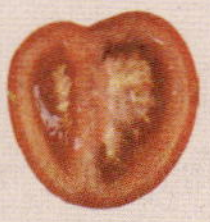 番茄100克	做法	用消毒纱布挤绞汁液，两液合并，代茶随量饮用。
银菊茶	材料	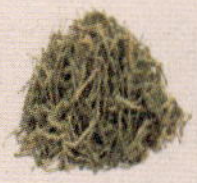 银花15克 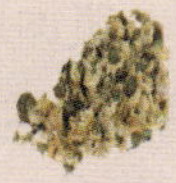 菊花15克	做法	银花、菊花用开水冲泡，代茶饮。本方清热解毒。主治化脓性中耳炎。
槐花绿茶饮	材料	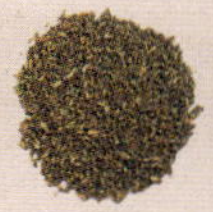 槐花3克 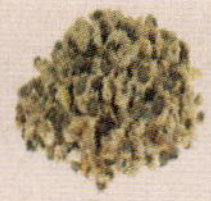 菊花3克 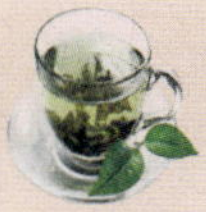 绿茶3克	做法	槐花、菊花、绿茶，沸水冲泡。代茶频饮。
绿豆黄豆粥	材料	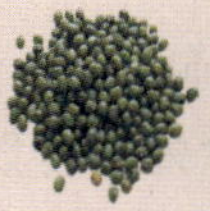 绿豆160克 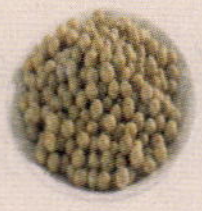 黄豆80克 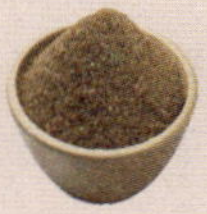 红糖120克	做法	绿豆、黄豆、红糖一起加入水中煮成粥使用。

耳鸣

Er Ming

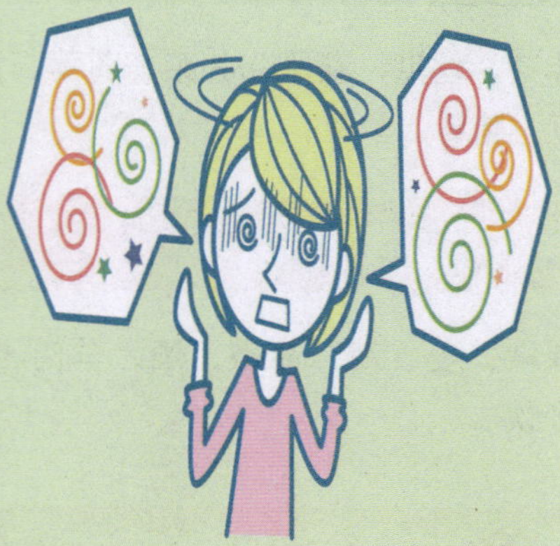

【病症简介】耳鸣是指人们在没有任何外界刺激条件下所产生的异常声音感觉，常常是耳聋的先兆，因听觉功能紊乱而引起。严重的耳鸣常影响休息、学习和工作，使患者感到非常苦恼，甚至厌世。耳鸣与幻听不同，幻听虽在早期也有以耳鸣为首发症状的，但经历一定时间后就可以有具体声响出现，如谈话声、流水声、钟表声等。

临床表现

①搏动性耳鸣，患者描述耳鸣为与心跳一致的飕飕声、嘀嗒声或轻叩声，用听诊器置于患者颞部或耳部，常可以听到。②非搏动性耳鸣，是一种连续而稳定的噪音，如病者所描述之嗡嗡声、蟋蟀声、钟声或摩托声。

致病原因

①外耳或中耳的听觉失灵，不能吸收四周围的声音。②内耳受伤，失去了转化声音能量的功能。③来自中耳及内耳之外的鸣声干扰。年老者也会因身体衰竭血液质量较差而出现耳鸣。这些因血液不通畅而产生的声音，会造成了耳鸣。

病症类型

生理性耳鸣：是指在身体内部，血管搏动、血液流动、肌肉收缩、关节活动、呼吸运动等，都会发生微弱的声音，其中距耳较近者，就会感觉出这种声音。

病理性耳鸣：任何外界机械性、噪声性、中毒性、感染性、变态反应性、药物耳毒性及全身疾病等病因所引发的耳鸣均属于病理性耳鸣的范畴。

相关常识

应选择富含铁元素的食物，如紫菜、虾皮、海蜇皮、黑芝麻、黄花菜、黑木耳、苋菜、豆制品等。

选择有活血作用的食物，如红葡萄酒、黄酒、韭菜等。

可选择富含锌元素和维生素的食物，如白菜、柑橘、苹果、西红柿等。

耳鸣者首先应调整心态，不要过度紧张。平日里可培养其他业余爱好，如看书、打太极、唱歌等，分散对耳鸣的注意力。

宜吃食物

鱼、牛肉、鸡肉、鸡蛋、黄瓜、西红柿、白菜、萝卜、海带、紫菜、木耳、苋菜、黄花菜、苹果、橘子、柠檬、葡萄、核桃、小米、大麦、黄豆、花生、黑豆、芝麻。

慎食食物

动物内脏、奶油、肥肉、鱼子、油炸食品、韭菜、花椒、辣椒、生姜、葱、蒜。

推荐养生食疗方

乌鸡膏粥

材料

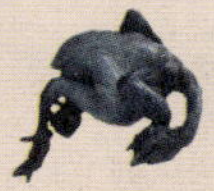
乌鸡50克

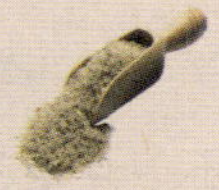
粳米150克

做法 乌鸡、粳米，加水做粥，入五味，空腹食用，适合老年人服用。

莲实粥

材料

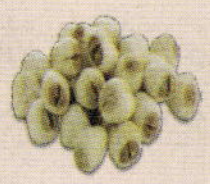
莲子

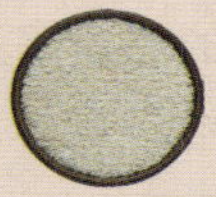
糯米30克

做法 将莲子研为碎末，每次取莲子粉15克，加入糯米，煎煮服用；或新鲜莲子，放入粥中服用。适合心脾两虚导致的耳鸣。

桑椹糯米酒

材料

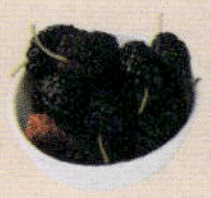
桑葚500克

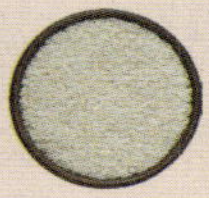
糯米300克

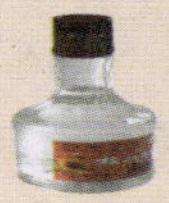
酒

做法 桑椹子，绞汁，与糯米饭拌匀，再下酒曲适量装罐，外用棉花和稻草保温，7天左右即可取酒服用。每次4汤匙，用开水冲服。

柿枣饼

材料

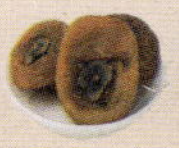
柿饼20克

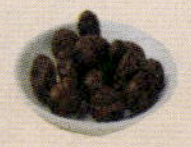
红枣20克

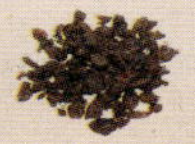
山萸肉6克

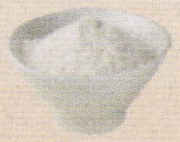
面粉80克

做法 柿饼、红枣、山萸肉、面粉，制作成饼。每日两次，早晚服用。适合脾虚导致的耳鸣。

黄花菜蒸肉饼

材料

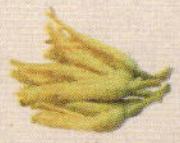
黄花菜50克

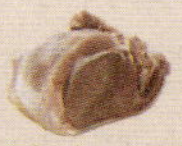
猪瘦肉150克

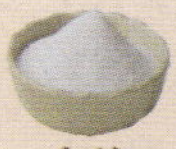
食盐

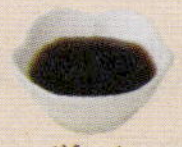
酱油

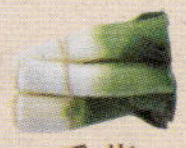
香葱

做法 黄花菜（洗净泡发），猪瘦肉用刀剁成肉酱，加入适量食盐、酱油、香葱调料拌匀，蒸熟食用。适用于肾虚腰疼、肾虚耳鸣、产妇乳汁缺乏、停乳等症。

口臭

Kou Chou

【病症简介】口臭是指因机体内部失调而导致口内出气臭秽的一种病症。它使人不敢与人近距离交往，从而产生自卑心理，影响正常的人际、情感交流，令人十分苦恼。中医将口臭分为胃火口臭、食积口臭、热痰口臭、虚热口臭。不刷牙，不漱口，或刷牙马马虎虎的人，口内食物残渣长期积存，在细菌的作用下发酵腐败分解形成口臭，所以平时一定要注意口腔卫生。

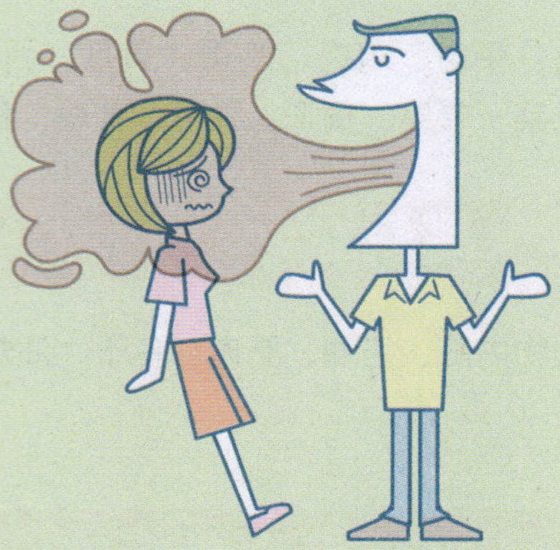

临床表现

多表现为呼气时有明显异味，刷牙、漱口均难以消除病症，使用清洁剂也难以掩盖，是一股发自内部的臭气。其证除口臭外，有的还兼有面赤身热，口渴饮冷，或口舌生疮，或牙龈肿痛，流脓出血等。

致病原因

①口腔不卫生②有些戴假牙的人不注意假牙的清洁，口腔内也会有气味。③口腔疾病，龋坏的牙齿中的腐物易产生一种腐败的恶臭气味。④身体疾病，有些口臭是由于身体其他部位的疾病引起，都会经呼吸道排出臭味，表现为口臭。

病症类型

生理性口臭：饥饿、食用了某些药物或洋葱、大蒜等刺激性食物、抽烟、睡眠时唾液分泌量减少所致的细菌大量分解食物残渣等都可能引起短暂的口臭。

病理性口臭：由口腔局部疾病或身体器质性病变引起的口臭。

相关常识

①由全身性疾病或鼻窦炎等五官疾病引起的口臭，则应积极治疗疾病。患有龋齿、残冠、牙周病、冠周炎等口腔慢性病灶者，应及时治疗，一旦病因去除，口臭自然会消失。

②注重保养，起居有常，饮食有节。少吃零食，多喝白开水或淡的绿茶，多吃蔬菜、水果和清淡易消化的食物，不吸烟、少喝饮料、少饮酒；积极锻炼身体，增强体质。

③同时注意口腔卫生，早、晚和饭后均应刷牙，进食后漱口；并经常用茶水或淡盐水、含洗必泰等的含漱液漱口。

宜吃食物

牛奶、蜂蜜、胡萝卜、菠菜、黑木耳、海带、小米、柑橘、柠檬、苹果、梨、金橘、山楂干、绿茶。

慎食食物

腊肠、熏肉、烤肉、肥肉、大蒜、辣椒、洋葱、芥末、臭豆腐、大葱、韭菜、糖、酒。

推荐养生食疗方

黄瓜粥	材料	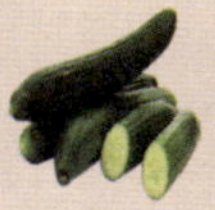 黄瓜50克　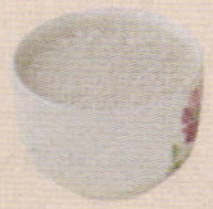 大米100克	做法	黄瓜去皮切片，与大米同煮粥，随意服食。适用于肝火盛或内湿引致的舌干口臭。
茉莉薄荷茶	材料	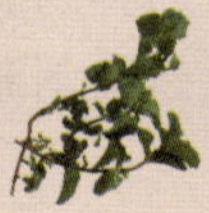 薄荷5克　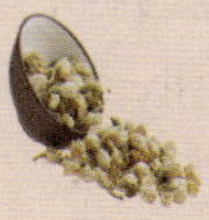 茉莉花5克	做法	薄荷、茉莉花，用开水冲泡饮用，每天一剂，分两次冲泡，治疗口臭效果较好，能够芳香除臭。
桂菊茶	材料	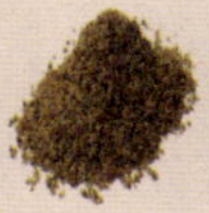 桂花6克　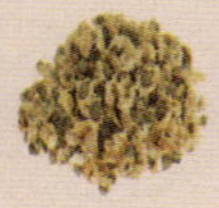 菊花6克	做法	桂花、菊花，用开水冲泡，每天一剂分两三次冲泡饮用。适用于胃热上蒸型口臭患者，有芳香清胃的效果。
生芦根粥	材料	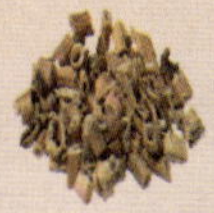 芦根30克　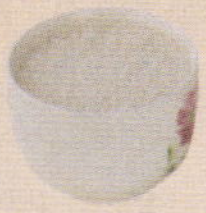 大米50克	做法	芦根洗净后放入煲内，加入适量清水大火煮15分钟，隔渣留汁，加入米煮成粥，每日1剂，宜每早空腹服用，约5剂见效。
咸鱼头豆腐汤	材料	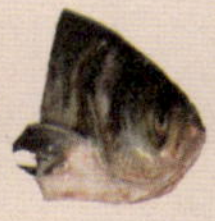 咸鱼头1个　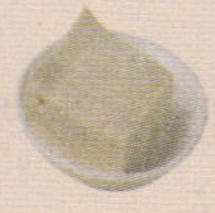 豆腐数块　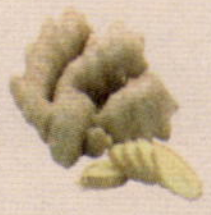 生姜1片	做法	洗净所有材料，咸鱼头斩件稍煎后与生姜同放入煲内，加入适量清水用猛火滚约半小时，放入豆腐再滚20分钟便可。

结膜炎

Jie Mo Yan

【病症简介】结膜炎俗称“红眼病”，是眼科的常见病。是发生在眼结膜的炎症性反应，一般分为感染性和非感染性两大类。当结膜受到各种刺激后，会出现水肿、眼红、分泌物增加等症状，可累及单眼或双眼。由于大部分结膜与外界直接接触，因此容易受到周围环境中感染性和非感染性因素的刺激。根据结膜炎的病情及病程，可分为急性、亚急性和慢性三类。

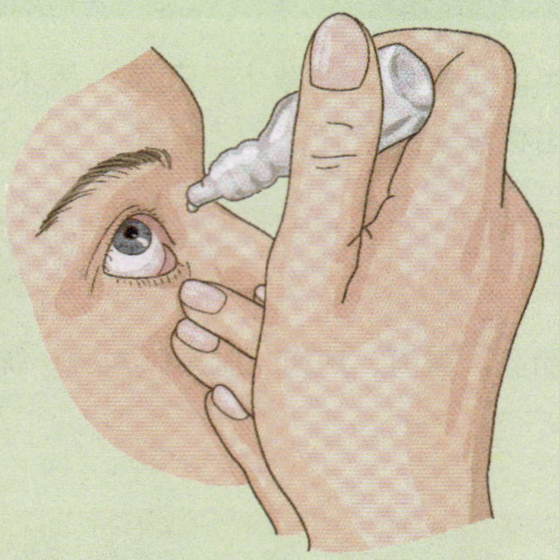

临床表现

初期，结膜潮红、肿胀、充血、流出水样分泌液，内眼角下面被毛变湿，眼睛半闭。随着炎症的发展，眼睑肿胀明显，眼分泌物变成黏液性或脓性，上下眼睑被脓性分泌物黏合在一起，眼角上被黄白色的分泌物覆盖。

致病原因

中医认为多因外感风热之邪上犯，或因肝经火热上注于目，以致内热上冲所致。西医认为是机械性损伤、眼睑外伤、结膜外伤、眼内异物刺激、倒睫、眼睑内翻，化学性药物刺激及洗浴药液误入眼内所致。

病症类型

感染性结膜炎：由于病原微生物感染所致的结膜炎症。

非感染性结膜炎：以局部或全身的变态反应引起的过敏性结膜炎症最常见，外界的理化因素，如光、各种化学物质也可成为致病因素。

相关常识

可食用具有疏风散热、清泻肝火作用的凉肝食物和清淡的蔬菜瓜果，如田螺、苦瓜、旱芹、菊花脑、地耳、马兰头、白菊花、决明子、金银花、板蓝根、薄荷、荷叶等。

红眼病患者要注意不用脏手揉眼睛，勤剪指甲，饭前便后要洗手。不能遮盖患眼，因为遮盖患眼后，患眼分泌物不能排出，同时会增加眼局部的温度和湿度，利于细菌或病毒繁殖，会加重病情。

应在光线较暗的房间休息，避免强光刺激引起的不适，外出可戴墨镜遮光。尽可能避免与病人及其使用过的物品接触，如洗脸毛巾、脸盆等。

宜吃食物

萝卜、芹菜、黄瓜、苦瓜、冬瓜、西红柿、茄子、蘑菇、梨、柿子、猕猴桃、西瓜、葡萄、菠萝、香蕉、柚子、莲子、金银花、菊花、薄荷、荷叶。

慎食食物

韭菜、葱、大蒜、荔枝、龙眼、桃子、樱桃、羊肉、鹿肉、牛肉、鹅肉、牛鞭、鳗鱼、虾、酒、咖啡。

推荐养生食疗方

	材料	做法
海带草决明汤	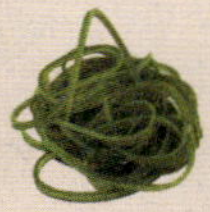 海带20克 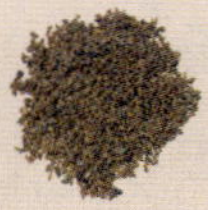 草决明30克	海带、草决明，水煎，吃海带饮汤。每日2次。
菊花龙井茶	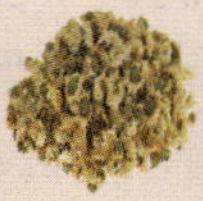 菊花12克 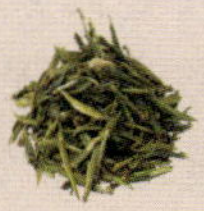 龙井茶3克	将菊花、龙井茶放入杯中，开水冲沏，代茶饮。适用于急性眼结膜炎的辅助治疗。失眠者不宜饮用。
桑叶猪肝汤	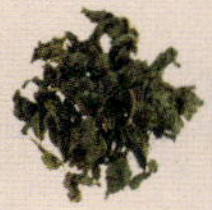 桑叶20克 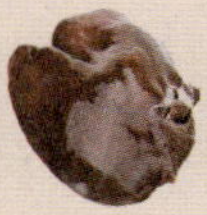 猪肝100克 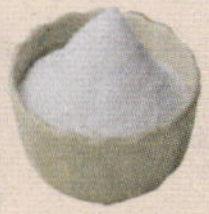 食盐	猪肝，切片煮汤，煮熟后放入桑叶加少许食盐调味食用。适用于眼结膜炎、夜盲、肝热头目疼痛等症。
苦瓜瘦肉汤	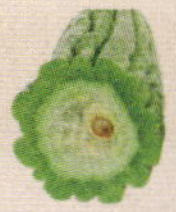 鲜苦瓜200克 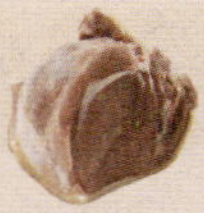 猪瘦肉100克 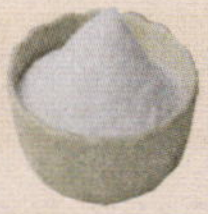 盐	鲜苦瓜，去瓤切块，猪瘦肉切片。同放锅内加适量水煮汤。煮熟后加适量食盐调味食用。适用于暑热烦渴，暑疖，热痱过多，眼结膜炎等症。
绿茶木耳鸡蛋汤	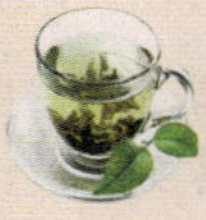 绿茶8克 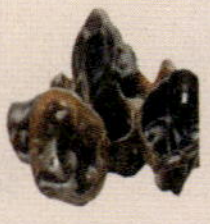 木耳20克 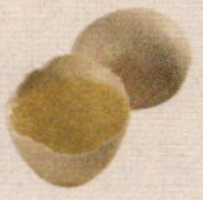 鸡蛋2个	木耳先用水泡发，然后加入绿茶和鸡蛋，加水一起煮开，连汤和木耳、鸡蛋吃下。

青光眼

Qing Guang Yan

【病症简介】青光眼是发病迅速、危害性大的眼病。特征是眼内压升高的水平超过眼球所能耐受的程度而给眼球各部分组织和视功能带来损害，导致视神经萎缩、视野缩小、视力减退，不及时治疗会导致失明。青光眼是导致人类失明的三大致盲眼病之一，总人群发病率为1%，45岁以后为2%。

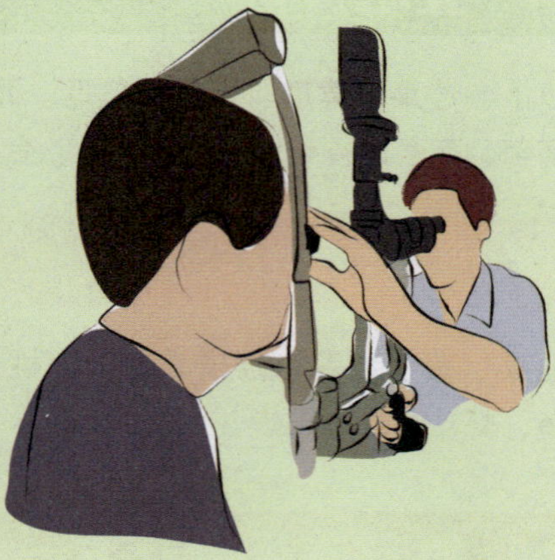

临床表现

急性闭角型青光眼患者患眼侧头部剧痛，眼球充血，视力骤降。亚急性闭角型青光眼患者仅轻度不适，可有视力下降，眼球充血，经常在傍晚发病，经睡眠后缓解。慢性闭角型青光眼发作时轻度眼胀、头痛，阅读困难，常有虹视。

致病原因

各种原因导致气血失和，经脉不利，目中玄府闭塞，神水淤积所致。青光眼的病因与情绪紊乱、过度疲劳、思虑过度、遗传等因素有关。不良的生活习惯也会导致青光眼原因的发生，如吸烟嗜酒、起居无常、饮食不规律等。

病症类型

先天性青光眼：胚胎发育过程中，眼前房角发育异常引起的。

原发性青光眼：根据前房前角的形态及发病缓急，又分为急，慢性闭角型青光眼，开角型青光眼等。

继发性青光眼：由眼部及全身疾病引起的青光眼均属此类，病因颇复杂，种类繁多。

相关常识

宜食具有利尿作用的食物，如赤小豆、黄花菜、冬瓜、马蹄、莴笋等。

宜食润肠通便的食物，如香蕉、白萝卜、梨、柠檬等。

铬与造成视力减退与近视有一定关系，要多吃含铬量较多的食物，如菌菇类、玉米、小米、牛肉、黑胡椒、糙米、粗面粉、红糖、葡萄等。

防治青光眼要做到以下几点：保持愉快的情绪，防止眼内压升高；保持良好充足的睡眠；避免在光线暗的环境中工作或娱乐；避免过度劳累；不要暴饮暴食；常检查自己的眼球是否发硬、看灯光有无虹圈，早发现早治疗。

宜吃食物

冬瓜、丝瓜、白萝卜、蛋黄、黄豆、花生、糙米、赤小豆、瘦猪肉、猪肝、西瓜、大枣、香蕉、梨、柠檬。

慎食食物

腌肉、咸鱼、腌菜、皮蛋、辣椒、胡椒、花椒、辣椒酱、泡椒、生姜、桂皮、白酒、浓咖啡、浓茶。

推荐养生食疗方

赤小豆红枣粥	材料	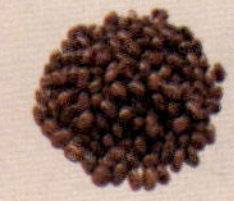 赤小豆30克 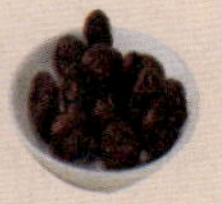 红枣10枚	做法：赤小豆、红枣，加水共煮，豆熟烂即可食用，每日服2次，连服数日。
桂圆红枣汤	材料	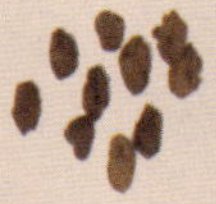 桂圆肉20克 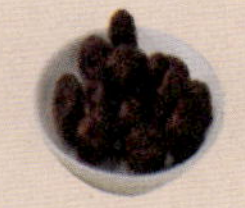 红枣20枚	做法：桂圆肉、红枣加水同煮，煮30分钟即可。每日食1剂。适用于老年(老年食品)人青光眼缓解期少气乏力者。
扁豆豌豆糕	材料	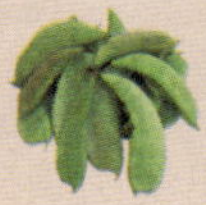 扁豆30克 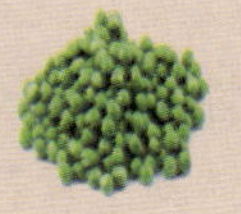 豌豆30克 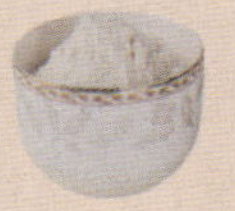 糯米粉200克	做法：扁豆、豌豆磨粉，加入糯米粉，蒸为豆糕，分次食用。主治闭角性青光眼。
核桃黑芝麻粉	材料	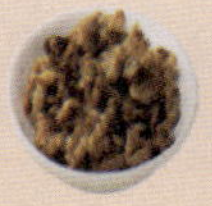 核桃仁35克 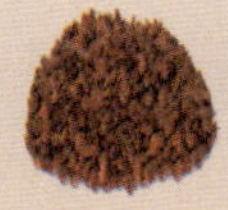 枣仁20克 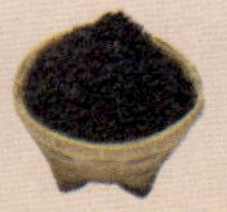 黑芝麻15克	做法：核桃仁、枣仁、黑芝麻文火炒至黄，碾碎。每日1次，每次1汤匙，嚼服或开水调服。适用于开角性青光眼。

白内障

Bai Nei Zhang

【病症简介】各种原因如老化、遗传、营养障碍、免疫与代谢异常等，都能引起晶状体代谢紊乱，导致晶状体蛋白质变性而发生混浊，形成白内障。视力进行性减退，有时在光亮的背景下可以看到固定的黑点，由于晶体不同部位屈光力变化，可有多视，单眼复视，近视度增加，临床上将老年性白内障分为皮质性，核性和囊下三种类型。

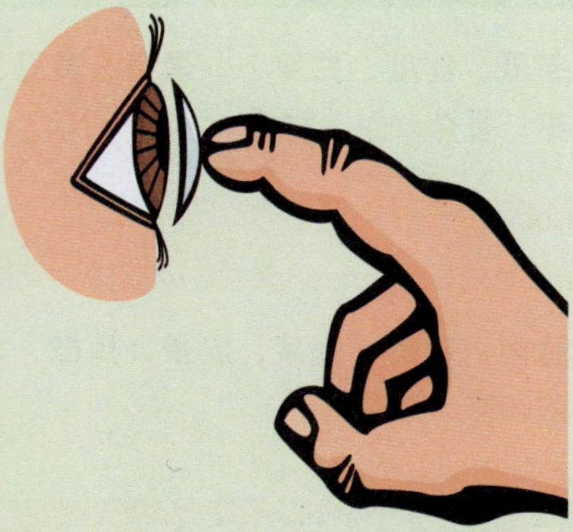

临床表现

无痛楚下视力逐渐减弱，对光敏感，经常需要更换眼镜镜片的度数、复视。需在较强光线下阅读，晚上视力比较差，看到颜色褪色或带黄。在早期，还常有固定不飘动的眼前黑点，亦可有单眼复视或多视。

致病原因

中医认为多为肝肾阴不足、脾气精血亏损、眼珠失养而致。西医认为本病患者血液中锌含量偏低。

病症类型

老年性白内障：是晶状体老化过程中逐渐出现的退行性改变。

并发性白内障：由于眼部炎症或退行性病变，使晶状体发生营养或代谢障碍引起的。

外伤性白内障：机械性（眼球钝挫伤、穿通伤、球内异物）或非机械性（辐射性、电击性）损伤作用于晶状体，可使晶状体产生混浊性改变，称作外伤性白内障。

代谢性白内障：是因代谢障碍引起的晶状体混浊。

相关常识

宜食富含天然维生素C的新鲜蔬菜和水果，如芹菜、枸杞叶、白菜、青菜、草莓、柑橘、青枣、胡萝卜、西红柿、葡萄、柠檬、香蕉等。

宜食具有益精、退翳、明目、清肝作用的食物，如动物肝脏、红枣等。

宜常食富含锌的食物，如贝类、鱼类、坚果类等。

多饮茶可防治白内障。调查发现，每天喝5杯茶的老人，患白内障的可能性较不喝茶的老人低很多。

宜吃食物

番茄、菠菜、白菜、白萝卜、生菜、蘑菇、芦笋、牡蛎肉、青鱼、沙丁鱼、动物肝、瘦肉、泥鳅、淡水鱼、海参、猪肾、松茸、芝麻、花生、核桃、柚子、山楂、柠檬。

慎食食物

辣椒、胡椒、花椒、葱、姜、蒜、羊肉、油炸食品、蛋黄、糖类、奶酪、冰激凌、酒。

推荐养生食疗方

决明子茶

材料

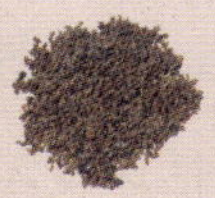
决明子100克

做法 决明子炒香，分成每包10克纱布袋装好。每日1包，沸水冲泡，量不宜多，代茶饮用。用于肝热上扰型，头痛目涩干的白内障。

猪肝菠菜汤

材料

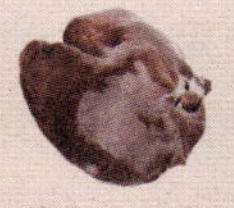
猪肝150克

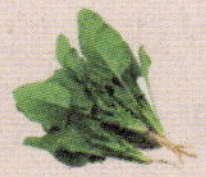
菠菜250克

做法 将猪肝洗净后切成片，放入已调好味的锅汤中淡煮，然后再将菠菜洗净放入锅中，稍煮就可起锅食用。用于老年性白内障等症。

莲心薏米粥

材料

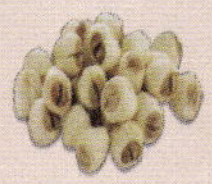
莲子心10克

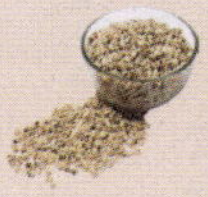
薏苡仁30克

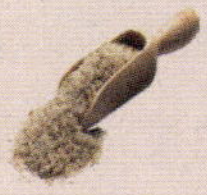
粳米100克

做法 上三味加水500毫升，煮粥，早晚食用。适用于阴虚夹湿热型，目涩视昏，烦热口臭的白内障。

肝脾双补粥

材料

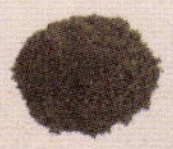
菟丝子8克

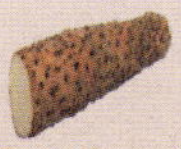
淮山药60克

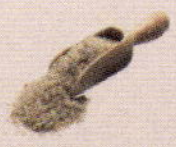
粳米80克

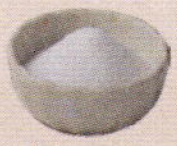
糖50克

做法 将菟丝子、夜明砂、淮山药三者用布包好，加清水适量煎煮，成浓汁去渣留汁。加粳米入汁，小火焖煮；粥熟时加糖，即可食用。适于老年性白内障。

土豆烧牛肉

材料

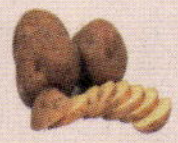
土豆500克

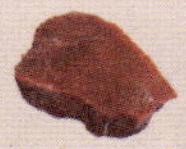
牛肉250克

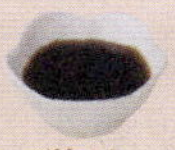
酱油

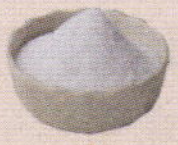
盐

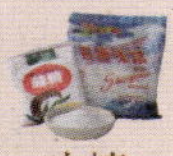
味精

做法 土豆去皮，与牛肉加酱油、盐、味精等煮食。适用于脾虚气弱型，视物昏花，精神倦怠，肢体乏力，面色萎黄症状的白内障。

近视
Jin Shi

【病症简介】近视是眼睛看清近物、却看不清远物的症状。在屈光静止的前提下，远处的物体不能在视网膜汇聚，而在视网膜之前形成焦点，因而造成视觉变形，导致远方的物体模糊不清。引起近视眼的原因，有遗传和环境两大因素。单纯性近视眼有明确的外因即长时期近距离用眼，故减少视力负荷是预防工作的关键。任何一种有利于减轻视力疲劳，放松眼调节的措施均可试用。

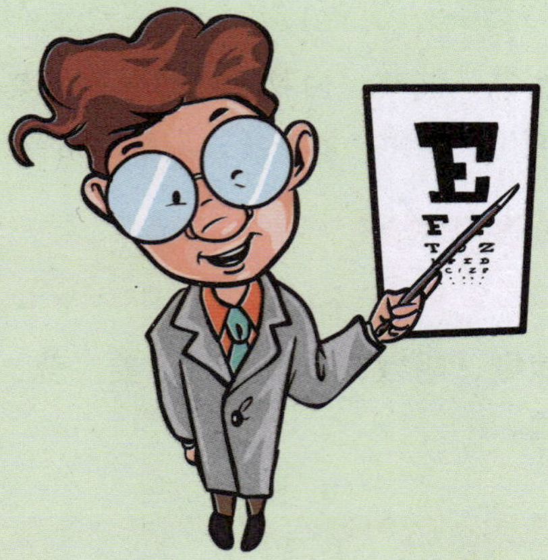

临床表现

①视力减退，远视力逐渐下降，近视力正常。②外斜视，中度以上近视患者在近距离作业时很少或不使用调节，可诱发眼位向外偏斜，形成外斜视。③视力疲劳。④眼球突出，高度近视眼由于眼轴增长，呈现眼球向外突出的状态。

致病原因

近视的致病原因包括环境因素和遗传因素。环境因素是指青少年眼球生长发育时期，阅读、书写等近距离工作时，眼外肌对眼球施加一定压力，眼球的前后轴可能变长。遗传因素是指高度近视的双亲家庭下一代近视的发病率较高。

病症类型

曲率性近视眼：由于角膜或晶状体表面弯曲度近强所致。
屈光率性近视眼：由于屈光介质的屈光率过高所引起。
轴性近视眼：是由眼球前后轴过度发展所致，大多数近视眼系轴性近视眼。

相关常识

保护视力，防治眼部疾病，需要从多个方面着手，其中注意营养，对改善视力也有一定的帮助。在日常饮食中，具有改善视力作用的食物主要有以下几种。
富含维生素A的食物：维生素A与正常视觉有密切关系。如果维生素A不足，则视紫红质的再生慢而且不完全，暗适应时间延长，严重时造成夜盲症。维生素A最好的食物来源是各种动物肝脏、鱼肝油、鱼卵、禽蛋等；胡萝卜、菠菜、等蔬菜中所含的维生素A原能在体内转化为维生素A。
富含维生素C的食品：维生素C可减弱光线与氧气对眼睛晶状体的损害，从而延缓白内障的发生。含维生素C的食物有柿子椒、西红柿等新鲜蔬菜和水果。

宜吃食物

鱼、鸡蛋、牛奶、瘦肉、牛肉、动物肝脏、虾皮、海带、雪里蕻、蘑菇、香菇、银耳、木耳、大白菜、韭菜、胡萝卜、南瓜、糙米、豆类、核桃、南瓜子、玉米。

慎食食物

白糖、奶酪、糖果、石榴、辣椒、胡椒、花椒、葱、姜、蒜、羊肉、油炸食品、蛋黄、酒。

推荐养生食疗方

鲫鱼枸杞子汤

材料

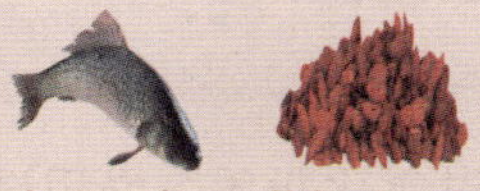

鲫鱼一条　枸杞子10克

做法

将鲫鱼洗净去内脏与枸杞子一起文火煮至鱼熟，吃鱼肉喝汤。

芝麻核桃乳蜜饮

材料

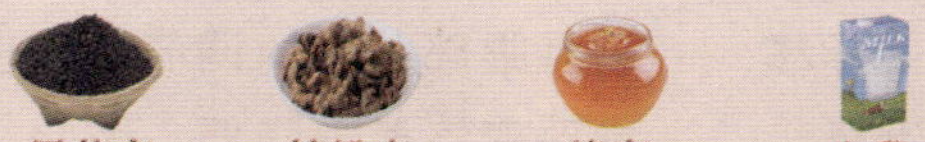

黑芝麻　核桃肉　蜂蜜　牛乳

做法

用黑芝麻炒香研末，核桃肉微炒捣烂，分贮瓶内。每次各取一匙，冲入牛乳（或豆浆）一杯，开加蜂蜜一匙调服。

花生瓜子枣豆糕

材料

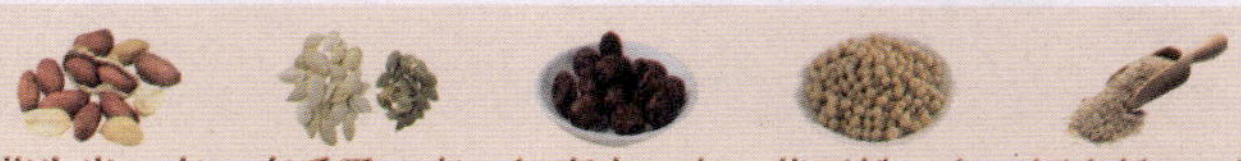

花生米80克　南瓜子40克　红枣肉50克　黄豆粉25克　粳米粉200克

做法

花生米、南瓜子与枣肉共捣为泥，再调入黄豆粉、粳米粉，加适量油与水，调匀做糕，蒸熟，一日吃完。

牡蛎蘑菇紫菜汤

材料

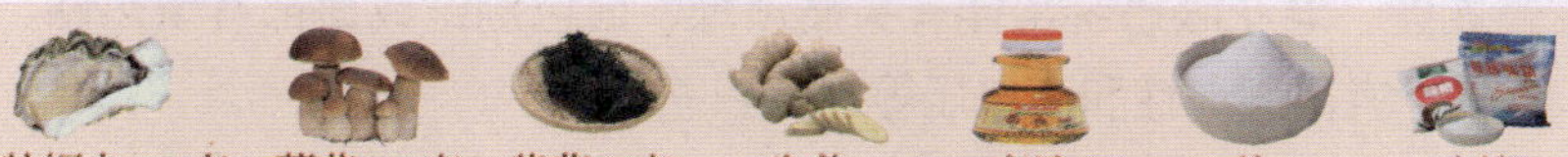

鲜牡蛎肉250克　蘑菇200克　紫菜30克　生姜　麻油　盐　味精

做法

先将菇、姜煮沸一刻钟，再入牡蛎、紫菜略煮，调以上述作料，连汤吃下。适用于近视，视物昏花，或久病体虚、头昏目眩者。

豆仁粳米八宝粥

材料

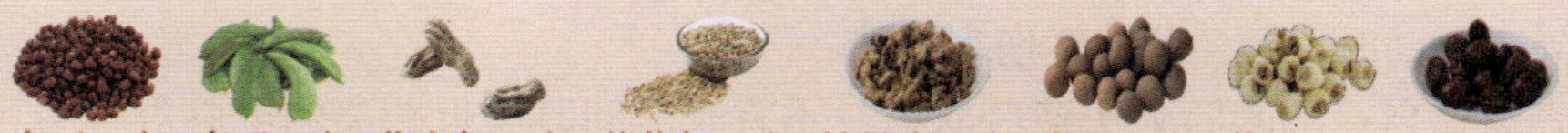

赤豆30克　扁豆30克　花生仁30克　薏苡仁30克　核桃肉30克　龙眼30克　莲子30克　红枣30克

做法

所有食材加水煮粥，拌糖温食。适用于近视、不耐久视、寐差纳少、消化不良等症。

老花眼

Lao Hua Yan

【病症简介】老花眼又称“视敏度功能衰退症”，是人体功能老化的一种现象，指人上年纪以后逐渐产生近距离阅读或工作困难的情况。患者通常在40岁以上，是视远尚清，视近模糊的眼病，相当于西医学的老视，是人体衰老变化的一种表现。老视的实质是眼的调节能力的减退，年龄则是评论影响调节力的一个最主要的因素，调节即眼的屈光力的增加，是通过晶体的塑形、变凸来实现的。

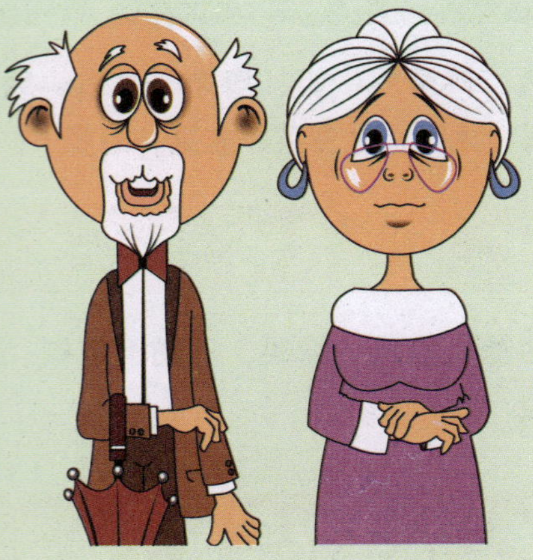

临床表现

近距离阅读模糊、眼睛疲劳、酸胀、多泪、畏光、干涩及伴生头痛。临床可见视远如常，视近则模糊不清，将目标移远即感清楚，故常不自主将近物远移。随年龄增长，即使将书报尽量远移，也难得到清晰视力。

致病原因

眼内“过氧化脂质”堆积过多，随着年龄增长，眼球晶状体逐渐硬化、增厚，而且眼部肌肉的调节能力也随之减退，导致变焦能力降低。因此，看近物时，影像投射在视网膜时无法完全聚焦，看近距离的物件就模糊不清。

病症类型

气血两虚型：老花眼患者常伴有面色萎黄、头晕心悸、少气懒言、神倦乏力等症状。

肝肾不足型：老花眼患者在夜间眼花的症状会明显加重，并常伴有头昏目眩，耳鸣心烦，口干咽燥等症状。

阴虚阳亢型：老花眼患者常伴有头痛烦躁、面色潮红或面部有烘热感、头昏目眩等症状，并多伴有高脂血症和高血压等疾病。

相关常识

在饮食方面，可以多吃各色蔬果，以补充叶黄素。

外出活动时，避免紫外线伤害眼睛。

别总让自己的眼睛处于疲劳状态。不宜长时间盯着近距离的电脑屏幕看，看书报和电视时，要保持一定距离，时间不宜过长，最好每30分钟适当休息一下，做做眼保健操、伸伸懒腰，或起来走走看看远方。用热毛巾敷在眼睛上，交换几次，可使眼部血管畅流，供给眼肌氧分和营养，有助于眼睛保健。

宜吃食物

西红柿、黄瓜、白菜、洋葱、菠菜、芹菜、蒜苗、胡萝卜、豆制品、动物肝脏、羊肉、牛肉、兔肉、鱼类、牡蛎、蜂蜜、黑豆、红枣、核桃仁、芝麻、沙棘、柿子。

慎食食物

辣椒、大蒜、胡椒、花椒、葱、姜、油炸食品、蛋黄、白糖、奶酪、糖果、酒。

推荐养生食疗方

胡萝卜粥

材料

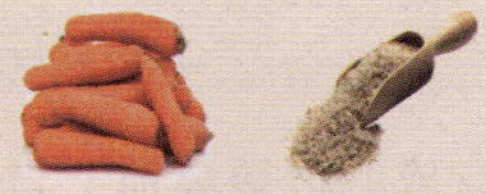

胡萝卜适量　粳米250克

做法　取胡萝卜适量，切碎，与粳米共煮为粥。此方可常服，尤对老年夜盲效佳。

菊花枸杞子茶

材料

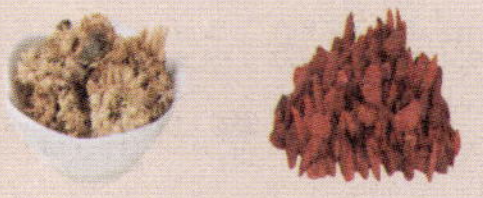

白菊花5克　枸杞子5克

做法　用开水冲泡，代茶饮，每日1剂，坚持服用3个月。适宜老花眼视物不清者。

黄瓜西红柿柠檬汁

材料

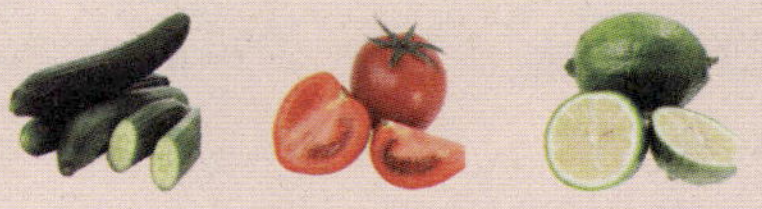

黄瓜200克　西红柿200克　柠檬汁5毫升

做法　将黄瓜和西红柿切碎，一起放入榨汁机中榨成混合汁，再在此混合汁中加入柠檬汁，搅拌均匀即成。此饮料可早、晚各饮一次。

酱醋羊肝

材料

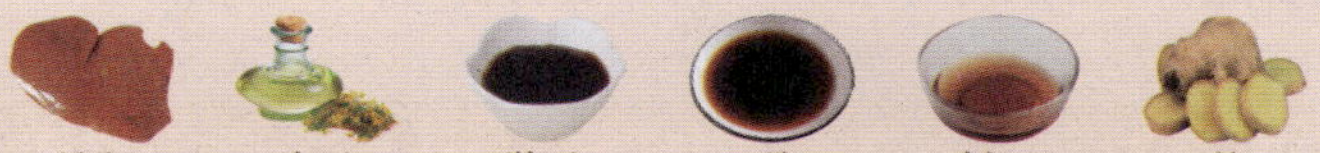

羊肝　素油　酱油　醋　料酒　姜

做法　将羊肝洗净切片，挂芡，素油爆炒，调以酱油、醋、料酒、姜。此菜可为中心性视网膜炎、视神经萎缩者常吃。

枸杞叶猪肝汤

材料

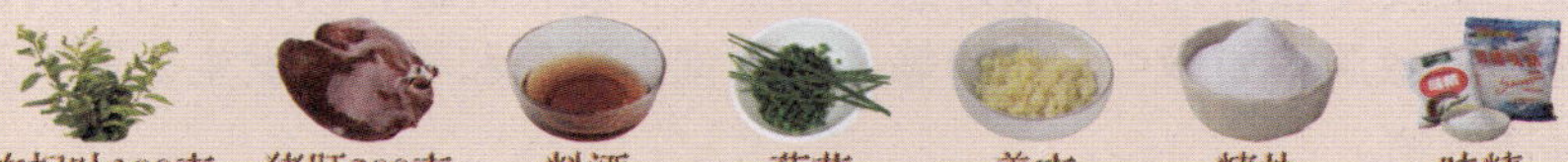

枸杞叶100克　猪肝200克　料酒　葱花　姜末　精盐　味精

做法　先将枸杞叶洗净，将猪肝洗净，切成片，放入煮沸的汤锅中，烹入料酒，并加葱花、姜末及鲜汤适量，煨煮30分钟，待猪肝片熟后，即加入洗净的枸杞叶，加精盐、味精拌匀，再煮至沸即成。佐餐当菜，随意服食。

变应性鼻炎

Bian Ying Xing Bi Yan

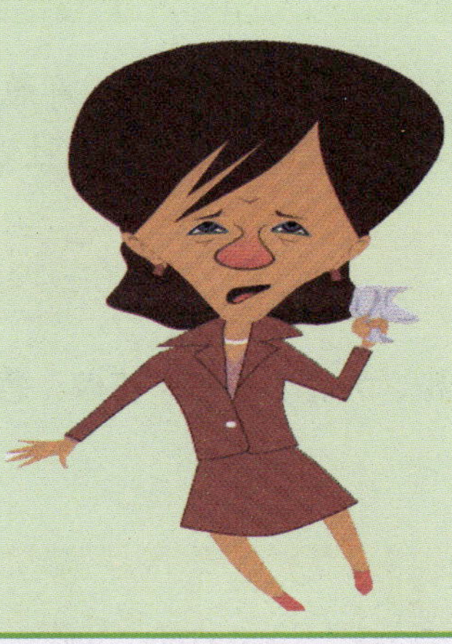

【病症简介】变应性鼻炎又称为“过敏性鼻炎”，是一种鼻黏膜的变应性疾病，可引起多种并发症。是特应性个体接触致敏原后由IgE介导的介质（主要是组胺）释放、并有多种免疫活性细胞和细胞因子等参与的鼻黏膜慢性炎症反应性疾病，以鼻痒、喷嚏、鼻分泌亢进、鼻黏膜肿胀等为主要特点。本病临床常分为常年性变应性鼻炎和季节性变应性鼻炎，后者又称为“花粉症”。

临床表现

眼睛发红发痒、流泪；鼻痒、鼻涕多且为清水涕，感染时为脓涕；鼻腔不通气，耳闷；打喷嚏；眼眶下黑眼圈；经口呼吸；嗅觉下降或者消失；头昏、头痛；儿童可由于揉鼻子出现过敏性敬礼征。

致病原因

①遗传造成的过敏体质。过敏体质与基因有关系，家族中有哮喘、荨麻疹或药物过敏者易患此症。②接触过敏原。可通过呼吸将花粉、尘螨、动物皮屑等吸入鼻腔，也可能是由消化道进入人体而引起鼻部症状。

病症类型

季节性鼻炎：主要由花粉引起，故又称花粉症。

常年性变态反应鼻炎：主要由常年接触的某些变应原（如室内尘土、屋尘螨、真菌动物皮屑、羽毛等）引起，发病无季节性但对真菌过敏者可有季节性加重。

相关常识

当症状主要发生在户外时，应尽可能限制户外活动，尤其是接触花草或者腐烂的树叶，以及柳絮和法桐上果毛，外出时可以带口罩，或者可以到过敏原较少的海滨。

当症状主要发生在室内时，要注意生活细节，应常开窗，保持室内通风，注意家居卫生，避免过敏源，如螨虫、花粉等。控制室内霉菌和霉变的发生，彻底杀灭蟑螂等害虫，远离宠物。

平时应注意锻炼身体，参加适当的体育活动。切忌鼻塞时不宜强行擤鼻，不要用手挖鼻。不宜长久使用具有收缩血管作用的滴鼻剂。

饮食宜清淡，多吃富含维生素B的粗粮、豆类和坚果，如莲藕、冬瓜、茄子、白菜等。

宜吃食物

菠菜、姜、蒜、韭菜、香菜、糯米、山药、大枣、莲子、薏仁、红糖、桂圆、燕窝、木耳、银耳、柿饼、花生、核桃、百合、松子。

慎食食物

熏肉、火腿、牛肉、牡蛎、鲑鱼、竹笋、空心菜、玉米、乳制品、蛋、辣椒、芥末、咖啡、巧克力、冷饮、柑橘汁、燕麦、小麦、花生、草莓、香瓜、番茄、西瓜。

推荐养生食疗方

鳝鱼煲猪肾

材料

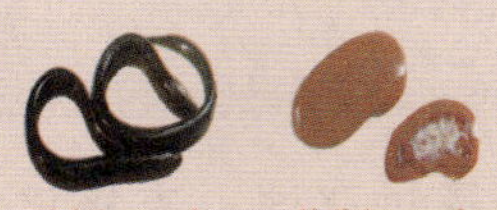

黄鳝250克　猪肾100克

做法 黄鳝、猪肾，同煲熟，调味食用。适用于肾虚型。

菟丝细辛粥

材料

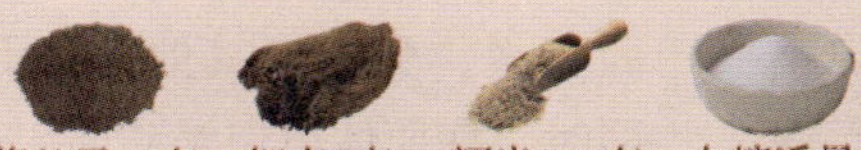

菟丝子15克　细辛5克　粳米100克　白糖适量

做法 将菟丝子洗净后捣碎和细辛水煎去渣取汁，入米煮粥，粥熟时加白糖即可。适用于肾虚型。

神仙粥

材料

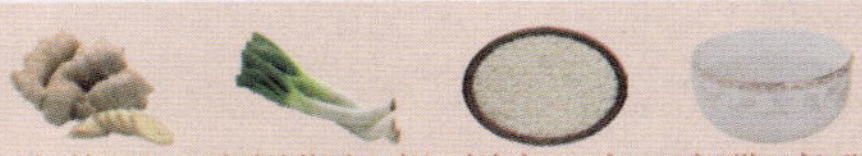

生姜5克　连须葱白5根　糯米50克　米醋8毫升

做法 先将糯米洗后与生姜同煮，粥将熟时放人葱白，最后入米醋，稍煮即可食。适用于风寒型。

桑叶菊花粥

材料

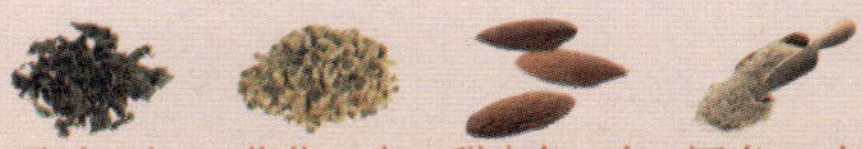

桑叶 9克　菊花18克　甜杏仁 9克　粳米 60克

做法 将前两味药煎水去渣 ，加甜杏仁、粳米煮粥食之。每日一剂 ，连服数剂。适用于风热型。

葱白红枣鸡肉粥

材料

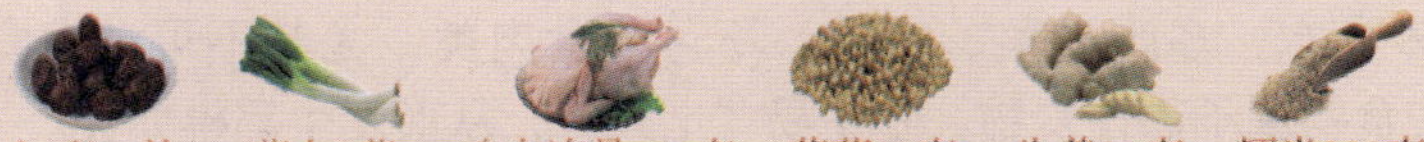

红枣10枚　葱白5茎　鸡肉连骨100克　芫荽10克　生姜10克　粳米100克

做法 将粳米、鸡肉、生姜、红枣先煮粥，粥成再加入葱白、芫荽，调味服用，每日1次。适用于风寒型。

扁桃体炎

Bian Tao Ti Yan

【病症简介】扁桃体炎即为扁桃体发炎。是咽部扁桃体发生急性或慢性炎症的一种病症。常见于青少年。本病多发于春秋季节，为耳鼻咽喉科的常见病。此病可引起耳、鼻以及心、肾、关节等局部或全身的并发症。该病的致病原以溶血性链球菌为主。临床表现在急性期出现发热头痛，畏寒，幼儿可因高热而引起惊厥，咽痛明显，唾液增多等，严重者可出现张嘴困难。

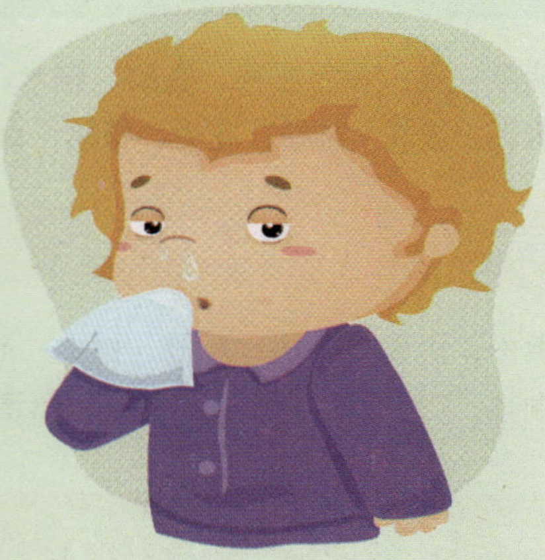

临床表现

急性充血性扁桃体炎，扁桃体充血、肿胀，表面无脓性渗出物，常有邻近部位的黏膜炎症。慢性肥大性扁桃体呈现不同程度肿大，淋巴组织显著增生，而慢性纤维性扁桃体炎的扁桃体体积缩小、质硬，淋巴组织往往萎缩至消失。

致病原因

病原体通过飞沫、直接接触等途径传入，平时隐藏在扁桃体小窝内，当人体因劳累、受凉或其他原因而致抵抗力减弱时，病原体迅速繁殖而引起发病。

病症类型

急性扁桃体炎：是腭扁桃体的一种非特异性急性炎症，常伴有轻重程度不等的咽黏膜及咽淋巴环的急性炎症。

慢性扁桃体炎：多由急性扁桃体炎反复发作或因扁桃体隐窝引流不畅，窝内细菌、病毒滋生感染而演变来。

相关常识

扁桃体炎的病人应养成良好的生活习惯，保证充足的睡眠时间，随天气变化及时增减衣服，去除室内潮湿的空气。每天早晚刷牙、饭后清水漱口，避免食物残渣存在口腔中。

按时就餐，多喝水，多吃青菜、水果，不可偏食肉类，尤其不可过多食用炸鸡、炸鱼，因为这些食物属于热性食物，吃了易“上火”，从而发生扁桃体炎。

坚持锻炼身体，提高机体抵抗疾病的能力，不过度操劳，若劳累后应及时调整休息。

戒除烟酒。

居室空气要保持新鲜流通，相对湿度在45%～55%。

宜吃食物

番茄、胡萝卜、海带、包菜、菠菜、黄豆、绿豆、芝麻、豆腐、豆浆、梨子、冰糖、蜂蜜、百合、杨桃、柠檬、马蹄、白茅根、甘蔗。

慎食食物

肥肉、羊肉、烧鹅、烤鸭、烤羊肉串、生姜、辣椒、油条、冷饮、甜点、咖啡、酒。

推荐养生食疗方

蒲公英粥

材料

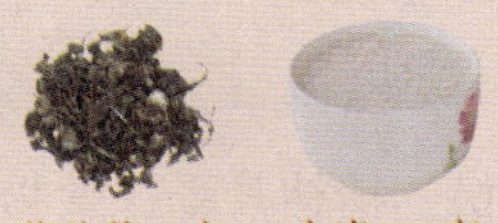

蒲公英50克　大米100克

做法　蒲公英、大米，装入纱布袋内，加水适量，煎30分钟后，取汁与大米同煮成粥。每日服食2或3次。

胖大海饮

材料

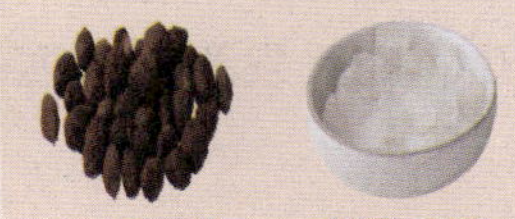

胖大海4枚　冰糖适量

做法　将胖大海洗净，放人碗内，加入冰糖调味冲入沸水。每日l剂，分2次饮用，一般2～3日即显效。

凉拌黄瓜

材料

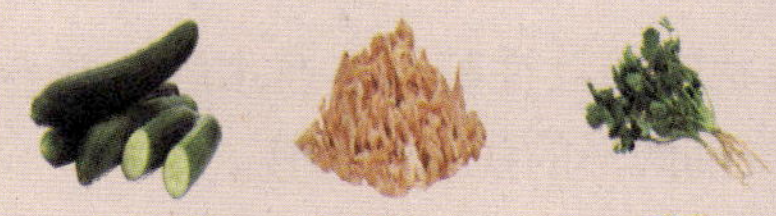

黄瓜200克　虾米　香菜

做法　黄瓜洗干净后用，切成细丝，放入盘中;香菜切成段，虾米用开水泡发，与黄瓜同放盘中;加入调料拌匀。

橄榄粥

材料

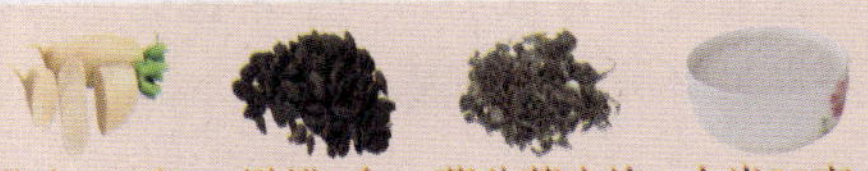

萝卜100克　橄榄5个　蒲公英少许　大米50克

做法　萝卜、橄榄、蒲公英一同捣碎，装入纱布袋，加水适量；大火煮20分钟后捞去纱布袋，放入大米，加温开水适量，共煮成稀粥。

青黛炒丝瓜

材料

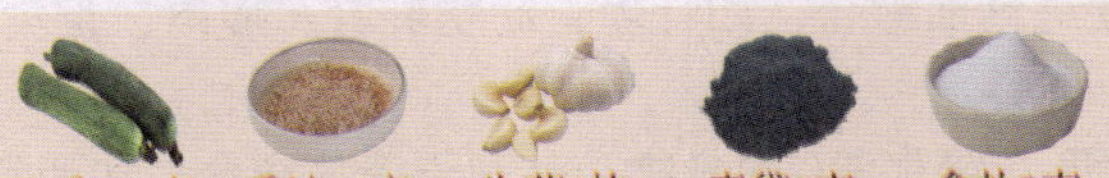

丝瓜250克　香油10克　生蒜6枚　青黛6克　食盐3克

做法　丝瓜、香油、生蒜(切片)，青黛、食盐，炒成菜肴，随主食吃。

口腔溃疡

Kou Qiang Kui Yang

【病症简介】口腔溃疡是发生在口腔黏膜上的表浅性溃疡，大小可从米粒至黄豆大小，成圆形或卵圆形，溃疡面为凹型，周围充血。口腔溃疡又称为“口疮”，是发生在口腔黏膜上的表浅性溃疡，多发生于口腔黏膜无角化或角化较差的区域，如唇内侧、舌尖、舌缘、舌腹、颊、软腭、前庭沟等处黏膜。该病好发于20～45岁的女性，男女之比约为2∶3。

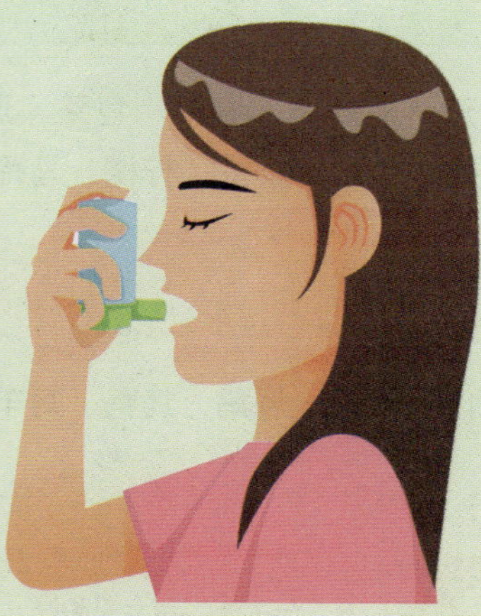

临床表现

口腔的唇、颊、软腭或齿龈等处的黏膜多见，发生单个或者多个大小不等的圆形或椭圆形溃疡，表面覆盖灰白或黄色假膜，中央凹陷，边界清楚，周围黏膜红而微肿，溃疡局部灼痛明显。

致病原因

局部创伤、精神紧张、食物、药物、激素水平改变及维生素或微量元素缺乏均可能导致该症。系统性疾病、遗传、免疫及微生物在其发生、发展中可能起重要作用。

病症类型

轻型口腔溃疡：患病部位经常会出现粟粒状的局灶性黏膜充血水肿，并会产生严重的灼痛症状，水肿继续发展会逐渐形成圆形或椭圆形的浅表性溃疡。

疱疹样溃疡：也称为口炎型口疮，其病程和发病部位与轻型溃疡较为相似，溃疡较小，数目较多，患者的疼痛症状严重，并且会伴有低热、局部淋巴结肿等症状。

重型口腔溃疡：也被称为腺周口疮或复发性坏死性黏膜腺周炎。

相关常识

口腔溃疡患者在饮食保健和生活保健上应注意以下几点。

多进食富含锌的食物，以促进创面愈合，如牡蛎、动物肝脏、瘦肉、蛋类、 花生、核桃、紫菜、芝麻等。

多吃富含维生素B_1、维生素B_2、维生素C的食物，有利于溃疡愈合，如西红柿、茄子、胡萝卜、白萝卜白菜、菠菜、橙子等。

过敏可能引起口腔溃疡，通常发生在换用了某种新牙膏或吃了某种从没吃过的食物之后，这时，要立即停用新牙膏、停吃会引起过敏的食物。

宜吃食物

西红柿、茄子、胡萝卜、白萝卜、白菜、木耳、紫菜、牡蛎、动物肝脏、瘦肉、蛋类、花生、核桃、芝麻、苹果、梨、桃子、杏、西瓜、蜂蜜。

慎食食物

辣椒、胡椒、花椒、生姜、牛肉、羊肉、大蒜、烤肉、白酒、咖啡、浓茶、冷饮、碳酸饮料。

推荐养生食疗方

	材料		做法
苹果汤	材料	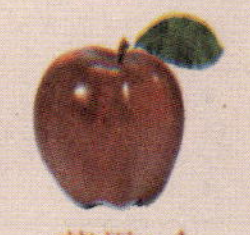 苹果1个 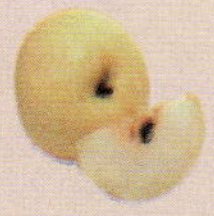 梨1个	取苹果（梨也可以）削成片放至容器内，加入冷水（没过要煮的苹果或梨）加热至沸，待其稍凉后同酒一起含在口中片刻再食用，连用几天即可治愈。
萝卜饮	材料	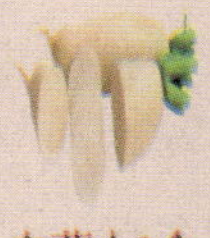 白萝卜1个 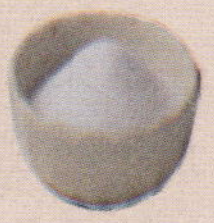 白糖	白萝卜(甜脆者佳)，切碎绞汁，生用加白糖适量调味，含漱口腔后徐咽下。适宜口腔溃疡兼胃脘胀痛、嗳气厌食者。
青泻茶	材料	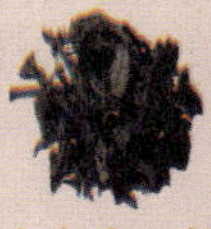 大青叶10克 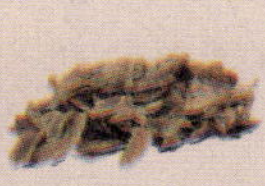 番泻叶5克 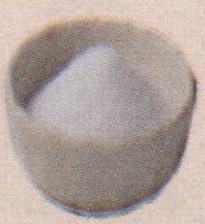 白糖适量	大青叶、番泻叶、白糖适量，共冲泡代茶饮用。
木耳山楂汤	材料	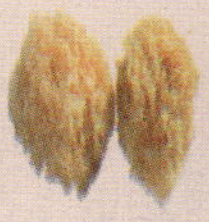 银耳  木耳 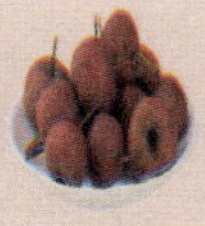 山楂	银耳、木耳、山楂，水煎、喝汤吃木耳，每日1～2次，可治口腔溃疡。

癌症

乳腺癌

Ru Xian Ai

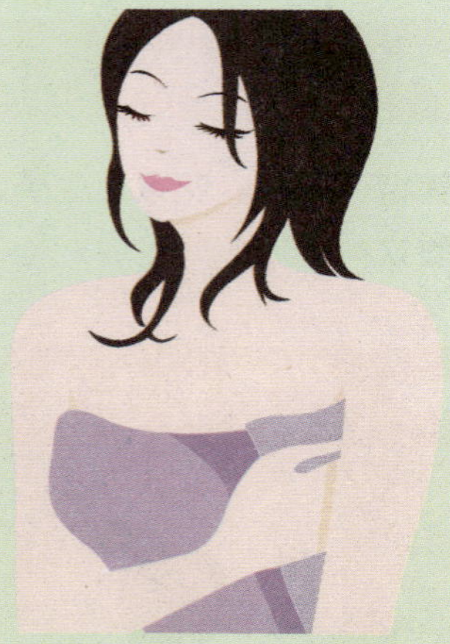

【病症简介】乳腺癌是乳腺导管上皮细胞在各种内外致癌因素作用下，细胞失去正常特性而增生，以致超过自我修复限度而发生癌变的疾病。是女性最常见的恶性肿瘤之一，发病率在妇女仅次于子宫癌，已成为威胁妇女健康的主要病因。它的发病常与遗传有关，以及40~60岁，绝经期前后的妇女发病率较高。乳腺癌男性罕见，仅1%~2%的乳腺患者是男性。

临床表现

早期常无明显的临床症状，或仅表现为轻微的乳房疼痛，性质多为钝痛或隐痛，少数为针刺样痛，常呈间歇性且局限于病变处，疼痛不随月经周期而变化。至晚期，癌肿侵犯神经时则疼痛较剧烈，可放射到同侧肩、臂部。

致病原因

①年龄：在女性中，发病率随着年龄的增长而上升。②遗传因素。③其他乳房疾病。④月经初潮年龄。⑤绝经年龄。⑥第一次怀孕年龄。⑦绝经后补充雌激素：在更年期长期服用雌激素可能增加乳腺癌的危险性。⑧口服避孕药。

病症类型

非浸润性癌：指癌瘤最早阶段，病变局限于乳腺导管或腺泡内，未突破基底膜时称非浸润癌。

早期浸润癌：从非浸润性癌到浸润性癌是一逐渐发展的过程。

浸润性癌：癌组织向间质内广泛浸润，形成各种形态癌组织与间质相混杂的图像。

相关常识

从饮食入手：妇女如果每天食用4种蔬菜与水果，她们患乳腺癌的概率将得到降低。另外，尽量食用生蔬菜。

要避免饮酒。如果一定要喝酒，女性可以服用些叶酸，以抵消酒精的不良作用。

宜吃食物

桑葚、猕猴桃、白果、葡萄、芦笋、南瓜、茄子、金针菜、香菇、芜菁、马兰头、苋菜、油菜、韭菜、虾皮、蟹、青鱼、虾、甲鱼、鲫鱼、青鳞鱼。

慎食食物

葱、大蒜、蒜薹、大葱、洋葱、芥末、韭菜、南瓜、辣椒、胡椒、乳酪、奶油、醇酒、母猪肉。

推荐养生食疗方

玫瑰茉莉饮

材料

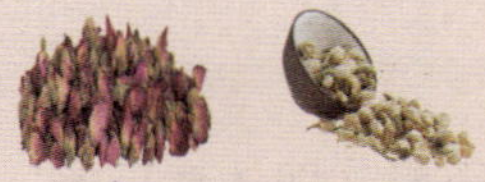

玫瑰花10克　茉莉花2克

做法 沸水冲泡，代茶频饮。适用于胸肋胀痛者，可以此为茶，连服4～6周。

当归羊肉汤

材料

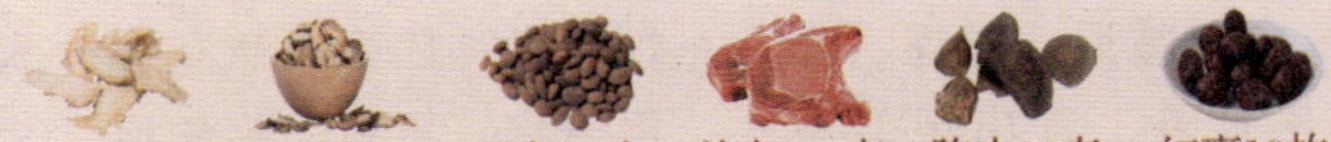

当归尾12克　三棱8克　桃仁12克　羊肉150克　陈皮10克　红枣10枚

做法 将羊肉去油脂，洗净，斩块；其他用料洗净；陈皮用水浸渍；将伞部用料放入锅内，加清水适量，文火煮2～2.5小时。调味供用。适用于乳房刺痛，按之痛甚，乳房肿块坚硬，面色灰暗，舌紫暗，脉弦涩。

肉桂鹿肉汤

材料

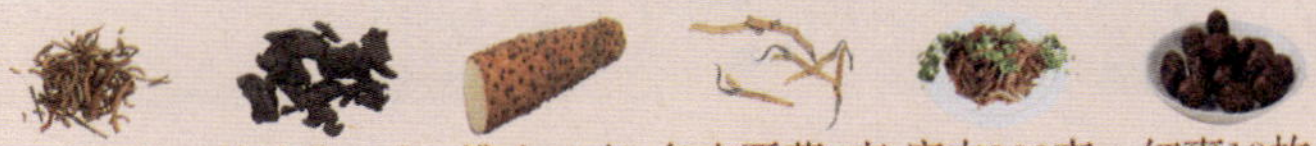

肉桂5克　熟地黄20克　淮山20克　冬虫夏草6克　鹿肉100克　红枣10枚

做法 将鹿肉去油脂，洗净，斩块；其他用料洗净。将全部用料放入锅内，加清水适量，文火煮2．5～3小时。调味供用。适用于乳房隐痛，肿块稍硬，乳头内陷，并有水样液体流出，味秽臭，舌淡胖，苔白滑，脉沉弱。

菊叶三七猪蹄汤

材料

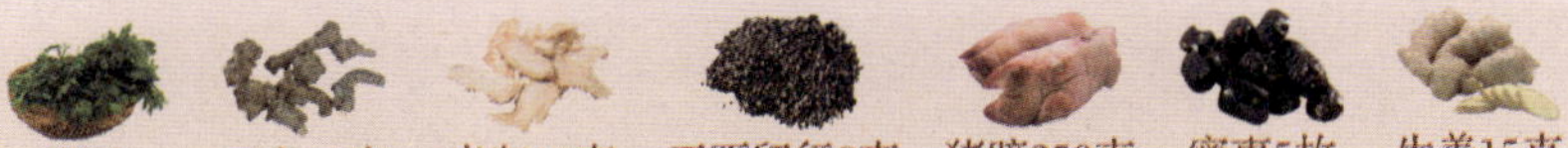

菊叶　三七20克　当归10克　王不留行8克　猪蹄250克　蜜枣5枚　生姜15克

做法 将猪蹄洗净，在沸水中煮2分钟，捞出，过冷河（即在冷开水中稍浸一下），斩块；其他用料洗净（生姜拍烂）。将全部用料放入锅内，加清水适量，文火煮2．5～3小时。调味供用。适用于乳腺癌。

胃癌

Wei Ai

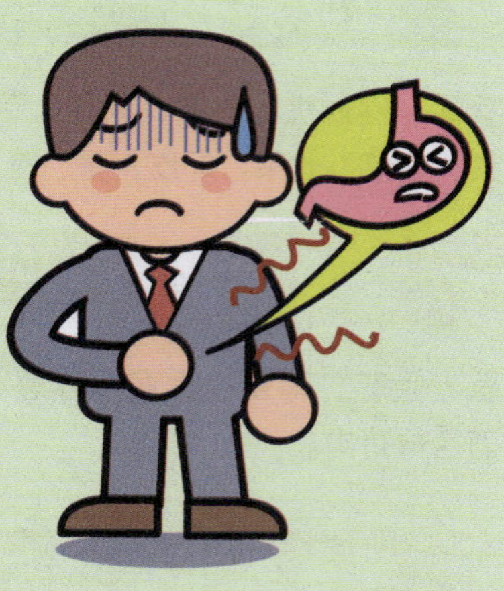

【病症简介】胃癌是常见的恶性肿瘤，也是最常见的消化道恶性肿瘤，乃至名列人类所有恶性肿瘤之前茅。在我国其发病率居各类肿瘤的首位。胃癌预防的关键问题在于早期发现。早期胃癌多无症状或仅有轻微症状。当临床症状明显时，病变已属晚期。因此，要十分警惕胃癌的早期症状，以免延误诊治。凡年龄在40岁以上。有较长时间胃病史者，或近几个月出现明显胃部症状者，都应进行检查。

临床表现

早期不明显，仅有上腹部不适、饱胀感或重压感。到一定程度，还有恶心、呕吐、呕血、便血、食欲减退、腹泻。晚期因肿瘤消耗及畏食等，常出现恶液质，病人极度消瘦。后期在上腹部能触及包块，压痛，坚硬有时呈结节状。

致病原因

①个体因素，即体质因素，如血型因素中，A型血发病率高；胃癌有家庭聚集性；精神因素；患有慢性萎缩性胃炎、胃溃疡、胃息肉等疾病。②环境因素，如化学性因素中的微量元素缺乏或过高；微生物污染因素。

病症类型

早期胃癌：不论范围大小，早期病变仅限于黏膜及黏膜下层。可分隆起型（息肉型）、浅表型（胃炎型）和凹陷型（溃疡型）三型。

中晚期胃癌：也称进展型胃癌，癌性病变侵及肌层或全层，常有转移。

相关常识

宜吃具有增强免疫力和抗癌作用的食物，如山药、扁豆、薏米、菱角、黄花菜、蘑菇、葵花子、猕猴桃、沙丁鱼、蜂蜜、鸽蛋、牛奶、猪肝、沙虫、鲍鱼、牡蛎、海马、甲鱼等。

首先要注意心理调节，胃癌早期的治愈率很高，没有必要紧张和悲观，而对于晚期患者，虽然治愈率较低，但是也应该保持良好的心情，这样有助于增强免疫力，而紧张和悲观的精神状态只会对病情产生不利的影响。

其次，应注意保持生活规律，不可过度劳累。

宜吃食物

菱角、金针菜、香菇、蘑菇、沙丁鱼、鲩鱼、刀鱼、塘虱鱼、青鱼、黄鱼、乌骨鸡、鸽子、鹌鹑、牛肉、猪肉、兔肉、鸽蛋、豆豉、豆腐、扁豆、猕猴桃、苹果。

慎食食物

肥肉、肥鸡、肥鸭、咸菜、葱、蒜、姜、花椒、辣椒、桂皮、芥末、黄油、奶酪、蛋糕、面包、月饼。

推荐养生食疗方

陈皮红枣饮

材料

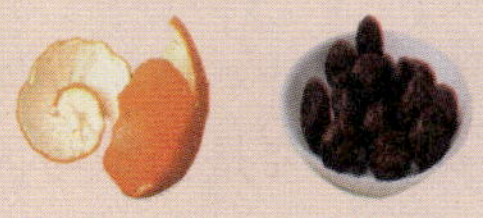

橘子皮1块　红枣3枚

做法：红枣去核与桔子皮共煎水即成。每日1次，此食疗方行气健脾，降逆止呕、适用于虚寒呕吐。

麻仁粥

材料

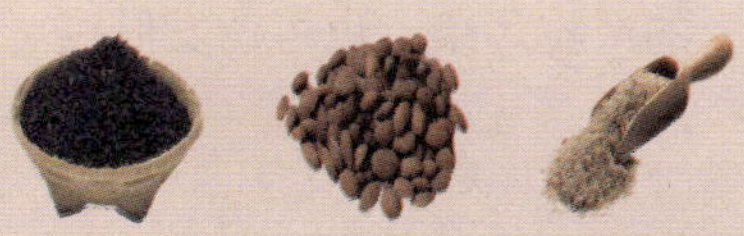

芝麻20克　桃仁20克　粳米80克

做法：用芝麻、桃仁和糯米共同煮粥即成。隔日1次，润肠通便，大便干燥秘结者可用此粥。

乌梅粥

材料

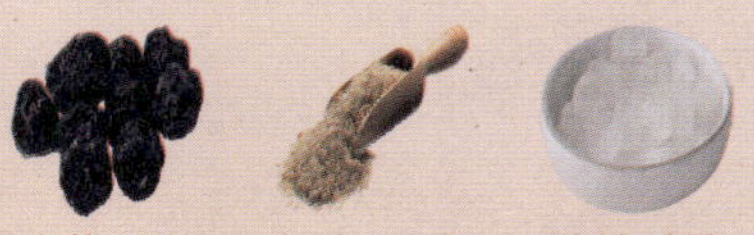

乌梅20克　粳米100克　冰糖适量

做法：先将乌梅煎取浓汁去渣，入粳米煮成粥，粥熟后加少许冰糖，再稍煮即可。每日1次，此方有收涩止血作用。

桂圆花生汤

材料

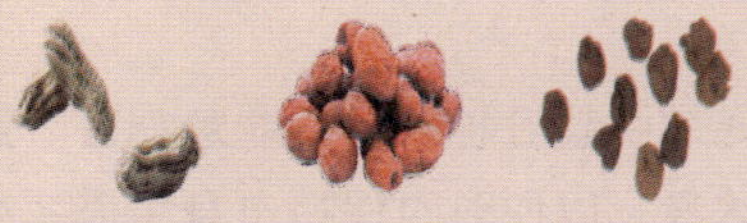

花生连红衣250克　大枣5枚　桂圆肉12克

做法：大枣去核，与花生、桂圆一起加水煮熟即可。每日1次，适用于胃癌，是胃癌患者的良好食疗方。

猴头菇瘦肉蛋汤

材料

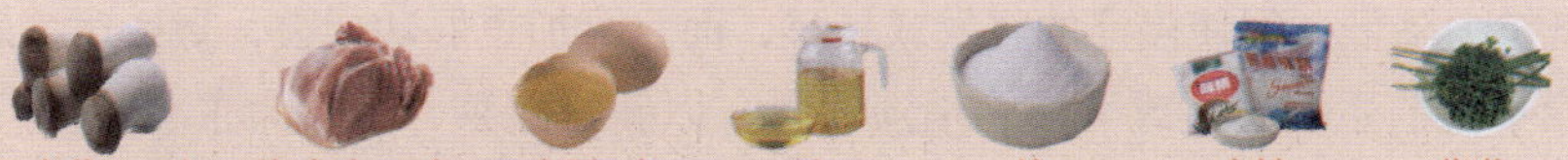

猴头菇100克　猪瘦肉50克　鸡蛋1个　油　盐　味精　葱花

做法：先将猴头菇浸水泡发后洗净切片，再将猪瘦肉洗净功片，然后一起放入锅中，加水适量，慢火煮成汤。汤沸后打入鸡蛋，放入油、盐、味精少许，再放入葱花即可食用。佐餐食用，喝汤吃菇及肉。

肝癌

Gan Ai

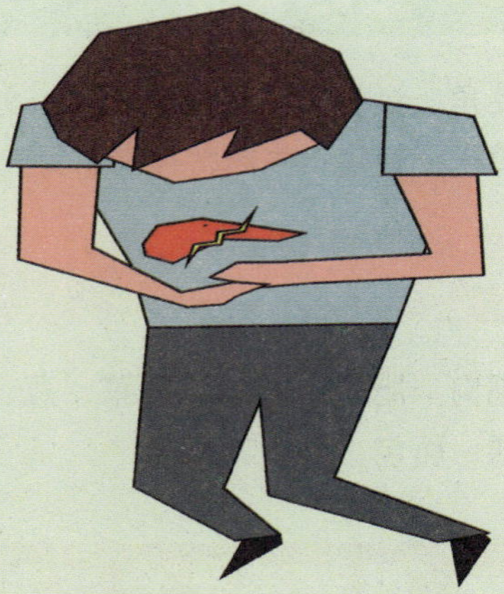

【病症简介】肝癌是生长于肝细胞或肝内小胆管上皮细胞的恶性肿瘤，是我国常见恶性肿瘤之一。病因与病毒性肝炎、肝硬化、化学致癌物质，如黄曲霉素、亚硝胺类化合物等密切相关。中医将肝癌归人“肝积”“肥气”“瘕积”“膨胀”“癖黄”范畴。病因为六淫邪毒入侵，或饮食不节，脾虚湿困，或情志抑郁，肝郁气滞，湿热瘀毒，日久结而成块。

临床表现

肝脏区域疼痛不适，一般为持续性指的隐痛、钝痛，患者还有可能出现大量出血，导致突然的休克和晕倒，这样的状况在晚期多会出现。很多肝癌患者还会出现肝脏肿大，有坚硬的小块，动脉狭窄等。

致病原因

病毒性肝炎：主要是乙型与丙型肝炎病毒感染，尤其是乙肝与乙肝病毒携带者；黄曲霉毒素为最重要的致癌物质；饮用水质的严重污染，也可诱发肝癌。

病症类型

原发性肝癌：按病理学分型可分为肝细胞型肝癌、胆管细胞型肝癌及混合型肝癌。

转移性肝癌：系由全身各脏器的癌肿转移至肝脏形成。

相关常识

避免情绪波动：保持乐观的精神状态和平稳的心态，应尽量避免或减少引起情绪波动的各种刺激活动。

避免过度劳累，注意劳逸结合：免疫力下降是引起各种疾病的罪魁祸首。连续超负荷会降低机体免疫力，要做到合理工作，合理休息，以便时时保持自身免疫系统处于良好状态，就可减少和杜绝各种疾病的发生。而过度的脑力或体力劳动不仅可使肝癌患者机体的抵抗力降低，促使癌症的复发或转移，而且可加重肝功损害，导致病情恶化。

戒除不良的生活方式或习惯：清淡饮食，以新鲜蔬菜、水果为主。

忌烟忌酒，不吃霉变的粮食，少吃腌制肉制品等。

生活规律，日常起居、户外活动、饮食营养、身体锻炼规律化。

避免感染乙肝和丙肝。

宜吃食物

胡萝卜、菜花、黄花菜、白菜、南瓜、竹笋、芦笋、海藻、海带、紫菜、蛤、牡蛎、蟹、蛤蜊、海蜇、海参、乌贼、苹果、乌梅、猕猴桃。

慎食食物

葱、蒜、花椒、辣椒、桂皮、霉花生、霉黄豆、腌菜、乌鸡 、西洋鸭、羊肉、鳖、黄鳝、咸鱼、香椿、魔芋。

推荐养生食疗方

	材料	做法
苓清蒸桂鱼	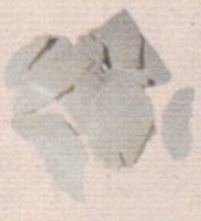 茯苓15克 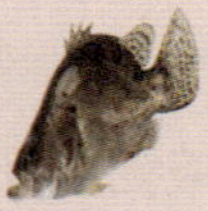 桂鱼150克	加水及调料同蒸至熟烂即成。吃鱼喝汤。适用于肝癌，是肝癌患者的良好食疗方。
芡实炖肉	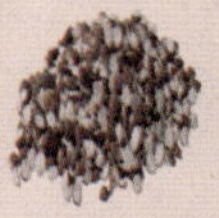 芡实30克 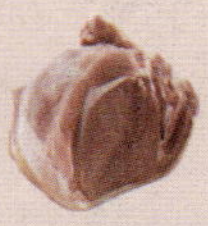 猪瘦肉100克	两者合起放砂锅中加水适量炖熟后去药渣，吃肉喝汤。适用于肝癌，是肝癌患者的良好食疗方。
马齿苋卤鸡蛋	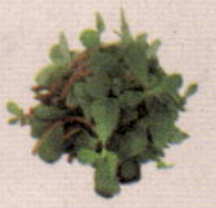 马齿苋适量 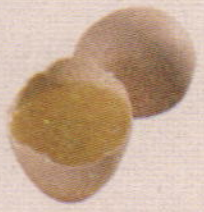 鲜鸡蛋2只	先用马齿苋加水煮制成马齿苋卤，再取300毫升，用齿汁煮鸡蛋。每天1次，连汤齐服。适宜于巨型肝癌发热不退，口渴烦燥者。
山药扁豆粥	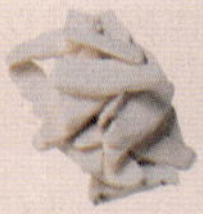 淮山药30克 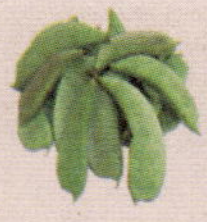 扁豆10克 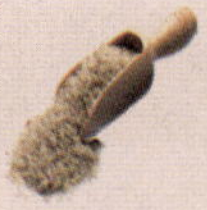 粳米100克	将山药洗净去皮切片，扁豆煮半熟加粳米，山药煮成粥。每日2次，早、晚餐食用，具有健脾化湿，用于晚期肝癌病人脾虚，泄泻等症。

肺癌

Fei Ai

【病症简介】肺癌是指原发生于支气管上皮细胞的恶性肿瘤，肺癌发生于支气管黏膜上皮，近50年来肺癌的发病率显著增高，在欧美工业发达国家和我国的一些工业大城市中，肺癌发病率在男性恶性肿瘤中已居首位，肺癌成为危害生命健康的一种主要疾病。肺癌扩散转移的方式可归纳为局部浸润、血道转移、淋巴道转移和种植转移四种。

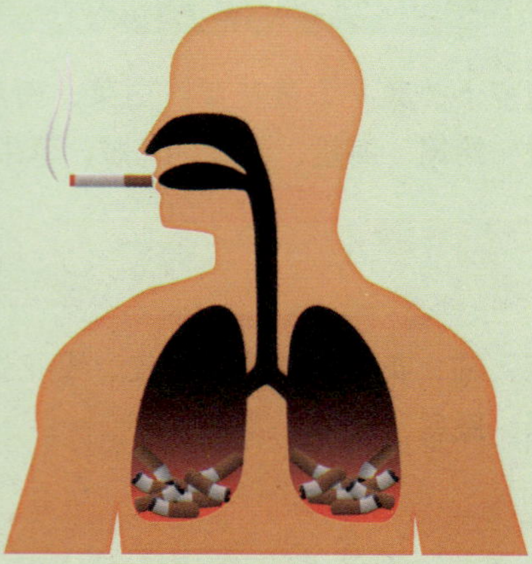

临床表现

肺癌的四大主要症状是咳嗽、咯血、发热、胸闷。咳嗽为肺癌必有症状，并且是大多数病人的首发症状了，起初为呛咳、干咳、少痰，后期如果发生感染则痰量增多，血痰与咯血较常见。

致病原因

吸烟，吸烟者发病率比不吸烟者要高；大气污染，工业发达国家肺癌率比较高；职业因素，长期接触铀、镭等放射性物质可诱发肺癌；肺部慢性疾病也会引发肺癌，如肺结核、硅肺。

病症类型

小细胞肺癌：小细胞肺癌约占肺癌的20%，恶性程度高，倍增时间短，转移早而广泛，对化疗、放疗敏感，初治缓解率高，但极易发生继发性耐药，容易复发，治疗以全身化疗为主。

非小细胞型肺癌：包括鳞癌、腺癌、大细胞癌，与小细胞癌相比其癌细胞生长分裂较慢，扩散转移相对较晚。非小细胞肺癌约占肺癌总数的80%～85%。

相关常识

控制与禁止吸烟：肺癌主要是环境因素引起的疾病，其中吸烟是重要的致病因素，因此控制与禁止吸烟，首先要着眼于减少吸烟者在人群中的比例，特别是限制青少年吸烟。对肺癌的预防有积极高义。

职业防护：对开采放射性矿石的矿区，应采取有效酌防护措施，尽量减少工作人员受辐射的剂量。对暴露于致癌化合物中的工作人员，必须采取各种切实有效的劳动防护措施，避免或减少与致癌因子的接触。

宜吃食物

黄瓜、冬瓜、苦瓜、莴苣、茄子、苋菜、荠菜、蕹菜、石花菜、马齿苋、海蜇、海参、牡蛎、乌贼、鲫鱼、鲩鱼、西瓜、菠萝、梨、柿、橘、柠檬、橄榄、桑葚。

慎食食物

葱、蒜、韭菜、姜、花椒、辣椒、桂皮、猪头肉、母猪肉、公鸡、腊肠、熏肉、烤肉、鲈鱼、黄鱼、草鱼、泥鳅。

推荐养生食疗方

银杏蒸鸭

材料

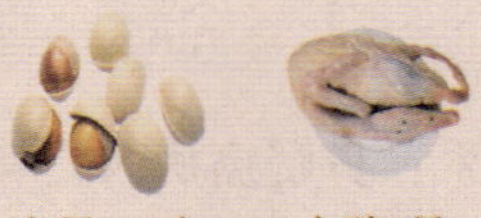

白果200克　白鸭1只

做法：白果去壳，开水煮熟后去皮、蕊，再用开水焯后混入杀好去骨的鸭肉中。加清汤，笼蒸2小时至鸭肉熟烂后食用。

白芷炖燕窝

材料

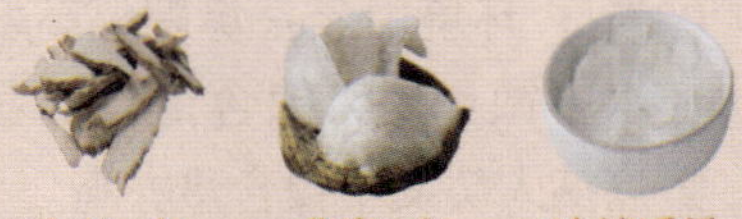

白芷9克　燕窝9克　冰糖适量

做法：将白芷、燕窝隔水炖至极烂，过滤去渣。加冰糖适量调味后再炖片刻即成，每日1～2次。

蜂蜜润肺止咳丸

材料

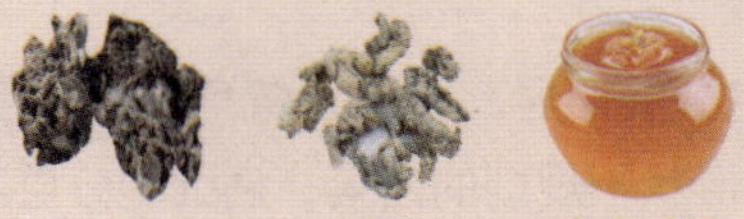

露蜂房　僵蚕　蜂蜜适量

做法：将3味药研末，炼蜜为丸。每日2次，每次6克。

白果枣粥

材料

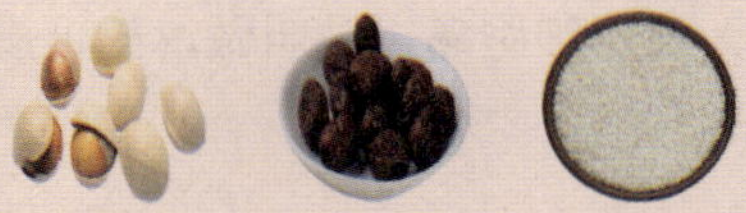

白果25克　红枣20枚　糯米50克

做法：将白果、红枣、糯米共同煮粥即成。早、晚空腹温服。

冰糖杏仁糊

材料

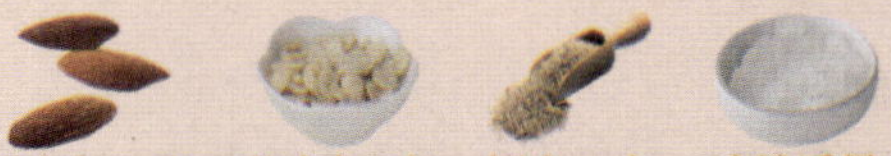

甜杏仁15克　苦杏仁3克　粳米50克　冰糖适量

做法：将甜杏仁和苦杏仁用清水泡软去皮，捣烂加粳米、清水及冰糖煮成稠粥，隔日1次。

鼻咽癌

Bi Yan Ai

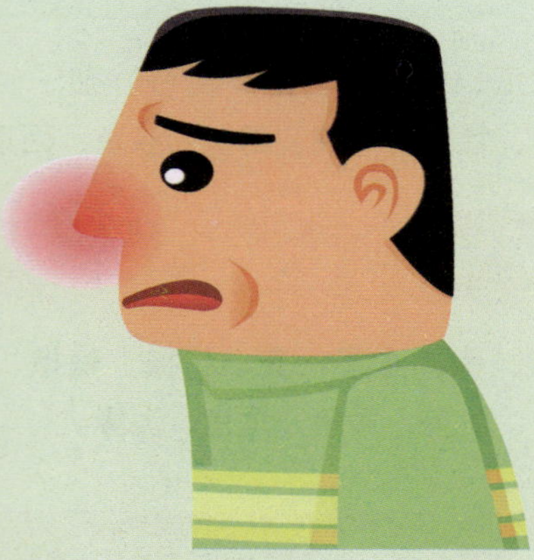

【病症简介】鼻咽癌指发生于鼻咽黏膜的恶性肿瘤。患者大多为中年人，亦有青少年患病者。目前认为与遗传因素、病毒因素及环境因素等有关。鼻咽癌恶性程度较高，早期可出现颈部淋巴结转移。鼻咽癌是我国高发肿瘤之一，广东、广西、湖南、福建等省为高发区。由于鼻咽部解剖位置隐蔽，鼻咽癌早期症状不典型，临床上容易延误诊断，应特别提高警惕。

临床表现

①出血：主要是吸鼻后韧中带血，或鼻出带血鼻涕。②头痛：早期就可有头痛，而且多偏向一侧，呈间歇性；晚期则出现持续性剧烈头痛。③颈部淋巴结肿大：一侧或双侧颈部出现肿块，无脓，质较硬，活动度差。

致病原因

遗传因素：鼻咽癌病人具有种族及家族聚集现象，如侨居国外的中国南方人后代仍保持着较高的鼻咽癌发病率；EB病毒；环境因素：鼻咽癌高发区的大米和水中微量元素镍含量较低发区高，鼻咽癌病人头发中镍含量亦高。

病症类型

鳞状细胞癌：高分化的鳞状细胞癌癌巢细胞分层明显，可见大量角化珠。低分化鳞状细胞癌常无角化现象，癌细胞形成大小不等、形状不规则的癌巢，癌细胞分层不明显。

腺癌：高分化腺癌极少见，癌细胞排列成腺泡状或腺腔样结构。低分化腺癌癌细胞排列成不规则的索条状或片状。

未分化癌：有两个亚型，泡状核细胞癌或大圆形细胞癌，被叫做淋巴上皮癌，淋巴上皮癌的特点是形状不规则，与间质界限不很明显。

相关常识

纠正不良饮食习惯：不吃咸鱼及腌制品。

如出现异常症状，应及时就医，而不是讳疾忌医。早期就诊不但可以增加治愈率也可以降低医疗费用。应到耳鼻咽喉专科就诊，而不是内外科，非专科医生同样有可能漏诊。

确诊鼻咽癌后不应害怕，更不应放弃治疗，对于病者来说，有一颗顽强的心比任何治疗都有效。

宜吃食物

黄花菜、苦瓜、枸杞苗、芥菜、胡萝卜、马蹄、白萝卜、番茄、莲藕、鲍鱼、白梨、柑橘、柠檬、山楂、李子、话梅、罗汉果、橄榄、青果、香橼、菠萝。

慎食食物

丝瓜、蕨菜、咸菜、冬笋、紫菜、辣椒、姜、胡椒、生葱、生蒜、茴香菜、蒜薹、青蒜、洋葱头、咸鱼、腌肉、荔枝、芦荟、桃子、栗子、金橘、柚子。

推荐养生食疗方

	材料	做法
无花果炖肉	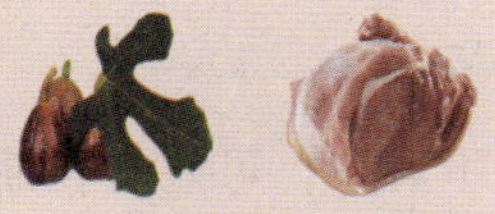 鲜无花果 瘦猪肉120克	分别洗静切块，同入锅中加水适量，加调料适量，煮至肉烂，喝汤吃肉。治疗鼻咽癌放疗后口干咽痛，有健脾和胃、消肿解毒作用。
山药莲苡汤	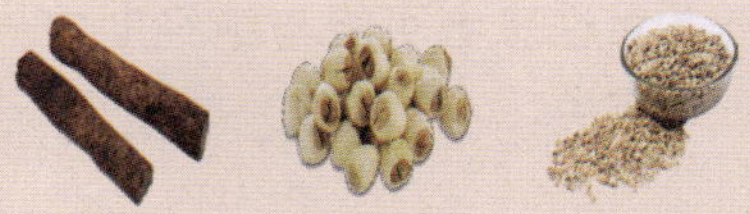 山药30克 莲子30克 薏苡仁30克	加水适量，慢火炖熟，加白糖少许，每日1次，连服15天。治疗各期鼻咽癌属脾虚者，有健脾益气，清心安神之效。
桂圆疏果饮	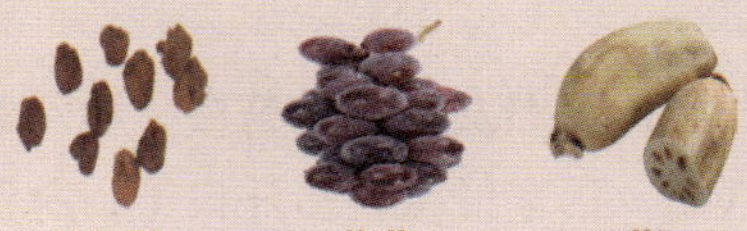 桂圆肉 葡萄 藕	将葡萄与藕分别榨汁，等量混合；桂圆肉温水洗净。先口中细嚼桂圆肉，再饮葡萄汁与藕汁混合饮汁，顺便咽下桂圆肉，每日数次。
杏仁蜜奶茶	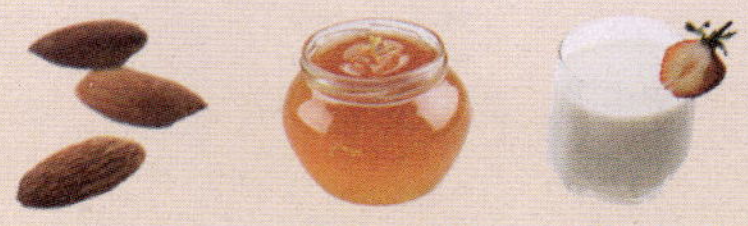 杏仁30克 蜂蜜30克 牛奶250克	将杏仁剥去皮尖，烘干，炒黄，研成细末；砂锅加水适量，煮沸时调入杏仁粉末，小火煨煮30分钟，加入牛奶，继续煮至沸腾即离火，趁热调入蜂蜜即成。
养津饮	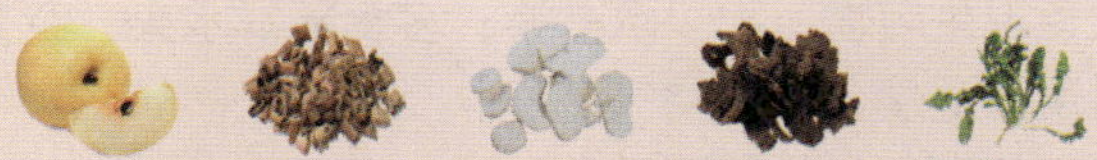 雪梨干50克 芦根50克 天花粉25克 玄参25克 荠菜25克	同煎去渣取汁，每日1次，分2次温服。治疗鼻咽癌津液亏损，口舌干燥者，有滋阴生津，凉血利咽的作用。

咽喉癌

Yan Hou Ai

【病症简介】喉咽癌包括咽后壁、梨状窦、环状软骨后及会厌皱襞等部位的癌症，病理检查大多为鳞状细胞癌。占头颈部恶性肿瘤的前列，以50~60岁多见。喉癌转移一般发生较晚，常经淋巴道转移至颈部淋巴结，多见于颈总动脉分叉处淋巴结，然后沿颈内静脉向上、下部位的淋巴结扩展。血道转移可至肺、肝、肾和骨等处，但较少见。

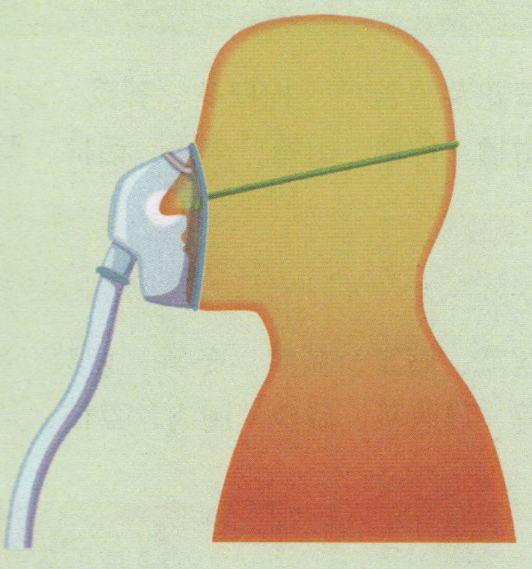

临床表现

早期表现为吞咽时疼痛，逐渐发展为吞咽困难；肿瘤侵犯声室或因水肿导致发音功能障碍，出现声嘶；因咽下组织水肿或僵硬固定，食物误入气管，引起呛咳；晚期可发生颈部淋巴结转移及远处纵膈、肺、肝、骨髓等转移。

致病原因

病因仍不清楚，可能与长期大量吸烟和饮酒等慢性刺激有关。在国外，96%的喉咽癌患者有吸烟史，93%有饮酒史。女性患者可能与绝经期内分泌功能紊乱有关。

病症类型

风寒袭肺型：声音嘶哑，恶风恶寒，咽喉发紧，突然发作，舌苔白，脉浮紧。
气阴两虚型：声音嘶哑，咽喉疼痛，气短气喘，语言低微，多汗口干，脉沉细。
痰结湿聚型：声音嘶哑，咽喉疼痛，颈部肿核，恶心腹胀，大便溏泄，舌质淡。
肝气郁结型：咽喉疼痛，声音嘶哑，咳声低弱，神疲乏力，口苦咽干，吞咽不利。

相关常识

勿长期饮用酒精性饮料，戒除烟酒嗜好，勿过度吃腌菜、酸、辛辣刺激胜食物，禁吃霉变食物。应养成良好的饮食卫生习惯，如少荤多素，多食新鲜水果、蔬菜等。
寒冷季节室内保持适当的温度与湿度，注意空气流通。
加强劳动保护。对生产过程中的有害气体需要妥善处理。
增加体质，加强身体锻炼。常用冷水洗脸擦身，预防感冒，有劳有逸。
避免大声叫喊。如发声不当、用嗓过度，可使声带急性充血或出血，感冒期间更需注意。

宜吃食物

鳗、鲨鱼、海参、牡蛎、乌龟、甲鱼、青鱼、鸡血、鹅血、鸭血、猪肝、猪腰、萝卜、黄瓜、南瓜、芦笋、香菇、猕猴桃、梨、杏仁、白果、罗汉果。

慎食食物

韭菜、咸菜、芥菜、葱、蒜、花椒、辣椒、桂皮、香肠、红肠、羊肉、腊肉、熏肉、烤肉、咸鱼、腌肉。

推荐养生食疗方

半罗汤

材料

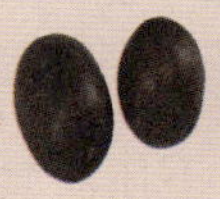
罗汉果2个

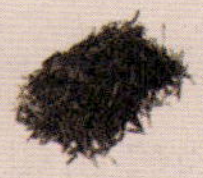
半枝莲30克

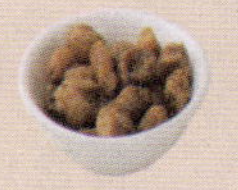
清半夏10克

做法 把罗汉果、半枝莲、清半夏置于清水内，煮沸后小火煎30分钟，饮汤。代茶饮。适用于喉癌咽部肿痛、咳嗽者。

牛蒡粥

材料

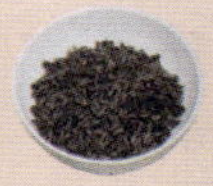
牛蒡子20克

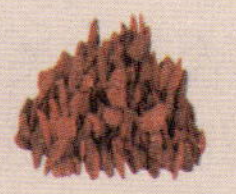
枸杞子20克

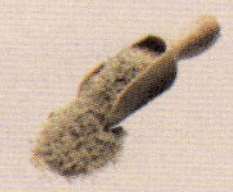
粳米50克

做法 将牛蒡子（单包）、枸杞子、粳米放入锅中，按常规煮米成粥，煮熟即可。食用。适用于喉癌疼痛、热肿者。

炒绿豆芽

材料

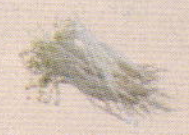
绿豆芽500克

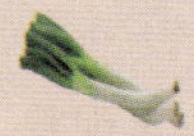
葱白3克

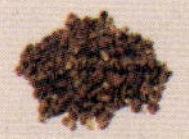
花椒1克

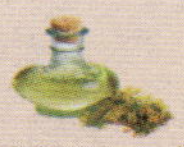
植物油15克

做法 将花椒放入油锅里炸焦，随后放葱白末、花椒和绿豆芽翻炒，待快熟时，加食盐炒匀即可，每天两次。适用于喉癌肿痛、咽部不适。

沙参润喉汤

材料

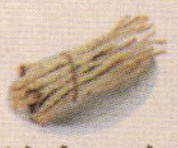
沙参10克

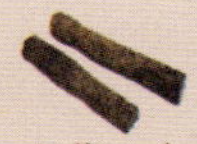
山药20克

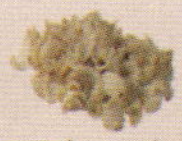
百合20克

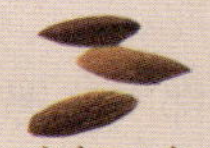
杏仁15克

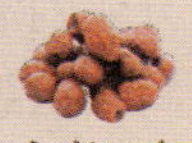
大枣20克

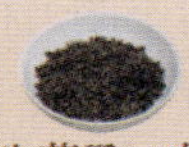
牛蒡子10克

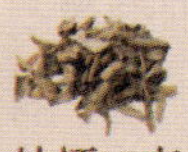
桔梗15克

做法 将药材洗净用纱布或布袋包好，扎口，与排骨、食盐一起置锅内，加入清水6大碗。先武火后文火煮2小时。捞出布袋后即可食用。食肉喝汤，每次1小碗，每2天1次。剩余的放冰箱中保存，下次再服。

食管癌

Shi Guan Ai

【病症简介】食管癌是发生在食管上皮组织的恶性肿瘤。食管癌的发病率约占所有恶性肿瘤的2%，但死亡率却高居癌症死亡率的第二位。进行性咽下困难是绝大多数患者就诊时的主要症状，但却是本病的较晚期表现。食管癌的发病年龄多在40岁以上，男性多于女性，但近年来40岁以下发病者有增长趋势。

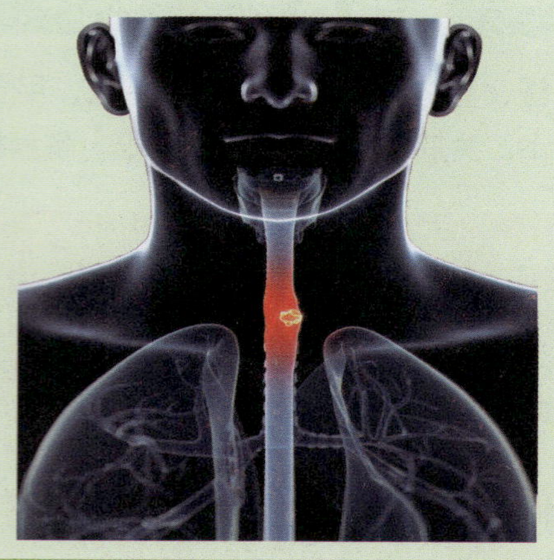

临床表现

①咽下梗噎感：可自行消失和复发，不影响进食。②食物滞留感染和异物感：咽下食物或饮水时，有食物下行缓慢并滞留的感觉，食毕消失。③当咽下干燥粗糙食物时，咽喉部干燥和紧缩感。

致病原因

食管癌的确切病因不明。食管癌的发生可能与亚硝胺慢性刺激、炎症与创伤、遗传因素以及饮水、粮食和蔬菜中的微量元素含量有关。显然，环境和某些致癌物质是重要的致病因素。

病症类型

鳞状细胞癌： 食管鳞状细胞癌多数分化较差，很少有角化现象。

腺癌： 下段食管腺癌的确诊，必须排除胃腺癌或胃贲门腺癌向食管扩展的可能性。

腺棘癌： 小细胞未分化癌，较为罕见，和其他部位的小细胞癌一样，尽管常在癌灶中同时发现鳞癌和腺癌成分，但多数食管小细胞癌表现出向神经内分泌组织的分化，提示原发肿瘤具有向不同方向分化的潜能。

癌肉瘤： 是一种含有上皮与间叶组织都发生恶变的肿瘤。

相关常识

怎样预防食管癌？不要吃过烫的食物，不要进食过快，不要过量饮烈性酒以减轻对食管黏膜的刺激。不要吃发霉的食物，少吃酸菜。因为发霉的粮食可产生毒素。酸菜中含有大量的亚硝胺类物质，这些物质都有较强的致癌作用。用漂白粉处理饮水，使水中亚硝酸盐含量减低，常服用维生素C，可以减少胃内亚硝胺的形成。生活在食管癌的高发地区，年龄在40岁以上的男性，平时有食用酸菜、饮酒等习惯，近期出现吞咽困难、胸骨后疼痛或不适，应尽快去医院检查，做到早期发现、早期治疗。

宜吃食物

油菜、白萝卜、冬瓜、韭菜、莼菜、卷心菜、墨菜、刀豆、大蒜、豆腐、豆浆、牛奶、鸡蛋、鸡肉、鹅肉、鹅血、猪肝、瘦猪肉、苹果、香蕉、百合。

慎食食物

姜、花椒、胡椒、鱼肉、羊肉、香肠、火腿、猪头肉、猪蹄、虾、蟹、西瓜、梨、柿、冰激凌、绿豆、黄豆、蚕豆。

推荐养生食疗方

阿胶炖肉

材料

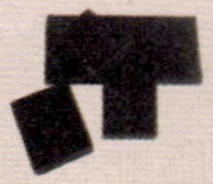
阿胶

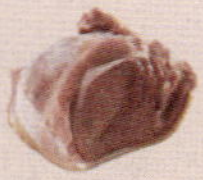
瘦猪肉

做法 先加水炖猪肉，熟后加胶炖化，加调料即成。每日1次，适宜出血日久，身体虚弱，有贫血等症的食管癌病人。

韭菜牛奶

材料

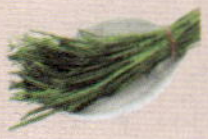
韭菜500克

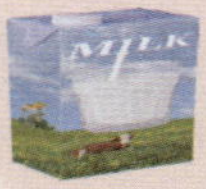

牛奶250克

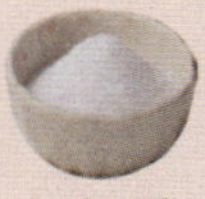
白糖30克

做法 将韭菜洗净，切碎，用纱布绞出汁液，与牛奶混合均匀。将韭菜汁和牛奶混合液放入锅内，置中火上烧沸，加入白糖即成。

鸡蛋菊花汤

材料

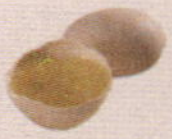
鸡蛋1个

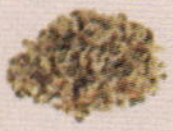
菊花5克

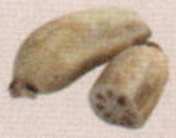
藕汁适量

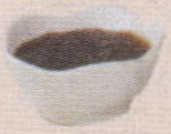
陈醋少许

做法 鸡蛋液与菊花、藕汁、陈醋调匀后，隔水蒸炖熟后即成，每日1次。具有止血活血，消肿止痛。适用于食管癌咳嗽加重、呕吐明显者。

藏青果菱角饮

材料

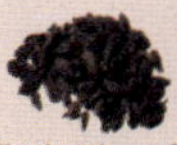
藏青果10克

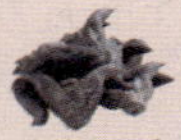
菱角10克

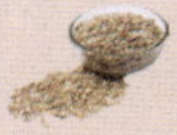
苡仁25克

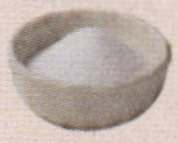
白糖15克

做法 将藏青果、菱角洗净，一切两半；苡仁淘洗干净，去泥砂；将食材放入锅内，加清水适量，置武火上烧沸，再用文火煮35分钟，加入白糖即成。

大蒜鲫鱼汤

材料

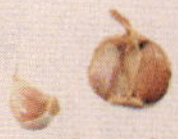
大蒜30克

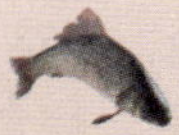
鲫鱼300克

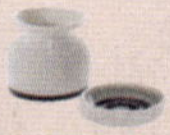
绍酒8克

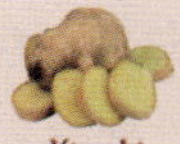
姜4克

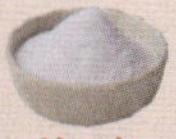
盐3克

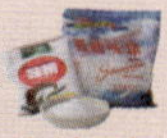
味精3克

做法 将鲫鱼宰杀后，去鳞、鳃、肠杂；大蒜去皮、切片，姜切片；将鲫鱼、大蒜、姜、绍酒同放炖锅内，加清水适量，置武火上浇沸，再用文火煮30分钟，加入盐、味精即成。每日1次，每次吃鱼喝汤。

大肠癌

Da Chang Ai

【病症简介】大肠癌是常见恶性肿瘤之一，是指大肠黏膜上皮在环境或遗传等多种致癌因素作用下发生的恶性病变，发病部位依次为直肠、乙状结肠、盲肠、升结肠、降结肠、横结肠。随着年龄的增长，发病率有所增高。大肠恶性肿瘤起源于黏膜上皮或黏膜下间叶组织。其中由黏膜上皮发生的恶性肿瘤统称为大肠癌，为胃肠道最常见的恶性肿瘤，起源于间叶组织者称为肉瘤。

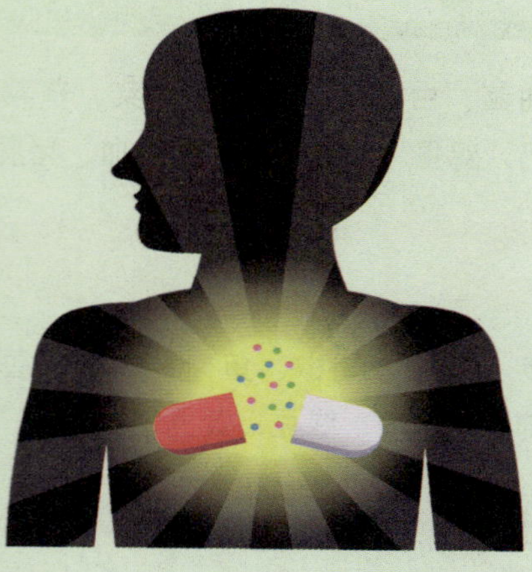

临床表现

①患者在排便时感觉到肛门深处疼痛，或有异常感，或觉得排便困难，经常有残便感，且频频产生便意等。②病久则出现慢性不完全性机械性肠梗阻的表现。③晚期会出现腹部包块、贫血、发热、全身无力、消瘦等症状。

致病原因

①饮食因素，如高脂肪饮食、低纤维饮食、动物蛋白；摄入酒精、维生素A及微量元素缺乏等。②大肠的某些良性病变，如慢性溃疡性结肠炎、大肠腺瘤等。③遗传因素，如家族性腺瘤性息肉病、遗传性非息肉病性结直肠癌等。

病症类型

腺癌：癌细胞排列呈腺管状或腺泡状。

黏液癌：癌细胞分泌较多黏液，黏液可在细胞外间质中或集聚在细胞内将核挤向边缘，细胞内黏液多者预后差。

未分化癌：癌细胞较小，呈圆形或不规则形，呈不整齐的片状排列，浸润明显，易侵入小血管及淋巴管，预后差。

相关常识

宜选择清淡、易于消化吸收的食物，宜选择具有抑制致癌物质合成、排泄致癌物质作用的药材和食材，如大蒜、白茅根、白菜、包菜、鸡内金、麦芽、山楂、神曲等。

宜食可增强免疫力的食物，如刀豆、扁豆、山药、鲳鱼、鲩鱼、黄鱼、海参、西红柿、蜂蜜、蟹、龙虾、香菇、木耳等。宜食可减轻化疗毒性反应的食物，如乌龟、鸽、豆类、田螺、泥鳅、猕猴桃、无花果、苹果、柑橘等。

预防直肠癌，首先要常吃碱性食物，以防止酸性废物的堆积。

宜吃食物

胡萝卜、芦笋、香菇、木耳、刀豆、扁豆、山药、鲟鱼、海鳗、鲳鱼、鲩鱼、黄鱼、海参、虾蟹、龙虾、猕猴桃、无花果、苹果、橘子、绿豆、赤豆、黑大豆。

慎食食物

辣椒、桂皮、黄瓜、卷心菜、泡菜、咸菜、生葱、韭菜、大蒜、洋葱、青蒜、羊肉、熏肉、烤肉、咸鱼、腌肉。

推荐养生食疗方

茯苓蛋壳散

材料

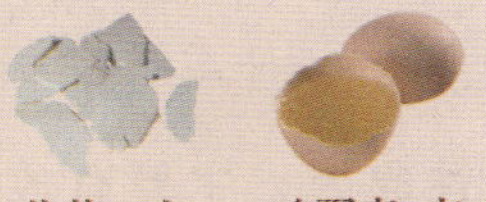

茯苓30克　鸡蛋壳9克

做法 将茯苓和鸡蛋壳烘干研成末即成。用开水送下，每次1剂，每日2次，对大肠癌腹痛腹胀明显者可选用。

木耳瘦肉汤

材料

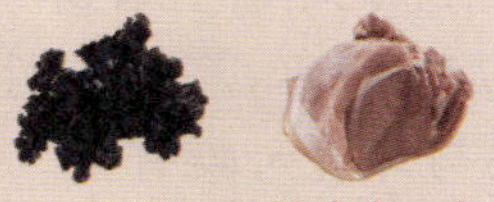

木耳30克　猪瘦肉20克

做法 将木耳先用清水浸泡约半小时，洗净；把猪瘦肉切成肉丝；先把黑木耳加水煮约20分钟，再放入猪瘦肉丝煮熟，调味即可。

乌梅粥

材料

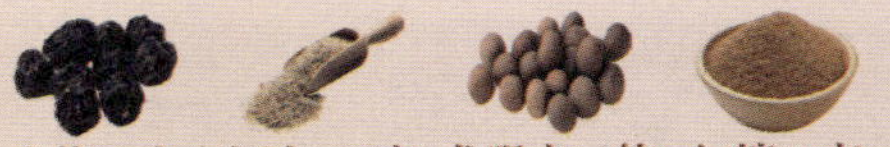

乌梅30克　粳米100克　龙眼肉15枚　红糖20克

做法 将乌梅洗净、捣碎，放入锅中加水煎煮，去渣取汁后与粳米、龙眼肉同煮至粥黏稠，调入红糖拌匀即可。患者可待粥温热后早晚2次服食。主治大肠癌等癌症放化疗后气阴两虚、倦怠乏力、口干舌燥等症。

蘑菇粥

材料

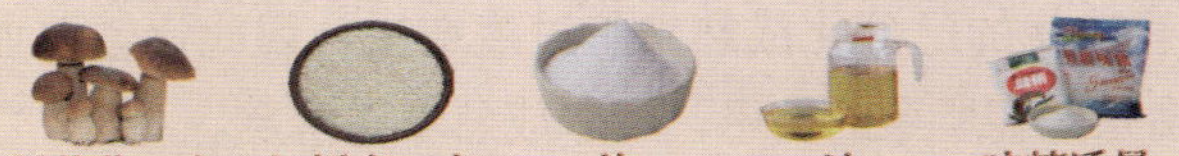

鲜蘑菇30克　红糯米30克　盐　油　味精适量

做法 鲜蘑菇(或干品)，红糯米，加盐、油、味精适量，煮粥。空腹顿服。用于大肠癌的预防和早期直肠癌的辅助治疗或手术后的康复治疗。

黄芪鲈鱼汤

材料

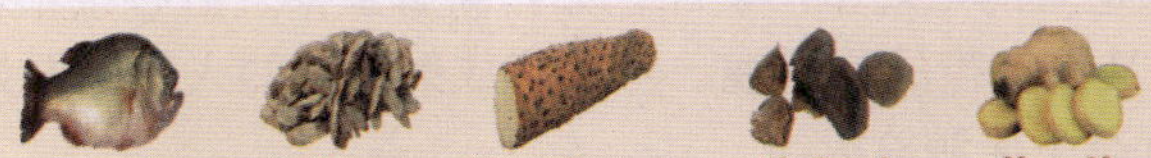

鲈鱼1条　黄芪30克　淮山药30克　陈皮6克　姜4片

做法 将鲈鱼去鳞，去肠杂、鱼腮，洗净，切块；黄芪、淮山药、陈皮洗净；把全部用料一齐放入锅内，加清水适量，武火煮沸后，文火烫1小时，调味即可。饮汤食肉。适用于大肠癌属于脾胃虚弱。

白血病

Bai Xue Bing

【病症简介】白血病是造血组织的恶性疾病。其特点是骨髓及其他造血组织中有大量无核细胞无限制地增生，该病居年轻人恶性疾病中的首位。白血病的症状，主要跟骨髓内造血功能的破坏有关，由于白细胞有穿渗进入组织的作用，部分症状也跟此种特性有关。白血病可以扩散到淋巴结，脾、肝、中枢神经系统和其他器官。

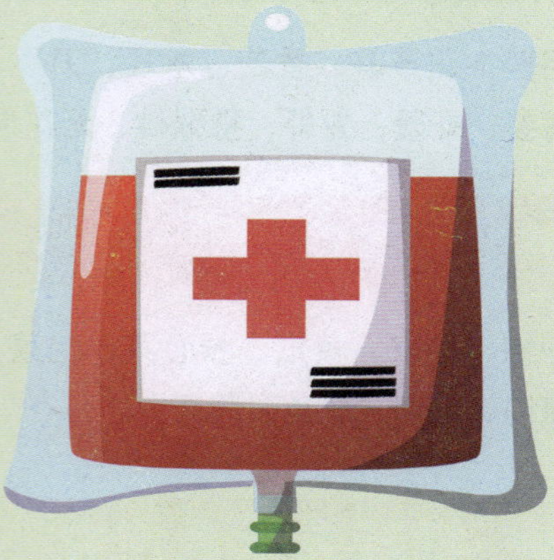

临床表现

造血组织中某一类型的白血病细胞在骨髓或其他造血组织中发生恶性增生，并浸润体内各脏器、组织，导致正常造血细胞受抑制，产生各种症状，临床表现以发热、出血、贫血、肝脾、淋巴结肿大为特点。

致病原因

①物理性原因，主要有放射线、紫外线，以石棉为代表的粉尘纤维，以镉、沥青为代表的各种有害物。长期接触这些会增加发病率。②化学性原因，白血病80%与环境污染有关。③生物性原因，主要由病毒和细菌引起。

病症类型

急性白血病：是一类造血干祖细胞来源的恶性克隆性血液系统疾病。临床以感染、出血、贫血和髓外组织器官浸润为主要表现，病情进展迅速，自然病程仅有数周至数月。一般分为急性髓系白血病(A毫升)和急性淋巴细胞白血病(ALL)两大类。

慢性白血病：其特征是有功能的已分化成熟细胞过度增生，因此慢性白血应是一种由于信号传导不良或细胞增殖失控所至的疾患，而非成熟障碍所至。

相关常识

多吃天然食物及经过卫生检验的正规生产食品，如：新鲜蔬菜、五谷杂粮等。

避免接触过多的X射线及其他有害的放射线。对从事放射工作的人员需做好个人防护。孕妇及婴幼儿尤其应注意避免接触放射线。

减少与苯的接触，慢性苯中毒主要损害人体的造血系统，引起白细胞，血小板数量减少诱发白血病，一些从事以苯为化工原料生产的工人应加强劳动保护，装修时应选择对人体无害的装修材料。

宜吃食物

海参、鱼鳔、乌龟、水鱼、海带、海藻、牛奶、羊奶、马奶、香菇、猴头菇、银耳、猪血、鹅血、豆腐、豆腐脑、豆腐干、腐竹、豆浆、雪里蕻、西红柿、小白菜。

慎食食物

芹菜、竹笋、冬笋、葱、胡椒、大蒜、生姜、绿豆、羊肉、驴肉、马肉、鹿肉、猪脚、蟹、鲤鱼、鲫鱼、腊肉、鱼干、年糕。

推荐养生食疗方

大枣桂圆薏米粥

材料

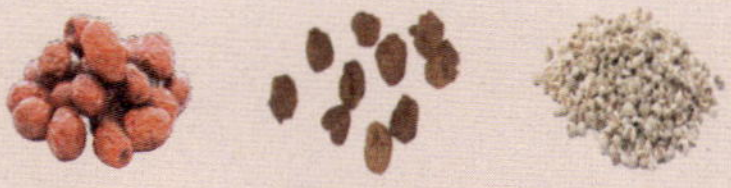

大枣10个　桂圆20克　薏米40克

做法：加水适量熬成粥，早晚食用。可作为白血病的辅助治疗。

粳米猪肝莲子大枣粥

材料

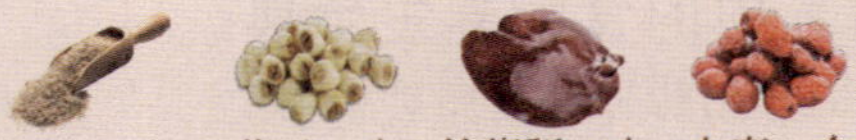

粳米50克　莲子20克　熟猪肝30克　大枣10个

做法：所有食材洗净，加水适量熬粥，早晚分服。

猪蹄黄豆银耳汤

材料

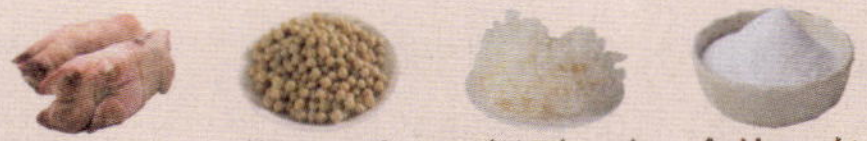

鲜猪蹄1只　黄豆25克　干银耳10克　食盐10克

做法：先把猪蹄黄豆煮熟后，再加入银耳文火同煮5~10分钟，连汤服用。可作为白血病的辅助治疗。

蒜苗炒河蚌肉

材料

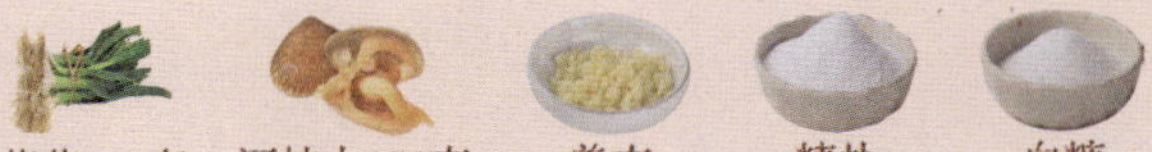

蒜苗250克　河蚌肉250克　姜末　精盐　白糖

做法：蒜苗洗净，切成2~3厘米长的段，河蚌肉用刀背拍松，沸水中略烫后切成片，加黄酒，盐伴匀待用，菜油烧熟，降温片刻爆香蒜茸，姜末，下蒜苗煸炒至半熟，入蚌肉，调入精盐、白糖，沸煮约4分钟，加味精即成。

图书在版编目（CIP）数据

《黄帝内经》和《本草纲目》中的食物养生全典/《健康大讲堂》编委会主编.—哈尔滨:黑龙江科学技术出版社,2013.10（2024.2重印）
ISBN 978-7-5388-7715-1

Ⅰ.①黄… Ⅱ.①健… Ⅲ.①《内经》—食物养生②《本草纲目》—食物养生 Ⅳ.①R221②R281.3③R247.1

中国版本图书馆CIP数据核字(2013)第239594号

《黄帝内经》和《本草纲目》中的食物养生全典
HUANGDINEIJING HE BENCAOGANGMU ZHONG DE SHIWU YANGSHENG QUANDIAN

主　　编　《健康大讲堂》编委会
责任编辑　焦　琰　马远洋
出　　版　黑龙江科学技术出版社
　　　　　地址：哈尔滨市南岗区建设街41号　邮编：150001
　　　　　电话：(0451)53642106　　传真：(0451)53642143
　　　　　网址：www.lkcbs.cn　　www.lkpub.cn
发　　行　全国新华书店
印　　刷　永清县晔盛亚胶印有限公司
开　　本　711mm×1016mm　1/16
印　　张　39.5
字　　数　500千字
版　　次　2013年12月第1版　2024年2月第2次印刷
书　　号　ISBN 978-7-5388-7715-1
定　　价　168.00元